凤凰医学
Phoenix MedPub

无牙颌种植修复策略与技巧
数字化与传统技术实践

主　编　吕昊昕　牟永斌
副主编　董　衡

江苏凤凰科学技术出版社 · 南京

图书在版编目（CIP）数据

无牙颌种植修复策略与技巧：数字化与传统技术实践 / 吕昊昕, 牟永斌主编. -- 南京：江苏凤凰科学技术出版社, 2025. 7. -- ISBN 978-7-5713-5277-6

Ⅰ. R782.12

中国国家版本馆CIP数据核字第202591D069号

无牙颌种植修复策略与技巧：数字化与传统技术实践

主　　编	吕昊昕　牟永斌
责任编辑	杨　淮　蒋铭扬　徐娅娴
责任设计	徐　慧
责任校对	仲　敏
责任监制	刘文洋
出版发行	江苏凤凰科学技术出版社
出版社地址	南京市湖南路 1 号 A 楼，邮编：210009
出版社网址	http://www.pspress.cn
照　　排	江苏凤凰制版有限公司
印　　刷	南京新洲印刷有限公司
开　　本	889 mm × 1 194 mm　1/16
印　　张	33.75
插　　页	4
字　　数	800 000
版　　次	2025 年 7 月第 1 版
印　　次	2025 年 7 月第 1 次印刷
标准书号	ISBN　978-7-5713-5277-6
定　　价	328.00 元（精）

编委简介

主编

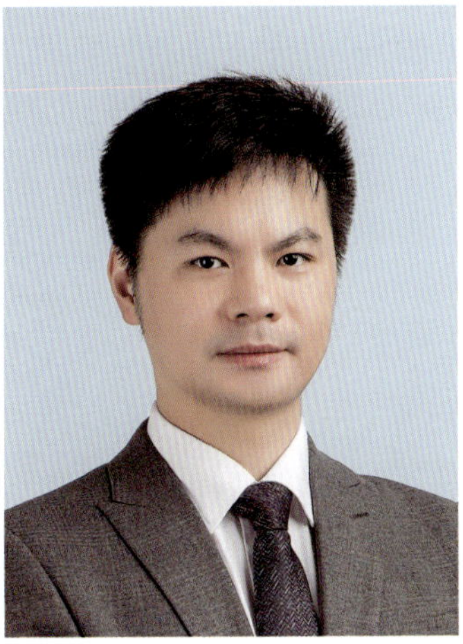

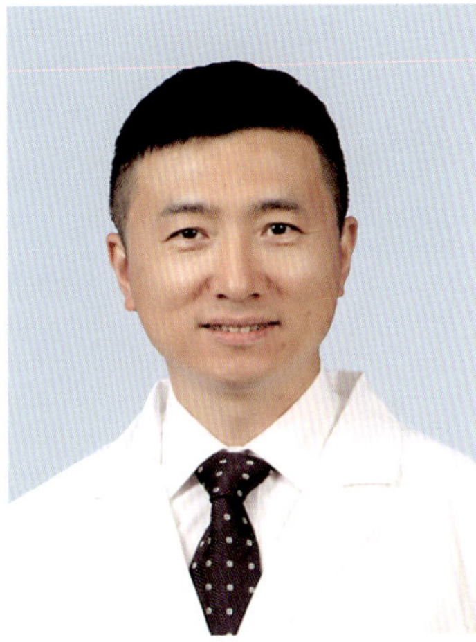

吕昊昕

副主任医师，国际口腔种植医师学会中国专家委员会理事，苏州市口腔医学会种植专委会副主任委员，苏州市口腔医学会常务理事，牙博士集团医疗管理中心医疗管理部总监，牙博士 CoDE（全球牙科教育中心）中心负责人，牙博士科研中心总监，苏州固锐德种植美学中心临床技术顾问，华人美学牙科学会常务理事，江苏省口腔医学会口腔种植专委会委员，江苏省口腔医学会美学专委会委员，中华口腔医学会牙槽外科专委会青年委员，中华口腔医学会口腔美学专委会青年讲师，BITC 第十三届总决赛评审专家。主译《数字化牙科革命》《倾斜种植—萎缩牙槽骨种植修复解决方案》《磨牙区即刻种植精要》，副主译《数字化口腔——流程指南和病例解析》，参编《口腔种植临床解剖学》等图书。获得国家实用新型专利 19 项，发表 SCI 论文 3 篇。擅长无牙颌种植、复杂骨增量、上颌窦提升等。

牟永斌

南京大学医学院附属口腔医院（南京市口腔医院）种植科教授、主任医师，南京大学博士研究生导师，美国波特兰医学中心 Earle A. Chiles Research Institute、意大利锡耶纳大学医院访问学者。现兼任江苏省口腔医学会口腔种植专委会副主任委员、中华口腔医学会科研管理专委会常务委员、中华口腔医学会口腔种植专委会委员、中华口腔医学会口腔生物专委会委员。获“江苏省六大人才高峰”“江苏省卫计委科教强卫重点人才”“江苏省 333 高层次人才”“南京市有突出贡献中青年专家”“南京市中青年拔尖人才”等称号。先后主持国家自然科学基金面上项目 2 项、江苏省重点研发计划（社会发展）项目 1 项、南京市科技发展计划 2 项、留学归国人才科技项目 1 项等 10 余项课题，发表 SCI 论文 60 余篇，获得南京市科技进步奖三等奖 1 项。擅长无牙颌种植、美学区及各种复杂骨增量种植修复。

副主编

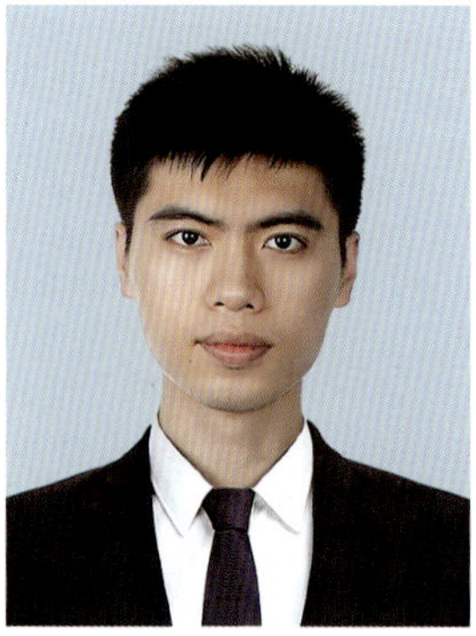

董　衡

博士，就职于南京市口腔医院种植科，曾获南京市中青年拔尖人才称号、江苏省研究型医院学会“医学科技青年奖”、南京大学附属口腔医院“3456”科研骨干人才称号、科研新秀奖、十佳青年标兵—创新科研标兵称号等。累计发表 SCI 论文 60 余篇。主持包括国家自然科学基金青年项目、江苏省自然科学青年基金等 10 余项科研项目。担任中华口腔医学会口腔生物医学专业委员会、口腔材料专业委员会青年委员。担任学术期刊《口腔疾病防治》、*Exploration*、*The Innovation*、*View*、*iMeta*、*Interdisciplinary MEDICINE*、*Responsive Materials*、*Nano TransMed* 的青年编委，同时担任 45 本 SCI 期刊审稿人。

编　委（按姓氏拼音排序）

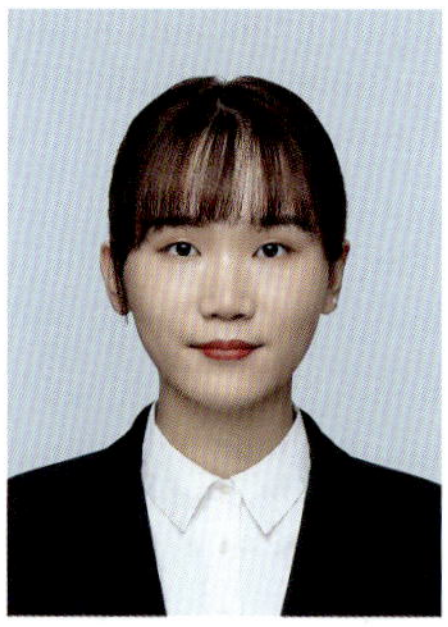

陈　力

南京大学医学院附属口腔医院
口腔种植科

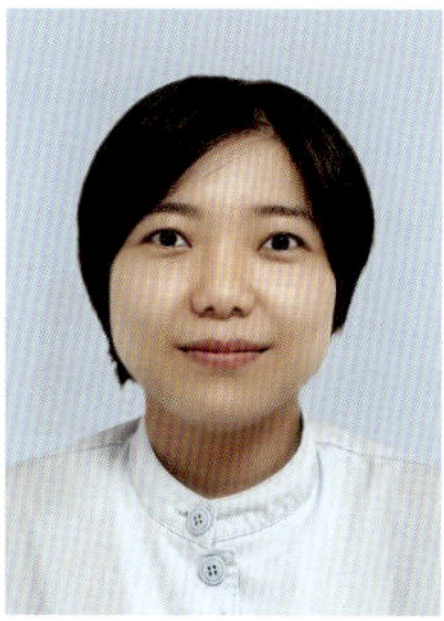

陈　琳

南京大学医学院附属口腔医院
口腔种植科

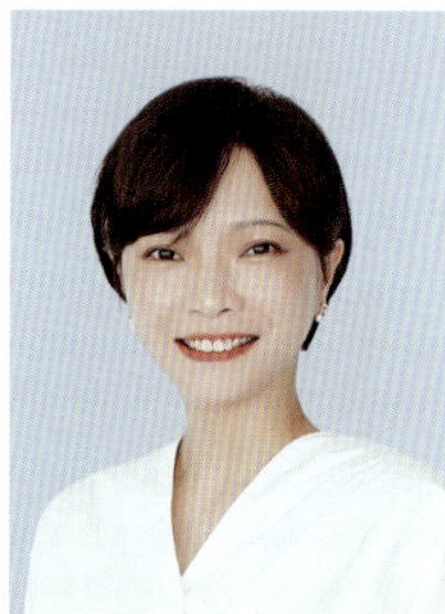

窦晓晨

牙博士口腔（台州）
国际种植牙医师学会（ICOI）
专家委员会委员

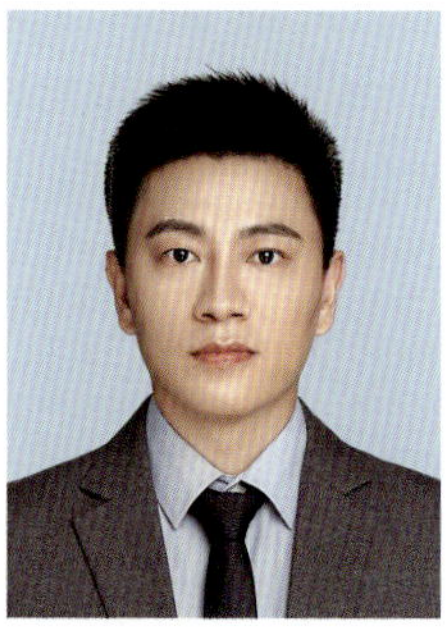

桂礼朋

牙博士口腔（吴江）
国际口腔种植学会（ITI）会员

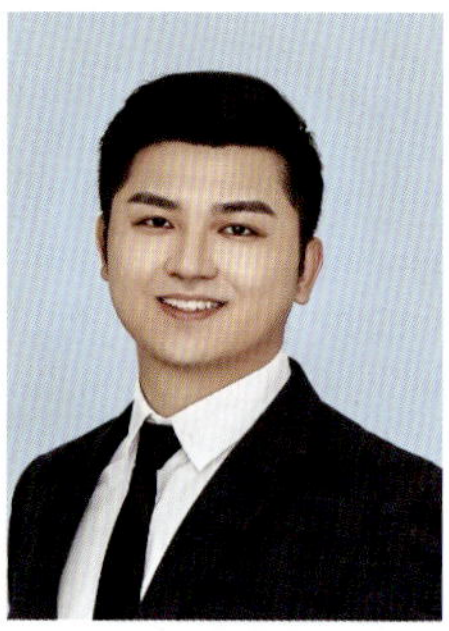

黄翔宇

牙博士口腔（台州）
国际口腔种植学会（ITI）会员

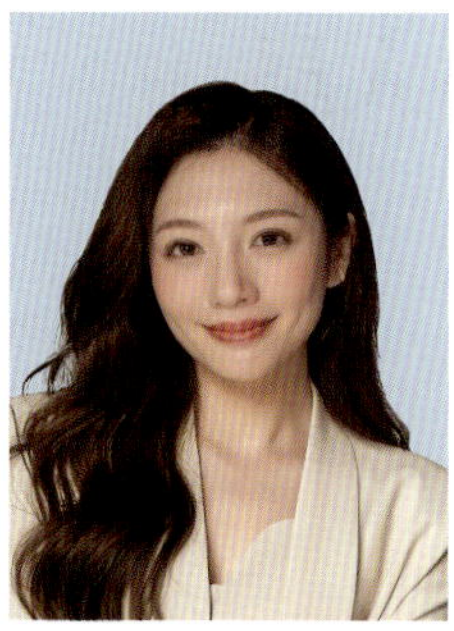

刘　晖

南京大学医学院附属口腔医院
口腔种植科

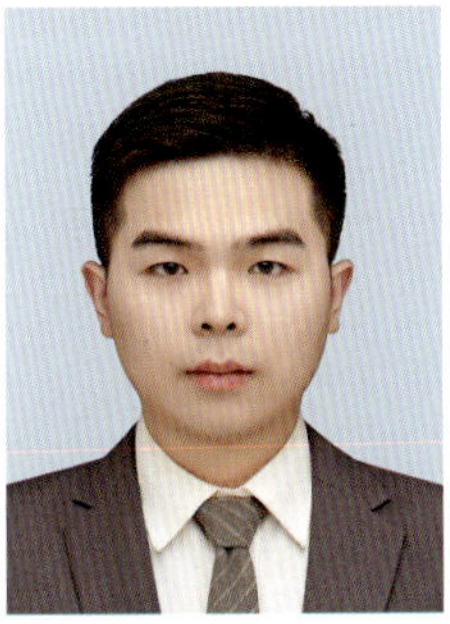

李　强

南京大学医学院附属口腔医院
口腔种植科

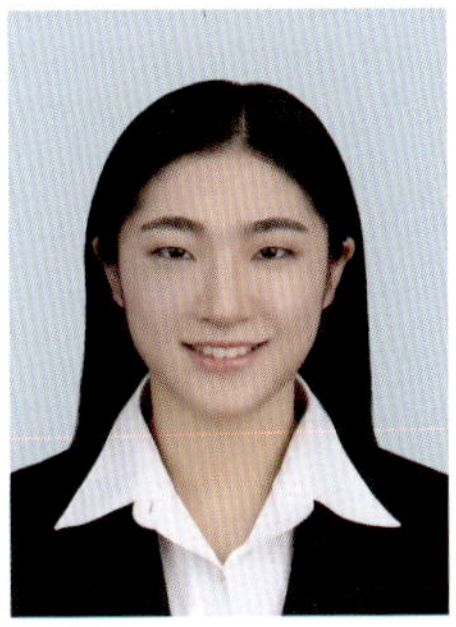

杨光雯

南京大学医学院附属口腔医院
口腔种植科

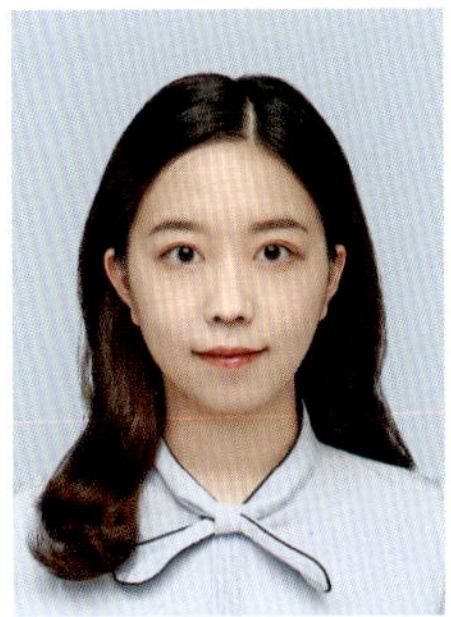

李筱叶

南京大学医学院附属口腔医院
口腔种植科

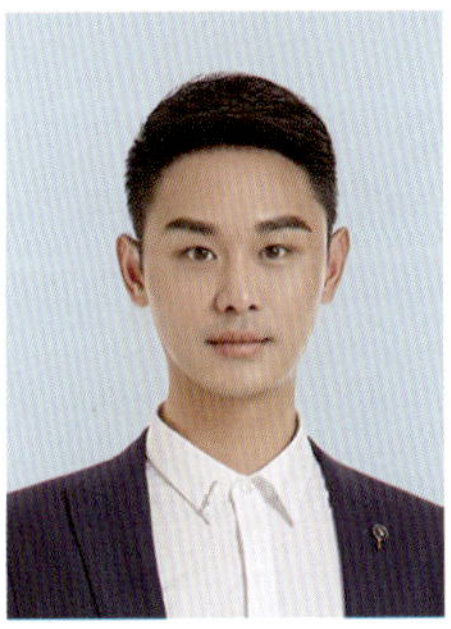

姚　磊

牙博士口腔（杭州）
国际口腔种植学会（ITI）会员

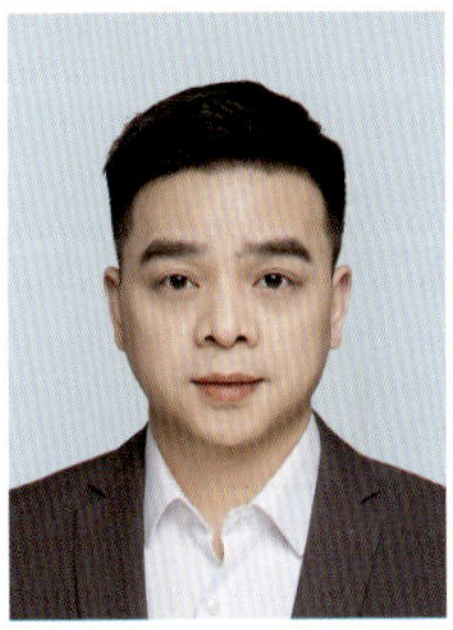

张宏志

牙博士口腔（常熟）
荣获“苏州市最美劳动者”

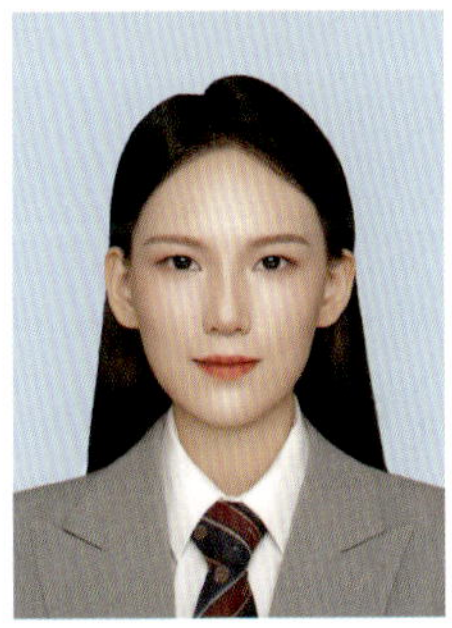

张　玉

南京大学医学院附属口腔医院
口腔种植科

参编人员（按姓氏拼音排序）

白　煜　陈　远　戴　卓　丁　梦　高岩石　顾嘉程　贺　敖　贾盈盈　李　振　马　悦
穆　磊　汪文峰　王芳芳　王崎宇　徐庆琳　杨泽欣　俞晨航　张冰清　朱艳香

前　言

随着全球人口老龄化的不断加速，无牙颌患者的数量呈现出持续上升的趋势。这一现象不仅凸显了口腔健康问题的严峻性，进而有力地推动了口腔种植技术日新月异的飞速发展。因此，对于口腔医生而言，精通无牙颌种植技术已经成为提升自身职业技能、更好地服务患者的重要途径。口腔数字化种植的发展源于医疗数字化浪潮的推动、患者需求的提升以及科技的不断发展，其经历了早期探索、现代种植牙技术发展、数字化种植牙技术初步应用和快速发展等阶段。数字化技术涵盖了术前评估与方案设计、种植导板技术、手术导航技术、椅旁数字化种植修复、机器人辅助种植手术以及人工智能的应用等方面，通过精确的术前规划、个性化的治疗方案、精准的手术引导等，实现了更精准、高效、个性化的种植效果，推动了口腔种植从传统模式向数字化模式的转变，更好地满足了患者对口腔健康和美观的需求。

正是在这样的背景下，我们主编的《无牙颌种植修复策略与技巧：数字化与传统技术实践》一书应运而生。在当前的时代背景下，本书的编写显得尤为及时、迫切且至关重要。本书的编写旨在为口腔种植专业人士提供一部全面、系统的学习与参考资料，助力大家学习现代无牙颌种植的核心技术与方法。我们对无牙颌数字化种植的理论基础、临床操作步骤、技术细节及其临床应用效果进行了详尽的阐述，以确保读者能够在理论与实践的各个环节都能充分地理解与掌握。尤其着重强调了数字化技术在无牙颌种植中的应用，书中详细介绍了先进的数字化诊疗设备、软件以及工作流程，并通过丰富的临床实例与案例分析，能够让读者直观地了解数字化技术的最新发展动态与实际应用效果。我们力求为口腔医疗专业人员提供一本兼具权威性和实用性的参考书籍，为他们在临床实践中提供有力的指导。

在编写本书的过程中，我们充分结合了多年来的临床经验和文献研究成果。我们秉持着严谨的态度，力求确保书中内容的准确性和全面性，同时也注重其易于理解和应用的特点。希望口腔种植专业医生、口腔医学生及其他相关医疗专业人士，都可以通过本书获得必要的知识更新和技能提升。此外，本书也适合作为高等院校种植专业的进修参考书。

在此，我们衷心感谢上海交通大学医学院附属第九人民医院张志愿院士、空军军医大学李德华教授、同济大学王佐林教授、北京协和医院宿玉成教授、上海交通大学赖红昌教授、福建医科大学陈江教授、南京大学医学院附属口腔医院胡勤刚教授和闫福华教授、香港医学专科学院周国辉教授为本书作序。

感谢南京大学医学院附属口腔医院的领导在编写和出版过程中的大力支持，使本书的编写工作得以顺利推动。感谢江苏凤凰科学技术出版社各级领导的信任和支持，尤其是杨淮老师、蒋铭扬老师和徐娅娴老师的支持。感谢所有参与本书编写的专家、学者及相关人员的帮助。他们的无私奉献和辛勤劳动是本书能够顺利完成的关键。我们也要感谢各位读者的关注和支持，希望本书能为您的专业发展和日常工作带来实质帮助。

最后，尽管我们已尽力确保本书内容的全面性和实用性，但知识的海洋无边无际，不可避免地会有疏漏。因此，我们诚恳地希望读者不吝赐教，提出宝贵的意见和建议，以便我们在未来的工作中持续改进和完善。

愿这本书成为您在口腔医学领域实践的知识宝库，助力您在口腔医学领域取得更大的成就和进步，实现更好的职业发展和个人成长。

序言（一）

作为一名长期从事口腔颌面外科临床与研究工作的医疗工作者，我深切感受到种植修复领域从传统走向数字化的巨大飞跃。近期阅读了吕昊昕和牟永斌团队所著的《无牙颌种植修复策略与技巧：数字化与传统技术实践》一书，深受启发。

本书内容结构严谨，知识体系完善，既注重理论基础，又兼顾临床实践，体现了严谨求实的学术作风。同时立足于扎实的临床积累，深入浅出地剖析无牙颌种植的生物学原理、骨组织评估、咬合设计及软组织管理要点，提出了科学、清晰的修复思路与应对并发症的策略，尤其适合年轻医生快速入门、系统掌握。

数字化技术的应用是本书突出的特色。全书系统介绍了口扫技术、CBCT 三维重建及种植导板的设计、制作与应用，深入剖析了数字化全口种植方案设计的精度控制、误差评估与适应证选择。特别针对骨量不足的外科方案、修复方式选择、颌位关系确定、即刻负荷决策等临床关键点，进行了充分探讨并辅以参考性例证。内容实用严谨，结合丰富的影像资料与数据分析，直观呈现了数字化种植的优势，使读者能高效掌握并应用于临床实践。

此外，本书还融合了传统与数字化技术的优势，针对复杂病例提供了清晰可靠的手术策略与个性化修复方案，体现了作者在临床治疗决策中的慎重与创新精神。术后的随访监测、骨结合稳定性评估及修复体长期维护部分，更显示了作者团队对提高种植修复质量、保障患者长期疗效的不懈追求。

值得一提的是，本书不仅是一本技术手册，更是体现了医学人文关怀。作者从患者的生理、心理需求出发，以个性化、精准化的修复方案，充分体现了医者仁心的精神，值得所有口腔医生深入学习和思考。

本书对年轻的种植医生，具有重要的指导意义和启发作用。衷心希望本书的出版能推动口腔种植领域进一步走向精准化、数字化，并为患者提供更加满意的治疗效果。

張志愿

中国工程院院士

上海交通大学光启讲席教授

国家口腔医学中心名誉主任

国家口腔疾病临床医学研究中心名誉主任

序言（二）

无牙颌种植是口腔种植领域最具有挑战性的临床操作技术之一。面对牙槽骨吸收、咬合关系丧失、咀嚼功能重建、患者主客观诉求等复杂情况，临床医师不仅需要扎实的理论基础，更需要丰富的临床实践经验与专业且富有温度的思辨能力，同时也离不开坚持不懈地学习，保持对行业最新进展的持续跟踪。近年来，随着数字化技术的快速发展，无牙颌种植的精准性和可靠性显著提升，但如何将新技术与传统经验相结合，如何将新技术与患者的具体治疗需求相结合，以提高口腔种植治疗的远期疗效，仍需要临床医师的不懈努力。

《无牙颌种植修复策略与技巧：数字化与传统技术实践》一书，由长期工作在临床一线的吕昊昕主任和牟永斌教授主编，本书是他们多年临床实践智慧的结晶。本书以解决实际问题为导向，系统总结了无牙颌种植治疗完整的临床工作流程，从基础理论回顾到临床技术介绍，内容全面且贴近临床需求。书中不仅深入剖析了种植体骨结合机制、无牙颌分类系统及生物力学原理，更通过大量真实病例，详细展示了不同骨条件、不同修复方式下的操作技巧与相关注意事项。它既不是单纯的理论汇编，也不是零散的经验堆砌，而是将科学原理与临床实践有机结合的具体示范，尤其在数字化技术应用方面，本书从临床实际出发，阐述了如何高效利用锥形束 CT（CBCT）、口腔扫描、导板设计等工具，实现精准种植与即刻修复，内容深入浅出，可操作性强。书中对手术细节的精准描述、对并发症的预判与处理、对数字化工作流程的详细介绍，均体现了主编团队扎实的临床功底与严谨的学术态度。

当我拿到这本凝结作者们多年实践经验的书稿时，我深刻感受到主编对这本著作所付出的艰辛和心血，也了解到它独具特色的临床价值，于是我欣然接受了主编吕昊昕医生的邀请，为本书作序。本书的出版，无疑将为广大口腔种植医师，尤其是面临复杂无牙颌患者的同道，提供了具有实际参考价值的临床指导。相信它能帮助更多医师提升技术水平，让更多无牙颌患者重获口腔健康。

最后，对于新书的面世，我谨向主编及作者团队表示祝贺！

李德华
空军军医大学口腔医学院教授

序言（三）

当今社会逐步进入深度老龄化阶段，无牙颌患者的比例呈阶梯式攀升，对牙颌功能重建的需求也日益迫切，而种植牙因其美观、舒适、咀嚼效能好的优势，已成为牙齿缺失的常规治疗方法。近年来，随着数字化技术的发展，口腔种植临床诊疗中也融入了数字化手段，发展了更为精准、高效且个性化的治疗方法，给广大患者带来福音。

由吕昊昕主任和牟永斌教授主编的《无牙颌种植修复策略与技巧：数字化与传统技术实践》一书，以循证思维为经，以患者获益最大化为纬，系统梳理了从种植前影像评估、数字化诊断设计到术后长期维护的流程，并结合前沿技术，对提升植体定位精度、缩短手术时长、降低医源性并发风险进行深入剖析，在宏观格局与微观实操之间搭建起桥梁。

值得一提的是，本书在介绍数字工作流程的同时，通过典型病例的展示，进一步阐释了相关技术在临床中的运用，如骨质不足的即刻修复路径、重度吸烟者的风险控制等，从而帮助读者更好地将理论与实践相结合，为今后临床工作中数字化技术的应用提供有效参考和指导。

衷心祝贺《无牙颌种植修复策略与技巧：数字化与传统技术实践》的出版发行！期盼本书能够进一步激发广大口腔种植工作者的临床和科研创新，为促进口腔种植学的高质量发展助力，让精准诊疗的福祉惠及更广泛的人群。

同济大学口腔医学院教授

序言（四）

伴随口腔医疗技术的进步，新技术和新材料的不断涌现，显著拓宽了口腔种植的临床指征，并提高了复杂病例的长期成功率。就无牙颌种植治疗而言，希望利用这些新技术和新材料的进步，遵循更加妥善的诊疗程序来获得可预期的种植修复疗效。就每一个具体的无牙颌病例而言，目前难以形成一个统一的“标准答案”，但可以找到一个“最佳策略”，为每个患者找到“量身定制”的解决方案。因此，临床医生通过不断的学习与探索，来实现以上目标。希望这本著作，能为广大同道提供一套“能学、能用、能提升”的工具，也希望更多年轻医生，能在这条路上少走弯路，多些信心。

吕昊昕院长与牟永斌教授长期致力于无牙颌患者的种植修复诊疗，积累了大量的经验。在现代医疗科技飞速发展的背景下，《无牙颌种植修复策略与技巧：数字化与传统技术实践》这本书为我们揭示了口腔数字化种植技术如何革新传统的医疗方法，以满足患者对精确、高效和个性化治疗的日益增长的需求。本书全面介绍了从术前评估到术后管理的整个种植流程，并特别强调了数字化技术如导板、导航和机器人辅助手术在提升手术成功率和效率中的关键作用。此外，作者还深入讨论了种植技术的理论基础和关键临床操作技巧，使本书成为口腔医生、学生及相关医疗专业人员的理想参考资料。

我非常高兴地看到越来越多的国内口腔同行致力于种植技术的精进与总结，并无私分享自己宝贵的临床经验，共同推动我国口腔无牙颌种植修复技术的发展，改善无牙颌患者的生活品质。我相信，在学习本书之后，国内同行必将获得宝贵的知识和经验。

中国医学科学院北京协和医院教授
白求恩精神研究会口腔医学分会会长

序言（五）

作为一名长期从事口腔种植临床与科研工作的专业人员，我深知无牙颌患者在功能重建与生活质量提升方面的迫切需求。因此，当我翻阅《无牙颌种植修复策略与技巧：数字化与传统技术实践》一书时，深感其内容体系完备、结构清晰，不仅紧扣临床实际，更体现出严谨的循证理念和科学的逻辑思维。书中围绕骨质评估、咬合设计及软硬组织管理等关键环节进行了系统梳理，与我一直强调的“以生物力学为基础、以技术细节为保障”的临床思路高度契合。特别值得肯定的是，作者在全书中始终贯穿力学原理与风险控制的思维框架，引导读者在做出治疗决策前，明确诊疗边界，厘清“可为”与“应为”的差异，这为提升无牙颌重建的科学性和可预期性提供了有力支撑。

在数字化章节中，我看到了与我团队倡导的“数字工作流三位一体”理念高度一致的实践路径，包括影像数据整合、导板误差控制，以及多学科协作下的即刻负荷策略。作者通过大量随访数据展示数字化手段对骨结合与软硬组织稳定性的积极作用，体现了当前数字技术在临床落地过程中的可行性与前瞻性。值得一提的是，本书并未因聚焦前沿技术而忽视传统经典方案的临床价值。作者兼顾翻瓣术式、穿颧 / 穿翼路径及 All-on-4/6 等技术的适应证与并发症管理，展现了数字与传统的有效融合。这种立足现实、兼收并蓄的写作方式，使本书更具实用价值与推广意义。

我始终认为，技术发展的核心在于服务临床、惠及患者。本书的出版，不仅有助于提升行业同仁对无牙颌修复的系统理解与综合判断能力，也将有力推动我国口腔种植学科的高质量发展。我衷心希望广大临床同道通过本书，在追求“精准、微创”的临床路径中，不断探索与实践，共同为无牙颌患者带来功能与美学的双重提升。

上海交通大学口腔医学院教授

序言（六）

作为一名长期从事数字化种植临床工作的医师，我深感数字化趋势正以前所未有的速度重塑无牙颌修复的诊疗范式。《无牙颌种植修复策略与技巧：数字化与传统技术实践》以循证思维为骨架，细致梳理了术前数据采集、影像融合、虚拟设计到手术实施的完整链路，阐述了 CBCT、口内扫描、面部光学扫描“三维一体”的数据整合，及其在种植导板设计中的作用。作者通过数字化病例设计，展示了新技术在提升种植治疗疗效方面的优势，为临床医师提供了可重复、可验证的操作建议。

本书不仅以大量病例数据和随访结果佐证其临床可行性，作者还详细呈现了数字化设备参数与操作要点，系统分析了不同骨缺损类型患者的种植设计。这种兼顾技术细节与生物学基础的内容，与我一贯倡导的精准微创的理念高度契合，可有效指导年轻医生在实践中完成从“看懂”到“做准”的跨越。

作者团队通过“以终为始”的治疗设计，为无牙颌患者的治疗建立可控的风险管理体系。有助于提升口腔种植的医疗质量。我相信，本书将成为广大口腔医生、研究生乃至跨学科工程人员的案头参考读物，帮助大家在数字化时代持续提升临床效能与治疗品质，为更多无牙颌患者带来功能与美学兼具的口腔医疗新选择。

陈江
国家口腔医疗质控中心种植亚专业组
福建医科大学附属口腔医院

序言（七）

数字化口腔技术，作为数字医学的重要组成部分，它涵盖了数字化口腔检查、方案设计、治疗操作等诸多内容。近年来，随着数字化口腔技术的快速发展，它已渐渐从“幕后”进入“台前”，其中在牙颌功能修复重建中正发挥着其独特的优势。将 CBCT 影像与口内外扫描数据的多模态融合，将手术导航与种植定位导板相结合，实现了临床诊疗工作的智能化、标准化和规范化，更是克服了以往仅凭临床经验开展诊疗工作的不足，提升了临床医生操作的安全性、功能修复的准确性和患者的舒适度。

随着人口老龄化和人均寿命的延长，无牙颌患者将明显增加。而其固位、功能修复一直是困扰口腔修复临床实践的难点问题，更是考量临床医生修复技术水平的重要指标。《无牙颌种植修复策略与技巧：数字化与传统技术实践》一书则抓住了这一关键节点，较为全面地介绍了数字化技术在无牙颌种植全流程中的应用，即从基础理论到临床实践、基本技能到操作要点、数字化技术与传统技术相交融，结合详细病例展示，对术前评估及方案设计、种植材料选择、技术操作流程、并发症的预防和处理、修复材料的特点做了详尽的介绍。这种将“临床经验数字化、操作技术可视化”的图文并茂介绍，大大提高了临床操作指导性，也让年轻医生们更易掌握技术要领。

当然，本书作者吕昊昕主任和牟永斌教授也用大量临床病例阐述了数字化技术在无牙颌种植以及 All-on-4/6 等经典方案的核心要义；在复习众多文献资料前提下，展示数字化导航、即刻负荷、机器人辅助手术在缩短治疗周期、防范并发风险方面的优势。针对临床上常见难题进行深度剖析，既强调生物学基础，又突出临床思维，实现了“理论知识与临床实践、规范操作与技术创新”的有机结合。

优质医疗资源的终极目标是更好地为患者服务。感谢江苏凤凰科学技术出版社的辛勤工作，为口腔医学领域增添了这本新的专著。相信本书的出版，在传授先进理念和技术的同时，也将为临床医生提供实用性强、诊疗规范的流程，成为口腔医学生拓展知识面的参考读物，从而助推无牙颌数字化功能重建水平的不断提升，让更多患者获得微创、精准、个性化的优质口腔医疗服务。

南京大学医学院附属口腔医院名誉院长
江苏省整形美容协会会长
江苏省医师协会口腔医师分会会长

序言（八）

作为长期专注于牙周软硬组织重建与健康维护的临床医生，我深切体会到无牙颌患者往往同时面临牙槽骨骨量缺失、黏膜薄弱和咬合功能紊乱等多重挑战。《无牙颌种植修复策略与技巧：数字化与传统技术实践》从理念到细节为我们搭建了一座“牙周－种植－美学”三维整合的桥梁。书中首先以独特视角梳理牙周考量、软组织厚度管理与骨增量术式的关键步骤，引入数字化 CBCT 数据融合与软组织扫描技术，帮助医师在术前就能精准还原牙槽嵴解剖，为后续植体定位奠定坚实生物学基础。这种“先牙周、后种植、再美学”的逻辑，与我们在临床实践中一直奉行的分阶段理念高度契合。

在植体植入与负荷环节，本书尤其强调数字导板、动态导航及即刻修复对种植精度的提升，这不仅减少了骨壁穿孔和神经管损伤的风险，更关键的是让种植体在理想轴向与深度“落位”，为长期维护创造可预测的软硬组织厚度。作者通过大量病例对照，展示了不同骨质类型和牙周生物型状态下的个性化数字化方案，同时对吸烟、糖尿病和前期牙周炎病史等高危因素给出了风险分层与决策路径。这些内容对牙周病学医师而言，既是临床策略的升维，也是与种植团队沟通的“共同语言”。

更难能可贵的是，作者用整章篇幅探讨了种植后维护：从基台周边菌斑控制到咬合力监测，再到黏膜状态与骨水平的随访。书中提出的定期专业清洁、口腔卫生自我管理等理念与牙周病学的长期健康理念不谋而合。综上，本书不仅为种植医师提供了系统的操作指南，也为致力于无牙颌种植维护的牙周医师提供了参考，是实现“功能－美学－长期健康”三赢目标的必备参考。

闫福华

南京大学医学院附属口腔医院教授

中华口腔医学会第七届牙周病学专业委员会主任委员

中国医师协会口腔医师分会第五届副会长

序言（九）

作为口腔颌面种植领域的资深医生，我见证了从传统技术到数字化革新的变迁。阅毕牙博士集团医疗管理部总监吕昊昕医生、南京市口腔医院牟永斌医生的新作——《无牙颌种植修复策略与技巧：数字化与传统技术实践》，我心生敬佩。这部著作结构严谨、内容精深，融科学与人文于一体，为无牙颌种植修复提供了清晰指引与创新启发。

从科学视角，本书如一幅精准的“导航图”。吕医生凭借深厚的临床经验，系统阐述了无牙颌修复的生物学与力学原理，细析骨质评估、咬合设计、软组织管理等要点，论述循证而透彻。本书通过真实病例与并发症应对策略的展示，为读者构筑理论根基，增强风险意识，为初学者提供清晰入门路径。

数字化技术是本书的璀璨亮点。吕医生详述口内扫描、CBCT 三维重建、种植导板设计等应用，解析即刻负荷与全口虚拟设计的参数、误差及适应证，同时兼顾成本因素考量。生动的影像与数据让读者直观感受数字化技术在精准性、效率与患者体验上的突破，为医生从“理解”到“精通”指明方向。

对资深种植医生而言，本书亦发人深省。吕医生融合传统与数字化技术，为手术决策提供可靠依据，并制订个性化修复策略，为复杂病例提供范式。术后监测、骨稳固评估与修复体维护的内容，则助力完善随访与延长种植寿命，展现了作者对临床精益求精的追求。

从人文角度，本书不仅是技术指南，更回应了无牙颌患者的生理与心理需求。吕医生以精准医疗与个性化设计，赋予患者更好的生活品质，与医者初心共鸣。

无论新手抑或专家，皆可从此书汲取智慧与灵感。这是口腔种植的学术瑰宝，亦是行业进步的动力。我诚荐此书，愿它为医生与患者开启精准高效的无牙颌修复新篇。

周国辉

英国皇家外科医学院牙科院士

口腔颌面种植与数字化转型探索者

目　录

第一章

种植体与骨结合的基本理论

第一节

种植体周围的骨结合形成

一、骨结合基本概念的演变

1969 年 Brånemark 教授针对骨内种植体可以与牙槽骨发生直接结合的现象，首次提出骨结合（osseointegration）理论，随后经过大量试验和临床研究的验证，该理论得以不断地更新和完善。

Brånemark（1985 年）定义：骨结合是有序的活骨组织和负荷的种植体表面之间，结构和功能的直接连接。

Brånemark（1990 年）定义：骨结合是在结构和功能上持续性的共存状态，充分改建、分化的生物组织与严格规定和控制的植入物之间存在着共生方式。它提供特定的临床功能，且不会产生原发排斥机制。

宿玉成《口腔种植学》（第 2 版，人民卫生出版社）定义：骨结合是通过骨－种植体界面良好的应力分布、机械锚合、生物结合、化学粘合实现的一种组织学状态。

研究发现，骨－种植体接触难以达到 100% 的完全性骨结合，而是只有 50% ～ 85% 的骨结合。在临床上，种植体周围成功的骨结合只需要满足负荷功能的需要并保证周围组织的健康即可。

二、骨－种植体界面的微观结构

骨－种植体界面包括：种植体表面结构、一定宽度的骨结合区域，以及负荷时种植体应力辐射范围内的骨组织（应力辐射范围通常约为 1 颗种植体半径）。骨－种植体界面是指上述三种结构之间复杂物理化学反应及生物相互作用的带状区域。

通过微观结构的观察可以发现，骨结合不仅是骨在种植体表面的直接沉积，还涉及胶原纤维、各种骨源性细胞甚至是各种元素在原子水平上的一系列理化反应的结果。在距离种植体表面 100 nm 的区域可以观察到大量矿化胶原纤维，1 μm 的范围内存在胶原纤维形成的绳状束，而 1 μm 以外的范围，这些胶原纤维将诱导板层骨沉积。

在宏观水平（200 μm 尺度下），板层骨位于种植体表面附近。在微米级（2 ～ 20 μm 尺度下），种植体周围的再吸收坑中存在破骨细胞，而骨细胞嵌入矿化基质中并与种植体表面直接接触。在亚微米级（500 nm 尺度下），矿化胶原纤维平行于种植体表面排列。在纳米级（200 nm 尺度下），羟基磷灰石晶体与种植体表面不规则结构直接接触混合。化学层析成像结果显示钙、钛、氧化钛等元素在这些区域混合存在。

相对于骨板的排列、与微血管的距离，骨细胞的某些形态学参数，如细胞大小、密度等可以间接反映种植体周围骨生物学状态，能够作为评估骨 – 种植体界面骨质量的指标。骨细胞还可以通过感知机械刺激的变化，促使成骨细胞数量和密度的增加，完成适应性骨改建。

三、骨结合的生物学基础

不同金属与骨组织接触时会发生各种各样的反应，其中多数金属会发生腐蚀反应，导致局部组织的炎症，对金属表面形成纤维性包裹而非骨性结合。而钛金属在接触骨组织时，其表面会形成氧化层，有利于骨结合的同时不易发生腐蚀反应。钛金属现已成为口腔种植体的主要材料，具有抗腐蚀性、重量轻、易加工、物理化学性能稳定等优越特性。金属钛表面会自动形成一层致密的氧化层，为骨基质的沉积提供了一个极稳定的界面，不仅具有良好的生物相容性，还使得种植体周围细胞和组织的愈合类似于正常骨愈合。

骨结合是一个动态的生物学过程，从临床角度看，种植体周围的骨结合很稳定，但微观上，氧化层表面的生物学反应是不断发生的。种植体植入时，氧化层表面会自发形成磷酸钛混合物及含羟基基团的钙化物，种植体周围的组织中可以检测到钛离子。据报道，种植体植入 6 年后，种植体表面形成了一层惰性氧化钛表面，分析其成分，发现同时包括有机物和无机物组分（钙、磷、硫）。这些结果表明种植体表面的氧化层与周围组织发生了动态反应，氧化层表面所起的作用是在种植体与组织之间形成一个互相适应的界面，保证了钛种植体良好的生物相容性，而种植体与周围骨组织的结合是一种骨进行性改建与再改建的结果。

针对骨结合这一动态过程，Brånemark 指出，达到初期愈合的区域不能受到较大压力，早期的不良动度将反复干扰正常的骨重建过程，导致种植体周围形成纤维瘢痕组织。一旦种植体初期愈合结束，且负荷模式正确，骨 – 种植体接触的范围将在植入后第一年从 53% 增加至 74%。影像学检查也显示最初几年种植体植入周围骨小梁密度增加，表明组织改建和种植体负荷达到适应性平衡。

四、影响骨结合的因素

1. 种植体的表面处理和形态 种植体的表面形态发生了两次重大变革，从机械光滑表面过渡到粗糙表面种植体（如 TPS、HA、SLA），以及从粗糙表面过渡到化学方法改进的微粗糙表面种植体（如 SLActive）。每一次变革都使种植体骨愈合时间缩短、骨结合速度加快、功能性负荷时间提前。

种植体的表面结构包括宏观结构和微观结构。在宏观结构方面，形态不规则，例如表面设计有孔、沟、窝等结构，易与骨组织形成机械嵌合从而增大了结合力。而微观结构则会影响细胞的功能，以及种植体的骨结合。临床试验表明，粗糙表面种植体可以获得更多的骨－种植体接触面积和良好的初期稳定性。孔隙直径为 50 ～ 300 μm 的种植体，由于具有机械锁结作用，使得种植体在牙槽骨中获得更快、更好的稳定性。

综上所述，种植体植入骨组织后，其表面处理和形态能够影响周围的蛋白质及细胞在其表面的吸附、改建与分化，进而影响骨结合的进程。

2. 种植体的初期稳定性 预备种植体受植床时，必须保证植入窝洞的精度，使种植体初始植入即达到良好的初期稳定性，这有利于骨性结合的形成。若种植体表面与骨组织间的间隙大于 0.5 mm，起桥接作用的骨痂组织则不能将二者连结起来，从而形成纤维性结合。因此，预备的植入窝洞应该比种植体直径小一些，使用螺纹设计的种植体可以通过“压力就位”增加固位力，提高初期稳定性。这些处理也使种植体表面的钛氧化层与骨结合接触面积增大，为形成骨性结合奠定基础。

第二节 种植体愈合

一、基本概念

种植体愈合不仅包括骨－种植体界面的结合形式，也包括种植体周围骨组织形态和种植体周围软组织封闭状态等。种植体的愈合受多方面因素的影响，包括种植体表面形态以及骨对种植体异物的反应能力。

在制备种植体植入窝洞的过程中，骨膜、骨组织、骨内膜的血管必然受到损伤，经历出血以及凝血块的形成。这种针对骨和软组织创伤启动的愈合过程最终确保实现种植体－骨结合，同时建立脆弱的黏膜附着和软组织封闭，从而隔绝和保护骨组织。

种植体植入后，骨愈合是一个复杂的过程。骨皮质部分，需要吸收失去活性的骨组织。骨松质部分，以血凝块形成为特征，这些黏附于种植体表面的血凝块对于骨愈合来说十分重要。毛细血管开始长入血凝块，成骨前体细胞开始出现，最终形成类骨质，在新生成的血管周围沉积羟基磷灰石，形成未成熟的编织骨，继而发生骨结合。

二、种植体的愈合阶段

种植体愈合过程分为骨形成初期、改建期和成熟期三个阶段。

1. 第一阶段 创口愈合和编织骨形成初期。在此阶段，种植体骨愈合与骨创伤生理性愈合方式相近。目前认为血浆蛋白黏附于钛种植体表面，使得钛种植体表面与骨组织直接接触。未分化间充质细胞、骨原细胞及前体成骨细胞的增殖分化，有助于骨结合形成。鉴于骨原细胞源于血管周细胞，后者常见于小血管及周围结缔组织，因此，骨结合早期神经血管化至关重要。骨膜剥离后，仅邻近未受损组织能形成编织骨。虽外科制备后的种植窝内血凝块可释放细胞因子和生长因子，但骨膜剥离会影响骨原细胞的存活能力，因此骨组织细胞需经新生血管生长重新引导。广泛骨膜剥离会严重抑制骨组织细胞对早期愈合的反应，故种植体植入时应最大限度减少骨膜损伤，包括手术入路和软组织处理。编织骨需要一个相对稳定的时期用于填充骨与种植体间隙。就生理性骨愈合而言，骨愈合过程需要一个无负荷的稳定时期，以防止种植体微动影响新骨的生成和成熟。实际上，种植体愈合过程中没有真正的无负荷状态。局部细胞因子和生长因子可促进编织骨形成，适度机械性刺激有利于种植体周围编织骨改建。在创口愈合和编织骨形成期，种植体植入骨皮质、骨松质后，周围形成血凝块和炎症细胞浸润。血凝块机化形成纤维基质，后被周围骨松质中富含胶原纤维的结缔组织和新生血管替代。约 1 周后，种植体表面形成编织骨并呈点状接触。骨形成主要以钛种植体表面的骨诱导方式发生，非远端成骨。编织骨自未受损或受损小的骨内膜和骨外膜生长。若种植体表面粗糙且亲水性好，骨组织成骨细胞可直接在种植体表面分泌骨基质，使周围骨组织逐渐致密化。若种植体与骨皮质接触过紧，骨皮质受过分挤压（如种植窝直径过小、种植体高扭力植入等），过大压力会导致血管阻塞和种植窝周围骨坏死，后期引起种植体周围骨吸收。

2. 第二阶段 板层骨致密化和改建期。在此阶段，种植体周围骨结合的形成要求在种植体表面与骨之间构建一个活性界面，且存在板层骨致密化和改建情况。此阶段具有两个特点：一是板层骨的形成与致密化，二是骨吸收与重建。板层骨的形成和致密化方面，成骨细胞在新形成的骨内膜、骨外膜、种植体周围的编织骨以及种植体周围已有的疏松骨小梁上分泌骨基质，形成初级骨单位，并层层排列成为板层骨。板层骨进一步矿化，使得种植体周围骨密度提升，从而使种植体获得更好的稳定性。与骨折愈合过程中必需的稳定期不同，颌骨在咀嚼过程中因负荷产生的功能性形变以及第一阶段的种植体初始稳定性，均为新生骨成熟的重要因素。这意味着具有充分初始稳定性的种植体能够从早期非功能性负荷的机械应力中获益，从而促进种植体周围骨组织矿化。板层骨致密化、编织骨增加与骨重建过程中的结构重组同步发生。骨结构重建的同时会对第一阶段新形成的骨以及在种植窝预备时受到创伤的骨组织产生影响。即使是最为理想的外科手术，由于营养血管遭到破坏、血液供应不足或者无菌性炎症反应等原因，也会使术后种植窝周围 0.5 ～ 1.0 mm 厚度的骨组织出现坏死（骨皮质较为明显）。然而，这些坏死骨组织在种植体初期愈合过程中能够为种植体提供支撑并保持其稳定，同时为新骨形成起到铺垫的作用。最终，这些坏死组织从骨内膜表面剥离，被新骨取代，重建具有活性的骨 - 种植体界面，维持长期稳定的骨结合界面。为维持足够强度的骨 - 种植体结合，保证充分的初始稳定性，防止新形成的骨超负荷受力至关重要。在非功能性负荷时，应使种植体在咬合过程中没有负荷。虽然上颌骨的骨松质形成速度较快，但骨密度相对下颌骨较低，因此上颌骨种植体在愈合过程中无负荷的时期应相对较长。

3. 第三阶段 成熟和适应期。在种植体开始功能性负荷之后，进入骨愈合成熟和适应期，通常认为此时期骨组织逐渐成熟。随着机械应力的产生和变化，新生骨发生骨密度增高、骨小梁重新排列、骨结构调整等一系列变化。在骨改建过程中，新生的板层骨发生次级矿化，厚度和强度不断提高。然而骨改建过程并非停止，事实上，骨的改建还伴随着邻近种植体表面（≤ 1 mm）持续不断的骨吸收，并且这与骨组织正常的生理活动相同，这一过程终身持续。由于受到功能性负荷的刺激以及骨组织本身的次级矿化，邻近种植体周围的骨组织密度不断增加，尤其是骨小梁矿物质含量明显增加，骨密度可以高于周围的骨质，类似于天然牙牙根周围存在的牙槽骨硬骨板。

第三节

种植体的稳定性

一、基本概念

口腔种植的成功关键在于种植体与牙槽骨结合的稳定性，良好的种植体稳定性对牙种植体的成功率和使用寿命具有重大意义。牙种植体的稳定性体现了种植体在牙槽骨内的牢固程度，可分为初级稳定性和次级稳定性。植入时的初级稳定性，亦称为早期稳定性，主要由种植体植入时的机械嵌合力所决定，此为决定种植成功的首要条件，亦是即刻负荷的重要参考因素。植入后的次级稳定性，又称长期稳定性，主要由种植体表面与牙槽骨形成骨结合的生物学强度决定，是种植成功与否的表现形式。

评价种植体的稳定性具有极为重要的临床意义：① 测量种植体的初期稳定性是判断能否即刻负荷的关键指标，一般认为种植体骨界面微动大于 100 μm 是导致纤维性骨愈合的根本原因之一；② 对种植体稳定性进行连续监测，能够判断种植体 – 骨界面的愈合状态和力学特征，为修复时机的选择提供指导；③ 对修复后种植体的稳定性进行监测，可及早发现骨结合丧失，以便早期处理，降低种植牙的失败率。

目前，评价种植体稳定性的方法分为两类：一类是侵袭性测量方法，包括植入扭矩法、旋出扭矩法、放射学检查、组织形态测量等；另一类是非侵袭性测量方法，包括临床叩诊、有限元分析、Periotest 法、共振频率分析等。选用一种理想的评价种植体稳定性的方法来指导临床工作，是国际口腔种植学界的研究热点之一。

二、分析测量种植体稳定性

共振频率分析（resonance frequency analysis，RFA）技术是 Meredith 等人于 1994 年提出的监测种植体骨结合的方法，具有操作简单、敏感性高、可重复性好等优势，是临床较为常用的一种检测方法。

1. RFA 技术原理 RFA 技术是将感应器直接与植入的种植体或基台相连接。这里的感应器为一个悬梁杆，杆上装配有两个压电陶瓷元件。随后，检测仪主机发出正弦信号，激发感应器上一个压电元件产生振动，而反馈则由第二个元件进行记录。测量所得的振动信号经放大器放大后，被输入检测仪主机中。此时，最大振幅所对应的频率值会被记录在检测仪内，再经由其中的软件进行分析，从而得出种植体的稳定性（图 1–1）。

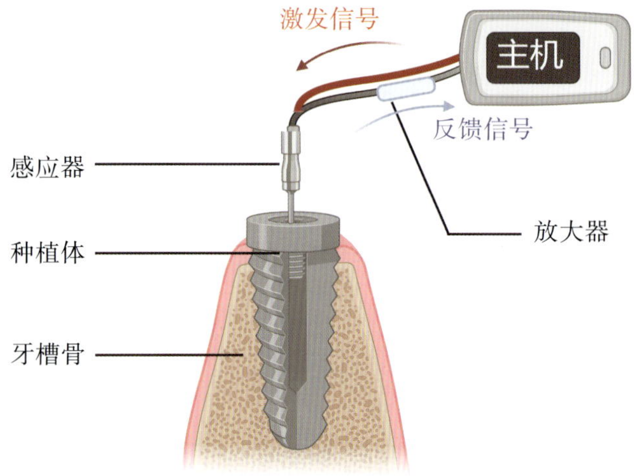

图 1-1 RFA 技术原理示意图

2. RFA 技术发展的历史及特点 商用的共振频率测量仪由 Neil Meredith 教授和 Peter Cawley 教授共同发明。他们最早的研究始于 1991 年，并于 1999 年成立了 Osstell AB 公司。2001 年，商业生产出第一代设备 Osstell TM®。2004 年，开发升级为第二代设备 Osstell Mentor®。目前在临床上广泛使用的是第三代产品 Osstell ISQ®，它由检测仪主机、探测器和感应器三部分组成。

第三代 Osstell ISQ 是基于磁场原理的无线设备，不再需要将探测器与感应器进行连接。将顶部带有磁铁的感应器固定在种植体或者基台上，用带有磁探头的探测器接近感应器并发出持续时间约为 1 ms 的脉冲。受到刺激后感应器自由振动，磁铁使探测器线圈中产生电压，该电压作为响应信号传输至检测仪的共振频率分析系统中，经过换算得出 ISQ 值（implant stability quotient values），并显示在仪器屏幕上。显示的 ISQ 值在 1 ～ 100，数值越大，稳定性越好。其中，ISQ 值在 60 ～ 80 普遍认为是实现初期稳定的标准。Osstell ISQ 具有高精度、高效率、低噪音、抗干扰、易存储、美观舒适等特点。其激发信号是一种频率范围在 5 ～ 15 kHz 变化的正弦波，峰值振幅为 1 V。

3. ISQ 误差的产生因素 原则上，若植入物螺纹内存在少量致密（高矿化）组织，便能够记录到较高 ISQ 值（意味着更高的植入物稳定性）。这是因为作为一种生物复合材料，矿物成分的增加会对细胞外基质的物理和机械性能产生影响。骨内多孔结构的存在会对 ISQ 的评估产生影响。在种植体周围骨愈合的常规组织形态学评估中，将管状成分（如哈弗斯管）视为骨隔室的一部分。然而，这些孔隙率并不会影响整体组织的刚度，从而导致记录的 ISQ 值较低（即植入物稳定性较低）。此外，RFA 测量还会受到植入物设计特征的影响，包括微观和宏观几何形状、植入物的长度和直径。

另外，种植体可能会发生无菌性松动。尽管在植入物螺纹中存在大量分层的骨组织，但若发生骨与植入物接触不良，仍可能导致失败。这或许是由于其成骨机制为距离成骨而非接触成骨。不良的骨植入物接触可能难以在临床影像学检查中显示出来。实际上，即便是使用 micro-CT 扫描，金属植入物表面最初的几微米也难以进行影像学评估，因此很适合用 RFA 技术检查。

三、影响口腔种植体稳定性的因素

（一）影响口腔种植体早期稳定性的因素

1. 植入区骨量、骨质 骨量不足和骨质不佳是导致种植体预后不良的首要因素。良好的骨量与骨质对种植体的初期稳定性起着至关重要的作用。在种植体植入初期，种植体支持骨量的减少会使种植体周围支持组织的应力和位移显著增加，不利于早期稳定的实现。

2. 种植体表面螺纹 相较于不带螺纹的种植体，带螺纹的种植体拥有更大的三维接触面积，并且其表面螺纹的机械锁合作用能够明显增强种植体早期稳定性，相比无螺纹种植体具有一定的优势，因而成为当今临床应用最为广泛的种植体类型。目前，螺纹的设计主要聚焦于形状和间距这两个方面。对于螺纹形状，众多学者认为，将种植体螺纹设计成锯齿形且螺纹顶角设计为 60° 时，能够有效减小最大位移量，这种设计对种植体的早期稳定最为有利；对于螺纹的间距，理论上并非越密越好，间距过密会对骨界面造成更多破坏，使种植体周围应力增大，引发骨疲劳，不利于早期稳定。

3. 术中操作方法 外科技术也被视作影响种植体初期稳定性的主要因素之一。有研究表明，手术对种植体骨结合产生影响的最主要因素是术中对骨组织的损伤，而这主要取决于种植备洞时的方法。目前常用的外科手术方法有逐级备洞法和骨挤压法。选择上应该视牙槽骨的骨密度而定，有学者认为骨挤压法能够显著改变种植体表面的骨结构，在较低密度的骨质中获得的初期稳定性比逐级备洞法更具优势。然而，在较高密度的骨质中使用骨挤压法会使种植体表面骨组织产生微小骨裂，导致骨愈合延缓，从而影响种植体的早期稳定性。

（二）影响口腔种植体长期稳定性的因素

1. 种植体表面处理 种植体的表面特征会对植入后的生物学反应产生影响，包括蛋白质的吸附等，对种植体 – 骨界面的愈合速度以及结合强度有着至关重要的作用。经过表面处理的种植体有助于分散种植体 – 骨界面的应力，控制种植体微动，加速骨结合，进而提高长期稳定性。目前，表面处理的结果主要分为两大类：一是种植体表面物理形貌的改变，二是种植体表面化学成分的改变。

2. 软组织封闭屏障 种植体颈部的软组织封闭屏障对于种植体的长期稳定和远期成功起着决定性作用。理想的种植体要求在种植体 – 软组织界面形成类似天然牙上皮附着的结构，构建紧密的上皮袖口封闭，形成一种功能性生物封闭屏障保护种植体在复杂的口腔环境中免受细菌侵入，保持种植体周围边缘骨和软组织的稳定，能够形成良好的上皮袖口封闭，这对种植体周围边缘骨的长期稳定具有促进作用。目前，大多数学者认为种植体周围炎的发生主要是由于种植体袖口封闭不良或者种植体生物学宽度不足所致。另外，种植体颈部经过特定的生物活性涂层可以增加软组织结合，强化袖口封闭，预防种植体周围炎的发生，提高种植体的长期稳定性。对于生物学宽度，多项研究证实平台转换技术（即采用两段式种植体修复，所选用的基台直径小于种植体直径，从而使修复基台的边缘止于种植体颈部平台边缘的内侧）

能够有效保证生物学宽度，在种植体颈部形成袖口，减少种植体颈部的边缘骨吸收，提高种植体的长期稳定性。

3. 种植体负荷时机 Brånemark 的经典种植理论认为骨结合需要有 3 ～ 6 个月的无负荷愈合期，如果种植体早期受负荷而产生一定的动度，将会对未分化间质细胞产生机械刺激，从而使其向成纤维细胞转化，形成纤维 – 骨结合界面，影响种植体长期稳定性。然而，大量动物试验研究显示，对即刻种植体进行功能性早期负荷或者即刻负荷，并不影响种植体的预后。也有一些临床案例表明，在不影响咬合功能或轻接触等特定条件下的前牙即刻负荷反而能够加速种植体骨结合的形成，有利于种植体的长期稳定。

4. 术后营养维护 术后进行高压氧治疗能够增加血氧含量，同时也能促进机体对钙离子的吸收，使钙、镁、磷、锌等元素在骨内的沉积增多，有利于骨的钙化，从而促进新骨形成，对种植牙的长期稳定性有益。锌元素在骨代谢中起着重要作用，其缺乏会导致机体骨代谢异常。另外，锌元素还可以通过调节成骨细胞活性来改善骨对钛植入体的反应。如果在种植术后加强锌元素的摄入，能够满足种植损伤区骨组织对锌的需求，促进骨形成和矿化，提高牙种植体的长期稳定性。

第四节 影响种植体骨结合的因素

一、微动对骨结合的影响

微动是指在种植体功能负荷时，种植体表面与相邻骨组织之间所发生的瞬时局部相对运动。这些微小的运动（微毫米级）肉眼不可见，却会对种植体的骨结合产生影响。微动的大小主要取决于种植体材料、骨密度、种植体 / 骨几何形状、手术技术、咬合力的大小及方向等多种因素。

微动过大将致使种植体骨结合失败：在种植体周围形成纤维性结合而非骨结合，进而引发无菌性种植体松动。经过广泛的研究认为 150 μm 可作为微动的上限数值，以评估骨 – 种植体界面产生可接受的微动。当微动低于该限值时，种植体可满足临床使用要求；高于该限值，则被认为存在骨结合失败的风险。此值已成为普遍采用的金标准。微动超过 150 μm 被称为有害微动，此时种植体 – 骨界面发生纤维组织愈合的风险极高。然而，部分研究结果显示，失败的骨结合是由种植体的不稳定所引起，即便在负荷极小的情况下，仍可能发生骨吸收；而若种植体稳定性较高，即使负荷很大，也未必会发生骨吸收。在一些研究中，骨 – 种植体界面处的微动高达 750 μm，最终却形成了骨结合；而在部分模型中，低至 30 μm 的微动下，种植体也未发生骨结合。由此可见，微动是一种简化的测量方法，其忽略了种植体骨结合的基本机械生物学机制。另外，骨结合与微动的关系极为复杂，且受多种因素影响，目前尚无明确定论。

一些体内研究与有限元分析表明，正是种植体微动引起的界面应力 – 应变状态促进了骨结合。负荷情况（轴向、剪切、扭转等）结合不同的种植体形态，会导致各种应力 – 应变状态，过大的应变会促使纤维组织形成。依据最基本的应变理论假说，若形变超出阈值而使细胞破裂，那么组织将无法再生。有学者将张力对骨修复的作用总结如下：微小的形变会引发骨痂形成；达到 2% 的形变则由板层骨承受；形变不超过三维形貌的 10% 仍可由板层骨承受；然而，10% ～ 30% 的形变会激活骨吸收进程。这进一步强调了在解释微动如何影响骨结合时，需要考虑植入物和环境因素及其与界面应力 – 应变状态的关系。

针对骨折愈合的研究已证实，微动可使两断端间隙中的细胞受到压迫或抻拉，且形变程度取决于间隙本身的大小。在这些情况下，骨吸收是机体防止间隙中每个细胞承受过度形变的生物学方式之一。骨吸收造成的间隙扩大，将产生足够空间以容许新形成的软组织长入其中，不再有细胞过度扭曲的风险，然而，这会在相当大程度上推迟生长性结合。过度形变可使细胞坏死，若间隙较小且每个细胞的形变大，即使是非常小的微动也会因细胞坏死引起骨吸收。而在较宽的间隙处，形变分散于多层细胞之间，因而每个细胞经历的形变较小，在断端移动时细胞生存的可能性更大。

微动大小与骨密度密切相关。在Ⅱ类骨中，施加 30 N·cm 的力量产生的微动大于 100 μm；在Ⅲ类骨中，30 N·cm 外力产生大于 150 μm 的微动，而 5 ～ 20 N·cm 外力产生 50 μm 的微动；在Ⅳ类骨中，30 N·cm 产生大于 250 μm 的微动，而 20 N·cm 产生 100 μm 的微动。这表明在Ⅲ类和Ⅳ类骨中，微动达到危险阈值的风险更大。

二、糖尿病对骨结合的影响

骨结合依赖于种植体与周围骨组织的紧密结合，同时与创面愈合早期时的骨生成、血管生成、神经生成过程以及炎症反应有关。研究表明糖尿病会显著干扰钛种植体的骨结合过程，引起骨再生延迟、骨 – 种植体界面骨愈合受损。由糖尿病引起的病理改变，如心血管病变、免疫反应低下，均可使口腔软硬组织对局部致病因子的抵抗力下降，从而影响骨整合。

（一）糖尿病可引发种植区域的炎症反应和微血管病变

糖尿病能够诱发机体炎性状态，借助炎性介质影响成骨细胞与破骨细胞代谢，致使骨改建失衡，最终引发骨丧失。依据 Gristina 的表面竞争理论，组织细胞与口腔致病菌附着在种植体表面时存在竞争关系。若组织细胞率先附着，凭借其完整的细胞膜、自身活力以及宿主的功能性防御机制等特性，能够阻止口腔致病菌在种植体表面定植；反之，若口腔致病菌先附着，则会导致种植体周围感染，且此时组织细胞难以在种植体表面附着。糖尿病会导致伤口感染，不利于伤口愈合，使得致病菌先于组织细胞在种植体表面附着，最终致使种植体骨结合率下降，甚至可能导致种植失败。有研究发现，将牙菌斑植入糖尿病大鼠牙周 7 天后，糖尿病组与无糖尿病组的破骨细胞数量无明显差异；而 14 天后，糖尿病组破骨细胞的数量及活性显著增加，此时无糖尿病组的骨形成量是糖尿病组的 24 ～ 29 倍。由此可见，糖尿病不仅增加炎症在组织中的浸润强度和持续时间，还可通过增加破骨细胞数量来增加骨吸收，使组织细胞难以附着，最终导致牙槽骨的吸收。

糖尿病患者种植区域微血管病变机制与全身性微血管病变类似。在长期高血糖状态下，线粒体内发生氧化应激反应生成过氧化物。氧化应激反应激活多元醇通路、蛋白激酶C信号转导通路和己糖胺通路，同时葡萄糖可与氨基酸及蛋白质发生非酶糖基化反应并形成糖基化终末产物。这些变化会引起细胞渗透性损伤，使细胞和组织缺氧，造成微血管内皮细胞受损，进而影响血管的结构和功能。微循环障碍会影响种植区域血供，导致骨质生成减少、骨丧失增加。

（二）糖尿病促使骨密度下降，抑制种植体周围骨结合

糖尿病患者长期慢性高血糖所产生的晚期糖基化终末产物（advanced glycation end products，AGEs）能够与成骨细胞表面受体相结合，诱导间充质干细胞凋亡，致使成骨细胞的成骨能力下降，并对其分化起到抑制作用。高血糖还可通过促进成骨细胞增殖来抑制其分化。此外，高血糖能够改变甲状旁腺素（控制体内钙磷代谢的主要物质）的应答反应，对细胞外基质的粘连、生长和聚集产生影响。在糖尿病大鼠和兔子的动物模型中，体内矿物质平衡明显失调，前期骨质产生和新骨形成显著减少，种植体与骨组织的结合率降低约50%。这些研究均表明，糖尿病会降低种植体周围成骨性细胞的分化能力。持续高血糖使得糖尿病大鼠血清AGEs水平升高。AGEs与骨密度、血清骨钙素之间呈负相关，这可能是导致糖尿病大鼠骨量下降、骨生物力学改变以及种植体骨整合减少的原因之一。AGEs能够刺激单核/巨噬细胞、内皮细胞释放炎性因子，提高破骨细胞活性，加速骨吸收。另外，AGEs可直接改变骨胶原的物理特性，抑制成骨细胞的表达与分化，使成骨细胞数量减少、活性降低，进而引起骨质疏松。1,25-二羟维生素D_3是一种维生素D的代谢产物，具有极强的生物活性，对钙、磷转运以及骨胶原形成等均能起到促进作用。胰岛素参与体内1,25-二羟维生素D_3的合成和羟化过程，当胰岛素分泌不足时，1,25-二羟维生素D_3的含量下降，从而影响骨形成。胰岛素还对腺苷酸环化酶起抑制作用，进而使环磷酸腺苷的生成量减少。由于环磷酸腺苷促进骨吸收，胰岛素可间接减少骨吸收。糖尿病患者胰岛素分泌不足，会导致骨外周组织中的腺苷酸环化酶增多，继而环磷酸腺苷的含量增多，导致骨吸收。胰岛素分泌不足还会使肾小管对钙、磷的重吸收作用增强，尿中丢失大量钙，由于代偿反应利用骨钙，致使骨密度下降。

在糖尿病患者种植体植入后的愈合初期，靠近骨内外膜的区域骨基质矿化水平下降，种植体周围新生骨不成熟且呈无序状态。糖尿病大鼠植入种植体14天后，与无糖尿病组相比，糖尿病组种植体周围新生骨的容积明显增多，糖尿病组的新生骨为未成熟的编织骨，无糖尿病组的新生骨为板层骨；植入种植体30天后，糖尿病组种植体周围的新生骨由未成熟的编织骨转变为板层骨，但与无糖尿病组相比，其种植体周围新生骨的容积明显较少。透射电镜显示，糖尿病组种植体周围有软骨样细胞，被一种软骨样基质包绕。在愈合早期，糖尿病组大鼠骨种植体接触显著低于无糖尿病组。在种植体周围200 μm、400 μm和600 μm区域，糖尿病组的骨密度与无糖尿病组相比明显降低。

（三）二甲双胍对种植体骨结合的影响

二甲双胍是治疗2型糖尿病的一线药物，近年研究发现其具有抗衰老、延长寿命、调节

代谢、抗癌等疗效，且越来越多的研究表明其具有促进成骨、改善种植体骨结合的功能。二甲双胍依赖有机阳离子转运体，作用于线粒体呼吸链复合体Ⅰ，激活细胞能量传感器 AMP 活化蛋白激酶（AMP-activated protein kinase，AMPK），使细胞 AMP/ATP 比值增加，降低细胞内葡萄糖水平，促进成骨细胞的增殖和分化。目前尚缺乏充分临床证据证实二甲双胍可促进糖尿病患者骨结合，鉴于研究异质性和糖尿病患者病情复杂性，仍需更多研究验证这些药物对种植体周围骨结合的直接作用。

三、骨质疏松症对骨结合的影响

骨质疏松症（osteoporosis，OP）是一种常见的老年性骨代谢疾病。据我国第五次人口普查结果表明，患原发性骨质疏松症人数共计 8 826 万人，原发性骨质疏松人数约占总人口的 6.79%。据国际骨质疏松基金会统计，全球约有 2 亿骨质疏松症患者，可见骨质疏松症在人群中很常见。

（一）骨质疏松症对骨结合和种植成功率的影响

骨质疏松症患者系统性的代谢状况以及种植窝的骨松质条件，对患者获取种植体的初期稳定性、生物学稳定性以及最终的骨结合极为不利。一方面，骨质疏松症的病因（如高龄、性腺功能减退、风湿性疾病、甲状腺和甲状旁腺的改变等）以及针对骨质疏松症的治疗（如雌激素、二磷酸盐类药物等），都可能干扰骨生长进程，改变骨的结构和力学性能，致使骨与种植体难以实现良好的骨结合，进而影响种植体的成功率。其次，随着老龄化以及骨质疏松症的发生，骨与种植体生物材料的相互作用愈发复杂。骨质疏松症患者的骨种植体界面往往缺乏生物活性因子、骨形态发生蛋白、间充质细胞等，诱导骨生成的能力减弱。骨质疏松症还会改变细胞的增殖、细胞的合成活性、细胞对局部因素的反应以及骨髓间充质细胞的数量。这些变化是导致种植失败的主要生物学原因。再者，在骨重建中发挥调节作用的一些细胞因子，如 TGF-β1、IL-6 等严格参与了骨再生以及生物材料与骨的结合过程。然而，由于老龄化和骨质疏松症的发生，这些细胞因子的表达被抑制，例如 IL-6 的表达被抑制。而一些促炎细胞因子如 PGE2、Fas 等的表达增加，会引起骨吸收增强、骨重建减弱，不利于骨结合，影响种植体的长期存留率。在实际的临床研究中，有学者认为骨质疏松对种植体骨结合没有影响；也有观点认为，骨质疏松对种植体骨结合虽有影响，但仅表现为骨结合时间上的延迟；还有研究认为，骨质疏松显著影响种植体骨结合的质量。总之，目前尚无一项理想的临床研究能够准确阐明骨质疏松与种植体成功率之间的关系。但各方面资料显示：第一，骨质疏松可以建立有效骨结合，但骨愈合时间延长。Friberg 等对明确诊断为骨质疏松症的患者植入种植体后，种植成功所需骨愈合时间延长。平均愈合时间在上颌延长至 8.5 个月，下颌延长至 4.5 个月。第二，骨质疏松症患者种植体的长期效果不确定。Wowern 等研究表明，在种植体植入骨质疏松症患者 5 年后，尽管口腔卫生情况和功能性负荷都很理想，但种植体周围出现了大量边缘骨丧失。

（二）服用双膦酸盐类药物对骨结合的影响

双膦酸盐是一种关键药物，用于治疗当前以骨吸收为主要特征的骨代谢疾病。然而，接受双膦酸盐治疗的患者存在发生药物相关颌骨坏死（medication related osteonecrosis of the jaws，MRONJ）的风险，这是一种与该类药物直接相关的特定并发症，其表现为可通过颌面部区域的口内或口外瘘管探查到暴露的颌骨，且持续时间超过 8 周。

双膦酸盐主要通过抑制破骨细胞的分化和正常功能，促进破骨细胞的凋亡来干扰骨代谢、减少骨吸收。但破骨细胞在种植体骨结合以及种植体周围骨动态平衡中发挥着重要作用。在种植体植入初期，种植体与周围骨之间会出现广泛的骨吸收，破骨细胞能够清除植入物周围的骨碎屑，有利于骨结合初期编织骨的形成。此外，在骨结合后期，破骨细胞还将介导种植体周围的边缘骨形成，并且在种植体处于功能负荷状态下，种植体周围骨组织的动态平衡也有破骨细胞的参与。所以，双膦酸盐对破骨细胞的干扰可能会影响种植体骨结合，导致种植体失败或者种植体周围骨吸收的发生。

已有循证医学证据显示，使用双膦酸盐治疗骨质疏松症的患者接受种植治疗的成功率与正常患者并无显著差异，也不会出现更多的种植体并发症，如种植体边缘骨吸收、种植体周围炎等，这可能与治疗骨质疏松症时使用的是低剂量双膦酸盐有关。

在进行种植治疗前必须牢记，若服用双膦酸盐出现 MRONJ 并发症（尽管发生概率很低），种植体失败率会大幅增加。一般而言，接受高剂量双膦酸盐治疗的癌症患者发生 MRONJ 的风险高于接受低剂量治疗的骨质疏松症患者。使用低剂量双膦酸盐治疗骨质疏松症并不是种植治疗的禁忌证，对于此类患者，建议进行严格的治疗风险评估，包括考虑局部因素、吸烟情况、全身性疾病以及双膦酸盐摄入持续时间等因素。并且在种植体植入或骨移植时采取初步愈合措施（如采用埋入式种植体），预防性使用抗生素。但是目前不建议对高剂量双膦酸盐摄入的患者进行种植治疗或骨移植手术。

第五节

种植体周围骨感知

天然牙周围的牙周韧带中存在大量牙周机械感受器，负责控制咀嚼和说话等口腔运动功能。牙齿拔除后，牙周韧带受损，这些功能性机械感受器会发生不可逆转的损伤，进而感觉反馈通路和感觉－运动相互作用失调，可能导致口腔运动功能受损。因此，种植体周围如果缺乏这种机械感受功能，患者将难以感知咀嚼力和咬合负荷的大小，高咀嚼力可能使种植体过负荷，引发骨吸收甚至种植体失败。

20 世纪 90 年代，有学者对种植治疗后的患者回访，发现这些患者又重新获得种植牙周围的感觉功能，遂提出“骨感知”的概念，随后大量的研究证明了种植体也具有感知传导的功能。种植体接受机械刺激时的感觉是通过肌肉、关节、黏膜、皮下和骨膜等机械感受器传导的，且中枢神经系统对感觉运动信息的传递发生了适应性改变，也就是说，患者可以通过中枢和外周神经系统感知到种植体的存在（图 1–2）。到目前为止，可用多种方法来评估种植体周围区域的骨感知，包括组织学、心理生理学和神经生理学评估技术。

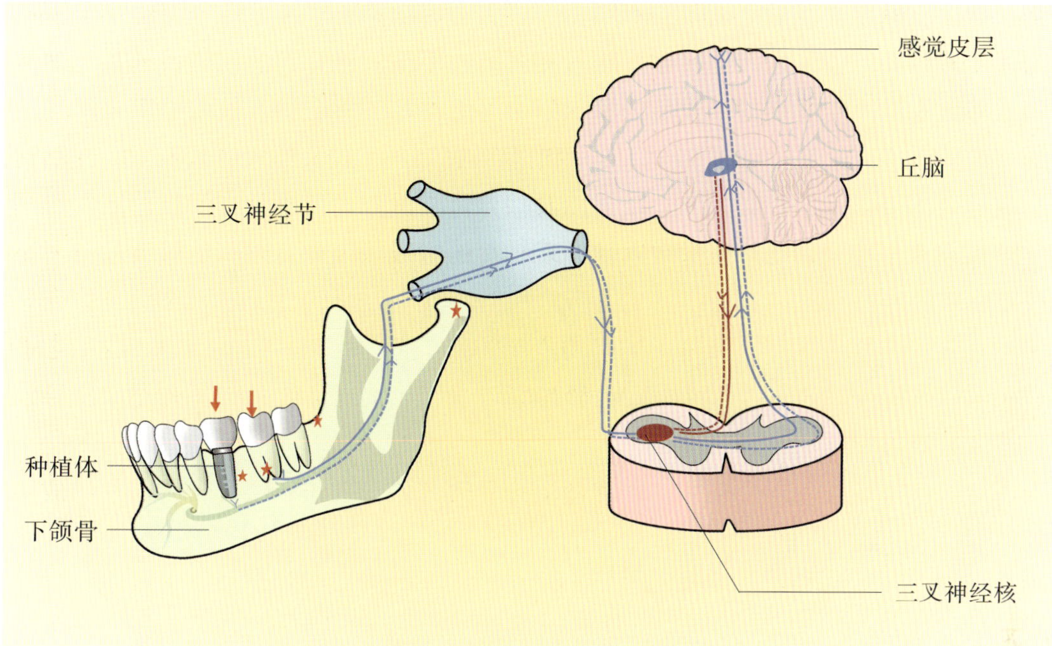

图 1-2 天然牙和种植体感应刺激的感觉通路

通过位于三叉神经节中的三叉神经元对天然牙施加刺激后，激活源自颞下颌关节、骨膜、牙龈、牙周韧带、黏膜和牙槽骨（红星）的牙周感觉末梢。此后，信号被发送到丘脑腹侧后核和感觉皮层，引发自然神经感觉通路反馈（蓝色和红色实线）。对于种植体，缺乏牙周韧带机械感受的输入，从而阻碍了外周反馈通路（蓝色和红色虚线）。

一、组织生理学研究

人类和动物研究中均观察到，在距种植体表面 200 ～ 1 000 μm 的周围骨中存在有髓和无髓神经纤维。虽然，拔牙会损伤有髓神经纤维，但是，剩余的功能性神经纤维及其残留的末端能够再生部分的感觉反馈。初步研究表明，拔牙后牙周机械感受器可能会保留在骨内，从而能够立即刺激愈合的拔牙窝中的神经纤维。与延期种植相比，即刻种植和即刻负荷可能会使种植体周围区域的感觉神经纤维密度更高。因此，越来越多的研究通过在种植术后促进神经纤维的恢复或再生来获得骨感知。然而，目前尚不清楚恢复或再生的神经纤维是否具有骨感知功能。此外，没有足够的证据证明种植体表面结构的改变和生长因子的应用会增加神经纤维的数量。

二、心理生理学评估

大量试验证明患者可以感知施加在骨组织中种植体的机械刺激。在测定种植体对机械刺激的反应阈值时，被动刺激与主动刺激测出的数据有明显差别。被动刺激指研究对象在不受任何外力的干扰下，被动地接受电刺激作用到 1 颗牙或 1 颗种植体上，以明确牙周机械本体感受器和骨内机械感受器对电刺激的不同反应。主动刺激则要求试验对象主动咬合放置于上下相对两牙之间或种植体之间的物体，然后主观描述出他们感知到的物体特征，此时，研究对象的感知水平取决于牙周韧带或是骨和肌肉中可能存在的感受器。试验结果显示，口腔种植体的被动刺激阈值比天然牙高 50 倍，而主动刺激感知水平仅高于天然牙 6 倍。在即刻种植无负荷的种植体上，下颌骨触 – 压觉敏感性的临界值在愈合过程中没有明显改变，而即刻负荷的种植体在愈合期间被动触压觉敏感性有了显著的增强。因此，即刻负荷可能会增加种植体周围骨感知的能力。

三、电生理学研究

Héraude 等在上颌骨植入种植体后，发现在种植体周围骨中确实有神经末梢存在，并能够感知中高强度的机械压力和温度的变化。Weiner 等在成年雄性比格犬的下颌骨植入种植体，在种植体上施以一定压力观察下颌神经的反应，结果显示压力引发了下颌神经的动作电位。本体感觉的激发电位（somatosensory evoked potentials，SEPs）是指来自大脑皮层神经元的电位变化波形，SEPs 是由外周感知神经纤维受到机械或电刺激产生的。刺激三叉神经而引起的本体感觉激发电位又被称作三叉神经本体感觉激发电位（trigeminal somatosensory evoked potentials，TSEPs）。将电极置于牙本质或髓腔、牙周韧带、牙龈黏膜、下唇都可触发 TSEPs。在局部麻醉基台周围的软组织后 TSEPs 仍能出现，证明在种植体周围的骨中存在感受器。总体来看，神经电位传入的刺激阈值越大，下颌神经干产生的动作电位的幅值越大。研究表明，比较不同种植方式和负荷方式下的电生理测试结果，发现两种方式并无显著差别。但是，种植体周围确实存在与天然牙相同的感觉神经动作电位潜伏期，其机制还需要更多的探索。

四、大脑反射功能

采用种植体修复的患者咀嚼功能能否完全恢复，取决于戴用义齿的时间、余留牙数目以及义齿修复范围等多种因素的影响。牙周膜本体机械感受器对控制颌肌发挥重要作用，但并不是唯一的传导通路，口腔下颌运动及咀嚼肌运动的调控是个精细复杂的机制，它同时还受黏膜、肌肉、肌腱及关节感受器共同调控。牙拔除后，咀嚼肌的保护性反射虽然部分丧失，但有研究发现，较大刺激作用在种植体修复的义齿咬合面时，也能够引发此反射。根据肌动电流图的监测记录，在无牙颌种植固定修复的患者中，可观察到颌骨咀嚼肌出现短暂的抑制反射。

研究表明即使牙周纤维缺失，种植体的触觉敏感性也会增加，并不会导致咬合力的过负荷，并且种植体支持的修复体在稳定性和触觉敏感性方面都优于软组织支持的修复体。有学者分析了采用种植支持式全口义齿的无牙颌患者，发现种植体支持的义齿可恢复中枢神经系统的感觉和运动反应，能够激活初级感觉运动皮层，使其获得与天然牙列相似的触觉敏感性、立体认知能力和咀嚼功能。功能性磁共振成像对种植体进行的点状机械刺激，能够激活脑皮质中的初级和次级体感区域，且发现种植体可恢复周围软组织的感觉功能。因此，以上研究结果可以推测大脑皮层的激活可能是种植体骨感知形成的潜在机制。

参考文献

[1] MISHRA S K, CHOWDHARY R, CHRCANOVIC B R, et al. Osseoperception in Dental Implants: A Systematic Review[J]. J Prosthodont, 2016, 25(3): 185-195.
[2] SHAH F A, THOMSEN P, PALMQUIST A. Osseointegration and current interpretations of the bone-implant interface[J]. Acta Biomater, 2019, 84: 1-15.
[3] BUSER D, SENNERBY L, DE BRUYN H. Modern implant dentistry based on osseointegration: 50 years of progress, current trends and open questions[J]. Periodontol 2000, 2017, 73(1): 7-21.
[4] BUTZ F, AITA H, WANG C J, et al. Harder and stiffer bone osseointegrated to roughened titanium[J]. J Dent Res, 2006, 85(6): 560-565.
[5] DEPALLE B, QIN Z, SHEFELBINE S J, et al. Large Deformation Mechanisms, Plasticity, and Failure of an Individual Collagen Fibril With Different Mineral Content[J]. J Bone Miner Res, 2016, 31(2): 380-390.
[6] PALMQUIST A, SHAH F A, EMANUELSSON L, et al. A technique for evaluating bone ingrowth into 3D printed, porous Ti_6Al_4V implants accurately using X-ray micro-computed tomography and histomorphometry[J]. Micron, 2017, 94: 1-8.
[7] 陈子强，周文娟，柳忠豪．共振频率分析技术在口腔种植中的应用 [J]. 中国口腔种植学杂志，2020, 25(1): 47-50.
[8] TRISI P, PERFETTI G, BALDONI E, et al. Implant micromotion is related to peak insertion torque and bone density[J]. Clin Oral Implants Res, 2009, 20(5): 467-471.
[9] KOHLI N, STODDART J C, VAN ARKEL R J. The limit of tolerable micromotion for implant osseointegration: a systematic review[J]. Sci Rep, 2021, 11(1): 10797.
[10] JAVED F, ROMANOS G E. Chronic hyperglycemia as a risk factor in implant therapy[J]. Periodontol 2000, 2019, 81(1): 57-63.
[11] FIORELLINI J P, NEVINS M L. Dental implant considerations in the diabetic patient[J]. Periodontol 2000, 2000, 23: 73-77.
[12] WU Y Y, XIAO E, GRAVES D T. Diabetes mellitus related bone metabolism and periodontal disease[J]. Int J Oral Sci, 2015, 7(2): 63-72.
[13] SHI S, DING F, LIU X, et al. Clinical and radiographic variables related to implants with simultaneous grafts among type 2 diabetic patients treated with different hypoglycemic medications: a retrospective study[J]. BMC Oral Health, 2021, 21(1): 214.
[14] SUN R, LIANG C, SUN Y, et al. Effects of metformin on the osteogenesis of alveolar BMSCs from diabetic patients and implant osseointegration in rats[J]. Oral Dis, 2022, 28(4): 1170-1180.
[15] LIN J, XU R, SHEN X, et al. Metformin promotes the osseointegration of titanium implants under osteoporotic conditions by regulating BMSCs autophagy, and osteogenic differentiation[J]. Biochem Biophys Res Commun, 2020, 531(2): 228-235.
[16] LIANG C, SUN R, XU Y, et al. Effect of the Abnormal Expression of BMP-4 in the Blood of Diabetic Patients on the Osteogenic Differentiation Potential of Alveolar BMSCs and the Rescue Effect of Metformin: A Bioinformatics-Based Study[J]. Biomed Res Int, 2020, 2020: 7626215.
[17] FINI M, GIAVARESI G, TORRICELLI P, et al. Osteoporosis and biomaterial osteointegration[J]. Biomed Pharmacother, 2004, 58(9): 487-493.
[18] FRIBERG B, EKESTUBBE A, MELLSTRÖM D, et al. Brånemark implants and osteoporosis: a clinical exploratory study[J]. Clin Implant Dent Relat Res, 2001, 3(1): 50-60.
[19] SHER J, KIRKHAM-ALI K, LUO J D, et al. Dental Implant Placement in Patients With a History of Medications Related to Osteonecrosis of the Jaws: A Systematic Review[J]. J Oral Implantol, 2021, 47(3): 249-268.
[20] SCHLIEPHAKE H, SICILIA A, NAWAS B A, et al. Drugs and diseases: Summary and consensus statements of group 1. The 5th EAO Consensus Conference 2018[J]. Clin Oral Implants Res, 2018, 29 Suppl 18: 93-99.
[21] STAVROPOULOS A, BERTL K, PIETSCHMANN P, et al. The effect of antiresorptive drugs on implant therapy: Systematic review and meta-analysis[J]. Clin Oral Implants Res, 2018, 29 Suppl 18: 54-92.
[22] PAPADAKIS I, SPANOU A, KALYVAS D. Success Rate and Safety of Dental Implantology in Patients Treated With Antiresorptive Medication: A Systematic Review[J]. J Oral Implantol, 2021, 47(2): 169-180.
[23] MISHRA S K, CHOWDHARY R, CHRCANOVIC B R, et al. Osseoperception in Dental Implants: A Systematic Review[J]. J Prosthodont, 2016, 25(3): 185-195.

陈　琳　李　强　撰写
董　衡　修订
牟永斌　终审

第二章

无牙颌种植修复的发展现状

第一节

口腔种植修复材料理化性质的发展

由于龋病、牙周病及老年退行性改变等原因导致牙列缺失，全口无牙颌种植修复在临床日益普及。许多国家将无牙颌视为全身慢性系统性疾病的表征之一。我国人口老龄化加重，全口牙列缺失患病率上升，种植牙修复此类病例较传统全口义齿优势巨大。

中国在公元前 2000 年就有早期种植牙，用雕刻后的竹钉替代缺失牙。约公元前 1000 年，埃及国王颌骨上有铜钉，但其植入时间无法考证。法国考古队曾挖掘出约公元前 300 年的铁制假牙。古代常使用动物或他人牙齿替代缺牙，但感染和机体排斥风险高。在 18 世纪，有人尝试用金和合金制造口腔种植体，但效果不明显。1886 年，医生在铂金盘上安装瓷冠未获成功。异物种植体与宿主的排斥阻碍了口腔种植发展，直到 1952 年 Brånemark 发现钛圆柱体与兔子股骨可发生的特殊现象，1965 年，他在志愿者体内植入了第一颗钛合金种植体，取得了重大突破。后来经过研究者的不断完善，用表面粗糙的钛合金螺钉固定到颌骨，愈合后装上牙冠。

口腔种植技术是近几十年新兴的口腔缺失牙修复技术，为口腔修复开辟了新途径。在短短几十年中，不仅解决了传统义齿无法解决的问题，其自身也在不断完善与更新。

一、口腔种植体系统的多样化

种植系统更新极快，各种产品应用层出不穷。最早 Brånemark 教授创立了以其名字命名的 Brånemark 螺旋柱状种植体系统。1996 年，他与诺贝尔工业集团合作成立 Nobelpharma AB，并更名为 Nobel Biocare™（诺保科®）。1980 年，12 名来自多学科的专家创立了国际口腔种植学会（International Team for Implantology，ITI），其中专家 Fritz Straumann 作为士卓曼集团的负责人，他推出了首款钛金属真空圆柱种植体，创立了士卓曼种植系统，成为后来广为人知的“ITI 种植体”。此外 Bicon、Ankylos、Hiossen、Astra、Anthogyr、Cortex、Dentium、Osstem 等种植体系统也研发上市，为临床应用服务。

二、种植体材料的演变与研究

自 Brånemark 提出骨结合理论后，纯钛及钛合金（主要是 Ti-6Al-4V）一直是口腔种植体的首选材料。研究表明，纯钛具备良好的生物相容性与耐腐蚀性，同时在力学性能方面表现出色，如硬度、抗拉强度、屈服强度以及疲劳强度等，能够满足口腔种植体发挥功能的需求。然而，钛的色泽灰暗，在植入处黏膜较薄的情况下，会使牙龈呈现暗沉状态，进而对薄龈型患者的美学效果产生不良影响。近年来，有研究发现纯钛种植体可释放钛离子，参与牙龈炎和牙周炎等疾病的进程，从而存在引发种植体周围炎的风险。此外，钛可能具有免疫原性，作为一种过敏原，会致使部分过敏体质的患者对金属植入物产生Ⅳ型超敏反应。鉴于此，国内外学者始终致力于研究和探寻在各方面性能上更为理想、能够替代纯钛的口腔种植体材料。自 1995 年 Kobayashi 等提出将钛锆合金应用于医学领域以来，这种新型材料就一直备受关注。锆元素的添加在保证良好生物相容性的同时，提高了合金的力学稳定性、拉伸强度和抗疲劳强度，降低了合金的弹性模量。

除了钛锆合金，钛铌合金、钛银合金等二相钛合金，钛铝铌合金、钛钽锆合金、钛铌钽锆合金等多相态合金因具有良好的力学和生物学性能，亦受到口腔种植学者们的关注，但未来能否应用于临床还需要更多前瞻性研究和动物试验来提供更为科学的理论依据。

此外，块状金属（非晶玻璃块状金属）具有与纯钛相当的生物相容性，有望成为口腔种植体的备选材料。陶瓷材料，如玻璃陶瓷、非氧化物陶瓷（氮化硅）、氧化锆种植体、氧化锆－氧化铝复合材料的试验也在不断进行，但是这些材料能否作为种植体材料还需要进一步的研究。高分子材料如 PEEK、TiO_2–PEEK 复合材料、聚甲基丙烯酸甲酯（polymethyl methacrylate，PMMA）亦是当今研究热点。

三、种植体表面处理方式的研究

种植体能否形成稳定的骨结合与其表面处理方式有关。钛种植体表面经过物理、化学、生物改性处理后，其表面形貌、化学成分和生物活性等可以发生变化。

物理改性指通过物理方法如等离子处理、离子注入、喷砂处理、可吸收性研磨介质的处理、物理气相沉积、电火花加工、热处理、激光处理、紫外线处理、纳米级表面粗化处理等，改变种植体表面形貌及粗糙度，提供更好的骨结合基础。

表面化学改性是指通过种植体表面和表面改性剂之间的化学吸附作用或化学反应，改变表面的结构和状态，这是目前最常用的表面改性方法，包括阳极氧化、微弧氧化、等离子体电解氧化、电沉积、酸碱处理、溶胶凝胶法、软光刻和溶胶－凝胶相结合等。

近年来种植体表面的生物改性成为研究热点，旨在使种植体的涂层具有生物活性功能，具有较高的机械稳定性，同时模拟天然骨的结构和组成特性，从而更好地促进骨生长。目前，主流应用有以下几种技术：自组装技术、生物分子吸附、生物活性材料涂层、仿生沉积。

四、修复体材料的演变与研究

全口种植固定上部修复体按照修复体的跨度可分为一段式跨弓全口种植固定修复体（full arch fixed implant-supported prosthesis，FFIP）和分段固定桥。分段固定桥对种植体的数目、位点、角度等具有特定的临床要求，目前临床上全口种植固定上部修复体主要选择 FFIP 方式。

大多数 FFIP 由支架材料和饰面材料两部分组成，常用的支架材料有金属、氧化锆、非金属化合物等，常用的饰面材料包括丙烯酸树脂、聚合瓷、饰面瓷等。FFIP 修复材料主要有金属支架 – 树脂、金属 / 氧化锆支架 – 烤瓷、金属 / 氧化锆支架 – 冠、全解剖单层氧化锆。近年来，聚合物材料如聚醚醚酮和聚醚醚酮生物复合材料也逐步应用于临床。

最初，FFIP 金属架材料主要通过传统铸造工艺制作。铸造金属支架的材料主要有金合金、银钯合金、钴铬合金、钛及钛合金。然而高昂的价格、较大的铸造收缩和透光性差等缺点都对修复带来很大困难。CAD/CAM 技术成熟运用于口腔种植领域之后，传统铸造工艺的支架变形及激光焊接导致的结构薄弱问题得到了有效解决。

目前常用的饰面树脂材料主要为丙烯酸树脂和聚合瓷树脂。利用 CAD/CAM 工艺制作的钛合金支架是目前最常用的烤瓷金属支架。金铂、银钯、钛及钛合金、钴铬合金支架都可以加工进行上部烤瓷，但由于高昂的成本或表面易被氧化，限制了其广泛应用。

氧化锆作为支架材料，有强度大、龈缘美观、对种植体周围软组织生物相容性好等优势，也在临床有所应用。临床新兴投入应用的还有金属 / 氧化锆支架 – 单冠、钛杆 – 氧化锆壳，以及聚合物基复合支架（如切削聚甲基丙烯酸甲酯支架、碳纤维增强树脂复合材料支架、PEEK 支架、Bio–HPP 支架等）与树脂 / 烤瓷冠的结合形式。

目前主流的最终修复材料将在本书第十三章进行详细介绍。

第二节 种植术式的革新与精进

一、从垂直种植体到倾斜种植体

如图 2–1 所示，在 20 世纪 70 年代，Brånemark 教授首次在无牙颌患者中植入 4 ～ 6 颗轴向种植体进行修复。然而，为避免解剖结构的损伤，植体无法偏远中植入导致后期修复桥具有过长的悬臂，进而引发诸多并发症。直到 2003 年，葡萄牙学者 Maló 教授提出标准型 All–on–4 无牙颌种植技术概念，即避开重要解剖结构，避免复杂手术，在无牙颌患者下颌植入 4 颗种植体，其中包含 2 颗轴向种植体和 2 颗远中倾斜种植体。该技术通过植入更长的倾斜种植体，减少悬臂长度，借助刚性连接实现跨牙弓的固定修复。2005 年，他又提出在上颌运用 All–on–4 技术进行种植修复，并建议在骨质较差、对颌为天然牙列以及存在副功能运动的男性患者颌骨远中增加 2 颗种植体。2009 年，Jensen 教授等对标准型 All–on–4 技术进行改进，提出下颌 V–4 All–on–4 技术，即下颌除 2 颗远中种植体向远中倾斜 30° 外，近中 2 颗种植体也向远中倾斜 30° 植入。这一技术扩大了 All–on–4 种植适应证范围，远中倾斜种植体减小了悬臂长度，降低了种植体骨界面压力，有利于降低颌骨、支架和种植体的应力，提高了种植修复的稳定性和成功率。随后，Jensen 教授等提出 All–on–4 shelf 技术，即采用非轴向截骨术修整牙槽嵴创造骨平台，骨平台修整后，前牙区 2 颗种植体向近中倾斜 30° 植入，后牙区 2 颗种植体向远中倾斜 30° 植入。

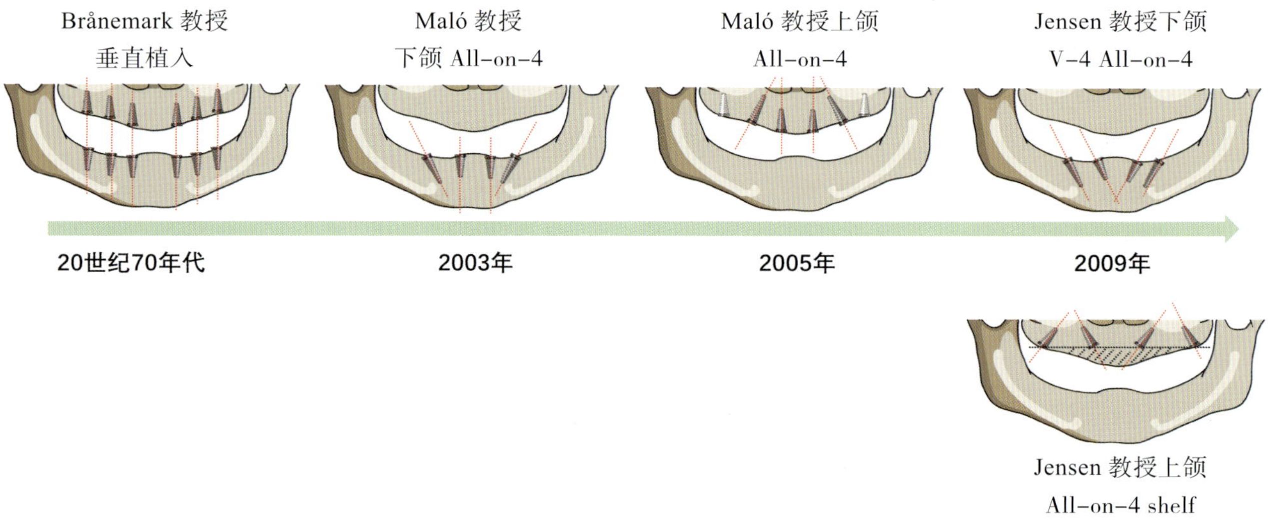

图 2-1 无牙颌种植修复技术中种植体空间配置的演变时间轴

二、穿颧型和混合型 All-on-4

针对那些患有重度骨萎缩以及经历过肿瘤术后上颌呈现无牙颌状况的患者，Brånemark 教授开创性地提出了穿颧种植技术。当患者的上颌可用牙槽骨骨量严重不足、上颌窦腔出现气化现象而剩余的牙槽骨难以植入 4 颗种植体时，在上颌骨的前部植入 2 颗轴向种植体，同时在颧骨区植入 2 颗穿颧种植体，这种种植方式被称为混合型 All-on-4。如果患者上颌两侧尖牙之间的颌骨骨质骨量不足以植入 2 颗种植体，为了避免进行高难度的植骨手术，减少创伤以及治疗周期，可在双侧颧骨区各植入 2 颗穿颧种植体，然后立即完成固定修复，这种种植方式被称为穿颧型 All-on-4。

三、从延期负荷到即刻负荷

1979 年 Ledermann 提出即刻负荷理论。Jones 通过研究成骨细胞对不同程度机械应力反应发现，适当的负荷有助于刺激成骨细胞分裂和胶原分泌，促进新骨形成，为 All-on-4 种植即刻负荷技术提供了理论基础。第五次国际口腔种植学会共识研讨会提出了负荷方案的新定义：① 常规负荷（conventional loading），在种植体植入 8 周或更长时间后安装修复体，并开始承受功能负荷；② 早期负荷（early loading），在种植体植入后超过 24 小时但在 8 周内安装修复体，并承担咀嚼功能；③ 即刻负荷（immediate loading），在种植体植入后 24 小时内安装修复体，并使其承担功能性咀嚼力。

在无牙颌种植后的最初 3 个月里，临床中较多采用丙烯酸树脂材料，将即刻负荷的种植体通过夹板的方式以螺丝进行固定。与此同时，医护人员会叮嘱患者进食软质食物，将咬合接触调整为前牙呈现浅覆殆、浅覆盖的状态，而后牙则要避免出现悬臂，以防止侧向力的干扰。这样做有助于患者牙槽骨的改建以及软组织的塑形。其显著的优势在于，对于术前颌位关系正常的患者，即刻负荷能够维持并稳定颌位关系；而对于那些需要进行咬合重建的患者，即刻负荷的义齿能够对肌张力进行调整，使升颌肌群的收缩长度与垂直距离相适应。倾斜种植可进一步避免过长的悬臂，例如 Drago 将 129 例无牙颌种植即刻负荷患者纳入随访研究中，结果发现，在 24 个月时，倾斜种植体的存留率达到了 99.5%，轴向种植体的存留率则为 95.6%。

四、从自由手到种植导板与导航

曾经，医生主要依靠自由手进行口腔种植手术，这需要医生具备极高的经验和技巧。然而，这种方式存在一定的局限性，手术的精度和可重复性难以保证。随着科技的不断进步，种植导板应运而生。种植导板的出现，为口腔种植手术提供了更精确的定位和引导，大大提高了手术的准确性。它就像是一座桥梁，连接着医生的经验和患者的口腔结构，使种植体的植入更加精准可靠。口腔种植导板的发展历程主要经历了以下几个阶段：

萌芽阶段（20 世纪 80 年代以前）：在早期，口腔种植技术还处于探索阶段，缺乏有效的辅助工具来指导种植体的植入。医生主要依靠经验和解剖知识进行手术，手术的准确性和可重复性较低，种植效果受到一定的限制。

起步阶段（20 世纪 80 年代至 90 年代）：传统种植导板的出现。20 世纪 80 年代，Edge 首次在种植牙手术中应用了种植导板来辅助种植体的植入。这是种植导板发展的重要开端，这种导板主要是基于石膏模型或简单的影像学数据制作而成，虽然在一定程度上为种植体的植入提供了初步的引导，但精度相对较低，且制作过程较为复杂。在这一时期，制作种植导板的材料主要是塑料、树脂等，这些材料的生物相容性和机械强度有限。制作技术主要依靠手工制作，难以保证导板的精度和一致性。

发展阶段（20 世纪 90 年代至 21 世纪初）：计算机辅助设计与制造技术的引入。随着计算机技术的不断发展，计算机辅助设计（CAD）和计算机辅助制造（CAM）技术逐渐应用于口腔种植导板的制作。医生可以通过 CT 扫描等影像学技术获取患者口腔的三维数据，然后利用 CAD 软件进行种植导板的设计，再通过 CAM 技术将设计好的导板制作出来。这种数字化的制作方式大大提高了种植导板的精度和制作效率。在这一阶段，种植导板的设计逐渐趋于多样化和个性化。根据患者的口腔解剖结构、缺牙情况和种植需求，医生可以设计出不同类型的种植导板，如牙支持式、骨支持式、黏膜支持式等，以满足不同患者的需求。

成熟阶段（21 世纪初至当下）：3D 打印技术的应用。21 世纪初，3D 打印技术开始应用于口腔种植领域，为种植导板的制作带来了革命性的变化。3D 打印技术可以根据患者的口腔数据快速、精确地制作出个性化的种植导板，不仅提高了导板的精度和适配性，还大幅缩短了制作周期。口腔种植导板的发展不再局限于口腔医学领域，而是与材料科学、生物力学、计算机科学等多学科进行了深度融合。例如，新型的生物相容性材料不断涌现，提高了种植导板的安全性和稳定性；生物力学的研究为种植导板的设计提供了更科学的依据，使其能够更好地引导种植体的植入，提高种植成功率。随着人工智能、大数据等技术的发展，口腔种植导板逐渐向智能化和精准化方向发展。例如，通过对大量的临床数据进行分析和学习，人工智能可以为医生提供更准确的种植方案和导板设计建议；导航系统与种植导板的结合，可以实时监测种植体的植入过程，进一步提高手术的精度和安全性。

导航技术的加入，进一步推动了口腔种植领域的发展。它如同一双智慧的眼睛，实时监测手术过程，为医生提供更直观、更准确的信息，让手术操作更加得心应手。近年来，导航系统的开发也进一步推动了口腔种植领域的发展（图 2-2），它主要由以下几个部分组成：定位传感器，用于精准定位患者口腔内的手术区域；显示设备，实时呈现手术导航信息和图像；配套软件，对手术过程进行规划和引导。在口腔种植手术中导航系统能够提供患者口腔的三维立体图像，让医生可以全方位、多角度地观察手术部位的解剖结构，包括牙槽骨的形态、厚度、密度，以及神经、血管等重要组织的位置关系。相比传统的二维 X 线片，这种三维可视化的呈现方式大大提高了医生对手术区域的了解，从而能更准确地规划种植体的植入位置、角度和深度。例如，在一些复杂的口腔解剖结构中，如牙槽骨严重萎缩或存在特殊解剖变异的情况下，种植导航系统可以帮助医生更好地评估手术风险，制订更合适的手术方案。在手术过程中，种植导航系统可以实时跟踪手术器械的位置和运动轨迹，并将其与预先规划的种植路径进行对比，一旦出现偏差，系统会及时发出警告，提醒医生进行调整。这种实时的导航和跟踪功能可以确保种植体的植入位置与术前规划高度一致，提高手术的精准性，减少因操作失误导致的种植失败或并发症的发生。

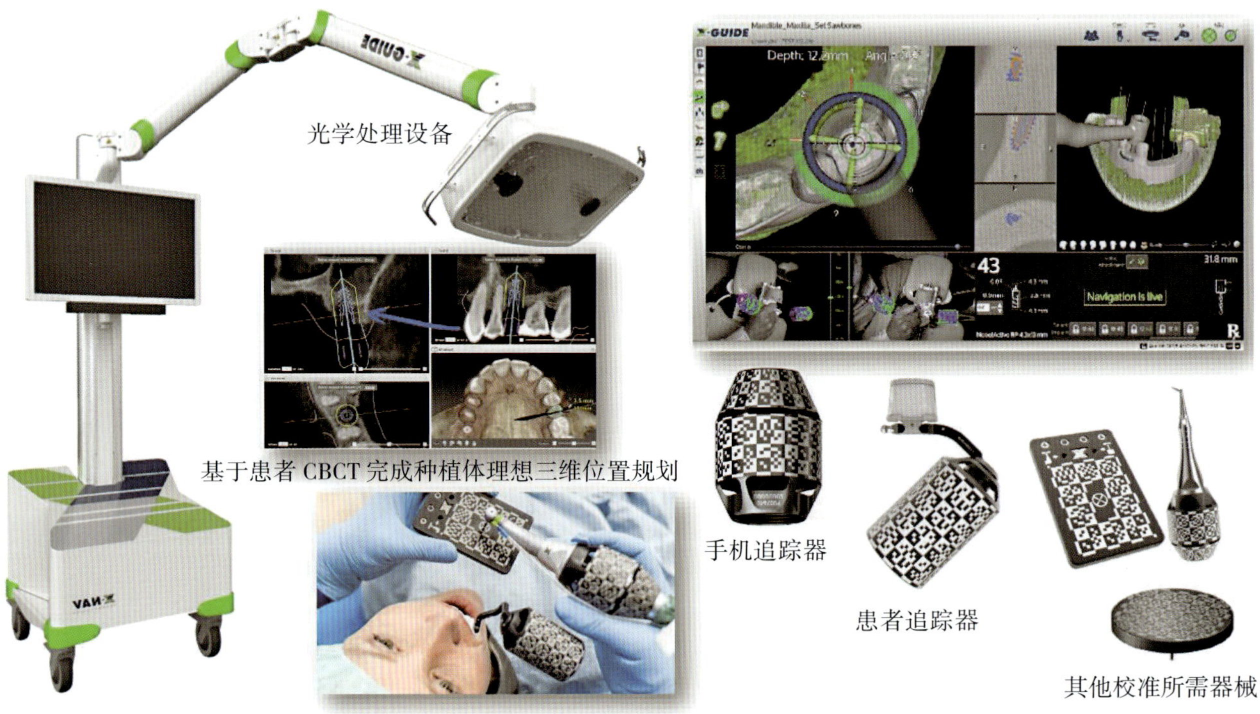

图 2-2　X-Guide® 种植导航系统

虚拟混合技术（混合现实技术，MR）在口腔种植领域的发展也极具前景（图 2-3）。通过对患者的口腔进行锥形束 CT（CBCT）扫描、面部三维扫描等多源数据采集，利用计算机软件可以构建出患者口腔的精确三维模型。医生能够在虚拟环境中全方位、多角度地观察患者的颌骨结构、牙齿位置、下颌神经管、上颌窦及窦壁内血管等重要解剖结构，从而更好地评估种植区域的骨质、骨量以及与周围重要结构的关系，为种植体的选择、植入位置和角度的确定提供准确的依据。基于构建好的三维模型，医生可以在虚拟环境中进行种植手术的模拟操作。通过模拟不同的种植体型号、植入位置和角度，预测手术的效果和可能出现的问题，提前制订出更加完善的手术方案。例如，对于复杂的病例，如骨量不足需要进行骨增量手术、上颌窦提升术等，虚拟混合技术可以帮助医生更好地理解手术过程和风险，提高手术的成功率。

在手术过程中，虚拟混合技术可以将术前规划的三维模型与患者的实际口腔情况进行实时匹配和融合，通过特殊的显示设备（如混合现实目镜），将虚拟的种植体位置、角度等信息叠加在患者的口腔上，为医生提供实时的导航。医生可以在手术过程中直观地看到种植体与周围解剖结构的位置关系，避免损伤重要的血管、神经等组织，提高手术的精度和安全性。虚拟混合技术可以对手术器械进行追踪和定位，将手术器械的位置和运动轨迹实时显示在虚拟环境中。这有助于医生更好地掌握手术器械的操作方向和深度，提高手术的操作效率和准确性。例如，在进行种植体植入时，医生可以通过虚拟混合技术实时观察种植钻的位置和深度，确保种植体的植入位置和深度符合术前规划。

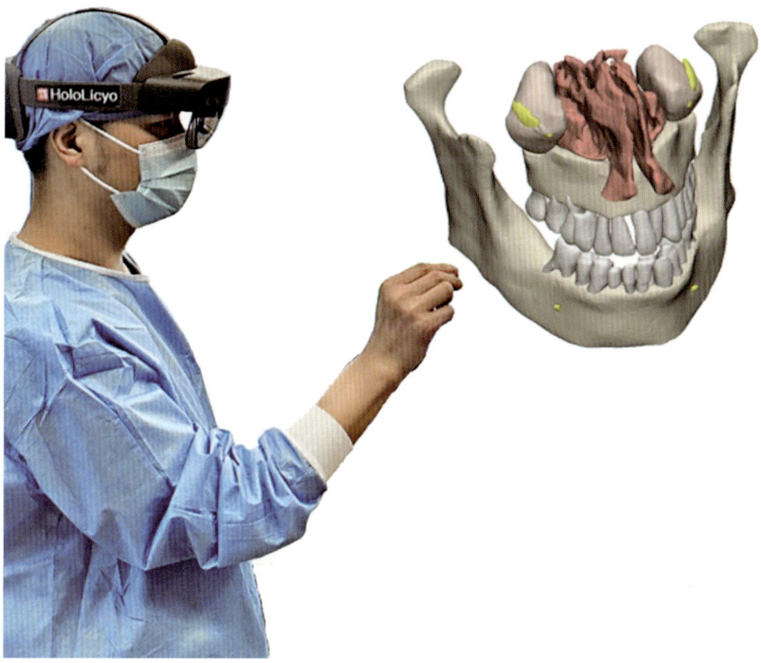

图 2-3 虚拟混合技术

五、从口腔医生到口腔种植机器人

美国的 Yomi 口腔种植手术机器人是国际上最早被应用于临床的“主从式”种植手术机器人。当前，在我国也有众多研发队伍专注于种植手术机器人的研究，且其中已有部分研究成果即将进入临床应用阶段。

赵铱民院士带领的数字化团队是最早投身于种植手术机器人研发的科研队伍之一。其设计的基本原理是红外导航与自助式机械臂操作相结合。基于此项目的研发，赵铱民团队在多个领域实现了创新，所取得的成果包括狭小口腔空间下自主式种植牙机器人的构型设计、基于术前 CT 模型与口内牙列扫描数据融合配准的种植体规划软件及导航系统、基于视觉伺服及力伺服的自主式种植机器人精密操作及机器人出入口腔安全路径装置方法研究、基于自主式种植机器人精密操作的在线标定方法研究、基于自主式种植机器人精准种植定位的种植体植入后的即刻修复方法等诸多方面。2021 年，借助机器人的力传感功能、随动功能及光学跟踪定位系统等多项先进技术，宿玉成教授及其团队成功完成了第一台光学导航机器人辅助全口无牙颌种植及数字化即刻修复手术，这对于推动口腔数字化医疗水平具有极其重大的意义。

随着人们对口腔健康的重视以及口腔种植需求的增加，口腔种植机器人作为一种先进的医疗技术设备，市场需求也在不断上升。口腔种植机器人能够实现高精度的种植操作，相比传统的人工种植，其偏移误差更小，大大提高了种植的准确性和成功率。除了基本的种植功能外，口腔种植机器人还具备术前可视化体外模拟、术中动态导航、人机随动等功能。一些机器人可以根据患者的口腔结构和种植需求，自动调整手术参数，确保手术过程中的精度和安全性。如图 2–4 所示，目前市面上的种植机器人主要由以下几个部件组成：机械臂系统，这是种植机器人的执行机构，负责精确地进行种植操作；手术工具，包括种植体夹持器、钻头等，用于完成种植手术的各项步骤；导航系统，为机器人提供精准的定位和引导，确保种植的准确性；控制系统，对机器人的动作进行控制和调节，实现智能化操作；传感器系统：用于感知手术环境和患者状态，提供实时反馈信息；动力系统，为机器人的运行提供动力支持；显示系统，将手术过程中的相关信息直观地呈现给医生。通过这些部件的紧密配合，为患者植入种植体（图 2–5）。

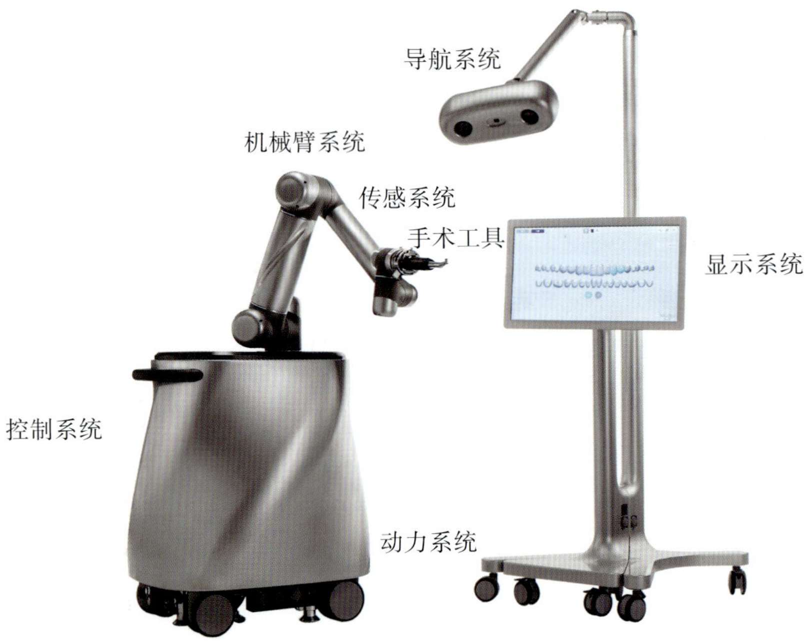

图 2–4　种植机器人的部件组成

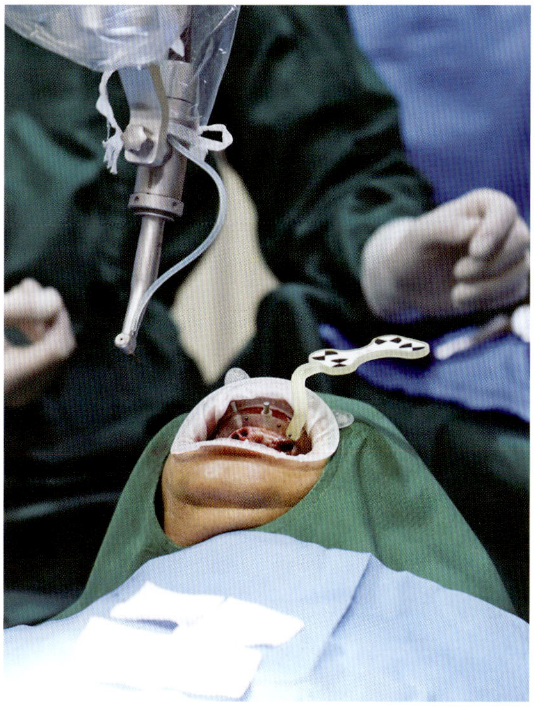

图 2-5 临床上通过种植机器人进行种植手术

第三节

种植修复设计的演变

一、种植修复体结构的多样化

种植覆盖义齿相较于传统覆盖义齿，在固位及稳定方面具有显著的优越性。种植覆盖义齿主要是利用植入的种植体来提供固位和支持，而义齿与种植体之间通过不同形式的附着体进行组合连接。根据支持方式的不同，种植覆盖义齿可以分为种植支持式、黏膜支持式和混合支持式三种类型。按照附着体的类型则可分为机械式附着体和磁性附着体两类。依据所选择附着体结构的差异，可以设计为球帽附着体固位、杆卡附着体固位、磁性附着体固位或套筒冠附着体固位等不同方式。在此基础上，种植修复体的结构不断优化，从螺栓固定的金属支架式、Spiekermanm 杆卡式、Nobelpharam 杆卡式、切削杆式、套筒冠式到球－帽式，再到磁性吸附式，其结构的优化设计和力学分析成为众多学者们研究的热点。

二、固定式全口无牙颌种植义齿修复设计

固定式全口无牙颌种植义齿修复设计中常见的有单冠、联冠和固定桥等形式。联冠和固定桥既可以设计为整体，也可分成数段，具体要根据种植体的数目和位置来确定。从最初的

无牙颌种植体支持的桥架修复，发展到目前无牙颌种植义齿的分段冠桥和一体式固定修复，无牙颌种植固定修复经历了较大的变化。分段冠桥的优点在于为以后义齿的修理提供方便，义齿可以分段取下进行修理。但这种修复方式需要植入较多数目的种植体，通常情况下，上颌需植入 8 ～ 10 颗种植体，下颌需植入 6 ～ 8 颗种植体。而一体式的种植修复，单颌只需植入相对较少的种植体数目，一般单颌植入 4 ～ 6 颗种植体，将种植体上部结构连接为一个整体支架，即可进行无牙颌修复。

三、覆盖式全口无牙颌种植义齿修复设计

当患者骨量条件较差，无法进行种植固定义齿修复时，可以考虑采用覆盖式义齿修复。由于上下无牙颌解剖结构的差异、上下颌骨运动的差异以及修复体受力方式的不同，上下颌种植覆盖义齿的设计方案也存在差异。上颌骨的骨密度通常比下颌骨低，修复体受力方向和大小也不稳定，因此多采用连接杆将种植体连接在一起或使用磁性附着体。一般在上颌前牙弓植入 4 ～ 6 颗种植体：当种植体数量为 4 颗时，可设计为磁性附着体或杆卡；当种植体数量为 6 颗时，可设计为双套冠、切削杆或磁性附着体。下颌骨的骨质条件通常较上颌骨好，一般在下颌前段双侧颏孔区植入 2 ～ 4 颗种植体，若颏孔后骨质条件较好，可将种植体数目增加至 6 颗。当种植体数量为 2 ～ 3 颗时，可设计为球帽、杆卡、Locator 附着体、磁性附着体等；当种植体数量为 4 颗时，可设计为双套冠、切削杆、杆卡、球帽或磁性附着体；当种植体数量达到 6 颗时，设计为双套冠或切削杆修复，能够取得较好的修复治疗效果。

参考文献

[1] 于婉琦，周延民，赵静辉．口腔种植体新材料的研究现状 [J]. 国际口腔医学杂志 ,2019,46(4):488-496.
[2] SAINI M, SINGH Y, ARORA P, et al. Implant biomaterials: a comprehensive review[J]. World J Clin Cases, 2015,3(1):52-57.
[3] Wen B, Zhu F, Li Z, et al. The osseointegration behavior of titanium-zirconium implants in ovariectomized rabbits[J]. Clin Oral Implants Res, 2014,25(7):819-825.
[4] 吴轶群．无牙颌种植与修复材料的发展历程与挑战 [J]. 口腔材料器械杂志 ,2020,29(2):1-10.
[5] 葛严军，徐勇，潘韶霞．全口种植固定修复材料的发展及临床应用 [J]. 中国实用口腔科杂志 , 2022,15(1):14-21.
[6] 王月升，高炜，彭诚．口腔种植体材料表面处理及其抗菌、诱导成骨的能力 [J]. 中国组织工程研究 , 2023,27(12):1961-1968.
[7] MALÓ P, RANGERT B, NOBRE M. "All-on-4" immediate-function concept with Bramemark System implants for completely edentulous mandibles: a retrospective clinical study[J]. Clin Implant Dent Relat Res,2003,5(1):2.
[8] MALÓ P, RANGERT B, NOBRE M. All-on-4 immediate-function concept with Brånemark System implants for completely edentulous maxillae: a 1 year retrospective clinical study[J]. Clin Implant Dent Relat Res,2005,7(1):88.

陈　力　李筱叶　撰写
董　衡　修订
吕昊昕　牟永斌　终审

第三章

无牙颌的临床分类

无牙颌的临床分类对于无牙颌的种植设计具有重要意义。目前的分类方法有多种，如根据缺牙区的解剖形态、骨质条件等进行分类。不同的分类方法有助于医生全面了解患者的口腔状况，从而制订更合适的种植方案。通过合理的分类，可以评估种植体的植入位置、数量、方向等，以提高种植修复的成功率和效果，为患者提供更好的口腔功能和美学效果。这些分类系统为无牙颌种植治疗的个性化设计提供了重要的参考依据。

第一节

MISCH 分类

1987 年，Misch 和 Judy 在《国际口腔种植学杂志》(*International Journal of Oral Implantology*)杂志上提出了牙列缺损的分类，后在此基础上提出了全口无牙颌的分类。该无牙颌分类既反映了无牙颌牙槽骨的体积大小，也可反映不同位置的骨量差异。这一分类使全口无牙颌患者种植义齿修复设计更加系统化。Misch 分类按照前牙区及两侧后牙区 3 个解剖区域骨量是否一致，分为Ⅰ、Ⅱ、Ⅲ型无牙颌。Ⅰ型指无牙颌在牙弓的 3 个解剖区段内牙槽骨的骨量（高度、宽度）是一致的；Ⅱ型指无牙颌在牙弓的 3 个解剖区段内牙槽骨的骨量不一致，两侧后段的牙槽骨高度、宽度相同，但与前段不同；Ⅲ型指无牙颌前、后 3 个区段的牙槽骨形态差异非常大。

Misch 分类进而依据每个区段内牙槽嵴的骨量分为 A、B、C、D 四个亚类：A 亚类牙槽嵴表示牙槽骨高度、宽度充足；B 亚类牙槽嵴表示牙槽骨高度、宽度适量；C 亚类牙槽嵴表示牙槽骨高度或宽度不足；D 亚类牙槽嵴表示牙槽嵴已经完全吸收，上颌窦底区域的牙槽骨少于 2 mm，下颌的下牙槽神经管上缘已经位于牙槽骨的表面。

结合上述两个维度的分类方法，可以对各型各类牙槽嵴做一个总结，针对不同部位牙槽嵴特点选择合适的种植体。

（一）MISCH 分类Ⅰ型 A 亚类牙槽嵴

如图 3-1 所示，牙槽骨高度、宽度骨量充足，不需进行任何骨增量手术即可植入常规种植体（长度大于 10 mm），通常设计成种植体支持的全口固定修复义齿（分段式设计及整体固定桥设计），也可设计成覆盖义齿修复，可植入 6 ～ 8 颗种植体。

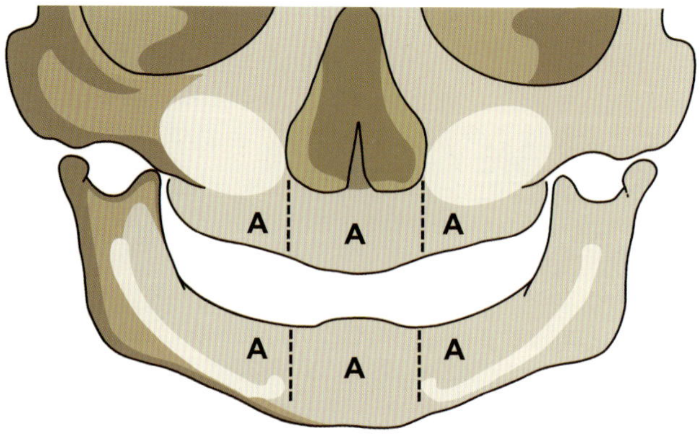

图 3-1　MISCH 分类 Ⅰ 型 A 亚类牙槽嵴

（二）MISCH 分类 Ⅰ 型 B 亚类牙槽嵴

牙槽骨骨量一般，可以考虑植入短种植体，或覆盖义齿修复，这一亚类通常需要做骨增量手术，才能植入标准种植体。

（三）MISCH 分类 Ⅰ 型 C 亚类牙槽嵴

如图 3-2 所示，牙槽骨严重吸收、骨高度不足，此亚类通常以覆盖义齿修复为主，或采用 All-on-4 技术避开两端牙槽骨高度不足的位置。

（四）MISCH 分类 Ⅰ 型 D 亚类牙槽嵴

如图 3-3 所示，牙槽骨已完全吸收，上颌窦底区域的牙槽骨少于 2 mm，下牙槽神经管上缘已位于牙槽骨表面，通常情况下佩戴可摘义齿 15 年以上会出现此情况，这一亚类患者种植修复时要注意预防牙槽骨骨折，由于可用骨量极其有限，仅能在微小体积的骨内放置 2 颗种植体，或采用穿颧种植体在后牙区提供支持，综合考虑，覆盖义齿是这一亚类患者最合理的选择。

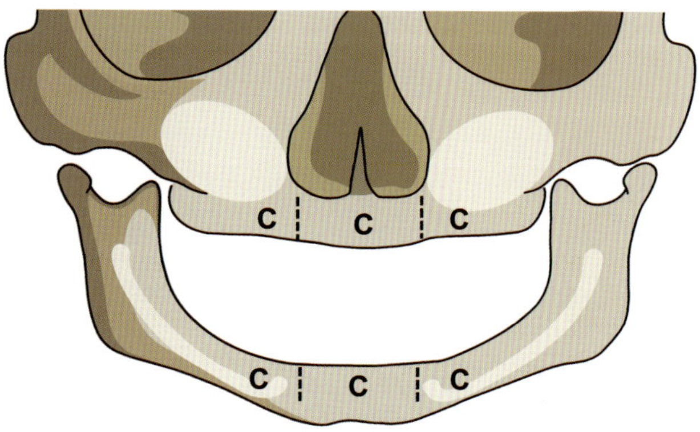

图 3-2　MISCH 分类 Ⅰ 型 C 亚类牙槽嵴

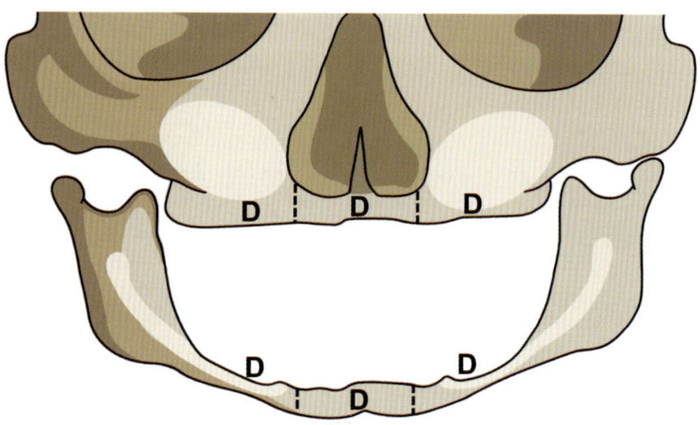

图 3-3　MISCH 分类 Ⅰ 型 D 亚类牙槽嵴

（五）MISCH 分类Ⅱ型 BC 亚类牙槽嵴

如图 3–4 所示，针对这一亚类，早期在临床上没有很好的方法，近几年 All–on–4 技术成为这一亚类最佳的修复设计方式。除此之外，还可选用下颌 2 颗种植体、上颌 4 颗种植体的固定义齿修复，或选用覆盖义齿。

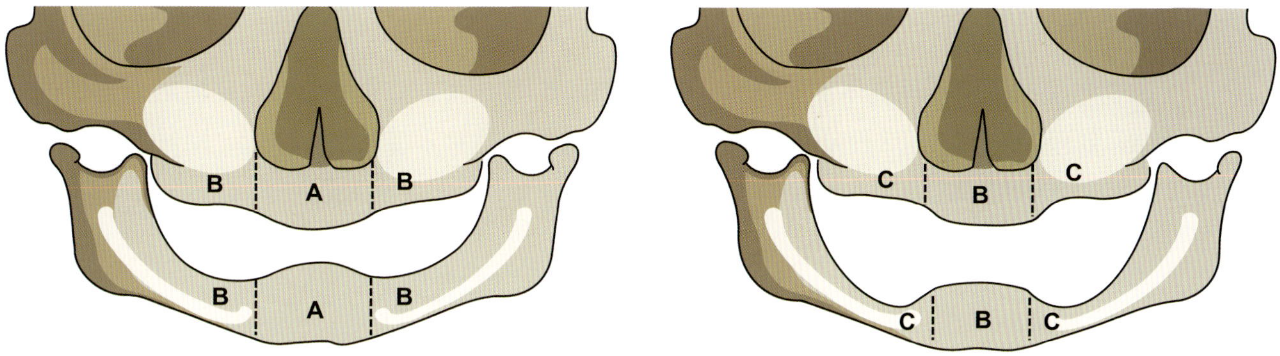

图 3–4 MISCH 分类Ⅱ型 AB（左）、BC（右）类牙槽嵴

（六）MISCH 分类Ⅲ型 ABD 亚类牙槽嵴

如图 3–5 所示，这种情况下骨增量效果通常不是很理想，可考虑在骨量多的部位放置多颗种植体，而在骨量少的部位不放置种植体，采用一个悬臂设计，由于悬臂的距离通常有限，在整个修复设计中需要权衡选择覆盖义齿还是悬臂设计。

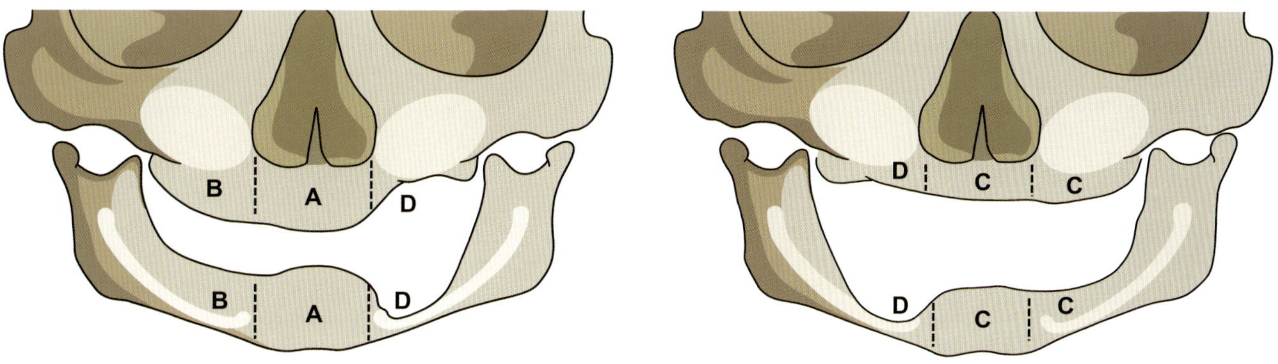

图 3–5 MISCH 分类Ⅲ型 ABD（左）、CDC（右）亚类牙槽嵴

MISCH 的无牙颌分类根据牙槽骨的高度、骨量及缺损情况，既记录了整个牙弓的外形特点，又较详细地记录了每个区域之间的骨量以及其他部位的差别。这一分类为无牙颌种植义齿的设计、手术方案的制订以及修复体的设计提供了参考，有助于临床医生在选择种植体的位置、数量及支持方式时做出合理决策。

MISCH 分类是基于牙槽骨的骨量进行分析的，但是在无牙颌种植修复设计中，临床医生不能只考虑骨量，还应考虑颌间距离、咬合关系、缺牙区骨密度等相关因素。

第二节

JENSEN 分类

1989 年 Jensen 根据种植体放置的可行性、影像学和临床参数以及骨改建程度提出了无牙颌分类。如图 3-6 所示，这种分类主要是根据骨的数量和质量来描述植入部位，同时也考虑了它们与重要结构的接近程度。

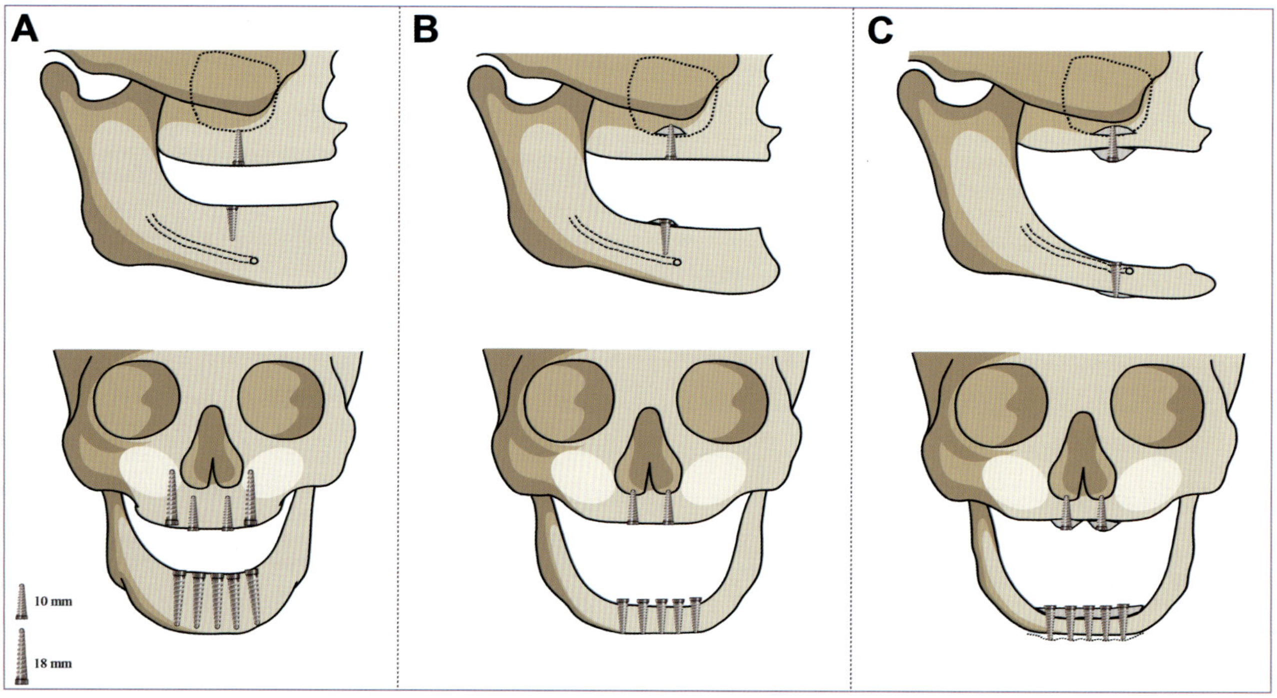

图 3-6　JENSEN 分类示意图

A 类部位至少具备 10 mm 的垂直骨量和 6 mm 的水平骨量，且不侵犯重要解剖结构，如神经、窦腔结构。B 类部位则有 7 ～ 10 mm 的垂直骨量和至少 4 mm 的水平骨量，其范围可轻微穿入鼻窦或鼻窝，或延伸至下颌骨下缘以外。C 类部位的垂直骨量低于 7 mm 或水平骨量低于 4 mm，同时缺乏骨皮质，可能需要行神经移位修复术或大于 2 mm 的上颌窦提升术。

理想情况下，应该制订一个以修复为导向、便于临床使用的分类系统，而 Jensen 的分类中没有考虑颊舌向维度，难以为无牙颌患者的治疗计划提供有价值的信息和简单的沟通信息。

第三节

ACP 分类

1999 年美国修复牙科医师学会根据诊断结果开发了一个无牙颌分类系统（ACP 分类）。该分类系统定义了 4 个类别，从Ⅰ级到Ⅳ类，其中Ⅰ类代表一个相对简单的临床情况，Ⅳ类患者代表最复杂和高风险的情况。具体来讲：Ⅰ类指下颌骨最小高度不少于 21 mm；Ⅱ类指下颌骨最小高度在 16 ～ 20 mm；Ⅲ类指下颌骨最小高度在 11 ～ 15 mm；Ⅳ类指下颌骨最小高度不超过 10 mm。这个分类主要被应用于全口义齿和种植覆盖义齿的诊疗中。

Ⅰ型与Ⅱ型分类中，使用传统的全口义齿即可获得良好的修复效果，而Ⅲ型与 IV 型中则需要一定的外科种植修复重建。ACP 分类虽然包括软硬组织、颌位关系等评价项目，但由于其定量指标（如下颌骨最小骨高度）是基于全景片对下颌最低点骨高度的测量，这一指标既不能准确反映测量部位的三维骨量，也无法全面反映其他部位及上颌骨的具体条件，因而该分类更适合用于对拟行传统义齿修复患者的口腔进行分类，不足以指导种植方案的制订。

第四节

SAC 分类

根据治疗程序，国际口腔种植学会（ITI）正式制定了 SAC 分类，将口腔种植治疗程序分为 3 个困难级别：简单（低难度和低风险），复杂（中等难度和中等风险）和高度复杂（高难度和高风险），可用于病例的修复和外科两个方面。口腔种植科的 SAC 分类第一版于 2009 年发表，应用 SAC 方法评估与患者相关的风险因素和治疗改进已成为许多从业者的标准程序，有助于提高拟行治疗结果的可预测性。其中对于无牙颌全口种植修复的患者该分类主要从外科、修复、美学 3 个方面给予评估，通常无牙颌病例分为复杂或高度复杂级别。

第五节

FRIEDLAND 分类

2014 年，Bernard Friedland 等学者通过对牙槽骨的 CBCT 分析以及种植体的植入位置对无牙颌种植进行分类，该分类体系旨在以修复为导向，设计种植外科方案，并且不区分一段式和分段式全口种植修复方式。主要分为 4 类：C1 指允许足够数量的种植体可以计划用于一侧第一磨牙到对侧第一磨牙的固定义齿修复（图 3–7）；C2 指允许足够数量的种植体支持一侧第一磨牙到对侧第一磨牙的固定义齿修复，带有单侧悬臂（图 3–8）；C3 指植体位置和数量仅允许短牙弓固定义齿修复，双侧使用悬臂（图 3–9）；C4 指骨条件仅允许可摘义齿修复。在下颌骨，这种假体可以选择前牙区种植体支持式覆盖义齿（图 3–10）。

一段式

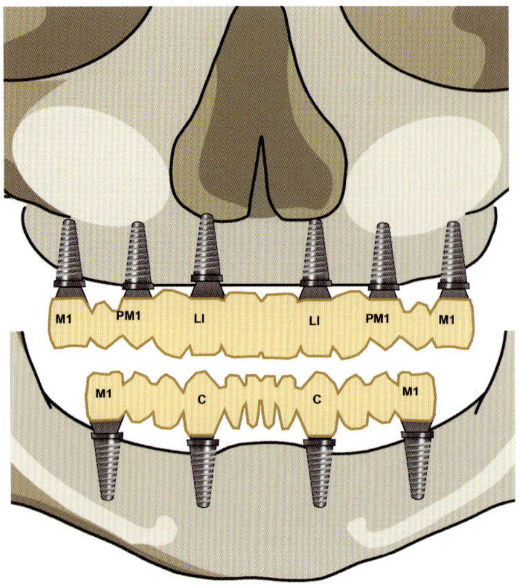

分段式

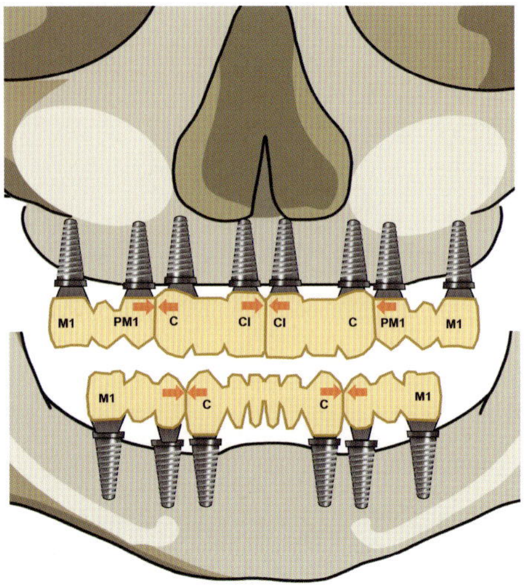

图 3-7 FRIEDLAND 分类 C1 示意图

一段式

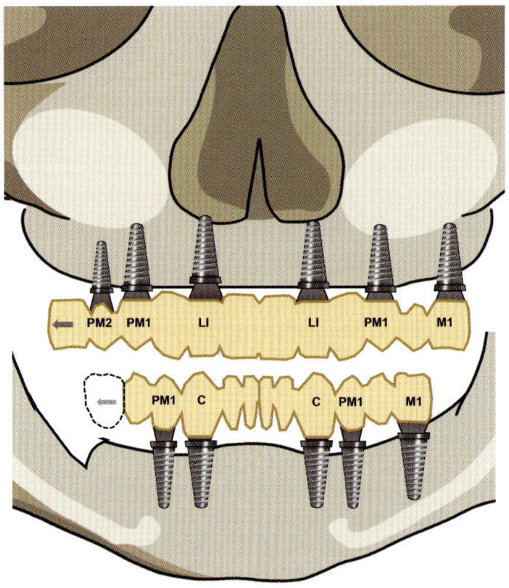

分段式

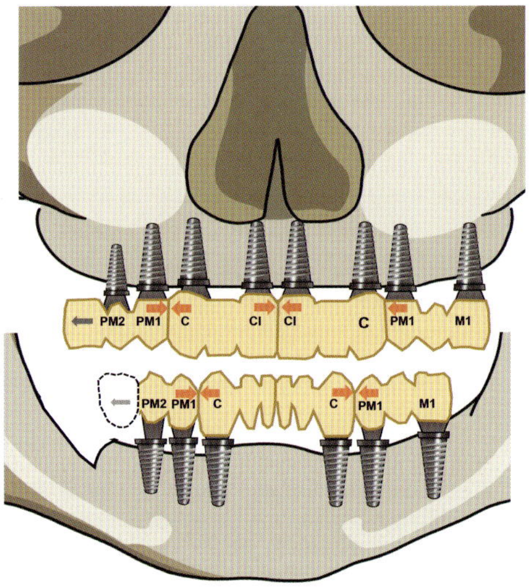

图 3-8 FRIEDLAND 分类 C2 示意图

一段式

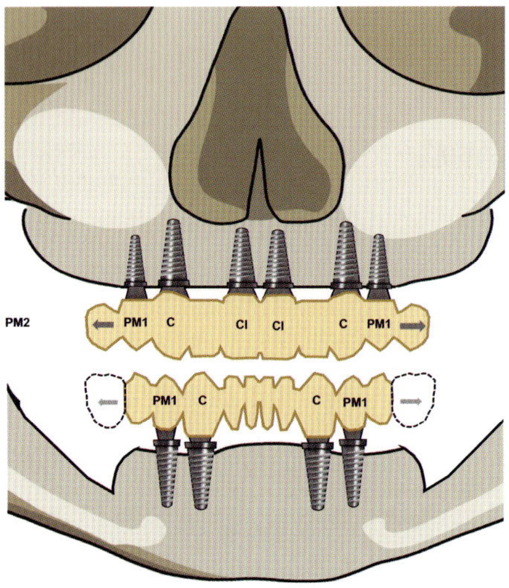

分段式

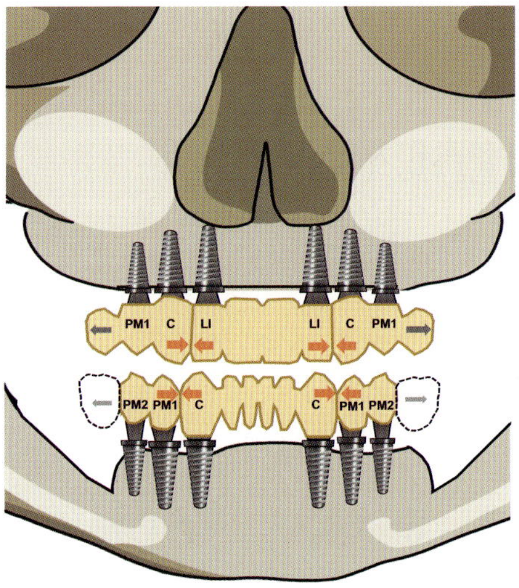

图 3-9 FRIEDLAND 分类 C3 示意图

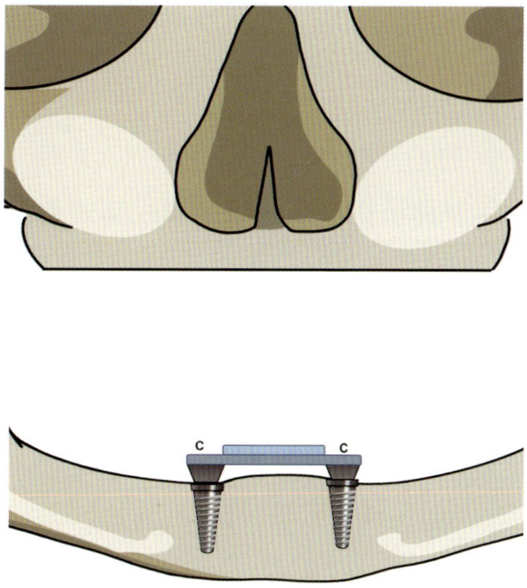

图 3-10　FRIEDLAND 分类 C4 示意图

第六节

CARAMÊS 分类

尽管以往的诸多分类系统对全口无牙颌的解剖分类进行了阐述，但却未能明确指出在每一种具体的解剖分类下应采取哪种种植和修复方案。一个具有指导意义的分类系统，应当能够将颌骨解剖、骨吸收模式、种植体植入位点、种植外科方案以及最终修复方案等全部纳入考量，这样才能更好地指导临床医生制订最佳的诊疗方案，进而简化医生、患者与技师之间的沟通。João Caramês 教授凭借自己二十余年无牙颌种植修复的丰富经验，将患者的牙槽骨骨量、种植修复风险因素、治疗计划以及医生的专业知识这四个要素相互融合，创立了一种全新的无牙颌种植修复解决方案分类系统—— CARAMÊS 分类（简称 CC）。

个性化治疗方案的制订须以患者为中心，同时要严格把控风险。该分类系统将患者的临床信息作为治疗决策的核心依据，而决定治疗方案的临床信息包括医学因素、患者期望、生物力学和修复设计等方面。这些信息对于调整和优化种植修复方案至关重要。根据无牙颌患者常见的骨吸收程度以及可利用的骨高度和骨宽度，该系统划分出五大分类（CC Ⅰ ~ CC Ⅴ），在此基础上，进一步根据种植体的数量、分布、位置以及骨增量程序，为每一种分类提供了两种固定修复方案（选项 A、选项 B）和一种可摘修复方案（选项 C）。当然，这三种治疗方案（A、B 或 C）需要临床医生依据计划的修复体设计，同时综合评估患者的系统性疾病、吸烟、磨牙症等风险因素、社会经济因素、自我保健能力和口腔卫生状况以及患者的喜好等多方面情况来进行选择。从类型 CC Ⅰ 到 CC Ⅴ，患者的骨高度逐渐变低，骨宽度逐渐变窄，种植修复风险因素逐渐变高，对医生的要求越来越高，手术操作的难度也逐渐加大。

一、CC Ⅰ分类

CC Ⅰ分类指前牙区可用骨高度超过 16 mm，骨宽度超过 6 mm；后牙区可用骨高度超过 12 mm，骨宽度超过 6 mm 的无牙颌患者。如图 3–11 所示，一般上颌种植修复方案有以下 3 种：① 前牙区和后牙区分散植入 6 颗种植体，全牙弓一体式固定修复；② 前牙区和后牙区分散植入 4 颗种植体，全牙弓一体式固定修复（含有悬臂设计）；③ 前牙区和后牙区分散植入 4 颗种植体，覆盖义齿修复。下颌种植修复方案有以下 3 种：① 前牙区和后牙区分散植入 6 颗种植体，固定修复；② 前牙区和后牙区分散植入 4 颗种植体，全牙弓一体式固定修复（含有悬臂设计）；③ 双侧颏孔区植入 2 枚或者 4 颗种植体，覆盖义齿修复。

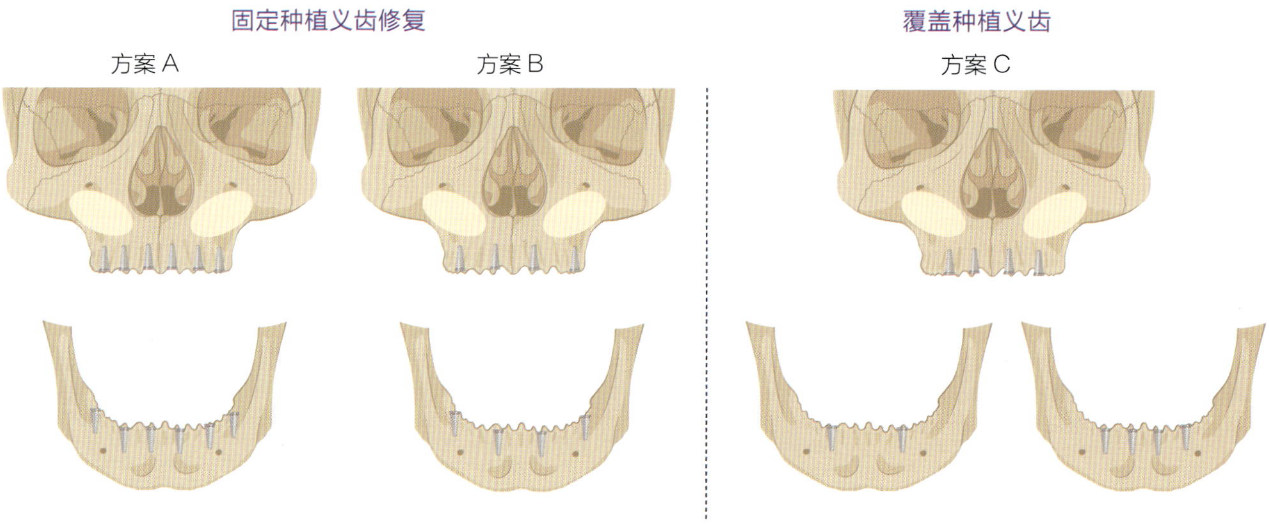

图 3–11 CARAMÊS 分类 CC Ⅰ分类示意图

二、CC Ⅱ分类

CC Ⅱ分类指前牙区可用骨高度超过 16 mm，骨宽度超过 6 mm；后牙区可用骨高度 8 ～ 12 mm。骨宽度超过 6 mm。如图 3–12 所示，上颌种植修复方案有以下 3 种：① 前牙区和后牙区分散植入 6 颗种植体（为了避免上颌窦提升，上颌窦区域植入长度为 8 mm 的种植体），全牙弓一体式固定修复；② 双侧上颌窦前壁之间植入 6 颗种植体（为了避免上颌窦提升，植入倾斜种植体），全牙弓一体式固定修复；③ 双侧上颌窦前壁之间植入 4 颗种植体，覆盖义齿修复。下颌种植修复方案有以下 3 种：① 前牙区和后牙区分散植入 6 颗种植体（双侧最后一颗种植体长度 8 mm），固定修复；② 双侧颏孔区植入 4 颗种植体（双侧最后一颗种植体倾斜植入），全牙弓一体式固定修复（含有悬臂设计），现在 Joao Caramês 更倾向在骨高度不足的双侧后牙区再各植入 1 颗短种植体，以减小或者避免悬臂修复；③ 双侧颏孔区植入 2 颗或者 4 颗种植体，覆盖义齿修复。

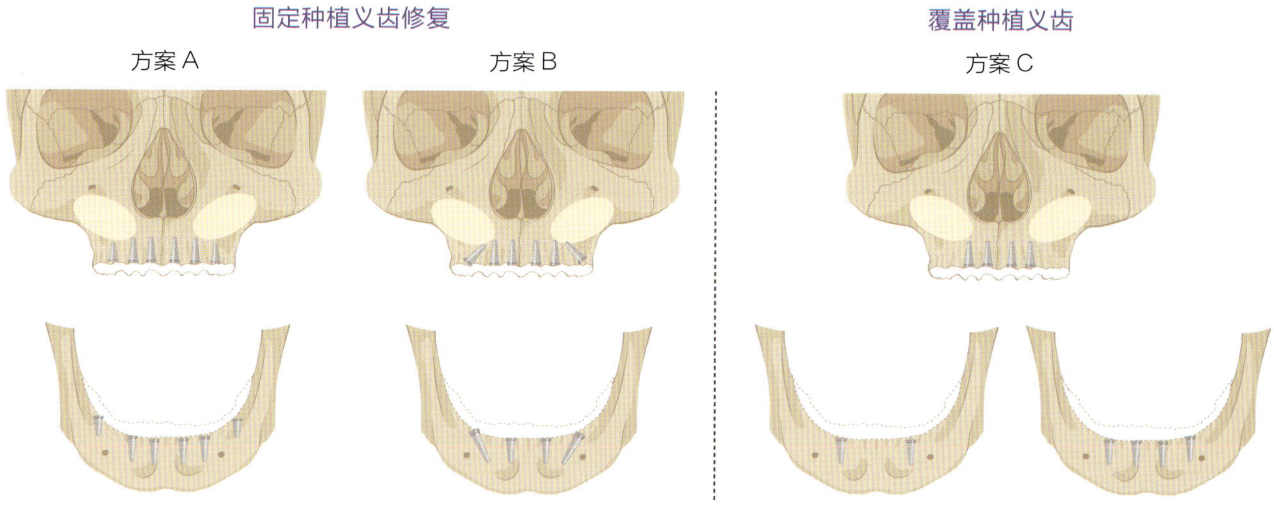

图 3-12　CARAMÊS 分类 CC Ⅱ分类示意图

三、CC Ⅲ分类

CC Ⅲ分类指前牙区可用骨高度 12 ～ 16 mm，骨宽度超过 6 mm；后牙区可用骨高度 4 ～ 8 mm，骨宽度超过 6 mm。如图 3-13 所示，上颌种植修复方案有以下 3 种：① 双侧上颌窦前壁之间植入 4 颗种植体（其中 2 颗倾斜种植体）上颌窦区域植入 2 颗高度为 6 mm 的种植体，全牙弓一体式固定修复；② 双侧上颌窦前壁之间植入 4 颗种植体（其中 2 颗倾斜种植体），全牙弓一体式固定修复（含有悬臂设计）；③ 双侧上颌窦前壁之间植入 4 颗种植体，覆盖义齿修复。下颌种植修复方案有以下 3 种：① 双侧颏孔区域植入 4 颗种植体（其中 2 颗倾斜种植体），后牙区 2 颗短种植体，全牙弓一体式固定修复；② 双侧颏孔区域植入 4 颗种植体（其中 2 颗倾斜种植体），全牙弓一体式固定修复（含有悬臂设计）；③ 双侧颏孔区域植入 2 颗 /4 颗种植体，覆盖义齿修复。

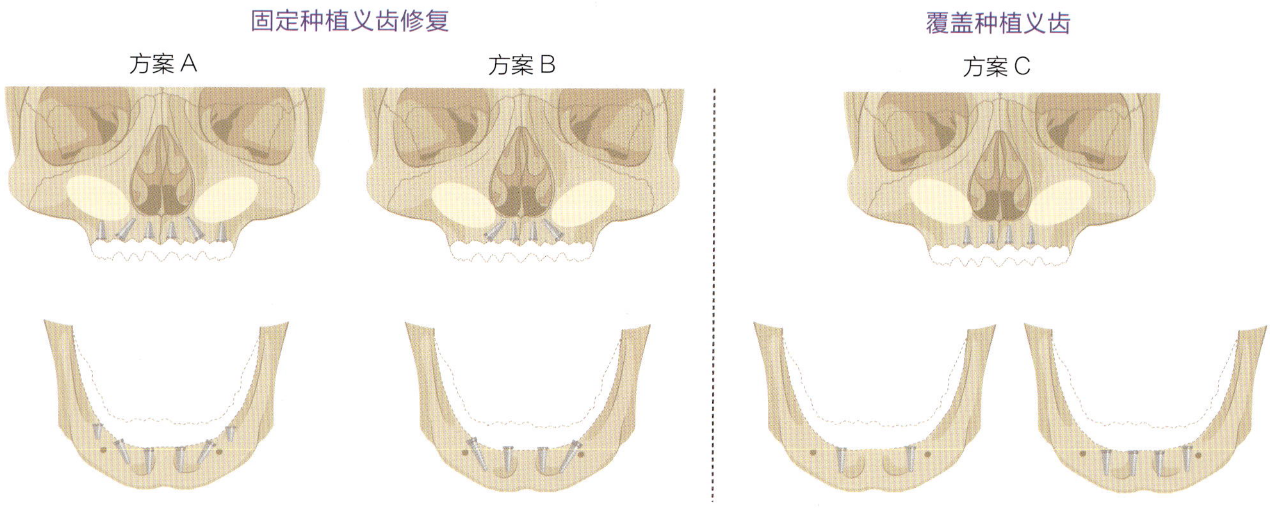

图 3-13　CARAMÊS 分类 CC Ⅲ分类示意图

四、CC Ⅳ分类

CC Ⅳ分类指前牙区可用骨高度 8 ～ 12 mm，骨宽度超过 6 mm；后牙区可用骨高度低于 4 mm，骨宽度小于 6 mm。如图 3–14 所示，上颌种植修复方案有以下 3 种：① 双侧上颌窦前壁之间植入 4 颗种植体（其中 2 颗倾斜种植体）上颌窦提升植入 2 颗常规长度种植体，全牙弓一体式固定修复；② 双侧上颌窦前壁之间植入 4 颗种植体（其中 2 颗倾斜种植体）上颌结节区域或者翼板区植入 2 颗倾斜种植体，全牙弓一体式固定修复；③ 双侧上颌窦前壁之间植入 4 颗种植体，覆盖义齿修复。下颌种植修复方案有以下 3 种：① 双侧颏孔区域植入 4 颗种植体（其中 2 颗倾斜种植体），全牙弓一体式固定修复（含有悬臂设计）；② 双侧颏孔区域植入 4 颗种植体（其中 2 颗倾斜种植体）骨增量后植入 2 颗轴向种植体，全牙弓一体式固定修复；③ 双侧颏孔区域植入 2 颗 /4 颗种植体，覆盖义齿修复。

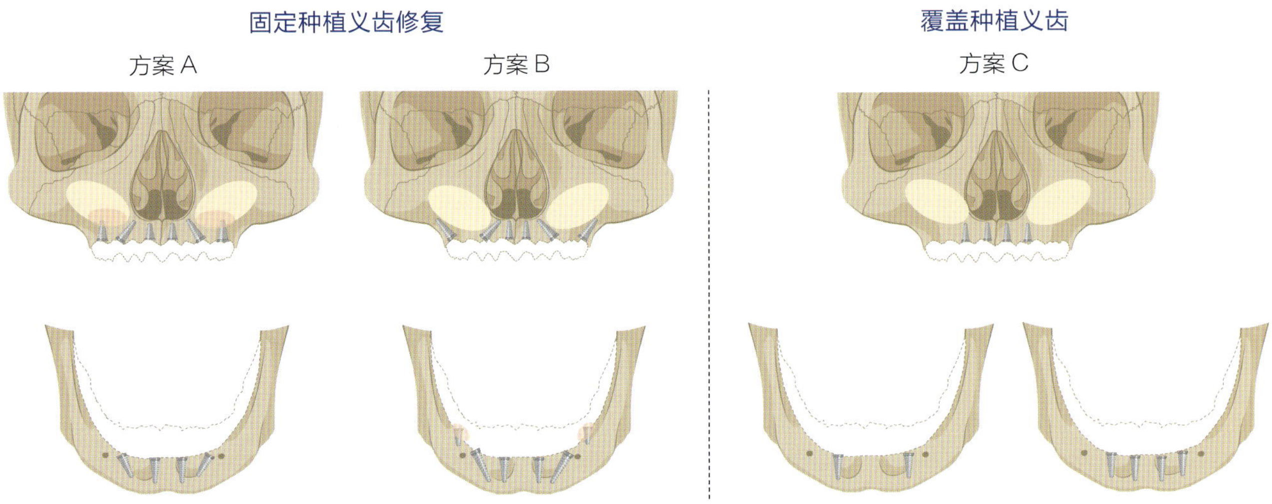

图 3–14 CARAMÊS 分类 CC Ⅳ分类示意图

五、CC Ⅴ分类

CC Ⅴ分类指前牙区可用骨高度小于 8 mm，骨宽度小于 6 mm；后牙区可用骨高度小于 4 mm，骨宽度小于 6 mm。如图 3–15 所示，上颌种植修复方案有以下 3 种：① 前牙区和后牙区大面积骨增量（自体骨块），延期植入 6 颗种植体，全牙弓一体式固定修复；② 双侧上颌窦前壁之间植入 4 颗短种植体，双侧 2 颗穿颧种植体，全牙弓一体式固定修复，此方案适合于经验丰富的医生；③ 双侧上颌窦前壁之间植入 4 颗种植体，覆盖义齿修复。下颌种植修复方案有以下 3 种：① 双侧颏孔区域植入 4 颗短种植体，全牙弓一体式固定修复（含有悬臂梁设计）；② 双侧颏孔区域大面积骨增量（自体骨块），延期植入 4 颗种植体，全牙弓一体式固定修复（含有悬臂梁设计）；③ 双侧颏孔区域植入 2 颗 /4 颗种植体，覆盖义齿修复。

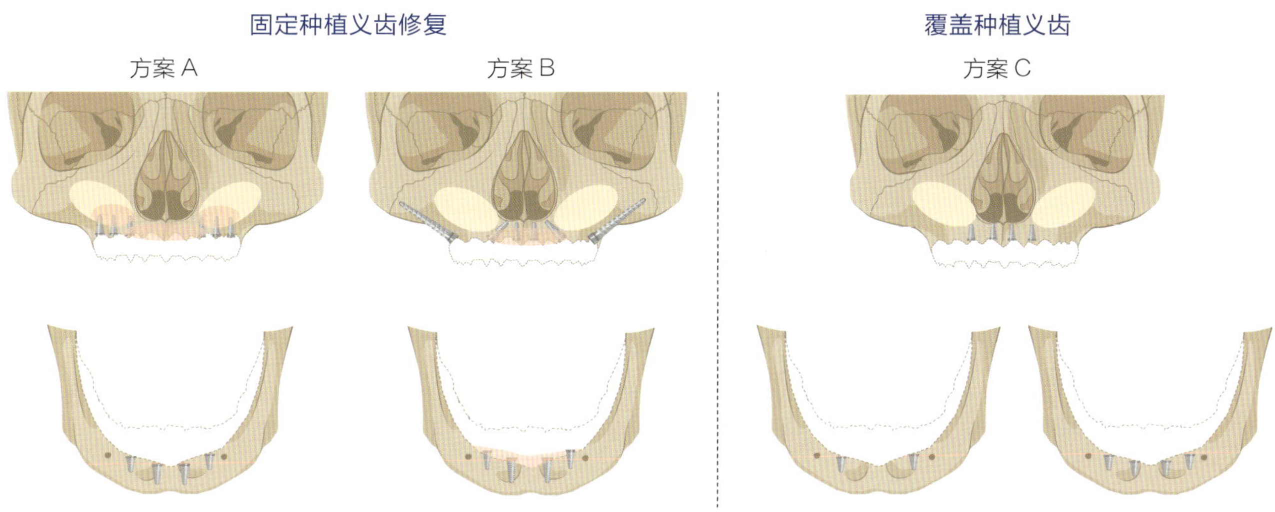

图 3-15 CARAMÊS 分类 CC V分类示意图

2021 年 11 月，CARAMÊS 种植中心发表了一篇回顾性病例研究，对 2004 年 11 月到 2020 年 5 月 882 位接受即刻种植体支持式固定义齿的无牙颌患者，共计 6 042 颗种植体进行了研究，发现上颌种植体存留率稍低于下颌无牙颌，并具有统计学差异（2 年和 5 年种植体存留率上颌为 97.7% 和 97.3%，下颌为 99.8% 和 98.6%）。在相同的分类下，不同治疗方案的选择对种植体存留率没有差异。在该分类指导下，针对患者特定的牙槽骨剩余骨量水平以及其自身风险因素，制定出的种植支持式固定义齿修复，对于提高种植体存留率具有重要意义。

参考文献

[1] MISCH CE, JUDY KW. Classification of partially edentulous arches for implant dentistry[J]. Int J Oral Implantol, 1987,4(2):7-13.

[2] MISCH C. Classifications and treatment options of the completely edentulous arch in implant dentistry[J]. Dent Today, 1990,9(8):26, 28-30.

[3] 刘宝林，林野，李德华 . 口腔种植学 [M]. 2 版 . 北京：人民卫生出版社，2021.

[4] JENSEN O. Site classification for the osseointegrated implant[J]. The Journal of prosthetic dentistry, 1989,61(2):228-234.

[5] MCGARRY TJ, NIMMO A, SKIBA JF, et al. Classification system for complete edentulism[J]. Journal of Prosthodontics, 1999,8(1):27-39.

[6] PAPADIMITRIOU DEV, SALARI S, GANNAM C, et al. Implant-prosthodontic classification of the edentulous jaw for treatment planning with fixed rehabilitations[J]. International Journal of Prosthodontics, 2014,27(4): 320-327.

[7] 潘少平 , 费安军 , 冯海兰 . 评价 ACP 分类法在无牙颌患者中临床应用的研究 [J]. 北京大学学报 (医学版),2009,41(1):86-89.

[8] CARAMÊS J. A comprehensive classification to full arch implant rehabilitation[J]. Rev. Port. Estomatol. Med. Dent. Cir. Maxilofac, 2019,60:175-188.

[9] CARAMÊS JMM, MARQUES DNS, CARAMÊS GB, et al. Implant Survival in Immediately Loaded Full-Arch Rehabilitations Following an Anatomical Classification System—A Retrospective Study in 1200 Edentulous Jaws[J]. J Clin Med, 2021,10(21):5167.

刘　晖　张　玉　撰写
董　衡　修订
牟永斌　终审

第四章

无牙颌种植的重要解剖结构

第一节

无牙颌种植相关的上颌骨解剖生物学特点

上颌骨位于颜面的中部位置，左右两边各有一块，并且在中线处相互连接，共同构成了面中部 1/3 的坚实骨架。上颌骨主要分为上颌骨体以及四个重要的骨突，分别是额突、颧突、腭突和牙槽突。它与颧骨、鼻骨、犁骨、蝶骨等众多相邻的骨骼连接，参与了眼眶底部、口腔顶部、鼻腔侧壁和底部、颞下窝和翼腭窝、翼上颌裂以及眶下裂等重要结构的构成。如图 4–1 的颌骨照片展示了上颌骨的特征解剖结构，包括牙槽突、额突、颧突、眶下孔、下颌眶面、腭突、腭骨和腭大孔。上颌骨的影像学特征如图 4–2 所示。

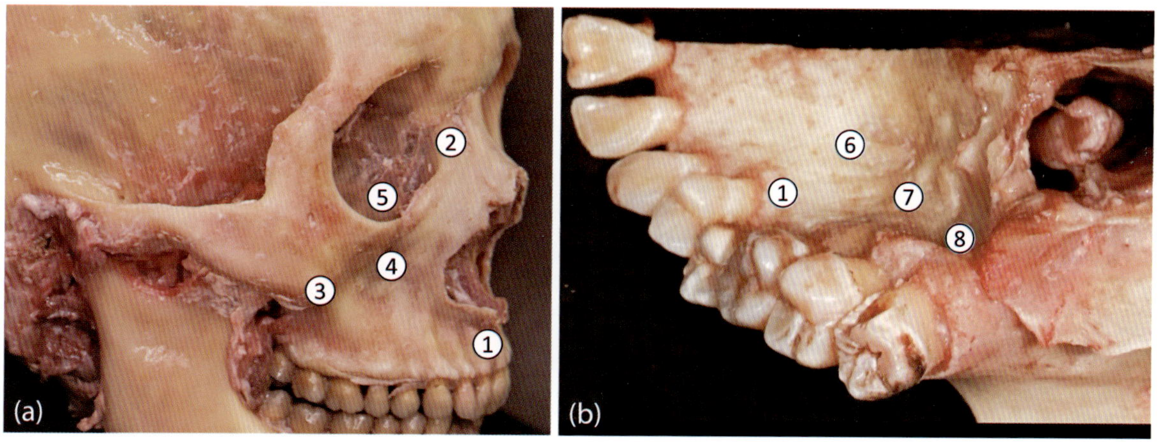

图 4–1　上颌骨解剖照片

（a）上颌骨前外侧面；（b）上颌骨前内侧面。注：① 牙槽突；② 额突；③ 颧突；④ 眶下孔；⑤ 眶面；⑥ 腭突；⑦ 腭骨（水平部）；⑧ 腭大孔。

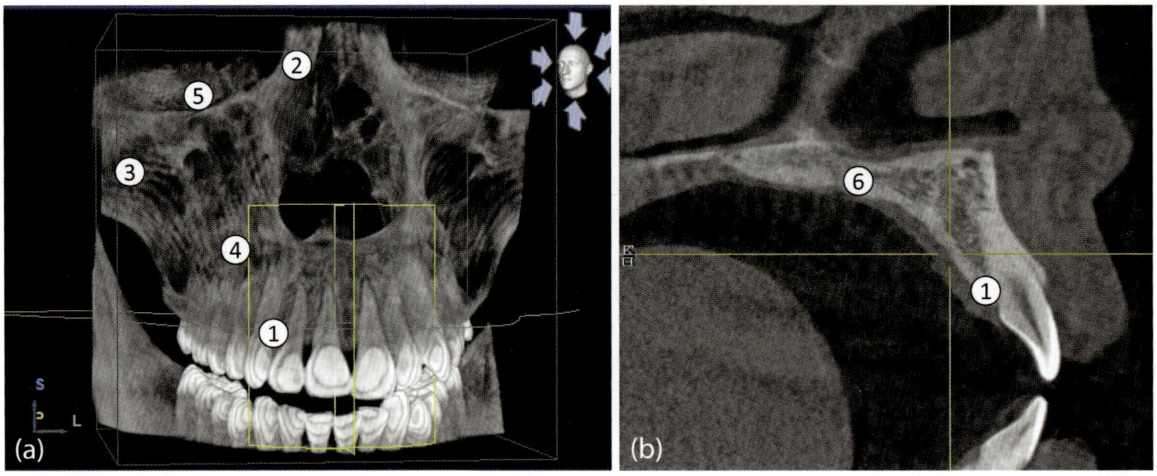

图 4-2 上颌骨 CBCT 影像图

（a）CBCT 影像显示上颌骨前外侧面；（b）CBCT 影像截面显示上颌骨前牙区矢状向截图。注：① 牙槽突；② 额突；③ 颧突；④ 眶下孔；⑤ 眶面；⑥ 腭突。

无牙颌的上颌骨通常会呈现出一些特征，如牙槽嵴萎缩吸收，高度降低，宽度变窄，腭穹窿变平，牙槽嵴顶的黏膜变薄且失去弹性，上颌骨整体结构变得相对脆弱。此外，上颌窦底位置可能会下降，与牙槽嵴的距离缩短。这些变化给种植治疗带来一定挑战。

一、上颌前牙区解剖特征

（一）鼻底区

如图 4-3 所示，上颌骨前部构成了鼻孔的下缘，也就是梨状孔，其外形酷似梨形。在对上颌骨前部进行手术操作时，必须充分考虑邻近的鼻腔结构。对于无牙颌而言，若上颌前牙

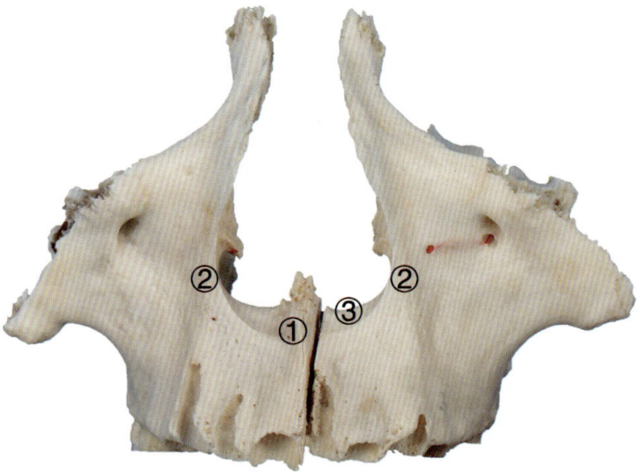

图 4-3 双侧上颌骨组成的鼻底区解剖结构图

注：① 前鼻棘；② 梨状孔；③ 鼻底。

区因过早缺失或因牙周病拔除而出现骨量在垂直或水平方向不足的情况，在该区域设计种植位点时，可利用鼻底区骨皮质，通过使用更长的植体来实现锚定。另外，如果上颌前牙区骨量充足但骨密度较低，为获取更好的初期稳定性，同样可以利用鼻底骨皮质，以实现双层骨皮质固位。

对于无牙颌的鼻底区，在进行上颌前牙区种植位点设计时可根据不同骨量及骨密度情况利用鼻底区骨皮质（图 4–4），临床上建议，鼻底提升不要突破骨皮质超过 2 mm，否则容易引起鼻部感染或不适。穿孔过多的种植体可能会改变鼻腔气流，刺激鼻黏膜，致使黏液分泌增多和结痂增加，最终可能导致鼻炎发生。

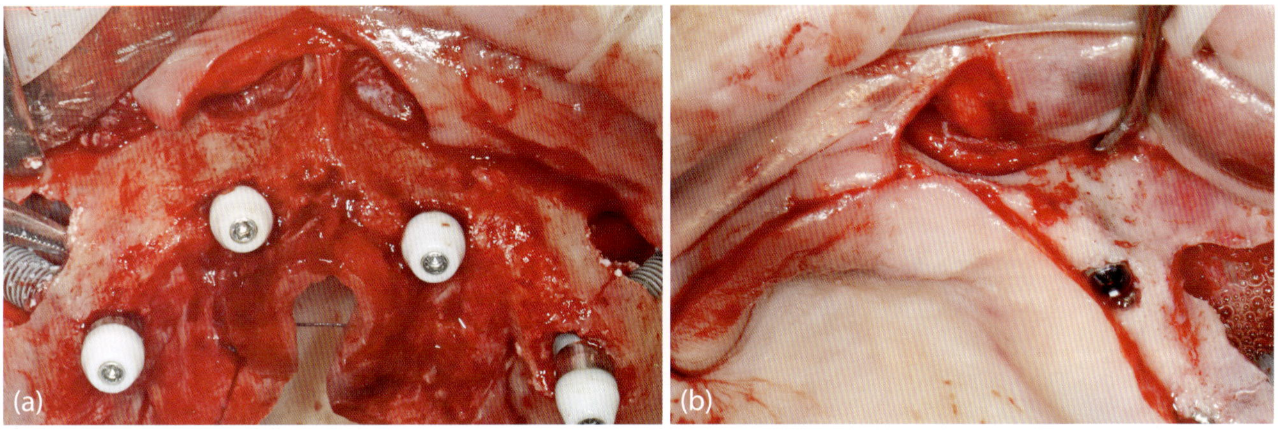

图 4–4　无牙颌上颌前牙区种植利用鼻底区骨皮质

（a）无牙颌患者前牙区因骨高度不足，骨质 Ⅲ 类，为获得良好初期稳定性，植体突破鼻底骨皮质，利用骨皮质固位；（b）鼻底区域牙槽嵴剩余垂直骨量 5 ~ 6 mm，在尖牙区域斜行进入鼻底，通过牙槽嵴顶和鼻底双层骨皮质固位。

（二）前鼻棘

上颌前部存在一个明显的骨性突起结构，即前鼻棘（图 4–5）。前鼻棘表现为一个尖锐的骨状突起形态，它是鼻腔内部鼻棘的延续部分，与犁骨紧密相连（图 4–6）。当进入鼻前庭时，此处成为鼻中隔软骨的附着之处。前鼻棘处于上颌骨的最前端位置，其形状呈三角形，且位于切牙管的唇侧。在这个区域，通常具备相对充足的骨量。在进行无牙颌种植的过程中，如果前牙区的骨宽度不足，将会使前牙区种植体的跨度过长，植体难以获得初期稳定性，进而存在一定种植修复的风险。在这种情况下，可以考虑在前鼻嵴的三角形区域植入 1 颗种植体（图 4–7），但缺牙时间过长的患者，其前鼻棘的解剖特征可能不明显，需要仔细甄别（图 4–8）。

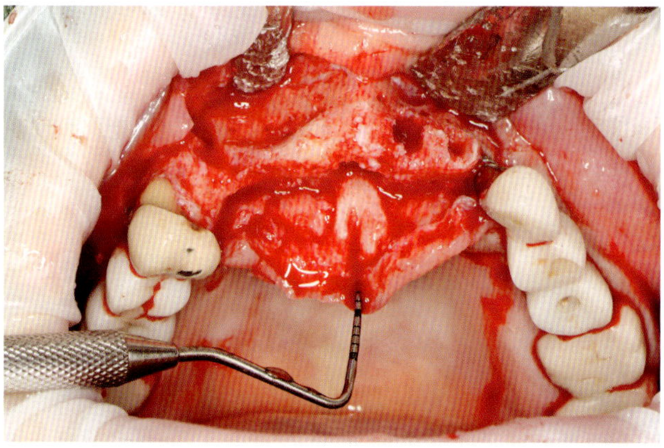

图 4-5　上颌前牙区翻瓣可见较厚的前鼻棘结构

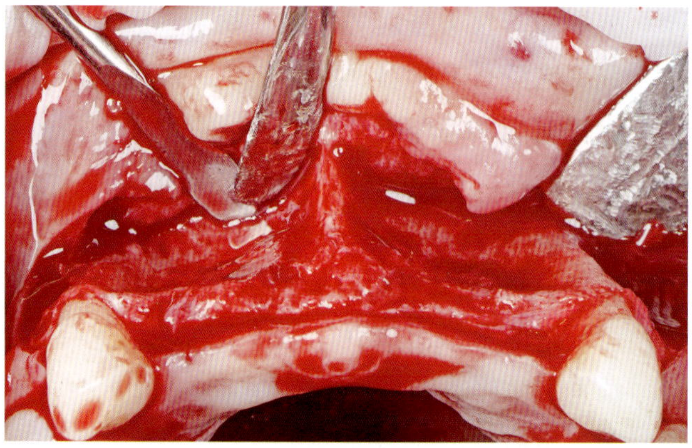

图 4-6　上颌前牙区翻瓣可见棱角突起的前鼻棘结构

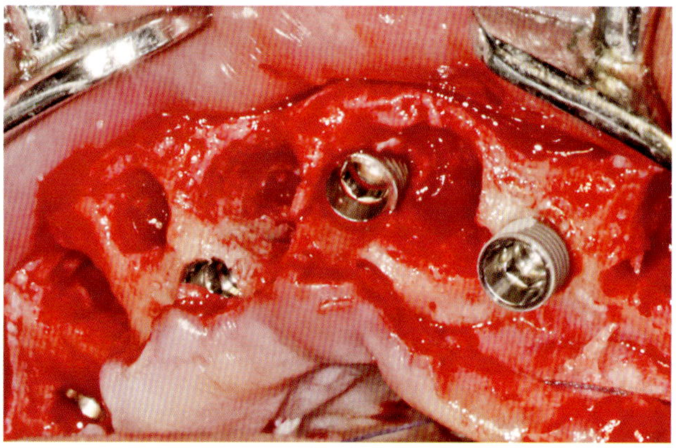

图 4-7　因前牙区 2 颗种植体初期稳定性不理想，选择在切牙管与前鼻棘之间的三角区植入 1 颗种植体，增加具有初期稳定性的前牙区种植体

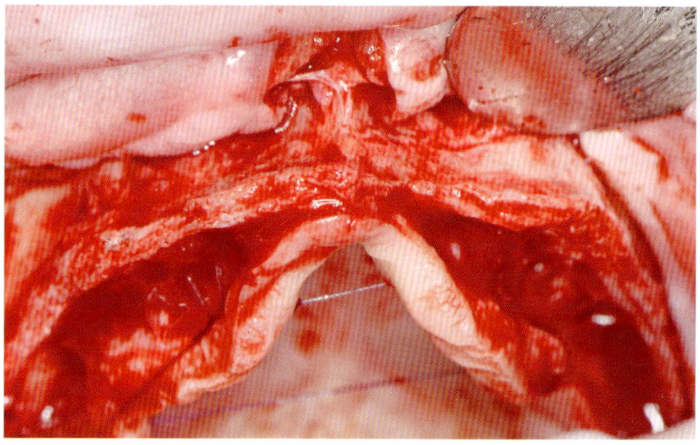

图 4-8　牙列缺失 10 余年，上颌前牙区骨量较少，伴随前鼻棘特征不明显

从解剖学角度看，前鼻棘在无牙颌种植中具有重要的参考价值，其独特的位置和与周围结构的连接关系为种植体的植入提供了潜在的位点选择。当面临前牙区骨宽度不足的情况时，合理利用前鼻嵴区域可以在一定程度上优化种植方案，降低种植风险。然而，在实际操作中，需要充分考虑前鼻棘的解剖结构特点以及与周围组织的关系，进行精确的术前评估和规划，以确保种植手术的成功和患者的安全。

（三）鼻腭管

鼻腭管作为连接鼻腔与上腭的骨性管道，因其位于上颌切牙腭侧，故而也被称为切牙管。鼻腭管终止于上腭的部分被称为切牙孔，其位置处于切牙乳头的深方。该区域内含有丰富的神经和血管，鼻腭管内的神经血管束主要包括鼻腭动脉、鼻腭静脉以及鼻腭神经（图 4-9）。在手术过程中，一旦鼻腭神经管受到损伤，塌陷的鼻腭神经管必然会对鼻腭神经形成压迫，进而导致前腭区组织出现麻木、钝痛等症状。若种植体邻近管内损伤的软组织，将会致使种植体周围骨结合遭到破坏，严重时甚至可导致种植体脱落。在分离鼻腭神经时，应始终确保采用钝性分离的方式，对粘连的黏骨膜进行适当切割，以此尽量降低黏膜牵拉对鼻腭神经造成的损伤，同时保证鼻腭神经的完整性。在牵拉移位鼻腭神经时，应尽量使用纱布缠成的粗线，以避免牵拉过程中对鼻腭神经产生应力集中。在进行无牙颌手术时，需避免过度牵拉以及损伤鼻腭神经，切不可使用锐器挖除鼻腭管内的内容物。

鼻腭管及其内部的神经血管束在口腔颌面区域的解剖结构中具有重要地位。在涉及上颌切牙区的手术操作中，尤其是无牙颌手术，对鼻腭神经的保护至关重要。了解鼻腭管的解剖位置和结构特点，同时掌握正确的手术操作方法，可以有效降低手术风险，提高手术成功率，减少术后并发症的发生，为患者的口腔健康和功能恢复提供保障。但如遇到严重骨缺损的无牙颌患者，离断鼻腭神经管束会导致患者上腭的感觉发生轻微不适（图 4–10）。

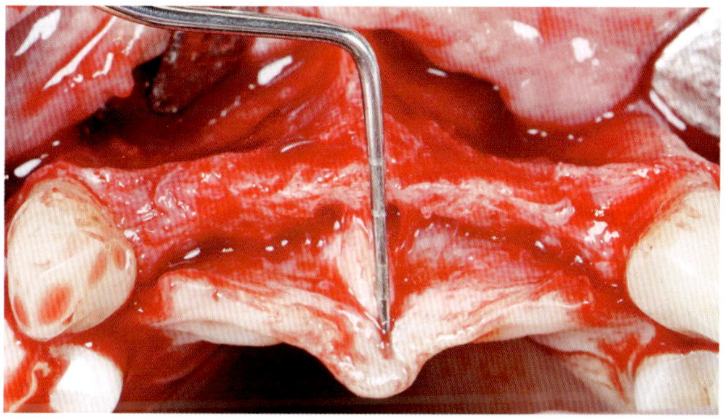

图 4–9　前牙区翻瓣暴露的鼻腭神经与血管束的包膜

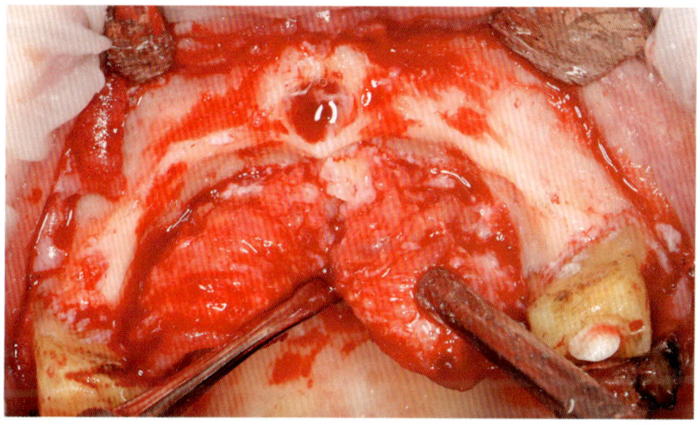

图 4–10　严重骨缺损患者，牙槽嵴顶到鼻底距离不足 5 mm，因需要垂直骨增量，术中离断鼻腭神经管束，并进行软组织处理，但骨增量术后患者自觉上腭部有轻微不适

二、上颌窦的解剖特征

上颌窦处于上颌体的中央位置，是鼻旁窦中最大的一对窦腔，呈现出不规则的三角锥体形（图 4–11）。上颌窦的大容积在个体之间存在较大的差异，因个体不同而有所变化，成年人的上颌窦容积介于 4.5 ～ 35.2 cm^3，平均为 15 cm^3，通常情况下，左、右上颌窦并不对称。上颌窦的基底由鼻腔外侧壁构成，其尖端延伸至上颌骨的颧突。上颌窦的上壁为眶底，下壁由上颌骨的牙槽突以及部分上颌骨的腭突共同形成，并且该下壁常常较鼻腔底低 1.5 mm。此壁与上颌第一磨牙、第二磨牙的根部有着密切的关系，与上述牙根尖部之间仅以较薄的骨板相隔，偶尔会出现根尖突入上颌窦内的情况，甚至存在骨板缺失而仅覆以黏膜的现象。上颌骨的影像学特征如图 4–12 所示。

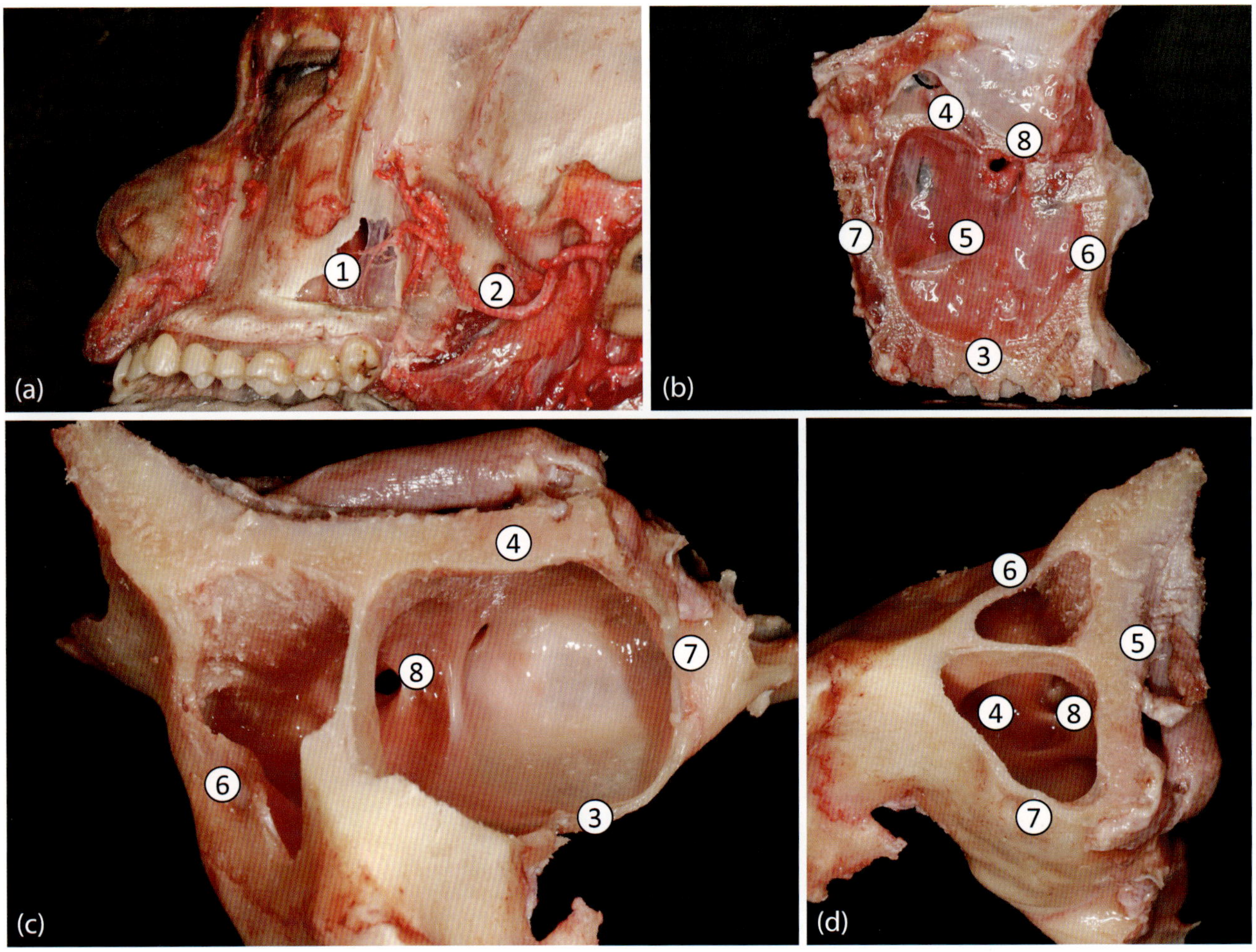

图 4-11　颌骨上颌窦区域解剖照片

（a）上颌窦外侧面；（b）上颌窦矢状位截图；（c）上颌窦冠状位截图；（d）上颌窦横截面图。注：① 上颌窦；② 上颌动脉；③ 底壁；④ 上壁；⑤ 内侧壁；⑥ 前壁；⑦ 后壁；⑧ 眶下管。

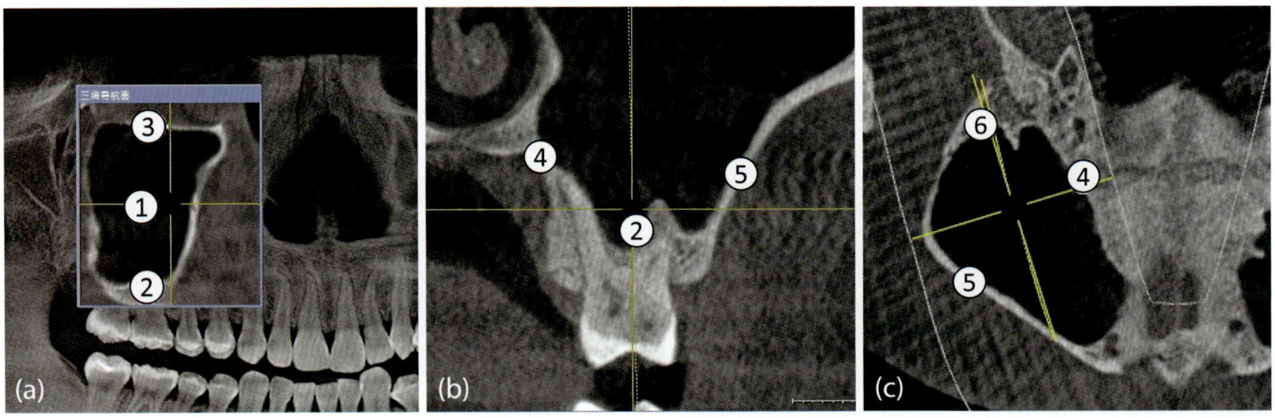

图 4-12　上颌窦 CBCT 影像图

（a）CBCT 影像曲面断层显示上颌窦解剖结构；（b）CBCT 影像冠状位截面显示上颌窦解剖结构；（c）CBCT 影像横截位截面显示上颌窦解剖结构。注：① 上颌窦；② 底壁；③ 上壁；④ 内侧壁；⑤ 前壁；⑥ 后壁。

在上颌牙缺失后，牙槽突会发生废用性萎缩，骨量减少。作用于上颌骨的咀嚼力减弱，使得上颌窦腔增大，上颌窦壁因气化而变薄。若缺牙时间较长，上颌窦腔的范围会扩大，甚至可到达牙槽突。在个别情况下，上颌窦与口腔之间仅由一薄层骨皮质相隔，这种情况需要格外加以注意。即使是在骨量尚可的情况下，骨密度也会不理想。临床上可以利用上颌窦前壁（图 4–13），上颌窦后壁（图 4–14）和腭侧壁（图 4–15）做倾斜种植避开窦腔，避免上颌窦提升和植骨，降低窦腔感染的风险。

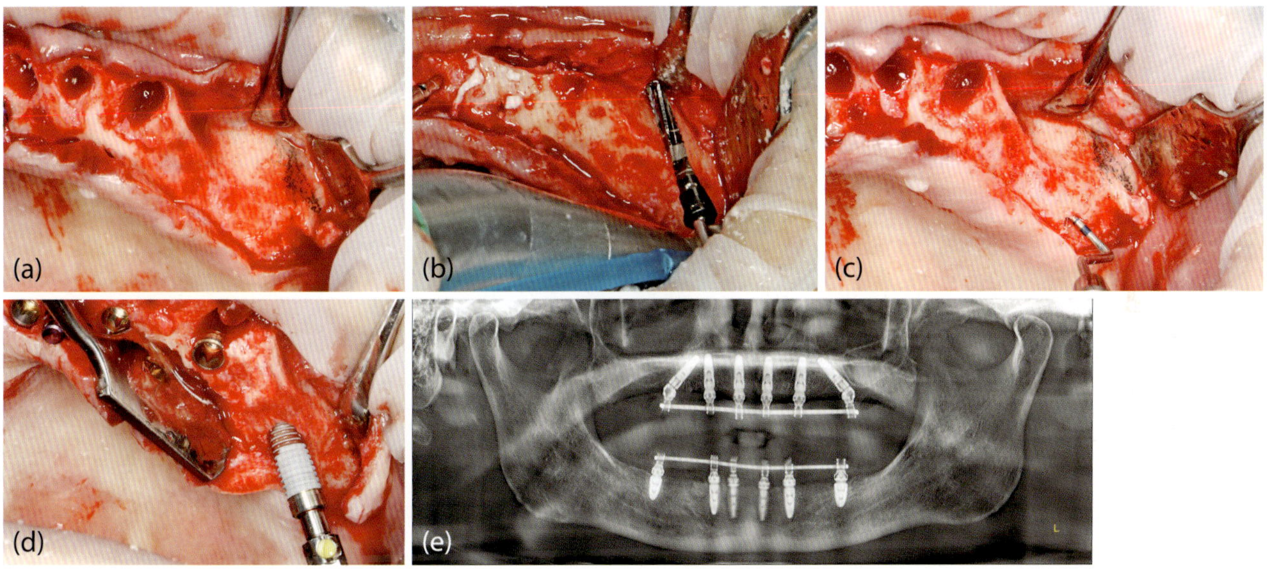

图 4–13　利用上颌窦前壁避开上颌窦窦腔

（a）上颌后牙区垂直骨量不足，在无牙颌种植过程中，近中倾斜植入种植体，避开上颌窦前壁，术中描记上颌窦外形和前壁大概位置；（b）术前模拟植入位置和倾斜角度，避开上颌窦前壁；（c）先锋钻预备后，使用探针探查种植窝洞，检查是否在备洞过程中钻针进入了窦腔；（d）完成种植窝洞预备后，植入种植体；（e）术后影像片检查可见种植体位于上颌窦前壁，未进入上颌窦。

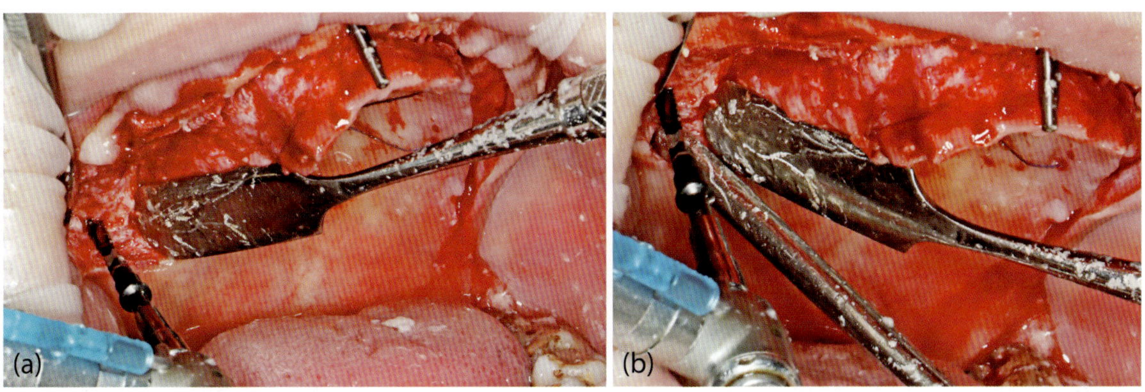

图 4–14　利用上颌窦后壁避开上颌窦窦腔

（a）上颌窦底骨量不足，上颌结节区有充足骨量，设计种植体远中倾斜植入上颌结节区，增加种植体数量，提高种植体的初期稳定性，并在最终修复中减少悬臂；（b）种植体往远中和略向内侧做倾斜，确保植体在上颌结节区骨内。

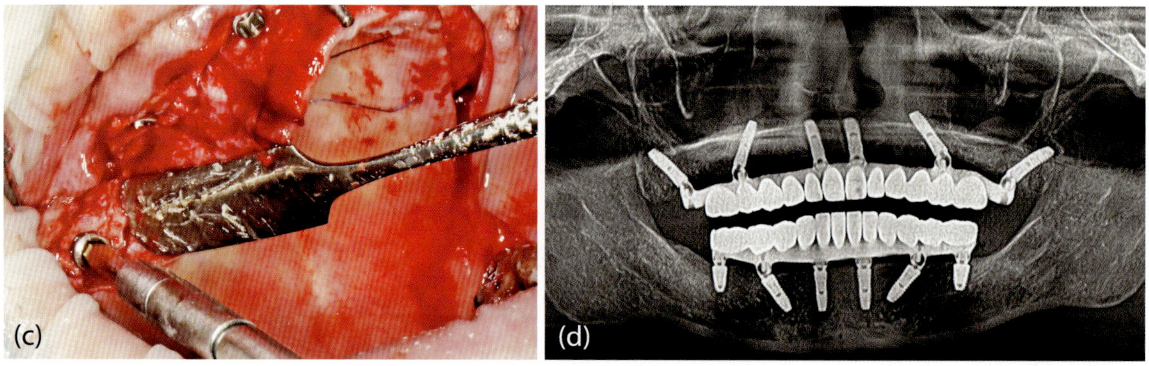

图 4-14　利用上颌窦后壁避开上颌窦窦腔（续）

（c）植入种植体，获得良好的初期稳定性；（d）术后 X 线检查，种植体位置良好，避开上颌窦区并成功地实现骨结合。

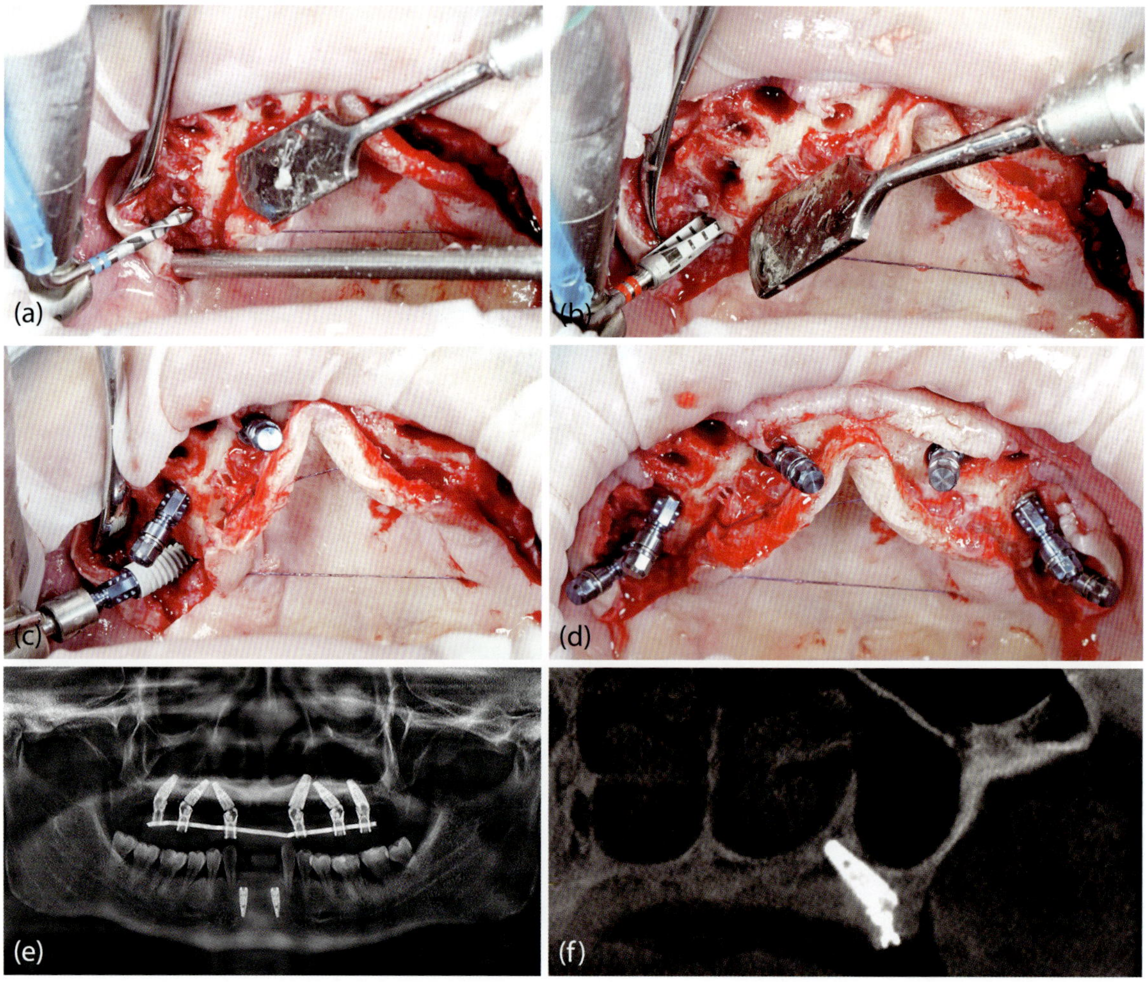

图 4-15　利用上颌窦腭侧壁避开上颌窦窦腔

（a）上颌窦区骨量足，术前检查腭侧骨板较厚，种植窝洞预备时，先锋钻偏腭侧预备，并与腭额骨板平行；（b）探查窝洞未进入上颌窦窦腔，继续按先锋钻方向扩大种植窝洞；（c）偏向腭侧植入种植体；（d）种植体植入完成后，第一磨牙区 2 颗植体偏向腭侧植入，并获得良好的初期稳定性；（e）术后 X 线检查植体植入角度；（f）术后 CBCT 检查，植体放置在腭板区牙槽骨内。

亦存在因上颌窦气化现象严重，致使上颌窦窦腔增大，上颌窦前壁延伸至第一前磨牙之前区域的情况。在此情形下，若设计前壁倾斜种植，则会面临后牙区修复体悬臂过长的风险。此时，可考虑在第一磨牙区域进行上颌窦提升。上颌窦底的骨质结构属于骨皮质，当窦底区域骨量减少或者密度欠佳时，可以选择突破上颌窦底骨皮质，采用骨挤压和骨凿敲击的方式进行提升，从而实现双层皮质固位，提高种植体的初期稳定性，以达到即刻负荷的目的（图4-16）。上颌窦的解剖结构变化对口腔种植方案的制订有着重要影响。充分认识上颌窦气化程度、窦底骨质特点以及不同种植设计可能带来的风险，有助于临床医生选择更为合适的治疗策略，提高种植手术的成功率和患者的满意度，为无牙颌患者的口腔功能恢复提供可靠的解决方案。

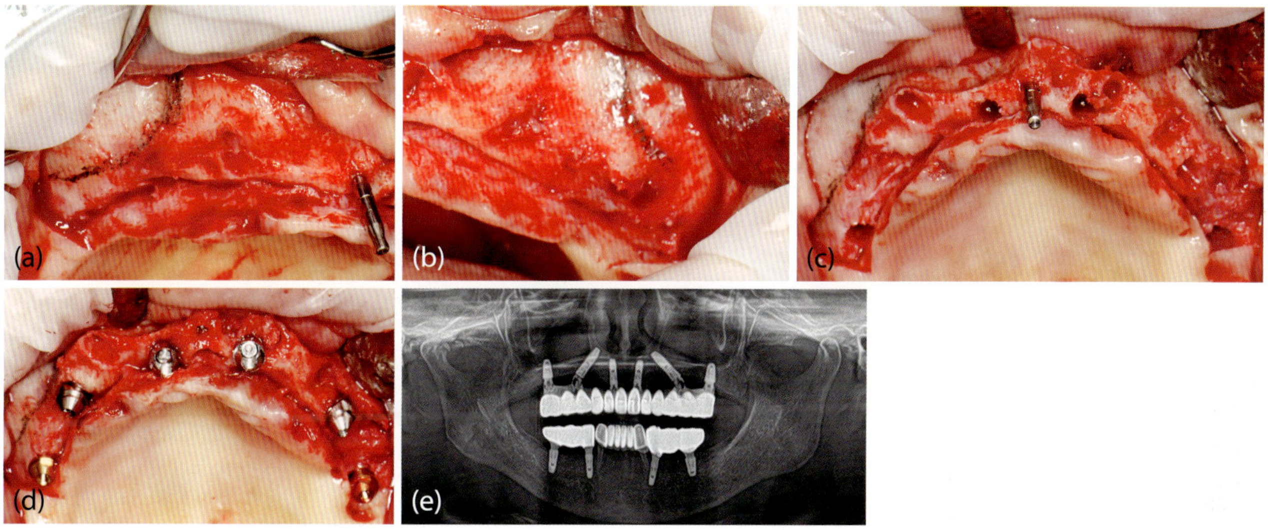

图 4-16 利用上颌窦提升术植入种植体

（a）上颌右侧第一磨牙区骨量不足，术前测量磨牙区剩余牙槽嵴高度 5 ~ 6 mm，翻瓣后，暴露上颌窦外侧壁，评估上颌窦形态，窦底区离牙槽嵴顶比较近;（b）上颌左侧第一磨牙区骨量不足;（c）双侧第一磨牙区使用骨挤压工具进行上颌窦提升;（d）植入种植体，因嵴顶和上颌窦双层皮质骨固位，获得了良好的初期稳定性;（e）最终完成修复的 X 线片，上颌窦提升区域植体稳定。

三、上颌后牙区解剖特征

（一）上颌结节

在上颌骨的后面，于第三磨牙远中处存在一个小的突起，被称作磨牙后结节。在磨牙后结节以及第三磨牙的上方，骨面呈现出明显的隆起，此即为上颌结节（图 4-17）。上颌结节是上颌牙槽突最为靠后的部分。上颌结节的平均高度为（4.89 ± 1.87）mm，而位于第二磨牙远中的上颌结节部位的宽度为（21.1 ± 2.16）mm。上颌结节区域内并无重要血管与神经分布，因此该区域能够作为上颌窦后壁倾斜种植的位点。当窦前壁种植体位置比较靠前，修复体存在较长悬臂时，若上颌结节区骨量充足，则可以在此区域植入种植体（图 4-18）。

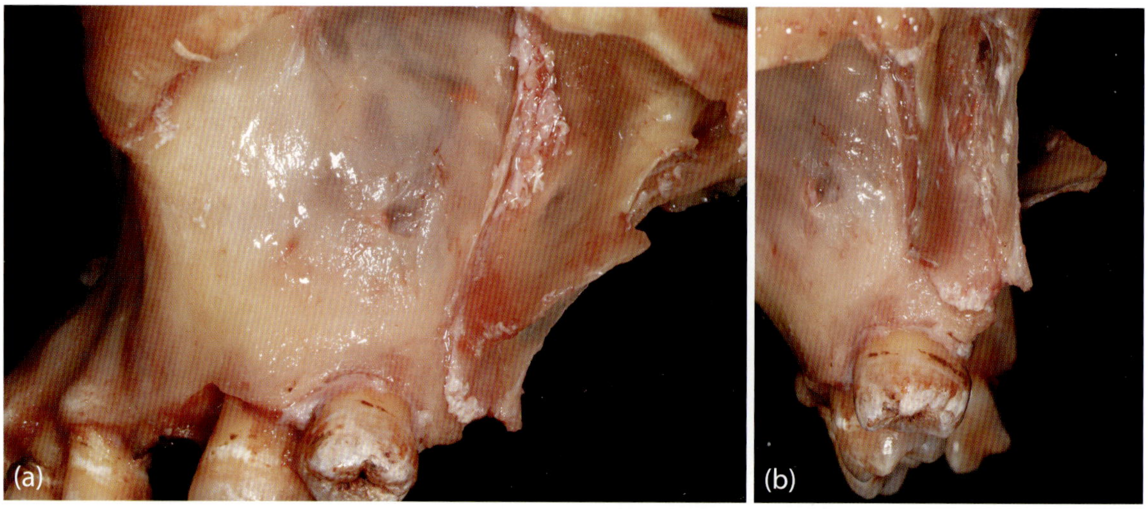

图 4-17　上颌结节区域解剖照片

（a）上颌结节侧面观；（b）上颌结节后面观。

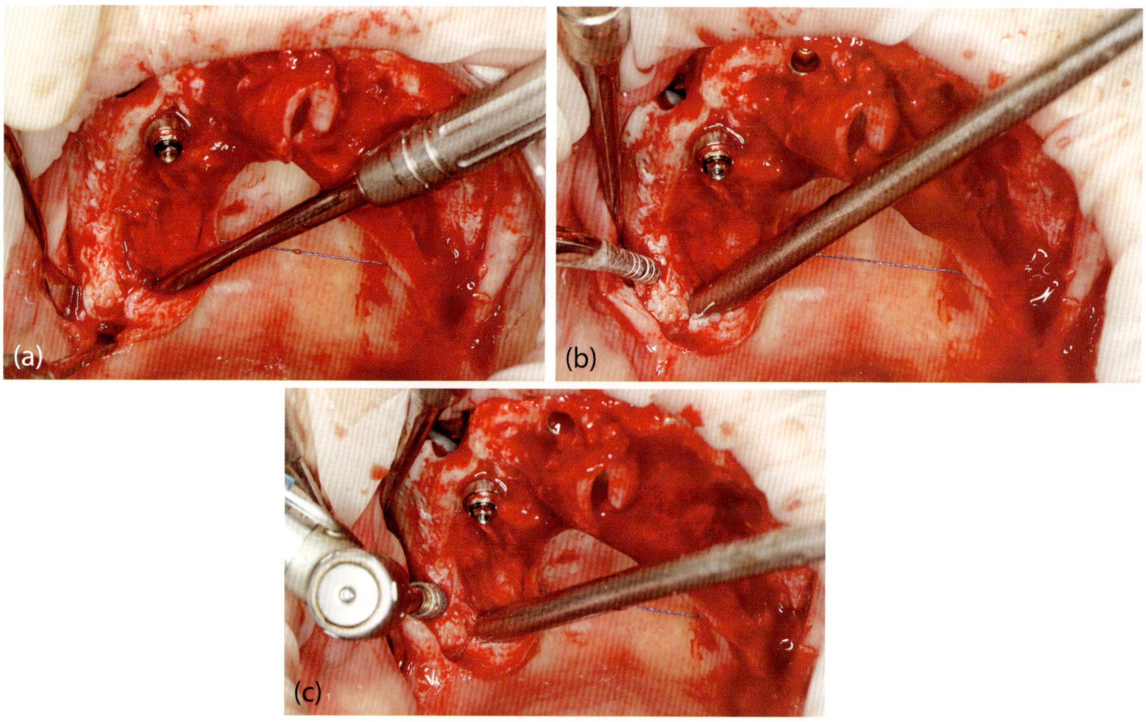

图 4-18　上颌结节区域植入种植体

（a）手术中翻瓣暴露右侧上颌结节，并探查上颌窦远中位置；（b）使用先锋钻预备后，按预备方向和角度，用骨挤压凿敲击预备种植窝洞；（c）植入种植体，上颌结节区种植体初期稳定性良好。

上颌结节的解剖特点为口腔种植提供了特定的种植位点选择。了解上颌结节的位置、尺寸以及其无重要血管神经分布的特性，有助于临床医生在特定情况下制订合理的种植方案，提高种植手术的安全性和成功率，为患者的口腔功能恢复和美观提供有效的解决方案。

（二）蝶骨翼板

翼突是蝶骨最靠下的部分，翼突分外侧板和内侧板，融合到中间部分与上颌骨后部相接，形成一个很厚的骨皮质区（图 4–19）。

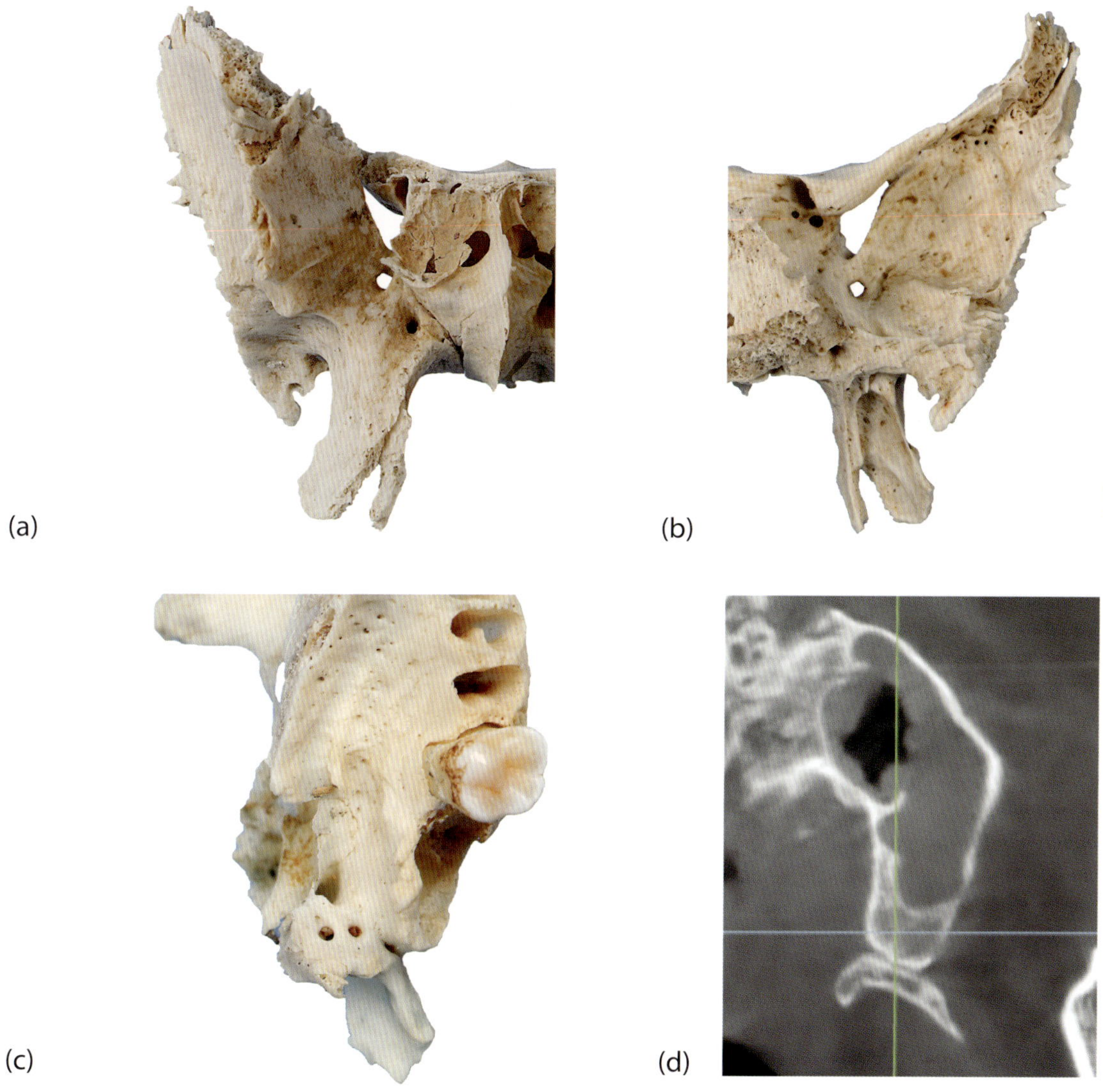

图 4–19 上颌蝶骨翼板区域解剖结构

（a）蝶骨正面观（右侧）；（b）蝶骨后面观（右侧）；（c）翼板融合区；（d）CBCT 显示翼板融合区。

（三）腭骨锥突

腭骨的锥突位于上颌结节与蝶骨翼突之间，在解剖学上与翼突的前表面相融合（图 4–20）。腭骨的锥突嵌入上颌骨的后下面与蝶骨翼板的前下面。腭骨的锥突前内侧有腭小孔及腭小管，腭小孔的前方为腭大孔及翼腭管。翼板的影像学特征如图 4–21 所示。穿翼种植时，种植体经过上颌结节达到腭突并穿过翼突中分，才能完成穿翼种植。

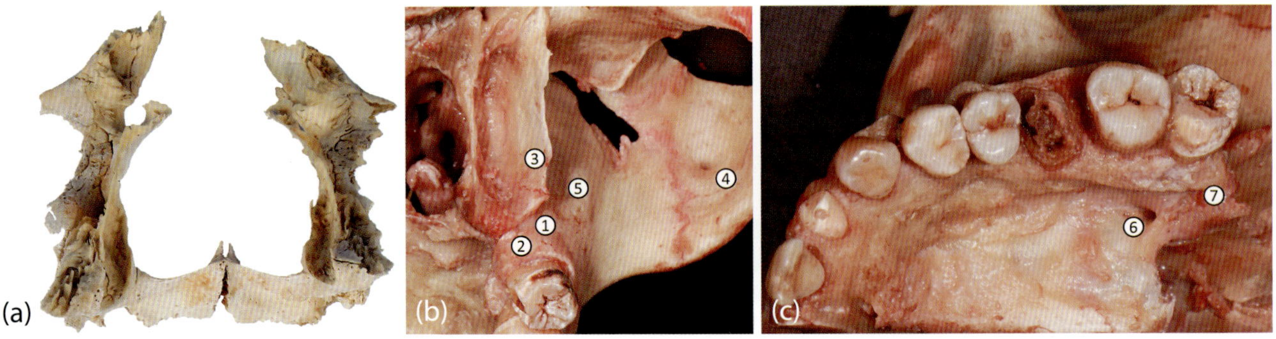

图 4-20 腭骨区域解剖照片

（a）腭骨整体观；（b）腭骨后面观；（c）腭骨内侧观。注：① 上颌结节；② 翼板；③ 磨牙后结节；④ 颧骨；⑤ 牙槽孔；⑥ 腭大孔；⑦ 腭小孔。

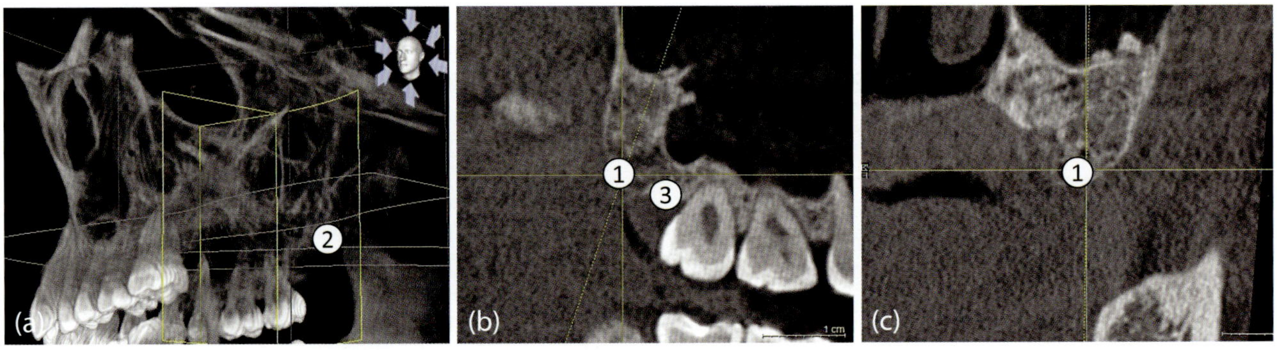

图 4-21 腭骨锥突 CBCT 影像图

（a）CBCT 影像显示腭骨锥突后外侧面；（b）CBCT 影像截面显示腭骨锥突区矢状向截图；（c）CBCT 影像截面显示腭骨锥突区横截向截图。注：① 上颌结节；② 翼板；③ 磨牙后结节。

上颌骨的后面略近中央区，有粗糙骨性隆起，与蝶骨的翼外骨板及腭骨的锥突紧密相接，其表面有牙槽孔，与骨壁内的牙槽管相通，有上牙槽后神经、血管进入。上颌结节骨松质骨质较差，给这一区域种植体植入带来一定的挑战。因此，在骨量有限的无牙颌种植中，可以通过使用上颌结节后方的腭骨锥突到达翼板植入种植体来提供稳定性，实现即刻负荷。

（四）颧骨

颧区位于面部外侧以及眶的外下方。颧骨的外形近似菱形，左右各一，处于颜面的外上部，是上颌骨与颅骨之间的主要支撑结构（图 4-22）。颧骨的上方与额骨相邻，共同构成眶的前下壁；内侧与上颌骨的颧骨相接，参与组成眶的下壁。颧骨具有三个突起：额蝶突向上延伸，与额骨颧突和蝶骨大翼相邻；上颌突向内下方伸展，与上颌骨的颧突相连接；颞突向后延伸，与颞骨颧突相接从而构成颧弓，其连接处存在颧骨缝。颧骨的前后径在女性平均为 25.4 mm，在男性平均为 24.9 mm；近远中径在女性平均为 7.6 mm，在男性平均为 8.0 mm。若因各种原因致使上颌骨前部以及后部的牙槽骨严重萎缩，在进行种植时，上颌前部骨量不足可能会使种植体穿入鼻腔，后部则可能导致种植体穿入上颌窦并引发一系列并发症。而穿颧种植体是以颧骨作为支撑，适用于上颌骨萎缩极为严重，在磨牙区和前磨牙区均缺乏足够骨支撑，且计划实现即刻负荷的临床病例。

对于颧骨种植术而言，临床检查的作用较为有限，主要依靠影像学检查。鉴于上颌窦具有弯曲的解剖形状以及颧骨尺寸较小，更加需要对患者的解剖结构进行精确分析，以避开眶内容物、颞下窝等重要解剖结构（图 4–23）。

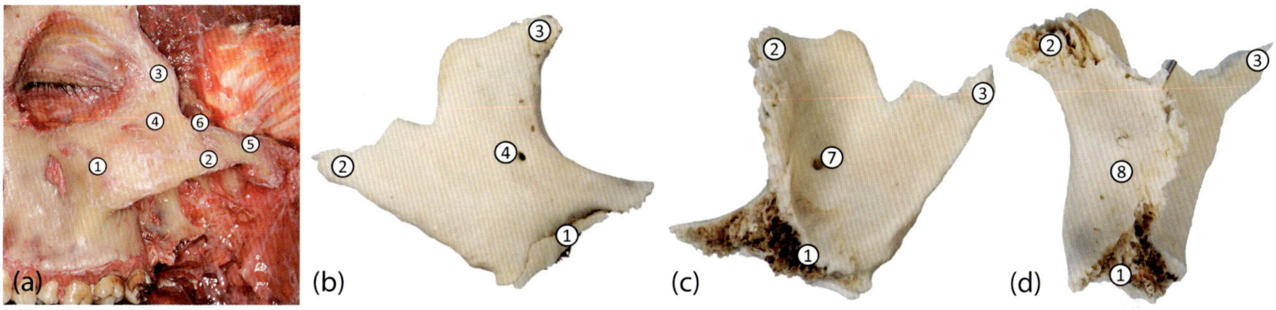

图 4–22　颧骨区域解剖照片

（a）颧骨正面观；（b）颧骨外面观；（c）颧骨内侧观；（d）颧骨后侧观。注：① 上颌突；② 颞突；③ 额蝶突；④ 颧面孔；⑤ 颧弓；⑥ 颧颞缝；⑦ 颧眶孔；⑧ 颧颞孔。

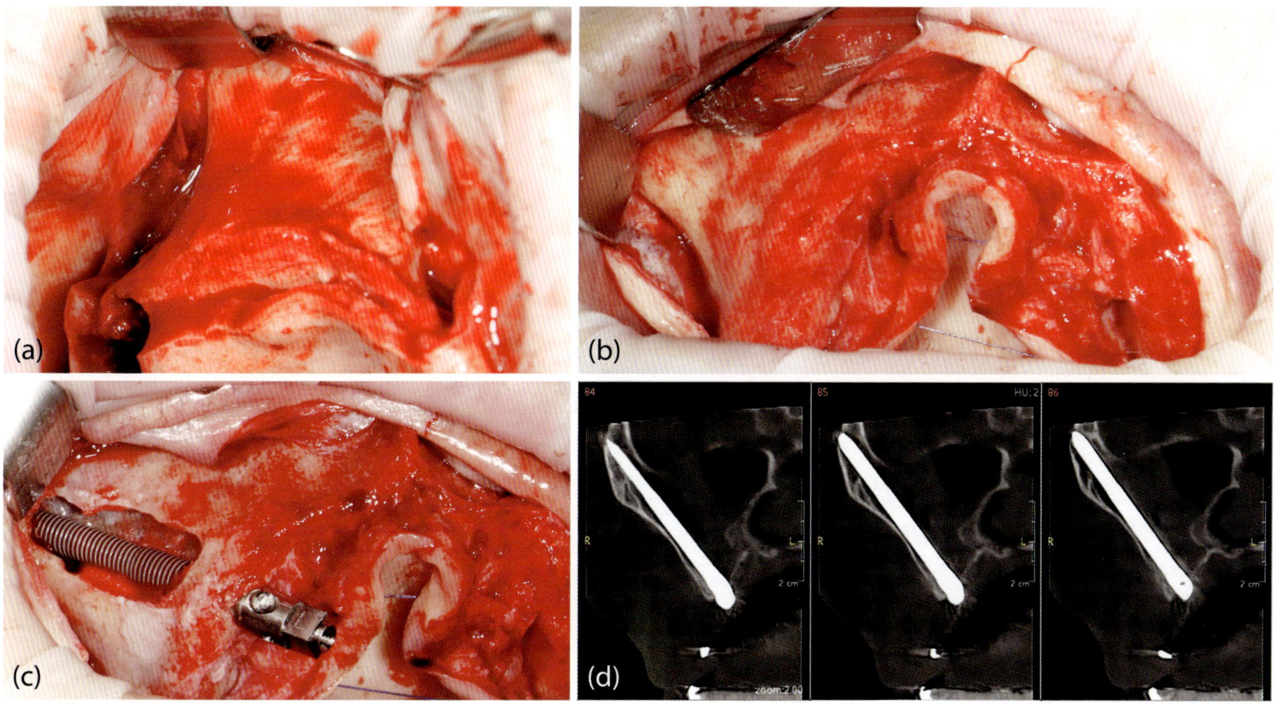

图 4–23　利用颧骨结构植入种植体

（a）术中翻瓣暴露颧骨下缘；（b）沿颧骨下缘继续翻瓣，并探查颧骨范围；（c）在颧骨下缘作为穿颧种植体的入颧点，预备后植入穿颧种植体，并获得良好的初期稳定性；（d）术后 CBCT 显示植体位置良好，充分利用颧骨解剖结构。

第二节

无牙颌种植相关的下颌骨解剖生物学特点

下颌骨是颌面部骨骼中唯一具有活动性的骨，位于面部下 1/3 处，呈马蹄形状，可分为下颌支与下颌体两部分（图 4–24）。在下颌升支的内外两侧，有强大的升颌肌群附着；下颌骨体正中联合区域则有颏唇肌、颏舌肌、颏舌骨肌、二腹肌的前腹肌等强劲的降颌肌群附着，它们参与张口、闭口以及舌和下唇的运动，在这些区域通常不会发生明显的骨吸收现象。然而，后牙区仅有颊肌等相对薄弱的肌肉附着，当牙齿缺失后，此区域的骨会发生严重的萎缩吸收。

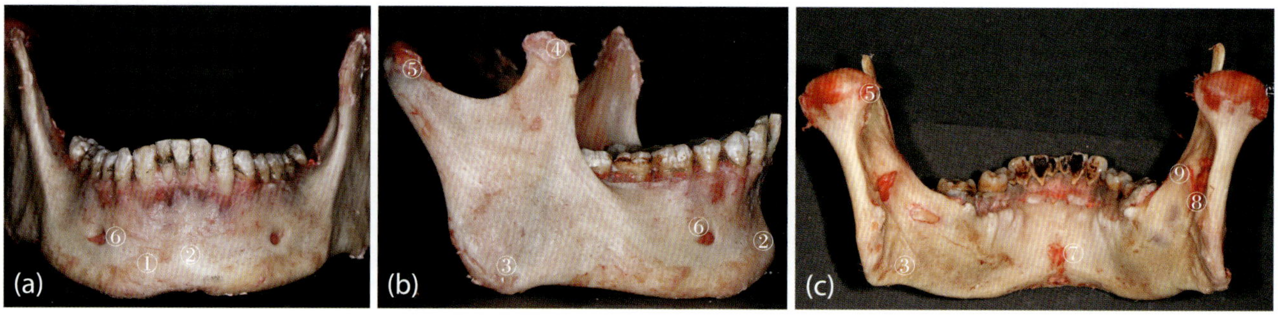

图 4–24 下颌骨解剖照片

（a）下颌骨正面；（b）下颌骨侧面；（c）下颌内面。注：① 颏结节；② 颏隆突；③ 下颌角；④ 喙突；⑤ 髁突；⑥ 颏孔；⑦ 营养孔；⑧ 下颌孔；⑨ 下颌小舌。

一、下颌神经切牙支解剖特征

下颌骨前部通常被界定为下颌骨最前端至颏孔的区域，故也被称作颏孔间区。下颌骨的主要感觉神经为（下颌）切牙神经，其作为下牙槽神经的延续，分布于下颌前牙区域（图 4–25）。在有牙齿的测试对象中，切牙神经的终末末梢分支能够穿过中线，与对侧的切牙神经相吻合；而在无牙列的被试者中，并未观察到这种神经支配情况。因此，在无牙颌种植过程中，即便在切牙管内损伤或者切断切牙神经，也不会引发任何感觉功能障碍。然而，当存在下前牙时，若在颏部采集骨块移植物过程中损伤了下颌切牙神经，常常会导致下前牙的感觉发生改变。由此可见，切牙神经并不支配下唇黏膜及皮肤的感觉，仅仅支配切牙的牙髓及牙周膜的感觉。

二、颏孔及颏神经解剖特征

颏孔为下牙槽神经的前界。颏孔通常呈圆形或卵圆形，平均高度为 3.47 mm，平均宽度为 3.59 mm，其开口方向朝向后上外方（图 4–26 a ～ d）。大多数颏孔位于第二前磨牙下方或者下

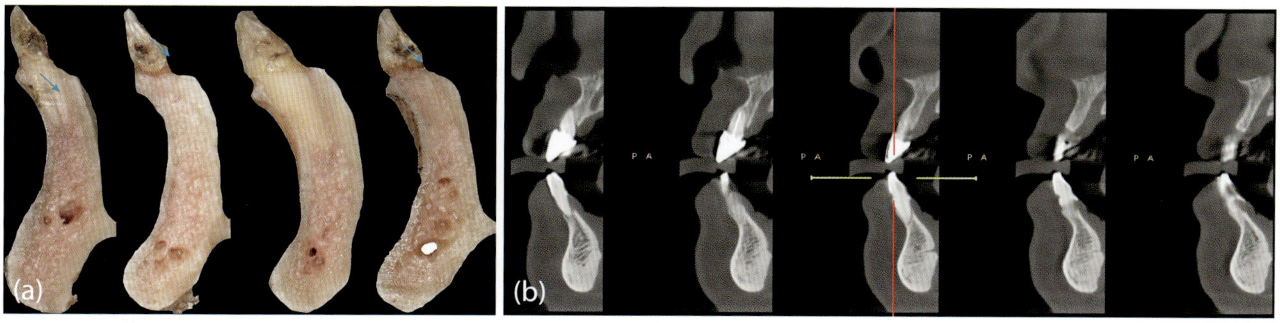

图 4-25　下颌神经切牙支解剖结构

（a）下颌骨前牙区不同截面下颌神经切牙支的位置；（b）CBCT 截面图显示下颌神经切牙支的位置。

颌第一前磨牙之间下方的骨质中。颏神经出颏孔后会发出前、中、后三个分支，成人颏孔多朝向后、上、外方（图 4-26e 和 f）。颏孔是下颌种植手术的重要标志，一旦颏神经受到损伤，会出现下唇麻木、颏部感觉迟钝等症状。在经颏孔方向进行穿刺或施行颏神经麻醉时，应格外注意进针方向。下牙槽神经在颏孔下面向前继续走行 1 ～ 3 mm，之后向上弯曲回行进入颏孔。在进行下颌种植时，需要准确了解颏孔的位置，种植体与颏孔应保持 2 ～ 3 mm 的间隔。对于下颌无牙颌患者，在进行下颌骨前部种植时，应在颏孔前缘约 5 mm 处植入种植体，或者采用倾斜的方式予以避开。对于老年人或牙列缺失者，由于牙槽突萎缩吸收，颏孔位置相对上移，离牙槽嵴顶很近。若下颌骨吸收萎缩严重，颏孔甚至可能位于表面，开口在牙槽嵴顶部。识别颏孔的大致位置且切口设计略偏舌侧，有利于更快速地翻瓣，并且在手术过程中应保护颏神经。

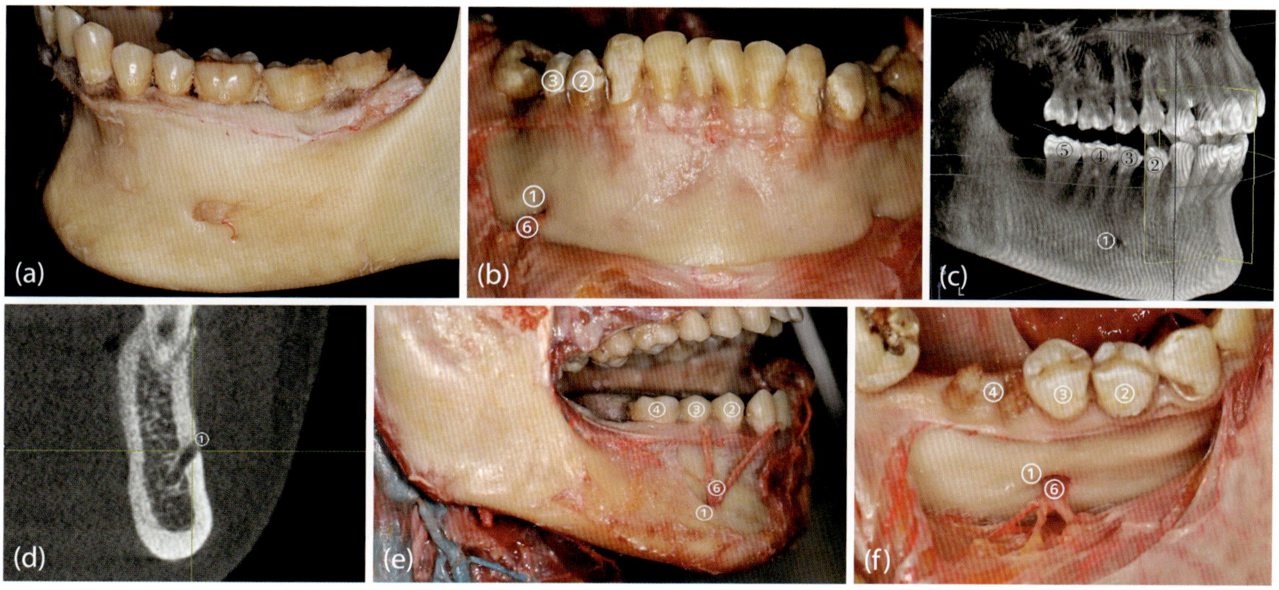

图 4-26　颏孔及颏神经的解剖位置

（a）颏孔前外侧观；（b）正视下颌骨时，颏孔的位置；（c）CBCT 影像显示颏孔前外侧面；（d）CBCT 影像下颌第二前磨牙区矢状向截图显示颏孔；（e）颏神经从颏孔中穿出；（f）颏神经的前、中、后三个分支。注：① 颏孔；② 下颌第一前磨牙；③ 下颌第二前磨牙；④ 下颌第一磨牙；⑤ 下颌第二磨牙；⑥ 颏神经。

当颏孔区域垂直骨量不足时，翻瓣尽量谨慎，避免过度牵拉导致损伤。无牙颌种植术中可以翻瓣暴露，种植窝洞预备时避开颏孔神经前袢，避免术中损伤（图 4–27）。

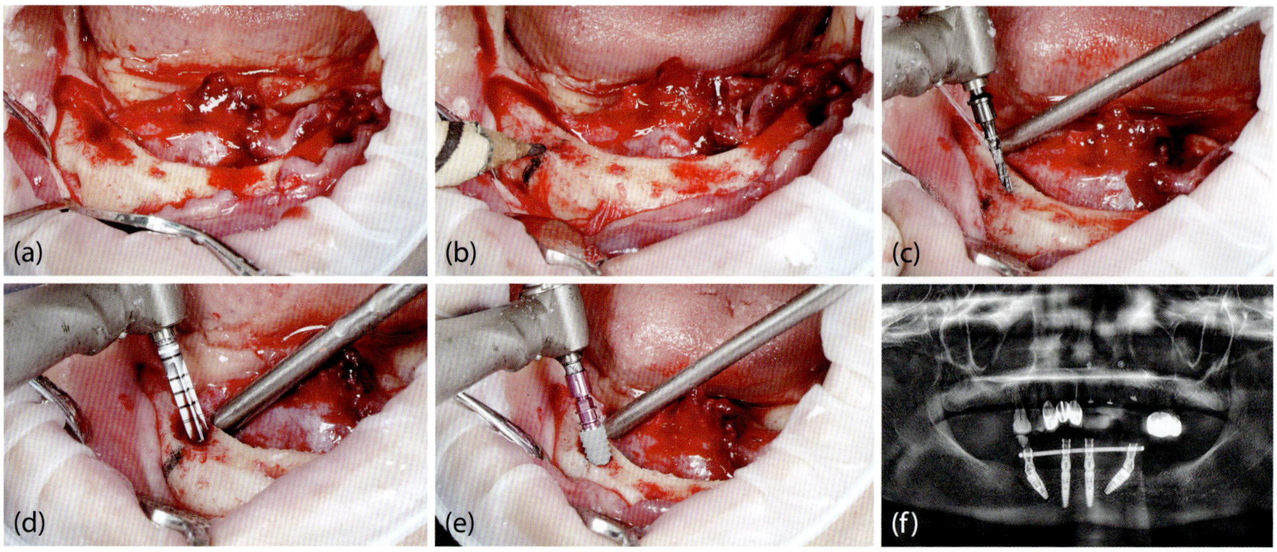

图 4–27　颏孔区域垂直骨量不足，避开颏孔区域

（a）右侧后牙区翻瓣暴露颏孔，颏孔距离嵴顶高度不足 5 mm；（b）在颏孔正上方牙槽嵴标记位置；（c）用先锋钻在嵴顶标记位置定点，向近中倾斜进行预备；（d）使用扩孔钻逐级扩孔，并在术中探查备洞情况；（e）完成预备后植入种植体，成功避开颏孔，并获得了良好的初期稳定性；（f）术后 X 线检查，近中倾斜植体避开颏孔区域，并实现术后即刻负荷。

三、下颌神经管解剖特征

下颌管，又称为下牙槽管或下牙槽神经管，自下颌升支内侧的下颌孔向前延伸至颏孔，进而穿过下颌体部。下颌管处于下颌骨骨松质之间的骨密质管道内。在下颌支中，该管向前下方向行进，到达下颌体内时则近乎水平向前，最后向前经颏管与颏孔相连接。下颌管内包含下牙槽神经、下牙槽动脉、下牙槽静脉以及随动脉伴行的自主神经纤维和淋巴管。

Carter 和 Keen 描述了不同的下牙槽神经的分布模式和形态类型（图 4–28）：Ⅰ型指下牙槽神经表现为位于骨管内的单一粗大结构，供给磨牙牙根的分支短而直；Ⅱ型指下牙槽神经位于距离磨牙根部有一定距离且在下颌骨内处于较低位置，供给牙齿的分支更为靠后，因此比Ⅰ型更长且更具倾斜度；Ⅲ型指下牙槽神经在进入下颌孔后不久便发出单独的磨牙分支，下牙槽神经的主干相对位置更低，并继续向颏孔处延伸。

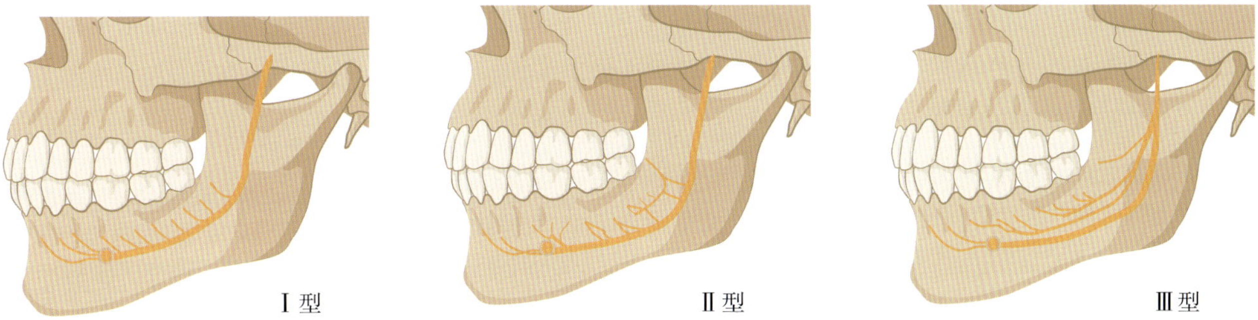

图 4–28 下牙槽神经的分布模式示意图

无牙颌患者在行下颌手术时，应注意下颌管的位置关系，尤其无牙颌患者常伴有较为严重的垂直向骨吸收，使下颌神经管的位置相对上移，有时可表现为种植可用骨高度的严重不足，因而在行下颌后牙区种植手术时，应注意避免伤及下颌管及伴行的血管，防止下牙槽神经损伤。通过 CBCT 影像学资料及数字化技术，可以直观观察到下颌神经管的位置（图 4–29）。

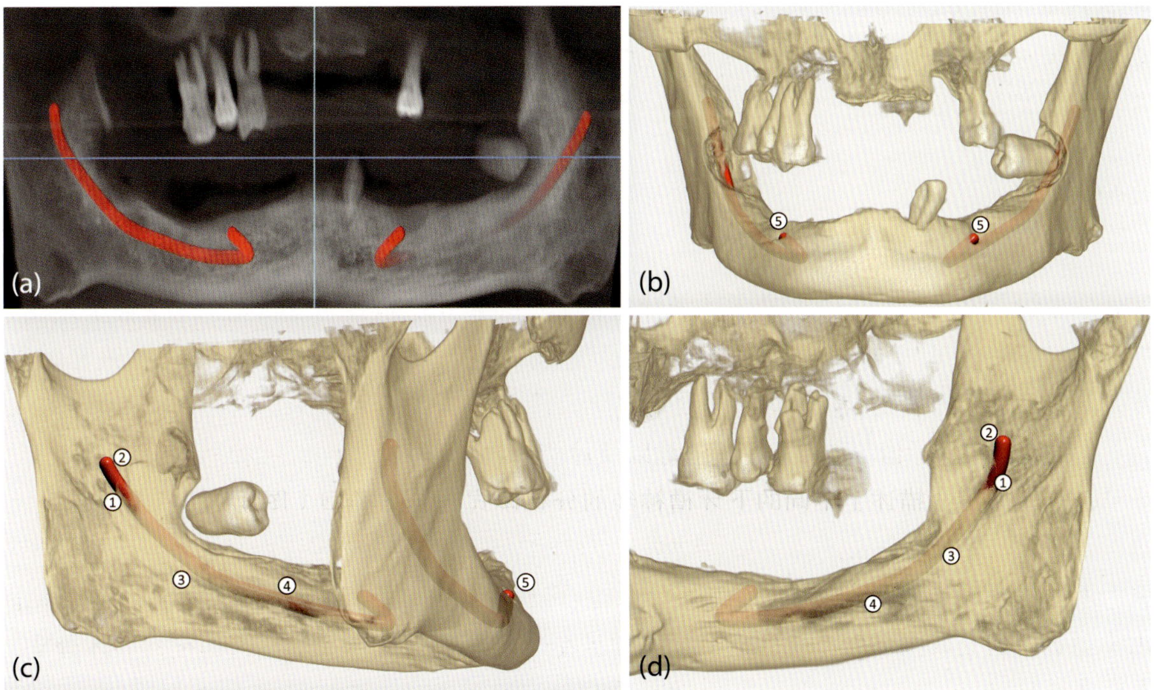

图 4–29 数字化重建下颌管结构

（a）CBCT 标注下颌神经管位置，数字化技术重建下颌神经管位置；（b）正面观；（c）后侧面观；（d）侧面观（患者左侧）。注：① 下颌孔；② 下颌小舌；③ 下颌舌骨沟；④ 下颌管；⑤ 颏孔。

参考文献

[1] 郭天奇 , 付丽 , 孙悦 , 等 . 鼻腭神经移位术应用于美学区骨量不足的种植 1 例 [J]. 实用口腔医学杂志 , 2018, 34(3): 416-418.
[2] 纪荣明 , 王少海 , 吴轶群 . 口腔种植应用解剖实物图解 [M]. 2 版 . 北京：人民卫生出版社 , 2021.
[3] 皮昕，王美青 . 口腔解剖生理学 [M]. 7 版 . 北京：人民卫生出版社 , 2012.
[4] CHEUNG LK, FUNG SC, LI T, et al. Posterior maxillary anatomy: implications for Le Fort I osteotomy[J]. Int J Oral Maxillofac Surg, 1998, 27:346-351.
[5] NKENKE E, HANH M, Lell M, et al. Anatomic site evaluation of the zygomatic bone for dental implant placement[J]. Clin Oral Implants Res, 2003, 14:72-79.
[6] CARTER RB, KEEN EN. The intramandibular course of the inferior alveolar nerve[J]. J Anat, 1971, 108:433-440.
[7] 宿玉成，林婷，赵阳 . 口腔种植相关外科及放射线解剖 [M]. 沈阳 : 辽宁科学技术出版社 , 2020.

张宏志　吕昊昕　撰写
董　衡　修订
吕昊昕　终审

第五章

放射影像及数字化设备

第一节

数字化放射技术

数字化放射技术应用于口腔医学领域已将近 30 年，数字化影像的引入，毋庸置疑地改善了术前的解剖学评价，使临床医生能够获得更为清晰且精确的影像。传统的放射影像由放射透射区（暗区）和放射阻射区（亮区）构成，前者感光乳剂中的银粉更为致密，后者在处理过程中因颗粒被去除而显得没那么集中。从另一方面来看，数字化图像是由一系列呈线状或柱状排列的像素组成。每个像素由 3 个数字进行标记：x 坐标、y 坐标以及灰度值（与感应器接收的放射线强度相关）。放射图像质量的主要决定因素为分辨率和噪点，而数字化放射图像的特性则取决于将放射线转化为数字信号的感应器类型。分辨率包括两个方面：空间分辨率（分辨两个相邻物体的能力）和对比分辨率（分辨两个灰度相似物体的能力）。在固态感应器（如电荷耦合器件、附加氧化金属半导体等）中，空间分辨率通过感应器所收集的像素数量来实现：像素越小，感应器上的像素越多，空间分辨率就越高。

数字化影像在获取后可进行进一步处理，以提升其诊断价值，使其更易于识别和解读。可通过从每个像素值中增加或减少数值来改变亮度，即图像的亮度或暗度可被调节。还可通过灰阶范围的改变来调整对比度。目前常见的 X 线检查手段包括根尖片、曲面断层片、头颅侧位片、锥形束计算机断层扫描（CBCT）等，其临床应用场景如表 5-1 所示。

表 5-1　不同 X 线检查手段的优劣对比

检查手段	主要用途	优势	局限性
根尖片	多用于检查单颗种植体，如种植复查边缘骨水平、检查种植修复体就位情况等	可显示重要细节，最小的图像失真，辐射剂量小，与解剖结构比例约为 1∶1	范围局限，视野窄，重要解剖结构识别不准确，无法精确测量解剖结构的尺寸和距离，二维成像，无法提供颊舌向厚度信息，拍摄时操作要求高
曲面断层片	可在一张胶片上完整、清晰地显示上颌骨、下颌骨全貌，上下颌牙列情况，牙槽骨吸收情况，能显示上颌窦腔、窦壁、窦底情况，以及颞颌关节情况	操作简单，拍摄范围大，可在一张胶片上显示较多信息，辐射剂量低，经济成本低	无法获取矢状面的信息。重要解剖结构识别不准确，不能提供骨宽度或牙槽嵴倾斜度的信息，存在水平和垂直面上的不均匀放大，分辨率低于根尖片

续 表

检查手段	主要用途	优势	局限性
CBCT（种植最常用）	用于口腔种植术前、术后骨组织图像的分析及方案设计，重要解剖结构的分析测量、定位，以及软硬组织病变的分析	操作简单，拍摄范围大，清晰。精确度高；可获得软硬组织三维影像信息，进行三维重建；高分辨率	价格昂贵，维护费用较高；金属放射伪影大；骨密度的信息有限；软硬组织之间的对比度较小

术前影像学检查的目的包括：① 排除临床检查无法发现的禁忌证（如良性或恶性肿瘤、赘生物、炎症病变）；② 确定种植位点，并选择最佳的长度和直径的种植体；③ 确定种植相关的解剖结构（如下牙槽神经管、颏孔）和可用于种植体固位的解剖结构（如窦前壁和侧壁、鼻腔底部）；④ 初步评估骨密度。

一、根尖片在种植中的应用

根尖片在种植领域展现出了重要的应用价值。它能够清晰地呈现出单颗牙齿及其周围牙槽骨的细微结构，这有助于临床医生准确地判断种植体的植入位置与角度，进而提升种植手术的精准度。另外，根尖片还能够及时地发现种植区域可能存在的病变或异常情况，为术前评估提供重要的参考依据，保障种植治疗的安全性与有效性。根尖片操作简便、费用较低，是种植术前不可或缺的检查手段之一。这些影像可以观察和评价骨小梁，诊断局部异常状况，可被用于评价单颗牙位的细节；但在通常情况下，很难将感应器与被评估的骨嵴长轴平行放置，所以难以精确测量临近解剖结构的尺寸和距离。不过，根尖片检查，尤其在使用标准化技术时，对于定期复诊评估种植体边缘骨水平来说，是一个较为理想的检查手段，特别是在种植体数目较少的情况下（图 5–1）。

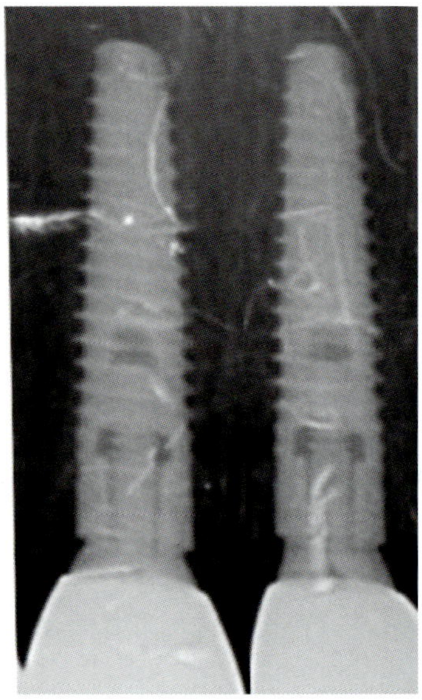

图 5–1　根尖片可检查种植体边缘骨水平

二、曲面断层片在种植中的应用

曲面断层片（又称为全景片）在口腔种植中展现出诸多明显的优势。其一，它能够提供全面的口腔颌骨结构信息，包括牙槽骨的高度、宽度、形态等，有助于临床医生精确地评估种植区域的条件，为种植方案的制订提供坚实可靠的依据。其二，曲面断层片能够清晰地呈现上下颌牙列的整体状况，便于医生提前发现潜在问题，降低种植风险。其三，曲面断层片操作简便、快捷，患者接受度较高，且费用相对较低，是种植术前评估的重要辅助手段之一。这些优势使得曲面断层片在口腔种植领域得到广泛应用，为患者的种植治疗提供有力保障（图

5–2）。然而，此项技术有一个特点，即在垂直平面上，放射线源是束状 X 线；在水平面上，实际的放射源是 X 线的旋转中心。这样所产生的影像，会使物体在垂直平面上呈现出一致的变形率。同时，由于旋转中心到颌骨距离的变化，在水平面上的放大率也会进一步改变，尤其在前牙区更为明显。这就导致被分析的物体与邻近解剖结构的水平距离存在误差风险。尽管存在多种局限性，全景放射检查仍然是获取全部牙齿和上下颌骨整体信息的一种选择。

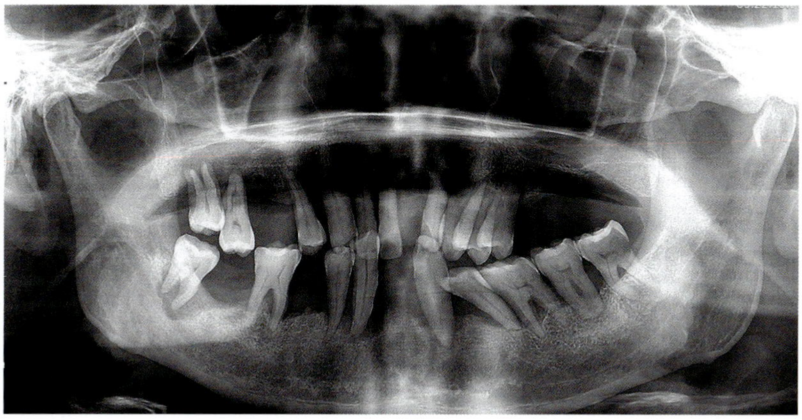

图 5–2 曲面断层片可显示口腔剩余牙齿情况以及缺牙部位

曲面断层片检查能够展示出牙弓、上颌窦、颞下颌关节（temporomandibular joint，TMJ）等方面的信息，这对于全口种植修复具有重要的帮助作用。然而，二维图像存在的最大局限在于水平面的失真以及垂直面的放大问题。另外，患者的体位和姿势对影像的质量有着极为重要的影响，比如当患者的头转向左侧时，左侧的解剖结构会被扩大，而右侧的则会缩小；倘若患者的颏部向上或向下倾斜，且头部相对 X 线源的位置过于向前或向后，那么在水平面上还会出现其他的扭曲现象。在曲面断层片中，下颌神经管可能显示得不够清晰，并且其位置靠近舌侧皮质骨，最终投影位置比实际位置要高，从而导致信息的不准确。

三、CBCT 在种植中的应用

（一）CBCT 的优势

锥形束计算机断层扫描（cone beam computed tomography，CBCT）在种植领域展现出了非常显著的优势。它能够提供高精确度的三维立体口腔影像，这使得医生能够全面且深入地了解种植区域的骨结构、神经管位置等至关重要的信息，进而能够进行更为精准的术前规划（图 5–3）。

与传统影像学检查方法相比，CBCT 能够更为清晰地呈现出细微的解剖结构，有效降低了手术的风险。而且，CBCT 还能够协助医生在术中进行实时导航，更进一步地提升了种植手术的准确性与安全性。在复杂种植病例中，其应用更是为患者带来了更好的治疗效果和体验。

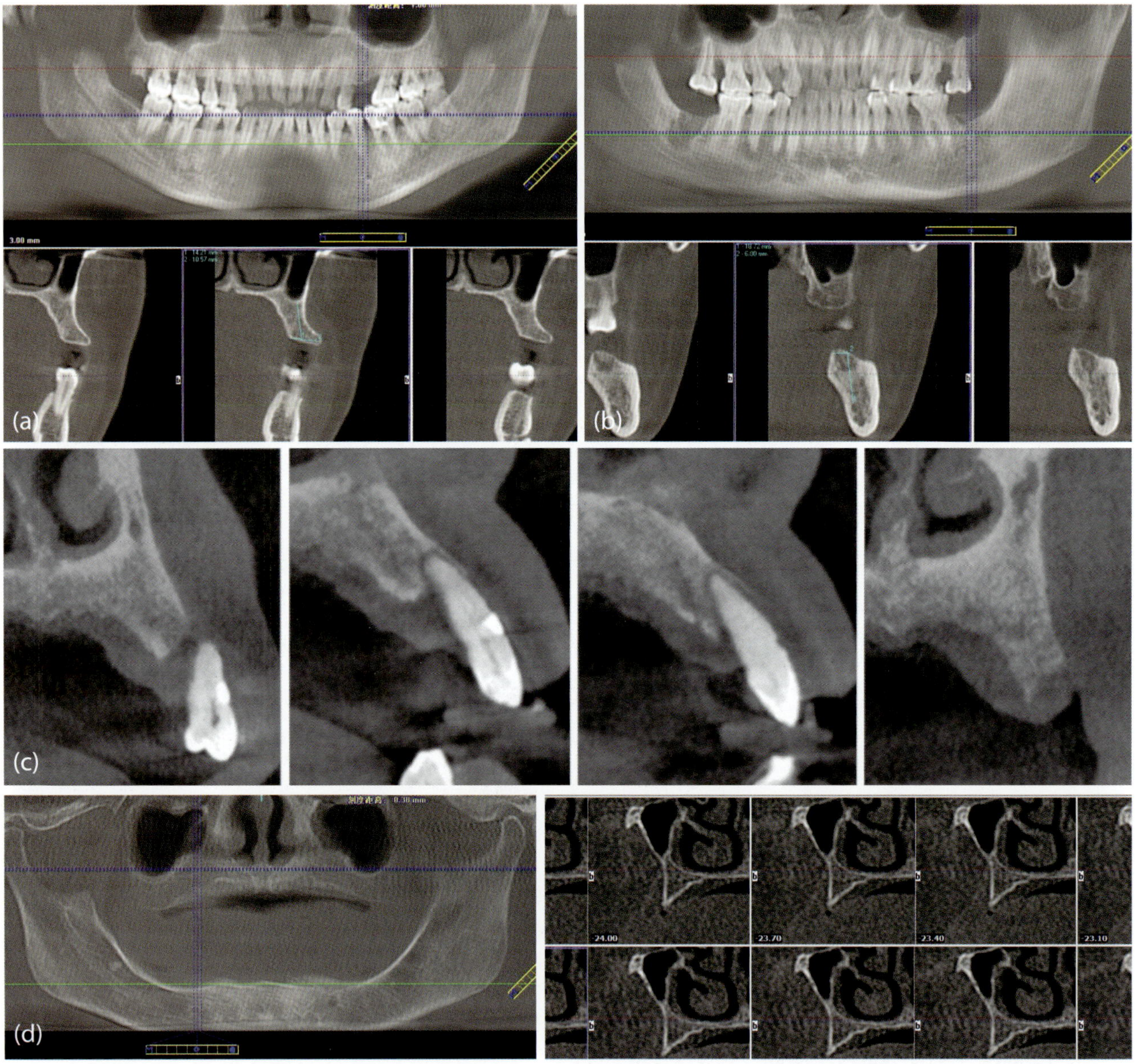

图 5-3 CBCT 应用于种植术前评估

（a）CBCT 显示上颌后牙区可用骨高度与宽度；（b）CBCT 显示下颌后牙区可用骨高度与宽度；（c）CBCT 矢状面上显示上颌前牙区剩余牙槽骨宽度、高度；（d）CBCT 显示无牙颌患者，右上后牙区剩余骨量以及骨质情况。

CBCT 所获得的三维重建影像并非由二维影像的像素构成，而是由体素构成（图 5-4）。由于 CBCT 体素具有各向同性的特点（即三维空间上的尺寸均相同），其重建的层厚可达亚毫米级，多层面的重建能够保持实际的尺寸。这就意味着影像具有极高的精确性，因而测量的误差范围很小（≤ 0.1 mm）。

对于一些特殊的手术，例如穿翼倾斜种植，在手术过程中，可能需要进行 CBCT 检查，以确定种植体相对于邻牙或邻近解剖结构的位置。将 2 mm 先锋钻插入种植窝洞拍片检查，可以确定备孔方向相对于上颌窦位置的倾斜度是否足够（图 5-5）。

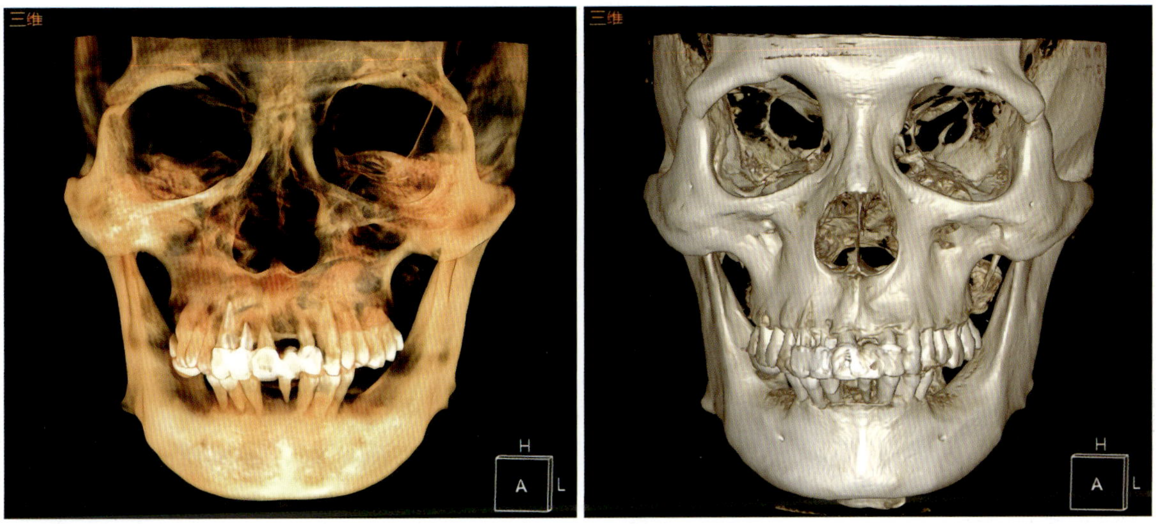

图 5-4　CBCT 三维重建立体影像

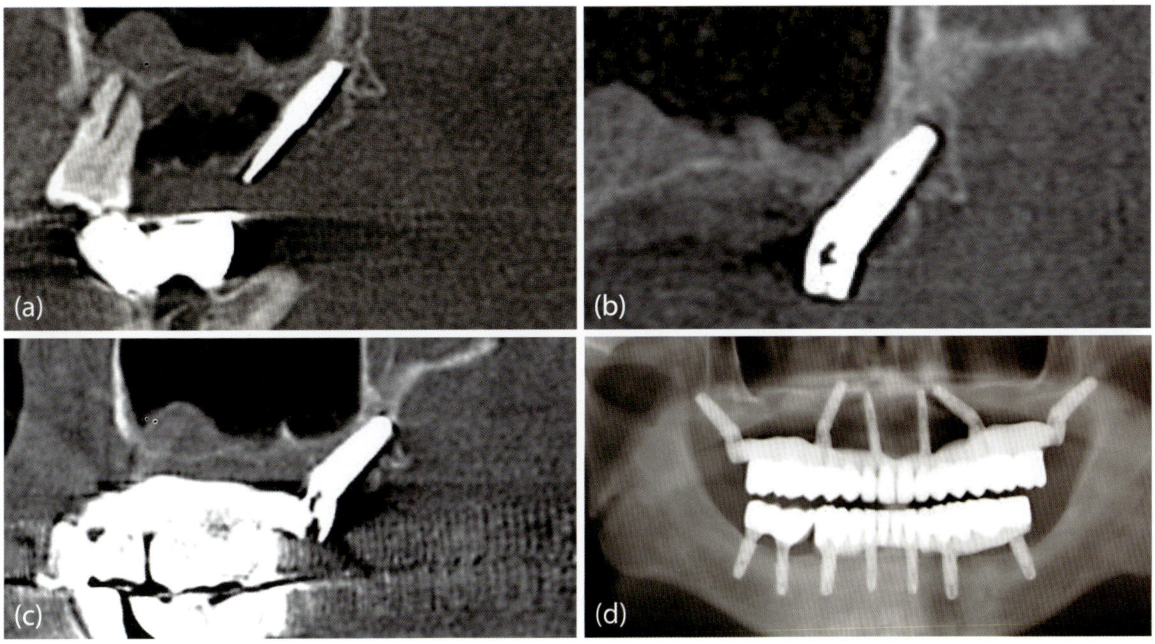

图 5-5　CBCT 应用于种植术中的评估

（a）术中插入指示杆拍摄 CBCT 检查种植位点的确切位置和倾斜度；（b）穿翼倾斜种植方式可以植入 1 颗长度为 16 mm 的种植体；（c）实现即刻负荷；（d）完成最终修复的全景片。

（二）CBCT 的精确度

不同研究采用不同的实验方法评估 CBCT 的精度。研究发现，其系统误差约为 0.15 mm，随机误差通过标准偏差来评价，约为 0.25 mm，这是非常低的误差值。然而，导致随机误差的一个常见原因是患者在 X 线扫描时非自主的动度，这一点常被忽略。Pettersson 的一项研究显示，约 40% 的患者进行三维 X 线检查时会在扫描过程中微动，从而造成影像扭曲。此外，充填体或修复体内的金属材料产生的（散射）噪点也可能造成图像变形或伪影导致难以辨别特定结构。即便存在些许误差，CBCT 也是制订口腔治疗计划时不可或缺的诊断分析工具。它能精确地定位牙源性囊性病变的解剖范围，判断牙周病损的程度，对各类疾病的精确诊断非常有用。其在临床工作中得到广泛应用的主要原因是能够获取高度精确的颌骨三维解剖结构，便于医生对复杂的种植修复治疗进行良好的设计。表 5-2 列出市面上主要的 CBCT 设备以及性能、特点、精确度、优势和不足。

表 5-2　目前市面上主流的 CBCT 产品

厂商	KaVo	NewTom QR srl	Carestream Dental	Planmeca
型号	Aero-X	Vgi evo	CS9300 Select C	Planmeca ProMax® 3D
剂量	超低剂量模式 LDT 最低仅 30 mGycm^2，约为 4 μSv	49 μSv	Large F 93 μSv, Medium F 75 μsv	4 μSv（儿童） 190 μSv（成人）
体素大小	0.08 ～ 0.4 mm	0.075 ～ 0.3 mm	0.09 ～ 0.5 mm	0.075 mm, 0.1 mm, 0.2 mm, 0.4 mm
重建时间	小于 30 秒	1 分钟	小于 2 分钟	2 ～ 55 秒
焦点	0.5 mm	0.3 mm	0.7 mm	0.5 mm
灰阶	16 bit	14 bit	15 bit	15 bit
外形尺寸	2 467 mm × 1 674 mm × 1 240 mm	1 285 mm × 1 640 mm × 2 230 mm	没有头颅固定器： 1 158 mm × 1 595 mm × 2 378 mm 有头颅固定器： 2 137 mm × 1 595 mm × 2 378 mm	1 130 mm × 1 260 mm ×（1 540 ～ 2 430）mm
探测器	碘化铯超高通率 COMS 动态平板	Amorphous silicon fiat panel 20 × 25 cm	Amorphous S con Flat Pane	Flat Panel Sensor
患者定位方式	站姿	站姿	坐姿 / 站姿 / 轮椅	坐姿 / 站姿 / 轮椅
扫描时间	10 ～ 20 秒（曝光时间：1.4 ～ 20 秒）	15 秒（曝光时间：3.6 秒）	3D 模式：12 ～ 28 秒 全景模式：4 ～ 16 秒	33 秒
面积单位	14 cm × 9 cm, 11 cm × 9 cm, 5 cm × 5 cm	24 cm × 9 cm, 16 cm × 6 cm, 15 cm × 12 cm	CS 9300: 5 cm × 5 cm, 8 cm × 8 cm, 10 cm × 5 cm, 10 cm × 10 cm, 17 cm × 6.17 cm × 11 cm, 17 cm × 13.5 cm	Single: 10 cm × 10 cm Stitched: 20 cm × 18 cm

续 表

厂商	KaVo	NewTom QR srl	Carestream Dental	Planmeca
文件大小	100 MB	320 MB ～ 1.18 G		30 ～ 250 MB
捆绑软件	ClinicView11, On Demand 3D Dental	NNTT with free viewer shaning app	Carestream Dental's Imaging Software	Planmeca Romexis
球管	D-0545, 固定阳极，95 kV, 2 ～ 16 mA	旋转阳极：110 kV:1 ～ 32 mA（Pulsed mode）	60 ～ 90 kV; 1 ～ 10 mA	54 ～ 90 kV,1 ～ 12 mA
特殊性能	全自动对焦功能差，双球管设计，减少侧位抖动提高影像质量，提高使用寿命	拥有业内唯一透视模式，在 19 cm × 17 cm 模式下可透视 1 ～ 36 秒，达到动态预览。业内最小高管焦点，装转阳极靶面	配置灵活，整体化数字解决方案，搭配 CS7600 口内扫描仪	视野灵活度高，拥有口内扫描仪和 CAD/CAM 完整数字化系统解决方案

四、磁共振成像在种植中的应用

对无牙颌患者进行修复重建时，颞下颌关节（TMJ）同样是我们所要考虑的必不可少的一部分。MRI 是目前用于分析颞下颌关节关节盘位置和形态的金标准成像工具。MRI 也可用于显示张口时关节盘移动的位置、关节积液和滑膜炎，以及不同程度的骨侵蚀和关节变性疾病。同时，CBCT 成像已成为评估关节骨改变的金标准成像工具，在 CBCT 上可观察到髁突侵蚀、骨折、强直、脱位和骨赘等病理变化。

颞下颌关节盘前移位是关节盘相对于髁突和关节结节的位置异常。在成像时，MRI 可观察到关节盘，CBCT 则可观察关节骨质。仅通过 MRI 很难直观地观察 TMJ 盘与髁突或关节窝之间的三维关系，CBCT 则不能显示关节盘。所以在临床上，我们可以通过融合 MRI 和 CBCT 图像，从三维的角度直观展示关节盘的形态和髁突的位置关系。

第二节

数字化牙列扫描技术

数字化牙列图像是现代口腔医学关注的重点，牙列图像在口腔修复、口腔正畸和口腔种植等专业的临床诊疗过程中发挥着重要的作用，可用于研究分析、治疗计划辅助制订以及修复体设计和制作等领域。

一、数字化印模与传统印模对比分析

数字化三维牙列图像相较于传统石膏模型，具有更易保存、更为环保且更节省空间等优势，它是口腔修复体数字化设计和制作的基础。数字化三维牙列图像主要通过数字印模技术来获取，包括牙颌模型扫描技术（间接扫描）和口内扫描技术（直接扫描）。牙颌模型扫描技

术根据扫描对象的不同，可分为石膏模型扫描、印模扫描、蜡型扫描等。口内扫描则是利用口内扫描仪在患者口内直接扫描牙齿及周围软组织，从而获得口内软硬组织表面的三维形态、颜色纹理等信息。

然而，口内扫描仪的应用存在一定局限性，如口内操作空间及扫描头尺寸的限制导致视场范围有限；被扫描对象和操作者处于运动状态，难以保持绝对稳定；口内扫描获得的全牙列及软组织数据的拼接准确性较低。此外，通过 CBCT 数据阈值分割及三维重建也能获得数字化三维牙列图像。在上述几种数字化三维牙列图像中，石膏模型扫描和印模扫描所获取的数字化三维牙列图像精度较高，且二者之间差异无统计学意义；口内扫描所获取的数字化三维牙列图像精度较石膏模型扫描和印模扫描低；CBCT 三维重建所获取的数字化三维全牙列图像精度较差，仅适用于精度要求较低的情况。在不同的研究中，由于选用的设备和测量方法不同，数字化三维牙列图像精度的具体数值存在差异。有研究表明，石膏模型扫描获取的数字化三维牙列图像的尺寸精度约为 0.06 mm；印模扫描的尺寸精度约为 0.03 mm，形态精度约为 0.09 mm；口内扫描获取的数字化三维牙列图像的尺寸精度约为 0.37 mm，形态精度约为 0.17 mm；CBCT 获取的数字化三维牙列图像的尺寸精度约为 0.54 mm，形态精度约为 0.89 mm。数字化印模已经成为数字化口腔最基本的入口，同时也是数字化方式重建复杂口颌系统的枢纽。数字化印模目前已经在一定比例上取代了传统印模，随着技术的不断提升和进步，数字印模能够进一步提升性能和准确性。表 5–3 列举了数字化印模与传统印模的优势和劣势对比分析。

表 5–3 数字化印模与传统印模对比分析

	数字化印模	传统印模
效率	效率较高，流程简单，无需等待	需等待较久（调拌印模材、石膏硬固时间、配送时间）
精确性	较精确（有一定不可控因素，影响成像因素包括：口腔环境复杂，拼接成像、动态扫描、解剖式印模，需要非解剖式印模时数字印模不能完全替代物理印模）	精确，需要丰富的临床经验
安全性	较安全（非接触性，减少对伤口刺激、避免交叉感染），对松动牙齿可避免脱落	相对安全（即刻修复时，印模材会对伤口造成一定刺激，造成感染风险）
舒适度	舒适度较好，避免刺激咽部和舌根引起恶心反胃	印模材可能刺激咽部、舌根，引起恶心，进入倒凹的印模，脱位时较难
医患接受度	医患更易接受，医生学习曲线较短	医患接受度一般，复杂印模学习曲线较长，需丰富的临床经验
是否便于储存	易于储存，甚至云储存，占用空间小，备份后不易丢失，可三维打印后获得物理印模	储存较难，占用空间较大，且时间久易发生形变
交流对比	易于比较，可匹配、重叠两个相同的部位，不同时期的数据进行对比；测量方便，可直接获得测量数据；便于医生之间、医患之间沟通交流	交流对比价值一般
科研价值	方便，科研价值较高	一般

另外，数字化四维牙列图像是在数字化三维牙列图像的基础上增加了动态因素，即牙列（主要是下颌牙列）在下颌运动过程中形成的动态运动图像。数字化四维牙列图像在咬合诊断、修复体功能面设计、教学等方面具有重要作用。

二、口内扫描设备

当今，全球许多国家的口腔设备厂家都在不断投入，研发数字化印模设备（图 5–6）。通过数字扫描，可以获得口腔牙列的软、硬组织影像（图 5–7）。目前在技术层面比较成熟且被大众广泛接受的口腔数字印模设备有十几种，表 5–4 列举了目前市面上主流的口内扫描仪的性能特点。

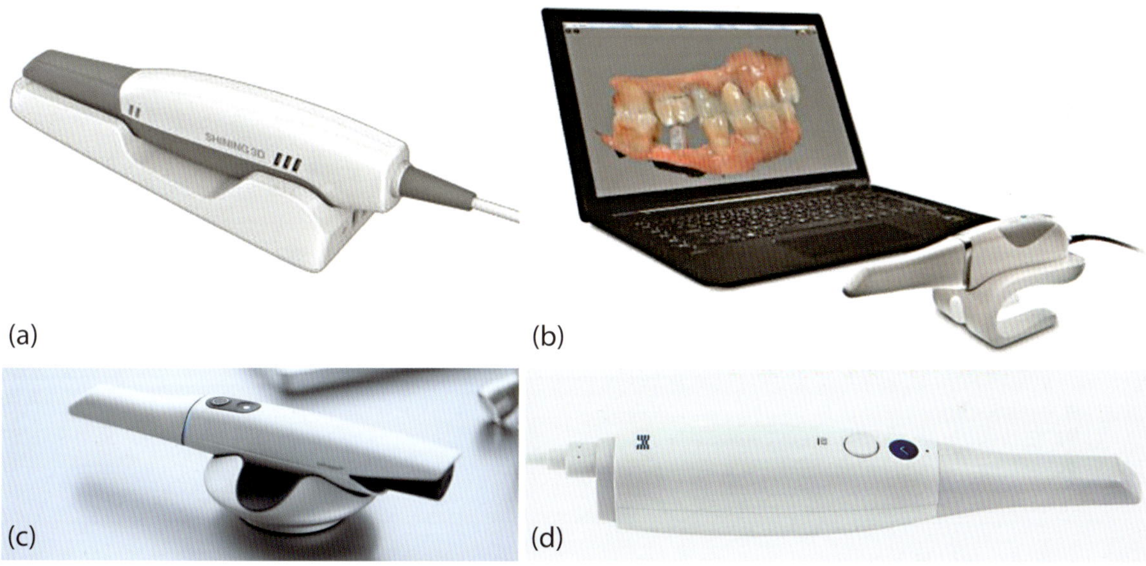

图 5–6　目前市面上常见的口内扫描仪

（a）Aoralscan 3（Shining 3D）口内扫描仪；（b）锐科 CS360；（c）3 SHAPE TRIOS 5；（d）MEDIT i700。

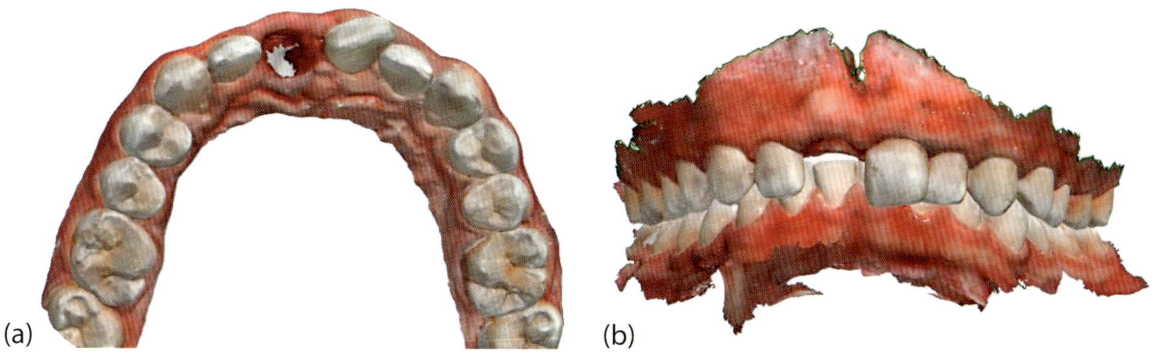

图 5–7　口内扫描仪图片

（a）上颌口内咬合面扫描图片；（b）口内上下颌咬合正面观。

表 5-4　目前市面上主流的口内扫描仪的性能特点

品牌	3shape	iTero	西诺德	锐科 cs3600	蓝野	先临	频泰	朗呈	普兰梅卡	Dental Wings	菲森
精度	6.9 μm ± 0.9 μm	20 μm	20 μm	30 μm	30 μm	20 μm	15 μm	20 μm	30 μm	15 μm	25 μm
适应证	修复、正畸、种植	修复、正畸、种植	主要正畸	修复、正畸、种植	修复、正畸、种植	修复、正畸、种植	修复、正畸、种植	修复、正畸、种植	修复	修复	修复、正畸、种植
扫描深度	17 ± 3 mm	15 mm	0 ~ 15 mm	0 ~ 13 mm	0 ~ 17 mm	12 mm ± 2 mm	15 mm	0 ~ 22 mm	0 ~ 13 mm	/	15 mm
成像尺寸	/	/	/	20 mm × 17 mm（标准头），16 mm × 20 mm，14 mm × 18 mm（小头）	/	/	17 mm × 20 mm	/	标准头：17.6 mm × 13.2 mm，细微头：12 mm × 13.2 mm	/	/
成像速度	快	快	快	一半	较快	快	快	一般	反应较慢	一般	一般
咬合匹配速度	快	较快	正常	正常	非常快	较快	一般	慢	一般	一般	慢
颜色	真彩	渲染色（鲜艳）	渲染色（暗色）	渲染色	渲染色（粗糙）	渲染色	渲染色（颜色差）	二代彩色	二代彩色	黑白 / 彩色	彩色
镜头是否可拆卸	√	×	×	√（分大小头）	√	×	×	√	√	×	√
防雾设计隔热技术	√	×	×	√	√	√	√	√	√	×	×
镜头旋转角度	180°	×	×	×	×	90°（换头）	×	×	90°（换头）	×	×
镜头大小重量	340 g	500 g	524 g	325 g	/	/	/	/	235 g	/	/
握持设计	握笔式	握笔式	握笔式	握笔式	握笔式	握笔式	握笔式	握笔式	握笔式	握笔式	握笔式
机身按钮	有，开始 / 结束 / 手势控制	有，机身两侧开始 / 结束	脚踏	有，开始 / 结束 / 切换界面	有，开始 / 结束	脚踏板 / 接触底座与否（开关）	无，软件控制开关	有，手势控制	有 / 脚踏	有，开始 / 结束	有，开始 / 结束 / 电源控制
数据输出	Dcm/stl/3oxz	stl 免费	stl 有偿	stl	stl/ply	stl/obj	stl/ply	stl	stl	/	stl
设计平台对接	直接平台发送	直接平台发送	直接平台发送	平台邮箱接收	邮件传输 / 导出 / 二维码分享	本地直连 / 云平台 / 导出	平台直连 / 邮件传输 / 导出	平台发送	导出	平台	—
操作界面的简易性	简单易用	简单	简单	不够贴近临床	建单复杂 / 操作极简，偏技工端	建单复杂 / 操作极简，偏技工端	建单复杂 / 操作极简，偏技工端	正常	正常	难用	建单复杂 / 有逻辑错误
手势控制技术	√	×	×	×	×	√	×		×	×	√
声音提示导航	√	×	×	×	√	√	2 music	√	√	×	√
断点扫描	√	√	√	√	√	√	√	√	√	×	√

三、面部扫描设备

近年来，口腔医学逐渐迈入三维诊疗模式的发展阶段。三维面部扫描所获取的面部数据具有显著的直观性和良好的可操作性，能够将面部特征虚拟整合到治疗计划的制订过程中，这有助于我们在软件中进行三维诊断、治疗方案规划以及疗效评估等一系列工作。三维面部扫描在口腔修复、正畸、口腔颌面外科等领域已经有了较多的研究和临床应用。

三维面部图像可以通过三维面部扫描技术来获得，构建口腔修复虚拟患者时，带有颜色纹理信息的三维面部图像更为适宜（图 5-8）。三维面部扫描涵盖了多种基于不同技术原理的扫描技术，如激光扫描、结构光扫描、立体摄影扫描、CT 扫描和 MRI 扫描等。其中，激光扫描技术的三维面部扫描精度最高（0.001 ～ 0.050 mm），但存在视网膜损伤的风险，且扫描速度略慢；结构光扫描和立体摄影扫描对人体无创害，扫描速度较快，扫描精度为 0.028 ～ 0.500 mm；CT 的扫描时间稍长，其扫描精度为 0.10 ～ 2.00 mm。当前，三维面部图像的成像精度相较于三维牙列图像较低，但基本能够满足口腔临床中虚拟仿真设计的要求。构建口腔虚拟患者通常需要获取多张不同状态的三维面部图像，以便展示患者不同状态以及进行多源数据配准。一些常见三维面部扫描仪及相关参数如表 5-5 所示。

四维面部图像是在三维面部图像的基础上增加动态因素后形成的动态三维面部图像，其可以通过专用设备进行四维面部扫描或录像来获得，也可以用多张连续动态表情下的三维面部图像按顺序整合获得。四维面部图像能够显示患者从闭唇到大笑过程中的唇齿美观效果，有利于便捷地获取患者的被动微笑姿态。

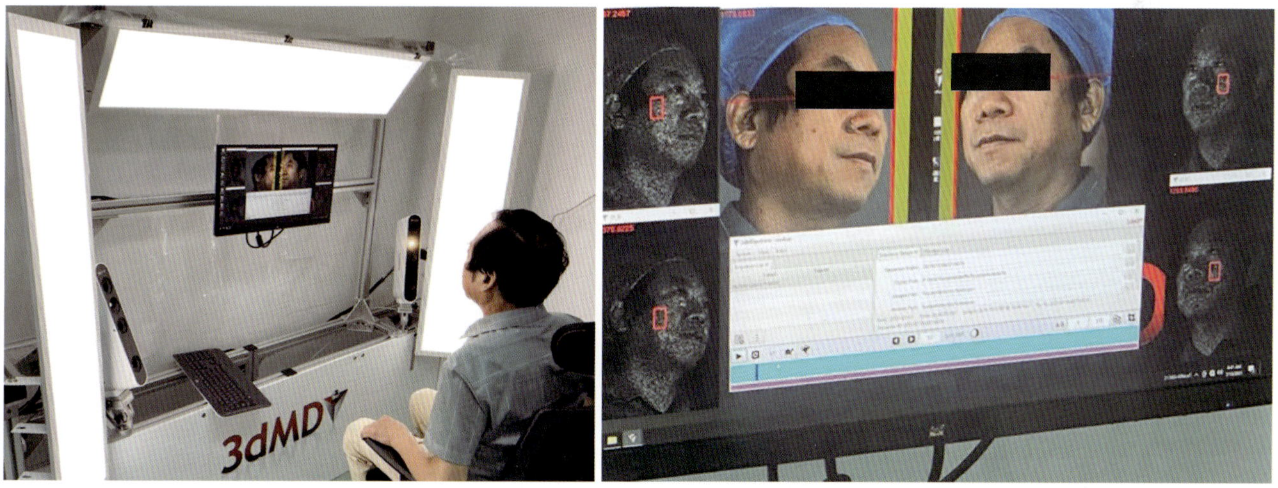

图 5-8　面部扫描设备

表 5-5　5 种三维面部扫描仪及相关参数

扫描仪	商品名称	设备原理	光源	是否便携	扫描范围	扫描时间	标称精度
便携式计量级三维扫描仪	Handyscan 3D	双目立体视觉	激光	是	360°	持续扫描	0.025 mm
固定式三维面部扫描仪	3dMDface	立体摄影	白光	否	180°	0.1 秒	0.2 mm
固定式三维面部扫描仪	Facego Pro	立体摄影	白光	否	180°	0.1 秒	0.1 mm
固定式三维面部扫描仪	RDS Facescan	立体摄影	白光	否	180°	0.001 秒	0.1 mm
便携式手持三维面部扫描仪	Revopoint POP 2	双目立体视觉	红外光	是	360°	持续扫描	0.1 mm

三维面部扫描获取的模型较 CT 重建精度高，且不对患者产生潜在辐射损伤，属于无创技术。在口腔医学领域，三维面部扫描最先应用于颌面赝复方面，在颜面赝复体的数字化设计制作中发挥重要作用。随着医学扫描技术的发展和诊疗观念的提升，口腔颌面外科、口腔美学修复、口腔正畸等多个学科也在临床操作中逐渐应用面部扫描，将面部扫描数据与口内扫描、锥形束 CT、电子面弓数据进行配准，建立患者多源融合模型，并在此基础上展开相关研究。

四、口外扫描技术

口外扫描技术是指对实体印模的印模扫描或对硬石膏模型的模型扫描。口外扫描技术可避免口内直接扫描时牙齿反光和半透明性以及体液等因素的影响，具有高效率、高分辨率的优点。对 6 个及以上单位或跨度较大的修复体，可用印模技术制取实体印模后，利用牙颌模型三维扫描仪在口外通过印模扫描或模型扫描制取数字印模。对于全牙列固定修复，实体印模结合口外印模扫描的方式可获得可靠的高精度数字印模。

五、半口 / 全口种植的精准数字化取模技术

（一）ICam4D

ICam4D 口外扫描系统主要由 4 台摄像机和 1 台投影仪组成（图 5-9）。它结合了摄影测量和结构光扫描技术来获取三维数据。通过这种方式，能够在口外扫描获取患者较为精细的口腔数据。其具有多方面的优势。相比传统的口腔内取模方式，ICam4D 口外扫描避免了患者长时间张口以及口腔内有异物感带来的不适，减少了患者恶心、干呕等不良反应。同时，高效省时，20 秒即可完成半口扫描，大幅缩短了临床取模时间，提高了诊疗效率。多角度调整搜集口内数据，保证了测量结果的完整性和精确性，相比传统取模受温度和材料影响可能产生的模型误差，ICam4D 的数据更准确。因此 ICam4D 技术在口腔种植、修复等领域应用广泛，可以实现多颗种植，尤其是无牙颌、半口 / 全口种植的精准数字化取模。

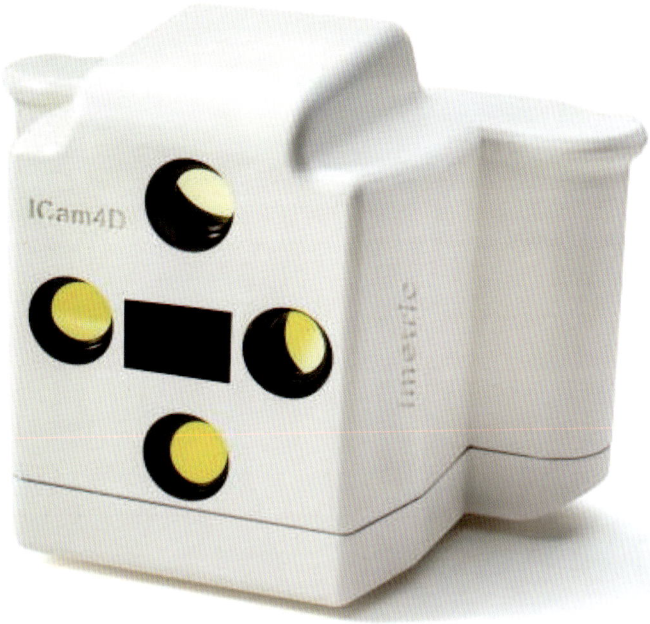

图 5-9 ICam4D 设备照片

ICam4D 每次使用前需进行校准，检测系统状态并根据实时环境情况在后台系统进行精度补偿。摄影单元 1 个投影镜头提供必要的光源，4 个高清镜头交叉拍摄被扫描体上的目标点。后台系统通过计算得到每颗种植体的位置数据（X、Y 坐标及 Z 轴方向），并保存在 IScan Dental 软件中。口腔扫描得到的牙龈数据以 .STL 格式保存，导入 IScan Dental 软件，与种植体位置数据进行匹配。针对不同的牙齿修复软件，可分别将匹配的数据导出为 .STL 和 .XML 格式，然后进行种植体上部修复体的 CAD 设计和 CAM 加工。其优点是测量速度快（30 Hz），精度高（4 个目标中心 0.015 mm，1：10 000）。比例尺来源于立体摄像系统的校准。图 5-10 显示了口内及模型的扫描过程。

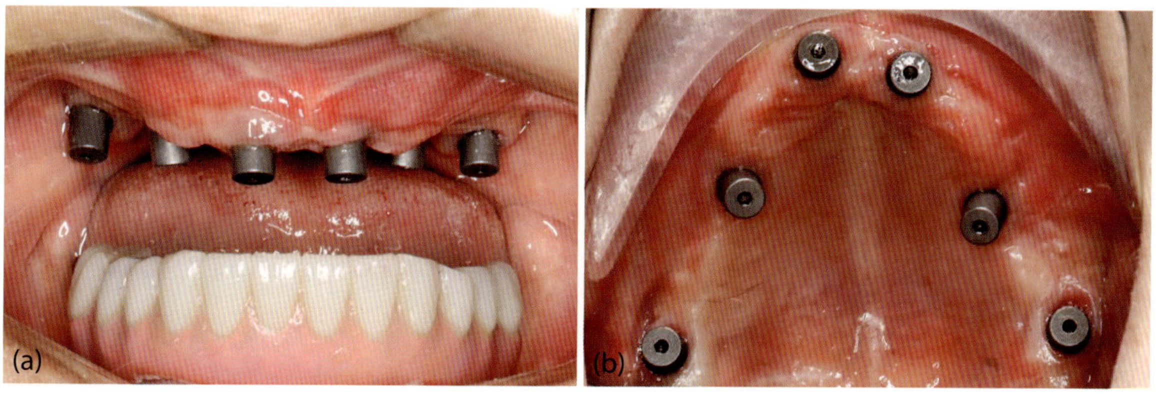

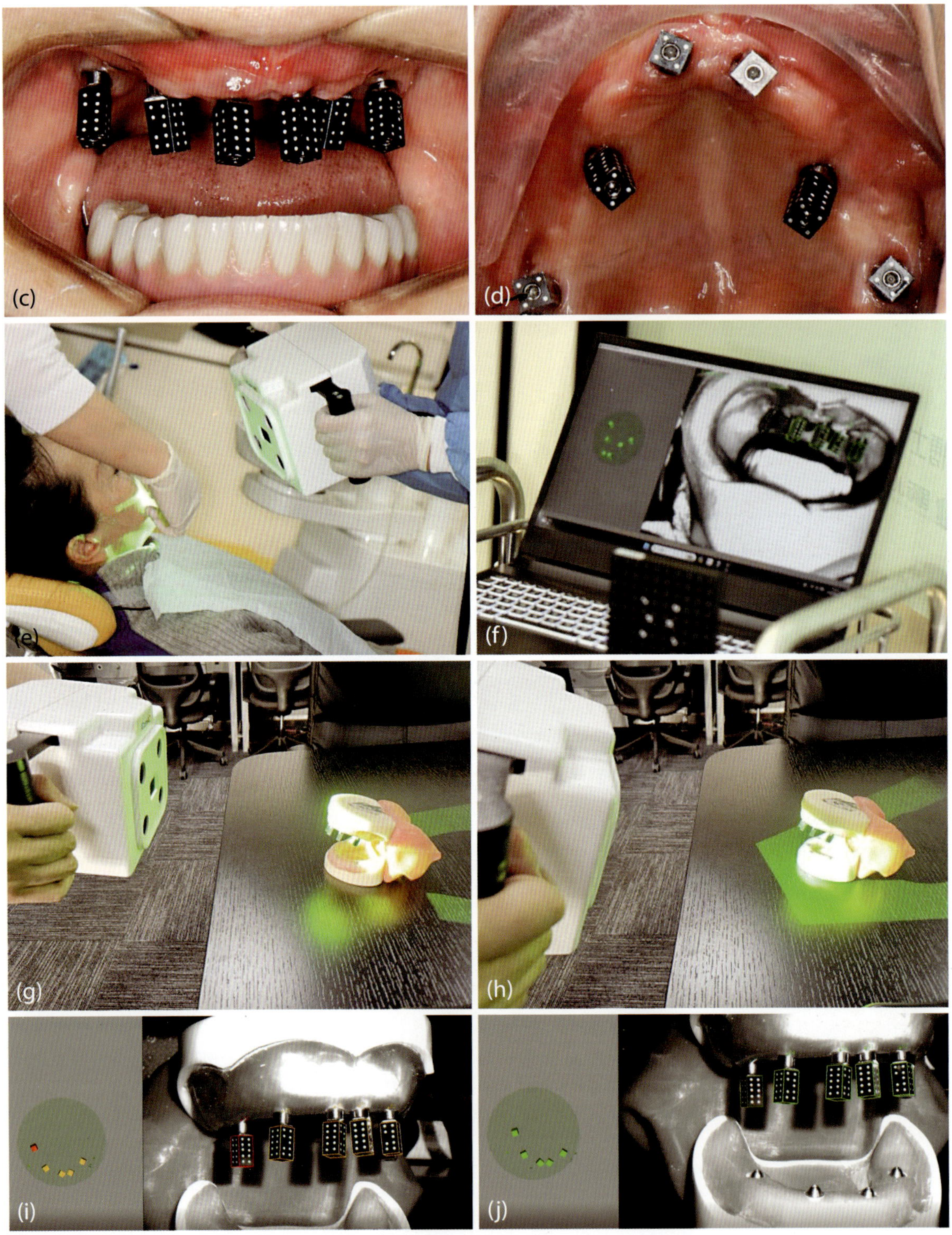

图 5-10　口内、模型分别演示安装扫描杆进行扫描

牙龈的数字化，取出愈合基台，立即将 ICamRefs 安装到植体上：(a) 正面观；(b) 咬合面观。ICamRefs 的戴入可维持原软组织形态，然后使用口内扫描仪扫描，生成牙龈的 STL 数据。种植体位置测量，取下 ICamRefs，安装专用扫描体 ICamBodies：(c) 正面观；(d) 咬合面观；(e) 将口外扫描仪缓慢地从患者一侧移动到另一侧进行摄影取像；(f) 1 分钟内即获得种植体的位置和方向数据，即“ICamPosition”；(g ~ h) 模型上定位扫描 ICamBodies；(i) 5 颗种植体位置未完全识别；(j) 5 颗种植体位置完全识别。

（二）PiC

PiC 系统中的 Scan Body 被称为 PiC Transfer，它是基于 PiC 相机的原始制造商的设计而打造的（图 5-11）。PiC 摄像头是由 2 个低分辨率相机和红外线 LED 共同组成的。

PiC 的工作原理是在一个位置进行测量，然后对多个测量值进行平均。与之相比，ICam4D 可以移动，从不同的视角来拍摄 ICamBodies。而 PiC 要从不同角度拍摄 PiC Transfers 则是非常困难的，因为 PiC Transfer 的体积过于庞大，除了最简单的 4 颗种植体，对于其他更多数量的种植体来说，其实用性并不高。而且，PiC 传输所使用的塑料在经过一次使用后，还会造成严重的损坏。反观 ICam4D，它利用 4 个摄像头从不同视角进行测量，而 PiC 则是利用 2 个摄像头仅从一个基本位置进行测量，这就导致 ICam4D 的测量精度通常比 PiC 要高 5 ～ 10 倍。另外 PiC Transfers 与 ICamBody 相比，体积较大，所以患者舒适感会降低。

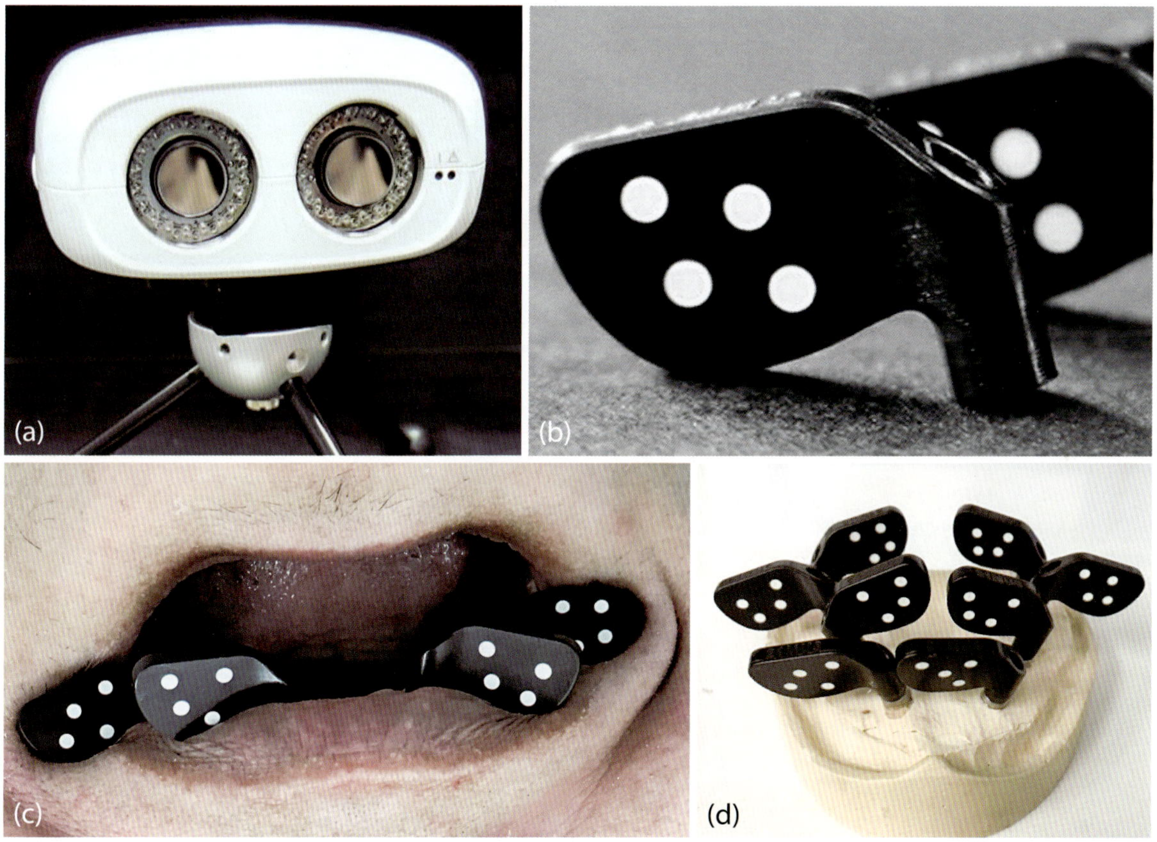

图 5-11　PiC 系统用于口腔种植修复

（a）PiC camera 设备照片；（b）PiC Transfers；（c）口内安装扫描杆 PiC Transfer；（d）石膏模型上安装 PiC Transfer。

六、下颌运动轨迹图像和数据采集技术

早期的肌电仪及机械下颌运动轨迹描记设备仅能用于记录图形，得益于数字化技术的不断发展，相关的电子设备可将记录的电子信号转换为数字信息，以图形呈现数据的同时，还可通过软件进一步定量分析，也可经过算法计算，提供半可调或全可调式殆架数据，指导咬合重建修复体制作。

下颌运动轨迹记录仪可实时动态采集患者个性化下颌功能运动轨迹，即下颌牙列在下颌功能运动过程中实时动态轨迹的图像和数据，在软件中实现下颌运动的可视化，并得到下颌运动的具体参数，可用于口颌系统的分析、诊断以及修复体设计等。下颌运动轨迹图像和数据的引入和整合，可有效提高口腔虚拟患者的仿真程度以及数字化蜡型或修复体功能殆面数字化设计的质量。

口腔种植间接数字化流程与直接数字化流程存在着明显的区别（图 5-12）。间接数字化流程通常需要先制取印模，再通过模型扫描或数字化转换等方式获取口腔数据，然后在设计软件中进行修复体或种植体的设计，最后通过技工室加工或 3D 打印等方式完成修复体或种植体的制作。这种流程相对较为复杂，需要多个环节的配合，且可能存在模型变形等问题。而直接数字化流程则是直接在口腔内使用数字化设备进行扫描，获取口腔内的三维数据，然后在设计软件中进行修复体或种植体的设计，最后直接通过 3D 打印等方式完成修复体或种植体的制作。这种流程更加简便快捷，减少了中间环节，避免了模型变形等问题，同时也提高了精度和效率。总的来说，间接数字化流程相对传统，而直接数字化流程则更加先进和高效，但也需要更高的技术和设备要求。

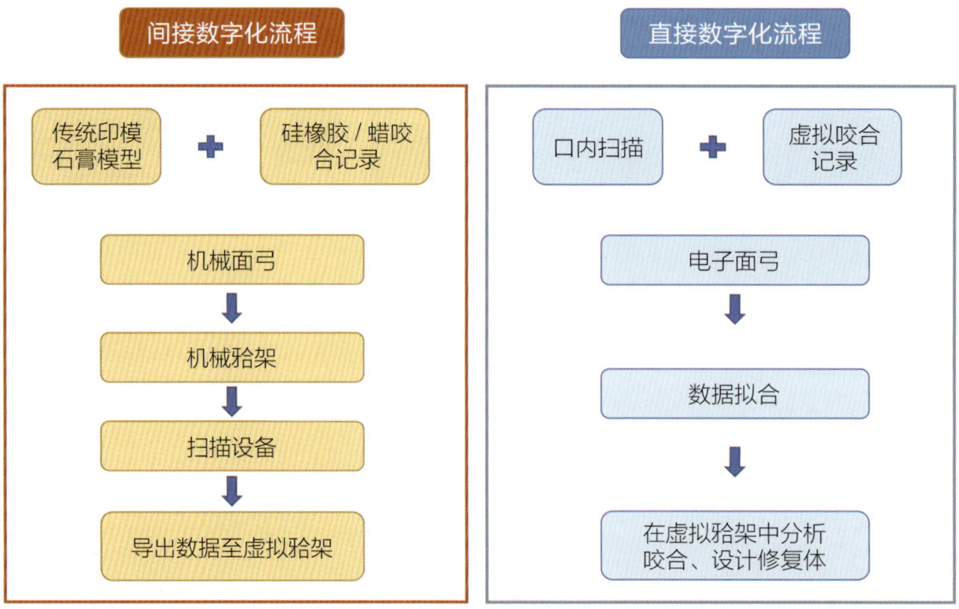

图 5-12 间接数字化流程与直接数字化流程的区别

（一）电子面弓与虚拟𬌗架

从面弓到虚拟𬌗架的数字化修复体设计工作流程包括：首先，通过使用电子面弓将患者的上颌与颞下颌关节的位置关系准确记录下来。这是整个流程的基础，确保了后续设计的准确性。接着，将面弓数据导入数字化设计软件中，结合口腔扫描数据，构建出患者口腔的三维模型。在这个模型上，可以清晰地看到牙齿、牙龈等结构。然后，根据患者的咬合情况，在软件中进行虚拟𬌗架的设置，模拟出患者真实的咬合关系。这一步至关重要，直接影响到修复体的咬合效果。在虚拟𬌗架的基础上，设计师可以进行修复体的设计，包括牙冠、冠桥等的形态和位置的确定。同时，还可以根据需要进行调整和优化，以达到最佳的修复效果。最后，将设计好的修复体数据传输给数字化打印设备进行加工制作。整个流程实现了从面弓到虚拟𬌗架的数字化转换，大大提高了修复体设计的精度和效率。

电子面弓可获取患者真实下颌运动数据，记录患者髁端和切端的运动状态，并根据患者髁突轨迹路径的长度、运动曲度、运动速度、双侧对称协调性等来观察患者下颌运动范围、评估运动神经协调性、评估患者关节结构是否改变，以及为修复、正畸、种植、外科提供运动功能咬合参考（图 5-13）。

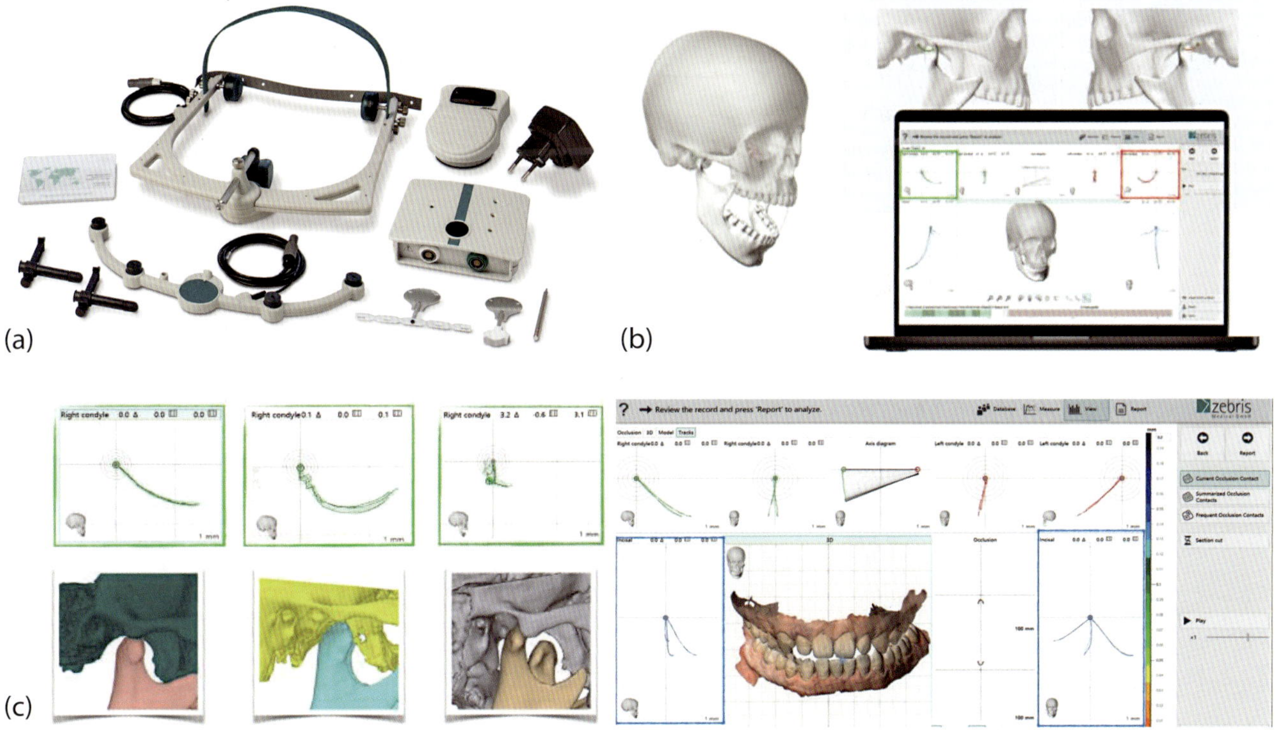

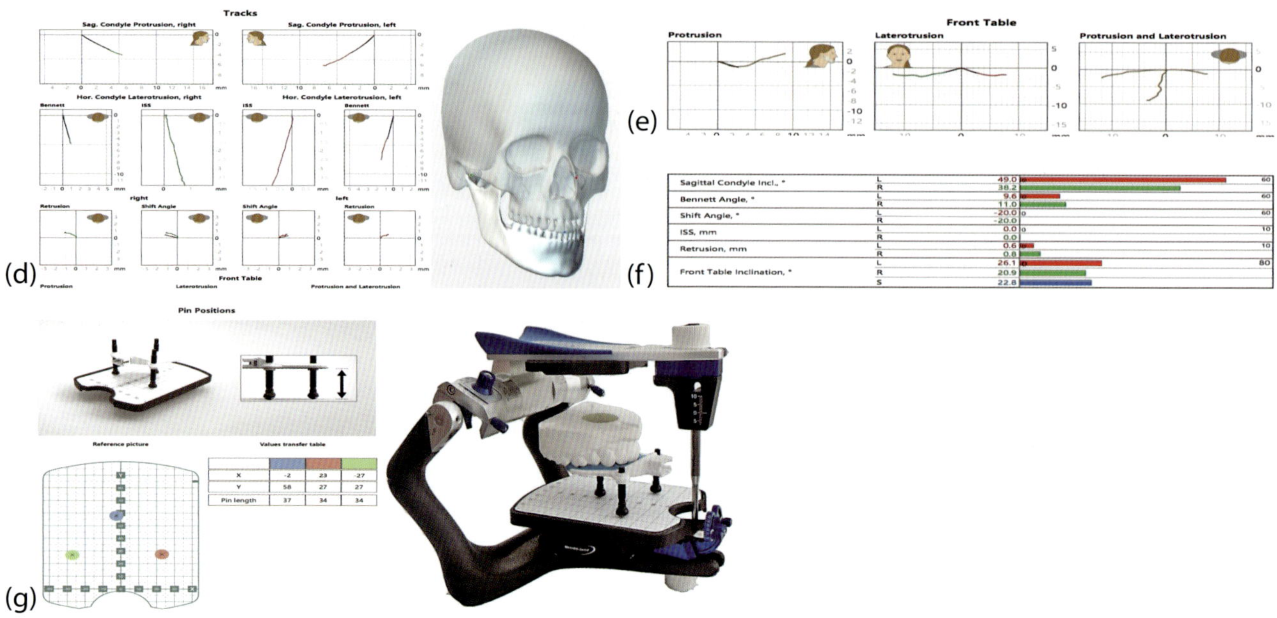

图 5-13　Zebris 电子面弓应用于下颌运动轨迹图像和数据采集

（a）Zebris 设备各组件；（b）获取髁突运动轨迹、长度、曲度、速度、对称性；（c）切端引导；（d）根据轨迹获取全可调式殆架参数；（e）切端引导；（f）同步全可调式殆架参数；（g）获取全可调式殆架信息及殆架转移。

在数字化修复体设计工作中，当完成了 CAD/CAM 设计后，我们可以将事先采集好的运动轨迹数据导入 CAD/CAM 设计平台中。这些运动轨迹数据详细地记录了患者咬合时上下颌的运动情况（图 5-14）。通过将这些数据与设计模型进行融合，我们能够在虚拟环境中模拟出患者真实的咬合动态过程。设计师可以在这个虚拟的环境中，仔细观察咬合的每一个细节，精准地调整修复体的形态和位置，以实现最佳的咬合效果。这种虚拟调殆的方式，不仅大大提高了修复体的质量和适应性，还为患者带来更加舒适和自然的咬合体验。

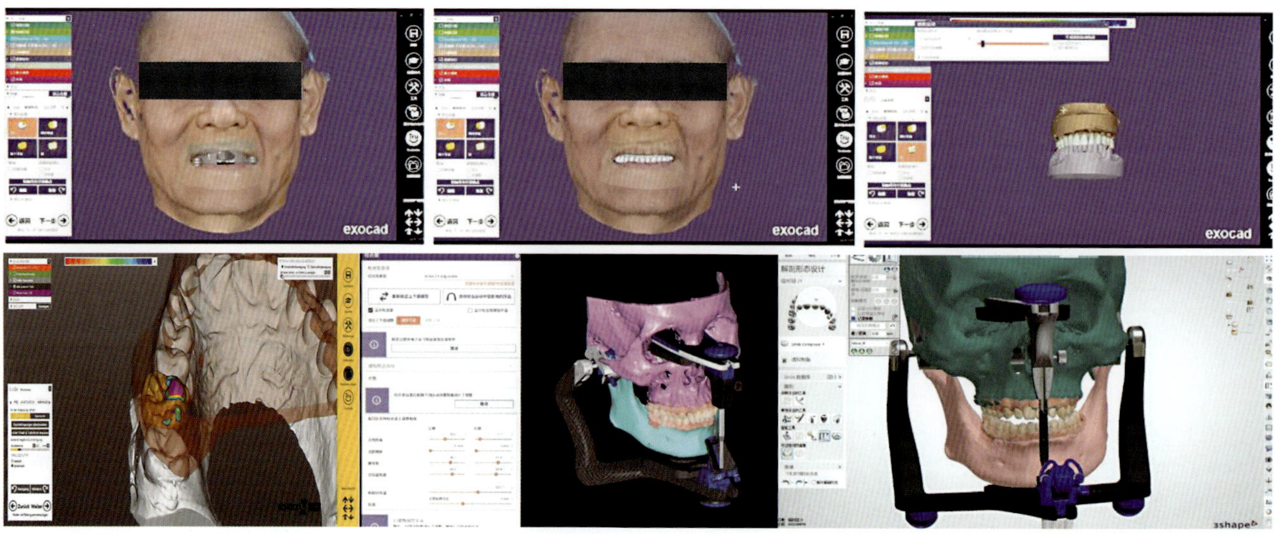

图 5-14　对接 CAD/CAM 设计，导入运动轨迹数据到 CAD/CAM 设计平台，实现虚拟调殆

在咬合重建的过程中，电子面弓发挥着重要的作用。对于有牙列的患者（图 5–15），电子面弓能够精准地获取患者的建颌参考位，为咬合重建提供可靠的依据。通过电子面弓的测量和分析，医生能够更好地了解患者的咬合状况，制订出更加科学合理的治疗方案，辅助患者进行咬合重建，恢复正常的咬合功能。而对于无牙颌患者（图 5–16），使用无牙颌夹具能够确保咬合信息的准确获取。电子面弓结合无牙颌夹具，为无牙颌患者的咬合重建提供了全面的支持。同时，通过电子面弓辅助获取咬合信息，能够更加精细地了解患者的咬合情况，为后续的治疗提供有力的保障。此外，图 5–17 展示的髁突位移靶向分析和关节诊断，能够记录分析髁突在不同状态下的运动变化。这有助于医生更深入地了解患者的颞下颌关节状况，为咬合重建提供更加全面的评估和指导。电子面弓在咬合重建中的应用，为患者带来了更加精准、高效和舒适的治疗体验。

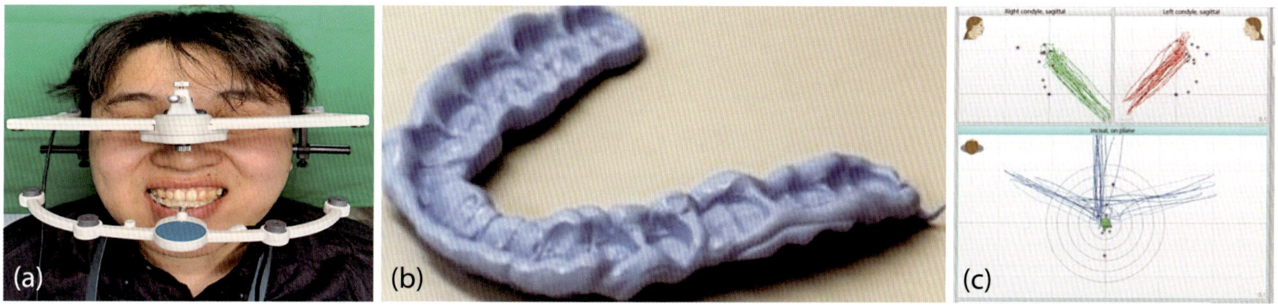

图 5–15 针对有牙列的患者，获取患者适应证建颌参考位，辅助咬合重建

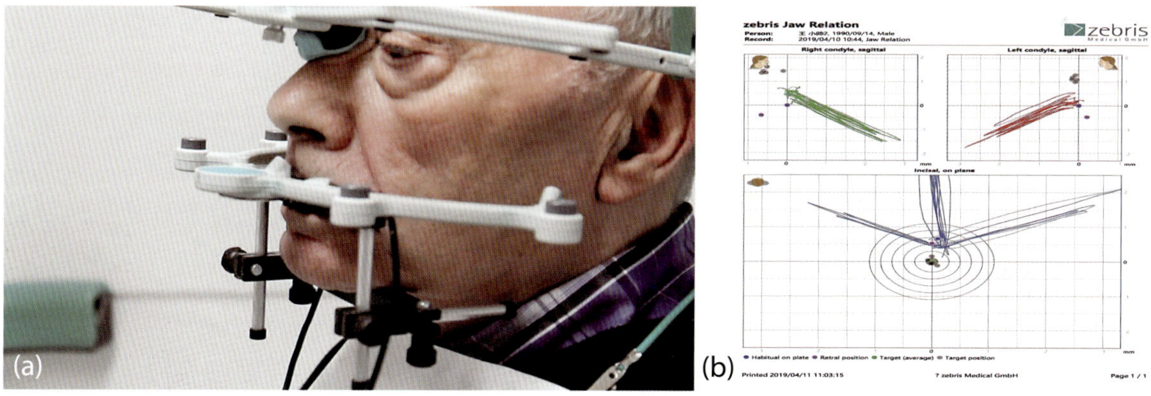

图 5–16 针对无牙颌患者

（a）使用无牙颌夹具；（b）辅助获取咬合信息。

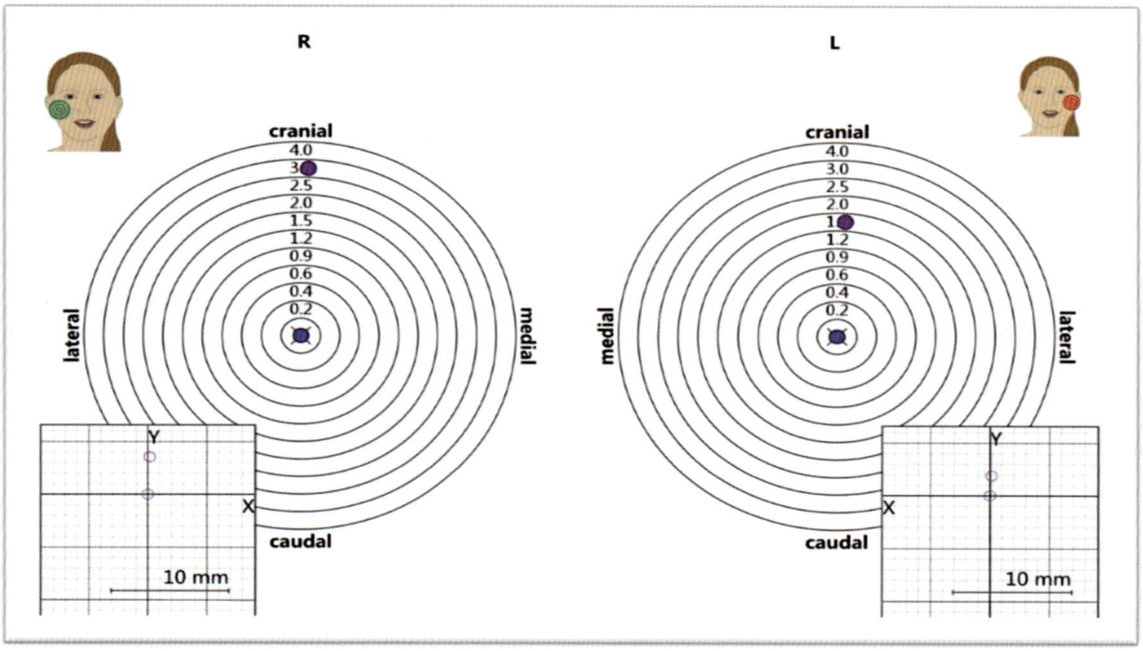

图 5-17 髁突位移靶向分析，关节诊断，记录髁突在不同状态下的运动变化

（二）肌电分析

肌电分析在全口种植中具有重要意义，尤其是对颞肌和咬肌的肌电诊断（图 5-18）。在全口种植过程中，通过对颞肌和咬肌进行肌电信号的采集与分析，我们能够细致地了解这些肌肉的功能状况。特制的电极会紧密贴合在肌肉表面，精准地记录肌肉的电活动情况。基于对肌电信号的深入研究与解读，我们可以准确评估肌肉的兴奋性、收缩特性以及协调性。这有助于及时发现可能存在的肌肉功能异常，比如肌肉过度紧张、无力或不协调等状况。颞肌及咬肌的肌电诊断，为全口种植相关的多种口腔颌面疾病提供了关键的诊断依据，如颞下颌关节紊乱病、咀嚼肌疼痛等。并且，它还能为全口种植的治疗方案制订与疗效评估提供极有价值的信息，使医生能够更全面地了解患者的病情，进而制订出更具针对性的治疗措施，最终达到改善患者口腔功能和提升生活质量的目的。

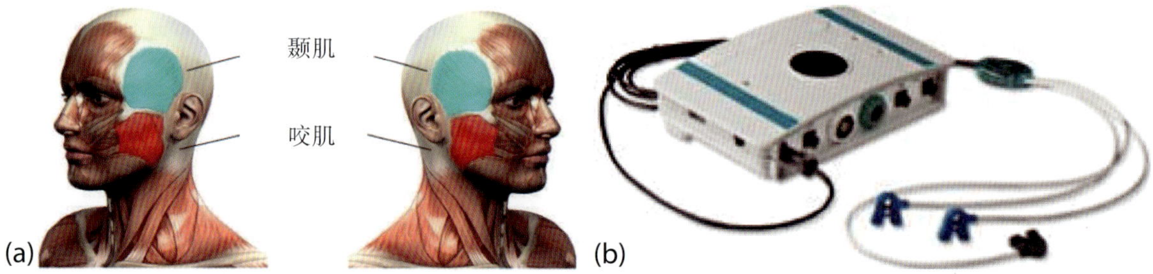

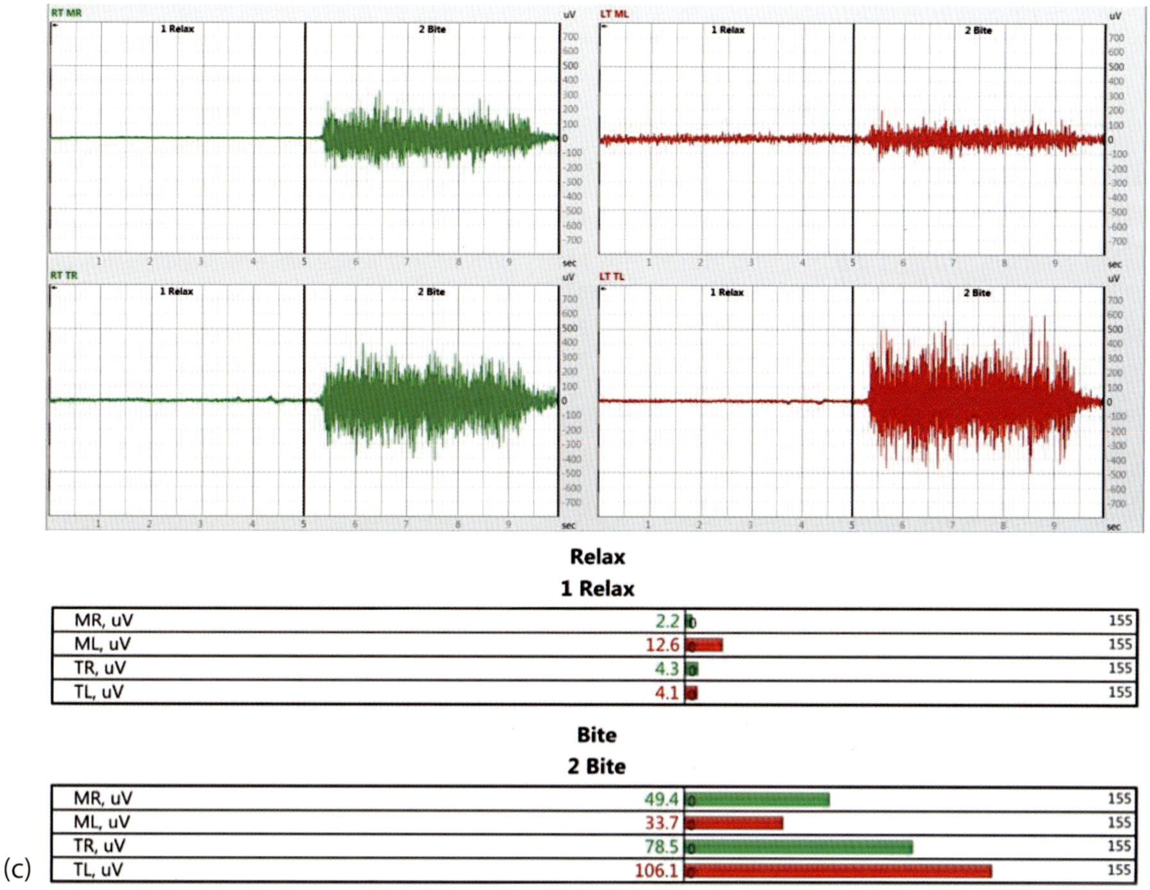

图 5-18 肌电分析

(a) 分析颞肌及咬肌的肌电诊断，可与测量同步；(b) 肌电分析仪；(c) 肌电分析结果。

随着数字化技术的快速发展，下颌运动轨迹描记技术也不断更新进步。在传统机械描记的基础上，出现了多种以超声传感式、光学传感式、磁性传感式为特征的下颌运动轨迹描记设备，使得其在临床中的应用日益广泛。下颌运动轨迹描记能够完整、准确地获取下颌髁点、磨牙点和切点的三维空间运动轨迹，进而全面分析患者个性化的下颌运动特征，并精确地生成前伸髁导斜度、侧方髁导斜度以及前导斜度等下颌运动参数。

在咬合重建中，修复体是其重要载体。天然牙的咬合感知极为精细，可达微米级。对于部分代偿能力不足的患者，哪怕是轻微的咬合变化，都可能引发咀嚼肌或关节症状。而种植修复患者主要依靠骨感知，虽然不如天然牙敏锐，但仍能感受到 50 ～ 100 μm 厚的物质以及 0.49 ～ 0.98 N 的负荷。因此，充分评估患者神经、肌肉、颞下颌关节的功能及生理状态至关重要。只有通过精确设计，精准建立与神经肌肉和颞下颌关节协调的关系，才能使咬合长期稳定，从而起到维持口颌系统正常生理状态以及改善不良病理状态的作用。

在此基础上，结合口内牙列扫描或牙列模型扫描，能够在数字化设计软件中虚拟呈现口内牙列的正中咬合接触关系，以及下颌前伸和侧方等非正中运动中的咬合接触关系。这样一来，临床医生可以直观且全面地分析干扰特征，包括干扰牙的牙位、数目和具体干扰位置，干扰发生的时间和范围等。同时，还能及时发现和分析干扰对下颌运动的影响，避免个体下颌运动的路径干扰可能产生的风险。

参考文献

[1] ANGELOPOULOS C, THOMAS SL, HECHLIER PARISSIS N, et al. Comparison between digital panoramic radiography and computed tomography for the identification of the mandibular canal as part of presurgical dental implant assessment[J]. J Oral Maxillofac Surg, 2008,66: 2130-2135.

[2] WALKER MP, RONDEAU M, PETRIE C, et al. Surface quality and long-term dimensional stability of current elastomeric impression materials after disinfection[J]. J Prosthodont, 2007, 16(5): 343-351.

[3] ABIZADEH N, MOLES DR, O'NEILL J, et al. Digital versus plaster study models: how accurate and reproducible are they?[J]. J Orthod, 2012, 39(3): 151-159.

[4] REVILLA-LEÓN M, PÉREZ-BARQUERO JA, BARMAK BA, et al. Facial scanning accuracy depending on the alignment algorithm and digitized surface area location: an in vitro study[J]. J Dent, 2021, 110: 103680.

[5] JODA T, BRÄGGER U, GALLUCCI G. Systematic literature review of digital three-dimensional superimposition techniques to create virtual dental patients[J]. Int J Oral Maxillofac Implants, 2015, 30(2): 330-337.

[6] 赵一姣，熊玉雪，杨慧芳，等. 2 种三维颜面部扫描仪测量精度的定量评价 [J]. 实用口腔医学杂志，2016,32(1): 37-42.

[7] 高蕊，王仪，谷无畏，等. 低剂量 CT 扫描重建颌面部软硬组织三维模型的剂量研究 [J]. 实用口腔医学杂志，2014, 30(6): 770-773.

[8] YE H, LV L, LIU Y, et al. Evaluation of the accuracy, reliability, and reproducibility of two different 3D face-scanning systems[J]. Int J Prosthodont, 2016, 29(3): 213-218.

[9] MODABBER A, PETERS F, KNIHA K, et al. Evaluation of the accuracy of a mobile and a stationary system for three-dimensional facial scanning[J]. J Craniomaxillofac Sur, 2016, 44(10): 1719-1724.

[10] DE JONG MA, HYSI P, SPECTOR T, et al. Ensemble landmarking of 3D facial surface scans[J]. Sci Rep, 2018,8(1): 12.

[11] 谭建国. 一步一步做好牙列重度磨耗咬合重建中咬合关系的复制和转移 [J]. 中华口腔医学杂志，2021,56(8): 825-828.

[12] 何妍明，王荷燕，冯亚平，等. 颞下颌关节盘 MRI 和锥形束 CT 图像配准的初步研究 [J]. 中华口腔医学杂志，2020, 55(10): 772-777.

[13] JAIN S, CHOUDHARY K, NAGI R, et al. New evolution of cone-beam computed tomography in dentistry: combining digital technologies[J]. Imaging Sci Dent, 2019, 49(3): 179-190.

桂礼朋　吕昊昕　撰写

董　衡　修订

吕昊昕　终审

第六章

术前资料采集

近十年来，随着种植技术的不断进步，越来越多的无牙颌患者能够通过种植固定修复的方式来实现治疗目标。即便患者骨量不足，其剩余骨量也可通过少量种植体的支持来进行修复重建。尽管在诊断、治疗计划、临床实施以及随访等方面仍面临着诸多困难，但种植体支持式的修复方式已被证实是一种可靠的治疗方案。在这一修复过程中，需要多学科联合协作，树立全局的诊疗观念，以实现全面的计划和完善的治疗（如术前诊断设计、外科手术、固定和可摘修复体、颌学、正畸以及美学等方面）。对于无牙颌和牙列缺损的患者，在术前应全面检查其口内情况，并进行综合分析，制订全面的即刻负荷方案和永久修复方案。对于这类患者，术前应采集更多、更全面的信息。本章旨在阐述复杂种植病例中美学和功能重建的信息采集要点。

第一节

影像数据的获取

一、理想的影像学技术

理想的影像技术标准在无牙颌种植中具有重要意义。这种影像技术应具备影像失真小的特点，能够产生横断面影像，清晰显示颊舌径信息。同时，它要有足够的精确度和准确度，能精确显示骨松质和骨皮质的厚度，以及包括骨量、骨结构（如下牙槽神经管、上颌窦等）在内的定位信息，并且能将影像与实际骨结构相联系。此外，影像还应清晰，具有合适的密度和对比度，没有伪影，而且放射剂量要低，费用也要低廉，这样才能更好地服务于无牙颌种植的诊疗过程。

二、影像学检查的目的

影像学检查在无牙颌种植中起着至关重要的作用，其目的主要包括以下几个方面：首先，它能够诊断手术部位的疾患，确保手术的顺利进行。其次，能对种植部位颌骨的特殊解剖结构，如上颌窦底、下牙槽神经管、颏孔、鼻腭管等进行详细分析。再者，还能对骨形态进行分析，如尖锐牙槽嵴、下颌下凹、拔牙后牙槽骨的改建和恢复情况等。同时，它能精准分析种植部位的骨量、骨皮质和骨松质的密度和厚度。最后，还能对骨移植物进行检查。这些都是影像检查在无牙颌种植中应承担的重要任务。

三、影像学检查的方法

传统的影像学检查方法（如根尖片和全景片）被广泛用于临床，帮助术者制订治疗计划、评估术后疗效，但其影像范围有限、失真和放大率高，不能满足口腔种植应用的需要。与传统影像学检查方法不同，螺旋 CT 可以提供解剖区域的三维影像，并有较高的分辨率和精确度，但却存在辐射剂量大和费用高等问题。专门针对口腔颌面部设计的 CBCT 具有辐射剂量较低、费用适中、图像分辨率和清晰度高等优势，逐渐成为口腔种植领域理想的检查方法。

口腔 CBCT 也称口腔颌面锥形束计算机体层摄影设备，于 20 世纪 90 年代由 Arai 等开发应用于口腔医学领域，CBCT 采用锥形束放射源和平板探测器，围绕患者头部旋转 180° ～ 360°，一次扫描就可获取某个角度下物体的全部截面投影数据，在此基础上通过软件系统进行轴位、矢状位和冠状位重建，获得被扫描物体的三维立体影像。

第二节

口内数据的获取

对于无牙颌种植修复患者，要同时满足固位、功能、美观、持久、健康等要求，并达到最佳理想的修复设计，需要对无牙颌患者进行全面综合的检查和设计。口内数据收集是无牙颌种植修复的第一步，也是关键一步，需要进行照片、口内牙列咬合信息及功能数据的收集。

一、口内照片采集

在进行口内照片采集时，需要注意一些细节。首先，应由助手或患者帮忙牵拉定位开口器，以确保口腔能够充分打开，便于拍摄。在拍摄每一张照片前，应让患者吞咽，如果仍有唾液，则需要吸干，以保证照片的清晰度。对于侧面𬌗位像的拍摄，侧拉钩应尽可能向后牵拉，对侧拉钩要拉至尖牙的位置，这样能够更好地展现侧面的口腔结构。同时，对焦应于前磨牙区，以确保拍摄的重点区域清晰可见。照片中非常重要的一点是要拍到第一磨牙的咬合位置，以确认咬合关系，并且要尽可能包括第二磨牙，这样能够更全面地了解口腔的咬合情况。在拍摄上下𬌗像时，反光板与𬌗平面应保持 45° 的角度，同时要避免起雾，可以通过加热或使用三用枪吹干的方式来解决，以确保拍摄出高质量的照片，为口腔诊疗提供准确的参考依据。常规至少需要 5 张口内照片（图 6–1）。

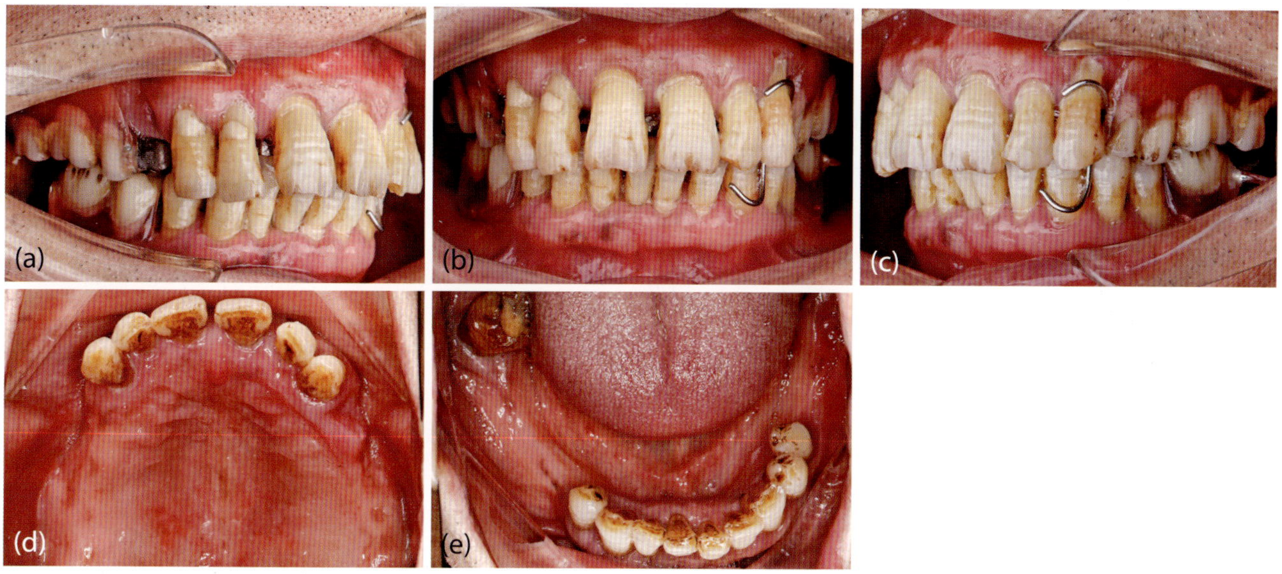

图 6-1 口内照片采集

（a）口内右侧咬合照；（b）口内正面咬合照；（c）口内左侧咬合照；（d）上颌殆面照；（e）下颌殆面照。

二、口内牙列咬合信息采集

口内牙列信息的获取，长期以来主要依靠传统的印模材料，如藻酸盐、硅橡胶等。这些材料被用于在患者口腔内制取印模（图 6-2a），随后在口腔外，需要利用石膏、树脂等材料对实体印模进行翻制。制取印模是口腔修复的一项基本临床技术，但传统印模方法存在诸多不尽如人意之处。直到 1985 年，瑞士苏黎世大学的 Werner Mormann 教授首次提出了数字印模的概念，自此，一种全新的、基于数字化原理的印模制取技术——数字印模技术便应运而生。数字化印模的操作方式主要包括以下几个步骤：首先，将数字化印模设备的探头或传感器放置在患者口腔内，按照特定的路径进行扫描。在扫描过程中，要确保探头与牙列及周围组织充分接触，以获取完整、准确的信息。扫描完成后，设备会自动生成数字化的牙列模型（图 6-2b）。同时，操作人员还需要根据实际情况进行必要的调整和优化，如对扫描数据进行拼接、修复等处理，以确保模型的精度和完整性。最后，将生成的数字化印模数据传输到相关的设计和制作系统中，为后续的治疗提供准确的依据（图 6-2c）。通过树脂打印可以获得树脂实体模型，方便口外制作义齿。

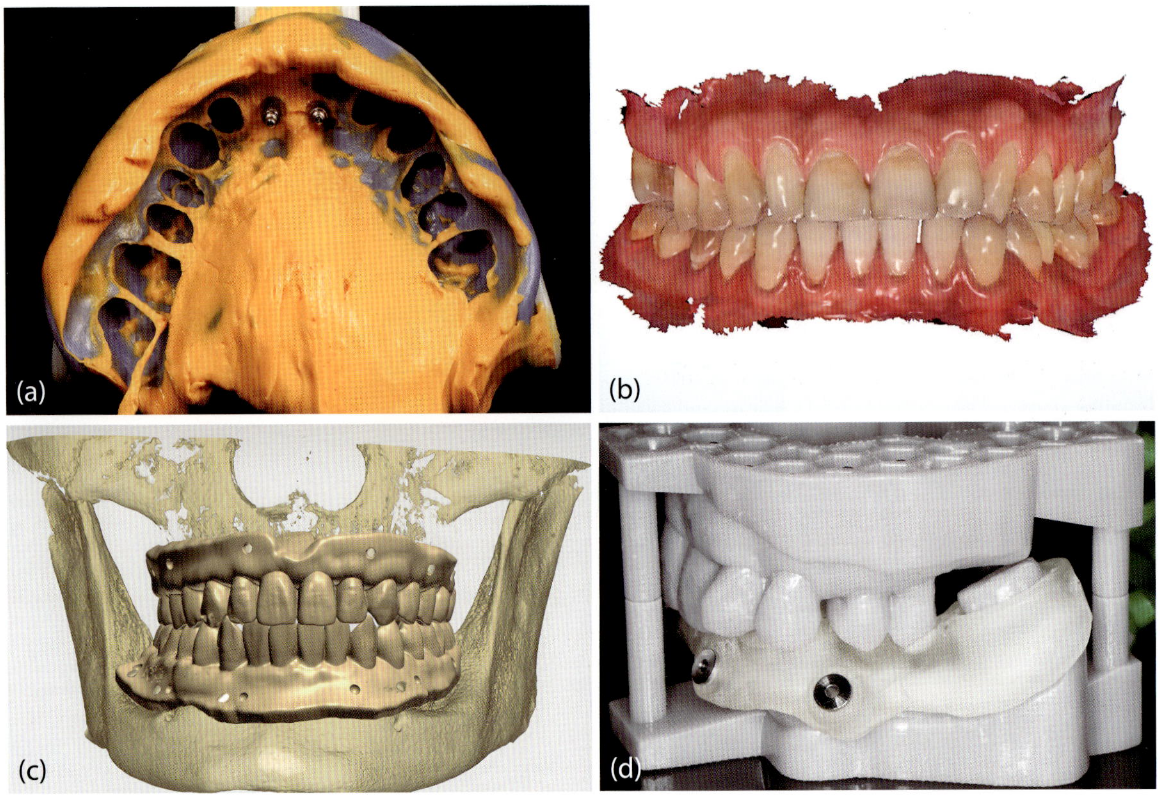

图 6-2 口内牙列咬合信息采集

（a）硅橡胶印模；（b）数字化印模；（c）数字化模型；（d）树脂实体模型。

数字化印模技术与传统印模技术相比，具有一些优势。数字化印模技术能够更准确地获取口腔内的三维信息，提高修复体的适配度；减少了操作步骤和时间，提高了工作效率；减少了患者张口时间和不适感；可以方便地进行数据管理和远程交流；降低了材料成本和环境污染；可重复性好，能够重复采集和使用数据。要保证数字化印模技术的准确性，可以采取以下措施：定期对数字化印模设备进行校准，确保其性能稳定；严格按照操作流程进行，保证采集过程的规范性；患者在采集过程中保持正确的体位和咬合状态；保持适宜的环境条件，减少干扰因素；采用合适的算法对采集的数据进行精确处理；对采集的印模进行质量检测和评估，及时发现问题并纠正。

三、面部数据的获取

面部软组织形貌与无牙颌种植修复的美学设计息息相关，包括面型凸度与切牙矢状向位置，微笑曲线与上中切牙切缘的位置关系，牙弓宽度与微笑宽度的协调等。因此，面部数据的获取至关重要。

（一）面部照片

在拍照时，可以依据一些特定的拍照标准来操作。拍照时，患者应以自然的状态站立，面向前方。为了准确评估面部及牙齿的对称性，必须精确描记出特定的面部参考线。其中，瞳孔间连线应与水平面平行，且应与口角连线以及上颌中切牙切缘连线保持一致。面部中线需垂直于瞳孔间连线、水平面、人中中线以及切牙间线。颅颌关系是一个三维关系，其高度体现为垂直距离，而在水平面（包括前后向和侧向）上，则表现为最大牙尖交错位或正中关系位。在重建颅颌关系时，需要在患者的正面和侧面照片上利用 4 条水平参考线（发迹线、眉弓线、鼻底线、颏底线）来测量垂直向参数。这些水平线将面部划分为上、中、下 3 个部分（图 6-3）。

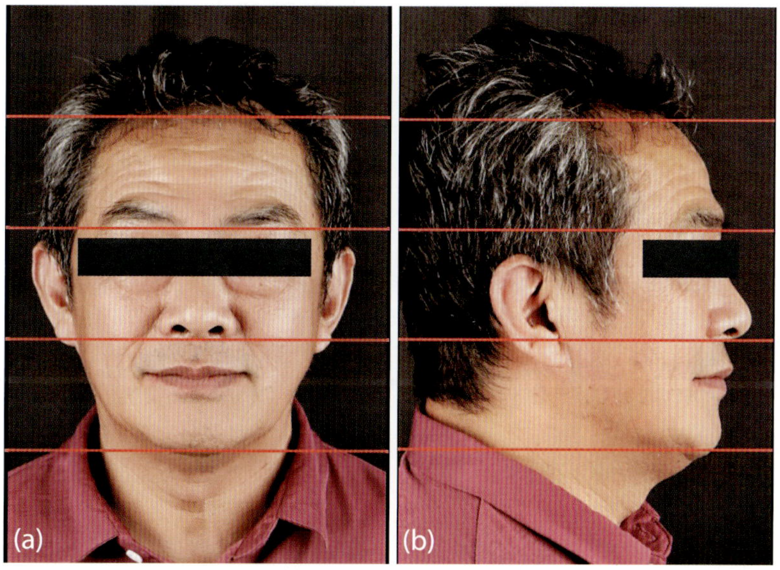

图 6-3 患者面部参考线

（a）面部参考线（正面）;（b）面部参考线（侧面）。

在进行面部照片采集时，需要拍摄多个角度的照片以全面记录面部特征。正面照片能够展现面部的整体形态和对称性；左侧 45° 照片可以呈现面部左侧的细节和轮廓；右侧 45° 照片则能反映面部右侧的情况；左侧 90° 照片能突出面部左侧的侧面特征；右侧 90° 照片则能展示面部右侧的侧面形态。这些不同角度的照片对于准确评估面部结构和状况具有重要意义。可以拍摄 4 组照片，包括闭口照（图 6-4）、自然微笑照（图 6-5）、面下 1/3 闭口照（图 6-6）和面下 1/3 微笑照（图 6-7）。对于美学病例，还可以收集患者正面的轻度微笑、中度微笑和大笑的照片（图 6-8）。

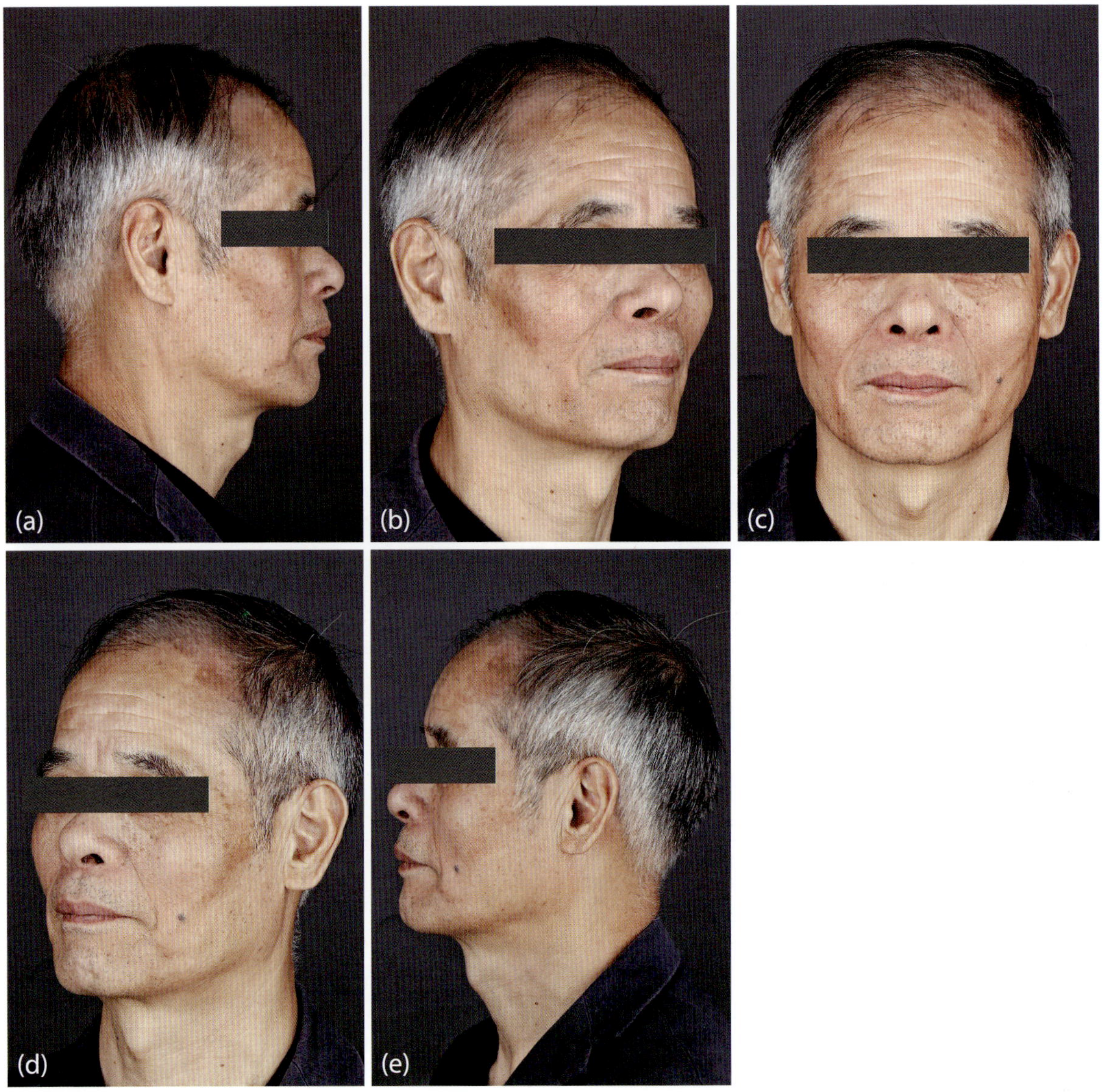

图 6-4　闭口照

（a）侧面 90° 闭口照（右侧）;（b）侧面 45° 闭口照（右侧）;（c）正面闭口照;（d）侧面 90° 闭口照（左侧）;（e）侧面 45° 闭口照（左侧）。

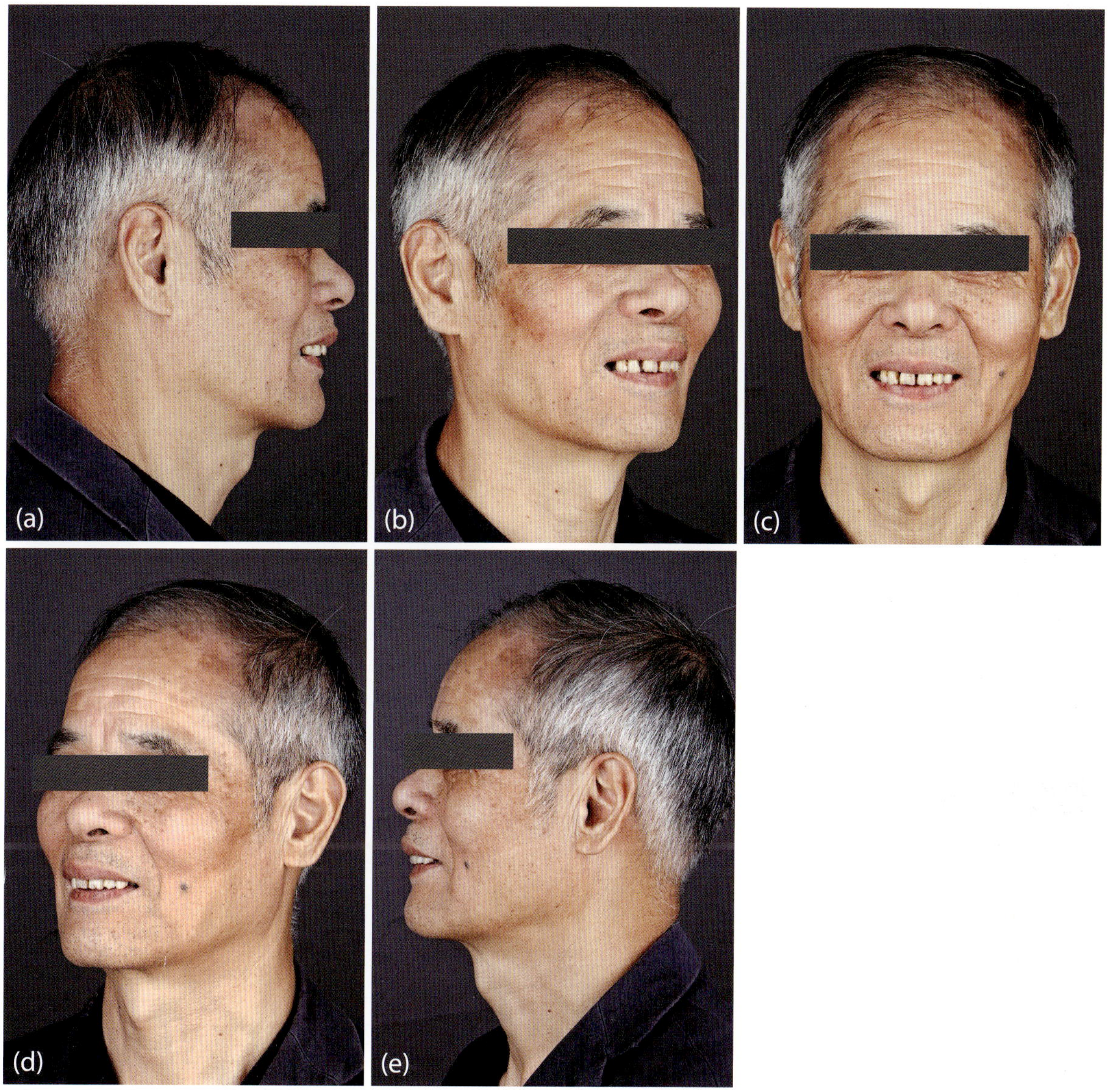

图 6-5 自然微笑照

（a）侧面 90° 微笑照（右侧）；（b）侧面 45° 微笑照（右侧）；（c）正面微笑照；（d）侧面 45° 微笑照（左侧）；（e）侧面 90° 微笑照（左侧）。

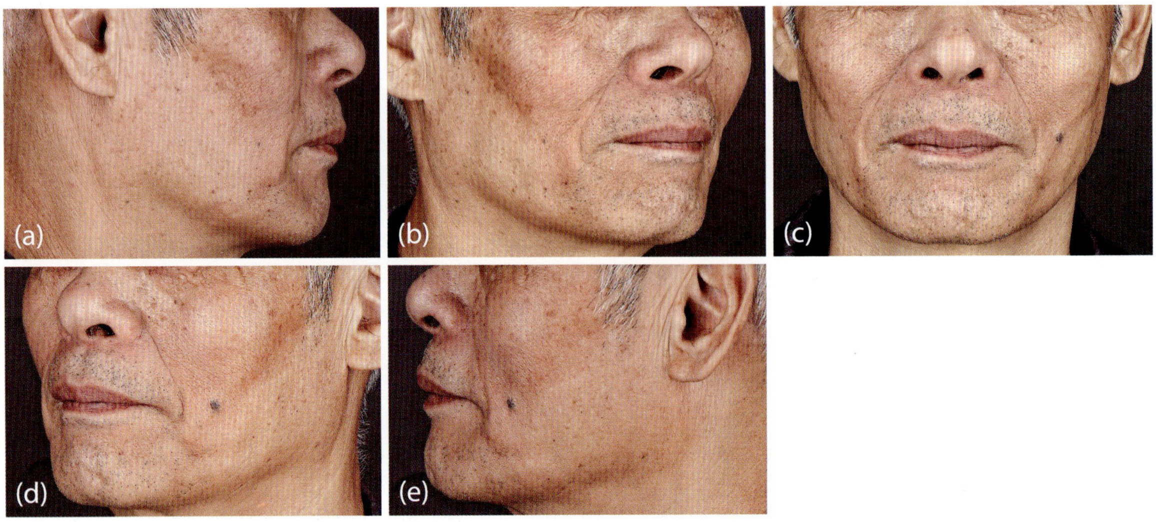

图 6-6　面下 1/3 闭口照

（a）面下 1/3 侧面 90° 闭口照（右侧）;（b）面下 1/3 侧面 45° 闭口照（右侧）;（c）面下 1/3 正面闭口照;（d）面下 1/3 侧面 45° 闭口照（左侧）;（e）面下 1/3 侧面 90° 闭口照（左侧）。

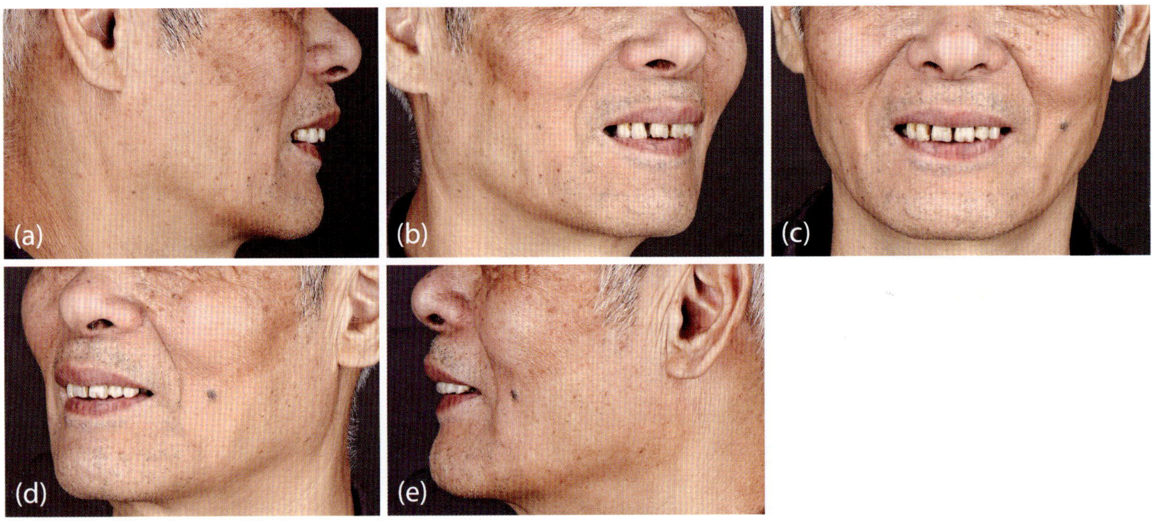

图 6-7　面下 1/3 微笑照

（a）面下 1/3 侧面 90° 微笑照（右侧）;（b）面下 1/3 侧面 45° 微笑照（右侧）;（c）面下 1/3 正面微笑照;（d）面下 1/3 侧面 45° 微笑照（左侧）;（e）面下 1/3 侧面 90° 微笑照（左侧）。

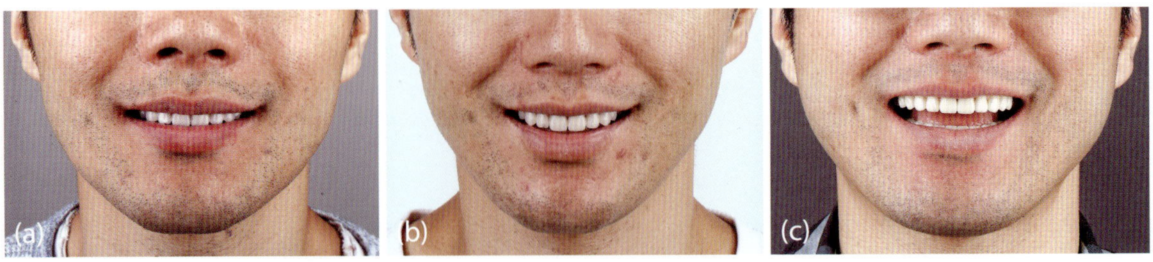

图 6-8　不同程度的微笑照片

（a）轻度微笑;（b）中度微笑;（c）大笑。

（二）颜面部数字化三维信息采集

通过对照片获取的数据进行术前分析，是口腔种植医生常用的方法。但是照片是二维的，无法全面评估通过治疗带来的面部三维变化。因此，对于高精度的无牙颌种植修复设计，需要采集患者颜面部三维信息（图 6-9）。三维面部扫描获取的面部数据具有良好的直观性和可操作性，可将面部特征虚拟整合至治疗计划制订过程中，有助于我们在软件中进行三维诊断、治疗方案规划、疗效评估等工作。

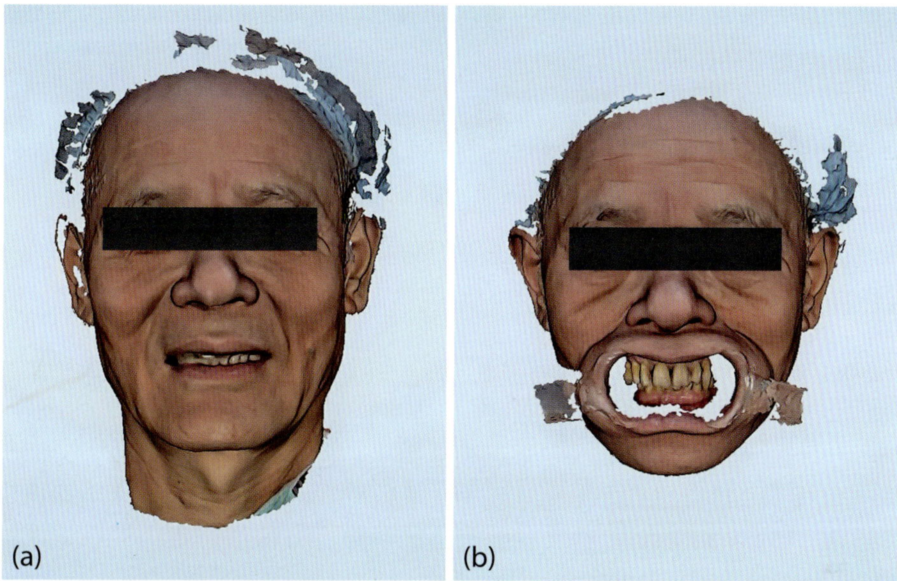

图 6-9 患者面部扫描数据图

（a）面部三维数据采集；（b）牙列、面部三维数据采集。

第三节

功能数据的获取

一、水平颌位关系记录

水平关系即上下颌骨的前后左右位置关系，包括正中关系（centric relation, CR）和非正中关系。正中关系指髁突及关节盘位于关节窝最中、最上，盘突复合体正对关节结节后斜面时的位置关系，是殆重建及殆治疗的重要参考位。水平关系的记录方法多种多样，常用的有以下几种方法：

（一）直接咬合法

直接咬合法是在牙弓间放置记录材料，让患者直接咬合至相应颌位的方法，可用于正中关系及非正中关系的记录。Davies 等将其分为二维和三维两种，二维法简单但不如三维法完整，多用于咬合接触分析；三维法完整，但要求正确运用印模及模型材料，并需要面弓及𬌗架。

（二）吞咽法

吞咽法即在吞咽位进行咬合记录来确定水平关系的方法。Ferrari 等发现大多数人吞咽位与后退接触位、牙尖交错位或正中𬌗位一致。

（三）卷舌后舔法

临床上常在上颌托后缘中部粘固一约 5 mm 直径的小蜡球，嘱患者将口张小，舌尖卷向后上舔抵蜡球，然后慢慢咬合。当舌卷向后上方努力舔蜡球时，舌向后上方牵拉舌骨并牵拉下颌后退，这样就使下颌处于其生理后位。

（四）术者引导法

术者引导法是由医生引导患者下颌骨至相应𬌗位，双手扶持法从后方用双手在左右两侧扶持患者下颌骨引导下颌达到正中关系，可用于无牙颌记录，但是要求牙槽嵴条件能保证𬌗托的固位与稳定。Mckee 对比使用标准双手扶持法及随意方法进行正中关系记录的效果，发现前者重复性明显，后者则不佳。

（五）后牙咬合法

将上𬌗托就位，置两示指于下颌牙槽嵴的第二前磨牙和第一磨牙处，嘱患者轻咬几下，直到患者觉得咬合能用上力量时，将粘有烤软蜡卷的下𬌗托就位于口中，仍嘱患者先试咬医生示指，示指滑向𬌗堤的颊侧，上下𬌗托接触即下颌处于其生理后位。咬合时，颞肌、咬肌、翼内肌同时收缩，牵引下颌向后上方移动，可使下颌回到正中关系位。

（六）肌监控仪法

肌监控仪法认为下颌位置受颌面部神经肌肉影响，神经肌肉紧张会改变颌骨关系及咬合关系，而肌监控仪可放松肌肉组织，其记录位置更符合口颌系统的神经生理状态，被称为“肌正中”。

二、垂直颌位关系记录

如果义齿垂直距离恢复过大，面下 1/3 距离增大，勉强闭合上下唇时，颏唇沟变浅，颏部皮肤呈皱缩状，易出现肌肉疲劳与酸痛感；肌张力长期增大使牙槽嵴因受压而加速吸收；息止颌间隙过小，说话和进食时可有后牙相撞，大张口进食时义齿易脱位，咀嚼效能下降；如果义齿垂直距离恢复过小，面下 1/3 距离减小。口角下垂，鼻唇沟变深，颏部前突，面容显苍老；咀嚼肌紧张度减低，咀嚼时用力大但咀嚼效能低，息止颌间隙偏大，关节区可有不适感。下面介绍目前常用的垂直颌位关系记录方法：

（一）息止颌位法

息止颌位是可重复、较稳定的下颌位置，此时上下牙列间存在的间隙称作息止𬌗间隙，一般该间隙为 2 ～ 4 mm。无牙颌患者虽然自然牙列完全丧失，但是息止颌位却不会改变，因此可以测量无牙颌患者息止颌位时面下 1/3 的垂直距离（鼻底至颏底的距离）（图 6-10），将结果减去 2 ～ 3 mm 即为牙尖交错位时面下 1/3 的垂直距离。

（二）等距离测定法

两眼平视时测量瞳孔至口裂（眼裂至口裂）的距离作为确定垂直距离的数据（图 6-11）。Comes 等测量了面中和面下相关数据并进行了相关性研究，指出瞳孔至口裂的距离与鼻底至颏底的距离呈显著相关。每个人的面部比例不是绝对的，因此，此方法只作为确定垂直距离的参考。

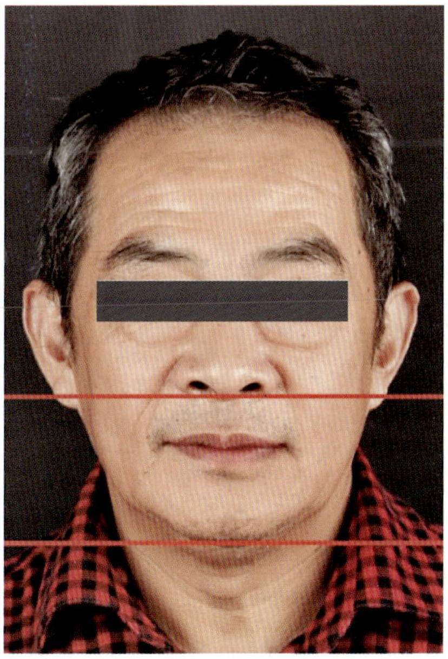

图 6-10　息止颌位垂直高度

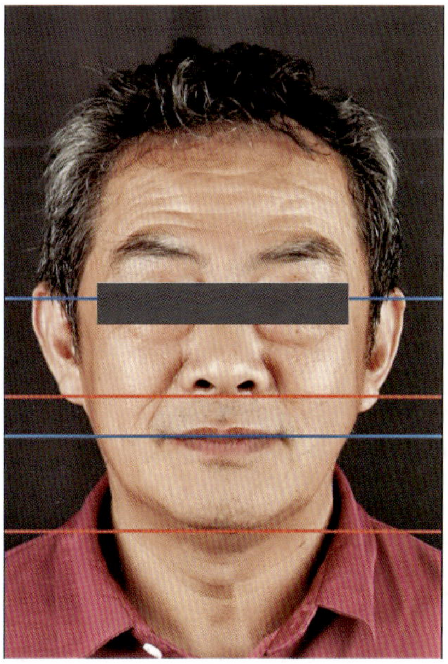

图 6-11　瞳孔至口裂的距离与鼻底至颏底的距离

（三）面部外形观察法

一般情况下，自然牙列咬在牙尖交错位时，上下唇呈自然接触闭合，口裂约呈平直状，口角不下垂。鼻唇沟和颏唇沟的深度适宜，面部下 1/3 与面部的比例协调作为参考。该方法适合经验丰富的医生，此外，如果患者有拔牙前咬合位垂直距离的记录，则可作为无牙颌修复时确定垂直距离的较好参考。

（四）参照旧义齿

用旧义齿确定颌位关系一直被认为是一种简单准确的方法，前提是旧义齿仍能满足患者美观和功能的需要。

三、下颌运动数据获取

（一）面弓殆架转移

殆架是一种模拟上下颌和颞下颌关节，用以固定上下颌模型，并可在一定程度上模拟下颌运动的仪器。在临床中通常需要使用殆架辅助修复体设计，通过在殆架上模拟下颌个性化功能运动，进行修复体形态和功能的调整，从而达到修复体与患者口颌系统相协调的理想状态，减小临床调殆时间。

在使用殆架时，为了获得与患者口内咬合运动情况尽可能一致的模拟效果，通常需要先利用面弓将模型转移到殆架上（图 6-12）。通过面弓转移，可将上颌牙列相对于颞下颌关节铰链轴的相对位置关系进行转移，使模型相对于殆架关节结构的位置关系与患者实际情况相匹配，从而降低由于铰链轴不同导致的开闭口弧度不一致所造成的咬合误差。

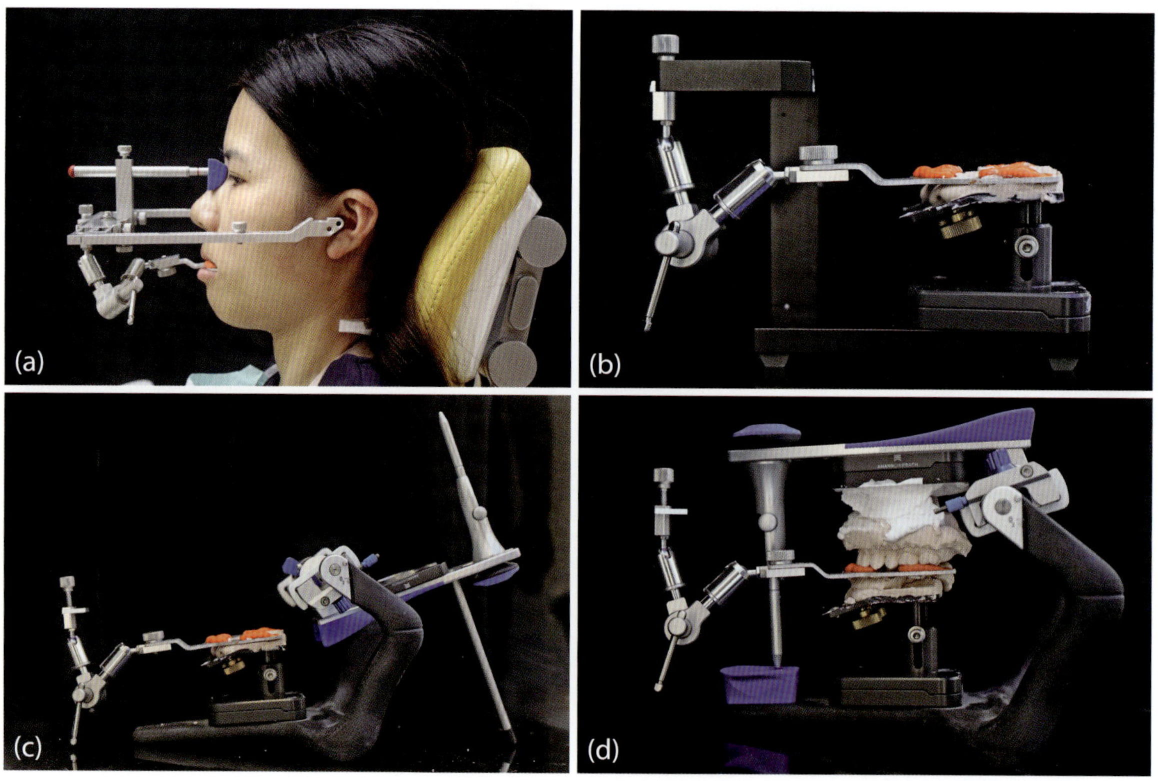

图 6-12　殆架转移咬合关系

（a）面弓转移；（b）将万向关节与殆叉复位于转移台；（c）将万向关节与殆叉通过转移配件复位于殆架；（d）将面弓复位于殆架。

（二）下颌运动轨迹描记

下颌运动轨迹描记是通过让患者佩戴电子面弓设备进行下颌功能运动（图 6–13）。20 世纪 70 年代后随着计算机技术的发展，基于光电技术、压力传感或超声波技术不断开发出各种新的下颌轨迹描记系统，能够更加方便地全程记录患者真实的下颌运动特征。例如 Slavicek 研制出的下颌运动轨迹描记系统（Cadiax）可以准确地描记髁突铰链轴位置，同步自动记录双侧髁突运动的时相特征，但存在着操作复杂耗时、依赖实物𬌗架转移等缺点。2019 年德国阿曼－吉尔巴赫公司与 Zebris 联合推出新的下颌运动轨迹描记仪，临床操作更加快捷（只需 5 ～ 10 分钟），所记录的计算机数据自动导入义齿设计软件的虚拟𬌗架模块能够进行全程模拟下颌运动、指导修复体的虚拟调𬌗。其能从矢状面、冠状面和水平面精确地观测下颌中切牙切点运动的轨迹，是一种快速、准确操作、简便无损伤性、不限制下颌运动的三维描记仪。通过电子描记得到髁突的运动轨迹曲线图和患者个性化的咬合参数，包括髁导斜度、切导斜度、Bennett 角等，从而进行相应的咬合设计与分析。

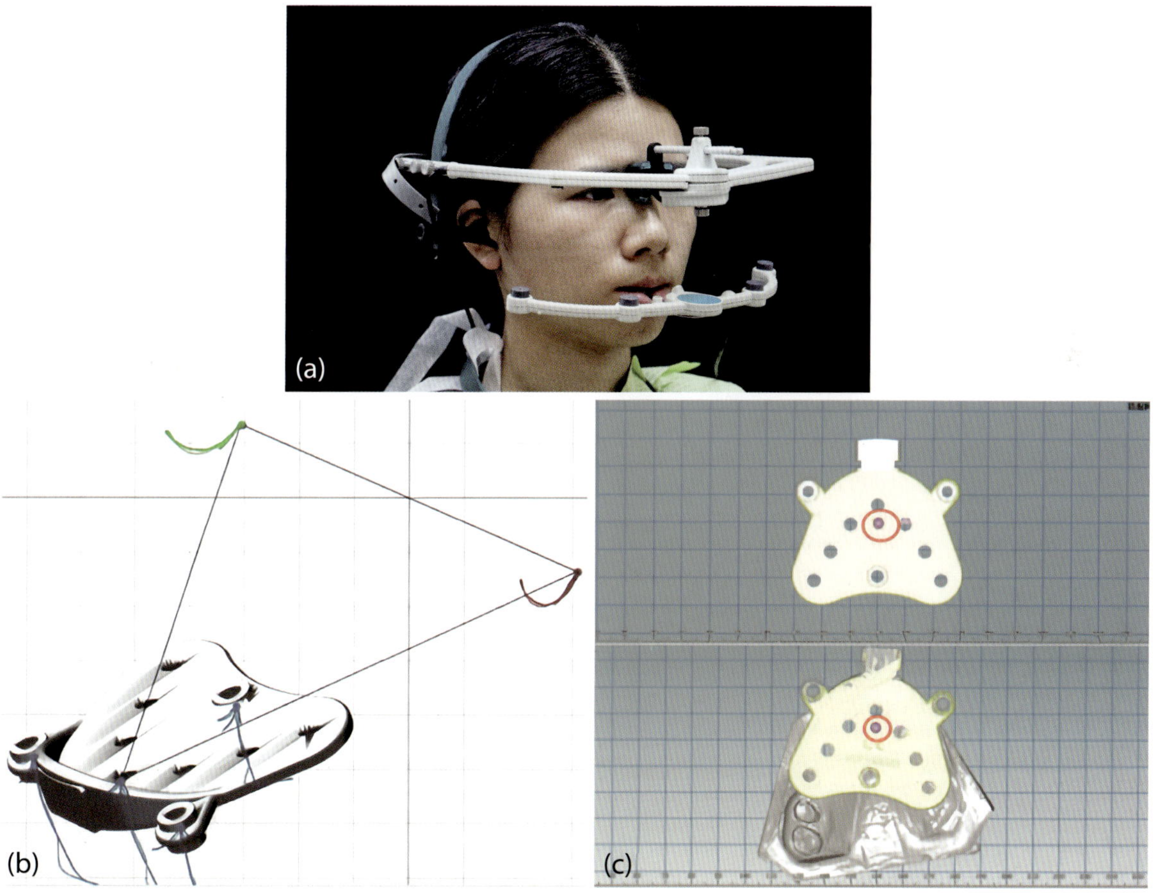

图 6–13 下颌运动轨迹描记

（a）患者佩戴下颌轨迹描记系统；（b）个性化铰链轴与上颌咬合板三维坐标系；（c）模型数据配准。

第四节

多数据的配准和融合

为了从整体上全面评估颌面部各项参数和下颌运动情况，需要综合考虑患者颌骨形态、咬合接触、肌肉功能等重要信息，因此有必要将口颌系统不同临床检查获得的多源数据进行一体化融合，来提升对于口颌系统功能运动的整体认知水平。

通过数字化口内外扫描、面部扫描、CBCT 扫描、电子面弓等将颜面部、口内软硬组织、颌骨及关节等数据信息整合（图 6-14），塑造的“虚拟患者”可实现无牙颌精确诊断分析、科学合理选择治疗方案。

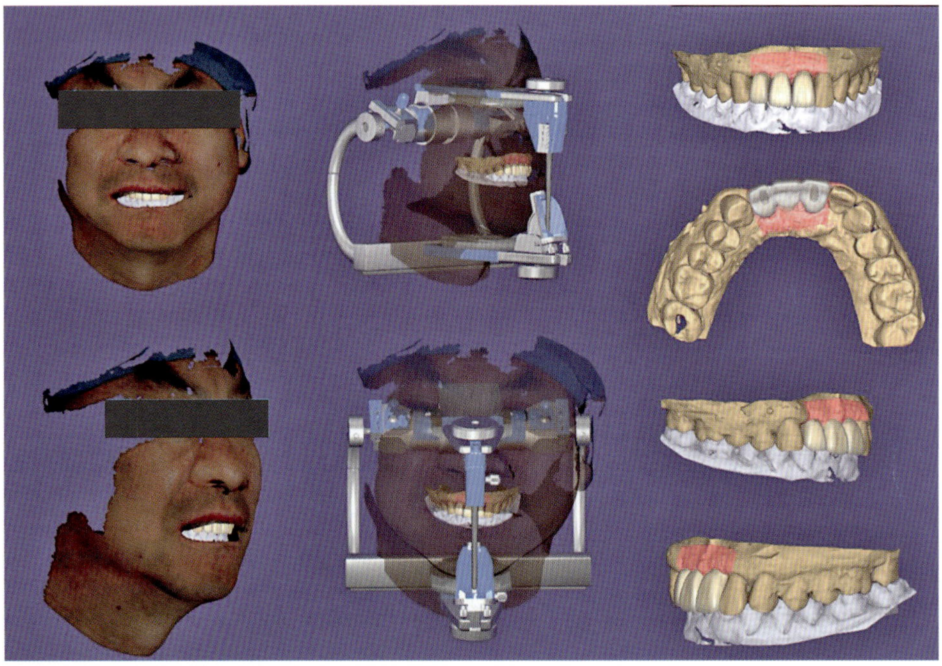

图 6-14　多数据配准融合

参考文献

[1] 曹国庆 , 王博 , 孙蕾 . 口腔种植手术的影像学检查 [J]. 中国口腔种植学杂志 , 2016, 21(1):39-42.

[2] 柳忠豪 . CBCT 在口腔种植临床中的应用 [J]. 中国口腔种植学杂志 , 2013, 18(2): 59.

[3] CHAN H L, MISCH K, WANG H L. Dental imaging in implant treatment planning[J]. Implant dentistry, 2010, 19(4): 288-298.

[4] ARAI Y, TAMMISALO E, IWAI K, et al. Development of a compact computed tomographic apparatus for dental use[J]. Dentomaxillofacial radiology, 1999, 28(4): 245-248.

[5] DAVIDOWITZ G, KOTICK P G. The use of CAD/CAM in dentistry[J]. Dental Clinics, 2011, 55(3): 559-570.

[6] LOGOZZO S, ZANETTI E M, FRANCESCHINI G, et al. Recent advances in dental optics–Part I: 3D intraoral scanners for restorative dentistry[J]. Optics and Lasers in Engineering, 2014, 54: 203-221.

[7] COMMER P, BOURAUEL C, MAIER K, et al. Construction and testing of a computer-based intraoral laser scanner for determining tooth positions[J]. Medical engineering & physics, 2000, 22(9): 625-635.

[8] 王勇 . 口内数字印模技术 [J]. 口腔医学 , 2015, 35(9): 705-709.
[9] 李丹 , 邸萍 . 现代口腔数字印模系统现状与前景 [J]. 实用口腔医学杂志 , 2014, 30(2): 260-264.
[10] REVILLA-LEÓN M, PÉREZ-BARQUERO J A, BARMAK B A, et al. Facial scanning accuracy depending on the alignment algorithm and digitized surface area location: an in vitro study[J]. Journal of dentistry, 2021, 110: 103680.
[11] JODA T, BRÄGGER U, GALLUCCI G. Systematic literature review of digital three-dimensional superimposition techniques to create virtual dental patients[J]. International journal of oral & maxillofacial implants, 2015, 30(2): 330-337.
[12] TARANTOLA G J, BECKER I M, GREMILLION H. The reproducibility of centric relation: a clinical approach[J]. The Journal of the American Dental Association, 1997, 128(9):1245-1251.
[13] DAVIES S J, GRAY R M J, SANDLER P J, et al. Orthodontics and occlusion[J]. British dental journal, 2001, 191(10):539-549.
[14] FERRARIO V F, SFORZA C, MIANI A, et al. Statistical evaluation of some mandibular reference positions in normal young people[J]. International Journal of Prosthodontics, 1992, 5(2): 158-165.
[15] 吴国锋 . 无牙颌颌位记录的临床方法 [J]. 实用口腔医学杂志 , 2012, 28(1): 123-126.
[16] MCKEE J R. Comparing condylar position repeatability for standardized versus nonstandardized methods of achieving centric relation[J]. The Journal of prosthetic dentistry, 1997, 77(3): 280-284.
[17] 孟艳华 , 林雪峰 . 颌位关系记录——水平关系记录 [J]. 国外医学 : 口腔医学分册 , 2006, 33(3): 240-242.
[18] GOMES V L, GONÇALVES L C, CORREIA C L M, et al. Vertical Dimension of the Face Analyzed by Digital Photographs[J]. European Journal of Esthetic Dentistry, 2008, 3(4): 362-370.
[19] YANG S, FENG N, LI D, et al. A novel technique to align the intraoral scans to the virtual articulator and set the patient-specific sagittal condylar inclination[J]. Journal of Prosthodontics, 2022, 31(1): 79-84.
[20] LEPIDI L, GALLI M, MASTRANGELO F, et al. Virtual articulators and virtual mounting procedures: where do we stand?[J]. Journal of Prosthodontics, 2021, 30(1): 24-35.
[21] FARIAS-NETO A, DIAS A H M, DE MIRANDA B F S, et al. Face-bow transfer in prosthodontics: a systematic review of the literature[J]. Journal of oral rehabilitation, 2013, 40(9): 686-692.
[22] SUMAN V, SONNAHALLI N K, CHOWDHARY R. Use of Facebow device in prosthodontics: A systematic review on randomized control trials[J]. The Journal of the Indian Prosthodontic Society, 2021, 21(1):11-18.

桂礼朋 姚 磊 撰写
董 衡 修订
吕昊昕 终审

第七章

无牙颌种植的生物力学考量

生物力学主要探究生命体的变形与运动情况，即通过生物学与力学原理及方法的有机融合，来认识生命过程中的规律，解决生命与健康领域存在的科学问题。近些年，口腔种植体在牙列缺损或缺失的病患中得到了极为广泛的临床应用。尽管已有众多文献报道了 10 年种植体存留率超过 95%，但实际上，对于修复体而言，并非所有研究都会报道其所涉及的生物并发症和机械并发症等，所以并发症的真实数据可能会更高。在临床随访过程中的并发症主要有崩瓷、基台折断、螺丝松动甚至折断等。这些并发症的出现，大多是由于种植修复体承受了不恰当的应力所致。所以，在整个种植治疗过程中，临床医生都应该充分考量相关的力学问题。

在临床应用中，骨的种类、种植体的材料和外形设计、种植体的数目及位置分布、种植体基台的设计、种植体的修复设计等，都会对种植体 – 骨界面的应力分布产生影响。基于此，本章节将从生物力学的角度详细阐述上述因素对无牙颌种植修复带来的影响。

第一节

种植体的生物力学

在天然牙列中，由于周围存在牙周膜的缓冲，一旦负荷了过大的𬌗力，机体会感知并做出相应的反应，从而防止𬌗力过大导致牙齿损伤。然而，种植体周围缺乏牙周膜的缓冲作用，力直接传递至骨组织，随后再通过肌肉、关节、黏膜、皮下及骨膜组织等机械感受器来传递感觉，其感知压力的能力仅为天然牙的 1/100 ～ 1/10。因此，长期遭受过大的𬌗力极有可能引发种植体周围的骨吸收。当𬌗力作用于种植体时，力会由种植体 – 骨界面、界面周围的牙槽骨、支撑牙槽窝的面部解剖结构来承担负荷，整个结构会因颌骨受到肌群的挤压作用而产生微变。在此过程中，为了确保种植体具备良好的生物力学相容性，临床医生应当通过合理的种植体设计，保证修复体产生的𬌗力能够在种植体上部结构、种植体及周围骨之间进行生理性的传递和分布，从而不会导致骨吸收，且能够维持正常功能的骨代谢和重建。

要获得良好的生物力学环境应满足以下要求：① 种植体本身具有一定的强度，在承受生理范围内的功能负荷时不发生变形或折断，虽然材料钛的屈服强度为 550 MPa，但从生物力学角度来说，种植体的粗细可能会影响其受力负荷；② 种植体 – 骨界面具有良好的生物传递性，在承受生理范围内的功能负荷时，可以传递应力；应尽量避免局部的应力集中，进而引起局部的骨吸收或骨折；良好的生物力学传递性可以使骨组织获得生理性力学刺激，避免了牙槽骨的废用性萎缩；③ 种植体材料的各项性能应与相邻组织的各项力学性能匹配，形成合理的整体力学体系；④ 设计种植体与上部结构的连接方式、基台与种植体的连接方式等都应该避免应力集中。

一、殆力传递和面部骨架的生物力学考量

升颌肌群附着于面部上部骨骼，其收缩引发下颌的闭口运动。具体来说，内侧翼肌和咬肌分别附着于颧弓和内侧翼板，通过牵拉作用能够上提下颌角。此外，颞肌附着于颅骨的两侧颞骨上，通过拉动喙突来提拉下颌。牙槽窝内的牙齿承受压力，周围的牙槽骨和覆盖在牙槽骨上的面部骨架结构提供支撑，防止牙齿向根部移动。上颌骨和面部上部骨骼呈中空结构，其上方分别是上颌窦和鼻腔，再上方则是眼眶和颅腔。这些薄膜状的骨壁在生物力学上充当板层结构，为这些中空区域提供支持和隔离。

当殆力作用于种植体时，力量由种植体 – 骨界面、周围的牙槽骨以及支持牙槽窝的面部解剖结构共同承担。骨的宏观形态通过功能性负荷得以维持。面部骨架的中空结构以及外层的骨皮质包裹着骨松质，骨松质的小梁间区域为髓质代谢区，这种结构能够在使用最小的骨量的情况下实现最佳的生物力学效率。

二、不同种植体材料的生物力学考量

20 世纪 40 年代，Bothe 等学者提出了在骨中植入金属装置这一观点。1954 年，Leventhal 等研究者提出钛可以作为一种极具潜力的骨植入材料。Brånemark 发现骨组织能够生长到钛表面且二者紧密结合、难以分离。19 世纪 70 年代，Schroeder 首次在组织学层面发表了关于骨结合的证据，并且成功证实了骨与金属植入物之间的直接接触。

理想的口腔种植体材料要求其强度、硬度、耐磨性、弹性模量和泊松比均能与周围牙槽骨组织相匹配，能将咬合力负荷尽可能地以类似于生理的方式传递至牙槽骨。目前，广泛应用于口腔临床的种植体材料是钛及其合金。钛及其合金是生物惰性材料，它们可以自发形成氧化层，因此在体内是稳定的；其物理性能强度高、刚性好；钛的弹性模量为 102 ～ 108 GPa，钛合金为 110 ～ 120 GPa，人体骨组织仅为 1.37 ～ 15 GPa，种植体的弹性模量远高于骨组织。在行使功能时，高弹性模量的种植体能够承担更大的负荷，低弹性模量的骨组织受到的应力变小，则出现应力遮挡效应。力通过种植体传递到上下颌骨发生应变，其接触界面出现相对微动，一旦过大将会导致种植体周围骨功能退化或吸收，最终引起种植体松动。

氧化锆种植体具有优越的生物力学特性以及美观性，能够改善美学区的修复效果，因而成为近年来的研究热点。掺杂了钇元素的氧化锆，其机械性能得到了显著的改善，已被 Straumann、Camlog 和 Nobel 等种植体公司用于制作种植体或基台。另外，相较于纯金属锆和钛，钛锆合金具有更高的机械强度，尤其适用于在狭窄牙槽骨或牙间隙的情况。

金属钽是一种具有研究前景的口腔种植体材料。固体钽的弹性模量（186 GPa）明显高于人的骨皮质（12 ～ 18 GPa）和骨松质（0.1 ～ 0.5 GPa），容易导致应力遮挡效应，从而引发种植体周围骨吸收。为改善钽材料的力学性能，有团队在 Ti_6AI_4V 基层沉积钽粉，表面孔隙率达 13%，其硬度和弹性模量显著降低。另外有研究团队制备的多孔钽支架的抗压强度（4.1 MPa ± 0.4 MPa）和弹性模量（0.14 GPa ± 0.07 GPa）接近人骨松质的抗压强度（4 ～ 12 MPa）和弹性模量（0.1 ～ 0.5 GPa）。多孔钽具有更强的抗腐蚀能力，已成功用作骨科手术中的植入材料，以改善血管生成和伤口愈合。另外有文献指出，与常规钛种植体相比，多孔钽支架金属增强型钛种植体的周围骨丧失明显减少。为改进钽及其衍生物的抗菌和骨再生，大量团队分析了各种表面处理策略和设计，包括喷砂、阳极化氧化、表面功能化、涂层以及引入无机和有机抗菌剂。尽管面临一定的局限性，但钽及其衍生物作为一种新型的生物材料受到了越来越多的关注，特别是在抑制细菌和诱导干细胞方面具有潜在的应用前景。

聚醚醚酮（polyetheretherketone，PEEK）的弹性模量为 3 ～ 4 GPa，接近人类骨皮质的弹性模量。其硬度和强度通过玻璃纤维和碳纤维共混比例不同而能与人类骨组织匹配，其耐磨性与金属合金相当。此外，它还具有良好的抗疲劳性和低蠕变率。然而，PEEK 因其生物惰性而导致其与周围骨组织的结合不良，限制了 PEEK 在种植体领域的应用。虽然很多学者利用多种生物分子修饰以增强 PEEK 的成骨和抗菌活性，但其未来想要替代钛和锆种植体还需要进一步的研究。

三、不同种植体外形设计的生物力学考量

（一）种植体的形状

施加于种植体 - 骨界面上力的类型可能会影响骨结合的程度和强度。一般在界面上产生 3 种类型的负荷：压缩、拉伸和剪切力。研究表明，压力对骨组织具有有利的作用。这种力会增加骨密度，从而增加其强度。然而，拉伸和剪切力均会导致骨密度降低，其中剪切力最为不利。所产生的力的类型取决于种植体的形状。因此，理想的种植体设计应该在压缩和拉伸之间提供平衡，同时最大限度地减少剪切力的产生。种植体的形状一般分为圆柱形、圆锥形和阶梯形。在下颌骨后区，锥形和圆柱形种植体表现出相似的生物力学和生物学行为。对于萎缩性上颌骨的种植治疗，锥形种植体能通过锥状外形和螺纹螺距的减小获得较高的初期稳定性，但也有研究显示种植体形状对上颌后牙区的种植体存留率无影响。与圆柱形或锥形相比，阶梯形种植体显示出更均匀的应力分散。

2018 年 ITI 共识中指出，锥形和非锥形种植体在 3 年的边缘骨水平方面都表现出令人满意的性能。临床上为避免损伤重要解剖结构或导致根尖开窗，可考虑使用锥形种植体。

为了缩短治疗总体持续时间、实现初期稳定性和控制种植体的三维位置，使用与天然牙根相同设计的根形种植体也是合理可行的。个性化根形种植体（custom-made root-analogue implant，RAI）是按照患者拟拔除牙齿的牙根形态设计的种植体，能基本匹配患者拔牙窝的形态，依靠指压和敲击就位，无需专用工具制备植入孔。该技术于 1969 年首次被提出，随着 3D 打印技术的兴起以及锥形束 CT 技术的广泛应用，其发展备受瞩目。

（二）种植体的表面螺纹

种植体表面螺纹设计包括螺纹的几何形状、螺距、螺纹深度和宽度。这些设计很大程度上影响着应力的集中和分布。

螺纹的形状是由螺纹厚度以及螺纹顶角角度所决定的。螺纹的几何形状主要包括（图 7-1）：标准 V 形、方形、偏梯形、反偏梯形、螺旋螺纹等。不同的螺纹形态对骨界面力学产生的影响存在较大的差异。例如偏梯形螺纹的设计能够增加接触面积，进而增强初期稳定性。方形螺纹的设计能够减小剪切力并增大垂直压力。V 形螺纹能够产生比方形螺纹高 10 倍的剪切力，还可以进行骨切削，有利于种植体的植入。

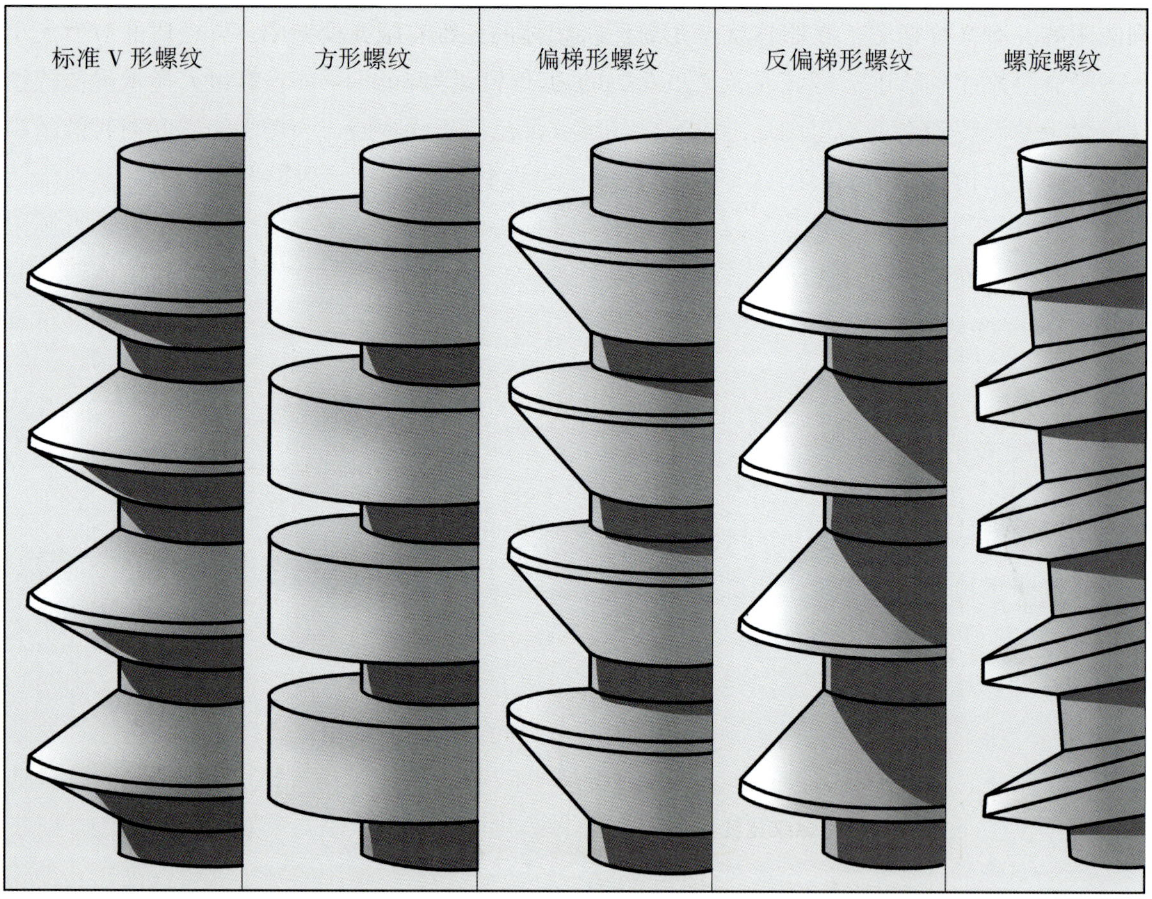

图 7-1　种植体表面螺纹形状

螺距指的是从螺纹中心到下一个螺纹中心的距离，该距离是沿着螺纹轴进行测量的。对于长度和直径相同的种植体来说，螺距越小，螺纹的数目就越多，骨结合的表面积也就越大，初期稳定性也更强，同时也更有利于应力的分散（图 7–2）。因此，有学者建议，在骨质不佳、种植体短小或者咬合力较高的情况下，应选择能够增加初期稳定性的种植体，比如增加螺纹的数量。

螺纹深度是指从螺纹尖端到种植体主体的距离。深度较深的螺纹会增加功能性表面积，有利于增强种植体在疏松骨质中的初期稳定性；而较浅的螺纹则更易于植入牙槽骨，在致密骨中具有优势。种植体的螺纹设计可以在根部区域形成具有较大螺纹深度的渐进螺纹，并朝着冠部逐渐减小，其目的是增加向骨松质的负荷转移，减少向冠部骨皮质的负荷转移，这有助于减少骨皮质吸收。螺纹宽度则是指在同一轴向平面上，冠状最大轴向和轴向最大轴向之间的距离。有文献指出，在圆柱状 V 形螺纹种植体的三维有限元模型中，骨松质的应力大小更容易受到螺纹的影响；螺纹对侧向负荷时的力学传递影响更为明显；有研究显示最佳螺纹深度介于 0.34 ～ 0.50 mm，螺纹宽度介于 0.18 ～ 0.30 mm；相对于螺纹宽度，应更重视螺纹深度的设计。

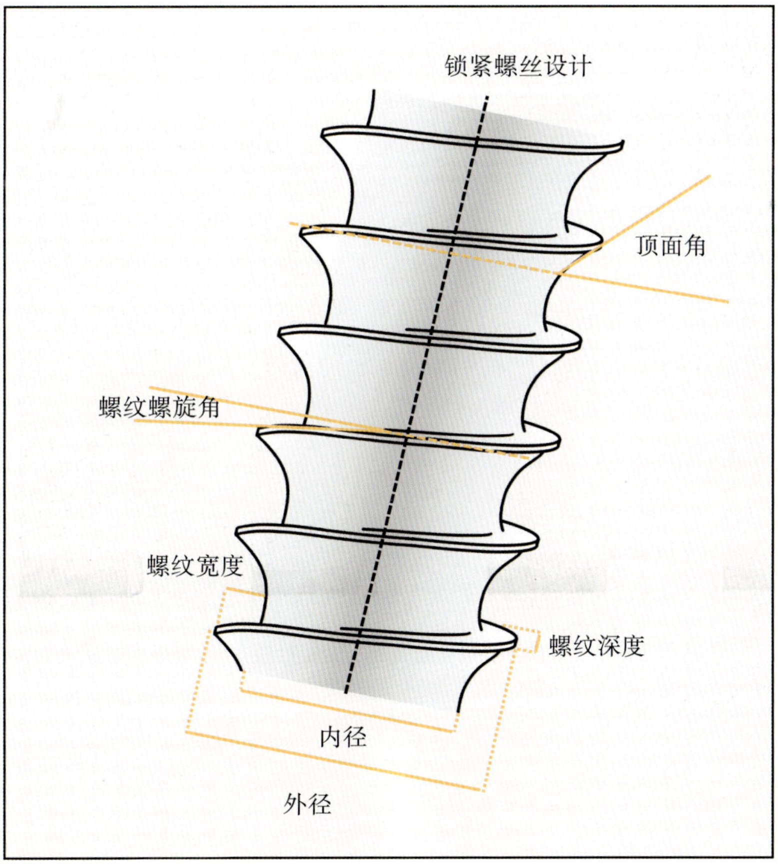

图 7–2 种植体表面螺纹设计

（三）种植体的表面特性

种植体与骨界面的骨结合是种植体受力的基础，而种植体的表面特性对骨结合及生物力学稳定性具有重要影响。通过机械或化学方法形成具有特征性的种植体微观表面形态，能够改善种植体的表面性能，增加骨 – 种植体接触面积，加快新骨沉积的速度，进而提高种植体的初期稳定性及最终成功率。

表面粗糙度是影响骨结合的关键因素之一。大量研究致力于探寻一种能使成骨细胞在种植体周围组织愈合过程中反应最大化的表面粗糙度。根据尺寸可分为宏观粗糙度（≥ 1 mm）、微观粗糙度（1 ～ 100 μm）和纳米尺寸（1 ～ 100 nm）。宏观形貌基于种植体的形状，微观形貌则与表面粗糙度相关。文献指出，中等粗糙度（Ra=1 ～ 2 μm）的表面能够促进成骨细胞分化，但仍需进一步探究表面粗糙度与其他结构特征（如表面形貌等）结合对成骨细胞的影响。纳米形貌则通过调节细胞行为来影响细胞的定向、排列、分化、迁移和增殖，从而实现更好更快的骨结合。

2021 年第六届欧洲骨结合协会（European Association For Osseointeration，EAO）共识提出，基于目前的文献，并没有显著降低种植体周围炎风险的种植体表面。即便如此，对于如何解决种植体周围炎的研究热潮依旧不减。大量研究针对成骨、抗菌、抗炎等方面修饰种植体表面，以降低种植体失败风险。

（四）种植体的直径和长度

种植体直径和长度的选择取决于特定部位的局部解剖结构和患者情况。

2018 年 ITI 共识声明指出，窄直径种植体（≤ 3.5 mm）通常用于狭窄的骨嵴或牙间隙不足的情况。种植体直径在 3.3 ～ 3.5 mm 的窄直径种植体可用于支持全口固定修复。

就种植体长度而言，在骨高度充足的情况下，首选长度超过 6 mm 的种植体。在避免进行骨增量手术或缩短治疗时间的情况下，可以选择短种植体，但应选用直径为 4 mm 或以上的短种植体。目前已有大量证据表明，短种植体（长度≤ 6 mm）与较长种植体在 1 ～ 5 年的存留率方面并无统计学差异。

总的来说，在临床决策中，种植体的外形设计可能对增加种植体的成功率有帮助。然而，在骨质和骨量良好且较易获得初期稳定性的情况下，某些种植体的设计特征或许并非成功的关键因素。而在骨质和骨量欠佳或咬合力较大的情况下，使用更小螺距、更多且更深的螺纹、更小螺纹螺旋角以及更长或更宽的种植体，以此来增加种植体的功能接触面积，进而提高种植体的成功率。

四、生物力学考量的其他因素

一般情况下，种植体植入骨内时，与骨接触占比显得更为关键。应选择骨质相对较好的区域进行种植，并借助增加种植体的数量或改善种植体的设计等方式，进而减少低密度骨中所承受的非轴向应力。同时，还可以通过缩短桥体的长度来降低基台应力。据报道 1 cm 的悬臂会产生约 100 N 的作用力，所以悬臂的长度与应力分布有着直接的关系。为了缩短远端悬臂的长度，倾斜种植体具有更大的优势，这样能够减少悬臂的延伸，并改善义齿上臂结构中的负荷分布，从而降低生物力学应力。

骨－种植体界面的不良微动会使种植体周围形成纤维结缔组织，导致骨组织与种植体之间无法形成直接的骨接触，进而造成骨结合失败。研究表明，当种植体的微动达到或超过150 μm 时，会导致种植体周围骨丧失，最终引发种植体失败。此外，有文献指出，单纯研究种植体微动的上限是片面的，应将种植体的材料、环境因素以及它们与界面应力－应变状态联合起来进行考量。Overgaard 和 Soballe 指出，如果种植体表面涂覆羟基磷灰石，且仅在初期有负荷，随后处于无咬合负荷阶段，那么微动在 150 μm 并非上限，因为羟基磷灰石涂层可以通过与成骨细胞、破骨细胞以及促炎标志物的直接相互作用来改善骨－种植体接触。

五、生物力学模型在口腔种植研究中的应用

虽然我们难以即时洞悉种植修复中复杂生物力学之间的相互作用，而往往要等到患者出现临床症状时，才能够推测出种植修复中可能存在的不良应力。基于此，一些物理和数学方法被用于模拟殆力负荷。生物力学模型的应用有助于对应力应变的程度进行量化，甚至将应力应变的分布情况可视化，以便于临床医生更好地理解。

生物力学模型包括二维和三维的光弹应力分析、电测应力分析以及二维和三维有限元分析。这些方法各有其特点，但基本上都能够展现出模拟种植体上部结构、种植体以及支持结构所对应的应力或应变集中的点或区域。所以，生物力学模型可用于预测高应力应变区域的位置，也可以用于比较不同修复设计以及支持因素，比如种植体的大小、分布和倾斜度、负荷的方向和强度等。

第二节

种植修复设计的生物力学

一、种植体基台设计的生物力学考量

（一）基台角度

在口腔种植手术中，一旦种植体无法与相邻牙或相邻种植体保持平行，就可以借助角度基台来获得适宜的修复效果。但是，使用角度基台会改变上部结构以及种植体的长轴方向，进而在咬合负荷时，使种植体及骨组织上的应力增大。通过光弹性应力评估和有限元分析研究发现，与直基台相比，基台角度的增加会在修复体及周围骨上产生更为明显的应力。然而，在存留率方面，角度基台相关的修复体存留率与直基台相差无几。此外，相较于直基台，使用角度基台的种植体周围并没有出现额外的骨丧失情况，并且角度基台也没有提高螺丝松动的发生率。

（二）基台外形

基台外形的设计分为不同的连接类型和平台转移。

连接类型分为内部连接和外部连接。内部连接有内六角、莫氏锥度；外部连接有外六角。相较于外部连接，内部连接能够更好地抗静动态加载，其中莫氏锥度表现出更好的连接效果，但较难拆卸。

平台转移的种植体基台直径小于种植体颈部的直径。大量研究表明，具有平台转移的种植体对种植体颈部周围骨应力分布较传统基台好，减少了种植体颈部的骨皮质吸收，但是对于种植体本身而言，应力集中在种植体与基台连接界面，所以有学者认为具有平台转移的种植体更容易使骨应力转移到种植体 – 基台界面。

二、无牙颌种植修复咬合模式的生物力学考量

种植义齿的殆力由种植体直接传导到颌骨内，分散于颌骨等支持结构内，因而能够承受较大的殆力，具有良好的支撑作用。无牙颌种植义齿通过相对稳定的固位连接装置，以及适当的种植体数目、锥度、长度、位置及共同就位道，保证了义齿良好的固位性和稳定性。另外，无牙颌种植义齿基托面积较小甚至没有基托，舒适度良好。对于使用常规义齿难以得到足够支持、固位和稳定的患者，特别是佩戴常规义齿有困难的患者，种植义齿修复表现出明显的优越性。无牙颌种植修复咬合设计的生物力学考量具有必要性与特殊性。

（一）无牙颌种植修复咬合设计的必要性

无牙颌种植义齿上部构造的咬合设计在种植义齿中占据着至关重要的地位，堪称种植义齿成功的关键所在。创伤性咬合相较于感染更容易导致骨结合丧失。Rosenberg 等对感染引起种植失败和咬合创伤引起种植失败的比率进行了比较，发现咬合创伤和感染所占百分比分别为 90% 和 10%。感染导致早期失败发生多在 1 年内，而咬合创伤导致的失败有 55% 发生在 1 年后。由此可见，可以说咬合设计决定了种植牙的远期疗效。在临床种植义齿修复治疗中，患者在不同治疗时期可能会面临各种咬合问题，若未能及时纠正，便会引发诸多临床症状，如持续性咬合痛、异常咬合音、颞下颌关节弹响、颌面部局部酸胀不适感，甚至疼痛、咀嚼食物困难等。无牙颌患者为此付出了更多的精力与费用，这些咬合问题给患者带来更多的不适与痛苦，直接妨碍了无牙颌患者对全牙列种植义齿的使用。无牙颌种植修复咬合设计不仅会影响到种植体的生物力学反应，进而影响种植体的远期成功率，还会直观地影响患者对种植义齿的使用感受，因此，科学的无牙颌种植修复咬合设计至关重要。

（二）无牙颌种植修复咬合设计的特殊性

天然牙和种植牙在咬合方面最大的区别是天然牙有牙周膜而种植牙没有，牙周膜对牙和牙周组织具有保护和反射的调节作用，恰似“减震器”和“反射调节器”。

首先，天然牙中牙周膜结构发挥缓冲负荷冲击、分散应力到周围骨组织的作用。牙齿如果受到短暂的强咬合压力会发生动摇，及时撤去咬合压力可以恢复到原来的状态。然而，种

植牙受到创伤性殆力后，即使殆力去除也不可能恢复到原来状态，进而导致骨结合破坏。此外，天然牙咬合创伤的早期症状为牙髓充血和冷热刺激反应。然而，没有牙髓和牙周膜的种植牙完全不会出现这些早期症状，所以往往维持没有知觉的状态直至发生骨吸收和种植体折断。种植牙的咬合负荷能力虽然远高于可摘义齿，但比天然牙低，为天然牙的 60% ~ 70%。因此，一旦种植牙出现咬合问题，往往会带来严重的后果。

由于种植体形态的特殊性，垂直压力通过种植体的螺纹以压缩应力方式均匀地分散到种植体周围，造成的危害很小；然而水平压力会使种植体形成弯曲形变而对骨组织产生压缩与拉伸作用，造成的危害很大。水平方向应力可以产生压缩应力 10 倍以上的拉伸应力及剪切应力。骨皮质对拉伸应力和剪切应力的耐受性很弱，仅为抗压缩应力能力的 30% 和 65%，这造成种植牙中水平压力比垂直压力破坏性更大，因此如何避免过大的水平压力是无牙颌种植上部结构咬合设计的核心问题之一。

无牙颌种植修复设计本就涉及患者重建全部牙列形态，会产生咬合关系、颌位、咀嚼肌、颞下颌关节位置等改变，内容相对复杂；再加之不同于天然牙的各种生理结构和受力模式的区别，如果无牙颌种植修复的咬合仅仅模仿天然牙咬合是欠考虑的。然而，尚没有指南具体阐述到底无牙颌种植修复的上部结构应采用怎样的咬合模式。为了让咬合力不造成殆创伤，本章旨在无牙颌常规总义齿咬合理论的基础上加以探讨，探寻更合理的无牙颌种植修复咬合设计。

（三）无牙颌种植修复咬合设计的要求

"理想的咬合"是指不引起生理学异常，平衡咀嚼系统协调功能和符合患者审美要求的咬合形式。符合所有患者的理想殆型是不存在的，目前广泛认可与之相近的殆型需要满足如下条件：牙尖交错位广泛的尖窝接触，侧方殆时耐受侧向力，减小垂直和水平方向咬合力。具体包括平衡殆、舌侧集中殆、前后牙相互保护殆和组牙功能殆等理论。

无牙颌种植义齿的最终修复目标是恢复缺失牙列的形态和功能。前牙区恢复发音、美观和切割食物的功能，后牙区恢复咀嚼功能，并恢复面下 1/3 高度。

1. 平衡殆（balanced occlusion） 平衡殆理论的依据是 Bonwill 的三点式咬合、Spee 的殆曲线和 Monson 球面学说。平衡殆理论是全口义齿的最佳殆型，是指牙尖交错殆和前伸、侧方殆运动循环过程中全牙列接触，咀嚼运动的殆力由全部牙齿和关节共同承担。这种全牙列接触的情况在天然牙列中极少见，只有经过高度磨耗的个体才能形成，现今无牙颌种植修复咬合理论也不再追求完美的平衡殆，而是更倾向于改良后的其他殆型。

2. 舌侧集中殆（lingualized occlusion） 舌侧集中殆是平衡殆的一种改良形式，能够恢复患者固有的咬合关系，包括殆面形态、咀嚼形态、髁道及前牙诱导等特征。定义中主要的功能尖是上颌磨牙的舌尖，下颌磨牙的展开角大；下颌磨牙的中央窝位于下颌尖牙牙顶与磨牙后三角底中点的连线内，两侧各五点接触。牙尖交错位时，上颌磨牙舌尖与下颌磨牙中央窝接触，颊尖不接触，下颌第一前磨牙的颊尖顶与上颌第一前磨牙近中窝接触；侧方颌运动时，上颌磨牙舌尖与下颌磨牙舌尖的颊斜面接触滑行，平衡侧与下颌磨牙颊尖的舌斜面接触滑行，下颌第一前磨牙的颊尖与上颌第一前磨牙舌尖的颊斜面和颊尖的舌斜面接触滑行；前伸殆运动时前后牙均有接触。

舌侧集中𬌗消除了功能状态下全咬合平衡的下颌颊尖与上颌窝的功能接触关系，使下颌功能运动简化为下颌后牙𬌗面的斜面只在上颌舌尖诱导下的运动，下颌功能运动时𬌗力的作用点向舌侧偏移，𬌗力的作用方向单纯化，咬合向舌侧集中，更加稳定。虽然舌侧集中𬌗在美观上略有不足，但具有较高的患者满意度。

3. 前后牙相互保护𬌗理论（mutually protected occlusion） 1974 年 Dawson 定义并报告了理想的前后牙相互保护𬌗基准理论：髁突在最适磨牙的位置时，所有的牙接触稳定；与发挥功能的边界运动一致的前导；前伸及侧方运动时所有磨牙不接触。此理论牙尖交错位时磨牙保护前牙，且磨牙牙尖交错𬌗时不向关节传递过度的负荷；前伸运动时切牙对尖牙和磨牙保护，侧方运动时尖牙对切牙和磨牙保护。侧方运动时由尖牙诱导下颌回到牙尖交错位，垂直方向的咀嚼运动，侧向压力由尖牙控制。

尖牙处种植体往往较长，具有理想的冠根比例，且此处有致密的牙槽骨支持，距离关节远，可以有效承担诱导作用，是适合种植上部构造的咬合修复。带有悬臂梁结构的种植支持式固定桥，因为悬臂所能承担负荷的能力很小，下颌侧方运动时，工作侧及非工作侧的悬臂结构区的人工牙都要求短暂的无接触。可通过尖牙保护𬌗来实现，工作侧的接触也应尽可能远离悬臂梁结构。

4. 组牙功能𬌗理论（group functioned occlusion） 1961 年 Schuyler 等提出了组牙功能𬌗的概念。定义为下颌侧方运动时工作侧为组牙接触，非工作侧不接触，并且工作侧舌尖也不接触。组牙功能𬌗牙尖交错位时争取尽可能多的尖 – 窝接触，使咬合力均等地分配；在牙尖交错位及咀嚼过程中，咬合力尽可能沿种植体的方向传导，不产生过大的侧向负荷；前伸颌运动时前牙区尽可能多的牙接触滑行，后牙区不发生接触；侧方颌运动时只在工作侧以尖牙为中心尽可能多的牙接触滑行，非工作侧不接触，工作侧的舌尖不接触，工作侧后牙𬌗面的牙尖和窝接触滑行范围由前向后逐渐减小；上颌后牙工作侧颊尖的舌斜面是由角度不同的两个斜面构成的，由前向后与对颌牙颊侧牙尖的距离逐渐增大；第二磨牙及第三磨牙可不接触滑行。

无牙颌种植义齿的咬合修复采用哪一种𬌗型不能一概而论，要结合患者的具体情况确定，活用咬合理论。依据上部义齿的固位方式，种植体 – 组织支持的覆盖义齿倾向于设计为双侧平衡𬌗或舌侧集中𬌗，种植体支持的固定全颌义齿则倾向于采用前后牙相互保护𬌗或组牙功能𬌗。此外，无牙颌种植义齿由于种植体的特殊性，其咬合设计要求高。上下牙列𬌗面咬合形态应平衡一致；应适当减小颊舌径以减少咀嚼面积，减小种植体的负荷，使𬌗力与种植体的支持力相适应；𬌗力方向应尽量接近于种植体的长轴，适当减小牙尖斜度，以减小种植体受到的扭力；悬臂梁长度在上颌应小于 12 mm，在下颌应小于 15 mm。

无牙颌种植修复咬合设计直接影响到种植体的生物力学反应。正确的咬合设计，可以控制咀嚼时向种植体传递𬌗力的大小和方向、避免机械并发症的发生，使𬌗重建后的咬合经过一段时间后不出现明显的变化，保持咀嚼系统的长期稳定。

（四）𬌗学理念指导下的无牙颌种植修复设计

1. 无牙颌种植修复设计中的颌位关系 种植全口义齿修复的成功关键是准确地确定并记录无牙颌患者的颌位关系。目前，多数学者认为无牙颌咬合应重建在正中关系位（centric relation, CR），因为此颌位稳定、可重复性高，独立于天然牙列存在，且颞下颌关节韧带处于舒适的状态，故可作为种植全口义齿修复时的参考记录位。正中关系位的记录由咬合垂直距离和水平关系两部分组成。

咬合垂直距离（occlusal vertical dimension, OVD）为天然牙列最大牙尖交错位时面下 1/3 的高度，临床常用鼻底到软组织颏下点之间的距离表示。临床上稍抬高 OVD 不仅能恢复无牙颌患者过短的面下 1/3，改善面部比例和“老态”面容，还能开辟修复间隙，缓解和治疗颞下颌关节紊乱病。对于术前有牙患者，应在拔牙前或有咬合时进行评估，评估后通常不再改变。对于佩戴义齿患者，最开始用𬌗托建立咬合垂直距离。为改善面部外观或改进种植体的受力方向，可对咬合垂直距离进行微量调整，但需注意：① 新建 OVD 的起始点须是下颌髁突在正中关系范围内；② 新建 OVD 须让患者神经肌肉处于适应范围内，且有可接受的息止𬌗间隙。

水平关系的确定方法有多种，如哥特式弓描记法、直接咬合法、卷舌后舔法、后牙咬合法等。哥特式弓描记法需要特别的装置，操作较复杂，常用于无牙颌患者，而直接咬合法操作简便，故常用于缺牙不多的患者。在哥特式弓的临床治疗中，医生通常预先测量好垂直距离，然后使用描记板和描记针配合，引导患者做轻闭口叩齿运动、前伸后退运动、侧方运动等，以描记正确的水平关系位置。直接咬合法则在预先测量好垂直距离的基础上，引导患者至正确的水平关系位置，直接咬合至预先的垂直距离，即同时确定垂直与水平颌位关系。

2. 与对颌牙的关系 若患者上颌是传统的黏膜支持式全颌义齿，下颌是种植体支持的全颌义齿，种植体支持的义齿产生的𬌗力较大，使上颌牙在功能运动中有一定的移动。当下颌处于前伸位时，仅有前牙接触的患者会出现偶合综合征（combination syndrome）现象，发生上颌前牙区牙槽骨的明显吸收、上颌结节的下垂和𬌗平面的后仰。为避免产生偶合综合征现象，通常选择双侧平衡𬌗。

当对颌同为种植体支持的固定义齿时，由于上下颌同为刚性结构，咬合时各自的动度极小，这样就会产生较大的应力，因此功能状态下应采用组牙功能𬌗。正中咬合时前后牙同时接触使咬合力量直接加载至种植体上，侧方颌时多颗种植体支持的多颗牙同时接触，避免单颗牙接触，悬臂处的磨牙脱离接触。当对颌是天然牙或有局部义齿时，也采用组牙功能𬌗或尖牙保护𬌗。

3. 咬合调整 过渡性修复体是种植全口义齿咬合重建中维持和稳定颌位关系必不可少的重要环节。其作用首先相当于功能矫治器，用于调整肌张力，让升颌肌群收缩的长度适应新的垂直距离；其次可修复缺失牙，恢复一定的咀嚼功能、发音功能和容貌；最后作为诊断性咬合设计装置，为永久性修复体的设计提供重要信息。临床医生通过对过渡性修复体不断地调整修改，使患者达到舒适满意的程度，该垂直距离和颌位确定为种植义齿咬合重建所需的垂直距离与颌位。

从过渡义齿到永久修复体，最关键的是保持垂直距离不变，否则精心设计、患者已适应且舒适满意的颌位关系便会丧失。因此，患者应定期复诊并及时处理其相关的问题，如咬合过高、疼痛不适、义齿的破损或磨耗等。待患者适应已升高的垂直距离，肌张力可持续维持在恒定的状态，且颞下颌关节改建适应后可继续下一步修复治疗。

最终修复种植义齿上部结构就位于患者口腔内，确认上部结构达到被动就位后，需检查颜面部外形和美观状况，检查上部结构龈面与牙槽嵴之间的间隙是否适当，是否有利于清洁和自洁。检查咬合关系是否正确，正中颌位时上下牙均匀广泛的接触，非正中颌位时根据情况形成平衡𬌗、舌侧集中𬌗、前后牙相互保护𬌗或组牙功能𬌗，无任何𬌗干扰。

4. 无牙颌种植修复的咬合评估 种植体所承受的咬合力对于种植义齿的长期稳定性有显著影响。但是如何检测种植全口义齿的咬合情况是临床的难点。长期以来，口腔科医生都是依靠咬合纸法、咬合蜡法、硅橡胶法等来检查全口义齿的咬合情况，并根据临床经验进行调𬌗。以上方法主要依赖操作者的技术水平和主观经验，缺乏准确性，且调𬌗后不能确定种植全口义齿两侧的咬合力是否平衡。然而，数字化咬合分析系统能够弥补上述不足，它通过咬合感应片精确地记录咬合接触点的分布情况以及动态的咬合过程，量化患者的咬合情况，为建立种植全口义齿稳定协调的咬合关系提供重要参考。目前，此类产品主要有美国的 T-scan 系统和中国的 TeeTester 系统。

T-scan 咬合分析系统于 1984 年研制成功，经过 20 年的发展，至 2006 年该系统已更新至第三代即 T-scan Ⅲ数字化咬合分析系统。Carey 等研究表明，在不同的咬合力下，通过咬合纸可获得同样大小的印记，而在同样的咬合力下，产生的印记大小可以千差万别。T-scan Ⅲ系统不仅能准确地找到全口义齿在咬合过程中肉眼不易发现的𬌗干扰点和早接触点，还消除了咬合纸等常规检查方法不可信赖的主观预测。T-scan Ⅲ系统另一显著特点是能计算出全口义齿左右两侧力的百分比，指导医生综合判断𬌗力分布情况，使种植全口义齿修复后𬌗力均匀分布，咬合协调平衡，对维持咬合重建的稳定性具有重要意义。

TeeTester 系统是国内首个拥有自主知识产权的数字化咬合分析系统，可实时、动态地分析咬合接触特征。使用 TeeTester 系统与 T-scan Ⅲ系统分别检测具有正常𬌗人群的咬合特征，通过对比分析，两系统仅在前牙咬合力占总𬌗力百分比的检测结果上存在差异，其余指标测量结果均无差异，研究表明两种设备在分析咬合的动态特征方面基本一致。

三、种植体支持式固定义齿修复的生物力学考量

（一）固定义齿修复种植体的数量选择

这依据多方面决定，一是修复的需要，二是局部解剖及骨质骨量，三是患者的预期及经济预算。最后结合支持形式。根据 ITI 共识，固定义齿修复一般需 4 ～ 6 颗种植体。选择在局部骨质较好处植入种植体，避开骨质较差的位置。另外，种植体之间应保持 5 ～ 7 mm 的间隙，过密会导致手术操作不便，且会因种植体周围血供不足而影响骨结合及美学效果。

在确定种植体数量时需要临床医生综合考虑患者牙弓大小、解剖条件、咬合关系、美学及全身状况，制订出合理且最优的计划后，方可开始手术。

一些学者认为在无牙颌患者中，种植体数量小于 4 颗仍然可行。相关有限元分析报道，下颌 3 颗种植体支持的生物力学性能不如 4 颗种植体支撑的设计。而上颌 3 颗种植体的设计

方案在对颌牙为传统全口义齿的情况下和上颌植入 4 颗种植体的效果相当，但只推荐在解剖、经济条件受限时采用。

（二）固定义齿修复的植入位置

无牙颌患者常伴有不同程度的牙槽骨吸收，对于即刻种植患者，尚有剩余天然牙维持部分骨量，但多数剩余骨量仍比较有限；全口牙周病患者也因不同牙位骨量吸收的差异，影响植入位点的选择。因此，对于无牙颌患者，不能将之完全划归为以修复为导向的植入或以解剖条件为基础的植入，而应根据不同位置牙齿缺失的原因、骨质骨量特点、种植体分布要求以及骨增量的远期稳定性等因素加以考量。

（三）固定义齿修复的植入方向

种植体的植入角度通常指近远中向相对于垂直咬合平面的垂直轴所形成的角度。临床上可能发生种植体的唇颊侧倾斜，通常不会作为单独的危险因素进行评估。常规种植体植入方向为沿牙槽嵴长轴的轴向。而倾斜种植技术是指当上、下颌可用骨高度不足时，为避让上颌窦、下牙槽神经、鼻底等解剖结构，采取与水平面呈 15° ～ 45° 植入种植体，最大限度地利用可用剩余牙槽骨，避免大范围骨增量的种植方法。

1977 年，Brånemark 等报道了第一例在上颌骨倾斜种植的固定修复病例。在 2000 年，Krekmanov 等研究表明，后牙区倾斜种植体支持的固定修复体，增加了前后种植体间距（anterior-posterior spread，A-P 距离）并减小了悬臂长度，可以获得更好的稳定性。2003 年，Maló 等提出“All-on-4”种植修复技术在下颌全口牙列中的应用，继而诸多学者对倾斜种植体进行了大量研究，获得良好的临床疗效。2005 年，Maló 等又报道了上颌无牙颌的临床结果，种植体即刻负荷，1 年成功率可达 97.6%，说明 All-on-4 在上颌也能获得良好的成功率。

2018 年 ITI 共识推荐：① 在全口固定义齿修复中，种植体的近远中分布应最大化；② 种植体应尽可能轴向植入，当条件允许时，可以因为解剖条件或修复体适应证，行倾斜种植体植入。

Michael 等人认为 All-on-4 在生物力学上是合理的。18 年的随访结果显示，上颌最终修复体的存留率为 97.06% ～ 100%；下颌最终修复体的存留率为 98.9% ～ 100%。这些结果表明 All-on-4 治疗概念是长期可行的。最常见的并发症是修复体断裂以及基台螺丝松动。这与患者既往的磨牙症、咬合关系不良等密切相关。因此磨牙症患者应谨慎考虑行种植修复。

（四）固定义齿修复上部结构的设计

全颌固定种植义齿修复按照上部结构类型可分为一段式固定种植义齿和分段式固定种植义齿。

1. 一段式固定义齿修复 即上部结构为一个整体。一段式修复的优势在于所有种植体共同支持作为一个整体的上部修复体，对每颗种植体的直径、长度要求放宽，对悬臂的要求较低。同时，临床疗效研究显示采用一段式修复的患者黏膜压痛发生率不高，患者舒适度比较高，且美观效果好，患者日常维护方便性好，满意度较高。但是，当采用一段式种植修复时，对种植体之间相对位置、取模的精度和技工室加工工艺要求极高，且术后的维护难度加大及维修成本增高。

2. 分段式固定义齿修复 是将完整牙列分若干个区域，类似于牙列缺损使用种植固定桥分段修复。根据分段部位不同可以分为：两段式、三段式、四段式。当在推荐植入位点骨质和骨量不适宜植入种植体的情况下，可于临近牙位植入种植体，并修改分段式设计方案，或酌情增加种植体数量。分段式修复降低了对种植体平行度的要求，降低了手术风险、减小了手术难度，对取模精度的要求也较低，易于取得共同就位道，达到义齿被动就位。同时，分段加工方便支架的铸造制作，术后的维护也更加方便。出现并发症后易维修，降低了维修成本。但是，分段式修复常规要求每颗种植体直径不小于 4 mm、长度不小于 10 mm，要有理想的种植体分布位置，且分段式会造成牙龈分段，美学效果较差。

3. 一段式与分段式的区别 从生物力学的角度分析，一段式修复使得颌骨和种植体的应力分布更合理。在缓解无牙颌应力集中方面更有效，具有最佳的生物力学环境，相较于分段式修复更有利于颌骨和种植体的长期保护。但是，对于修复体，一段式的修复方式容易在各个牙冠的连接处产生应力集中，且一段式的修复体通常刚性更大，初始应力即较分段式修复体大，较容易导致修复体的损坏。

对于上颌骨，如果可植入 8 颗种植体，且位点为上颌双侧中切牙、尖牙、第一前磨牙和第一磨牙，则可将修复体分段为 4 个三单位的固定修复体。然而牙齿缺失后上颌窦逐渐气化，临床上常出现上后牙区骨高度不足的现象，如果因为种植体位点分布不理想或骨量不足而植入了较短的种植体或带有悬臂等情况，一段式固定修复更能发挥其分散应力的优势，减少单颗种植体的负荷。在进行一段式固定义齿修复时，6 颗分布良好的种植体，足以支持上颌固定修复体。理想位点包括双侧中切牙、尖牙、第一前磨牙、第二前磨牙、第一磨牙。此外，当上下颌口内有余留牙时，可采用分段式修复牙列缺损，以维持稳定的颌位关系。

对于下颌骨，当后牙区骨质条件不佳时，可选择在两侧颏孔之间植入至少 4 颗种植体，双侧后牙区设置悬臂梁的无牙颌一段式固定义齿方案。建议悬臂长度不超过 A–P 距离的 1.5 倍，并尽量为患者提供短牙弓的固定修复体。当单侧或双侧颏孔区骨质有足够的高度和宽度时，可选择在颏孔上方增加植体，即采用 5 ～ 7 颗种植体、双侧后牙区设置悬臂的无牙颌一段式固定义齿修复方案，此设计增大了 A–P 距离、减短了远中悬臂长度。当一侧后牙区骨质条件佳时，可在第一磨牙或第二前磨牙区增加植体，一段式固定修复仅需在单侧后牙区设置悬臂。分段式固定种植义齿修复适用于双侧下颌后牙区有充足骨量时。通常采用 6 ～ 9 颗种植体、无牙颌两段式固定义齿修复方案；或 8 ～ 9 颗种植体、三段式固定义齿修复方案。此外，对于下颌骨，由于咀嚼肌的附着，在运动过程中下颌骨会发生形变，当下颌骨有充足的骨量允许分段式修复时，分段式修复将更有利于应对下颌骨的变形，而获得更好的稳定性，尤其针对有严重口腔副功能运动的患者。

（五）悬臂长度

种植悬臂是指在口腔种植修复中，种植体远端无支撑的修复体部分。悬臂上施加的咬合力会对前方种植体，尤其是最远中种植体施加较大的杠杆力，此时种植体承受的轴向负荷是修复体上殆力的2倍，因此应尽量缩短悬臂（上颌骨因密度较低悬臂应不超过10 mm，下颌悬臂应不超过15 mm），以减少修复体折断和种植体边缘骨吸收。

2018年第五届EAO共识研讨会指出，当悬臂长度不超过2个单位或距离不超过20 mm时，采用固定修复方式，具有较高的存留率。ITI推荐的临床经验认为，在末端剩余牙槽嵴无法植入种植体的情况下，将悬臂延伸纳入种植体支持式修复体中是一种可行的选择。

四、种植体支持式覆盖义齿修复的生物力学考量

（一）覆盖义齿修复的数量选择

由修复医生确定种植体植入的数量和位置，外科医生须严格遵循修复原则。

对于支持下颌牙列缺失覆盖义齿的种植体数量争议，2008年的ITI共识中阐述：2～4颗种植体可以作为覆盖义齿的常规植入数量。

（1）植入1～2颗种植体，相对数量较少。这种设计一般不适用于上颌。种植体主要发挥固位作用，其支持作用相对有限。以黏膜支持为主，种植体支持为辅。

（2）植入3～4颗种植体，以种植体和基托支持黏膜共同承担，支持作用较前者好。

（3）使用4～6颗种植体，下颌以4颗种植体较为常见，上颌则以6颗种植体较为常见。通过杆式支架连接，连接杆可以一定程度向远中形成悬臂梁。所承受的咬合力几乎通过种植体传递，义齿的基托范围较小，患者口内异物感降低。不过，该种覆盖义齿的修复效果相当于固定义齿修复。

对于支持上颌牙列缺失覆盖义齿的种植体数量的争议，2013年第五届ITI共识声明，建议无牙颌上颌骨至少植入4颗种植体。由于上颌骨的骨量和骨密度不够理想，在上颌前部植入2颗种植体是冒险的。但也有研究显示，上颌骨植入2颗种植体对患者满意度或边缘骨丧失没有影响。

（二）覆盖义齿修复的位置选择

在覆盖义齿修复中，种植体的分布有一定的影响。Meijer等发现正中殆和侧方殆负荷时，增加种植体的数量，可减少种植体及周围骨界面的应力峰值，但是前伸殆时，4颗种植体的应力值反而略高于2颗种植体。

上颌骨的骨密度及骨量较下颌骨欠佳，因此，即便已有报道上颌前部植入2颗种植体是可行的，植入位点多为两侧尖牙区，尚无关于使用磨牙或上颌结节区作为覆盖义齿植入位点的报道。

在上颌前部、双侧第一磨牙之间植入种植体，通常可避免上颌窦底提升术，降低术者的操作难度，减少患者的并发症和治疗费用。在此区域植入4颗分布良好、夹板式相连的种植体（最小的直径为4.1 mm，最短的长度为8 mm）是上颌种植体支持的覆盖义齿的最少数量。如果剩余牙槽嵴的解剖条件限制了种植体的直径和长度，应该相应地增加种植体至6颗。

上颌植入4～6颗种植体，行非夹板式覆盖义齿修复。这一般适用于在种植体植入的空间位置（种植体之间过近或过远）或角度不理想的情况下采用。如采用圆锥形套筒冠，则需

要避免只在上颌前部植入种植体，应尽可能在远中植入种植体，否则这种刚性连接的覆盖义齿远端会形成类似固定修复体的悬臂，使种植体过度负荷。

针对下颌牙列缺失的情况，支持式覆盖义齿的种植体位置和数量一般可以预先设计好。

（1）下颌单一中线种植体在经济条件有限的情况下可以尝试使用。

（2）植入 2 颗种植体时，一般选择在两侧颏孔之间，与中线等距，种植体之间距离应为 15 ～ 20 mm。通过 2 颗种植体的假想轴线必须与两侧颞下颌关节的假想连线相平行。

（3）植入 4 颗种植体时，远端种植体必须植入颏孔近中约 5 mm 的位置，其他种植体平均分布于剩余的空间，为修复医生设计 3 个杆的上部结构提供可能性。

（三）覆盖义齿修复的种植体直径和长度

以往的观点认为增加种植体的直径与长度能够减小种植体周围的应力分布。相关的研究也在不断进展。Himmlova 等人评估了种植体直径和长度对种植体周围发生应力的影响，并指出种植体直径比长度对应力分布的影响更大。Mehmet 通过三维有限元分析得出结论，大直径的短种植体在骨内的应力值较低，但与小直径的长种植体相比，种植体 / 基台组件的应力较高。然而，也存在不同的观点。Holmgren 等人的研究认为，使用较大直径的种植体并不总是必要的。此外，Dimililer 等人同样认为增加种植体直径对种植体和种植体周围骨中形成的应力没有明显影响。

（四）覆盖义齿修复不同的附着体固位形式

根据上部附着体的固定类型，一般分为夹板式和非夹板式种植体支持式覆盖义齿。其中夹板式覆盖义齿包括切削杆式附着体系统以及杆式附着体系统，非夹板式覆盖义齿包括球帽附着体系统、Locator 附着体系统、切削杆式附着体系统、磁性附着体系统以及套筒冠附着体系统。

从生物力学角度来说，杆式附着体系统中，横截面为圆形及卵圆形的成品杆固位效果良好，同时可提供一定的动度；而方圆形（唇舌侧平行、殆方圆形）的成品杆在负荷状态下会产生不利的侧向扭矩。当覆盖义齿受力不均匀，产生应力集中时，球帽附着体的颈部作为薄弱部位会首先折断，起到应力中断的作用，从而保护种植体。如果患者咬合力过大可以选择弹性模量大的义齿材料来缓冲，比如缓冲型套筒冠附着体，其内、外冠间的缓冲间隙可延缓负荷的传递时间，改变力的传递方式，从而保护种植体周围软硬组织。

（五）覆盖义齿负重时机的选择

2018 年第六届 ITI 共识研讨会就牙列缺失负荷方案所达成的共识如下：

常规负荷：种植体植入后，不戴入种植修复体，允许超过 2 个月的愈合期。

早期负荷：种植体植入后，1 周至 2 个月戴入种植修复体。

即刻负荷：种植体植入后，1 周之内戴入种植修复体。

临床文献已充分证实了上下颌覆盖义齿的常规负荷均为一个较安全的选项，且 1 ～ 10 年的种植体留存率达 94.8% ～ 100%。在骨量骨质条件良好的情况下，上下颌可行覆盖义齿的早期负荷方案，但是对于种植体植入拔牙窝或同期行骨增量者，则不建议行早期负荷方案。

由于上颌骨的骨密度及骨量较下颌骨欠佳，对于上颌骨的即刻负荷缺乏可靠的文献证据，因此不建议上颌行即刻负荷。关于下颌覆盖义齿负荷时机，文献指出，单颗中线种植体的即刻负荷存留率低于常规负荷，因此仅在特殊情况下才考虑此方案。而 2 颗及以上种植体支持的下颌覆盖义齿修复可行即刻负荷，与常规负荷种植体的存留率相似。

参考文献

[1] ABUHUSSEIN H, PAGNI G, REBAUDI A, et al. The effect of thread pattern upon implant osseointegration [J]. Clin Oral Implants Res, 2010,21(2):129-136.

[2] 保母须弥也，细山愃．口腔种植咬合技术 [M]. 汤学华，译．沈阳：辽宁科学技术出版社，2019.

[3] 宫萍．口腔种植学 [M]. 北京：人民卫生出版社 ,2020.

[4] LEE WT, KOAK JY, LIM YJ, et al. Stress shielding and fatigue limits of poly-ether-ether-ketone dental implants [J]. J Biomed Mater Res B Appl Biomater, 2012,100(4):1044-1052.

[5] YOSHINARI M. Future prospects of zirconia for oral implants-A review [J]. Dent Mater J. 2020, 39(1):37-45.

[6] EDELMANN AR, PATEL D, ALLEN RK, et al. Retrospective analysis of porous tantalum trabecular metal-enhanced titanium dental implants [J]. J Prosthet Dent, 2019, 121(3):404-410.

[7] TSUNG Y K, WEI H C, CHI S C, et al. Mechanical and biological properties of graded porous tantalum coatings deposited on titanium alloy implants by vacuum plasma spraying[J]. Surf. Coat, Technol, 2019,372:399–409.

[8] MISCH CE, PEREL ML, WANG HL, et al. Implant success, survival, and failure: the International Congress of Oral Implantologists (ICOI) Pisa Consensus Conference [J]. Implant Dent, 2008,17(1):5-15.

[9] 赵志河，房兵．口腔力学生物学 [M]. 上海：上海交通大学出版社，2017.

[10] JUNG RE, AL-NAWAS B, ARAUJO M, et al. Group 1 ITI Consensus Report: The influence of implant length and design and medications on clinical and patient-reported outcomes [J]. Clin Oral Implants Res, 2018,29 Suppl 16:69-77.

[11] LEE JH, FRIAS V, LEE KW, et al. Effect of implant size and shape on implant success rates: a literature review [J]. J Prosthet Dent, 2005,94(4):377-381.

[12] BOGGAN RS, STRONG JT, MISCH CE, et al. Influence of hex geometry and prosthetic table width on static and fatigue strength of dental implants [J]. J Prosthet Dent, 1999,82(4):436-440.

[13] MATOS GRM. Surface Roughness of Dental Implant and Osseointegration[J]. Journal of maxillofacial and oral surgery, 2021,20(1):1-4.

[14] PACHAURI P, BATHALA LR, SANGUR R. Techniques for dental implant nanosurface modifications [J]. J Adv Prosthodont, 2014,6(6):498-504.

[15] SCHWARZ F, ALCOFORADO G, GUERRERO A, et al. Peri-implantitis: Summary and consensus statements of group 3. The 6th EAO Consensus Conference 2021 [J]. Clinical oral implants research, 2021,32 Suppl 21:245-253.

[16] YANG G, CHEN L, GAO Y, et al. Risk factors and reoperative survival rate of failed narrow-diameter implants in the maxillary anterior region [J]. Clinical implant dentistry and related research, 2020,22(1):29-41.

[17] CHEN L, YANG T, YANG G, et al. Retrospective clinical analysis of risk factors associated with failed short implants [J]. Clinical implant dentistry and related research, 2020,22(1):112-118.

[18] KERSTEIN RB. T-scan III applications in mixed arch and complete arch, implant -supported prosthodontics [J]. Dental implantology update, 2008,19(7):49-53.

[19] DERKSEN W, JODA T, CHANTLER J, et al. Group 2 ITI Consensus Report: Prosthodontics and implant dentistry [J]. Clinical oral implants research, 2018,29 Suppl 16:215-223.

[20] HEYDECKE G, ZWAHLEN M, NICOL A, et al. What is the optimal number of implants for fixed reconstructions: a systematic review [J]. Clinical oral implants research, 2012,23 Suppl 6:217-228.

[21] SÁNCHEZ L L, MOLINERO M P, CORTÉS B J, et al. Clinical Behavior and Complications of Mandibular Full-Arch Fixed Dental Prostheses supported by Three Dental Implants. A Systematic Review and Meta-Analysis [J]. Biology, 2021,10(4):308.

[22] KORSCH M, WALTHER W, HANNIG M, et al. Evaluation of the surgical and prosthetic success of All-on-4 restorations: a retrospective cohort study of provisional vs. definitive immediate restorations [J]. International journal of implant dentistry, 2021,7(1):48.

[23] YOKOYAMA S, WAKABAYASHI N, SHIOTA M, et al. Stress analysis in edentulous mandibular bone supporting implant-retained 1-piece or multiple superstructures[J]. Int J Oral Maxillofac Implants, 2005,20(4):578-583.

[24] MARTIN F E, GONZALEZ G I, DELLANOS L H, et al. Mandibular Flexure and Peri-Implant Bone Stress Distribution on an Implant-Supported Fixed Full-Arch Mandibular Prosthesis: 3D Finite Element Analysis [J]. Biomed Res Int, 2018:8241313.

[25] LAMBERT FE, WEBER HP, SUSARLA SM, et al. Descriptive analysis of implant and prosthodontic survival rates with fixed implant-supported rehabilitations in the edentulous maxilla [J]. J Periodontol, 2009,80(8):1220-1230.

[26] HÄMMERLE CHF, CORDARO L, ALCCAYHUAMAN KAA, et al. Biomechanical aspects: Summary and consensus statements of group 4. The 5th EAO Consensus Conference 2018 [J]. Clinical oral implants research, 2018,29 Suppl 18:326-331.

[27] GUENIN C, MARTÍN C. How many implants are necessary to stabilise an implant-supported maxillary overdenture [J]. Evidence-based dentistry, 2020,21(1):28-29.

[28] WARRETH A, BYRNE C, ALKADHIMI AF, et al. Mandibular implant-supported overdentures: attachment systems, and number and locations of implants--Part II [J]. Journal of the Irish Dental Association, 2015,61(3):144-148.

[29] ROSENBERG ES, TOROSIAN JP, SLOTS J. Microbial differences in 2 clinically distinct types of failures of osseointegrated implants [J]. Clin Oral Implants Res, 1991,2, 135–144.

[30] FEINE J, ABOU A S, MARDINI M, et al. Group 3 ITI Consensus Report: Patient-reported outcome measures associated with implant dentistry [J]. Clinical oral implants research, 2018,29 Suppl 16:270-275.

杨光雯　撰写
董　衡　修订
牟永斌　终审

第八章

无牙颌种植的术前分析与评估

由于缺牙原因各异、牙槽骨吸收程度不同以及个体解剖存在差异，每位无牙颌患者的情况都不相同。在进行无牙颌种植义齿修复之前，需要经过一系列的检查和病史采集。依据这些资料和检查结果，进行术前分析与评估，并根据患者的期望和要求，制订出适宜的种植修复方案。

第一节 沟通患者的需求和期望

在治疗计划制订的早期阶段，医生应与患者进行充分的沟通，了解其需求和期望。同时，应向患者解释种植治疗的可能性和局限性，并根据实际情况对患者的期望进行调整。例如，患者的余留牙无法保留，但患者不希望拔牙，同时又要求进行全颌种植固定义齿修复；或者患者骨量不足，但却不希望通过复杂的骨增量手术来扩增骨弓轮廓，需要进一步精细化治疗方案。除此之外，选择种植全口修复还应权衡下列因素：

1. 固位与稳定 与传统无牙颌全口总义齿相比，种植覆盖义齿和种植体支持的固定义齿在固位和稳定性方面显著优于传统可摘义齿。但种植覆盖义齿长期摘戴可能导致附件磨损或损坏、义齿组织面不贴合，固位力下降。

2. 咀嚼功能 不同的无牙颌修复方式咀嚼效能存在明显差异。相较于传统可摘义齿，种植体支持的覆盖义齿咀嚼效能明显高于传统义齿。种植体支持的下颌义齿的最大𬌗力，大于常规义齿修复𬌗力的 60% ~ 200%。种植杆卡式附着体咀嚼效能明显高于种植按扣式附着体，种植体支持的固定义齿咀嚼效能与天然牙列咀嚼效能无明显差异。

3. 舒适度和疼痛 传统可摘义齿往往因为固位不佳，咀嚼效能低，导致黏膜压痛。种植体支持的全牙弓修复会对患者的下颌骨起保护作用，术后黏膜压痛率低，患者舒适度高。

4. 美观 软硬组织严重吸收后，种植覆盖义齿恢复面部支撑的效果优于种植固定义齿。另外颌间距较大时，常导致种植固定义齿冠根比大，整体桥架式设计可以将红色美学和白色美学完美融合。人工牙龈的应用可有效修复牙龈萎缩或骨缺损的部分，充分满足了患者的美观需求。

5. 发音 传统可摘义齿和种植覆盖义齿因为义齿基托的存在可能会影响发音，戴用一段时间后，经过适应和习惯，可以慢慢克服；种植体支持式全颌固定修复较少会出现影响发音的情况。

6. 社交 传统可摘义齿修复会使一些患者在社交中感觉不适或者尴尬，也有些患者因为年龄的关系对可摘义齿表示排斥，强烈要求种植体支持的固定修复方式进行修复，在方案设计时也应该充分考虑。

7. 术后维护 种植覆盖义齿和种植体支持的固定修复体，较传统的义齿需要更多次数的复查与维护；尤其是种植覆盖义齿固位配件的磨损需要定期更换，也增加了定期维护的费用。相较于种植体支持的固定修复体，种植体覆盖义齿可自行拆卸，便于清洁和维修。在进行方案设计时，要根据患者的依从性考虑这些因素。

第二节 病史询问

一、口腔病史询问

了解患者口腔健康既往史十分重要，医生应该询问牙齿脱落的原因（如牙周病、功能丧失、外伤或龋坏），不同的缺牙原因导致的牙列缺失，种植修复后的并发症风险不同。比如因牙周病导致牙缺失的患者，相较于因龋病或者外伤导致牙缺失的患者罹患种植体周围炎的风险较高。另外，也需要了解患者的修复治疗史，包括戴用义齿的时间、全口义齿戴用之前是否使用过局部可摘义齿、现有义齿的稳定性和咬合功能情况、重衬的次数和最后一次重衬的时间。现有义齿美观和功能是否合适，对于不合适的面形凸度，垂直高度和不正确的咬合修复空间要进行重新评估。

二、系统病史询问

在进行无牙颌种植术前，系统病史检查是必不可少的环节。这一过程中，医生需详细询问患者的全身健康状况、既往病史、过敏史以及用药情况等。

首先，了解患者的全身健康状况至关重要。这包括患者是否患有高血压、糖尿病、心脏病等全身性疾病。这些疾病可能会影响种植手术的安全性和种植体的愈合。同时，还需关注患者的免疫功能，免疫功能低下的患者可能更容易发生感染等并发症。其次，既往病史的询问也不能忽视。例如，患者是否有过放疗、化疗史，是否有骨质疏松等疾病。这些病史可能会对种植体的骨结合产生影响，增加手术风险。过敏史的了解同样重要，特别是对药物或材料的过敏反应。这有助于医生在手术中选择合适的药物和材料，避免过敏反应的发生。此外，患者的用药情况也需详细了解。一些药物，如抗凝药、抗血小板药等，可能会影响手术中的出血情况，需要在术前进行调整。

通过系统的病史检查，医生可以全面评估患者的健康状况，预测手术风险，并制订个性化的治疗方案，确保无牙颌种植手术的安全和成功。同时，患者也应积极配合医生，提供准确的病史信息，以便医生做出最佳的治疗决策。

第三节

口腔检查

一、开口度检查

当患者的开口度受限，通常无法在后牙区进行种植治疗，只能将种植体植入颌骨靠前的部位。在进行固定修复时，需要考虑悬臂梁的长度，因为悬臂梁长度是影响 All-on-4 周围骨组织应力的主要因素。因此，在种植治疗前需要对患者的开口度进行评估；如果开口度在 34 mm 以下（小于 2 指），手术中最短的扩孔钻也无法进入口内，达到正确的种植角度，会被视为不适宜进行种植手术（图 8-1）。

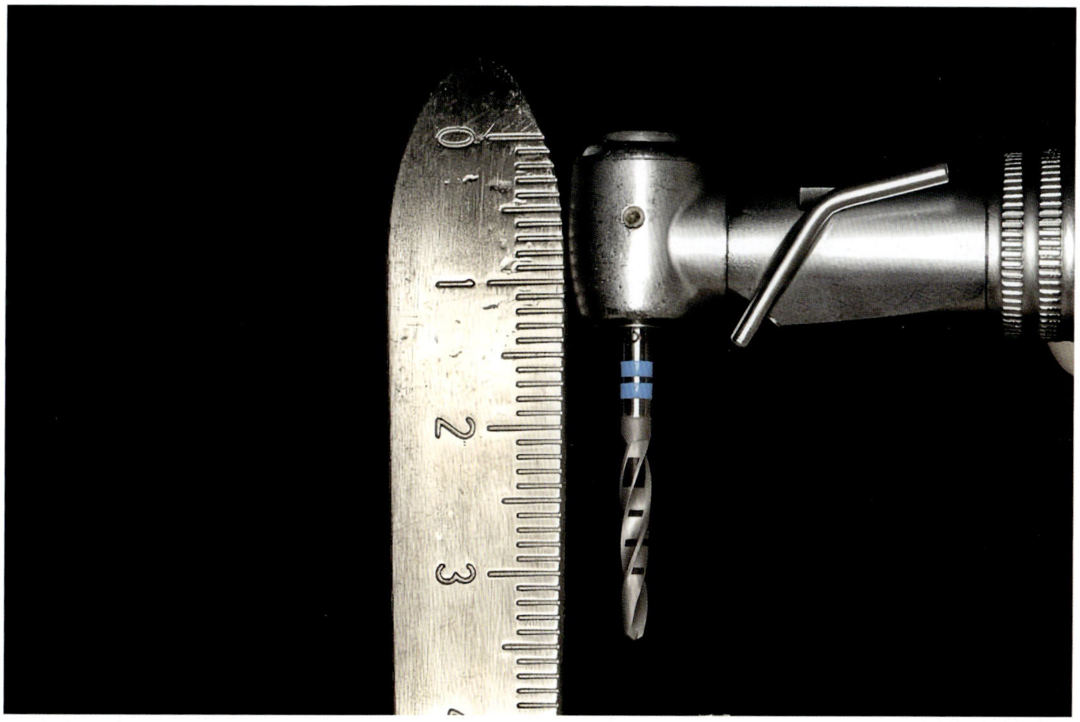

图 8-1　市面上常规最短的扩孔钻进入口腔至少需要 34 mm 的空间

二、颌弓形态检查

牙列缺失后牙弓形态和牙槽嵴形态都有显著改变。上下颌牙弓形态将影响种植体植入的位点和分布。根据天然牙 6 颗前牙的排列将牙弓分为尖圆形、卵圆形和方圆形三类（图 8-2）。尖圆形牙弓相比方圆形牙弓有更大的牙弓深度。当后牙区骨量不足，需要在颏孔前和上颌窦前壁之前进行倾斜种植时，不同颌弓形态的 A-P 距离和悬臂梁的长度不同。

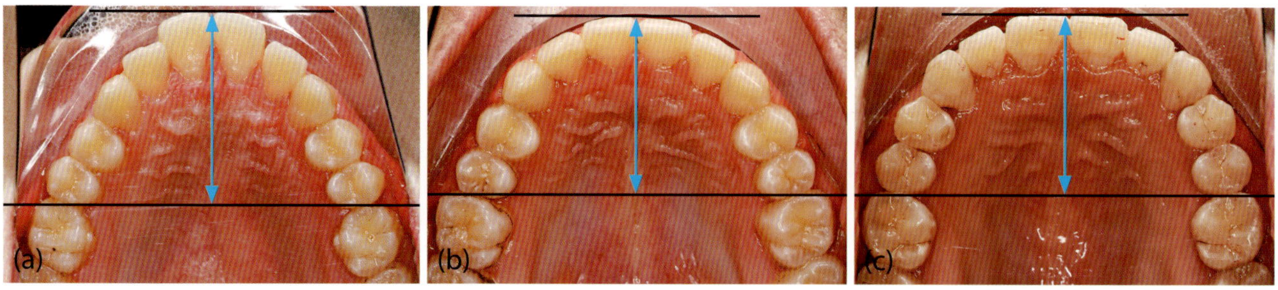

图 8-2　不同牙弓形态（3 种牙弓形态，以中切牙唇面至第二前磨牙远中面为例）

（a）尖圆形牙弓深度；（b）卵圆形牙弓深度；（c）方圆形牙弓深度。

在无牙颌整体支架式种植固定修复中，前后部种植体连线中心之间的距离被称为 A-P 距离（图 8-3）。A-P 距离在很大程度上决定了远中悬臂梁的合理长度。在其他条件不变的情况下，A-P 距离越大，理论上远中悬臂梁的设计长度就可以越长。Misch 认为，对于咬合力较小的患者，远中悬臂梁的长度可以达到 A-P 距离的 1 ～ 2 倍；而对于咬合力较大的患者，远中悬臂梁的长度应尽可能减小。

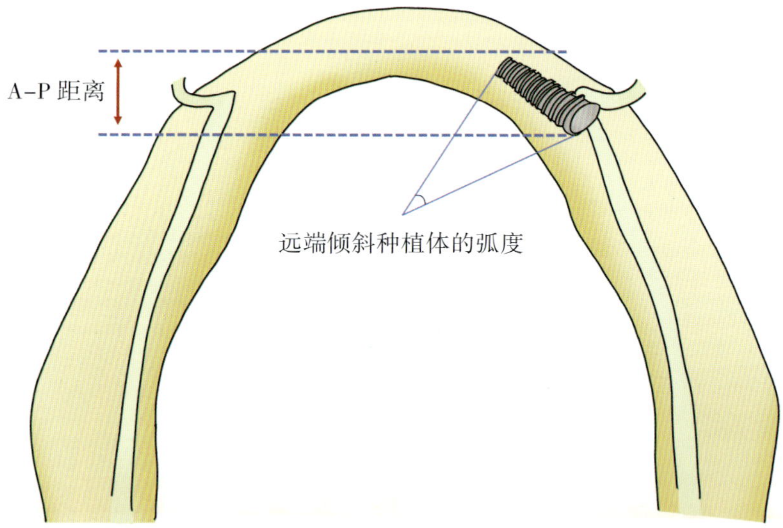

图 8-3　A-P 距离示意图

A-P 距离主要受颌弓形态的影响。方圆形颌弓的 A-P 距离通常较小，尖圆形颌弓的 A-P 距离一般较大，而卵圆形颌弓的 A-P 距离则介于二者之间。A-P 距离越大，表明颌弓越呈尖圆形，远中倾斜种植体所跨过的颌骨段转角弧度越小，颏孔前方倾斜种植体所需的骨宽度就越小（图 8-4a）；A-P 距离越小，表明颌弓越呈方圆形，远中倾斜种植体所跨过的颌骨段转角弧度越大，颏孔前方倾斜种植体所需的骨宽度就越大（图 8-4b）。对于方圆形颌弓，颏孔前方的斜行种植体需要跨越较大的颌弓弧度，此时所需的颊舌侧骨量大于跨越颌弓弧度较小的情况，尤其在前磨牙区舌侧倒凹较大时更需特别注意，以防种植体在倾斜植入时致使唇侧或舌侧骨壁穿通，损伤软组织。同时，方圆形颌弓的 A–P 距离越小，所能支持的远中悬臂梁就越短，整体恢复的牙弓长度也越短，再加上远中种植体倾斜角度受限，所需骨宽度更多。因此，在无牙颌整体支架式种植固定修复中，方圆形颌弓是一种不利因素（种植体植入在颏孔间区）。

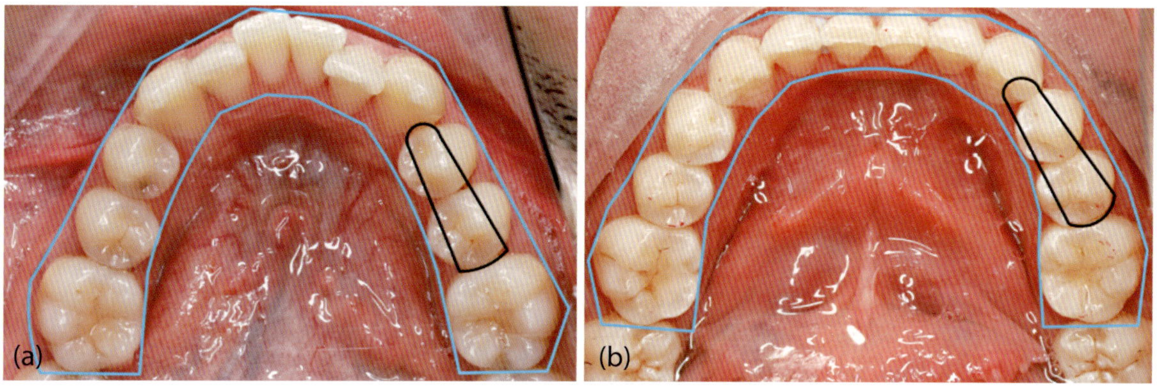

图 8–4 不同颌弓的倾斜种植体考量

（a）尖圆形牙弓：牙弓侧段弧度小，倾斜种植时，种植体颈部及根尖颊舌侧骨量充足；（b）方圆形牙弓：牙弓侧段弧度大，倾斜种植时，种植体颈部更靠近颊侧，尖端更靠近舌侧，此时需要更大的骨宽度。

三、咬合功能异常和障碍

咬合功能异常、整体或局部咬合力过大以及不稳定的咬合关系是导致种植体发生机械并发症的主要原因。磨牙症患者的咬合力和咀嚼频率也明显高于正常咬合的患者，磨牙症会使金属疲劳，导致种植体周围垂直骨吸收，进而增加冠根比，可能会使种植体或支架折断。因此，在进行种植手术治疗前，需要对对颌多颗牙的磨损、过大过陡的对颌牙尖、异常的咬合曲线以及天然牙或义齿的折断史进行评估（图 8–5）。同时，还应合理设计种植体的数量、尺寸和分布。

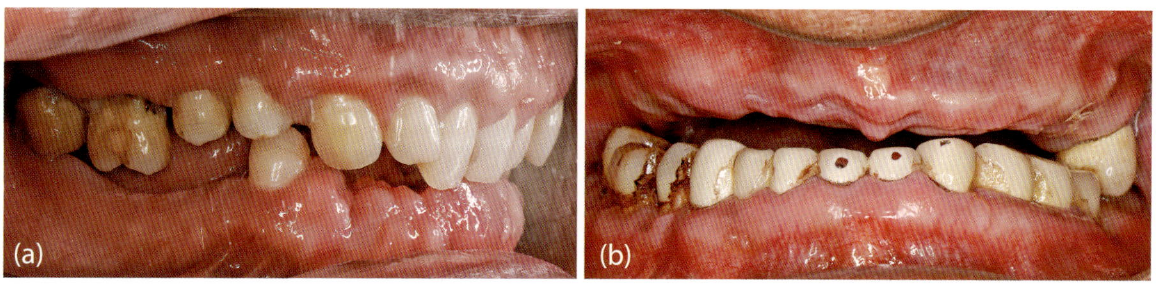

图 8–5 咬合功能异常

（a）异常的颌曲线；（b）多颗对颌牙磨损，咬合空间不足。

四、牙龈生物型

牙龈生物型通常可分为薄龈型和厚龈型，这反映了牙龈的厚度、角化龈宽度以及牙龈乳头高度，并且与牙槽嵴的量和形态相关。1986 年，Claffey 和 Shanley 将厚度小于 1.5 mm 的牙龈定义为薄龈型，将厚度大于 2.0 mm 的牙龈定义为厚龈型。然而，目前对于牙龈生物型的分类尚无统一标准，许多学者认同前牙区不小于 1 mm 为厚龈生物型，小于 1 mm 为薄龈生物型。

不同的牙龈生物型在炎症和创伤方面表现出不同的特点（表 8–1）。Anniba 的研究发现，在种植术后 3 个月、6 个月和 1 年时，薄龈生物型在骨吸收量、颊侧牙龈情况和牙龈乳头指数等方面均不如厚龈生物型。厚龈生物型在种植修复术后的修复改建能力明显高于薄龈生物型，术后能获得更高的成功率和更好的美学效果。

表 8–1　2 种牙龈生物型在炎症和创伤上的不同生物学表现

牙龈型	厚龈生物型	薄龈生物型
炎症	纤维组织增生性改变，以软组织肿胀为主，探诊出血，形成牙周袋	牙槽骨迅速丧失，伴随牙龈退缩
创伤 / 手术	愈合后软硬组织稳定，相对可预测	组织愈合及愈合后形态不确定

五、口腔卫生状况和牙周状态

口腔卫生差是影响种植体周围微生态的重要因素（图 8–6），它将导致种植体周围菌斑的堆积。研究发现，口腔卫生较差的群体发生种植体周围骨丧失约是口腔卫生良好群体的 3 倍。种植体周围黏膜的炎症持续进展导致病损与牙槽骨直接接触，骨丧失的速度与严重程度远大于慢性牙周炎周围骨吸收。

牙周炎是导致种植体周围炎的危险因素之一，研究发现有牙周炎病史的患者发生种植体失败率和种植体周围炎概率明显高于无牙周炎病史的种植患者，且没有牙周炎病史的种植体长期预后效果更好，其骨丧失程度更少、炎症更轻微、松动度更小。因此，任何牙周炎的治疗必须在种植手术之前进行，术前最大程度控制牙周的炎症和感染。

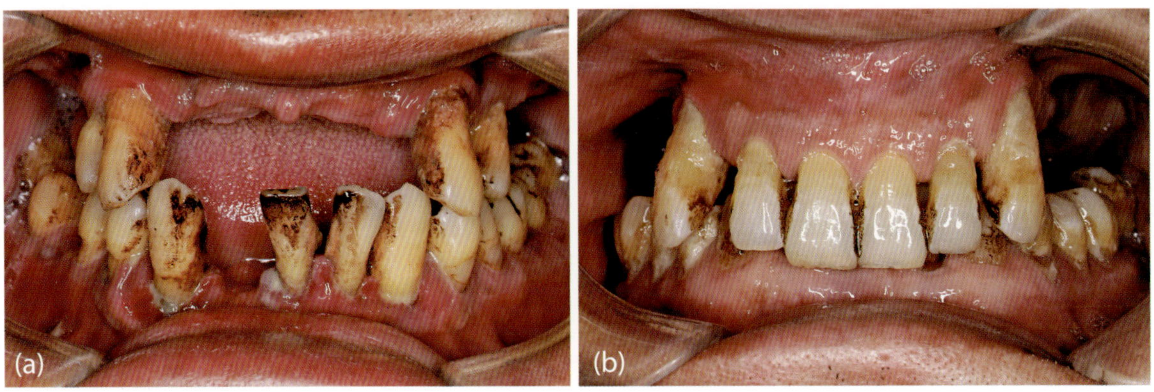

图 8–6　不良的口腔卫生状况

（a）未控制的牙周病；（b）口腔卫生不佳伴咬合紊乱。

六、冠状面微笑美学分析评估

（一）唇齿关系

在进行种植修复设计时，我们要考虑到唇齿关系，包括了上前牙暴露量，下唇上缘与上颌切牙的位置关系，切牙曲线和下唇曲线的类型。

微笑时，上切牙切缘与下唇上缘之间存在 3 种位置关系：不接触、接触和轻度覆盖。1984 年，Tjan 和 Miller 等对美国成年人的调查结果显示，34.6% 的人群上切牙切缘与下唇上缘之间不接触，49.6% 的人群接触，15.7% 的人群上颌切牙被下唇少量覆盖。中国汉族老年男性微笑时，上切牙切缘与下唇上缘不接触者、接触者、轻度覆盖者分别占 74%、18%、8%；女性微笑时，不接触者、接触者、轻度覆盖者分别占 52%、38%、10%。总之，以上切牙切缘与下唇上缘不接触者居多，轻度覆盖者最少。

微笑时，上颌切牙曲线（上颌切牙切缘连线）有 3 种类型，即与下唇上缘曲线平行、直线形和与下唇曲线相反。上颌切牙曲线与下唇上缘曲线平行者比例为 84.8%（图 8–7），且此类型可获得最为和谐的视觉效果；有 13.8% 的人切牙曲线为直线形（图 8–8），只有 1.3% 的人切牙曲线与下唇曲线相反。

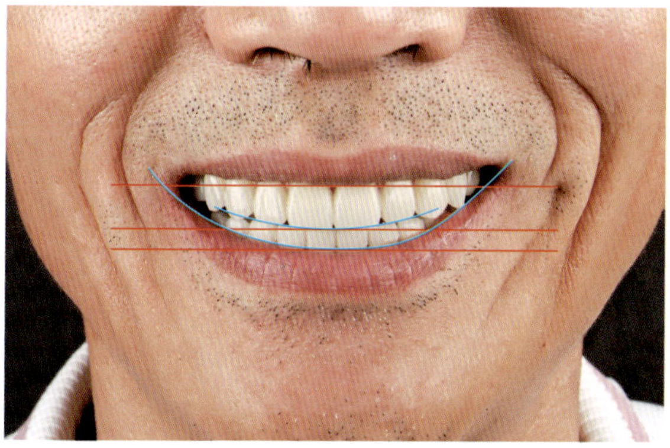

图 8–7 切牙曲线、下唇曲线和唇齿关系，上颌切牙曲线与下唇上缘曲线平行

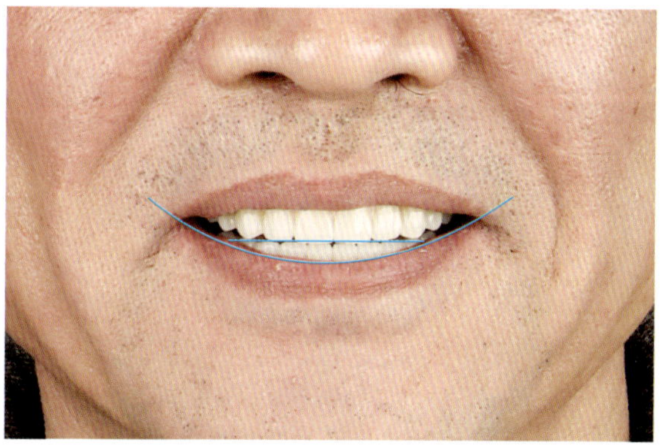

图 8–8 切牙曲线为直线形

（二）笑线

微笑是人类最重要的面部表情，无牙颌患者的种植修复治疗不仅要恢复患者的口腔生理功能，还要能恢复患者的微笑美学，包括了笑弧、上下前牙位置和唇齿关系。

微笑时牙齿的暴露量是决定种植体支持的固定义齿修复还是种植体固位的覆盖义齿修复方案的一个关键因素。中国成年人高位笑线的比例大概为 10%，中位笑线比例为 63%，低位笑线的比例为 26%。在术前制取印模，获取患者正确的颌位关系，面弓转移及上𬌗架，制作美学诊断蜡型或美学诊断义齿，戴入患者口内，使用单反相机、数码相机拍摄患者微笑的照片，进行美学分析。

当微笑时所有上前牙全部冠长及与之连续的牙龈均露出唇缘以外者，为高位微笑；若露出75% ～ 100% 的牙冠及牙龈乳头，称为中位微笑；若仅露出少于 75% 的冠长者，称为低位微笑。高位笑线（如图 8–9a），如果颌骨没有吸收需要在进行种植手术时使用垂直截骨术来隐藏人工牙龈和天然牙龈的过渡区；在严重骨吸收的病例中，需要人工牙龈进行补偿，人工牙龈和天然牙龈的过渡区在高位笑线也可被上唇掩盖获得美学效果。中位笑线的病例（图 8–9b），如果骨吸收较少，不需要人工牙龈进行补偿时，牙冠和牙龈乳头可以显露。对于种植位点要求较高的患者，在进行种植体植入时必须植入在正确的位点，避免种植体出现在牙龈的外展隙中影响美观。

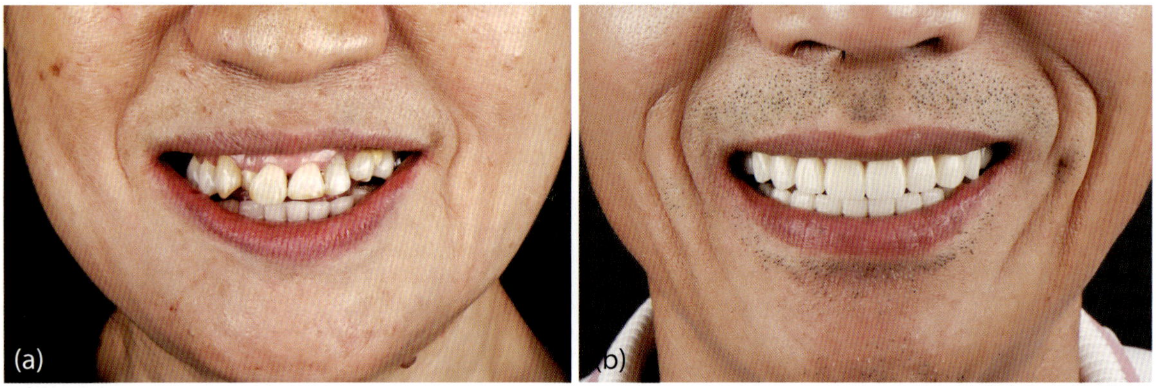

图 8–9 正面微笑照

（a）高位笑线患者；（b）中位笑线患者。

对于低位笑线的患者，由于牙龈显示较少，美学要求可能不像高位笑线那样严格，主要关注的是功能恢复和牙齿的自然外观。在这种情况下，虽然种植体的位置和角度的精确性仍然很关键，但对于牙龈瓷的颜色匹配和过渡处理可能不需要像高位笑线那样过分考究（图 8–10），患者若抱怨牙齿暴露不足，通常情况下是由于上唇的长度较长，口腔医生比较难以改善这种情况。

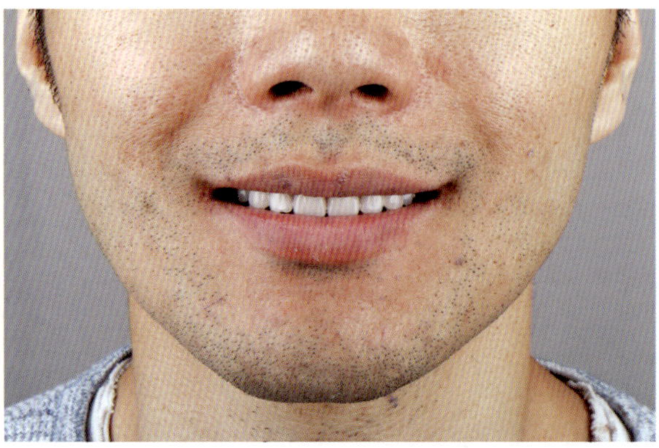

图 8–10 低位笑线患者正面微笑照

（三）上唇长度与人工前牙

通常在进行无牙颌微笑设计时，以下颌姿势位时上颌中切牙切缘的暴露量在上唇下 2 ～ 4 mm 为美观标准，但这一数值会随着年龄的增长而逐渐减小。此外，还需要综合考虑上唇长度对切牙暴露量的影响（图 8-11）。上唇的平均长度在男性为 22 ～ 24 mm，女性为 20 ～ 22 mm，而上唇动度通常为 6 ～ 8 mm。如果上唇过短（16 ～ 20 mm）或上唇动度过大，都会导致露龈笑的出现。对于种植体支持的固定义齿修复，需要通过垂直截骨术来隐藏人工牙龈和天然牙龈的过渡区，或者采用种植体固位的覆盖义齿修复，因为这样可以暴露更多的粉红色丙烯酸义龈。如果上唇长度过长（>25 mm），仅考虑牙齿暴露量的话，通常会设计靠下的美学殆平面，从而导致牙齿覆殆增大，但与之伴随的是切牙引导引起的机械应力也会增大。

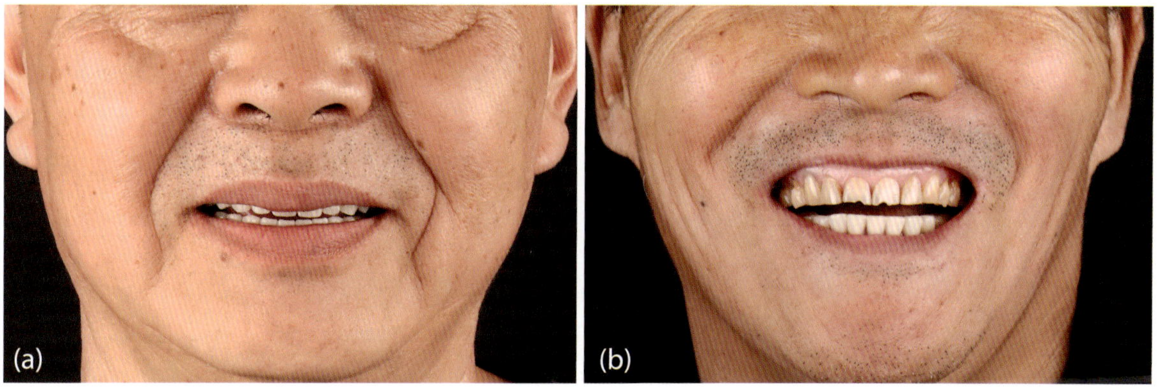

图 8-11 上唇长度影响切牙暴露量

（a）上唇长度过长；（b）上唇长度过短。

以 20 ～ 23 mm 的上唇适中长度为基准，上前牙暴露在上唇下缘 2 ～ 4 mm 为界限，通过上唇长度来确定人工前牙的位置和暴露量，能够使患者获得最佳的满意度。在临床实践中，对于上唇极短（16 ～ 18 mm）的患者，人工前牙应暴露在上唇下缘 5 ～ 6 mm；上唇较短（18 ～ 20 mm）的患者，人工前牙应暴露在上唇下缘 4 ～ 5 mm；上唇较长（23 ～ 25 mm）的患者，人工前牙应暴露在上唇下缘 0 mm，即与上唇下缘平齐；上唇极长（25 mm 以上）的患者，人工前牙应位于下唇上缘上 2 mm。根据研究，采用这种方法确定人工前牙的暴露量，患者的满意度高达 98.05%。此外，还需要结合上唇动度和笑线进行综合考量。

第四节

面型分析

一、矢状面分析评估

（一）面型凸度与丰满度

Ricketts 审美平面是指通过鼻顶点与软组织颏前点的连线，以及上唇下缘与该连线的切点所形成的一个平面。然后测量上下唇凸点至该平面的距离，来估计其相对凸度与鼻部、颏部的相互位置关系。通过连接软组织颏前点、上下唇和鼻 1/2 点，可以得到一条与面部美学相关的参考线。无牙颌患者唇颊侧软组织缺乏支撑而出现面颊凹陷和侧面唇凸度不佳，重度牙周病的患者上唇前突，或者患者本身存在面型凸度不佳，凸面型或者凹面型。唇凸度适中，唇位置与 Ricketts 认为的软组织颏前点、上下唇和鼻 1/2 点可以连成一条线，这样的面型更年轻化，鼻子看起来更短，并且面颊饱满。因此，在术前需要采集患者侧面照片（图 8-12），并对患者侧面软组织进行分类（图 8-13）。

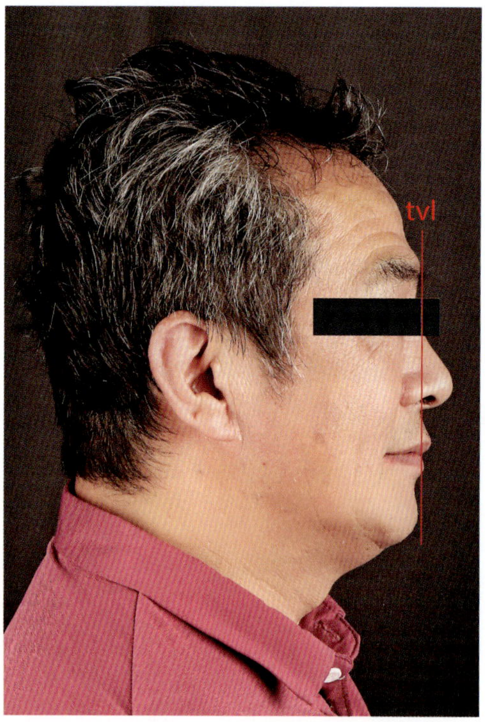

图 8-12　面部正侧位照片

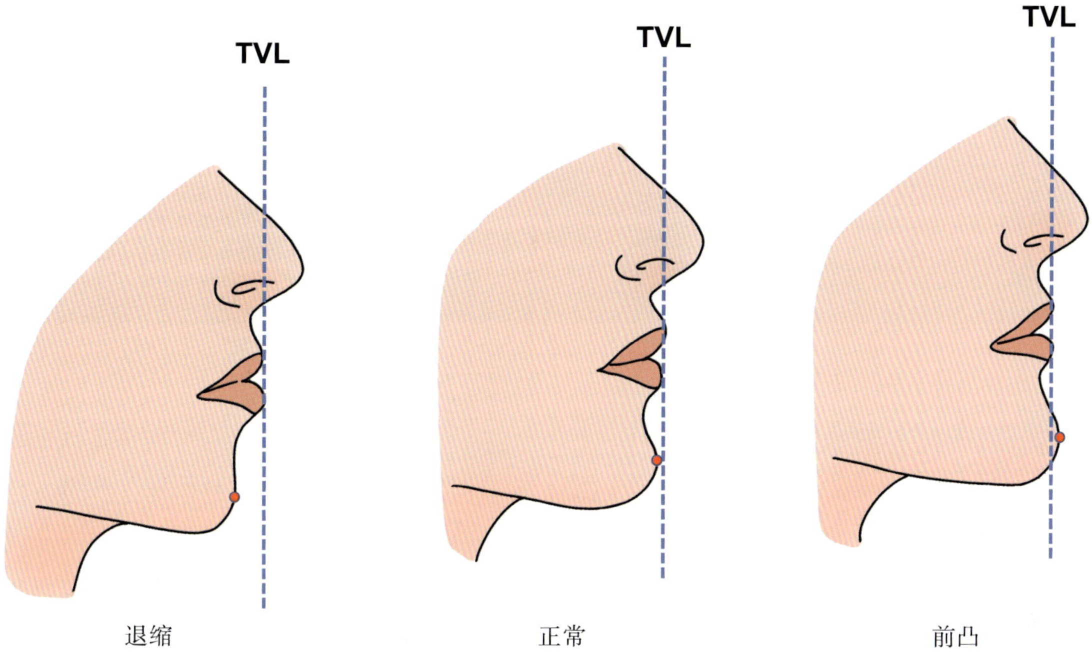

图 8-13　不同软组织面型分类

TVL 线是指通过软组织鼻根点（N）、软组织颏前点（Pog）和软组织唇下点（Ls）的连线。这里我们使用通过鼻下点的垂线对上下唇及颏部进行面型凸度的测量（图 8-14），直面型上唇外形最凸点应该在 TVL 线前 2 ～ 4 mm；下唇凸点应该在 TVL 线前 2 mm 以内；颏部应该在 TVL 线后 4 mm 以内。适当的上下前牙位置，以及通过下颌切牙倾斜度和咬合平面的改变可以改善面型的前突或后缩（图 8-15）。

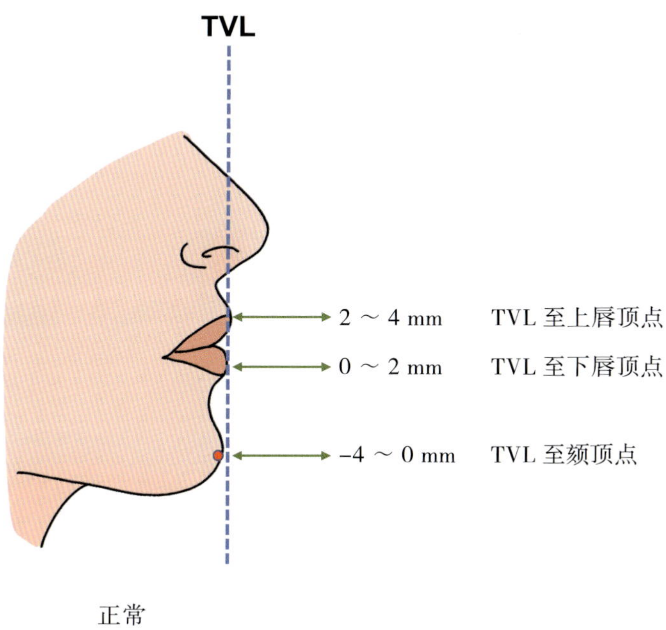

图 8-14　正常直面型上下唇及颏部与 TVL 线的关系

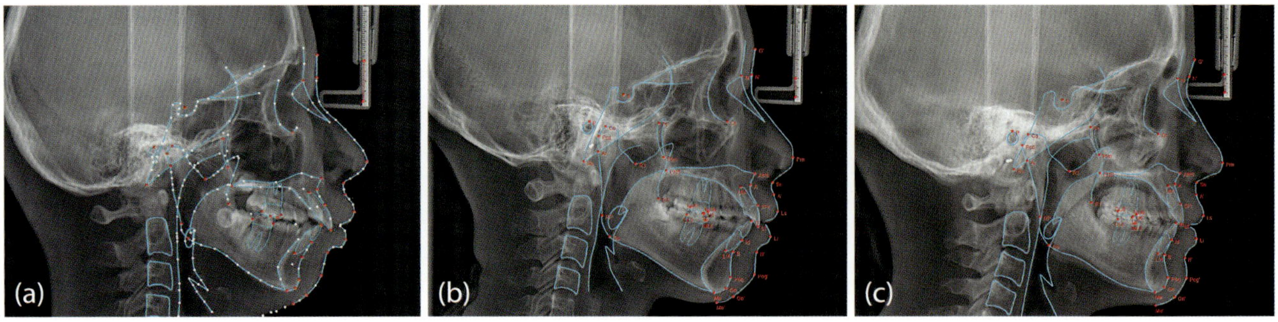

图 8-15 头颅侧位片

（a）显示下颌后缩；（b）下颌后缩，下颌切牙和咬合平面异常；（c）合适的切牙角度和咬合平面可以改善下颌后缩。

性别、年龄和身份影响人们对侧貌的审美，在种植修复前，我们可以应用 Leonardo da Vinci 提出的面部三等分的方法（图 8-16），或者息止颌位测量法确定患者的垂直距离，并转移至技工室制作美学诊断义齿。患者试戴美学诊断义齿后，医生对美学诊断义齿进行评价，并根据患者的要求和美观面型的分类特点对美学诊断义齿前牙位置角度和咬合平面进行调改，直至达到面型凸度和丰满度满足美观要求。再根据诊断义齿的形态，基托的高度和厚度，决定种植修复的方式和种植位点。

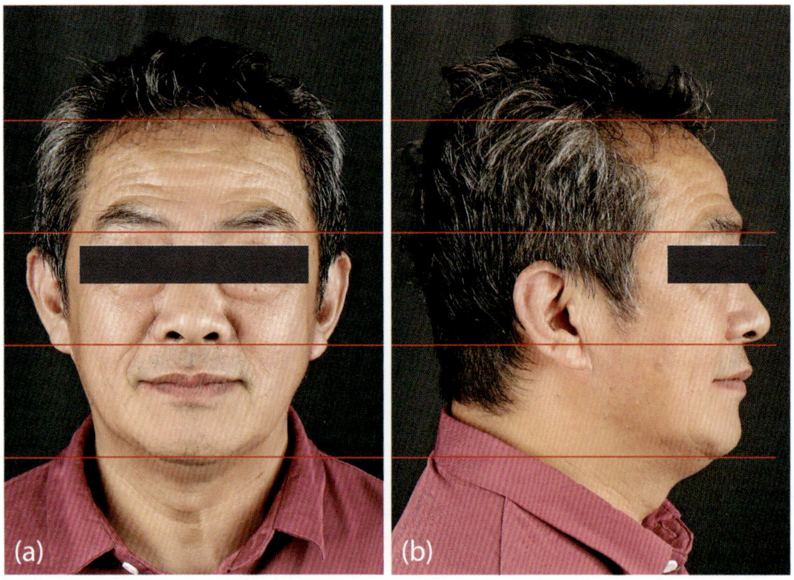

图 8-16 面部三等分

（a）正面三等分；（b）侧面三等分。

（二）唇支撑

在矢状面上，上颌切牙最突点的位置，上颌骨的骨弓轮廓，唇形和上唇的长度，直接影响唇部的支撑。经证实发现上颌前牙的回缩和上齿槽坐点（A）的后缩与上唇凸度和鼻唇角的大小相关。上前牙位置越靠后伴随 A 点越后缩，唇凸度越小，鼻唇角增大。唇的位置在矢状向上直接影响侧面容貌和鼻子的视觉效果。尤其是无牙颌患者所表现的凹面型更印证了这一点（图 8–17a）。由于唇部的支撑是上前牙唇面和上颌基骨轮廓共同参与的结果，因此，无牙颌患者根据颌骨吸收的程度不同，影响唇部支撑的因素也在发生改变。在进行无牙颌种植修复时应该考虑，当颌骨的吸收量较小时，唇部的支撑主要依靠上颌修复体的义齿唇面和人工牙龈部分（图 8–17b）。经研究，男性理想的鼻唇角在 93.4° ～ 98.5°，女性理想的鼻唇角在 95.5° ～ 100.1°。

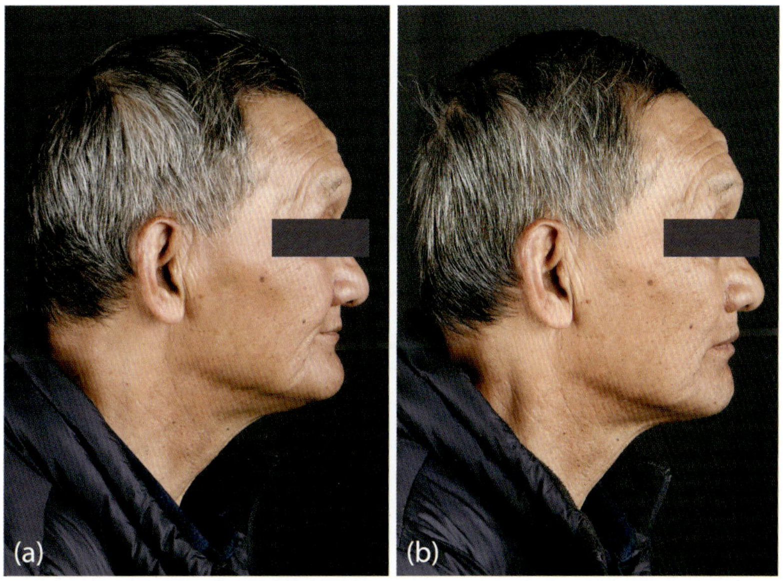

图 8–17 唇支撑的侧貌评估

（a）无牙颌侧貌；（b）唇支撑恢复后侧貌。

在获得理想的唇部支撑时，人工牙龈与牙槽突之间的角度至关重要。修复体牙龈部分与牙槽突之间的理想角度应在 45° 以内（图 8–18a）。当上颌骨水平吸收量较大，垂直吸收量较小时，为了获得良好的唇部支持，修复体牙龈部分与牙槽突之间的角度可能会大于 45°。当修复体牙龈与牙槽突之间的角度大于 45° 时（图 8–18b），微笑时可能会影响嘴唇的运动，并且在过渡区可能会导致食物滞留。为了使修复体易于清洁，不影响患者嘴唇运动，佩戴更舒适，并且改善患者的唇支撑和笑容，需要采用垂直截骨术（主要解决水平骨吸收），以获得修复体牙龈部分与牙槽突之间合适的角度（图 8–18c）。

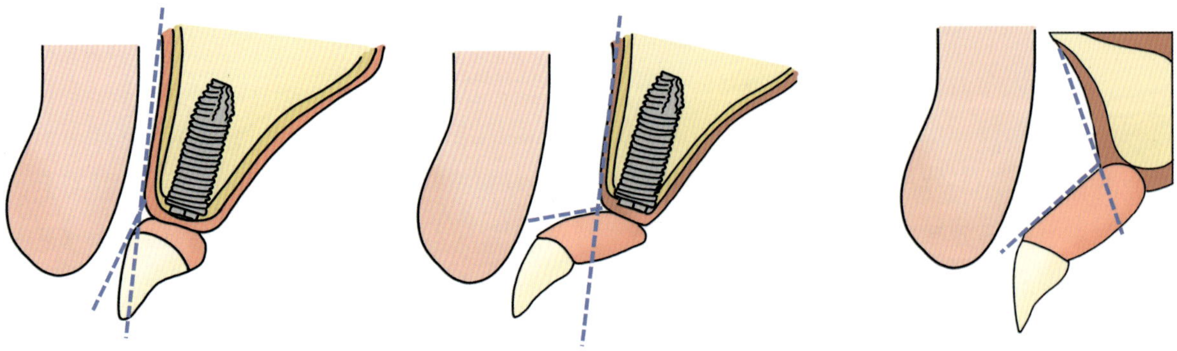

图 8-18 人工牙龈与牙槽突之间的角度

（a）修复体牙龈和牙槽突之间角度小于 45°；（b）修复体牙龈和牙槽突之间角度大于 45°；（c）垂直截骨获得合适角度。

（三）𬌗平面

𬌗平面与口颌关系密切，从功能和美观效果出发，无牙颌全口义齿修复体的𬌗平面应尽量接近天然牙列。在冠状面上，多数学者主张上颌前牙区𬌗平面在上唇下缘 1 ～ 3 mm，Hobkirk 认为，随年龄增加，上唇变长，上唇露齿减少。在矢状面上，𬌗平面与鼻翼最下点和耳屏下点连线平行（图 8-19），鼻翼最下点与耳屏下点连线与天然牙𬌗平面接近平行，可以作为无牙颌义齿修复时的参考平面。

另外，𬌗平面与舌的关系也需要考量，𬌗平面应低于静止舌缘 2 mm，舌尖休止于下前牙切缘；𬌗平面后部应平磨牙后垫 2/3 处，缺牙后牙槽骨吸收时，磨牙后垫受肌肉张力影响仍能保持骨质或促进新骨沉积，因此磨牙后垫位置相对恒定可作为参考。

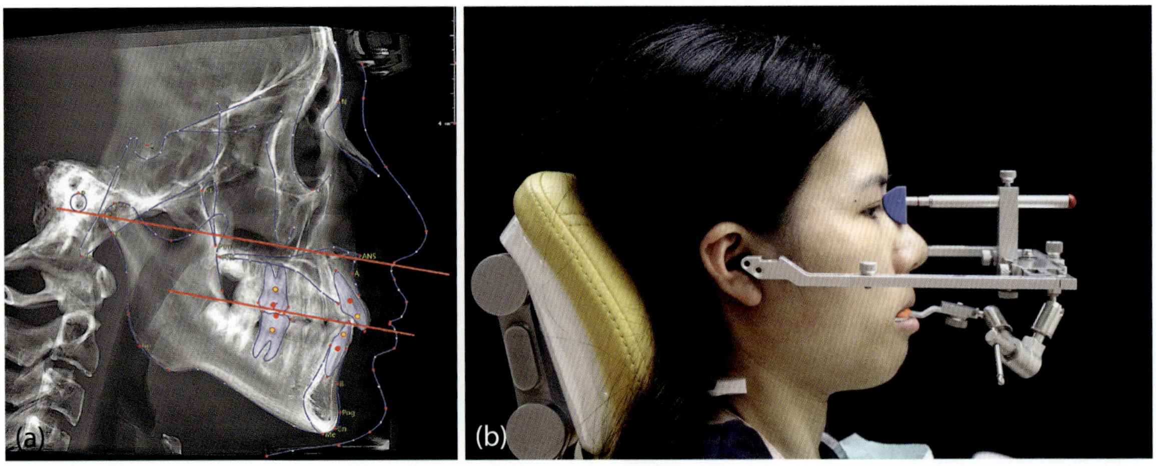

图 8-19 𬌗平面考量

（a）𬌗平面与鼻翼最下点和耳屏下点连线接近平行；（b）面弓转移𬌗平面。

二、横断面微笑宽度评估

Tjan 等还对微笑时牙齿显露的数量进行了分析，微笑时显露牙齿数量占比如下：微笑时显露 6 颗前牙（切牙和尖牙）占 7.01%；微笑时显露 6 颗前牙和第一前磨牙占 48.6%；微笑时显露 6 颗前牙、第一前磨牙和第二前磨牙占 40.65%；微笑时显露 6 颗前牙、第一前磨牙、第二前磨牙和第一磨牙占 3.74%。中国不同性别汉族中老年人获得姿势位微笑时暴露出的上颌前磨牙数量的比较中，男性微笑时暴露上颌 1 颗、2 颗、3 颗、4 颗前磨牙的比例分别为 6%、14%、52%、28%；女性微笑时暴露上颌 1 颗、2 颗、3 颗、4 颗前磨牙的比例分别为 16%、44%、30%、10%。在诊疗过程中，需要综合考虑以上牙齿暴露量、暴露数量、唇齿关系，并结合中切牙最佳宽高比 80% 的原则，选择合适的修复方式、人工牙和排列及弓形，使患者获得协调并富有个性美的笑容（图 8-20）。

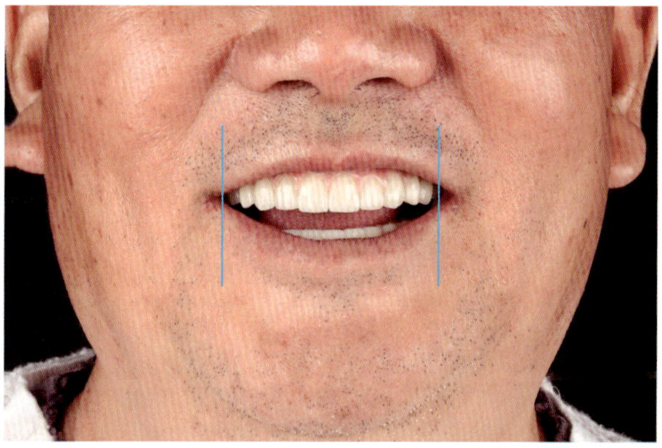

图 8-20 微笑宽度

第五节

颌位关系评估

一、可用垂直修复空间

上颌或下颌骨面或龈面到拟定咬合平面的最小垂直距离为无牙颌目标修复空间的高度（vertical interocclusal restorative space，VTRS），即垂直修复空间。完全无牙颌患者通过传统实体（图 8-21a）或虚拟修复（图 8-21b）等多种方式首先确定患者的咬合高度和咬合平面，通过测量尺或数字化方式测量获得准确的垂直高度，来指导医生进行无牙颌修复的临床决策。不同修复方式的 VTRS 不同，将计算出来的每种修复方式的 VTRS 与患者实际测量的垂直空间进行对比（表 8-2），若充足则可以选择此种修复方式。各种修复方式需要的最小目标修复空间如下（图 8-22）。

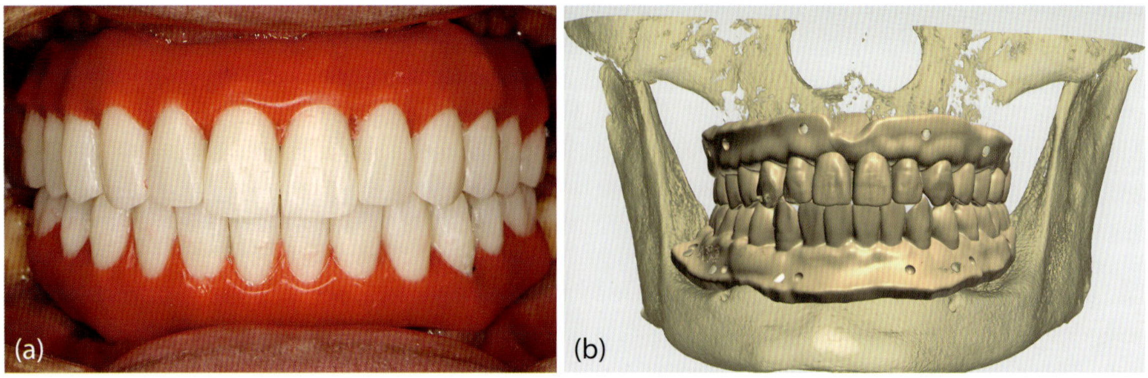

图 8-21 确定咬合高度和咬合平面

（a）传统实体模型恢复垂直高度；（b）虚拟修复设计恢复垂直高度。

表 8-2 无牙颌不同修复方式所需最小垂直高度的推荐值

修复方式	所需要的修复空间
种植单冠修复	>7 mm
种植固定桥修复	>7 mm
非夹板式覆盖义齿修复	8 ～ 11 mm
夹板式覆盖义齿修复	>14 mm
混合桥架式固定修复	12 ～ 15 mm
氧化锆整体桥架式固定修复	11 ～ 14 mm

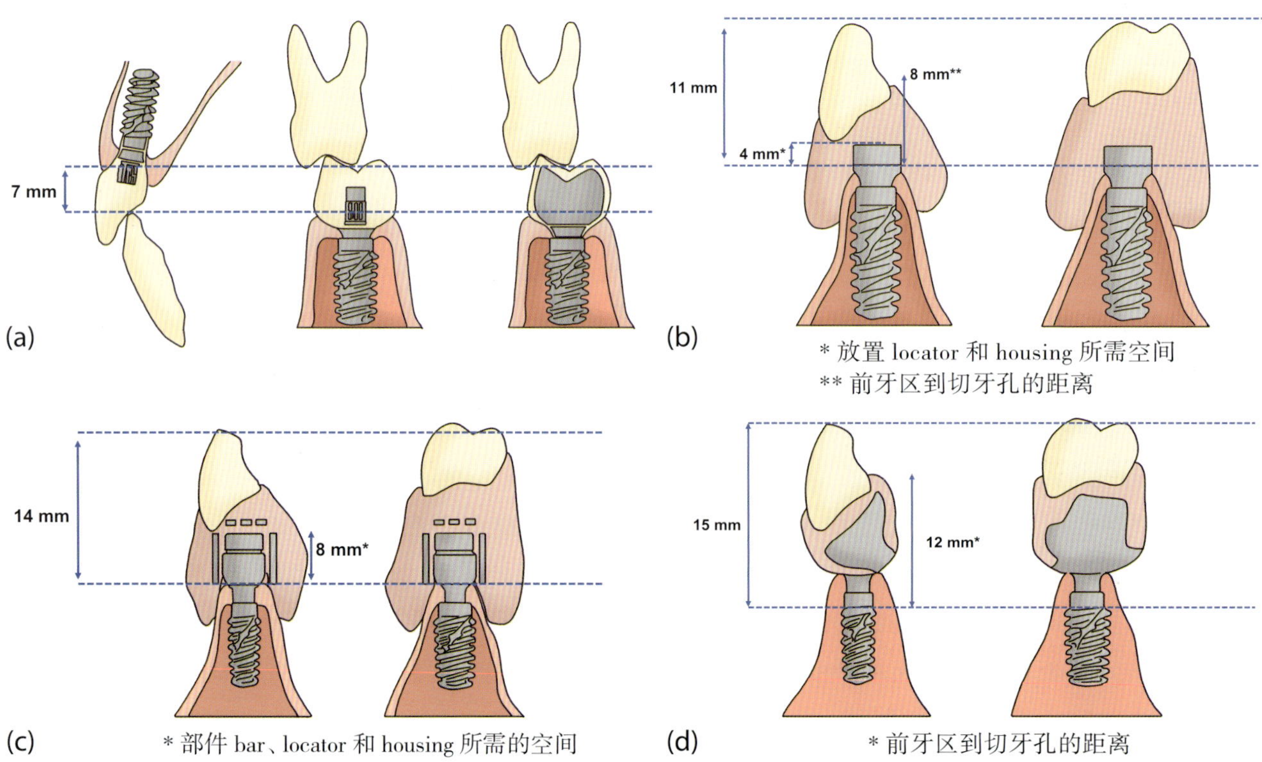

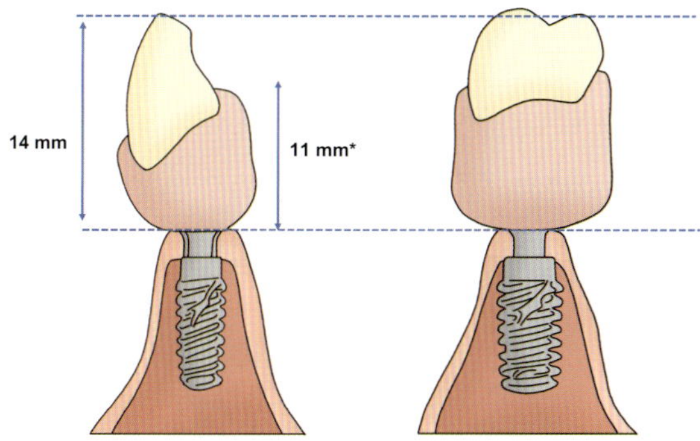

图 8-22　无牙颌不同修复方式所需最小垂直高度的推荐修复方式

（a）最小修复空间大于 7 mm，牙冠修复（前后牙固定桥）；（b）最小修复空间 8 ~ 11 mm，非夹板式覆盖义齿（locator、球帽）；（c）最小修复空间大于 14 mm：夹板式覆盖义齿（locator、杆卡）；（d）最小修复空间 12 ~ 15 mm，混合式桥架（义齿、丙烯酸树脂、金属桥架）；（e）最小修复空间 11 ~ 14 mm，氧化锆整体桥架式（氧化锆桥架、义齿）。

二、上下颌水平位置关系评估

在种植义齿设计中，修复体的排列关系和咬合关系是考虑的重点，但临床上会因为患者本身存在的骨性错殆畸形或上颌骨前牙区过度吸收造成上下颌骨间水平向关系不调，从而导致种植体的位置和基台的结构与咬合关系相抵触。临床上，通过 X 线头颅侧位片测量分析，颌骨关系主要分为以下 3 类：

1. 上下颌位置呈Ⅰ类关系　在息止颌位时，通过头影测量 ANB 角度为 2° ~ 5°（图 8-23a），此情况下上下颌骨矢状向位置关系正常，种植体可以沿牙槽骨的轴向植入，牙齿可以获得中性的咬合关系，上下前牙的覆殆覆盖关系可以达到正常。

2. 上下颌位置呈Ⅱ类关系　在息止颌位时，通过头影测量 ANB 角度为大于 5°（图 8-23b），下颌骨相对于上颌骨处于后退位置。此时，同时获得理想的咬合功能和美学效果比较困难。对于轻度的颌骨水平关系异常，Watson 等认为 Class Ⅱ类 1 分类（上前牙唇倾）的患者通常能够接受在上颌使用传统直基台恢复前倾的牙位；然而缺牙前是 Class Ⅱ类 2 分类（上前牙舌倾）的患者，使用角度为 30° 的复合基台可以将固位螺钉孔放置在舌隆突部位。对于重度的颌骨关系异常，前牙区将会形成深覆盖，为了达到前牙正中咬合时的正常覆盖，将下前牙排在种植体的唇侧，将会产生较大的唇颊侧悬臂（图 8-24），此时将会对前部种植体施加剪切力。这种情况下，理想的方法是采用 Lefort Ⅰ水平截骨术来解决上颌前突或下颌后缩患者种植修复所面临的问题。

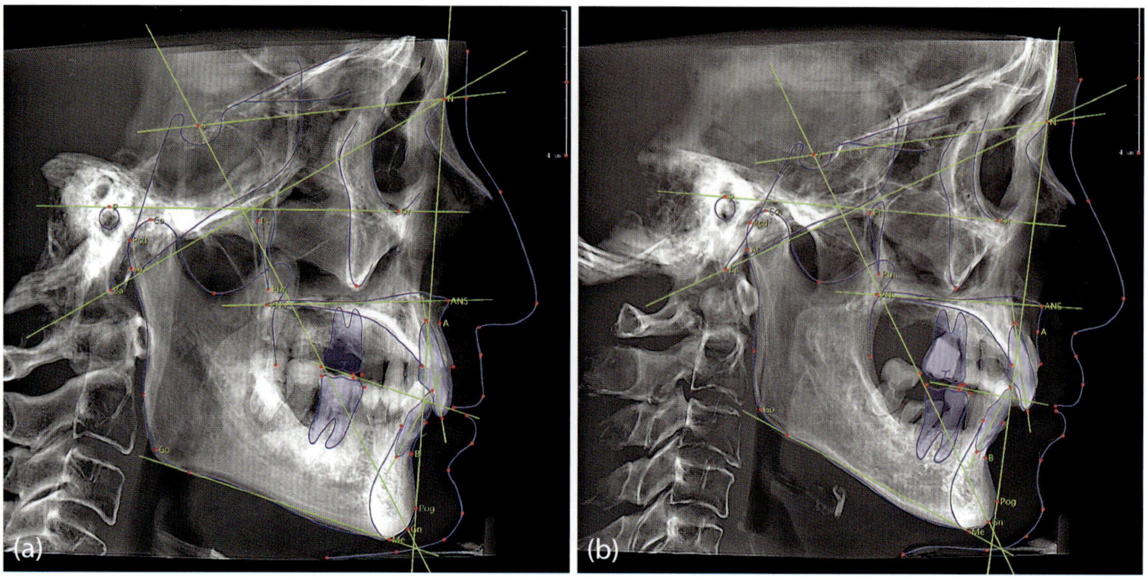

图 8-23 头颅侧位片测量分析上下颌骨关系

（a）头影测量 ANB 角为 4.1°；（b）头影测量 ANB 角为 7.9°。

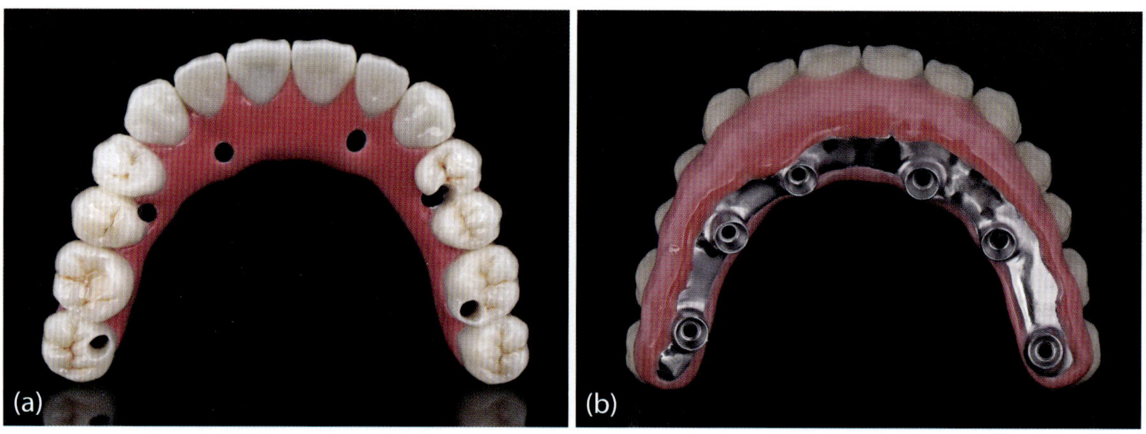

图 8-24 Ⅱ类颌骨关系下颌修复体照片

（a）Ⅱ类颌骨关系修复体螺丝开孔；（b）Ⅱ类颌骨关系修复体唇侧悬臂。

3. 上下颌位置呈Ⅲ类关系 在息止颌位时，通过头影测量 ANB 角度小于 2°，上颌骨相对于下颌骨处于后缩位置（图 8-25）。此时，同时获得理想的咬合功能和美学效果也比较困难。轻度的水平关系异常可以通过调整种植体的位置、方向或牙齿排列的轴向进行调节；对于重度的水平关系异常，将上颌牙齿排在种植体的唇侧或唇倾，咬合力会对上颌前部种植体产生杠杆力，而且修复螺丝从上颌义齿的唇侧穿出也会影响美观。这种情况下理想的方法是采用正颌外科手术，包括 LeFort Ⅰ型水平截骨术和下颌升支矢状劈开术，或者两种方法结合运用解决Ⅲ类颌关系患者种植修复所面临的问题。

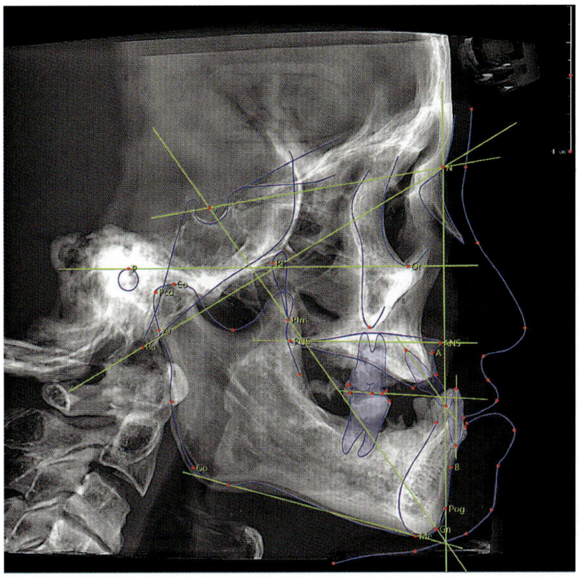

图 8-25　头影测量 ANB 角为 −4.8°

第六节

影像学检查分析

无牙颌颌骨条件多样且复杂，且需要植入的种植体数量较多，使无牙颌种植修复的难度大大增加。在手术过程中需要更加精确地把握种植体植入的部位、方向，以降低种植修复的失败率和术后的不良反应。术前影像学检查分析，对于制订手术方案和手术的实施十分重要。当颌骨萎缩程度较大，颌骨形态复杂，需要设计以修复为导向的种植计划时，CBCT 检查可以获得更为精确的诊断和颌骨信息，分析种植部位和周围解剖结构之间的关系，确定手术方案。

上颌无牙颌需测量牙槽嵴顶到鼻底或上颌窦底的距离（图 8-26a）；下颌无牙颌需测量牙槽嵴顶到下颌管上缘的距离（图 8-26b）。选用种植体的长度应该比牙槽骨可用骨高度短 2 mm，这是因为钻孔深度通常要比种植体深 1 ～ 2 mm，以防止种植体触碰到神经致其损伤（图 8-26c）。

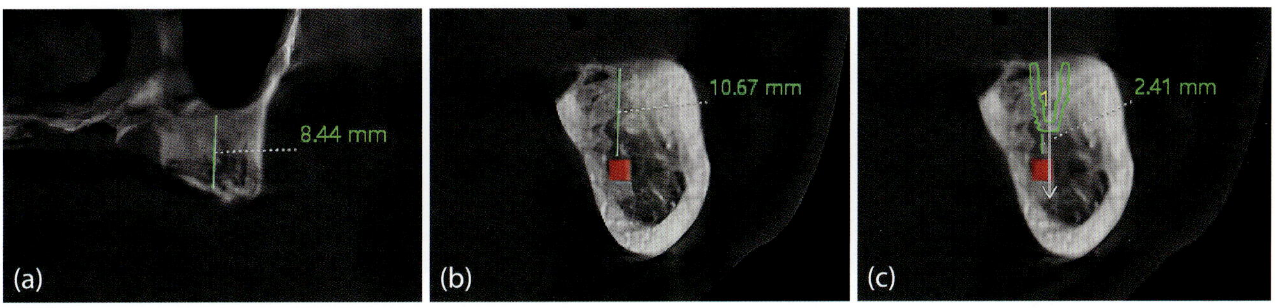

图 8-26　牙槽嵴顶到解剖位置的长度考量

（a）牙槽嵴顶至上颌窦底的距离；（b）牙槽嵴顶至下颌神经管的距离；（c）选用长度为 8 mm 的种植体，预留 2 mm 的安全距离。

牙槽嵴宽度要比种植体直径大 2 mm，以保证颊舌侧各有 1 mm 的余留骨壁，当前牙区和前磨牙区牙槽嵴宽度小于 5 mm 时（图 8–27a），有必要对牙槽嵴进行适当的修整降低骨高度，使牙槽嵴宽度达到 7 mm 以上以容纳直径为 4 mm 以上的种植体，此时要对牙槽骨的可用骨高度重新进行评估（图 8–27b）。

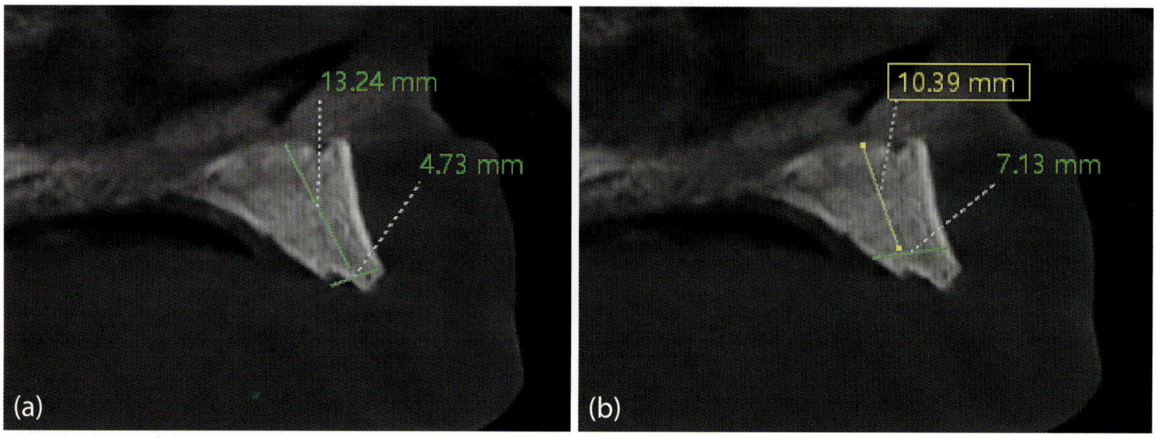

图 8–27 牙槽嵴宽度影像学考量

（a）测量牙槽嵴宽度小于 5 mm;（b）如术中修整牙槽骨至牙槽嵴宽度达到 7 mm 时，可用骨高度发生变化。

牙槽骨骨质的考量对于种植手术十分重要。临床上可以使用 CBCT 获得的影像测量颌骨的密度以评估种植区颌骨的骨质。颌骨的骨质分 4 类：D1 类骨密度值在 1 250 HU 以上（图 8–28，a 和 b）；D2 类骨密度值为 800 ～ 1 250 HU（图 8–28，c 和 d）；D3 类骨密度值为 350 ～ 799 HU（图 8–28，e 和 f）；D4 类骨密度值为 350 HU 以下（图 8–28，g 和 h）。D2、D3 类骨质较好，适合种植体的植入，D1 类骨骨质过硬，钻孔时容易温度过高导致颌骨坏死，D4 类骨密度较低，种植难度较大。

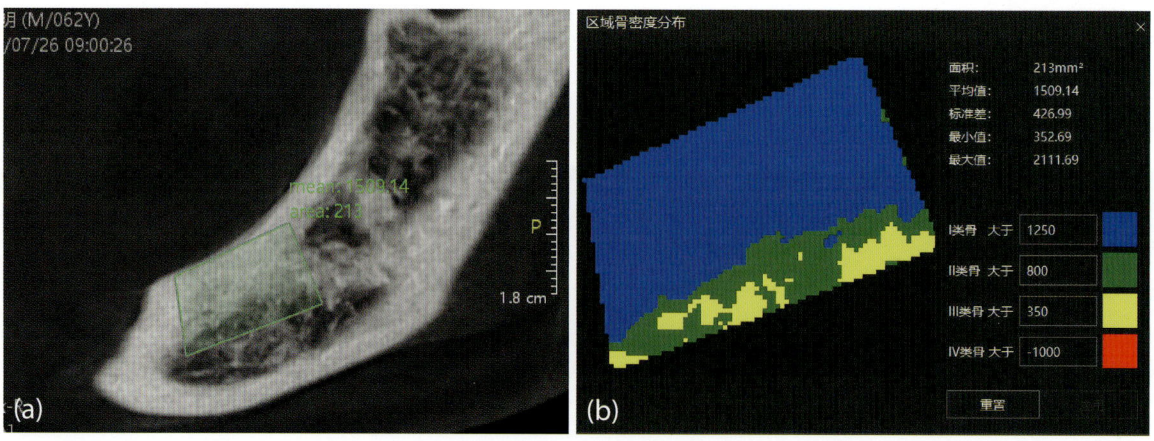

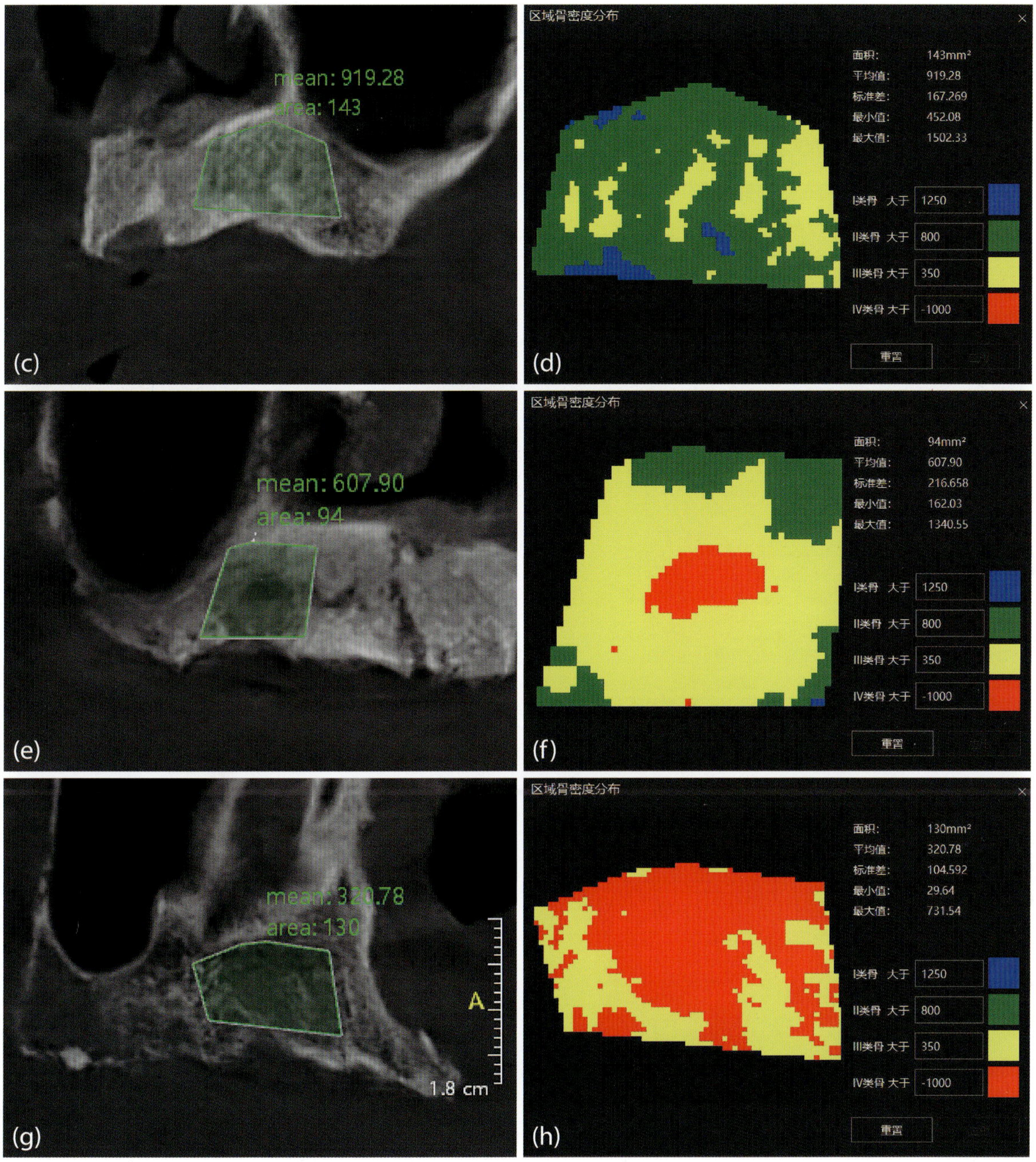

图 8-28　CBCT 影像测量颌骨的密度评估骨质类型

（a）测量密度值为 1 509 HU；（b）D1 类骨密度值 1 250 HU 以上；（c）测量密度值为 919 HU；（d）D2 类骨密度值为 800 ～ 1 250 HU；（e）测量密度值为 607 HU；（f）D3 类骨密度值为 350 ～ 799 HU；（g）测量密度值为 320 HU；（h）D4 类骨密度值在 350 HU 以下。

对于种植部位与重要解剖结构之间的关系也需要关注。无牙颌上下颌区域存在较多与种植相关的重要解剖结构，包括上颌前部鼻底和鼻腔间隔（图 8–29a）、上颌后部上颌窦底（图 8–29b）、下颌神经管（8–29c）等，种植设计和种植体植入时精确分析这些解剖结构与种植体的关系，对于手术成功有积极的作用。种植体应该避开重要解剖结构并完全植入骨内，避免损伤神经血管或者穿入上颌窦和鼻底，否则可能会影响种植体的稳定和骨结合，更严重者甚至会造成种植体周围的感染。

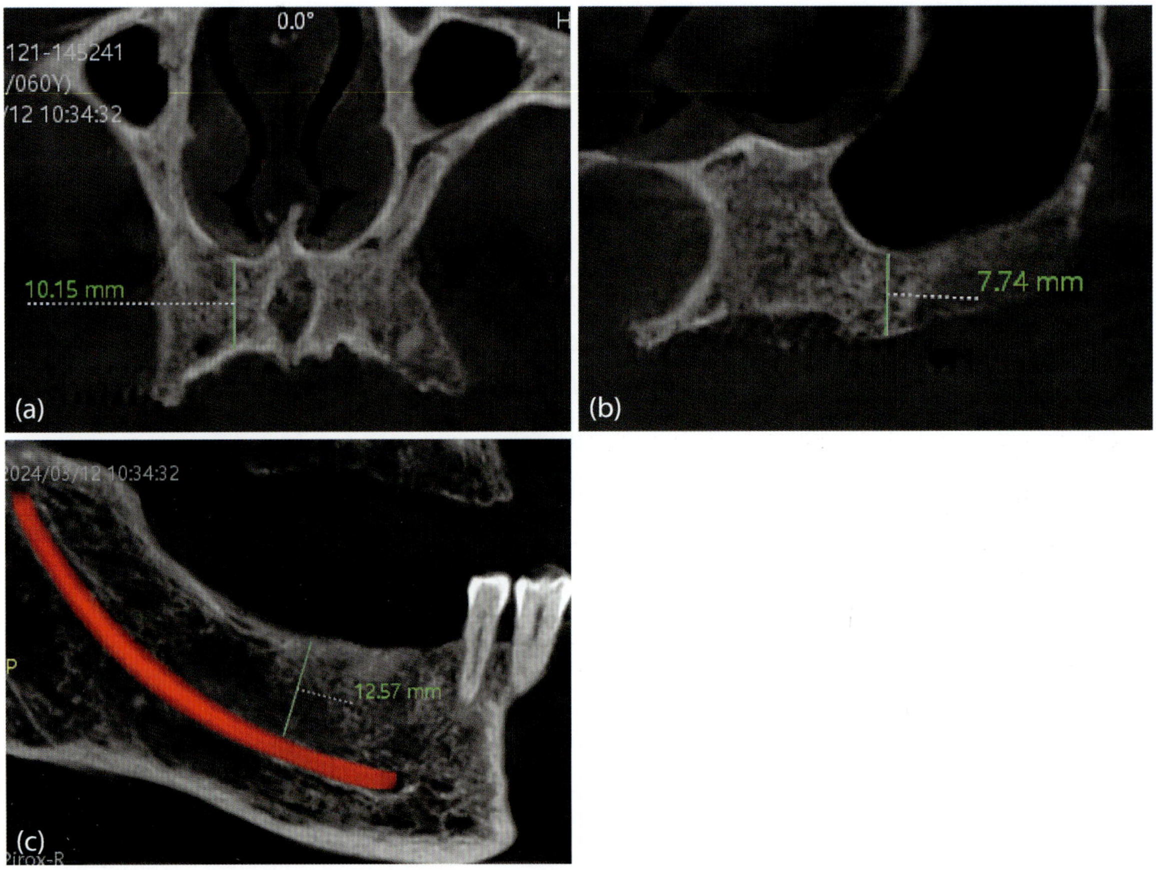

图 8–29 CBCT 观察种植部位与重要解剖结构之间的关系

（a）牙槽嵴顶至鼻底的距离；（b）牙槽嵴顶至上颌窦底的距离；（c）牙槽嵴顶至下颌神经管的距离。

对于颌骨解剖条件苛刻的患者，术前导板的制作可以帮助规避种植风险。为了使术前分析评估的种植位点、轴向，以及和周围重要解剖结构之间的安全距离，准确无误地转移至手术过程中，在术前制取患者印模，制作定位板或者放射导板戴入患者口内并拍摄 CBCT。将获取的信息导入设计软件，重建三维模型（图 8–30a），根据术前分析对种植部位牙槽骨宽度、高度，种植体植入位置、方向、角度、型号和数量的考量设计种植导板（图 8–30b），模拟并记录患者的咬合，辅助完成种植导板的制作。

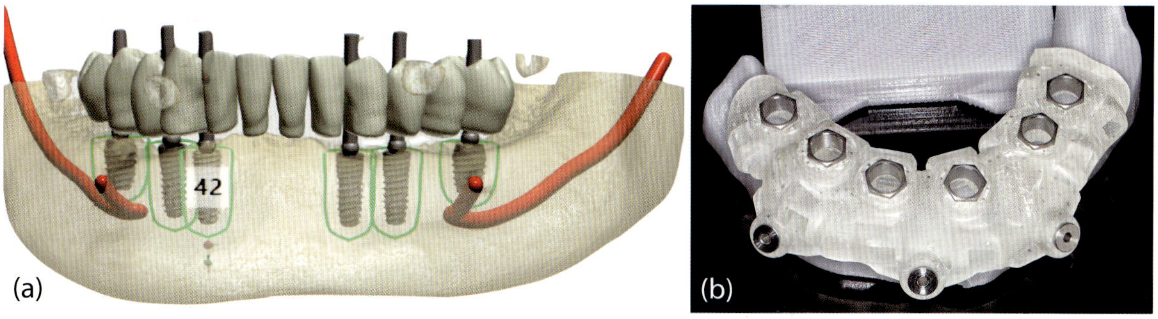

图 8-30 术前导板的制作
（a）根据 CBCT 虚拟重建三维模型，确定种植位点；（b）根据规划的种植体信息设计种植导板。

无牙颌患者的牙槽嵴会呈现出不同程度的萎缩现象，而理想修复体与种植体之间的位置关系也会相应地存在不同程度的差异，具体有以下 3 种情况：

（1）当修复体引导的种植体位置与牙槽嵴剖面轮廓之间的关系理想时，诊断性试排牙可被视为最终修复体的形态，可依据阻射标记来确定种植体轴向。在这种理想的位置关系情况下，既不需要进行骨增量程序，也无需改变种植体轴向来代偿牙槽嵴的萎缩。通过 CBCT 扫描数据测量，可以选择最佳的种植体植入位点，并确定种植体的直径和长度。

（2）若修复体引导的种植位置与牙槽嵴的剖面轮廓之间存在轻度差异，则可以按照计划植入种植体，但需要对一定程度的牙槽嵴萎缩进行补偿。可采用的解决方案包括：种植体支持的覆盖义齿，利用树脂基托来弥补现有缺损；同期进行骨增量，纠正按照计划的以修复为导向的种植体植入所造成的种植体周围开窗式或裂开式骨缺损；使用直径 / 长度减小的种植体，或适当调整种植体轴向和位置，按照可用的剩余骨量以外科为导向植入种植体，再通过调整修复方案来弥补种植体位点和轴向的缺陷。

（3）当修复体引导的种植体位置与牙槽嵴剖面轮廓之间存在重度差异时，这通常是牙槽嵴严重萎缩的典型表现，如刃状牙槽嵴、下颌管和颏孔位置浅，以及上颌窦气化合并上颌骨垂直向骨吸收等。在进行种植体植入之前，必须先进行骨增量手术，待骨增量手术成功后再进行植入。

参考文献

[1] KAMPEN F M C, DER B A, CUNE M S, et al. The influence of various attachment types in mandibular implant-retained overdentures on maximum bite force and EMG[J]. Journal of Dental Research, 2002, 81(3): 170-173.

[2] 李春林，胡劲松，梁颖，等．不同附着体固位种植覆盖义全口义齿的临床应用疗效对比 [J]. 中国现代医学杂志，2015, 25(30): 68-71.

[3] 赵熠，蔡育，王贻宁．种植义齿修复的咀嚼效能评价 [J]. 临床口腔医学杂志，2009,25(12):749-750.

[4] 杨欣谕，唐震，龚璐璐，等．6 颗种植体全牙弓固定修复无牙颌的末端种植体设计 [J]. 口腔颌面修复学杂志，2017, 18(2): 69-73.

[5] 包立，刘文娟，张燕，等．无牙颌患者种植体支持不同修复方式的临床效果分析 [J]. Journal of Oral and Maxillofacial Surgery, 2022, 32(1): 42-45.

[6] 贾胜男，林野．不同的种植修复方式对无牙颌剩余牙槽骨改建的影响 [J]. 口腔医学研究，2021, 37(7): 598.

[7] POLI P P, BERETTA M, GROSSI G B, et al. Risk indicators related to peri-implant disease: an observational retrospective cohort study[J]. Journal of periodontal & implant science, 2016, 46(4): 266-276.
[8] 王煜婷，张少锋，董岩，等 . All-on-4 种植体参数对周围骨应力影响的三维有限元分析 [J]. 实用口腔医学杂志，2014, 30(2): 193-197.
[9] 张煜强，于海洋 . 颌间距离还是目标修复空间值——实测数值引导的无牙颌种植修复的临床决策 [J]. West China Journal of Stomatology, 2021, 39(2): 233.
[10] BHARGAVA A, SEHGAL M, GUPTA S, et al. Classification system on the selection of number of implants and superstructure design on the basis available vertical restorative space and interforaminal distance for implant supported mandibular overdenture[J]. The Journal of the Indian Prosthodontic Society, 2016, 16(2): 131.
[11] ARNETT G W, JELIC J S, KIM J, et al. Soft tissue cephalometric analysis: diagnosis and treatment planning of dentofacial deformity[J]. American Journal of Orthodontics and Dentofacial Orthopedics, 1999, 116(3): 239-253.
[12] 王芬芬，朱金晓 . 唇突度的变化对侧貌美观的审美评价 [J]. 口腔医学杂志，2019, 39(12): 1118-1122.
[13] Armijo B S, Brown M, Guyuron B. Defining the ideal nasolabial angle[J]. Plastic and reconstructive surgery, 2012, 129(3): 759-764.
[14] MALÓ P, ARAUJO N M, LOPES I. A new approach to rehabilitate the severely atrophic maxilla using extramaxillary anchored implants in immediate function: a pilot study[J]. The Journal of prosthetic dentistry, 2008, 100(5): 354-366.
[15] CLAFFEY N, SHANLEY D. Relationship of gingival thickness and bleeding to loss of probing attachment in shallow sites following nonsurgical periodontal therapy[J]. Journal of clinical periodontology, 1986, 13(7): 654-657.
[16] VANDANA K L, GUPTA I. The relation of gingival thickness to dynamics of gingival margin position pre-and post-surgically[J]. Journal of Indian Society of Periodontology, 2016, 20(2): 167.
[17] 朱妍菲，谢玉峰 . 牙龈生物型的特点及其临床意义 [J]. 口腔医学研究，2015, 31(9): 945.
[18] ANNIBALI S, BIGNOZZI I, IACOVAZZI L, et al. Immediate, early, and late implant placement in first-molar sites: a retrospective case series[J]. International Journal of Oral & Maxillofacial Implants, 2011, 26(5).
[19] GU Y X, SHI J Y, ZHUANG L F, et al. Esthetic outcome and alterations of soft tissue around single implant crowns: a 2-year prospective study[J]. Clinical oral implants research, 2015, 26(8): 909-914.
[20] RENVERT S, POLYZOIS I. Risk indicators for peri-implant mucositis: a systematic literature review[J]. Journal of clinical periodontology, 2015, 42: S172-S186.
[21] SERINO G, STRÖM C. Peri-implantitis in partially edentulous patients: association with inadequate plaque control[J]. Clinical oral implants research, 2009, 20(2): 169-174.
[22] RENVERT S, QUIRYNEN M. Risk indicators for peri-implantitis. A narrative review[J]. Clinical oral implants research, 2015, 26: 15-44.
[23] 黄萧瑜，李明云，周学东，等 . 全身及局部因素对种植体周围稳态的影响 [J]. 国际口腔医学杂志，2019, 46(6): 730-734.
[24] ALTAY M A, TOZOĞLU S, YILDIRIMYAN N, et al. Is History of Periodontitis a Risk Factor for Peri-implant Disease? A Pilot Study[J]. International Journal of Oral & Maxillofacial Implants, 2018, 33(1).
[25] 施斌，吴涛 . 种植修复体机械并发症的原因，预防及处理 [J]. 口腔疾病防治，2018, 26(7): 415.
[26] 汤春波 . 无牙颌种植固定修复术后并发症的反思与总结 [J]. 口腔医学，2019, 39(5): 385-389.
[27] 李世赢，李刚，冯海兰，等 . 锥形束 CT 分析下颌无牙颌患者前部颌弓形态对 “All-on-4” 种植设计的影响 [J]. 北京大学学报：医学版，2017, 49(4): 699-703.
[28] JIVRAJ S, CHEE W, CORRADO P. Treatment planning of the edentulous maxilla[J]. British dental journal, 2006, 201(5): 261-279.

姚　磊　撰写
董　衡　修订
吕昊昕　终审

第九章

无牙颌种植方案设计

口腔种植技术的发展为无牙颌修复开辟了一条新途径，其能够为义齿提供良好的固位、稳定和支持作用，提高义齿的咀嚼效率，提升无牙颌患者修复的满意度。在进行无牙颌种植方案设计之前，需要根据无牙颌种植术前的分析和评估，结合患者诉求和颌骨条件，确定采取何种修复方式。不同的修复方式获得的美学效果和咬合功能也不同。因此，无牙颌种植方案的设计需要结合患者术前评估、拟使用的上部修复体结构和类型，以及无牙颌的分类综合考虑。

第一节

基于不同无牙颌种植修复方式的方案设计

无牙颌是一种咬合功能障碍，口腔种植的主要目的是提供固定义齿的支持或无牙颌全口义齿的稳定。无牙颌种植体支持的修复体上部结构由金属支架、人工牙、修复螺丝、基托和附着体等构成。根据固位方式、修复方式、制作工艺、附着体种类，义齿的设计有多种类型。根据患者是否能自行取戴义齿，分为种植体支持式的固定义齿和种植覆盖义齿两大类（图9-1）。

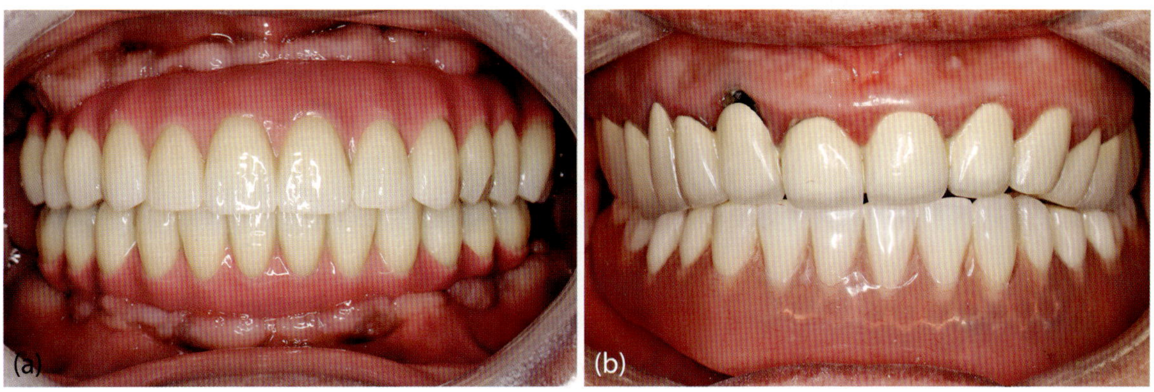

图 9-1　不同无牙颌种植修复方式

（a）全口种植体支持式固定义齿；（b）下颌种植覆盖义齿。

一、无牙颌种植体支持式固定义齿修复方案设计

无牙颌种植体支持式固定义齿上颌通常需要植入 6 ～ 8 颗种植体，下颌需要植入 4 ～ 6 颗种植体，这样种植体及上部结构才能获得较高的成功率。种植修复体的上部结构通过螺丝或粘结剂固定在种植体或基台上，患者不能自行取下，修复体所承受的咬合力完全由种植体承担，固定义齿的支持力完全由种植体提供，种植固定义齿修复对患者条件要求较高，只适用于颌骨吸收较少的患者。除种植区需要良好的骨密度和骨量外，患者颌位关系应趋向于正常。如患者上颌骨吸收严重，内收明显，修复时将牙列向唇颊侧倾斜，会使种植体受到较大的倾斜应力，容易导致种植失败。

（一）按照修复体不同固位方式的方案设计

无牙颌种植设计中，螺丝固位型和粘接固位型是两种常见的修复方式，它们各有优缺点，适用于不同的临床情况。

表 9-1　修复体不同固位方式的优缺点比较

分类		
比较	螺丝固位型	粘接固位型
优点	能够自由拆卸，利于清洁； 方便修复体后期维护和修理； 颌间距不足 5 mm 时，仍能提供足够固位力； 无粘结剂残留，减少了软组织炎症的发生	外冠完整性保存，美观性良好； 瓷层连续，不易崩瓷，不易发生机械并发症； 粘结剂封闭边缘，不易滋生细菌； 被动就位好，开口度小、后牙区方便操作
缺点	螺丝孔影响外冠的完整性和美观； 容易崩瓷，被动就位差； 机械并发症增加	拆卸困难，不便于后期维护和修理； 需要殆龈距离较高（≥ 6 mm），提供固位； 粘结剂残留，生物并发症增加

螺丝固位型种植修复是通过螺丝将修复体固定在种植体上。螺丝固位能够提供可靠的固位力，确保修复体在咀嚼过程中不会松动或脱落。如需进行修复体的维护或更换，螺丝固位可以方便地拆卸和重新安装。通过调整螺丝的紧固程度，可以调整修复体的咬合和位置，以获得更好的修复效果。然而，螺丝固位型也存在一些不足之处：螺丝孔可能会暴露在口腔中，影响修复体的美观。螺丝需要定期检查和紧固，以确保其固位力和稳定性。螺丝固位还可能会对牙龈组织产生一定的压迫。

粘接固位型种植修复则是通过粘接剂将修复体固定在种植体上。它的优点包括：粘接固位可以隐藏螺丝孔，使修复体更加美观自然。粘接固位不会对牙龈组织产生直接的刺激，有利于牙龈健康。相比于螺丝固位，粘接固位不需要定期检查和紧固螺丝。不过，粘接固位型也有一些局限性。与螺丝固位相比，粘接固位的固位力可能相对较弱，在某些情况下可能需要采取其他措施来增强固位。一旦粘接固位的修复体出现问题，如损坏或需要更换，拆卸过程可能会比较困难。粘接固位后，修复体的位置和咬合难以进行调整。

综上所述，螺丝固位型和粘接固位型各有其优势和局限性。在选择种植无牙颌修复方式时，医生会根据患者的具体情况、修复需求以及口腔条件等因素进行综合考虑，以制订最适合患者的修复方案。患者在与医生充分沟通后，可以根据自己的偏好和需求作出选择。无论选择哪种方式，定期的口腔检查和维护都是确保种植修复成功和长期效果的重要因素。

（二）按照修复体是否带有悬臂梁的方案设计

由于颌骨解剖条件的限制，在很多情况下可在颏孔和上颌窦前壁之间的区域植入种植体，种植体上部连接带有远中悬臂梁。根据最后一颗种植体与上部修复体最远端的位置关系，可将种植体支持的全颌固定修复体分为带有悬臂梁的固定修复体和不带悬臂梁的固定修复体两类（图 9–2）。两种方式的优缺点对比如表 9–2 所示。

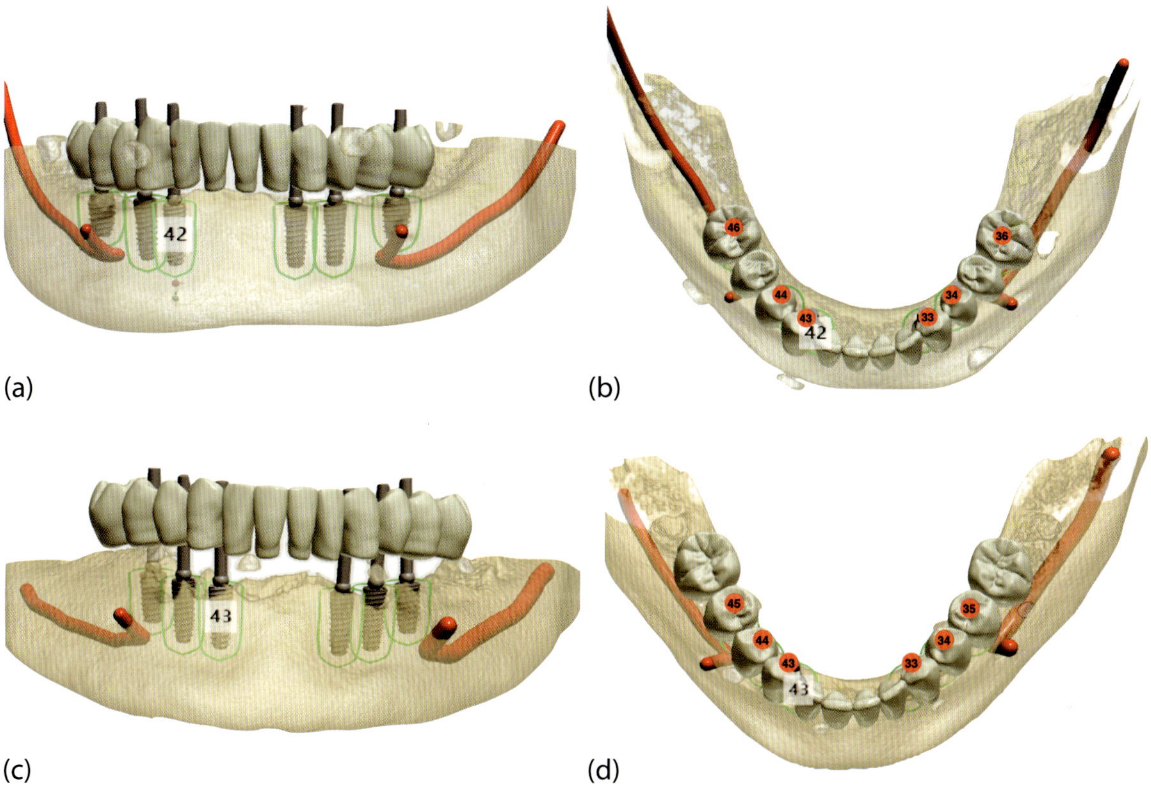

图 9–2　修复体带有和不带有悬臂梁的方案设计

（a）不带悬臂梁的固定修复体（冠状面）;（b）不带悬臂梁的固定修复体（横断面）;（c）带悬臂梁的固定修复体（冠状面）;（d）带悬臂梁的固定修复体（横断面）。

表 9–2　修复体带有和不带有悬臂梁的优缺点比较

比较	分类	
	不带悬臂梁的固定修复体	带悬臂梁的固定修复体
优点	种植体受力负荷均匀； 不易产生应力集中发生机械并发症	对颌骨骨量要求相对较低； 后牙区骨量不足时，可避免复杂的骨增量手术
缺点	要求颌骨前后牙区骨量充足； 后牙区骨量不足者，可能需要进行上颌窦提升手术、onlay 植骨术	悬臂梁较长时应力增加，种植体负荷加重； 修复并发症增加，如修复体折断和螺丝松动，影响种植体的长期成功率

A–P 距离是远中种植体远中面连线与通过最前方种植体中心的平行线之间的距离。第五次欧洲骨结合协会（EAO）共识大会指出，当悬臂梁平均长度不超过 2 个牙位，无牙颌

患者种植修复成功率较高，但 5 ～ 10 年的并发症（尤其是崩瓷或修复体折断）发生率较高。在下颌区域，种植修复体的悬臂梁长度小于 15 mm 有更高的成功率，而上颌牙槽骨密度较疏松，上下颌运动时下颌以弧线运动主动撞击上颌，建议上颌种植修复体悬臂长度控制在 10 ～ 12 mm 以内。大量文献证实并要求下颌无牙颌种植体 A–P 距离大于 10 mm，悬臂梁不超过 A–P 距离的 1.5 倍；上颌 A–P 距离大于 20 mm, 悬臂梁长度小于 10 mm。

（三）按照修复体是否分段的方案设计

无牙颌固定修复的上部设计一般分为全牙弓一段整体式修复和分段式修复（图 9–3）。全牙弓一段整体式修复的优点如下：由于修复体是一个整体，与种植体的连接面积较大，因此固位力较强。整体式修复体可以更好地抵抗咀嚼时产生的扭力和剪切力，从而提高修复体的稳定性。整体式修复体的外形和功能与天然牙相似，患者佩戴后舒适度较高。整体式修复体的表面较为光滑，不易残留食物残渣和细菌，易于清洁和维护。但也有一些缺点，如对种植体位置要求高，整体式修复体需要种植体的位置和角度非常精确，否则可能会导致修复体无法就位或就位不良。修复体一旦损坏难以更换，由于整体式修复体是一个整体，如果其中一个部分损坏，可能需要整个修复体都进行更换，增加了修复成本。整体式修复体的边缘可能会对牙龈组织产生较大的刺激，增加患牙龈炎和牙周炎的风险。分段式修复的优点如下：对种植体位置要求低，分段式修复体可以根据种植体的位置和角度进行调整，适应性较强。修复体损坏后易于更换，分段式修复体的每个部分都是独立的，如果其中一个部分损坏，可以单独进行更换，降低了修复成本。其对牙龈组织刺激较小，分段式修复体的边缘可以更好地适应牙龈组织的形态，减少对牙龈组织的刺激，降低患牙龈炎和牙周炎的风险。其缺点包括固位力相对较弱，分段式修复体的连接面积较小，因此固位力相对较弱，需要在设计上采取一些措施来增强固位力。另外，分段式修复体在咀嚼时容易产生微小的移动，从而影响修复体的稳定性。分段式修复体的外形和功能与天然牙存在一定的差异，患者佩戴后舒适度可能相对较低。

总之，全牙弓一段整体式修复和分段式修复各有优缺点（表 9–3），医生会根据患者的具体情况选择合适的修复方式。在选择修复方式时，患者应该充分了解各种修复方式的优缺点，并与医生进行充分的沟通，以便作出最合适的选择。

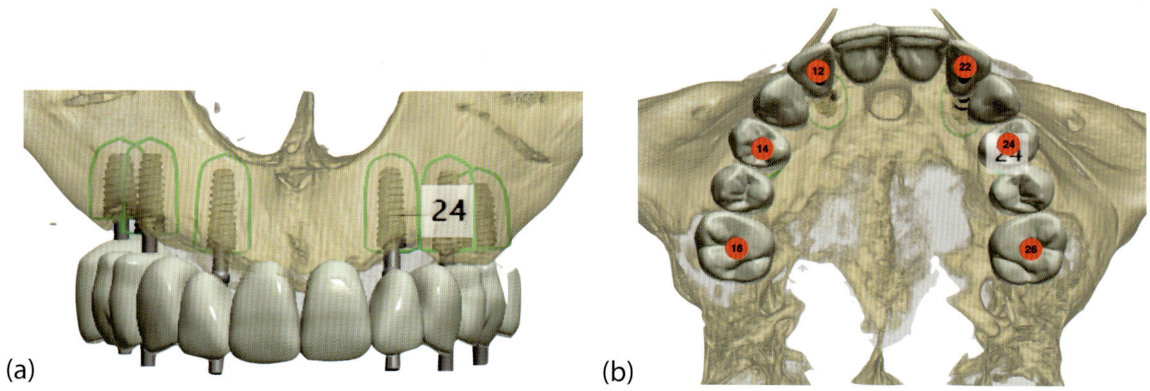

(a) (b)

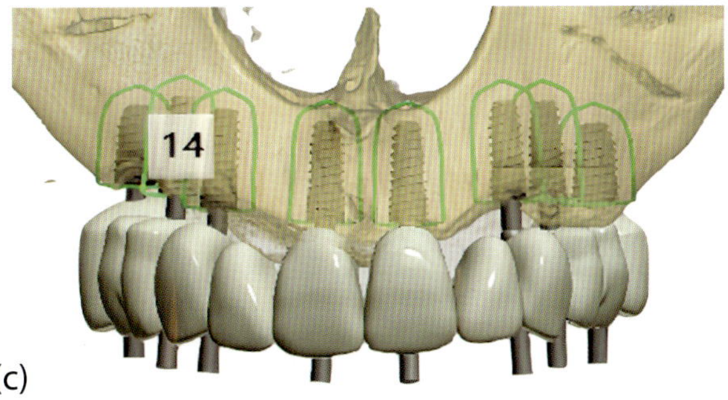

(c)

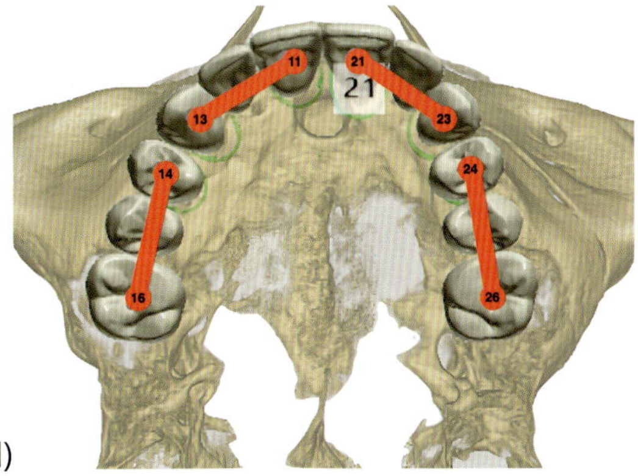

(d)

图 9-3 全牙弓一体式和分段式修复方案设计

（a）全牙弓整体式修复（冠状面）;（b）全牙弓整体式修复（横断面）;（c）全牙弓分段式修复（冠状面）;（d）全牙弓分段式修复（横断面）。

表 9-3 全牙弓一体式和分段式修复的优缺点比较

分类		
比较	全牙弓一体式修复	分段式修复
优点	整体设计修复效果及预后好； 种植体植入数量少、位置灵活； 对种植体直径、长度、悬臂要求较低； 具有最佳的生物力学环境，利于咬合力在种植体间的分散、减缓应力集中	可分 2、3、4 段，最大限度适应颌骨的弹性和形变，以获得更稳定的颌位关系； 更容易获得被动就位； 方便清洁和后期维护； 崩瓷率远低于一体式设计
缺点	对于取模精度和种植体之间的相对位置较高； 出现并发症时，可能引起整个修复体的失败，增加维护成本	需要植入更多种植体，对骨量要求更高； 对种植位点和种植体的分布要求较高； 对于每段种植体的直径和长度都有要求； 牙龈瓷也会分段，有明显缝隙影响美观

二、无牙颌种植覆盖义齿修复的方案设计

无牙颌种植覆盖义齿是借助种植外科植入种植体，并通过特殊制作的附着体包括球帽附着体、Locator 附着体、自固位式附着体、杆卡式附着体、磁性附着体或套筒冠等与种植体连接，为其上部修复体提供固位和支持，种植覆盖义齿支持方式分为种植体与黏膜共同支持式和种植体支持式。对于上下颌骨骨量不足的患者，避免了种植固定义齿的一些缺点，如需要进行骨增量手术、手术过程复杂、种植数量多且费用高、无法恢复严重骨缺损的面部支撑等。种植覆盖义齿具有以下优势：种植数量少，费用降低；无需进行大量骨增量手术，手术操作简单；利用牙龈瓷和基托为软组织提供支撑。

（一）球帽式附着体支持的无牙颌种植覆盖义齿方案设计

球帽式附着系统（图 9-4），包括顶端呈球形的基台和位于义齿基托组织面的金属帽及帽内固位环。基于球面设计，其在接触区域具备一定的缓冲空间，义齿可向多个方向运动，从

而避免远中游离端在咬合加载时产生较大扭矩，降低了对种植体的损伤。运用球帽附着体进行修复要求种植体之间应尽量平行，相差不能超过 15° 。此类附着体适用于因牙槽嵴较窄植入种植体数量较少（2 颗）且种植体之间相互平行或夹角小于 15° 、颌间距离为 10 ～ 12 mm 的患者。上颌不建议行 2 颗种植体固位的覆盖义齿，应至少为 4 颗种植体。

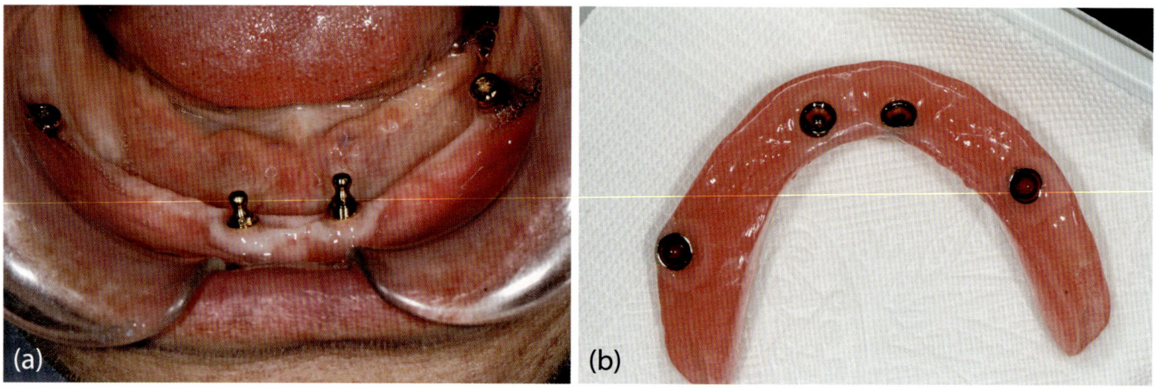

图 9-4　球帽附着体种植设计

（a）口内球形的基台;（b）义齿基托组织面的金属帽及帽内固位环。

（二）Locator 附着体支持的无牙颌种植覆盖义齿方案设计

Locator 式附着体（图 9-5），其固位力是靠阳性附件与阴性附件之间的摩擦力来实现的，该附着系统的特点是有弹性、固位力好、耐用、内置角度具有互补功能，并有双重固位作用。此类附着体适用于因牙槽嵴较窄植入种植体数目较少（2 颗）且种植体之间相互平行、颌骨垂直距离短（8 ～ 9 mm）的患者，也适用于种植体间存在一定角度但不超过 40° 的患者。当牙槽嵴吸收较少，设计为种植体与黏膜共同支持式覆盖义齿时，也可选择 Locator 附着体。

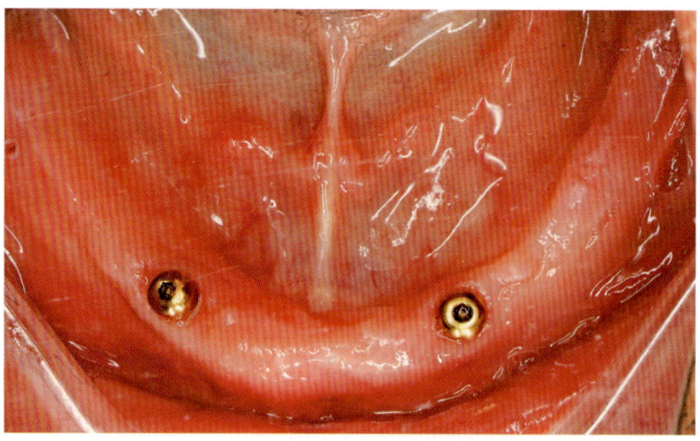

图 9-5　Locator 附着体种植设计

（三）杆卡式附着体支持的无牙颌种植覆盖义齿方案设计

杆卡式附着系统（图 9–6）是用金属杆将两个或两个以上的种植体基台连接在一起作为阳性结构，与覆盖义齿基托内的卡式阴性结构匹配使用。在用杆卡附着体修复时，杆与牙槽嵴顶黏膜间应留有至少 2 mm 的间隙以便清洁。有时受限于患者颌骨条件，需要在远端种植体设计悬臂，因此种植体之间要有足够的 A–P 距离，同时悬臂长度最好在 10 ～ 12 mm，以保证合理的应力分布。杆卡附着体固位力和稳定性相对较好，适用于所需固位力较大、颌间距离较大及修复空间大于 14 mm 的患者。当牙槽嵴较窄植入 3 颗种植体，或牙槽嵴较宽植入 4 颗种植体时，也可选择此类附着体。当牙槽嵴严重吸收，为提供更好的水平稳定性，可设计咬合力由种植体支撑的杆卡附着体支持式覆盖义齿。

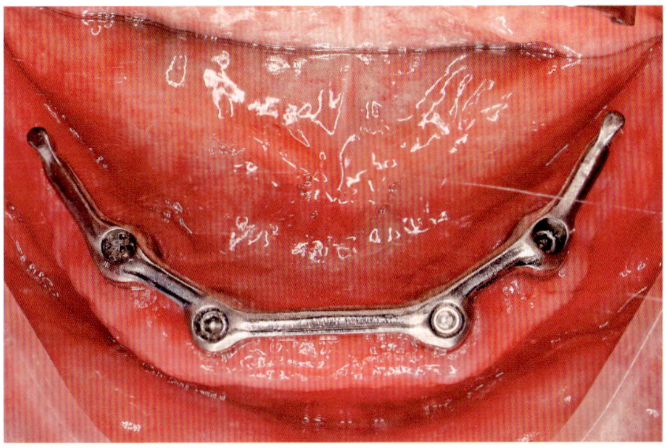

图 9–6 杆卡式附着体种植设计

（四）磁性附着体支持的无牙颌种植覆盖义齿方案设计

磁性附着体通常由固定在种植体上的基台和固定在义齿基托内的固位体两部分组成，固位体与基台的平面接触使其在承受过大侧向力时可产生活动甚至自行脱位，具备良好的应力中断效果，能减轻骨组织 – 种植体界面应力集中，以达到合理的应力分布，有利于种植体的长期存留。但是磁性附着体的固位力相对较弱，衔铁易松脱，衔铁与基台之间的缝隙极易腐蚀，导致金属表面剥脱，进而漏磁、磁性下降，所以需要及时更换磁体。此类附着体适用于牙槽嵴吸收较少、咬合垂直距离过短、种植体间存在一定角度和磨牙症的患者。

（五）套筒冠附着体支持的无牙颌种植覆盖义齿方案设计

套筒冠附着体包括基台上成型的内冠（图 9–7a）、义齿组织面内的外冠（图 9–7b）及上部义齿 3 个部分，固位效果由内冠与外冠接触后产生的摩擦力提供，特点是有良好的固位力、能有效恢复发音功能和易于保持口腔卫生，且内冠可弥补种植体之间垂直向角度的差异。这类附着体适用于牙槽骨吸收较严重、所需固位力强、植入的种植体为 4 颗或种植体间有角度的患者。

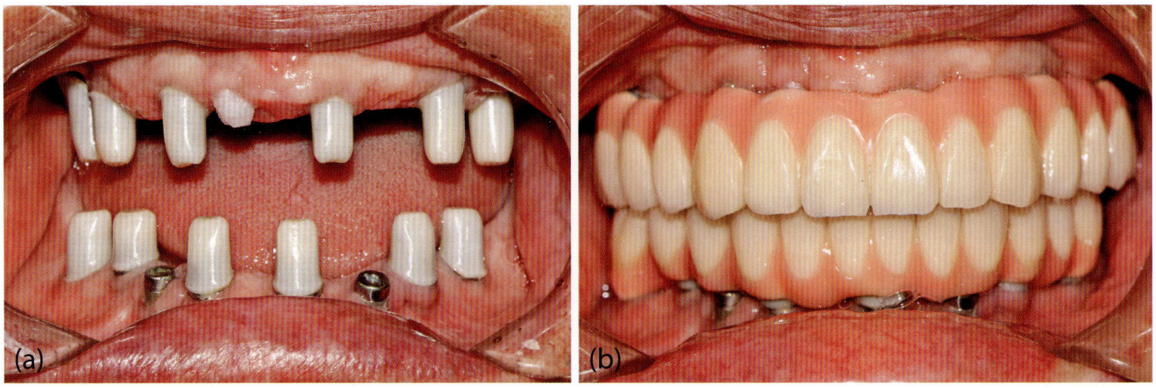

图 9-7　套筒冠附着体支持的无牙颌种植覆盖义齿
（a）套筒冠附着体内冠；（b）套筒冠附着体外冠。

第二节

基于无牙颌形态和分类的方案设计

牙列缺失后，剩余牙槽嵴的主要变化是骨丧失，牙槽骨的萎缩和吸收差异较大，骨丧失的程度和剩余骨量在不同个体之间不同；在同一个体的不同时间，甚至是同一时间牙槽嵴的不同部位也不同。不同程度的颌骨吸收水平使种植修复变得困难，种植位点的选择、种植体直径和长度的选择，种植体植入方向的选择都受到限制。基于这些限制，临床对应有多种治疗方式，包括短种植体的使用、引导骨再生术、穿牙槽嵴顶和侧壁开窗的上颌窦底提升术、上颌结节区种植术、穿翼种植术、穿颧种植术、倾斜种植术等。为了简化治疗程序和方便治疗方案的制订，需要全面分析剩余牙槽嵴的量和形态。

一、无牙颌牙槽嵴的形态分类

当牙槽嵴严重萎缩时，随着骨吸收的发展可出现下颌其他骨结构平于或高于牙槽嵴，如颏隆突、颏结节、下颌舌骨嵴及外斜线就变得非常明显。在上颌鼻棘及翼板也显得特别突出。剩余牙槽嵴形态变化复杂且多样，归纳起来有以下几种：

1. Mercier 无牙颌牙槽嵴分类　Mercier 在对大量无牙颌牙槽嵴侧位投影影像观察分析后，根据其在侧位投影 X 线片上的不同特征，并按容纳天然牙的牙槽嵴在牙拔除后发生的变化，首先是牙槽嵴变窄、变锐，然后是变平，最后变凹的规律将其分为 4 类（图 9-8）。第一类：未吸收的牙槽嵴；第二类：刃状剩余牙槽嵴；第三类：牙槽嵴缺失和吸收达基骨水平；第四类：牙槽嵴缺失和基骨部分吸收。

以上这些变化对颌骨的影响不是均匀的，这是因为生长反折线有阻止骨质吸收的作用。下颌后部区域生长反折线平面比较低，这就使得下颌骨的前部和后部区域之间显示不同的吸收类型。

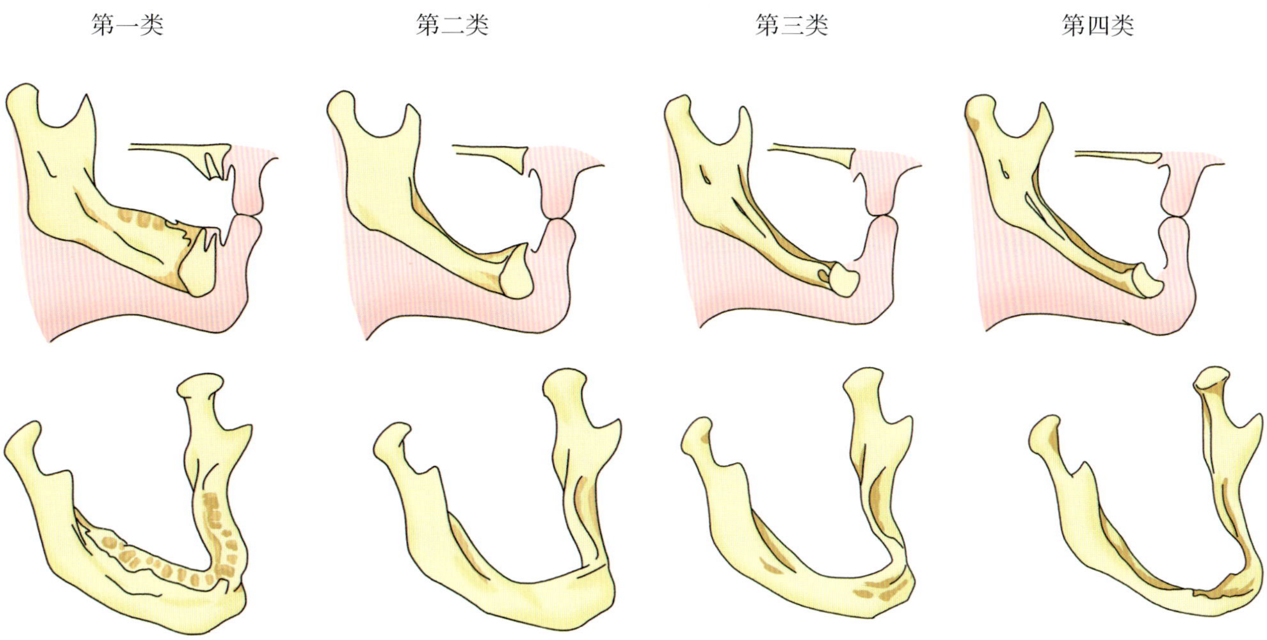

图 9-8 Mercier 无牙颌剩余牙槽嵴吸收的阶段和分类

2. Atwood 下颌骨剩余牙槽嵴形态分类 Atwood 通过对下颌骨剩余牙槽嵴的形态进行 X 线头影观察分析，对剩余牙槽嵴进行分类（图 9-9）。成人下颌骨在拔牙前后呈现各种形式，下颌骨前部至少有 6 个阶段的轮廓表现。第一类：拔牙前，下中切牙位于牙槽窝内，菲薄的唇和舌骨皮质与硬骨板合并；第二类：拔牙后，愈合期包括血凝块形成、激化、新的骨小梁填充拔牙窝至皮质板高度，以及拔牙窝部位的上皮化，残余牙槽嵴的边缘仍然很尖锐；第三类：高圆形牙槽嵴，皮质板呈圆形，牙槽嵴顶开始变窄，并逐渐缩小内部的骨小梁结构发生重塑；第四类：刃状牙槽嵴，牙槽嵴顶唇舌径明显缩小，伴有代偿性内部重塑，常导致牙槽嵴异常锋利；第五类：低圆形牙槽嵴，刃状牙槽嵴唇舌侧进一步缩小的最终结果是刀刃部分的消失，形成一个更宽的圆形，但相当低的牙槽嵴残留；第六类：凹陷形牙槽嵴，在颏结节水平以下继续吸收。

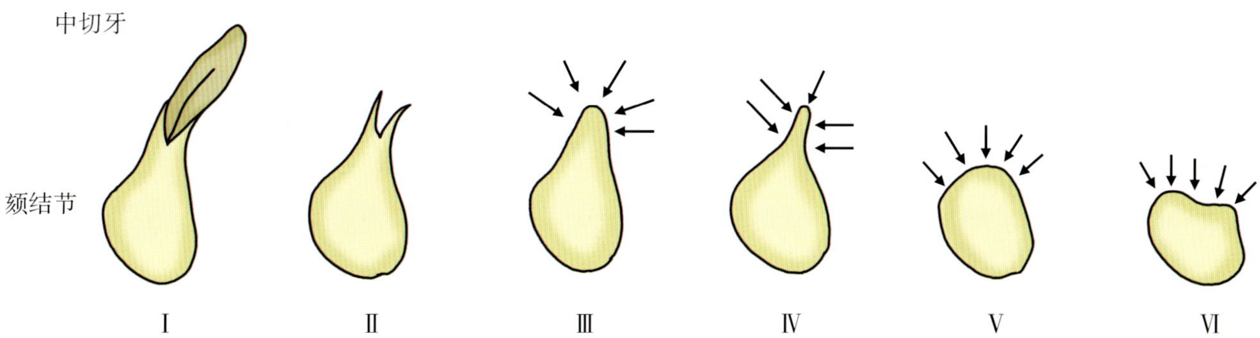

图 9-9 Atwood 对成人下颌骨矢状面牙槽嵴变化的分类

3. Cawood 剩余牙槽嵴分类 Cawood 等的研究显示，上下颌骨的基底部变化不显著，外形保持相对稳定；牙槽突在水平向和垂直向的形态变化较大（图 9–10）。一般来说，牙槽嵴外形的变化规律是可以预测的，通过分类简化了剩余牙槽嵴的描述，从而可以帮助临床医生选择合适的外科修复技术，并提供一个客观的基线来评估和比较不同的治疗方法。Cawood 剩余牙槽嵴分类包括：第一类，有牙齿的；第二类，拔牙后即刻；第三类，圆形牙槽嵴，牙槽嵴有足够的骨高度和骨宽度；第四类：刃状牙槽嵴，牙槽嵴高度足够，宽度不足；第五类：平嵴型牙槽嵴，牙槽嵴高度和宽度均不足；第六类：凹陷型牙槽嵴，有一些基底骨明显丧失。

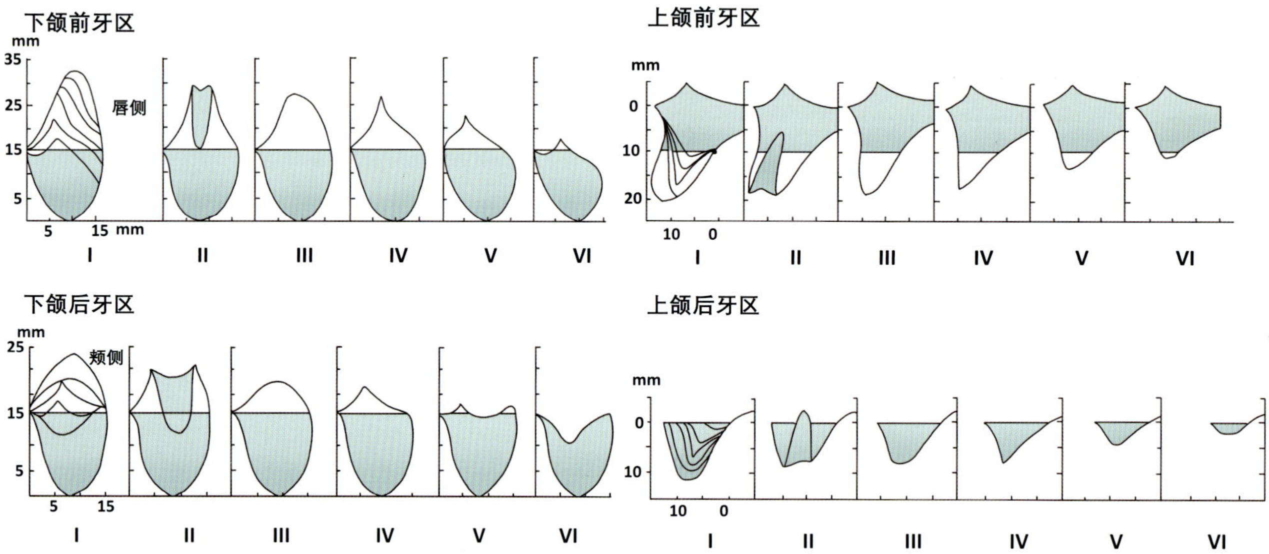

图 9–10 Cawood 剩余牙槽嵴分类

根据这些无牙颌牙槽嵴的形态学研究，可以得出以下结论：① 基底骨的形状没有明显的改变，除非受到有害的局部因素影响，如超负荷的不良修复体；② 牙槽骨在水平和垂直方向上均有显著变化；③ 一般来说，牙槽嵴形状的变化遵循一个可预测的模式；④ 骨丧失的模式因部位而异，下颌前牙区骨丧失是从唇侧开始发生水平向和垂直向骨吸收；下颌后牙区的骨丧失主要是垂直向的；上颌前牙区的骨丧失是从唇侧开始的水平向和垂直向骨吸收；上颌后牙区的骨丧失是从颊侧开始的水平向和垂直向骨吸收；⑤ 骨丧失的阶段可以在前后部和上下颌骨之间有所不同。

二、基于无牙颌分类的种植方案设计

无牙颌的牙槽嵴外形并非在前后牙区以及上下颌区均匀一致，这是由于牙齿缺失的时间不同，颌骨吸收的模式也因部位而异，前后牙区颌骨吸收的方向和程度，以及上下颌骨之间骨丧失的程度也存在差异。这使无牙颌因为不同区域的骨丧失阶段不同而存在多种类型，牙槽嵴外形的分类不能为整体无牙颌的种植方案进行指导，只能作为种植位点的选择参考。针对无牙颌前后牙区以及上下颌区不同的骨丧失程度，临床上有多种分类，用以指导无牙颌种植方案的制订。这部分在本书第三章已详细阐述。

（一）基于 JENSEN 分类的种植方案设计

牙槽嵴的形态分类中对于颌骨解剖和骨质量的描述是基于全颌骨吸收分类。这些分类并没有专门针对种植体植入的治疗计划。JENSEN 提出的分类是根据颌骨的质与量，以及与重要结构之间的接近程度来描述特定的种植体植入部位。JENSEN 分类对植入部位的颌骨条件和与重要解剖结构之间的位置关系进行了描述，对种植体与植入部位的深度和手术术式有一定的指导作用，但是并未对颊舌向纬度、种植体数量、种植体分布和采用何种修复方式进行描述，难以为无牙颌患者的治疗计划提供更有价值且简单明确的临床指导。

（二）基于 Friedland 分类的种植方案设计

此研究的目的是开发并提出一种以修复为导向的无牙颌分类，作为种植体支持的上部义齿治疗计划中的诊断和沟通工具。理想的治疗方法是恢复到第一磨牙至第一磨牙的种植固定修复，一体式或分段式种植修复。为了分析种植体的分布，根据是否需要在种植体植入部位进行水平骨增量，每颗种植体植入部位的牙槽嵴可分为 A 型或 B 型。A 型：不需要水平骨增量。种植体植入部位的牙槽嵴宽度允许种植体植入，同时在颊侧和舌侧保留至少 1 mm 的原生骨；B 型：需要进行水平骨增量。种植体植入部位的牙槽嵴宽度允许种植体植入，但在颊侧和（或）舌侧存在不到 1 mm 的原生骨。

随着种植体总数的增加，牙弓内种植体的分布是修复设计的一个重要决定因素。基于这些分布的分析义齿修复类型的可行性。将单个牙弓分为 4 种类型：

1. 第一类　一个可以计划植入足够数量种植体的牙弓，以允许第一磨牙到第一磨牙的固定义齿修复（图 9–11）。

2. 第二类　一个可以计划植入足够数量种植体的牙弓，允许第一磨牙到第一磨牙的固定义齿修复，但带有单侧悬臂梁结构（图 9–12）。

3. 第三类　一个可以计划植入足够数量种植体的短牙弓固定修复体，双侧使用的悬臂梁结构（图 9–13）。

4. 第四类　一个只能计划可摘义齿修复的牙弓。在下颌骨，这种修复体可以被种植体支持，但不能在上颌骨（图 9–14）。

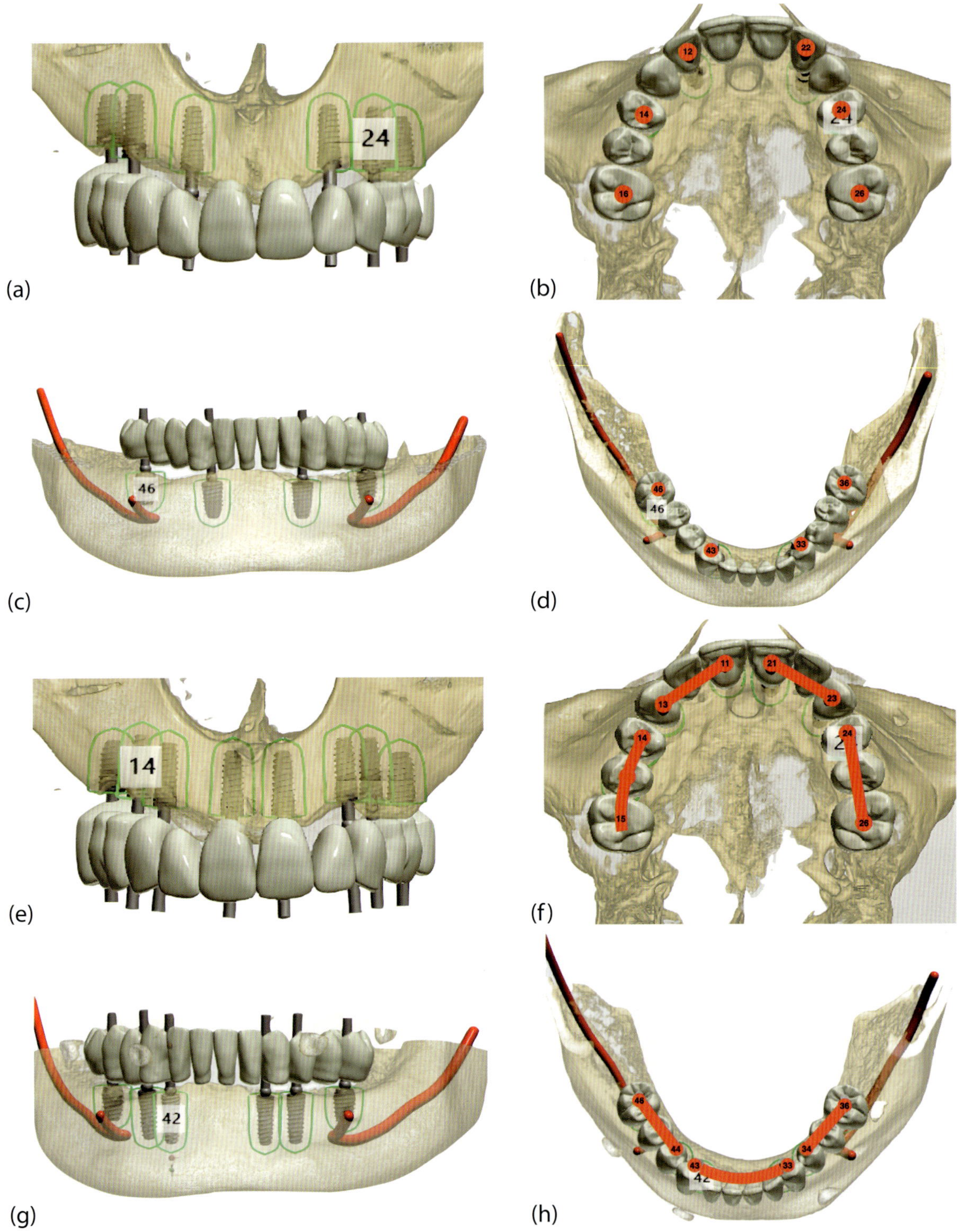

图 9-11　基于 Friedland 分类第一类的种植方案设计

（a）种植体支持的第一磨牙到第一磨牙的一段式固定义齿修复（上颌冠状面）；（b）种植体支持的第一磨牙到第一磨牙的一段式固定义齿修复（上颌横断面）；（c）种植体支持的第一磨牙到第一磨牙的一段式固定义齿修复（下颌冠状面）；（d）种植体支持的第一磨牙到第一磨牙的一段式固定义齿修复（下颌横断面）；（e）种植体支持的第一磨牙到第一磨牙的分段式固定义齿修复（上颌冠状面）；（f）种植体支持的第一磨牙到第一磨牙的分段式固定义齿修复（上颌横断面）；（g）种植体支持的第一磨牙到第一磨牙的一段式固定义齿修复（下颌冠状面）；（h）种植体支持的第一磨牙到第一磨牙的一段式固定义齿修复（下颌横断面）。

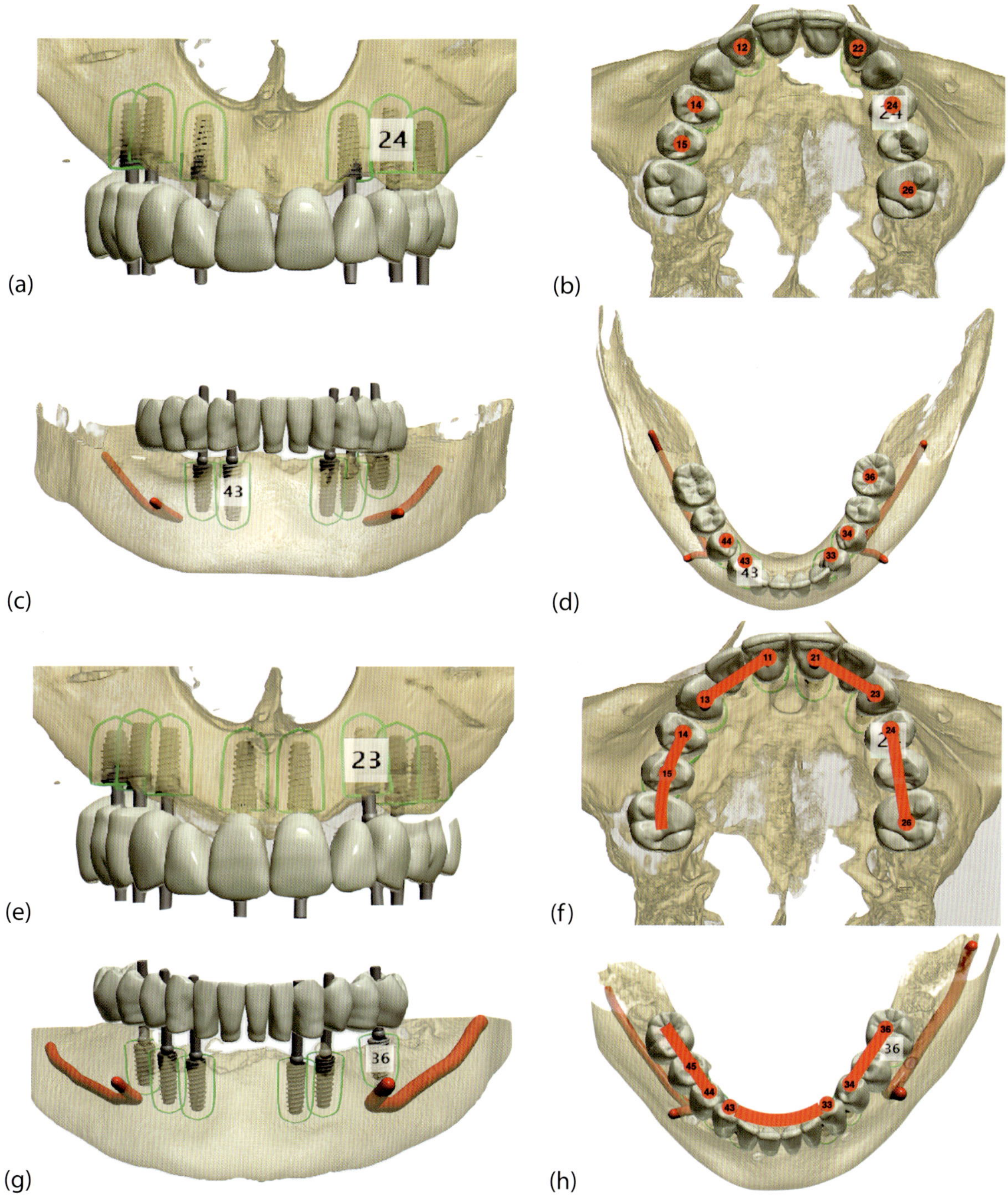

图 9-12 基于 Friedland 分类第二类的种植方案设计

（a）种植体支持的第一磨牙到第一磨牙的一段式固定义齿修复，采用单侧悬臂梁（上颌冠状面）；（b）种植体支持的第一磨牙到第一磨牙的一段式固定义齿修复，采用单侧悬臂梁（上颌横断面）；（c）种植体支持的第一磨牙到第一磨牙的一段式固定义齿修复，采用单侧悬臂梁（下颌冠状面）；（d）种植体支持的第一磨牙到第一磨牙的一段式固定义齿修复，采用单侧悬臂梁（下颌横断面）；（e）种植体支持的第一磨牙到第一磨牙的分段式固定义齿修复，采用单侧悬臂梁（上颌冠状面）；（f）种植体支持的第一磨牙到第一磨牙的分段式固定义齿修复，采用单侧悬臂梁（上颌横断面）；（g）种植体支持的第一磨牙到第一磨牙的分段式固定义齿修复，采用单侧悬臂梁（下颌冠状面）；（h）种植体支持的第一磨牙到第一磨牙的分段式固定义齿修复，采用单侧悬臂梁（下颌横断面）。

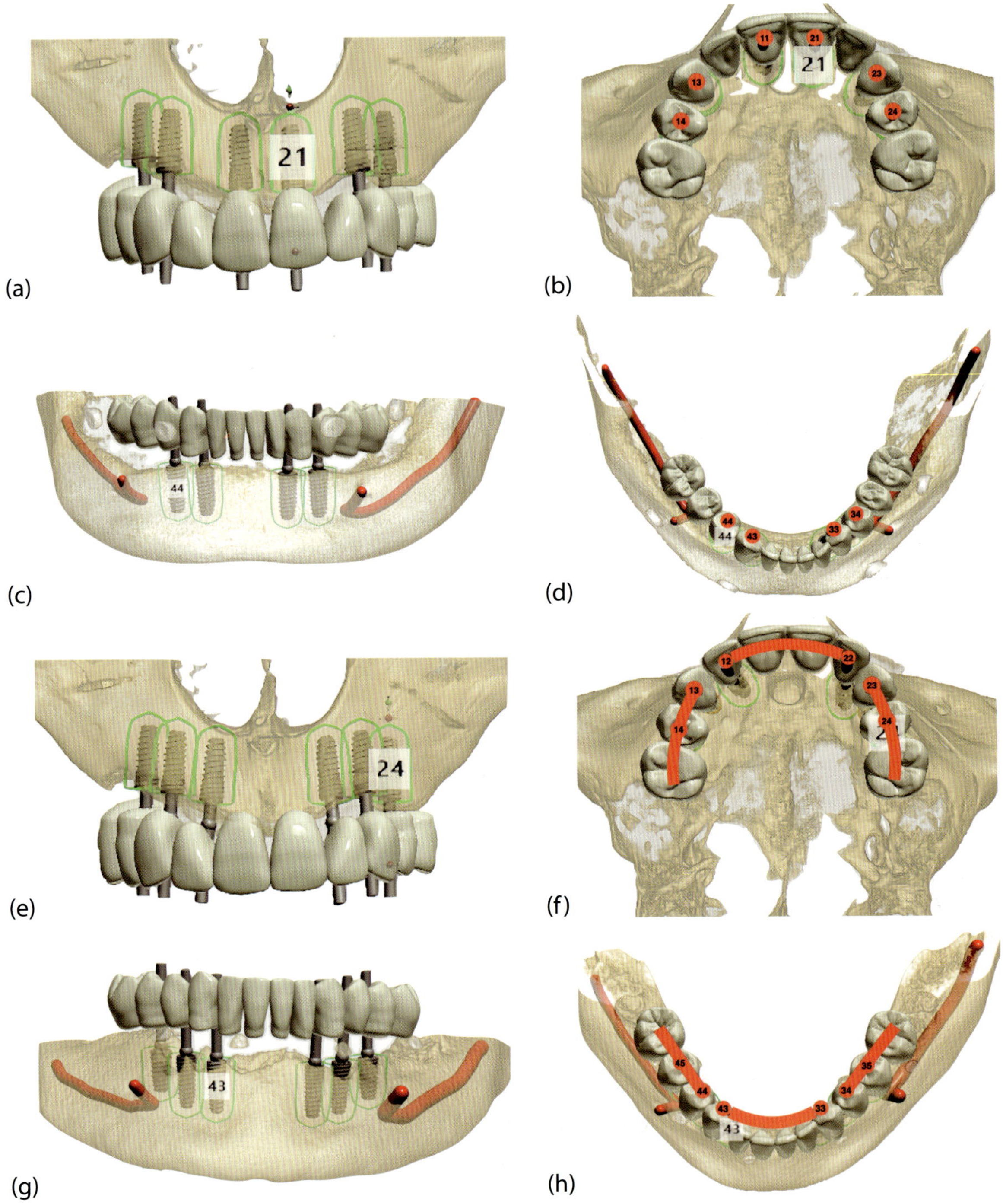

图 9-13　基于 Friedland 分类第三类的种植方案设计

（a）种植体支持的短牙弓一段式固定义齿修复，双侧使用悬臂（上颌冠状面）；（b）种植体支持的短牙弓一段式固定义齿修复，双侧使用悬臂（上颌横断面）；（c）种植体支持的短牙弓一段式固定义齿修复，双侧使用悬臂（下颌冠状面）；（d）种植体支持的短牙弓一段式固定义齿修复，双侧使用悬臂（下颌横断面）；（e）种植体支持的短牙弓分段式固定义齿修复，双侧使用悬臂（上颌冠状面）；（f）种植体支持的短牙弓分段式固定义齿修复，双侧使用悬臂（上颌横断面）；（g）种植体支持的短牙弓分段式固定义齿修复，双侧使用悬臂（下颌冠状面）；（h）种植体支持的短牙弓分段式固定义齿修复，双侧使用悬臂（下颌横断面）。

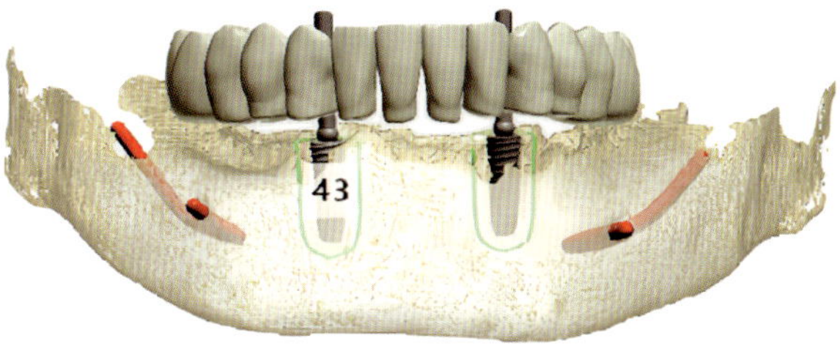

(a)

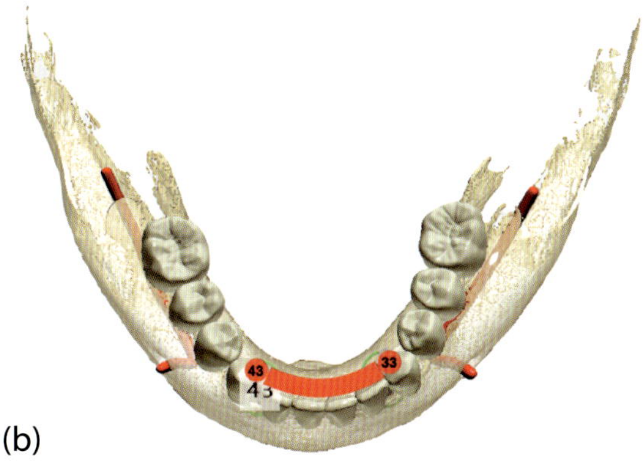

(b)

图 9-14 基于 Friedland 分类第四类的种植方案设计

（a）种植覆盖义齿（下颌冠状面）；（b）种植覆盖义齿（下颌横断面）。

上述根据理想的最终修复体对无牙颌牙弓进行了分类，但此分类只考虑了垂直骨高度的限制。虽然颊舌宽度不足也可能会给种植体植入带来困难，但水平骨增量被证明是可预测的，并且常可以与种植体植入同期进行。本分类虽然将悬臂梁设计纳入其中，但种植体均为骨高度充足的轴向植入，没有涉及倾斜种植和上颌窦底提升术等术式，对于无牙颌种植方案的指导仍不全面。

（三）基于 CARAMÊS 分类的种植方案设计

依据骨吸收模式、骨萎缩程度、临近解剖标志物之间的关系，不同学者提出了各种解剖分类。尽管这些分类系统描述了不同程度骨吸收的牙槽骨类型及牙槽嵴形态，但是并没有明确每一种具体的解剖分类下医生应采取何种种植和修复方案；对于种植体的分布、植入方向、骨增量程序、修复方式，以及负荷时机没有系统性阐述，并对临床作出明确直观的指导。理想的分类系统应该能够将颌骨解剖、骨吸收模式、种植体植入位点、种植外科技术以及最终修复方案均纳入考虑，这样才能指导临床医生作出最适合的诊疗方案，简化医生、患者和技师之间的沟通。João Caramês 教授根据自己 20 余年无牙颌种植修复经验，将患者的牙槽骨骨量、种植修复风险因素、治疗计划以及医生的专业知识四个要素相融合，建立了无牙颌种植修复解决方案的新分类系统——CARAMÊS 分类（CC 分类）。

基于 CARAMÊS 分类的总体设计考量

该分类通过 CBCT 获得的 150 个上颌骨、150 个下颌骨的术前颌骨状态，根据颌骨骨萎缩情况及骨高度、宽度提出五种分类，每种分类提供两种固定修复及半固定修复的全口种植计划，考虑植体植入数量、植体分布、植入位点和取模方式。对固定全口种植修复提出了 4 ～ 6 颗植体的种植方案，半固定全口修复 2 ～ 4 颗植体的种植方案。

此分类是基于以修复为导向的种植体植入方法，在手术前应该获得适当设计的诊断性修复体。美学分析应由面部、牙颌和牙齿相关的因素来主导。垂直咬合距离的评估、适当的上唇支持、微笑线和语音等应纳入固定全牙弓修复体的相互保护殆或覆盖义齿的双侧平衡殆的考量中（详见第八章）。

目前微创手术是种植治疗的趋势，其能够降低患者并发症的发病率，因此只要有可能，建议微创手术使用于每一类不进行骨移植手术的全牙弓种植修复中。在严重的骨吸收、唇支撑不足或局部骨缺损的情况下，水平或垂直骨增量可提供一个更可预期的治疗。同样，为了获得更高的患者满意度，在 CARAMÊS 分类（CC 分类）中应用即刻负荷方案，条件是种植体的初始稳定性应大于 30 N·cm。对于有一种或多种危险因素，如吸烟、糖尿病、磨牙症、牙周病或严重骨萎缩的患者，特别是在上颌骨，传统的负荷方案是首选。

1. 解剖学测量标准 该系统分类的规划是以一个标准直径 4.1 mm 的种植体为参考，但根据患者的具体情况可以选择更小或更宽直径的种植体。为了避免颌骨吸收和软组织退缩，种植体的位置应尽可能确保 2 mm 的颊板骨板宽度。因此，当植入标准直径种植体时，最小宽度应在 6 mm 以上。对于治疗计划，可用牙槽嵴的高度和宽度是由 CBCT 软件中内置的数字尺子以毫米（mm）为单位在垂直和水平方向上测量的，萎缩的牙槽嵴通常有狭窄的刃状。因此，垂直骨高度的测量是从牙槽嵴 6 mm 宽度水平以上开始计算。

根据垂直和水平方向的骨萎缩程度，我们可以认为牙槽嵴要么有足够的骨量，要么有中度、重度的或极度严重的骨吸收，依据骨吸收的水平将手术难度从简单到困难分级（图 9-15）。

在上下颌骨，分别测量 6 个位置，测量部位和标准如下（图 9-16）：

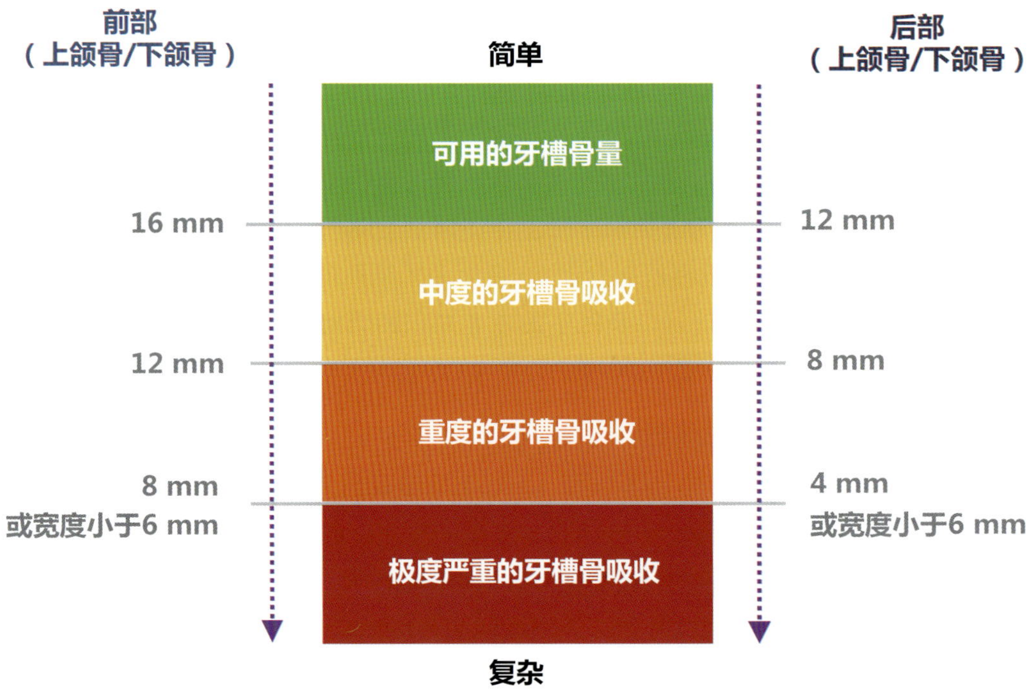

图 9-15 根据前后牙区可用骨萎缩的水平分级

（1）上颌骨前部：中线区至两侧鼻腔旁到上颌窦前壁之间区域，可用骨宽度为牙槽嵴6 mm以上骨水平宽度，可用骨高度为骨宽度6 mm以上水平至鼻腔下界或上颌窦前壁之间的距离。

（2）两侧上颌骨后部：上颌第一磨牙区，可用骨宽度为牙槽嵴6 mm以上水平宽度，可用骨高度为骨宽度6 mm以上水平到上颌窦下壁之间的距离。

（3）下颌骨前部：中线区至颏孔前缘4 mm区域，可用骨宽度为牙槽嵴6 mm以上水平宽度，可用骨高度为骨宽度6 mm以上水平到下颌骨下边界之间的距离。

（4）两侧下颌骨后部：下颌第一磨牙区，可用骨宽度为牙槽嵴6 mm以上水平宽度，可用骨高度为骨宽度6 mm以上水平与距下颌管2 mm处之间的距离。

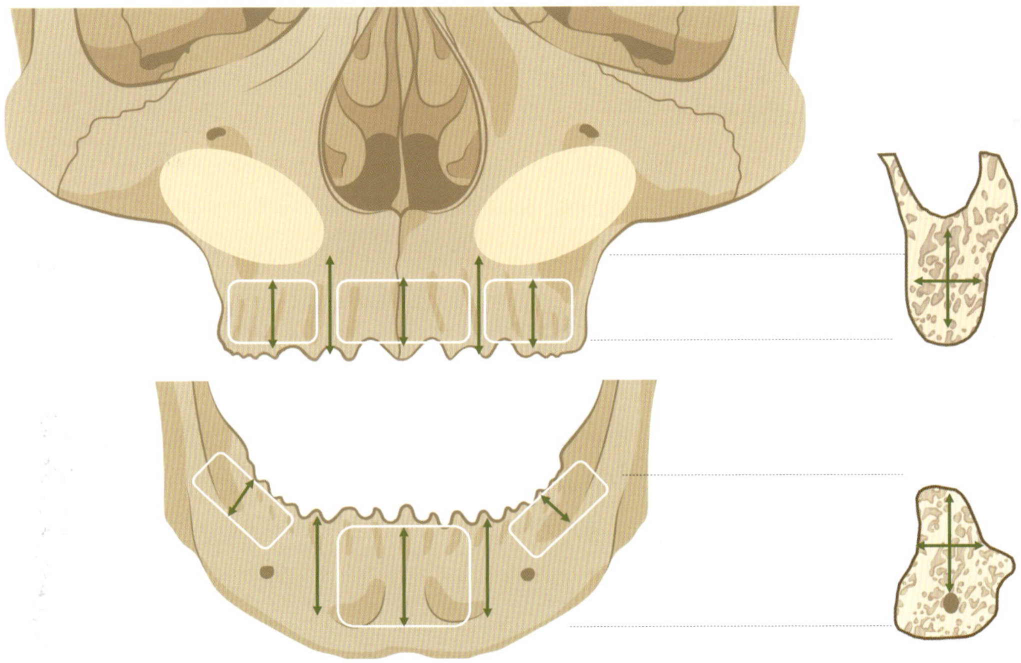

图9-16 上下颌可用牙槽嵴的高度和宽度的测量

2. CARAMÊS无牙颌分类和修复建议 根据以上测量标准，将上下颌前后部牙槽骨萎缩吸收后的可用骨量从简单到复杂分为以下5个类别（图9-17）：

简单 → 复杂

	前部可用牙槽骨	后部可用牙槽骨
CC Ⅰ	高度大于 16 mm；宽度大于 6 mm	高度大于 12 mm；宽度大于 6 mm
CC Ⅱ	高度大于 16 mm；宽度大于 6 mm	高度：8 ~ 12 mm；宽度大于 6 mm
CC Ⅲ	高度：12 ~ 16 mm；宽度大于 6 mm	高度：4 ~ 8 mm；宽度大于 6 mm
CC Ⅳ	高度：8 ~ 12 mm；宽度大于 6 mm	高度小于 4 mm；宽度大于 6 mm
CC Ⅴ	高度小于 8 mm；宽度小于 6 mm	高度小于 4 mm；宽度小于 6 mm

图 9-17 CARAMÊS 分类难易程度分析

无牙颌的 5 个分类（CC Ⅰ -CC Ⅴ）阐述了不同程度的骨萎缩和治疗性可用骨的高度及宽度。针对不同上颌骨（图 9-18）和下颌骨（图 9-19）的 CC 类别，根据种植体的数量、分布、植入位点和是否进行骨增量手术，提出了两个固定义齿（选项 A 和 B）和一个可摘义齿（选项 C）的全牙弓修复方案。提出 3 种修复方案供于参考。决定因素补充了每个 CC 类别内治疗选择的原因。固定全弓修复建议采用 4 颗、6 颗或 8 颗种植体，可摘式全牙弓修复可考虑至少 2 颗和最多 4 颗种植体。避免植入奇数数量的种植体，这种方案仅用于特殊牙槽骨缺损的情况。此分类所示方案是基于一个对称、均匀的上下颌骨的再吸收模式。对于不对称再吸收模式的情况下，左右两侧应独立分类。

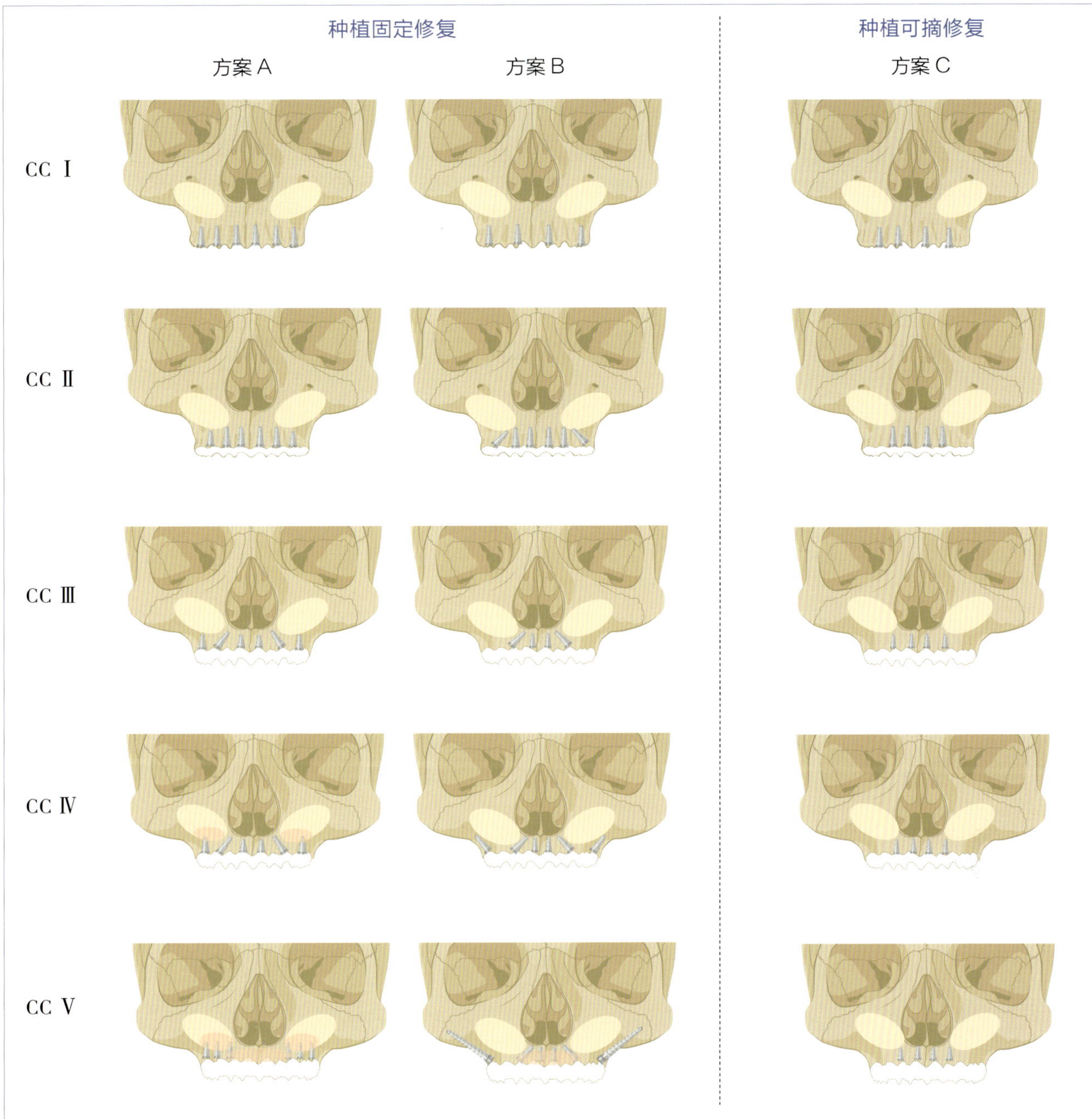

图 9-18 上颌 CARAMÊS 无牙颌分类和种植修复设计

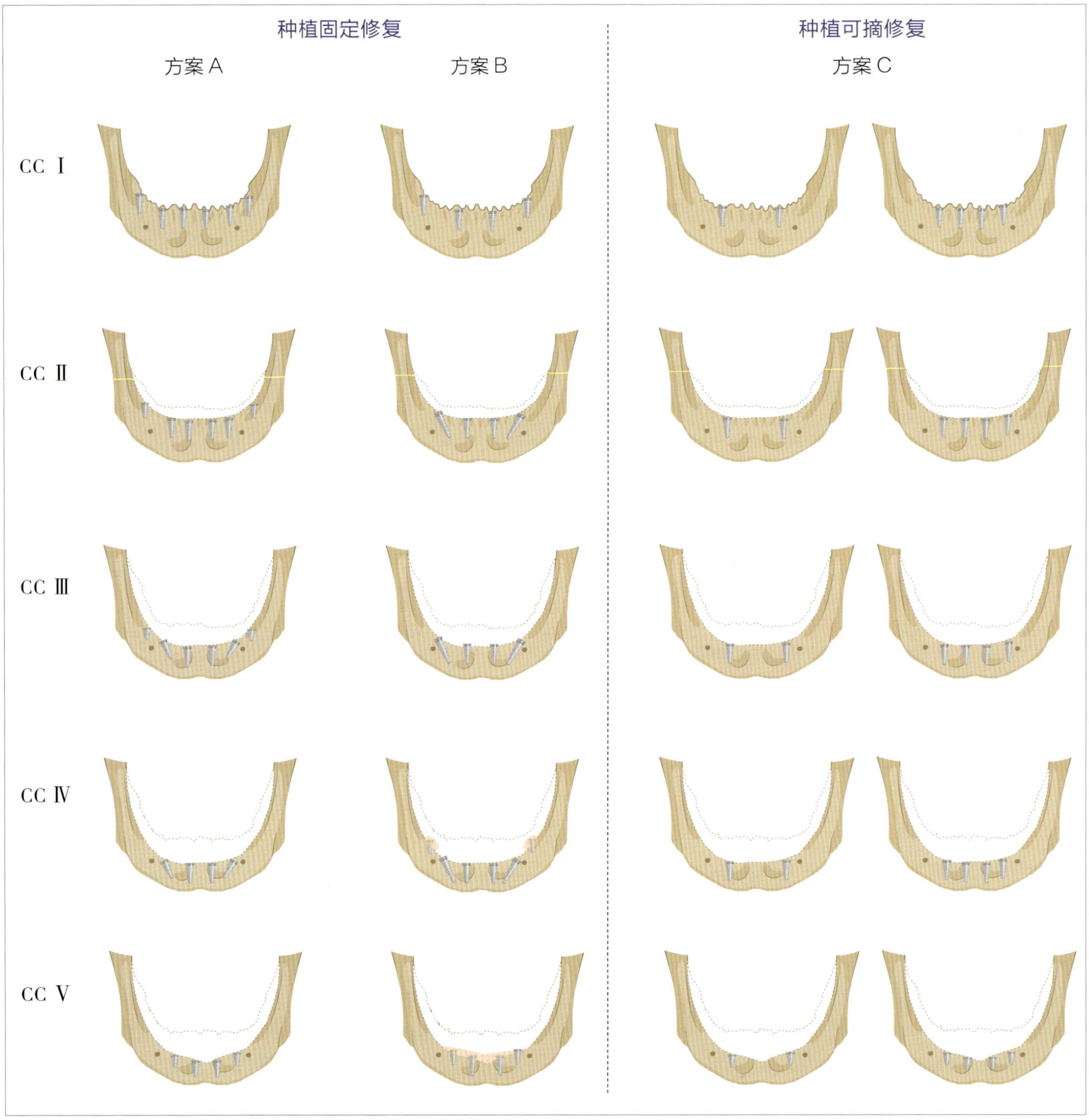

图 9-19　下颌 CARAMÊS 无牙颌分类和种植修复设计

基于 CARAMÊS 分类的上颌无牙颌种植修复方案设计

1. CC Ⅰ类方案设计 上颌骨前部和后部剩余骨量均充足，前牙区鼻底至牙槽嵴截骨平面（宽度大于 6 mm）可用骨高度大于 16 mm，可用骨宽度大于 6 mm；后牙区上颌窦底至牙槽嵴宽度大于 6 mm 处之间可用骨高度大于 12 mm，可用骨宽度大于 6 mm。种植修复方案：前部和后部区域的可用骨量充足，允许植入轴向种植体（图 9-20）。

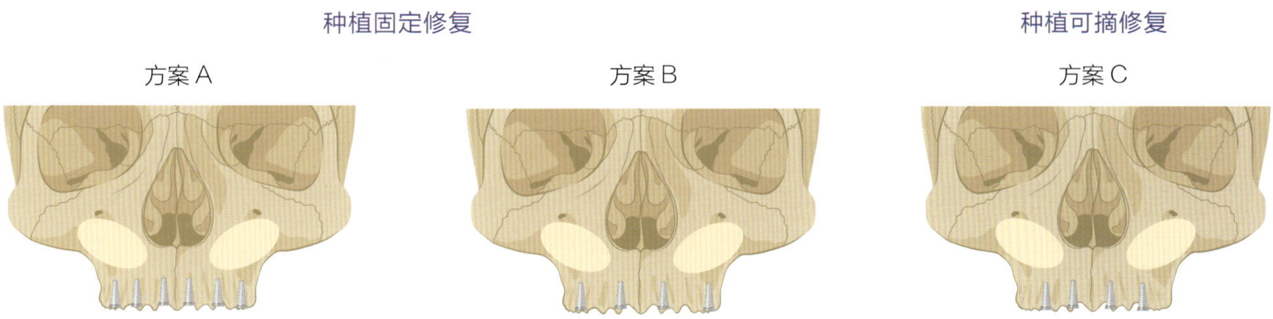

图 9-20 上颌骨前后部骨量充足的 CC Ⅰ类方案设计

方案 A：上颌植入 6 颗等距轴向种植体，前面 4 颗植入位点在双侧侧切牙和第一前磨牙位置，后 2 颗植入位点在双侧第一磨牙位置。注意，除非对颌有能行使功能的天然第二磨牙，最后 1 颗种植体应植入在能发挥对颌第二磨牙功能的位点，尽量不做悬臂梁，全牙弓一体式固定修复（图 9-21）。

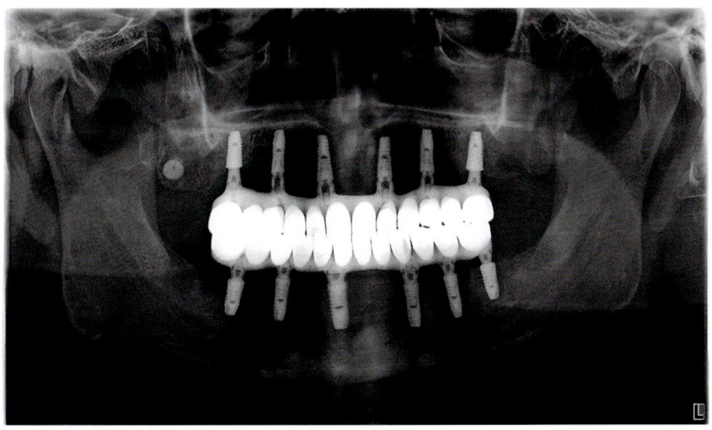

图 9-21 上颌 CC Ⅰ类方案 A 设计，患者修复完成的全景片

方案 B：上颌植入 4 颗轴向种植体，前面 2 颗植入位点在双侧尖牙位置，后 2 颗植入位点在双侧第一磨牙位置，不做悬臂梁结构，修复 16-26 位点牙齿，全牙弓一体式固定修复。

方案 C：上颌植入 4 颗种植体。4 颗种植体植入在上颌前部区域，位点在双侧侧切牙和第一前磨牙位置，4 个非夹板种植体支持的覆盖义齿修复。

选择方案 A 或方案 B 的主要决定因素是颌弓的尺寸。短的无牙颌弓，在双侧第一磨牙位置之间供种植体植入的空间小，建议选择方案 B。根据笔者的临床经验，这种选择并不普遍。然而，在权衡其他生物力学因素的情况下，如在对颌的牙弓中存在天然牙或有副功能习惯者，应选择方案 A。方案 C（CC Ⅰ、CC Ⅱ和 CC Ⅲ）特别适用于一些有认知或身体障碍的患者。一个日常需要帮助或有一定程度依赖性的老年患者可能是这种治疗方案的适应证，因为它提供了一个保持良好口腔卫生的条件。医疗或经济因素、患者依从性差，需要微创手术和减少复诊次数的患者，也可以选择这种方案。

2. CC Ⅱ类方案设计 上颌骨前部骨量充足，后部轻度骨吸收。前牙区鼻底至牙槽嵴截骨平面（宽度大于 6 mm）可用骨高度大于 16 mm，可用骨宽度大于 6 mm，后牙区上颌窦底至牙槽嵴宽度大于 6 mm 处之间可用骨高度在 8 ～ 12 mm，可用骨宽度大于 6 mm。种植修复方案：由于中度的后部骨吸收和上颌窦前壁的轻微突出，在一体式固定修复方案中，可以考虑使用直的短种植体或远端倾斜的种植体（图 9-22）。

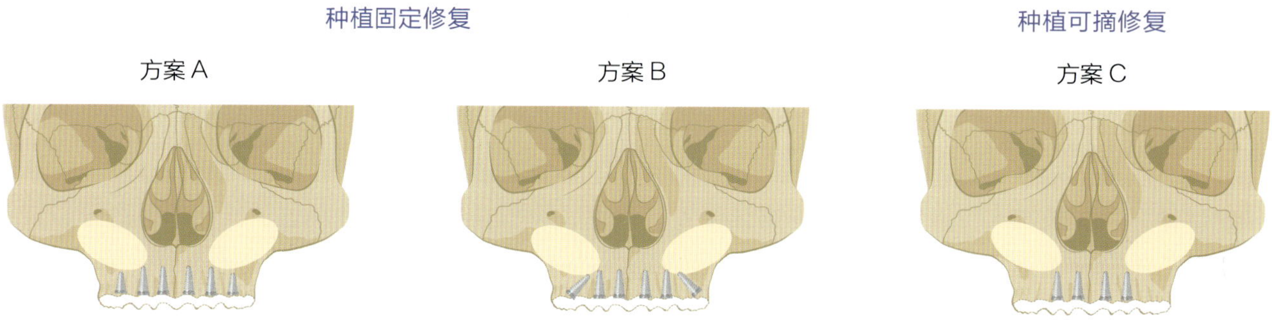

图 9-22 上颌骨前部骨量充足，后部轻度骨吸收的 CC Ⅱ类方案设计

方案 A：上颌植入 6 颗种植体，前 4 颗轴向植入，植入位点在上颌窦前壁之间，双侧侧切牙和第一前磨牙位置，后 2 颗短植体植入位点在第一磨牙位置，全牙弓一体式固定修复（图 9-23）。

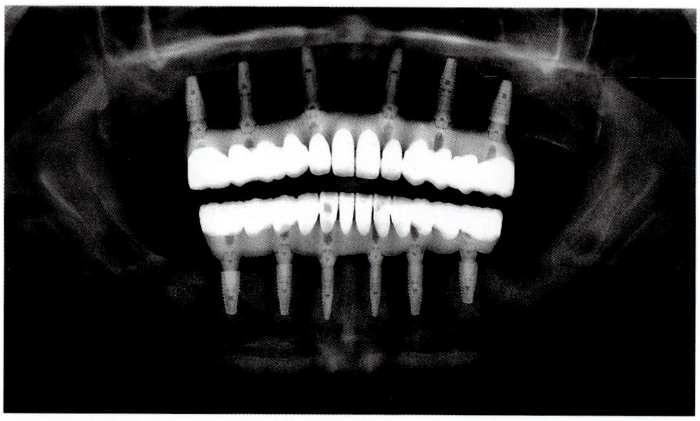

图 9-23 上颌 CC Ⅱ类方案 A 设计患者修复完成全景片

方案 B：上颌植入 6 颗种植体。前 4 颗轴向植入位点在双侧侧切牙和第一前磨牙位置，后 2 颗标准长度的种植体，以 17° 角度朝上颌窦前壁方向倾斜植入，种植体的入口点在第一磨牙位置，其顶端在第二前磨牙位置，全牙弓一体式固定修复（图 9–24）。

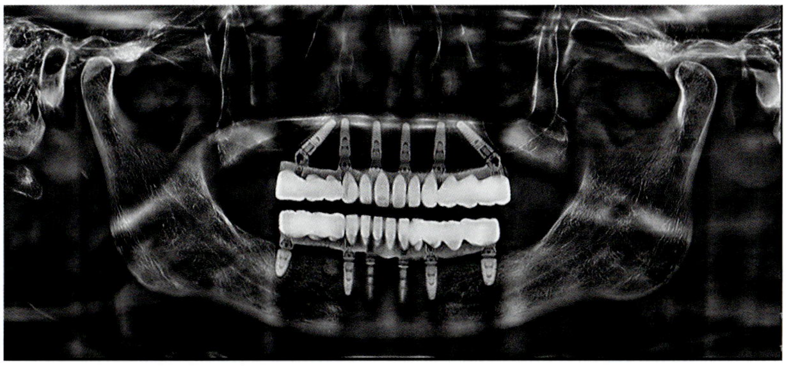

图 9–24 上颌 CC Ⅱ类方案 B 设计，患者修复完成的全景片

方案 C：上颌植入 4 颗种植体。4 颗种植体在上颌前部区域植入，植入位点在双侧侧切牙和第一前磨牙位置，4 个非夹板种植体支持的覆盖义齿修复。

选择方案 A 或方案 B 的主要决定因素是颌弓延伸尺寸、上颌窦几何形状，以及骨质。为了避免悬臂的延伸，后部种植体植入在磨牙位置。由于这个位点有轻度的骨吸收（高度 8 ～ 12 mm，宽度大于 6 mm），考虑末端植入倾斜的种植体以到达质量更好的骨质处，而不是将较短的种植体植入骨质差的部位中。在较大的无牙颌弓，伴有上颌窦气化，后部骨质较差的情况，方案 B 更好。另外，在方案 B 中，A–P 距离增加，因此，在对颌天然牙列延伸到第二磨牙位置的情况下，悬臂梁长度可以设计更短。

3. CC Ⅲ类：上颌骨前部轻度骨吸收，后部中度吸收，前牙区鼻底至牙槽嵴截骨平面（宽度大于 6 mm）可用骨高度 12 ～ 16 mm，可用骨宽度大于 6 mm，后牙区上颌窦底至牙槽嵴宽度大于 6 mm 处之间可用骨高度在 4 ～ 8 mm，可用骨宽度大于 6 mm。种植修复方案：此类上颌骨的窦间距离和可用骨高度较差，剩余牙槽骨高度决定了下列全牙弓固定修复方案（图 9–25）。

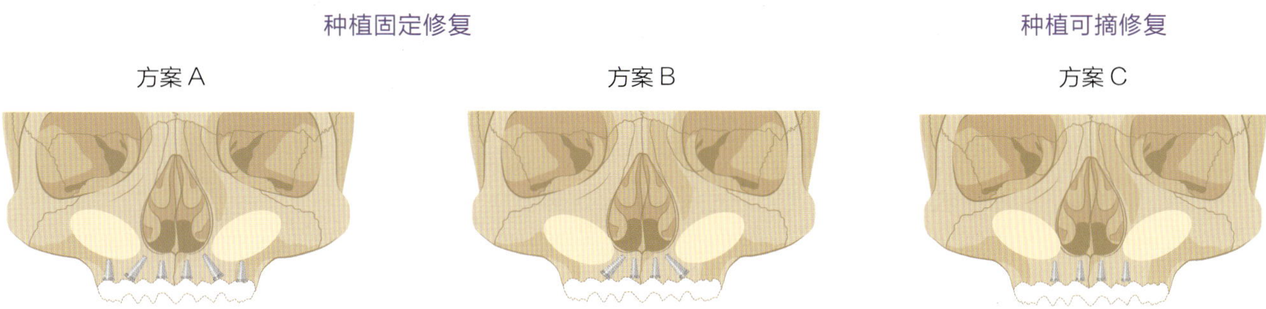

图 9–25 上颌骨前部轻度骨吸收，后部中度吸收的 CC Ⅲ类方案设计

方案 A：上颌植入 6 颗种植体。前 2 颗植入位点在双侧侧切牙位置，平行轴向植入，中间 2 颗种植体在双侧前磨牙处朝上颌窦前壁方向以 17° 的角度倾斜植入，后 2 颗短种植体植入位点在磨牙处，在无悬臂梁的情况下，可以修复至双侧第二磨牙，全牙弓一体式固定修复（图 9–26）。

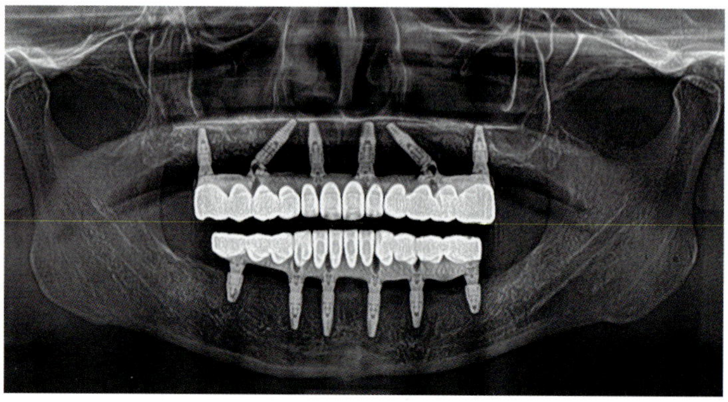

图 9–26　上颌 CC Ⅲ类方案 A 设计，患者修复完成的全景片

方案 B：上颌植入 4 颗种植体。4 颗种植体植入于双侧上颌窦前壁之间，前 2 颗植体植入位点在前牙区，平行轴向植入，后 2 颗种植体植入位点在双侧第二前磨牙位置，朝上颌窦前壁方向以 17° ～ 30° 的角度倾斜植入，悬臂梁设计在 14 mm 以内，预期修复至双侧第一磨牙，全牙弓一体式固定修复（图 9–27）。

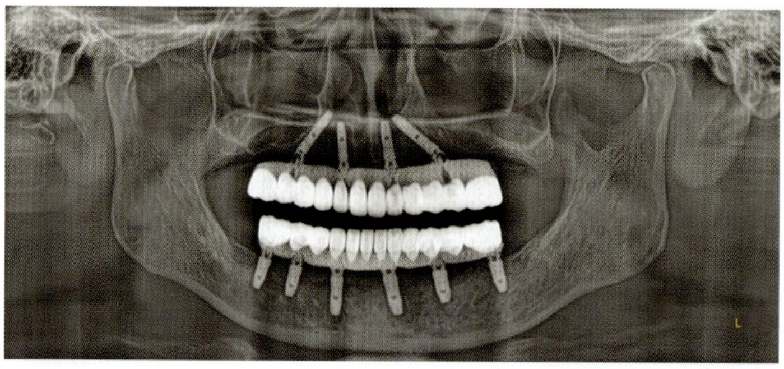

图 9–27　上颌 CC Ⅲ类方案 B 设计，患者修复完成的全景片

方案 C：上颌植入 4 颗种植体。由于窦间距离有限，种植体间的近远中端间距较近，4 颗种植入位点在双侧中切牙、尖牙位置，上部覆盖义齿修复。

选择方案 A 或方案 B 的决定因素是颌弓延伸尺寸和后部颌骨的质量。在较大的无牙颌弓中，方案 A 可能是更好的选择，植入一个短的后部种植体以增加 A–P 距离，远端悬臂梁没有或较短，对于对颌存在第二磨牙、非生理性的口腔异常活动或后部骨密度较低的患者，可以考虑此方案。当后部骨质量不允许植入短种植体，或为了避免骨移植手术，或不需要恢复第二磨牙咬合，植入 4 颗稳固的种植体以确保全牙弓一体式固定修复时，可以考虑方案 B。

4. CC Ⅳ类：上颌骨前部中度骨吸收，后部重度骨吸收。前牙区鼻底至牙槽嵴截骨平面（宽度大于 6 mm）可用骨高度为 8 ～ 12 mm，可用骨宽度大于 6 mm，后牙区上颌窦底至牙槽嵴宽度大于 6 mm 处之间可用骨高度小于 4 mm，可用骨宽度小于 6 mm，考虑上颌窦底提升。种植修复方案：在这类患者中，后部严重的骨吸收（骨高度小于 4 mm）和上颌窦腔范围限制了在不进行上颌窦提升区域的种植体植入，因此，建议植骨或不植骨两种手术方案用于全牙弓固定修复（图 9-28）。

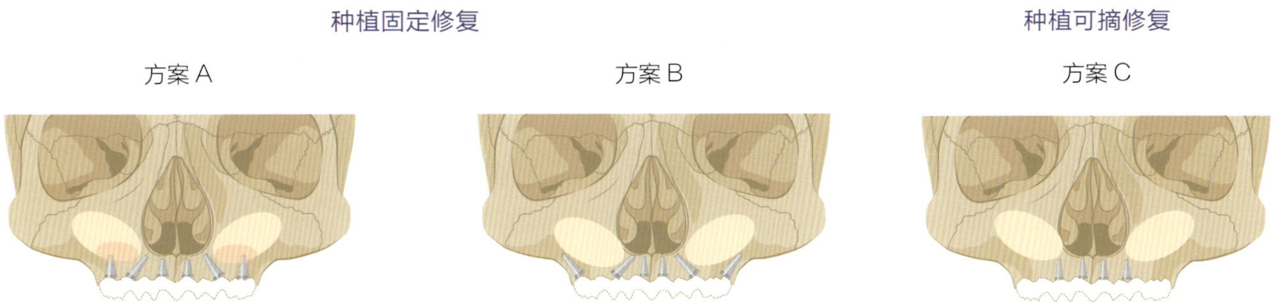

图 9-28 上颌骨前部中度骨吸收，后部重度骨吸收的 CC Ⅳ类方案设计

方案 A：上颌植入 6 颗种植体。4 颗植入位点在双侧上颌窦前壁之间，前 2 颗植入位点在双侧侧切牙处，中间 2 颗植体在双侧第一前磨牙处朝上颌窦前壁方向以 17° ～ 30° 的角度倾斜植入，后 2 颗植体植入位点在磨牙处，同期行上颌窦提升术植骨，全牙弓一体式固定修复（图 9-29）。

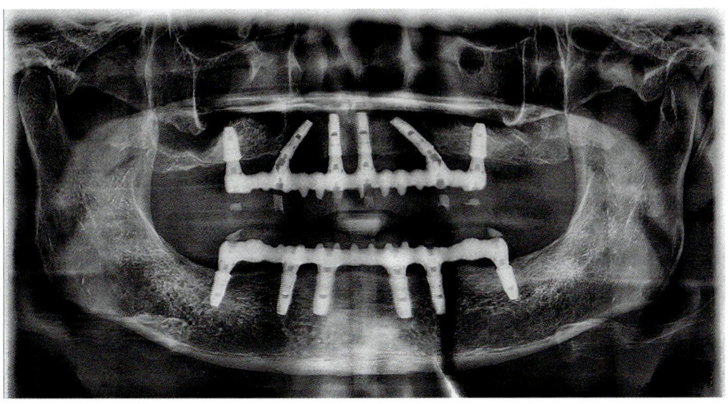

图 9-29 上颌 CC Ⅳ类方案 A 设计，患者修复完成的全景片

方案 B：上颌植入 6 颗种植体。4 颗植入位点在双侧上颌窦前壁之间，前 2 颗植入位点在双侧中切牙处，中间 2 颗种植体在双侧第一前磨牙处朝上颌窦前壁方向以 17° ～ 30° 的角度倾斜植入，后 2 颗种植体与咬合面呈 70° 角朝上颌结节方向倾斜植入，通常种植体长度更长，15 ～ 20 mm，穿过上颌结节固定于翼板区，全牙弓一体式固定修复（图 9–30）。

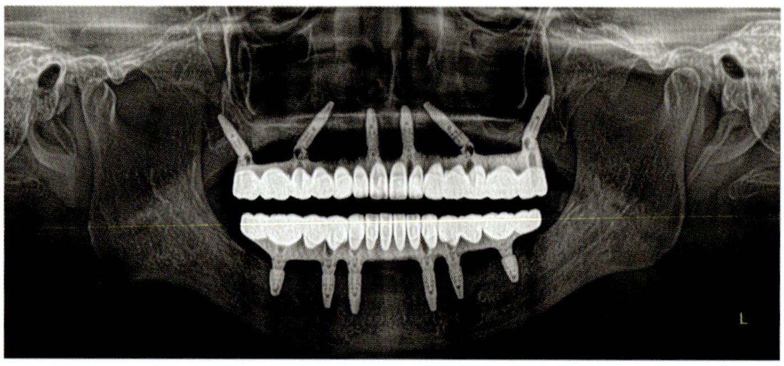

图 9–30　上颌 CC Ⅳ类方案 B 设计，患者修复完成的全景片

方案 C：上颌植入 4 颗种植体。植入位点在双侧中切牙、尖牙位置，上部覆盖义齿修复。

方案 A 包括了上颌窦底提升术，为种植体植入重建足够的后部骨量，是一种在文献中广泛支持的具有长期可预测性的方法。这种方案的局限性是到最终修复的时间较长、并发症和不能采取即刻修复。然而，如果能保证前 4 颗种植体的初期稳定性，可以采用分期负荷的方法，4 颗稳固的前部种植体即刻负荷，待后部 2 颗种植体愈合后延期负荷，通过这样的方法即刻修复，从而改善患者的生活质量。但是同时也要认识到，在此类仅仅使用 4 颗种植体进行最终修复，如 CC Ⅲ的方案 B 那样，是不推荐的，因为上颌前部的骨量不能使种植体植入位点达到良好的生物力学分布，这可能会影响远期的治疗结果。选择方案 B 翼板区种植的基本标准之一是存在上颌窦的病变，这增加了施耐德膜破裂和需要支持即刻负荷情况下发生生物并发症的风险。这两种修复方案都比 CC Ⅲ类修复方案的手术方法更加复杂。虽然二者都是可预测的，但方案 B 是一种侵入性较小的方法，从而避免了与骨再生程序相关的较高并发症，但是这项技术需要经验更加丰富的外科医生。为了更可预测的即时负荷方案而避免远端悬臂延伸时，方案 B 可能更加合适，但张口受限或咬合间隙过小的患者应谨慎这种方案的选择。

5. CC Ⅴ类　上颌骨前后部均重度骨吸收。前牙区鼻底至牙槽嵴顶间可用骨高度小于 4 mm，可用骨宽度小于 6 mm，后牙区上颌窦底至牙槽嵴顶之间可用骨高度小于 4 mm，可用骨宽度小于 6 mm，修复时需考虑患者面部轮廓。这类患者的上颌骨通常被定义为严重萎缩，是全牙弓种植修复中最具挑战性的一类。种植修复方案：前部和后部区域的可用骨高度和可用骨宽度都极小，对种植体的植入构成挑战。尽管骨增量的程度不同，两种全牙弓固定修复方案都需要水平骨增量程序（图 9–31）。

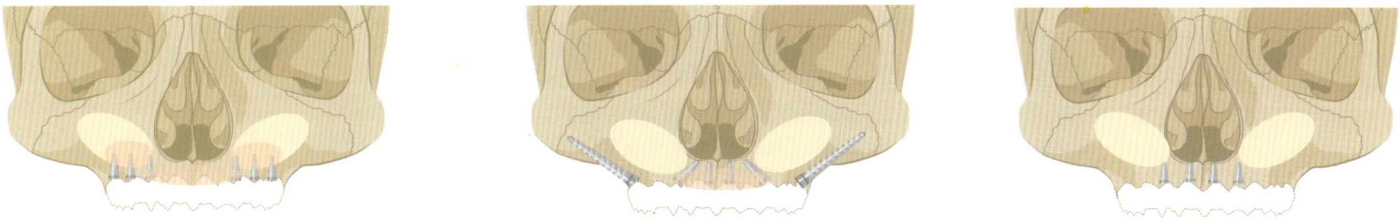

图 9-31 上颌骨前后部均重度骨吸收的 CC Ⅴ类方案设计

方案 A：上颌植入 6 颗种植体。同期或在双侧上颌窦底提升和水平骨增量后植入 6 颗及以上的种植体，植入位点分别在双侧尖牙、第一前磨牙和第一磨牙位置，平行植入，由于广泛的水平骨吸收，需要进行水平骨增量程序，全牙弓一体式固定修复（图 9-32）。

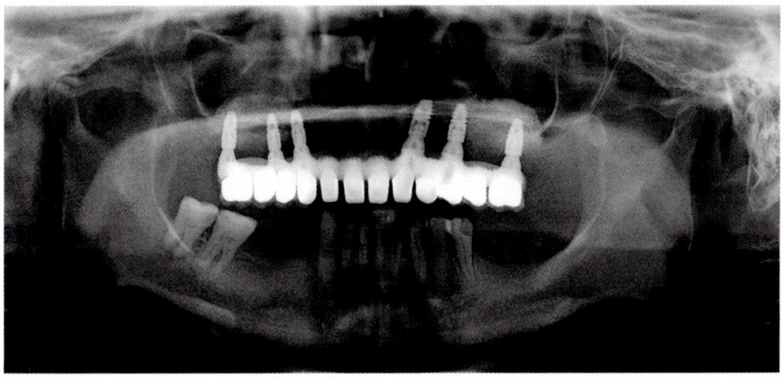

图 9-32 上颌 CC Ⅴ类方案 A 设计患者，修复完成的全景片

方案 B：上颌植入 6 颗种植体。在上颌骨的前部区域植入 4 颗短种植体，将后 2 颗种植体长度增加到 30 mm 以上，倾斜植入于颧骨中，获得种植体的稳定性。如果前部种植体稳定，则可以即刻负荷，全牙弓一体式固定修复；当不能在前部放置稳定的种植体时，可以使用 4 个穿颧种植体，这种方案的主要优点是可以立即负荷，无需进行骨移植程序。此方案对外科医生的经验要求较高，由于可能发生手术并发症，应作为治疗计划的最后选择（图 9-33）。

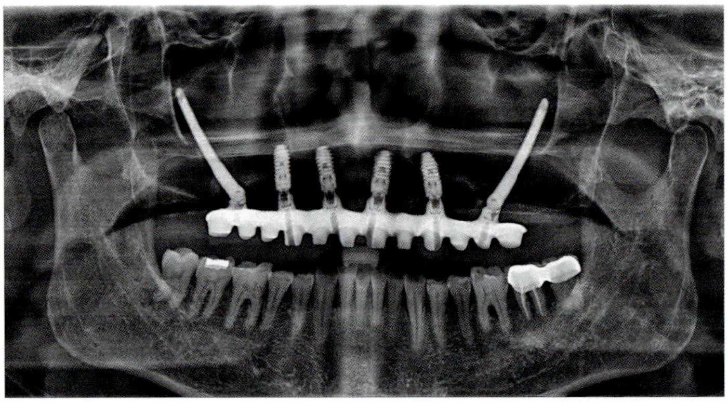

图 9-33 上颌 CC Ⅴ类方案 B 设计患者，修复完成的全景片

方案 C：上颌植入 4 颗种植体。4 颗短种植体植入位点在双侧上颌窦前壁之间，上部覆盖义齿修复。

决定方案 A 和方案 B 的关键因素是剩余骨的密度是否能提供足够的种植体初始稳定性，因为这两种方案的修复效果都是可预测的。因此，此分类建议采用两种基于骨移植或无骨移植程序的全牙弓固定修复的手术方案。患者的危险因素，如严重吸烟、糖尿病、磨牙症、病理性鼻窦和其他影响因素等，在进行治疗决策时必须考虑到。不管上颌窦底提升的效果如何，在牙槽嵴宽度 5 mm 时，治疗的复杂性增加。这种程度的牙槽宽度不足通常与颊侧骨皮质和（或）骨松质的缺失有关，损害了患者的面部轮廓，并增加了治疗计划的复杂性。在这些病例中，牙槽嵴水平骨增量以覆盖每颗种植体的颊面和重建患者的解剖结构是必需的。方案 B 穿颧种植体是解决严重骨萎缩的上颌骨的种植技术之一，众多文献研究报告了穿颧种植成功的结果以及公认的优势，如减少治疗时间，降低并发症和减少种植体数量支持固定修复体。一些研究评估了穿颧种植体与标准种植体结合进行即刻负荷，并报道了 95.8% ～ 100% 的高存留率，这意味着穿颧种植可以与即刻功能负荷方案同时使用。尽管文献报道的存留率很高，但由于存在术中或术后并发症的风险，如上颌窦感染、鼻窦炎、口腔软组织损伤、口腔上颌窦瘘、眼眶损伤和颅内穿透等，需要有经验的医生谨慎选择。

基于 CARAMÊS 分类的下颌无牙颌种植修复方案设计

1. CC Ⅰ类：下颌骨前后部骨量充足，前部牙槽嵴截骨平面到下颌骨下边界可用骨高度大于 16 mm，可用骨宽度大于 6 mm；后部牙槽嵴宽度大于 6 mm 处至距下颌管 2 mm 处之间可用骨高度大于 12 mm，可用骨宽度大于 6 mm，种植体平行植入。种植修复方案：考虑到良好的后部可用骨量和前部区域良好的骨密度，提出两种全牙弓固定修复方案和两种可摘式全弓修复方案（图 9-34）。

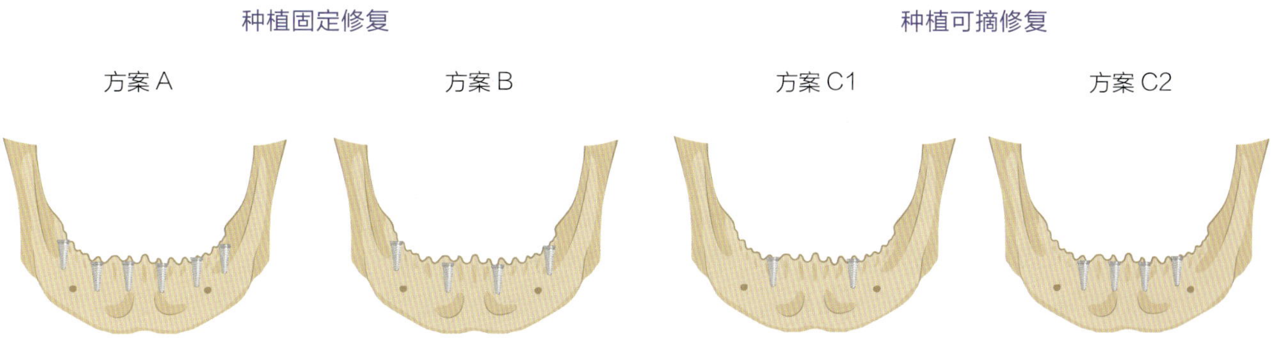

图 9-34 下颌骨前后部骨量充足的 CC Ⅰ类方案设计

方案 A：下颌植入 6 颗种植体。前 2 颗植入位点在双侧侧切牙位置，中间 2 颗植入位点在双侧第一或第二前磨牙位置，此部位应注意解剖结构，与颏神经以及其前袢保持一定的安全距离。后 2 颗植入位点在双侧第一或第二磨牙位置，具体位置取决于对颌牙列的功能情况，全牙弓一体式固定修复（图 9-35）。

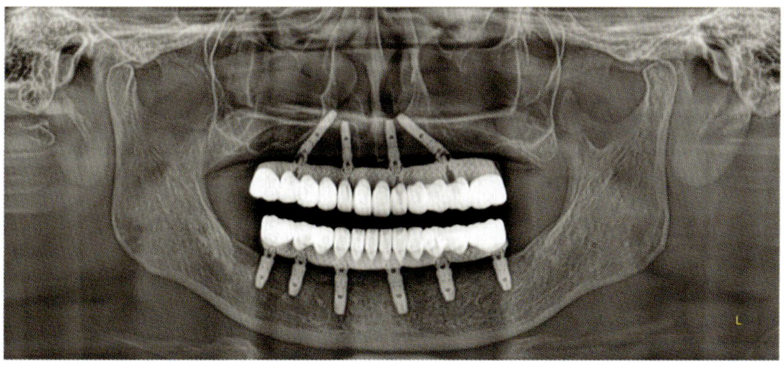

图 9-35 下颌 CC Ⅰ类方案 A 设计，患者修复完成的全景片

方案 B：下颌植入 4 颗种植体。前 2 颗植入位点在颏孔前方的双侧尖牙位置，后 2 颗植入位点在第一磨牙位置，全牙弓一体式固定修复（图 9-36）。

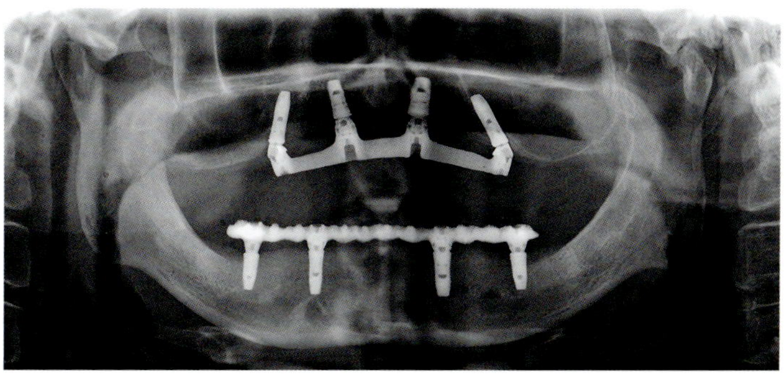

图 9-36 下颌 CC Ⅰ类方案 B 设计，患者修复完成的全景片

方案 C：下颌植入 2 颗或 4 颗种植体。植入下颌骨前部区域，植入位点在双侧侧切牙或者双侧侧切牙和第一前磨牙位置，上部覆盖义齿修复。

两种固定的全牙弓修复方案都不考虑设计远端悬臂梁。下颌弓延伸的长度是选择两个方案的主要决定因素。例如，在延伸长度较大的颌弓中，应该选择方案 A。其他因素，如存在副功能习惯（磨牙症和紧咬合）或对颌天然牙列延续至第一或第二磨牙者，这种选择也是合理的。覆盖义齿修复的基本原理遵循上颌 CC Ⅰ ~ CC Ⅳ提及的原则。

2. CC Ⅱ类 下颌骨前部骨量充足，后部轻度骨吸收。前部牙槽嵴截骨平面到下颌骨下边界可用骨高度大于 16 mm，可用骨宽度大于 6 mm；后部牙槽嵴宽度大于 6 mm 处至距下颌神经管 2 mm 处之间可用骨高度在 8 ~ 12 mm，可用骨宽度大于 6 mm。种植修复方案：考虑到后部较低的可用骨量和前部区域良好的骨密度，提出两种全牙弓固定修复方案和两种可摘式全弓修复方案（图 9-37）。

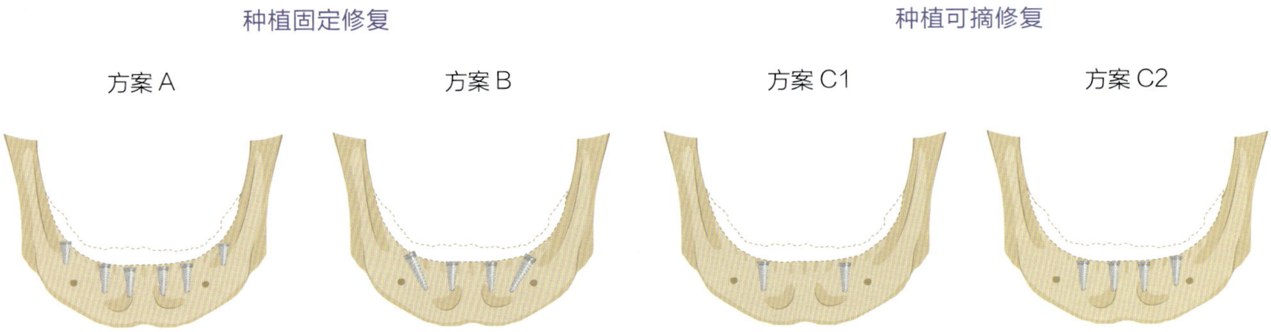

图 9-37 下颌骨前部骨量充足，后部轻度骨吸收的 CC Ⅱ类方案设计

方案 A：下颌植入 6 颗种植体，前 4 颗植入位点在下颌骨前部，轴向平行植入，位置在双侧下颌侧切牙和前磨牙位置，后 2 颗短种植体在下颌双侧第一磨牙位点植入，全牙弓一体式固定修复（图 9-38）。

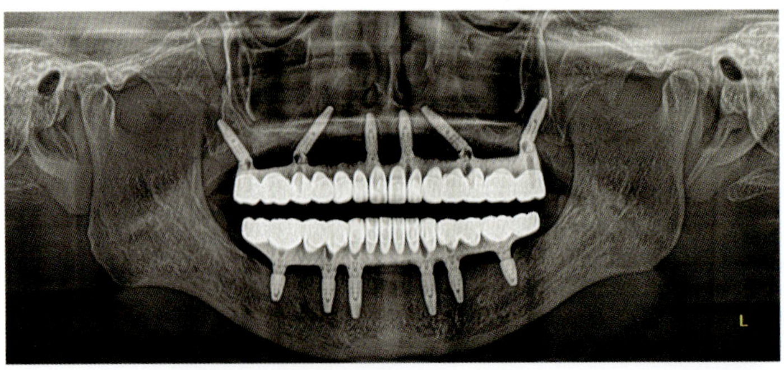

图 9-38 下颌 CC Ⅱ类方案 A 设计，患者修复完成的全景片

方案 B：下颌植入 4 颗种植体，前 2 颗植入位点在双侧侧切牙位置，轴向平行植入，考虑到下颌骨后部神经管上方可用骨的高度，后 2 颗种植体在下颌双侧第二前磨牙位置朝颏孔近中 17° ～ 30° 的角度倾斜植入，避开颏神经前袢，植体颈部在第二前磨牙位置。有些病例颏神经前袢长度可达到 5.7 mm，种植体的植入位点应该位于颏孔正上方。此修复方案中，在第一磨牙处将设计一个 10 ～ 14 mm 长的悬臂梁（图 9–39）。

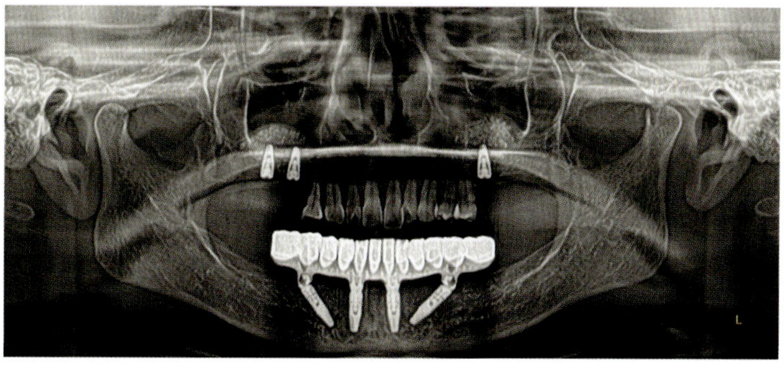

图 9–39 CCII 类方案 B 设计，患者修复完成的全景片

方案 C：下颌植入 2 ～ 4 颗种植体。植入下颌骨前部区域，植入位点在双侧侧切牙或者双侧侧切牙和第一前磨牙位置，上部覆盖义齿修复。

基于下颌 CC Ⅰ类的原理，相同的生物力学因素支持没有远端悬臂梁的方案 A。如果上述所有因素都不存在，那么方案 B 是一种可预测的替代方法。根据一项为期 3 年的前瞻性研究，在比较下颌 CC Ⅰ类方案 B（4 颗轴向种植体）和下颌 CC Ⅱ类方案 B（4 颗种植体中 2 颗后部倾斜种植体）时，没有发现种植体成功率和修复体机械并发症的临床差异。

3. CC Ⅲ类：下颌骨前部轻度骨吸收，后部中度骨吸收。前部牙槽嵴截骨平面到下颌骨下边界之间可用骨高度在 12 ～ 16 mm，可用骨宽度大于 6 mm；后部牙槽嵴宽度大于 6 mm 处至距下颌管 2 mm 处之间可用骨高度在 4 ～ 8 mm，可用骨宽度大于 6 mm。种植修复方案：考虑到后部中度骨吸收和前部轻度骨吸收，提出两种全牙弓固定修复方案和两种可摘式全弓修复方案（图 9–40）。

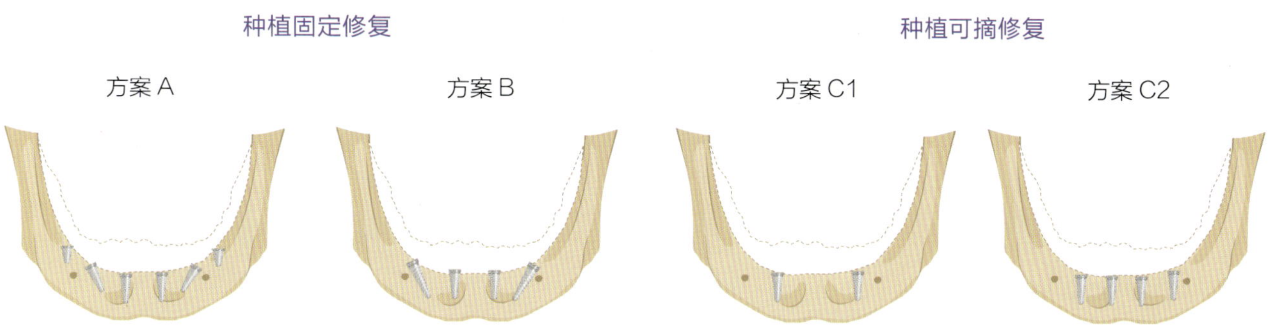

图 9–40 下颌骨前部轻度骨吸收，后部中度骨吸收的 CC Ⅲ类方案设计

方案 A：下颌植入 6 颗种植体。前 2 颗植入位点在双侧侧切牙位置，平行植入，中间 2 颗种植体在下颌双侧第二前磨牙位置朝颏孔近中以 17° ～ 30° 的角度倾斜植入，种植体颈部在第二前磨牙位置，前 4 颗种植体同下颌 CC Ⅱ类方案 B 的手术和修复标准，后 2 颗短种植体在下颌双侧第一磨牙位点植入，全牙弓一体式固定修复（图 9–41）。

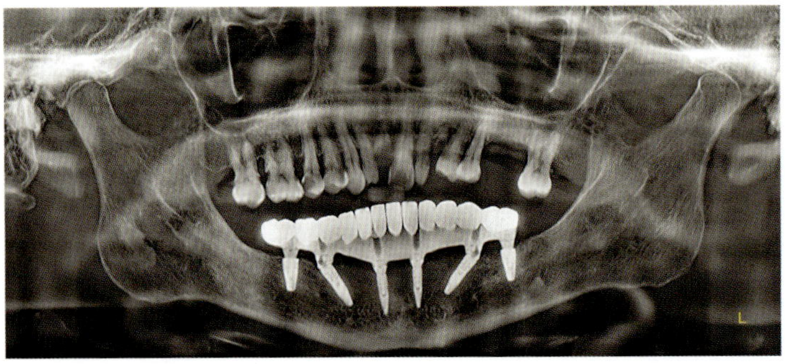

图 9–41 下颌 CC Ⅲ类方案 A 设计，患者修复完成的全景片

方案 B：下颌植入 4 颗种植体。前 2 颗植入位点在双侧侧切牙位置，平行植入，后 2 颗种植体在下颌双侧前磨牙位置朝颏孔近中以 17° ～ 30° 的角度倾斜植入，植体颈部可前移至第一前磨牙位置，设计远端悬臂梁，全牙弓一体式固定修复（图 9–42）。

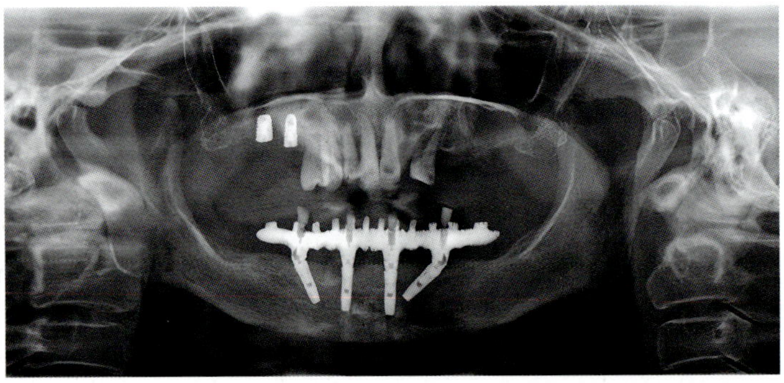

图 9–42 下颌 CC Ⅲ类方案 B 设计，患者修复完成的全景片

方案 C：下颌植入 2 ～ 4 颗种植体。植入下颌骨前部区域，植入位点在双侧侧切牙或者双侧侧切牙和第一前磨牙位置，植体长度减短，上部覆盖义齿修复。

对于方案的选择，应考虑与下颌骨 CC Ⅰ类和 CC Ⅱ类相同的决定因素。方案 B 在颏孔之间植入 4 颗种植体，是一个相对简单但可预测的方案。短种植体的使用目前也被证实疗效是可预测的，在一些情况下，方案 A 通过在磨牙区域植入短种植体可能更有利，因为它避免了悬臂梁，同时允许第二磨牙建立咬合。

4. CC Ⅳ类：下颌骨前部中度骨吸收，后部重度骨吸收。前部牙槽嵴截骨平面到下颌骨下边界可用骨高度在 8 ～ 12 mm，可用骨宽度大于 6 mm；后部牙槽嵴宽度大于 6 mm 处至距下颌管 2 mm 处之间可用骨高度小于 4 mm，可用骨宽度小于 6 mm。种植修复方案：在此类患者中，后部骨高度（< 4 mm）限制了短种植体的植入，除非进行垂直骨再生手术。因此，提出两种全牙弓固定修复方案（图 9–43）。

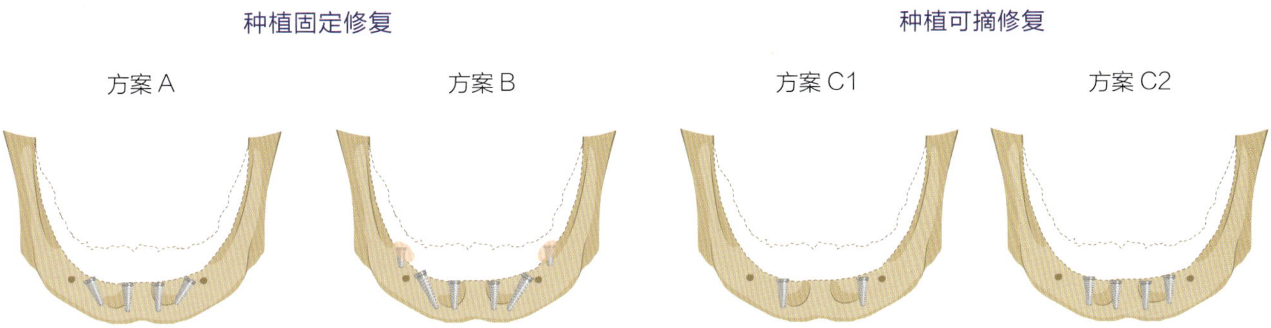

图 9–43 下颌骨前部中度骨吸收，后部重度骨吸收的 CC Ⅳ类方案设计

方案 A：下颌植入 4 颗种植体。前 2 颗植入位点在双侧侧切牙位置，轴向平行植入，后 2 颗种植体在下颌双侧颏孔上方或颏孔上方稍靠后的位置，朝颏孔近中以 17° ～ 30° 的角度倾斜植入颏孔前，全牙弓一体式固定修复（图 9–44）。

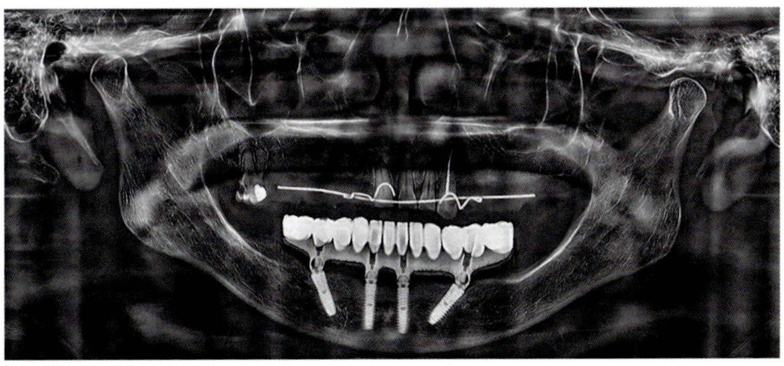

图 9–44 下颌 CC Ⅳ类方案 A 设计，患者修复完成的全景片

方案 B：下颌植入 6 颗种植体。前 4 颗同方案 A，后 2 颗在下颌双侧第一磨牙位置植入 2 颗短种植体，同期行骨增量术，全牙弓一体式固定修复。

方案 C：下颌植入 2 ～ 4 颗种植体。植入下颌骨前部区域，植入位点在双侧侧切牙或者双侧侧切牙和前磨牙位置，上部覆盖义齿修复。

如前所述，在颏孔之间植入 4 颗种植体是一种简单且可预测的方案，与方案 B 相比，在磨牙区植入种植体并进行垂直骨增量，方案 A 是更有利的选择。对于两种方案的选择，必须分析与每位患者相关的因素，以确定合适的种植体数量，同时评估与下颌骨后部垂直骨增量手术相关的风险 / 效益比。

5. CC Ⅴ类： 下颌骨前后部均重度骨吸收。前部牙槽嵴截骨平面到下颌骨下边界间可用骨高度小于 8 mm，可用骨宽度小于 6 mm；后部牙槽嵴宽度大于 6 mm 处至距下颌管 2 mm 处之间可用骨高度小于 4 mm，可用骨宽度小于 6 mm。种植修复方案：对于这类患者，建议两种治疗方案，在前部使用短种植体植入或进行骨增量手术。因为前部和后部区域骨高度和骨宽度均不足，对种植体的植入构成挑战（图 9–45）。

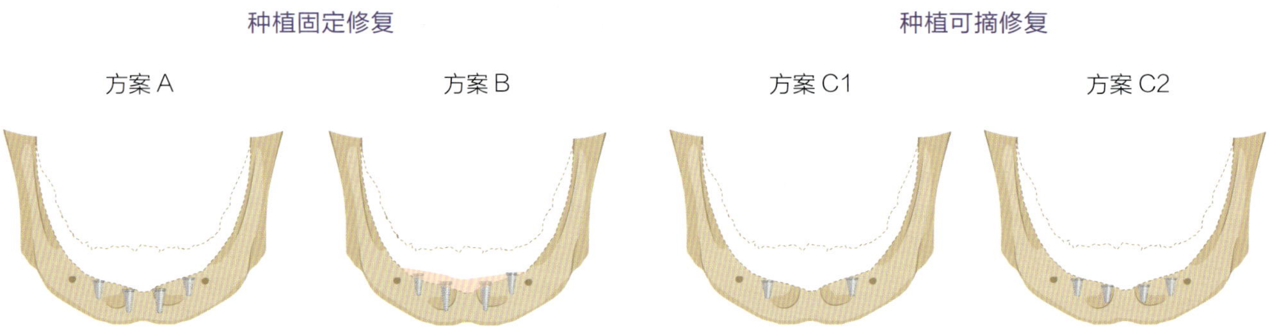

图 9–45 下颌骨前后部均重度骨吸收的 CC Ⅴ类方案设计

方案 A：下颌植入 4 颗种植体。选择短种植体平行植入，前 2 颗植入位点在双侧侧切牙位置，后 2 颗植入位点在双侧第一前磨牙位置，全牙弓一体式固定修复。

方案 B：需要侵入性手术来增加下颌骨的高度和宽度。在这个方案中，建议行口腔外自体骨块移植（髋关节、肋骨、颅骨）。下颌植入 4 或 6 颗轴向种植体，植入位点同下颌骨 CC Ⅱ类方案 A 或方案 B，全牙弓一体式固定修复。

方案 C：下颌植入 2 ～ 4 颗种植体。植入下颌骨前部区域，植入位点在双侧侧切牙或者双侧侧切牙和前磨牙位置，上部覆盖义齿修复。

外科医生的专业知识和技术能力是实施此方案的主要因素，因为严重萎缩的下颌骨是潜在并发症的高风险因素，会导致颏神经损伤、下颌骨骨折和术中或术后出血。两种固定修复方案在一项 10 年随访的随机对照试验中描述。根据这项研究，4 颗短种植体方案的累积存留率（98.8%）高于骨增量手术（88%）的存留率。较低的发病率和再治疗存留率在这种方案中也更加有利。即便如此，骨增量技术也并非不能考虑，最近一项评估萎缩下颌骨垂直骨增量手术的系统性回顾和 meta 分析发现，如果需要 4 mm 的垂直骨增量，任何技术，如 onlay 块状骨移植或分次植骨，其结果在健康患者中都是可以预测的。

CARAMÊS 分类设计总结

CARAMÊS 分类的目的是提出一个以患者为中心的临床治疗决策辅助工具，用于无牙颌上下颌骨全牙弓固定义齿和覆盖义齿修复。这种分类系统不应被视为一种临床算法或决策树。它应该是提供一种更合理或更可取的治疗方案的建议，而并不是硬性的规定。与之前其他分类描述的不同，该分类系统的重点是针对无牙颌患者的个人情况，以患者颌骨条件决定的植体分布来选择合适的修复类型，而不是种植植入技术。

CARAMÊS 分类提出了一种便于理解、简单明了、以患者为中心的上下颌无牙颌种植固定修复方案的分类系统。与其他分类相比，该分类系统开发的重点是患者，而不是种植系统或植入技术，这种分类方法是全新的。所提出的颌骨解剖的 5 个不同萎缩程度的类型，以及全牙弓种植修复方案，旨在帮助临床医生制订治疗计划，同时强调不同类别的复杂程度。此外，CARAMÊS 分类还旨在优化患者颌骨类型和治疗计划之间的关联，从而建立一个便于临床医生和患者之间沟通的体系。对于全牙弓一体式固定修复种植方案，可以参照以下表格内容的方案进行初步设计（上颌见表 9-4，下颌见表 9-5）。

表 9-4 上颌牙列缺失全牙弓一体式固定修复种植方案

CC 分类	前部可用骨量		后部可用骨量		种植方案	方案推荐
	骨高度	骨宽度	骨高度	骨宽度		
CC Ⅰ类	>16 mm	>6 mm	>12 mm	>6 mm	平行植入 6 颗种植体，植入位点在 2、4、6 牙位	推荐
					平行植入 4 颗种植体，植入位点在 3、6 牙位	可选
CC Ⅱ类	>16 mm	>6 mm	8 ～ 12 mm	>6 mm	平行植入 6 颗种植体，后 2 颗为短种植体，植入位点在 2、4、6 牙位	推荐
					植入 6 颗种植体，后 2 颗倾斜植入，植入位点在 2、4、6 牙位	可选
CC Ⅲ类	12 ～ 16 mm	>6 mm	4 ～ 8 mm	>6 mm	植入 6 颗种植体，中间 2 颗倾斜植入，后 2 颗为短种植体，植入位点在 2、4/5、6/7 牙位	推荐
					植入 4 颗种植体，前 2 颗植入前牙区，后两颗倾斜植入，植入位点在 5 牙位	可选
CC Ⅳ类	8 ～ 12 mm	>6 mm	<4 mm	<6 mm	植入 6 颗种植体，中间 2 颗倾斜植入，后 2 颗同期行上颌窦底提升术，植入位点在 2、4、6 牙位	推荐
					植入 6 颗种植体，中间 2 颗倾斜植入，植入位点在 1、4 牙位，后 2 颗穿上颌结节植入于翼板	可选
CC Ⅴ类	<8 mm	<6 mm	<4 mm	<6 mm	双侧行上颌窦底提升和水平骨增量（同期或者之后），植入 6 颗种植体，位点在 3、4、6 牙位	推荐
					植入 6 颗种植体，前 4 颗短种植体植入前牙区，后 2 颗穿颧种植体植入于颧骨中	可选

表 9-5　下颌牙列缺失全牙弓一体式固定修复种植方案

CC 分类	前部可用骨量		后部可用骨量		种植方案	方案推荐
	骨高度	骨宽度	骨高度	骨宽度		
CC Ⅰ类	>16 mm	>6 mm	>12 mm	>6 mm	平行植入 6 颗种植体，植入位点在 2、4/5、6/7 牙位	推荐
					平行植入 4 颗种植体，植入位点在 3、6 牙位	可选
CC Ⅱ类	>16 mm	>6 mm	8 ～ 12 mm	>6 mm	平行植入 6 颗种植体，后 2 颗为短种植体，植入位点在 2、4、6 牙位	推荐
					植入 4 颗种植体，后 2 颗倾斜植入，植入位点在 2、5 牙位	可选
CC Ⅲ类	12 ～ 16 mm	>6 mm	4 ～ 8 mm	>6 mm	植入 6 颗种植体，中间 2 颗倾斜植入，后 2 颗为短植体，植入位点在 2、5、6 牙位	推荐
					植入 4 颗种植体，后 2 颗倾斜植入，植入位点在 2、4 牙位	可选
CC Ⅳ类	8 ～ 12 mm	>6 mm	<4 mm	<6 mm	植入 4 颗种植体，前 2 颗植入位点在 2 牙位，后 2 颗植入位点在颏孔上方，倾斜植入于颏孔前	推荐
					植入 6 颗种植体，前 4 颗同上，后 2 颗为短种植体，植入位点在 6 牙位	可选
CC Ⅴ类	<8 mm	<6 mm	<4 mm	<6 mm	平行植入 4 颗短种植体，植入位点在 2、4 牙位	推荐
					自体块状骨移植后，平行植入 4 ～ 6 颗种植体，植入位点类似于 CC Ⅱ	可选

参考文献

[1] 张少锋 . 无牙颌种植义齿修复方式探讨 [J]. 中国实用口腔科杂志 , 2013, 6(2): 71-75.

[2] LAMBERT F E, WEBER H P, SUSARLA S M, et al. Descriptive analysis of implant and prosthodontic survival rates with fixed implant–supported rehabilitations in the edentulous maxilla[J]. Journal of periodontology, 2009, 80(8): 1220-1230.

[3] EMMS M, TREDWIN C J, SETCHELL D J, et al. The effects of abutment wall height, platform size, and screw access channel filling method on resistance to dislodgement of cement-retained, implant-supported restorations[J]. Journal of Prosthodontics, 2007, 16(1): 3-9.

[4] PAPADIMITRIOU D E V, SALARI S, GANNAM C, et al. Implant-prosthodontic classification of the edentulous jaw for treatment planning with fixed rehabilitations[J]. International Journal of Prosthodontics, 2014, 27(4).

[5] MALÓ P, RANGERT B, NOBRE M. “All-on-4” immediate-function concept with Brånemark System® implants for completely edentulous mandibles: a retrospective clinical study[J]. Clinical implant dentistry and related research, 2003, 5: 2-9.

[6] SCHWARZ F, SCHÄR A, NELSON K, et al. Recommendations for implant-supported full-arch rehabilitations in edentulous patients: The Oral Reconstruction Foundation Consensus Report[J]. Int J Prosthodont, 2021, 34: s8-s20.

[7] HÄMMERLE C H F, CORDARO L, ALCCAYHUAMAN K A A, et al. Biomechanical aspects: summary and consensus statements of group 4. The 5th EAO Consensus Conference 2018[J]. Clinical Oral Implants Research, 2018, 29: 326-331.

[8] DRAGO C. Ratios of cantilever lengths and anterior-posterior spreads of definitive hybrid full-arch, screw-retained prostheses: results of a clinical study[J]. Journal of Prosthodontics, 2018, 27(5): 402-408.

[9] PAPASPYRIDAKOS P, MOKTI M, CHEN C J, et al. Implant and prosthodontic survival rates with implant fixed complete dental prostheses in the edentulous mandible after at least 5 years: a systematic review[J]. Clinical implant dentistry and related research, 2014, 16(5): 705-717.

[10] MESSIAS A, NICOLAU P, GUERRA F. Different interventions for rehabilitation of the edentulous maxilla with

implant-supported prostheses: An overview of systematic reviews[J]. Int. J. Prosthodont, 2021, 34: s63-s84.
[11] ZHANG X X, SHI J Y, GU Y X, et al. Long-term outcomes of early loading of straumann implant-supported fixed segmented bridgeworks in edentulous maxillae: A 10-year prospective study[J]. Clinical implant dentistry and related research, 2016, 18(6): 1227-1237.
[12] 冯海兰 . 种植体支持 / 固位的覆盖全口义齿 [J]. 口腔颌面修复学杂志，2014, 15(2): 119.
[13] 庞鸿娟 , 江鹭鹭 , 赵宝红 . 无牙颌种植覆盖义齿修复设计与并发症 [J]. 中国实用口腔科杂志 , 2020, 13(12): 715-720.
[14] MOMBELLI A. Microbiology and antimicrobial therapy of peri-implantitis[J]. Periodontology 2000, 2002, 28(1): 177-189.
[15] EVTIMOVSKA E, MASRI R, DRISCOLL C F, et al. The change in retentive values of locator attachments and hader clips over time[J]. Journal of Prosthodontics: Implant, Esthetic and Reconstructive Dentistry, 2009, 18(6): 479-483.
[16] AKÇA K, IPLIKÇIOĞLU H. Finite element stress analysis of the effect of short implant usage in place of cantilever extensions in mandibular posterior edentulism[J]. Journal of oral Rehabilitation, 2002, 29(4): 350-356.
[17] 齐佳妮 , 兰晶 . 磁性附着体在种植全口覆盖义齿中的应用进展 [J]. 国际口腔医学杂志 , 2014, 41(2): 191-194.
[18] PEÑARROCHA-OLTRA D, PEÑARROCHA-DIAGO M, CANULLO L, et al. Patient-reported outcomes of immediate versus conventional loading with fixed full-arch prostheses in the maxilla: a nonrandomized controlled prospective study[J]. International Journal of Oral & Maxillofacial Implants, 2014, 29(3).
[19] SCHWARZ F, SANZ-MARTÍN I, KERN J S, et al. Loading protocols and implant supported restorations proposed for the rehabilitation of partially and fully edentulous jaws. Camlog Foundation Consensus Report[J]. Clinical oral implants research, 2016, 27(8): 988-992.
[20] SCHIMMEL M, MÜLLER F, SUTER V, et al. Implants for elderly patients[J]. Periodontology 2000, 2017, 73(1): 228-240.
[21] STARCH J T, ALUDDEN H, HALLMAN M, et al. A systematic review and meta-analysis of long-term studies (five or more years) assessing maxillary sinus floor augmentation[J]. International journal of oral and maxillofacial surgery, 2018, 47(1): 103-116.
[22] TOLSTUNOV L. Classification of the alveolar ridge width: implant-driven treatment considerations for the horizontally deficient alveolar ridges[J]. Journal of Oral Implantology, 2014, 40(S1): 365-370.
[23] CHRCANOVIC B R, ALBREKTSSON T, Wennerberg A. Survival and complications of zygomatic implants: an updated systematic review[J]. Journal of Oral and Maxillofacial Surgery, 2016, 74(10): 1949-1964.
[24] ACHAM S, RUGANI P, TRUSCHNEGG A, et al. Immediate loading of four interforaminal implants supporting a locator-retained mandibular overdenture in the elderly. Results of a 3-year randomized, controlled, prospective clinical study[J]. Clinical Implant Dentistry and Related Research, 2017, 19(5): 895-900.
[25] KERN J S, KERN T, WOLFART S, et al. A systematic review and meta-analysis of removable and fixed implant-supported prostheses in edentulous jaws: post-loading implant loss[J]. Clinical oral implants research, 2016, 27(2): 174-195.
[26] APOSTOLAKIS D, BROWN J E. The anterior loop of the inferior alveolar nerve: prevalence, measurement of its length and a recommendation for interforaminal implant installation based on cone beam CT imaging[J]. Clinical oral implants research, 2012, 23(9): 1022-1030.
[27] KRENNMAIR S, WEINLÄNDER M, MALEK M, et al. Mandibular full-arch fixed prostheses supported on 4 implants with either axial or tilted distal implants: A 3-year prospective study[J]. Clinical Implant Dentistry and related Research, 2016, 18(6): 1119-1133.
[28] TELLEMAN G, RAGHOEBAR G M, VISSINK A, et al. A systematic review of the prognosis of short (<10 mm) dental implants placed in the partially edentulous patient[J]. Journal of clinical periodontology, 2011, 38(7): 667-676.
[29] STELLINGSMA K, RAGHOEBAR G M, VISSER A, et al. The extremely resorbed mandible, 10-year results of a randomized controlled trial on 3 treatment strategies[J]. Clinical oral implants research, 2014, 25(8): 926-932.

姚 磊 撰写
董 衡 修订
吕昊昕 终审

第十章

种植外科方案实施与临床操作程序

全口种植咬合重建是借助种植手段来重建咬合功能，恢复咬合接触，使其达到与颞下颌关节及咀嚼肌的协调状态，从而恢复口颌系统正常生理功能的一种修复治疗过程。种植体修复设计和外科计划是该治疗流程中的关键环节，需要对骨吸收类型、不同程度的骨萎缩、临近解剖标志物、患者风险因素等全口种植风险因素进行全面考量。前文针对不同程度骨吸收的牙槽骨类型及骨轮廓提出了种植计划，包括种植体数量、分布、位点和植入方式等。当骨量充足时，可以进行轴向种植；而对于牙列长期缺失或严重牙周炎的患者，往往会出现牙槽嵴吸收、上颌窦气化等情况，导致种植位点骨量不足。为避免进行骨增量手术，以最有效的方式利用剩余骨组织，近年来，倾斜种植体，即种植体以一定角度植入，而非垂直于殆平面的植入方式被提出。轴向种植体和倾斜种植体联合使用在牙列缺损及牙列缺失修复中已得到广泛应用。已有大量系统综述和 Meta 分析研究表明，倾斜种植体与轴向种植体的成功率并无显著差异。并且有报道称，倾斜种植体的留存率和修复成功率较高，患者的满意度也较高。但倾斜种植的技术要求相对较高，涉及上颌窦、颏孔等重要解剖结构，因此在术中操作也更为复杂。本章将针对不同的解剖情况，制订不同术式的外科操作流程。

第一节

骨量充足的轴向种植

当上、下颌双侧第一磨牙区剩余骨高度不少于 10 mm 时，建议上颌植入 6 ～ 8 颗轴向种植体，下颌植入 6 颗轴向种植体，支持全牙弓或者分段式修复，获得 12 颗牙冠组成的修复体。此时，修复体无远端悬臂，且种植体的穿出位点位于第一磨牙区，可以恢复最大咀嚼力。第一磨牙区存在可利用的骨组织（骨高度不少于 10 mm），可以植入轴向种植体，避免产生悬臂，种植体的穿出位点位于磨牙区（图 10–1）。

一、术前评估

（一）临床及影像学检查

临床及影像学检查评估可以帮助临床医生制订治疗方案（图 10–2）。CBCT 扫描数据能提供牙槽嵴宽度的关键信息，判断是否存在影响种植体植入的骨缺损情况。当牙槽嵴顶呈刃状

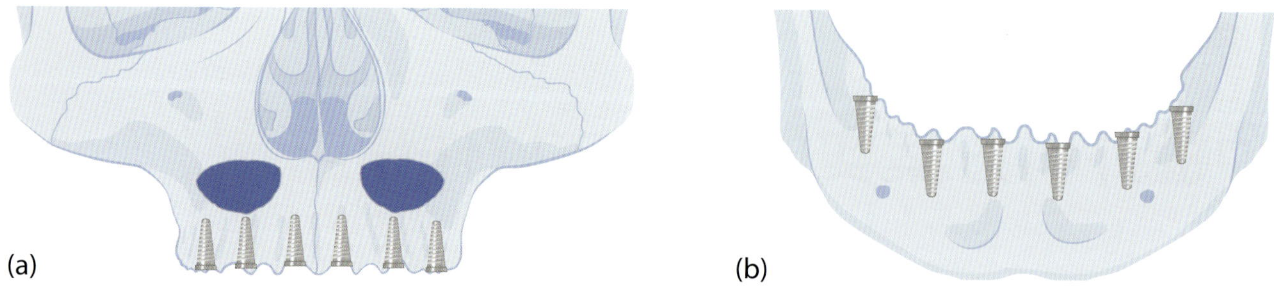

图 10-1 骨量充足下轴向种植设计

（a）当上颌双侧第一磨牙区剩余骨高度不少于 10 mm 时，可以在上颌植入 6 ~ 8 颗轴向种植体，支持全牙弓或者分段式修复，恢复 12 颗牙冠；（b）当下颌双侧第一磨牙区剩余骨高度不少于 10 mm 时，可以在下颌植入 6 颗轴向种植体。支持全牙弓或者分段式修复，恢复 12 颗牙冠。

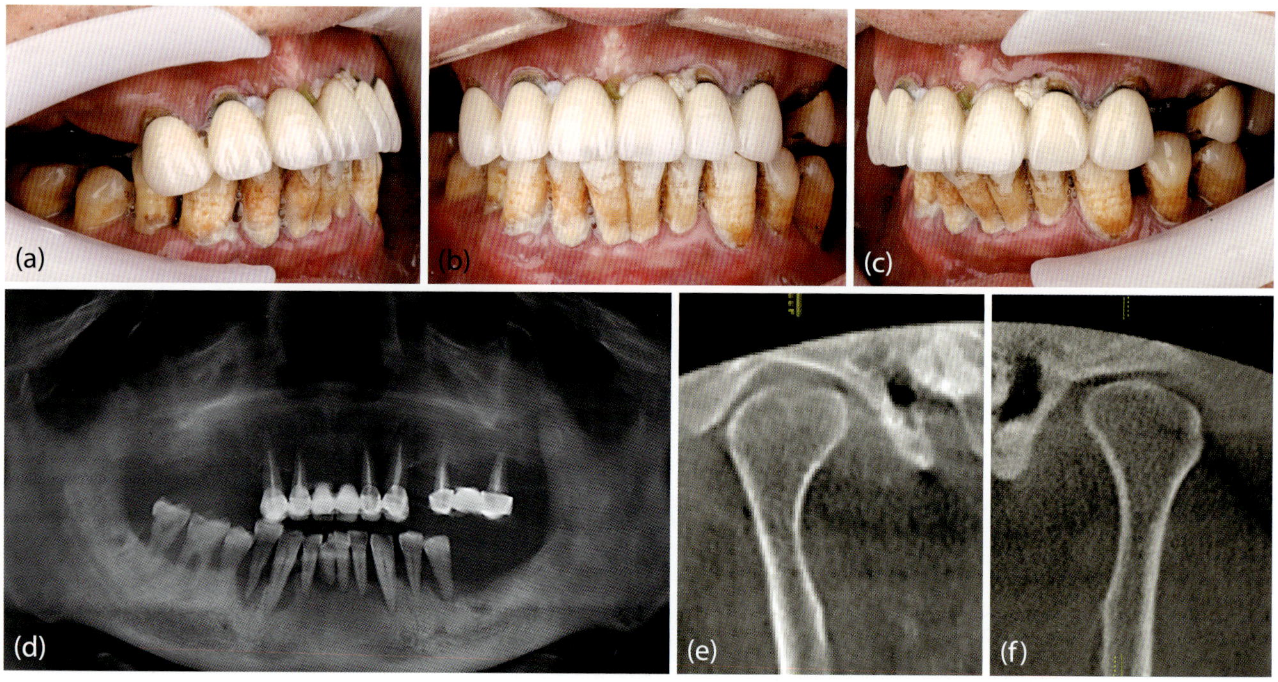

图 10-2 术前临床检查

上颌联冠修复，牙龈退缩，牙根暴露，根龋；下颌余留牙松动Ⅱ~Ⅲ度，牙龈红肿。探诊深度大于 5 mm，附着丧失不少于 5 mm，后牙均可探及根分叉；口腔卫生欠佳。术前牙列检查：（a）右侧面观；（b）正面观；（c）左侧面观；（d）影像学检查：余留牙牙槽骨均吸收超过根长的 1/2。双侧颞下颌关节皮质骨连续，外形无异常；（e）右侧；（f）左侧。

时，可帮助临床医生确定牙槽嵴修整的量。对上颌窦及下牙槽神经管的仔细分析可以帮助临床医生确定可用骨量，为每个病例制订最适合的方案。口内检查时，临床医生需评估患者角化龈宽度，以便于手术切口的设计。术前的关节评估对无牙颌的重建至关重要，CBCT 可评估髁突骨皮质的连续性和关节盘的外形是否存在异常，临床检查也可评估关节是否存在阳性指征（弹响、疼痛、杂音、开闭口异常等），必要时 MRI 也可辅助评估关节的软组织情况。排除关节异常情况，方可着手行无牙颌种植重建治疗。

对于即刻种植的病例，口内余留牙也是重要的参考标准，可以作为种植体植入位点以及方向的参考。已有的循证医学证据支持牙周炎患者行即刻种植。未经治疗的牙周炎患者，只要患者修复后牙周维持良好，终末期牙列的即刻种植是可行的，且即刻修复对于有牙周病史的患者也是可行的。因此，建议牙周炎患者种植术前先行牙周基础治疗，尽可能地避免可能出现的并发症。

（二）确定垂直距离

一般来说，面部高度分成面上、面中、面下 3 等分。面下 1/3 的高度，即鼻底到颏下这个区域的高度决定了全口咬合重建的垂直距离。全口缺失的患者常常因为牙槽骨吸收导致面下 1/3 高度不足。术前评估患者面型及颅颌关系，测量咬合垂直距离（vertical dimension of occlusion, VDO），来确定是维持患者原咬合垂直距离还是重新设定，同时可以指导术中是否需要截骨处理。

无牙颌患者或者终末期患者由于牙齿缺失或咬合紊乱，无法用牙尖交错位确定咬合垂直距离，临床上常参考息止颌间距离在术前确定垂直距离。在患者面部标记两个点：一点在鼻子上，一点在颏部，嘱患者发“me”音，在发音结束时下颌所处的位置即息止颌位（图 10–3）。测量此颌位时两点间的距离，作为息止垂直距离（vertical dimension of rest, VDR），息止垂直距离减去息止颌间隙（1 ～ 3 mm）即为咬合垂直距离。

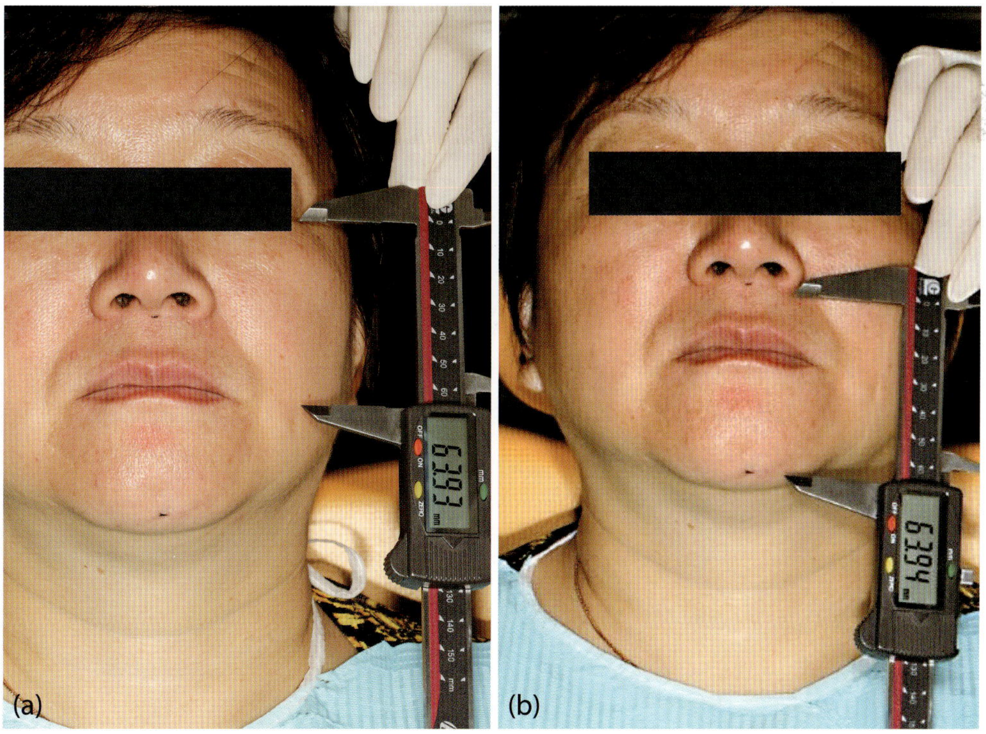

图 10–3 息止颌位评估

（a）息止颌位正面观，评估确定面下 1/3 高度；（b）息止颌位侧面观评估，确定面下 1/3 高度。

（三）术前确定颌位关系

对于复杂的全口种植咬合重建，术前还需从冠状面、矢状面、横断面 3 个维度进行诊断评估，确定患者未来修复体的颌位关系。

1. 冠状面 上颌切牙的切缘被认为是一切复杂美学修复的关键。其通常与下唇的干湿交界处相接触。而上颌切牙的颈缘位置决定了修复体基托边缘的位置。上颌修复体的基本美学要求是将修复体和牙龈组织的过渡带置于最大微笑时也不会暴露的区域内，确定笑线的位置和最大微笑时组织的暴露量，对于修复的美学效果至关重要，也指导术中截骨的量。对于长期缺牙伴牙槽骨吸收的患者，其微笑时少见牙龈暴露的情况，推荐使用带义龈基托的修复体设计，更容易获得美学效果，且易于清洁。对于露龈笑患者，可以采用盖嵴式修复体，或术中修整截骨降低牙槽嵴后采用带义龈的修复体。5 mm 以内的牙龈暴露量可通过术中截骨的方法将种植体平台向根方移动来实现。因此，冠状面的评估需考量患者未来修复体的切缘位置、笑线、牙龈暴露量来指导术中截骨的量。

2. 矢状面 唇部支撑和切牙的角度是无牙颌重建前需要评估的 2 个美学因素。由于上颌长期缺牙，牙槽骨向上向内吸收，或者进行截骨处理的患者，牙槽骨向根方移动，牙槽骨和修复体的颈部之间需要义龈来弥补骨组织与软组织的缺失。修复体的义龈与牙槽骨之间在矢状面的夹角小于 45° 时，可保证唇部支撑，且便于清洁。此角度超过 45° 时，修复后患者会感到不适，在骨高度充足的情况下，可通过进一步截骨降低牙槽骨的位置来获得合适的义龈－牙槽骨角度。切牙的覆𬌗覆盖也影响修复的美学和舒适度，术前需要评估牙弓形态，确定患者未来修复体与其面型相匹配。

3. 横断面 切牙的中线与面中线一致，𬌗平面与两侧瞳孔连线一致可以与面部协调一致。当面部不对称，或者牙槽骨平面左右差异较大时，需综合考量，平衡面部，调整牙槽骨使其冠状面连线与瞳孔连线一致。

综上所述，为了保证全口种植重建长期稳定的效果，术前需要进行较完善的评估。但不同患者临床差异大，术前确定的垂直距离是否合适、是否需要截骨、具体截骨的量都需在术前确定并验证。术前制作一副标准的总义齿，可以帮助医生确定患者未来修复体的颌位关系，尤其对于长期缺牙或长期牙周炎无稳定咬合关系的患者，术前制作总义齿也可以帮助其确定并验证颌位关系，同时评估美观和发声。这副总义齿也可以作为放射导板用于数字化设计辅助种植手术。具体示例如下：患者多颗牙齿缺失，余留牙存在不良修复体、牙根暴露、松动等现象，无稳定咬合关系，患者口唇无法完全闭合，面下 1/3 高度异常，呈紧张状态；双侧颞下颌关节临床检查无阳性指征；拔除不能保留的患牙（图 10–4）。待牙槽骨愈合后先行临时总义齿修复（图 10–5）。制作总义齿试戴，评估咬合、美学、发声。

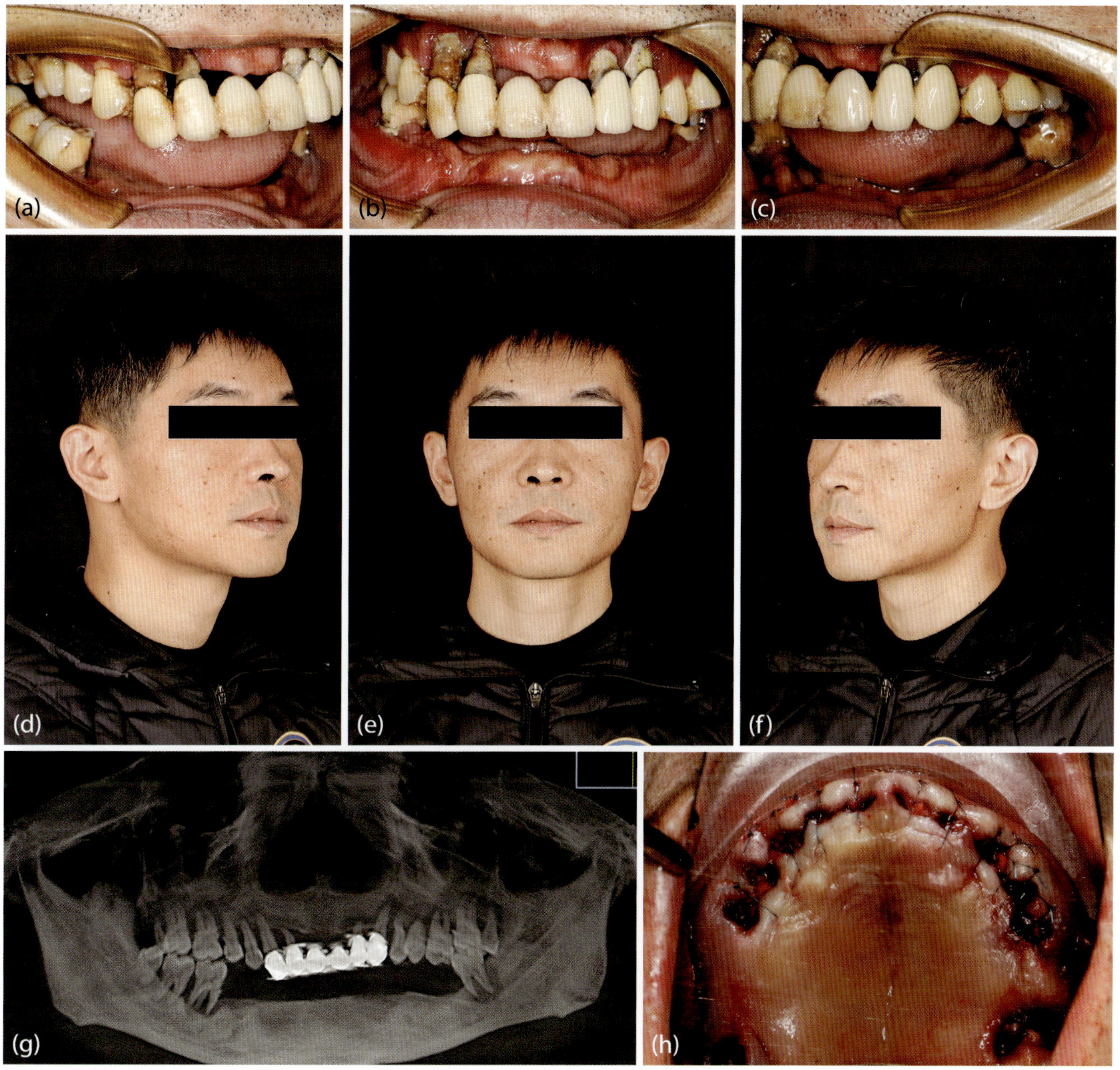

图 10-4　终末期牙列种植术前检查与残留牙预处理

（a）口内检查右侧面观;（b）口内检查正面观;（c）口内检查左侧面观;（d）面部检查右侧面观;（e）面部检查正面观;（f）面部检查左侧面观;（g）影像学检查可见口内余留牙均吸收至根尖 1/3，根尖存在不同程度低密度影，双侧颞下颌关节骨皮质连续外形无异常;（h）考虑到患者年轻且无稳定咬合关系，为了保证种植治疗的长期稳定，首先拔除患者口内余留牙，拟制作总义齿，以确定并验证患者颌位关系。

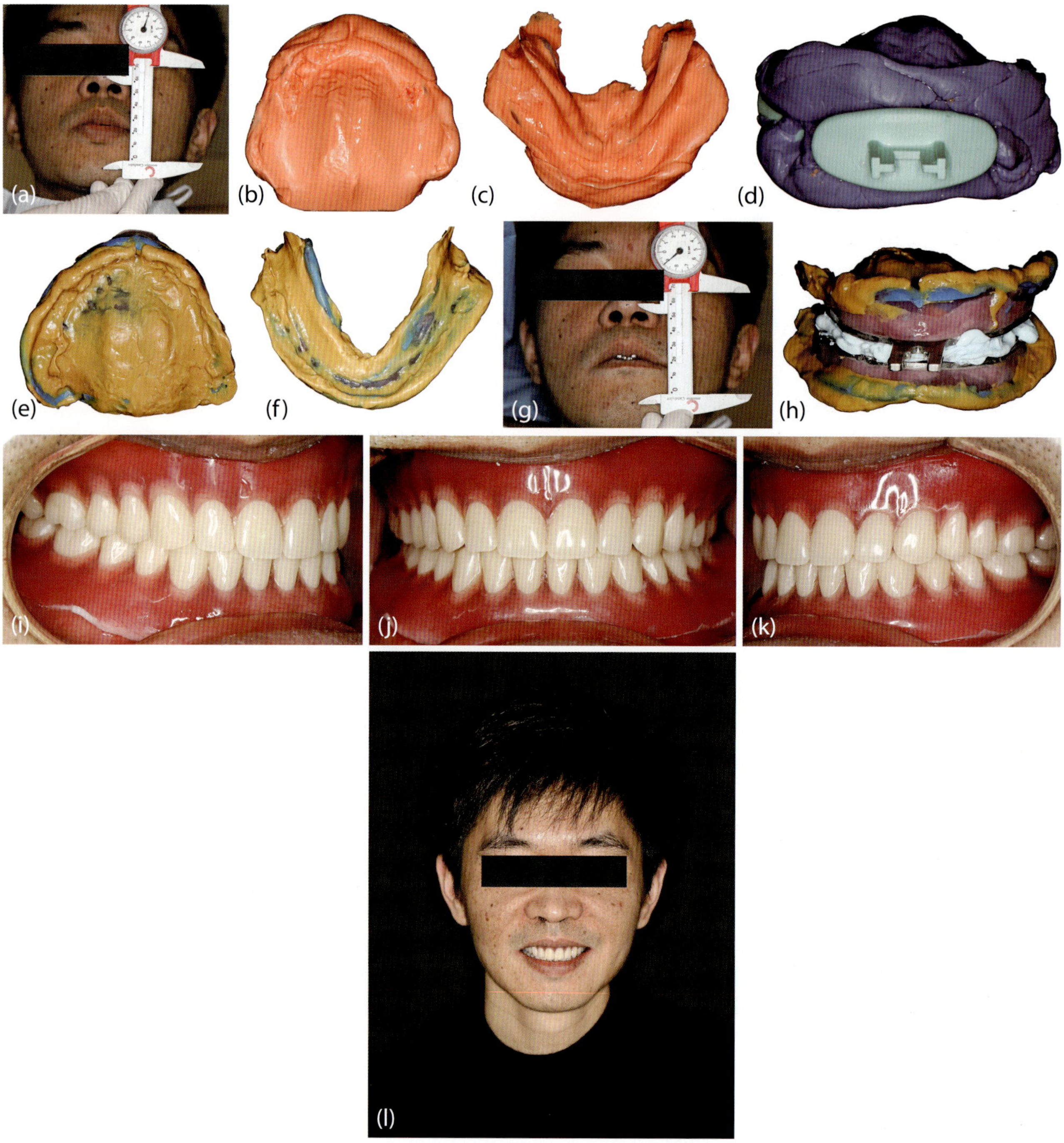

图 10-5　制作临时总义齿

（a）吹气法重新评估患者垂直距离，垂直距离确定为吹气时高度 -3 mm；（b）制取上颌初印模；（c）制取下颌初印模；（d）正中𬌗托记录患者垂直距离；（e）个性化托盘，制取上颌终印模；（f）个性化托盘，制取下颌终印模；（g）哥特式弓在重新确定的垂直距离基础上确定水平关系；（h）咬合记录哥特式弓，获取颌位关系；（i）总义齿右侧面观；（j）总义齿正面观；（k）总义齿左侧面观；（l）恢复患者牙列及面下 1/3 高度，待患者适应后，按照此颌位关系进行种植方案设计，确定未来种植体的三维位置，指导术中截骨。

二、种植手术操作流程

（一）麻醉

1. 麻醉位点　种植手术多选用局部浸润麻醉。临床上首选酰胺类麻醉注射剂，如含 1∶100 000 肾上腺素的 4% 盐酸阿替卡因。其起效快，麻醉持续时间长，过敏发生率低，具有血管收缩作用，适用于持续时间超过 60 分钟的手术，可以避免下牙槽神经阻滞麻醉。阿替卡因麻醉位点为颊舌侧黏膜，注射时建议缓慢进行，以使组织充分吸收麻药，实现长效麻醉的目的。上颌麻醉行牙槽嵴颊、腭侧浸润（图 10–6）。下颌麻醉建议在颏孔区域局部增加麻药注射。可使用注射针头自嵴顶至骨膜垂直插入，评估软组织厚度及下方的牙槽嵴情况。麻药显效后，即可进行后续拔牙、切开、翻瓣操作。

2. 评价标准　① 术区得到充分的麻醉，手术操作过程中未出现组织疼痛反应；② 未出现周围组织创伤及其他麻醉并发症。

3. 沟通要点　① 操作前交代患者即将进行的操作及操作目的，让患者做好心理准备；② 告知患者进针可能有轻微疼痛，嘱患者不用紧张，不要移动面部，不要随意开口闭口，并告知注射期间可能有肿胀感。

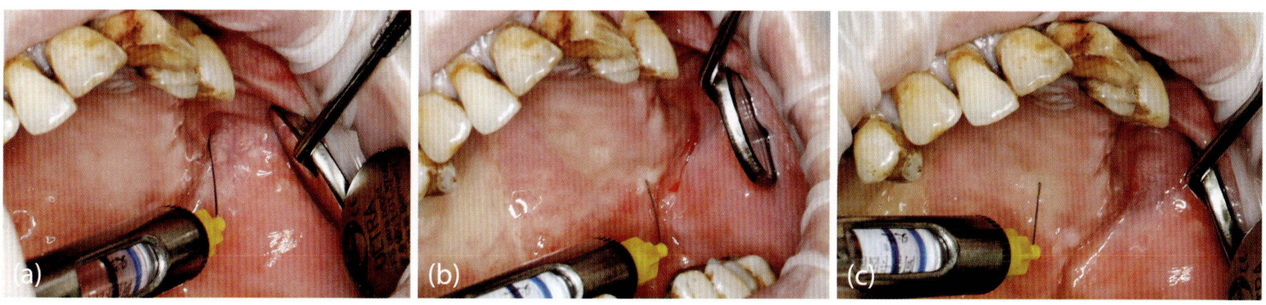

图 10–6　麻醉位点

（a）上颌翼板区种植时颊侧前庭沟区域麻醉；（b）上颌翼板区种植时上颌结节远中区域麻醉；（c）上颌翼板区种植时腭大孔区域麻醉。

（二）拔除余留牙齿

1. 拔牙流程　对终末期牙列的即刻种植，待麻药起效后，首先拔除上下颌余留牙。拔牙过程做到微创，尽可能损伤避免唇腭侧骨板；拔除患牙后彻底清理拔牙窝，确认无残留肉芽组织，无残留牙体组织；然后用生理盐水彻底冲洗窝洞（图 10–7）。

2. 评价标准　① 拔牙钳和牙挺的选择和使用规范；② 避免唇、腭侧骨板损伤，做到微创；③ 牙槽窝清理干净，无肉芽组织，无残留牙体组织。

3. 沟通要点　① 操作前交代患者即将进行的操作及操作目的，让患者做好心理准备；② 告知患者若有疼痛，可举左手示意。

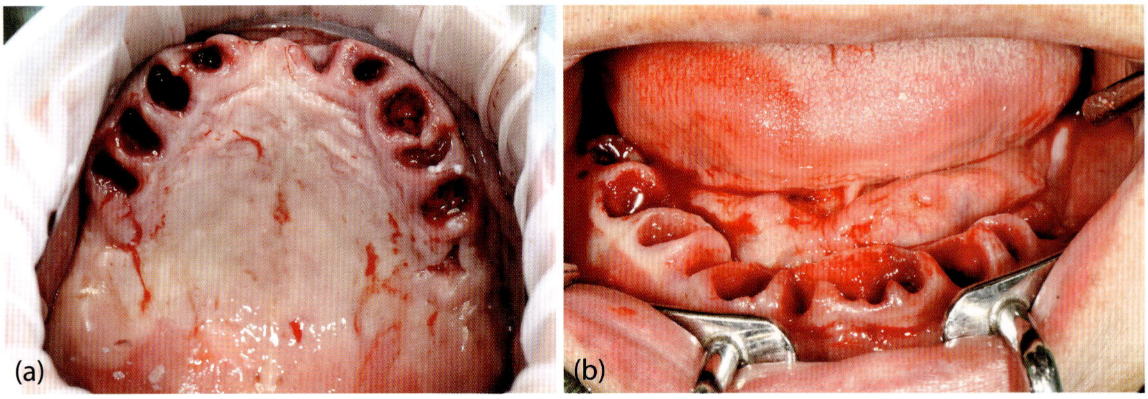

图 10-7　拔除余留牙齿，彻底清理拔牙窝

（a）上颌余留牙拔除后；（b）下颌余留牙拔除后。

（三）切开翻瓣

使用 15c 号手术刀片于牙槽嵴顶全层切开黏骨膜瓣。然后，在双侧远中位置的颊侧做两个附加垂直减张切口。当角化龈宽度有限时（≤ 3 mm），切口应平分角化龈，确保未来修复基台周围均有角化龈包绕，形成上皮封闭，便于后期维护（图 10-8）。

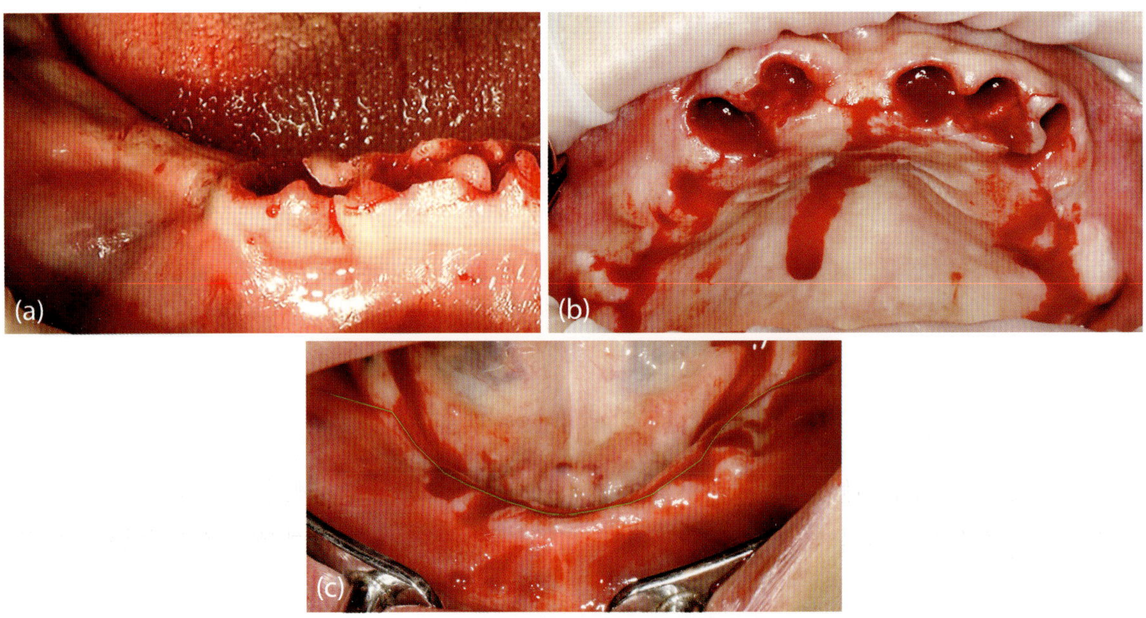

图 10-8　牙龈切开

（a）从双侧磨牙区开始切开，避免刀片在走行过程中出血干扰，使手术视野更为清晰；（b）上颌双侧第一磨牙远中附加垂直切口；（c）下颌 All-on-4 手术，沿牙槽嵴顶切开后，第一磨牙远中附加垂直切口，切开过程注意颊舌侧平分角化龈。

切口制备完成后，使用骨膜剥离器分离黏膜瓣。首先分离舌、腭侧黏膜瓣，分离过程中注意器械紧贴骨面进行操作，尤其在存在骨凹陷或骨突的区域，防止骨膜撕裂及出现半厚瓣，同时防止黏膜撕裂。黏膜瓣分离过程中，可使用组织镊抬起已经分离的部分，便于充分暴露操作视野，注意特别薄的组织存在撕裂风险。对于有粘连或瘢痕的位点，使用组织镊抬起已经分离部分的同时，锐性分离结合钝性分离，彻底分离黏膜瓣（图 10–9）。翻瓣显露牙槽嵴后，应去尽牙槽嵴上的纤维组织及拔牙窝内残余的肉芽组织，使用无菌生理盐水彻底冲洗。此时，可以更直观地评估剩余骨量，确定种植位点。

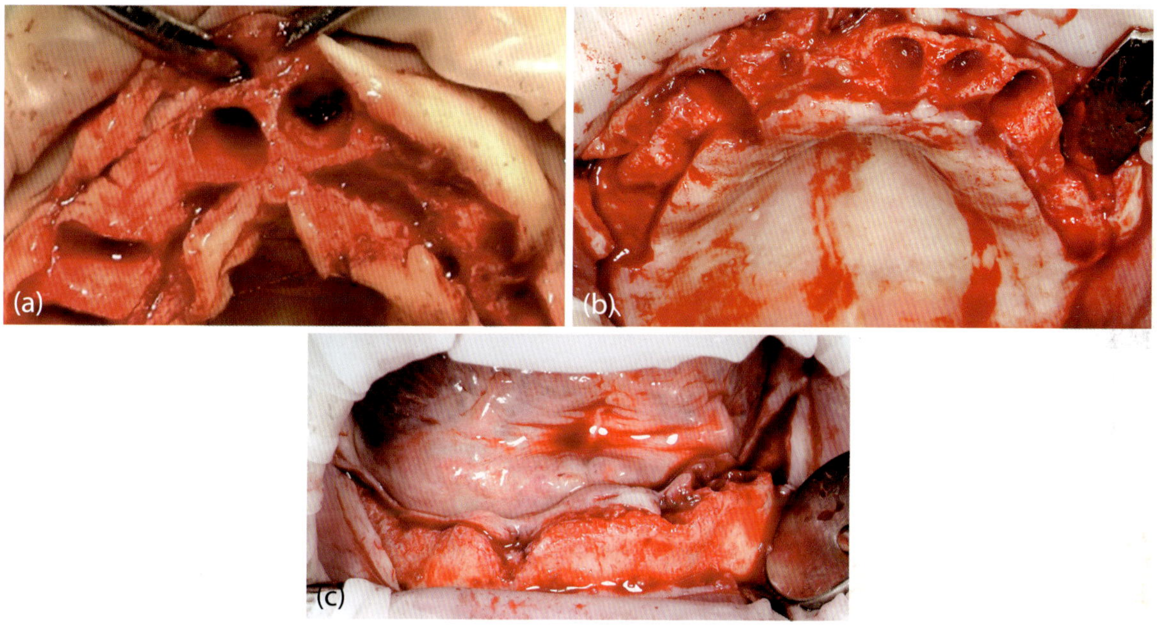

图 10–9 翻瓣

（a）组织镊抬起黏膜瓣分离，便于充分暴露操作视野；（b）翻瓣后完全暴露骨组织情况（上颌）；（c）翻瓣后完全暴露术区（下颌）。

（四）牙槽嵴的准备

1. 牙槽嵴修整 为了确保未来的修复体有充足的颌间距离，将种植体植入在统一的骨水平，需要进行牙槽嵴的修整。全牙弓一段式修复的病例须将牙槽嵴修整至患者笑线的根方，根据术前重新确定的垂直距离及患者口内的颌间距离，结合患者的牙龈暴露量及唇部支撑，确定截骨的量。使用咬骨钳或者超声骨刀进行牙槽嵴初步修整，而后用钨钢或金刚砂球钻将边缘修整平滑（图 10–10）。

2. 评价标准 ① 器械使用规范；② 截骨后种植体肩台在同一水平，未来修复空间充足；③ 平整后骨面光滑无骨刺；④ 未损伤周围重要组织结构。

3. 沟通要点 ① 操作前交代患者即将进行的操作及操作目的，让患者做好心理准备；② 告知患者医生操作期间可能会有震动感，但不会出现明显疼痛，嘱患者勿紧张；③ 告知患者在操作期间口腔内会有多余液体，嘱患者勿吞咽，操作间隙会有助手使用吸唾管清理患者口腔。

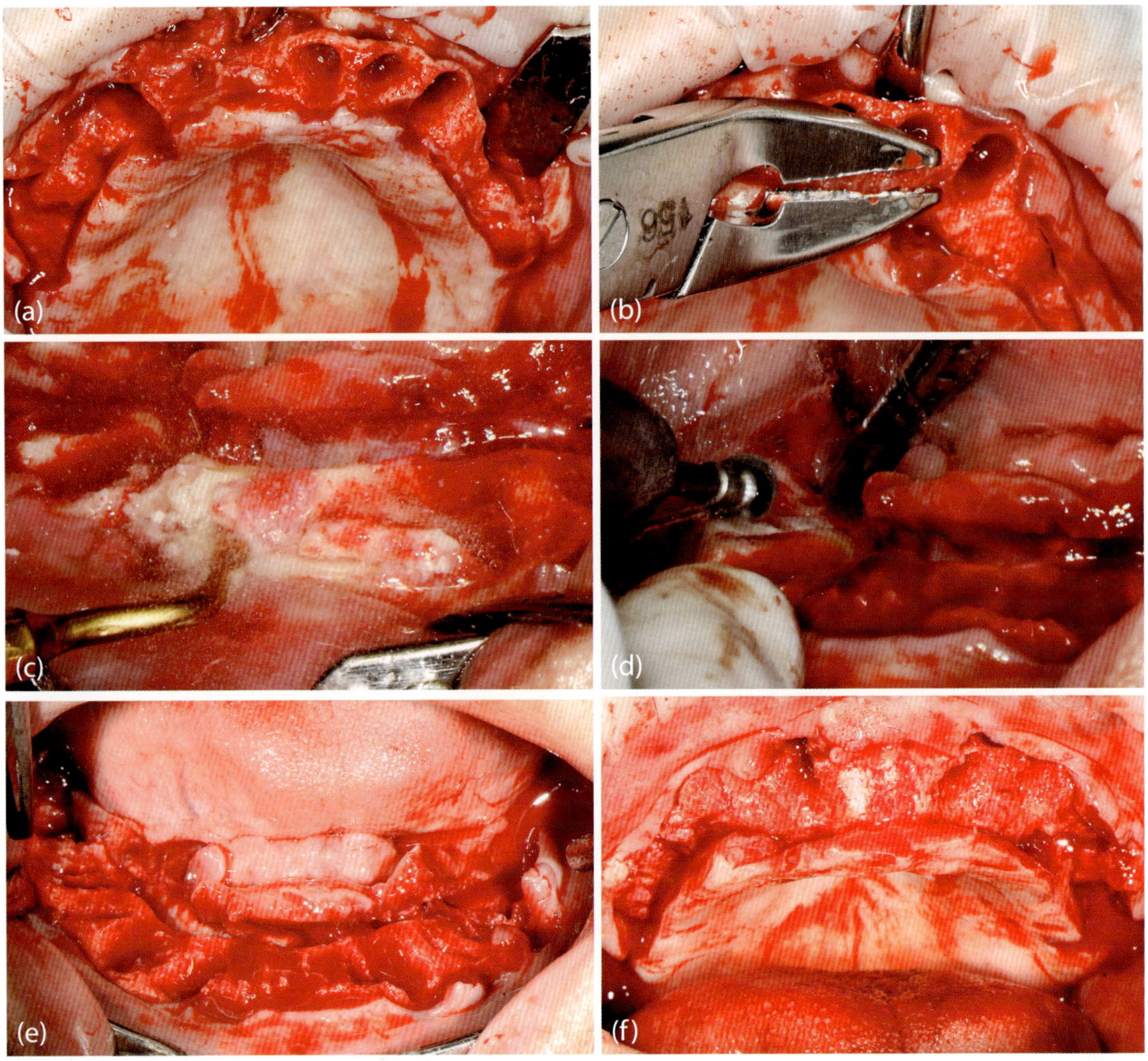

图 10-10 牙槽嵴修整流程

（a）拔牙后翻瓣见牙槽嵴不平整；（b）咬骨钳初步修整牙槽嵴，去除尖锐牙槽嵴；（c）超声骨刀截骨为未来修复体留出充足的颌间距离（下颌）；（d）钨钢球钻修整牙槽嵴边缘，使其平整（下颌）；（e）牙槽嵴修整平整，获取充足的颌间修复距离（下颌）；（f）同样的方式平整上颌牙槽嵴，按照术前设计截骨，获取颌间修复距离，使未来修复体和牙龈组织的过渡带置于最大微笑时也不会暴露的区域。

（五）预备种植窝洞、植入种植体

1. 种植窝洞预备与种植体植入 对于完全无牙的患者，种植位点无明显解剖学参考标志，自由手种植的技术要求较高。建议此类患者可先行简易导板或者数字化导板设计，以实现以修复为导向的种植。后文会详细介绍数字化导板辅助无牙颌种植治疗的流程。

对于终末期牙列患者，拔牙后牙槽窝可以作为术中种植位点的参考。自由手行终末期种植手术时，需要先找到一个参考标志点。以面中线为基准，可以先使用 2 mm 直径的先锋钻在上、下颌中线位置备孔，放置平行杆，为后续的种植窝洞预备提供参考（图 10-11）。这一钻的预备还可以评估局部骨密度，以评估是否使用级差备洞提高种植体初期稳定性，实现术后即刻负荷。

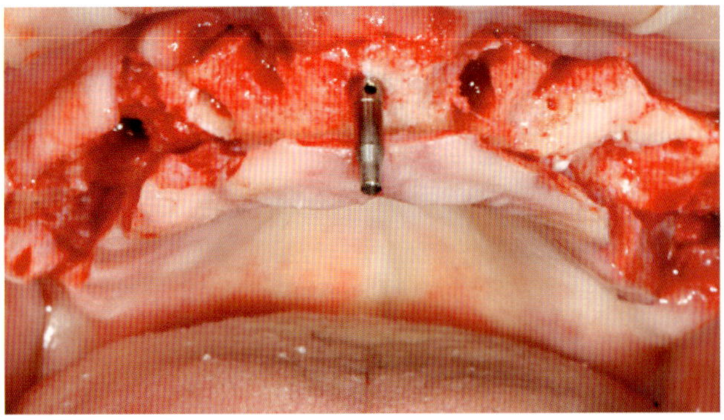

图 10-11 以面中线为基准，先锋钻备孔，确定轴向

骨量充足的轴向种植病例，医生根据术前设计，以中线为参考，自近中向远中按照各系统钻针流程逐级备孔。为了保证轴向种植的平行度，备孔过程中可依次插入平行杆作为参考；也可自近中 - 中间 - 远中，分批植入相应种植体，利用各系统种植体携带器作为种植体的方向参考（图 10-12）。

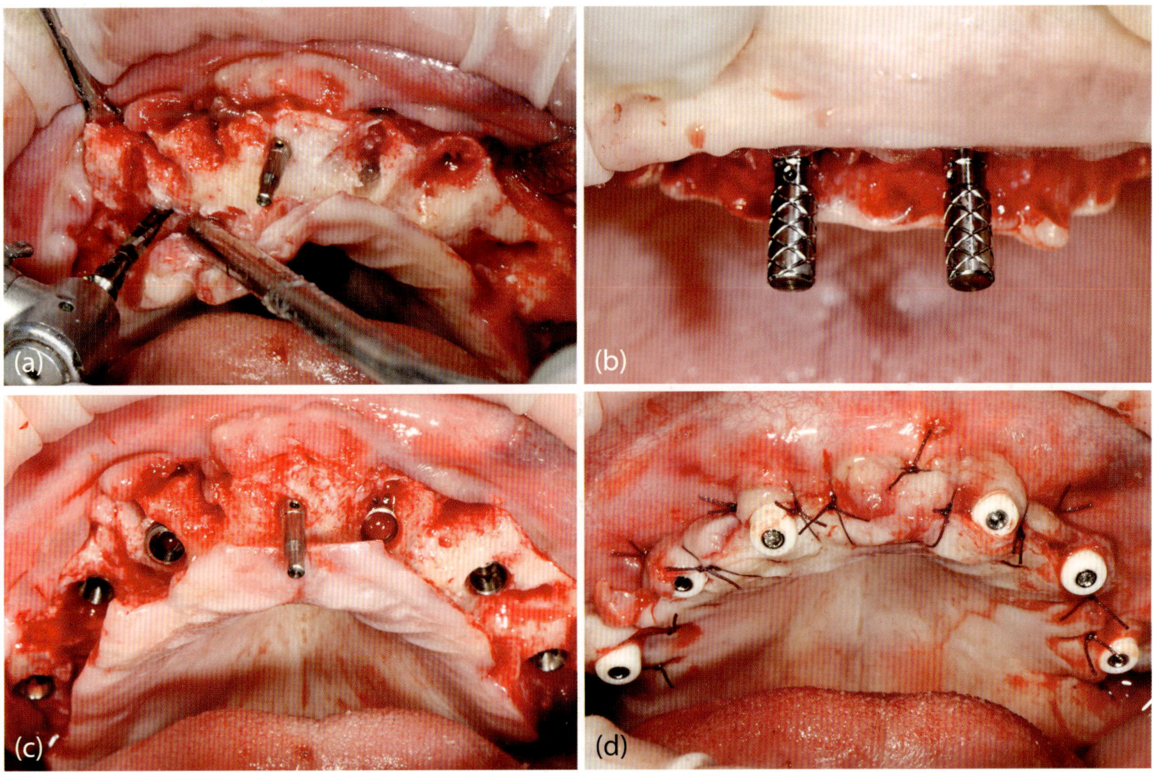

图 10-12 窝洞预备与植入

（a）首先逐级备孔，参考平行杆方向，预备近中两颗种植体位点；（b）术中，可先植入近中 2 颗种植体，利用系统对应的携带器作为参考，逐级预备远中种植位点；（c）有经验的医生，也可参考正中平行杆，逐一向远中制备种植窝洞，同时植入上颌 6 颗轴向种植体，种植体初期稳定性均大于 35 N · cm；（d）就位上颌复合基台并加力至 35 N · cm，上保护帽，术后实现即刻负荷；

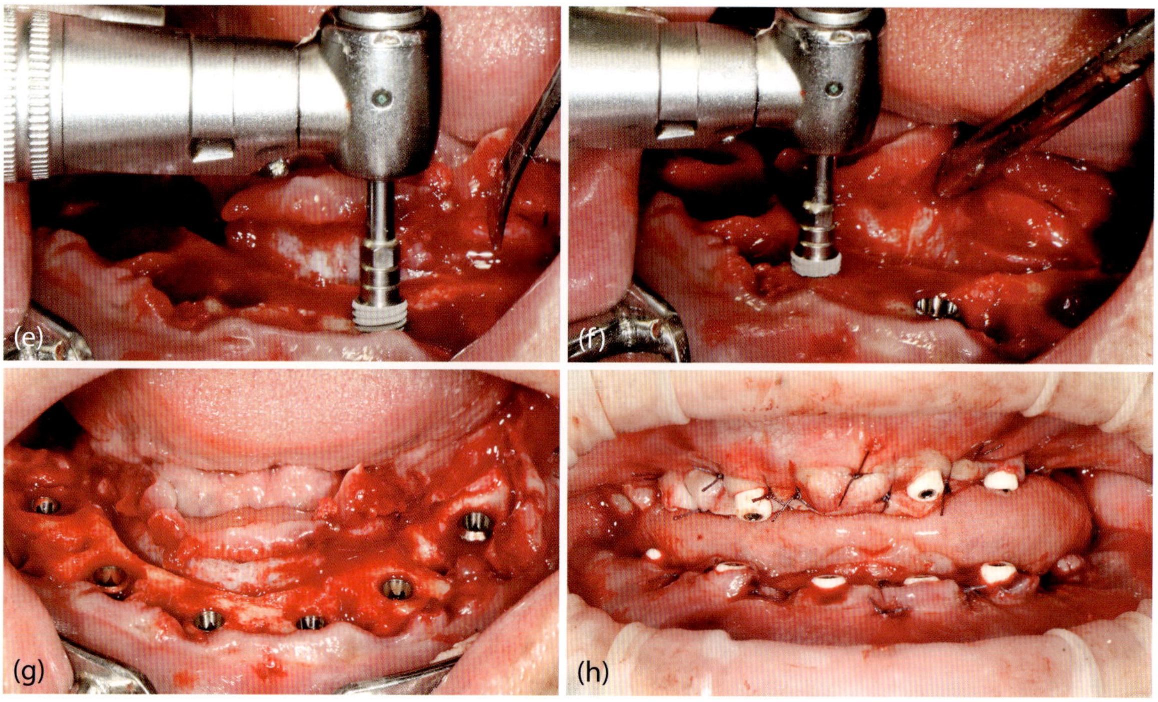

图 10-12　窝洞预备与植入（续）

（e）下颌按照同样的方式，以中线为参考，首先植入近中 2 颗种植体（左下前牙位点）;（f）下颌按照同样的方式，以中线为参考，首先植入近中 2 颗种植体（右下前牙位点）;（g）逐一向远中预备种植窝洞，植入下颌 6 颗轴向种植体，种植体初期稳定性均大于 35 N · cm;（h）就位下颌复合基台并加力至 35 N · cm，上保护帽，术后实现即刻负荷。

2. 评价标准　① 自由手备孔时，可以使用最大钻速，操作中注意保持稳定，不可偏移；② 注意上颌窦前壁、拔牙窝等解剖结构，防止钻针打滑；③ 深度控制准确，扩孔过程不可损伤周围重要组织结构；④ 植体植入方向与备洞方向一致，深度符合种植系统要求；⑤ 种植体植入时注意观察种植体携带器上的激光指示标，使其正对种植体植入轴向的颊侧，便于后期复合基台就位。

3. 沟通要点　① 操作前交代患者即将进行的操作及操作目的，让患者做好心理准备；② 告知患者医生操作期间口腔内会有多余液体，嘱患者勿吞咽，操作间隙会由助手使用吸唾管清理；③ 植入种植体前嘱患者勿移动头部，勿突然开闭口。

三、代表性病例：上颌轴向种植

这是 1 例上颌牙列缺损、仅余留左上残根的患者，拟行自由手即刻种植手术。局麻下拔除上颌余留残根，上颌植入 7 颗轴向种植体，术后实现即刻负荷，操作过程如下（图 10-13、图 10-14）。

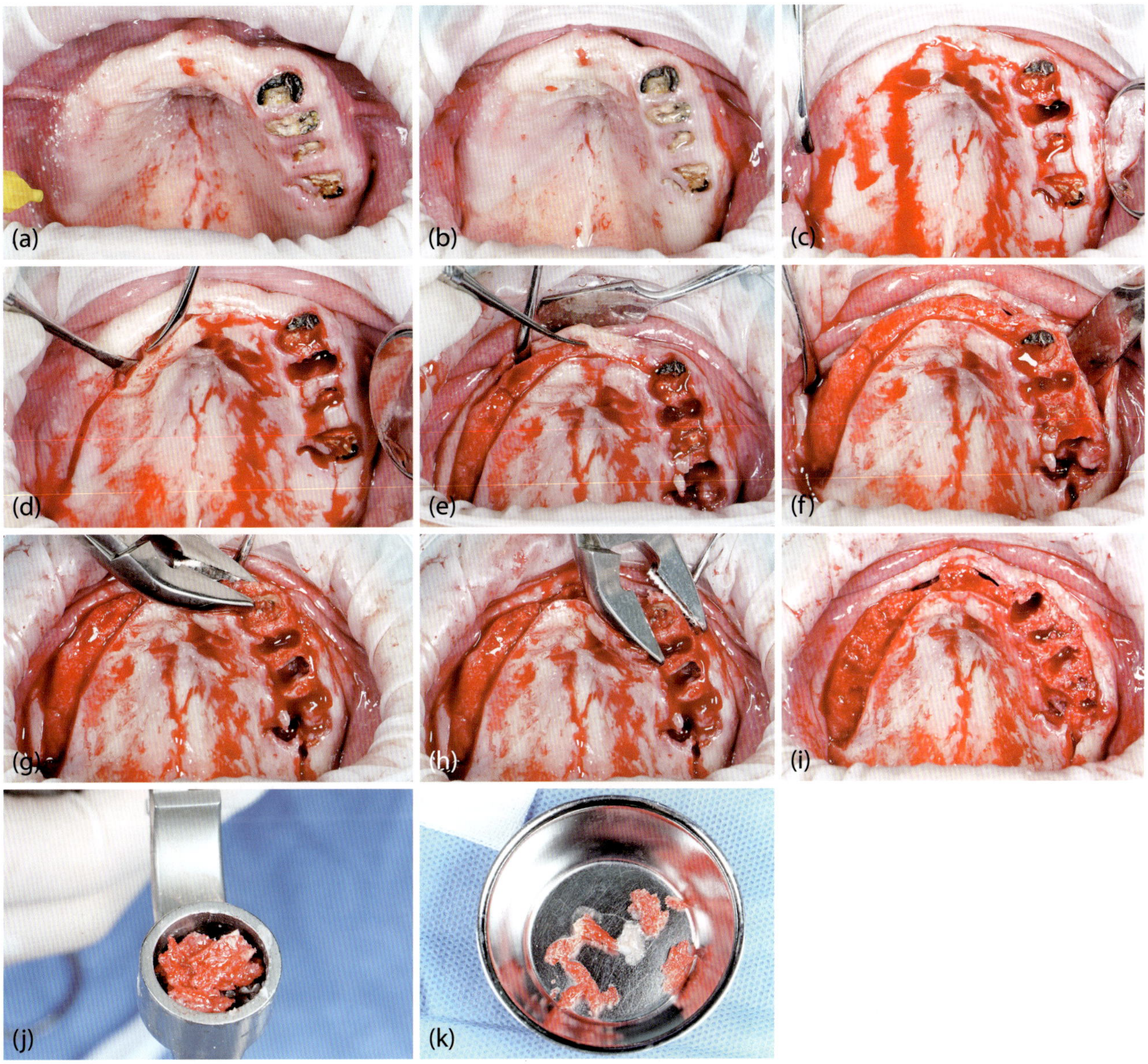

图 10-13 上颌轴向种植流程 I

（a）4% 阿替卡因行上颌局部浸润麻醉，于牙槽嵴颊、腭侧注射麻药；（b）麻药注射后，可见黏膜发白；（c）使用 15c 号手术刀片于牙槽嵴顶，自左右两侧远中向近中全层切开黏骨膜瓣，两侧切口在中线处汇合。然后，在双侧远颊侧做两个附加垂直减张切口；（d）切口制备完成后，分离黏膜瓣，首先使用刮匙再次分离嵴顶黏膜瓣；（e）自磨牙区向近中分离颊、腭侧黏膜瓣，在分离过程中注意器械紧贴骨面进行操作，尤其是存在骨凹陷或骨突的区域，防止骨膜撕裂及出现半厚瓣，防止黏膜撕裂；（f）同样的方式，分离另一侧黏膜瓣，完全暴露上颌术区；（g）咬骨钳初步修整牙槽嵴，去除尖锐牙槽嵴（右侧），同时收集自体骨，牙槽嵴修整的量需要笑线的位置，修整至未来修复体戴入后笑线的根方；（h）该病例在修整牙槽嵴的过程中，也将左侧残根位点的感染及肉芽组织去除；（i）初步去骨完成，确保未来的修复体有充足的颌间距离；（j）将取下的无感染组织的自体骨“变废为宝”，骨磨研磨；（k）获得自体骨颗粒，用于术中骨增量。

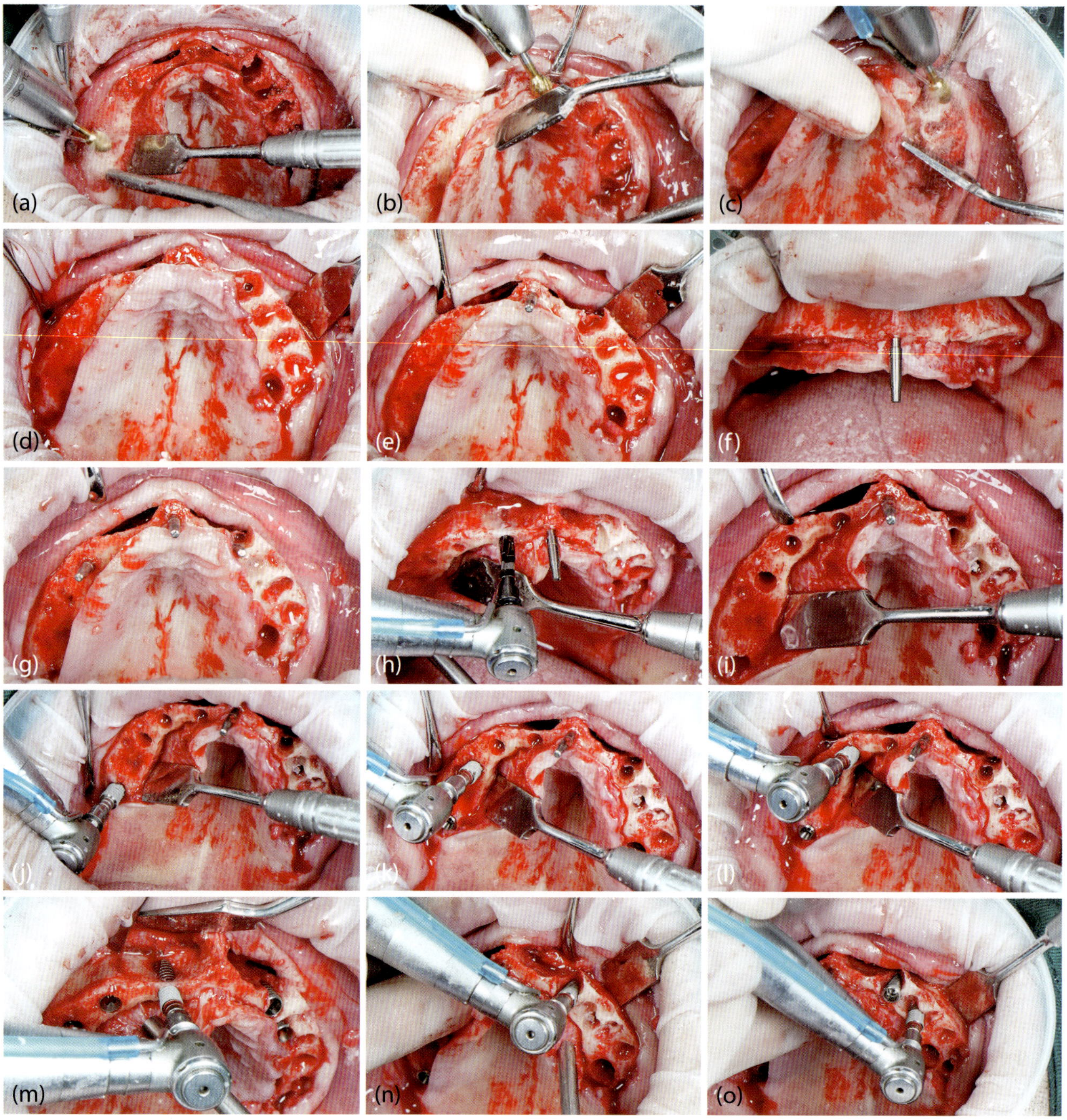

图 10-14 上颌轴向种植流程 II

（a）使用钨钢或金刚砂球钻将牙槽嵴修整平滑，以便种植体植入在统一的骨水平；（b）修整骨面使用 1：1 的直柄手机进行，过程中注意冲洗；（c）修整骨面过程中，助手注意牵拉唇、腭侧黏膜瓣，防止软组织卷入；（d）牙槽嵴平整完成，获得合适的颌间距离；（e）以面中线为基准，先锋钻于牙槽嵴正中备孔，插入平行杆，确定轴向；（f）检查平行杆轴向与面中线一致，以此为参考，预备轴向种植体；（g）以正中平行杆为参考，向两侧预备种植窝洞，此过程中可用平行杆检查方向；（h）由近中向远中，逐级备孔；（i）完成上颌 7 颗轴向种植体窝洞预备；（j）参照正中平行杆的轴向，依次植入种植体（16 位点）；（k）参照正中平行杆的轴向，依次植入种植体（14 位点）；（l）参照正中平行杆的轴向，依次植入种植体（13 位点）；（m）参照正中平行杆的轴向，依次植入种植体（11 位点）；（n）参照正中平行杆的轴向，依次植入种植体（23 位点）；（o）参照正中平行杆的轴向，依次植入种植体（24 位点）；

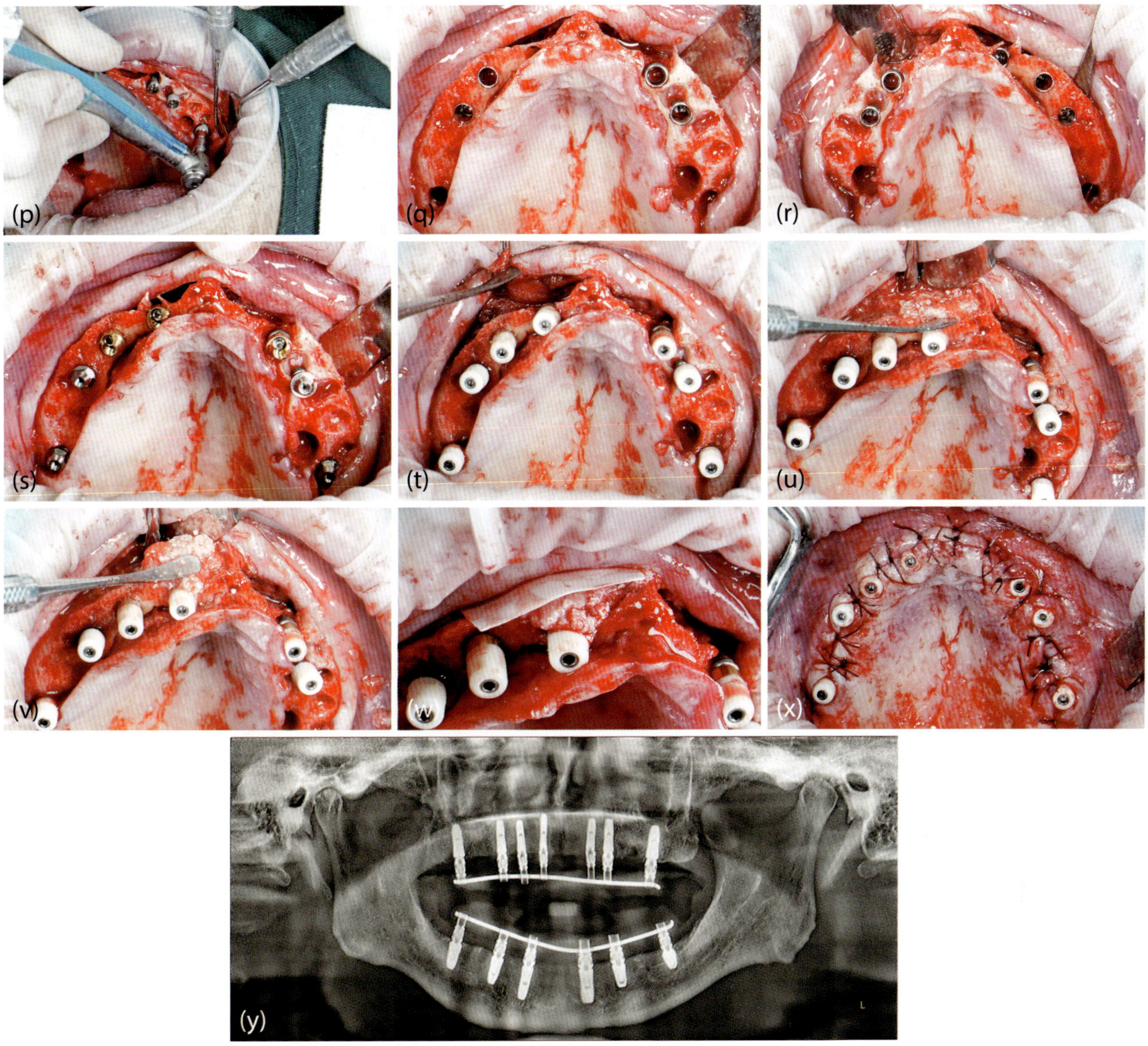

图 10-14 上颌轴向种植流程 II（续）

（p）参照正中平行杆的轴向，依次植入种植体（26 位点）；（q）完成上颌 7 颗轴向种植体植入，种植体肩台在同一水平面，种植体初期稳定性均大于 35 N · cm；（r）种植体植入后检查可见，前牙区域唇侧骨壁薄，需行骨增量；（s）上颌 7 颗种植体就位复合基台，复合基台根据种植系统的要求完成加力；（t）就位系统对应的保护帽；（u）前牙区域骨薄弱处填入术中自体骨和骨替代材料的混合物，增加种植体周稳定性及轮廓的丰满度；（v）前牙区域骨薄弱处填入术中自体骨和骨替代材料的混合物；（w）覆盖胶原膜；（x）缝合关闭创口；（y）术后影像学检查可见，上颌 7 颗种植体平行度良好，种植体肩台几乎在同一水平面。

第二节

骨量不足的上颌窦前壁区域倾斜种植

对于上颌后牙区骨量不足的患者，其尖牙牙根与上颌窦壁之间通常存在一定量的剩余骨，此区域称为尖牙后三角区（retrocanine triangle）。若尖牙牙根与上颌窦前壁之间尚存一直角梯形骨组织，即可行 2 颗种植体支持的三单位修复。基于此，上颌窦前壁之间倾斜联合轴向种植的方式在临床上应用得越来越多。

在行上颌窦前壁区域倾斜种植时，建议首先预备远中种植体。因为远中倾斜种植体决定了该术式的后界，且上颌窦腔的形态会影响倾斜种植体的植入位点和倾斜度。上颌窦前壁区域种植窝预备应沿上颌窦前壁进行，并略微与之相切。因为上颌窦的存在，邻近窦腔的骨的骨质较好，能保障种植体的初期稳定性。定点可略偏腭侧，确保腭侧骨壁厚度大于 1 mm，唇侧大于 1.5 mm，穿出点尽量偏远中。根尖点靠近尖牙支柱，种植体大部分在骨小梁内，根尖可贴近骨皮质以获取稳定性。

上颌窦前壁的倾斜种植体角度与其穿出位点和根方位置相关。若前壁区倾斜种植体的角度设计为 15°，则穿出位点偏近中，其根方位置更偏向远中，给近中轴向植体留出了足够的解剖空间，但也限制了种植体的长度（图 10–5a）。若前壁区倾斜植体的角度设计为 30°，种植体的穿出位点略偏远中，种植体的根方位置略偏近中，种植体的长度可较 15° 时略长（图 10–15b）。若前壁区倾斜种植的角度设计为 45° 时，种植体的穿出位点可以进一步向远中延伸，同时其根方位置更偏近中，种植体的长度选择可以更长，但也限制了近中轴向植体的位置（图 10–15c）。临床上根据上颌窦切迹的形态及种植位点的设计，确定上颌窦前壁倾斜植体的角度。建议种植体的角度不要超过 45°，以满足角度基台就位的准确性，便于后期修复时远中根方种植体受力的均衡。

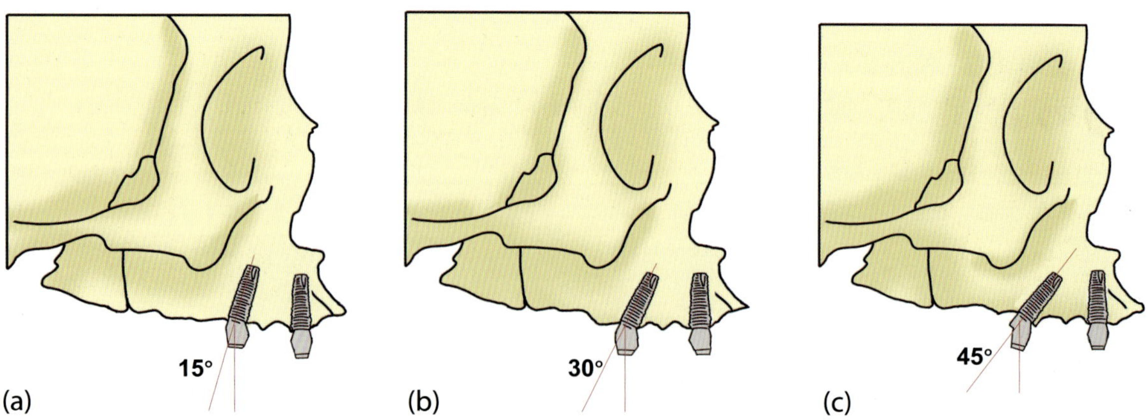

图 10–15　上颌窦前壁的倾斜种植体角度

（a）前壁区倾斜种植体的角度设计为 15°，穿出位点偏近中，其根方位置更偏向远中，给近中轴向种植体留出了足够的解剖空间，但也限制了种植体的长度；（b）前壁区倾斜植体的角度设计为 30°，种植体的穿出位点略偏远中，种植体的根方位置略偏近中，种植体的长度可较 15° 时略长；（c）前壁区倾斜种植的角度设计为 45° 时，种植体的穿出位点可以进一步向远中延伸，同时其根方位置更偏近中，种植体的长度选择可以更长，但也限制了近中轴向植体的位置。

一、避免穿通上颌窦的方法

避免上颌窦的穿通决定了该术式的成功，确定上颌窦前壁倾斜种植体的定点位置是该术式的关键所在。术前的全景片和 CBCT 分析可以初步确定上颌窦的大小与形态。术中翻瓣后，也可以通过观察局部骨组织，最终确定上颌窦的大小和形态。

（一）术中插针片检查法

对于完全无牙的患者，自由手种植时，如何盲视下寻找上颌窦前壁的精准位置，最大限度地利用解剖条件实现远中植体的理想三维位置，对技术的要求较高。建议上颌窦前远中倾斜植体的直径不小于 4 mm，结合上颌窦前壁预留出 2 mm 的安全距离，计算出远中倾斜植体的轴向中心距离上颌窦前壁约 4 mm；术中可利用插针片检查远中倾斜植体的先锋钻预备是否准确；通过 CBCT 测量调整，找到远中倾斜植体最佳的备孔位置和方向（图 10–16）。插针片评估倾斜种植体和轴向种植体的三维位置，确定倾斜种植体与上颌窦前壁之前距离安全，其根方与近中轴向植体距离安全，且各种植体唇腭向位置适宜，继续备孔，若位置欠佳，可根据 CBCT 测量进行调整。

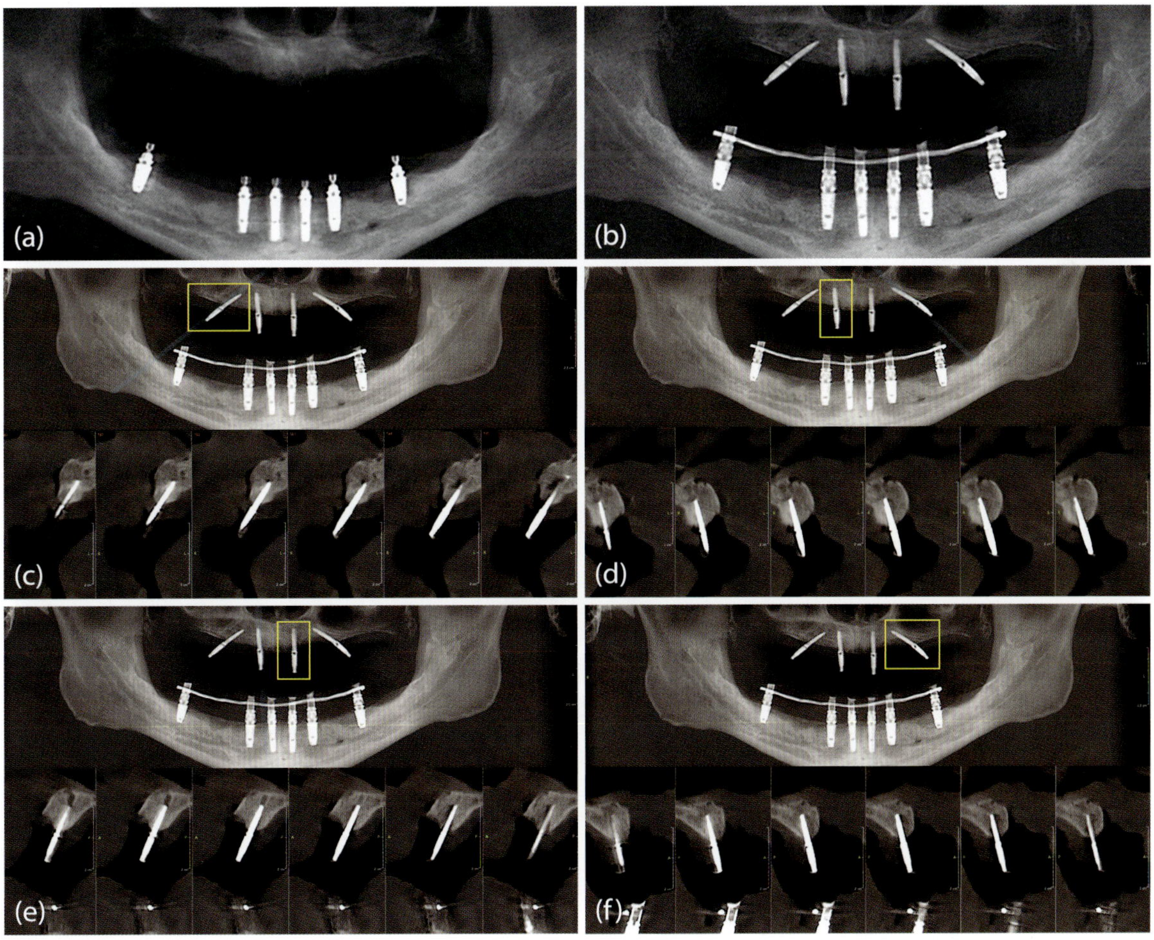

图 10–16 上颌无牙颌患者设计上颌窦前壁前 45° 倾斜种植

（a）术前 CBCT 影像；（b）先锋钻预备后拍摄插针片检查倾斜植体与上颌窦前壁的位置关系，检查其根方与近中倾斜植体的位置关系；（c）插针片检查 15 位点；（d）插针片检查 12 位点；（e）插针片检查 22 位点；（f）插针片检查 25 位点。

（二）上颌窦前壁开窗探查法

翻瓣暴露上颌窦侧壁后，进行侧壁开窗，其开窗路径与上颌窦前壁走向一致，开窗呈斜行。开窗后行上颌窦前壁黏膜分离提升，确定上颌窦前壁的精准位置后，距离其 4 mm 左右进行定点、备孔，可以精准地在上颌窦前壁植入倾斜种植体（图 10–17）。

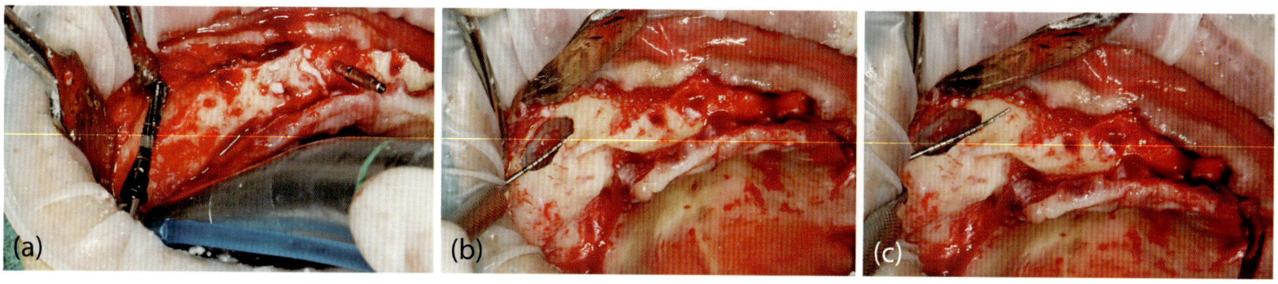

图 10–17　上颌窦前壁开窗探查

（a）翻瓣暴露上颌窦侧壁；（b）进行侧壁开窗，其开窗路径与上颌窦前壁走向一致，开窗呈斜行；（c）开窗后行上颌窦前壁黏膜分离提升，确定上颌窦前壁的精准位置后，距离其 4 mm 左右进行定点、备孔，完成种植体植入。

（三）上颌窦解剖识别法

有经验的医生可以通过翻瓣暴露上颌窦侧壁，正确识别上颌窦解剖形态，观察上颌窦侧壁的隆起，确定种植体的位置和轴向。翻瓣后找到上颌窦侧壁最高的膨隆位置，顺着膨隆向前向下，其从高逐渐变平的路径即为上颌窦切迹。术中可用消毒亚甲基蓝或消毒铅笔画出切记，距离其 4 mm 做一切线，根据倾斜种植体设计的角度指导备孔，可以最大限度避免上颌窦穿通的发生率（图 10–18）。

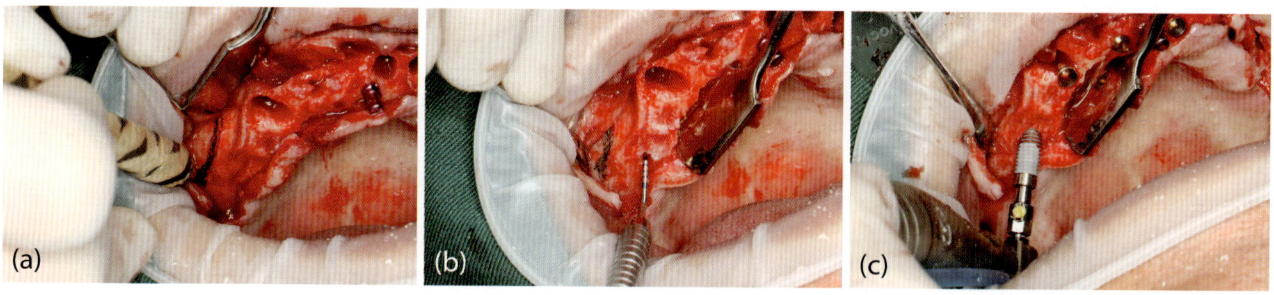

图 10–18　上颌窦解剖识别法

（a）翻瓣后找到上颌窦侧壁最高的膨隆位置，用消毒铅笔做标记；（b）顺着膨隆向前向下，其从高逐渐变平的路径即为上颌窦切记，距离其 4 mm 的位置根据倾斜植体设计的角度备孔，备孔过程中可用探针探查是否穿孔；（c）完成种植体植入。

（四）余留牙等解剖结构定位法

一些骨性解剖结构，如未愈合的拔牙窝、相对明显的骨尖、骨嵴等也可以帮助医生在术中找寻上颌窦前壁位置。在 CBCT 上规划出上颌窦前壁种植体的位置及倾斜角度，测量拔牙窝与种植体中心位置的距离，可以指导术中精准定位（图 10–19）。种植体的角度根据上颌窦前壁的形态及与近中轴向种植体的安全距离确定，术中可参考拔牙窝中心位置轴向定位进行相应倾斜角度预备（图 10–20）。

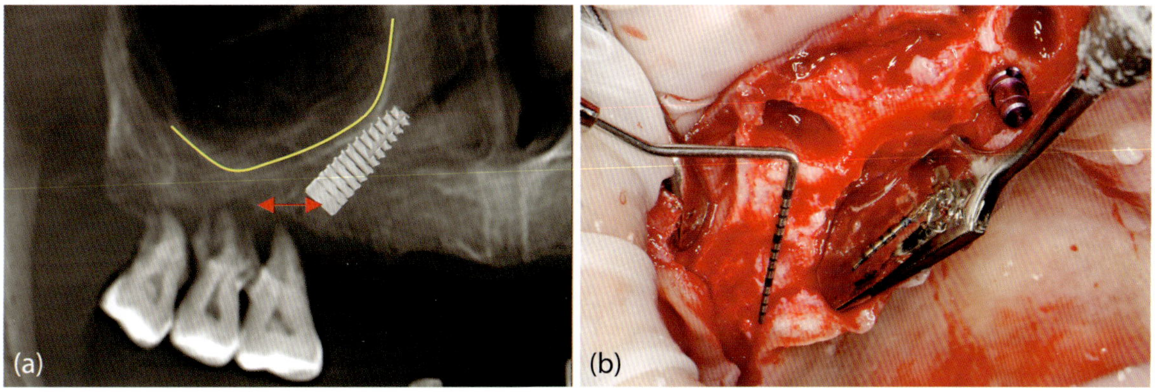

图 10–19 根据拔牙窝与种植体位置的距离定位

（a）在 CBCT 上规划出上颌窦前壁种植体的位置及倾斜角度，测量拔牙窝距种植体中心位置的距离，指导术中精准定位；（b）也可利用口内尖牙的拔牙窝与倾斜种植体的植入点位置进行定位，术前利用 CT 评估尖牙远中与倾斜种植的大概直线距离，翻瓣后用牙周探针测量并定位。

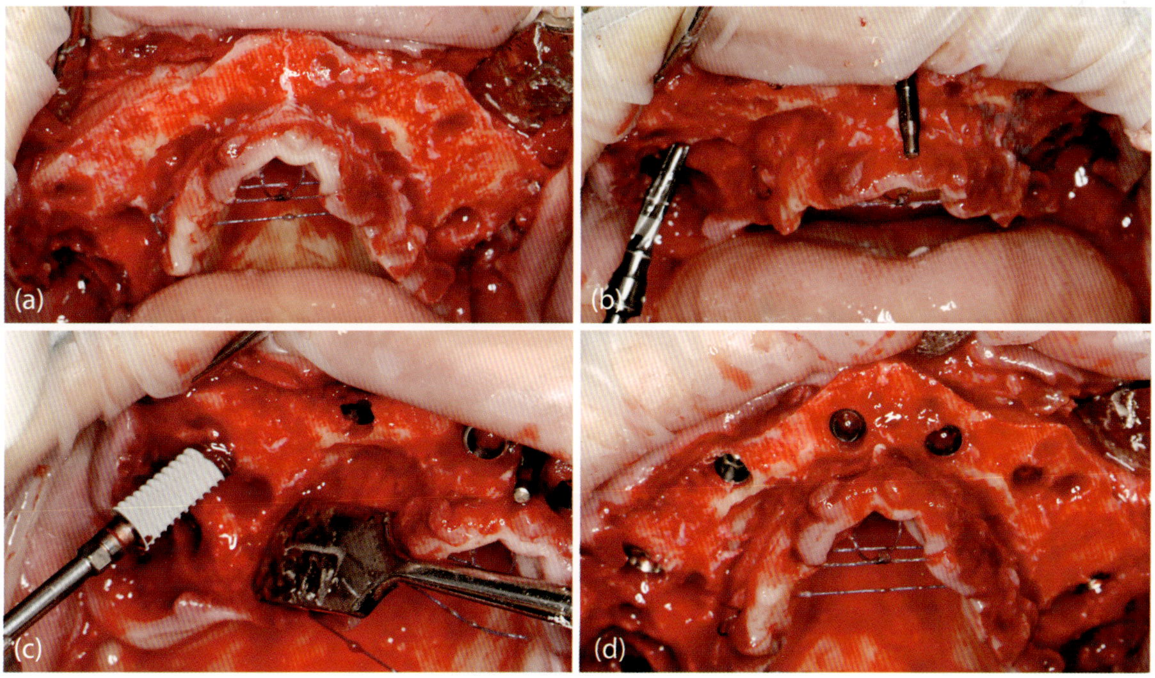

图 10–20 参考拔牙窝中心位置轴向定位

（a）该病例中双侧第一磨牙区有明显拔牙窝；（b）利用第一磨牙拔牙窝定位种植位点；（c）逐级预备后植入种植体；（d）植入种植体后，可见远中 2 颗种植体与第一磨牙拔牙窝的位置关系。

（五）数字化辅助法

数字化导板（图 10–21）、手术导航、机器人技术也可以相对精准地确定上颌窦前壁倾斜种植的三维位置。

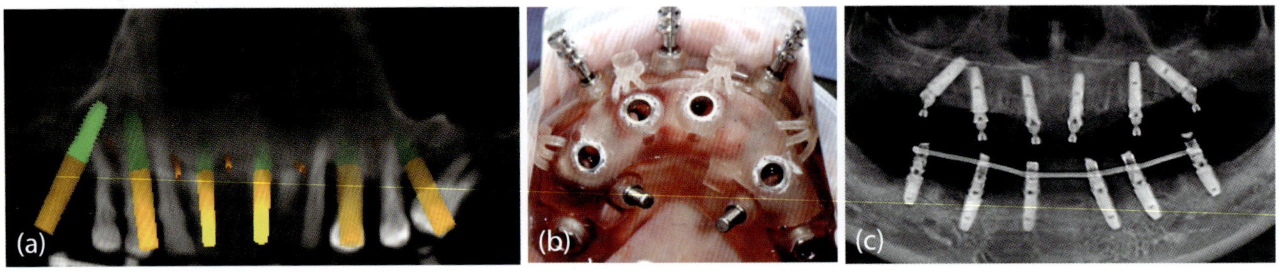

图 10–21 数字化辅助倾斜种植

（a）术前数字化设计，确定上颌窦前壁前植体的位置、方向、倾斜角度；（b）术中拔牙后，导板引导下备孔；（c）术后 CBCT 检查可见上颌窦前倾斜植体与上颌窦前壁及近中轴向植体根方之间均存在安全距离，与术前设计基本一致。

倾斜种植体植入最后阶段，需注意各个品牌种植体对应的携带器，根据携带器上的标记点或抗旋平面指示，使其抗旋平面正对颊侧，以此保证种植体植入符合未来修复的理想三维位置（图 10–22）。

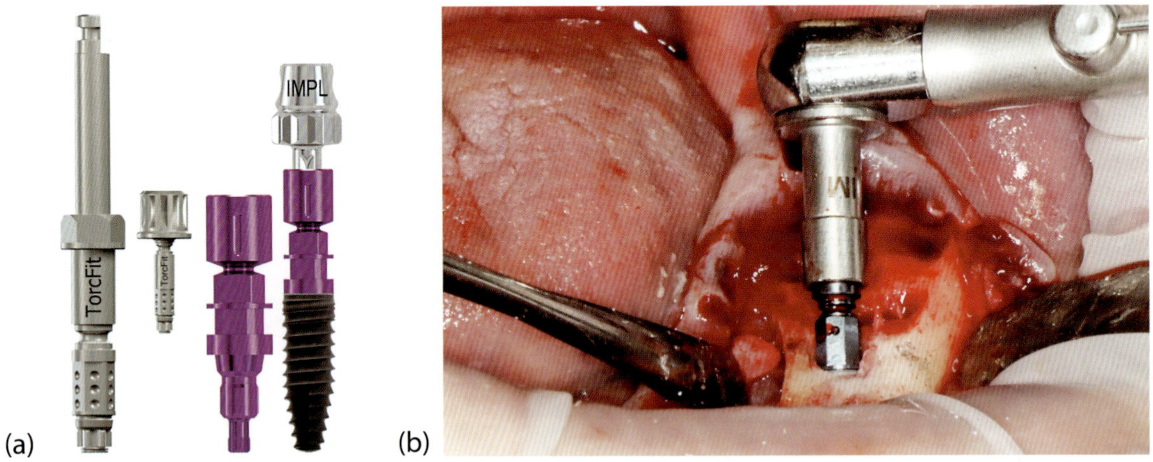

图 10–22 携带器上的标记点

（a）不同系统的携带器上均有抗旋平面的指示，可以帮助确定倾斜植体的植入角度；（b）以携带器上的标记点或抗旋平面指示，使其抗旋平面正对颊侧，帮助种植体植入在未来修复的理想三维位置。

二、代表性病例：上颌窦前壁区域倾斜种植

患者上颌窦前壁区域骨量充足，设计上颌窦前壁区域倾斜种植（图 10–23）。自由手对终末期牙列患者行上颌 All-on-6 种植手术过程。以拔牙窝作为解剖标志，指导种植位点定位，简易导板辅助上颌窦前壁倾斜种植预备及植入（图 10–24）。

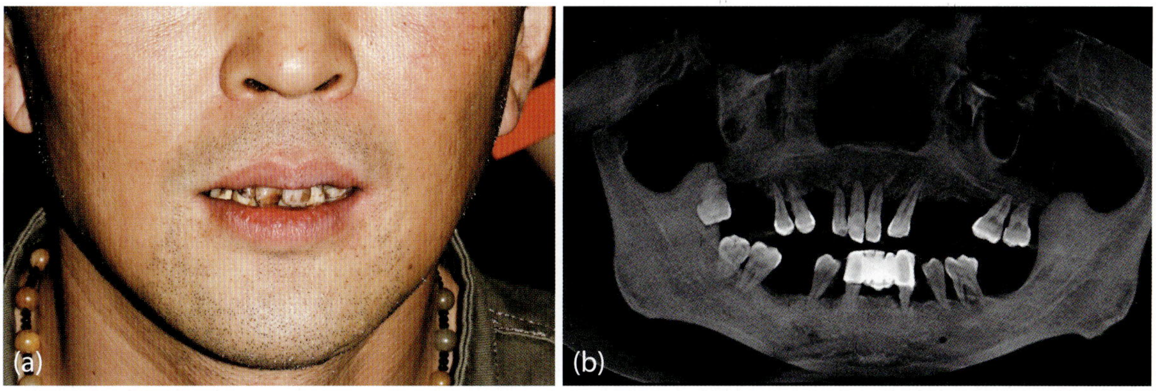

图 10-23 术前评估

（a）术前评估面型、面下 1/3 高度，确定垂直距离；（b）影像学检查见上颌后牙区域骨量不足，上颌窦前壁之间可容纳 4 颗轴向种植体，2 颗倾斜种植体；下颌骨量尚可，可行轴向种植。

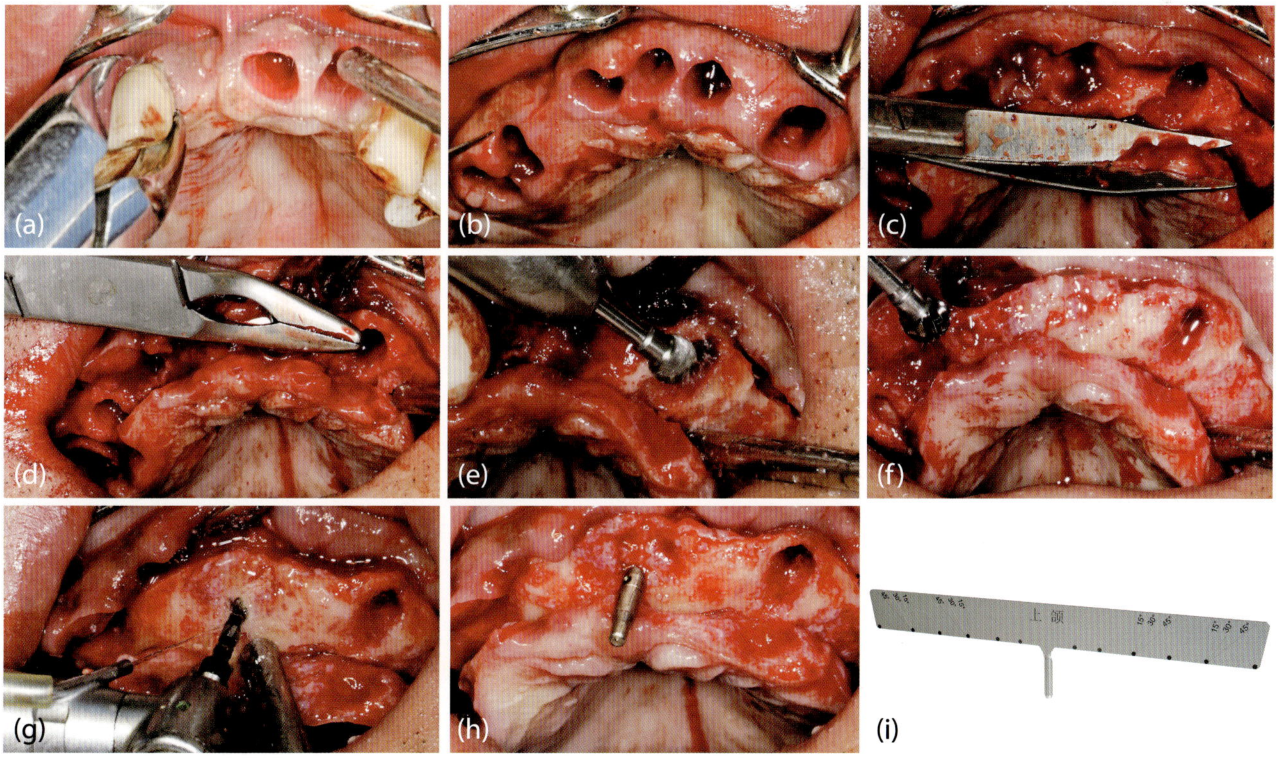

图 10-24 手术操作流程

（a）拔除上颌口内余留牙；（b）上颌余留牙拔除后；（c）切开翻瓣，修整软组织，去除炎性组织；（d）咬骨钳去骨，获取合适的颌间距离；（e）球钻平整骨面；（f）平整骨面后，牙槽嵴宽度充足，获取种植体肩台统一的平面；（g）于上颌正中位置，先锋钻定位，确定上颌轴向，感知骨质类型；（h）平行杆确认上颌轴向，作为后续备孔指示；（i）自由手行无牙颌倾斜种植时，初学者难以精准把握倾斜种植体的倾斜角度，无牙颌简易导板上的角度指示（15°、30°、45°），可以帮助初学者将倾斜种植体植入到术前设计的角度；

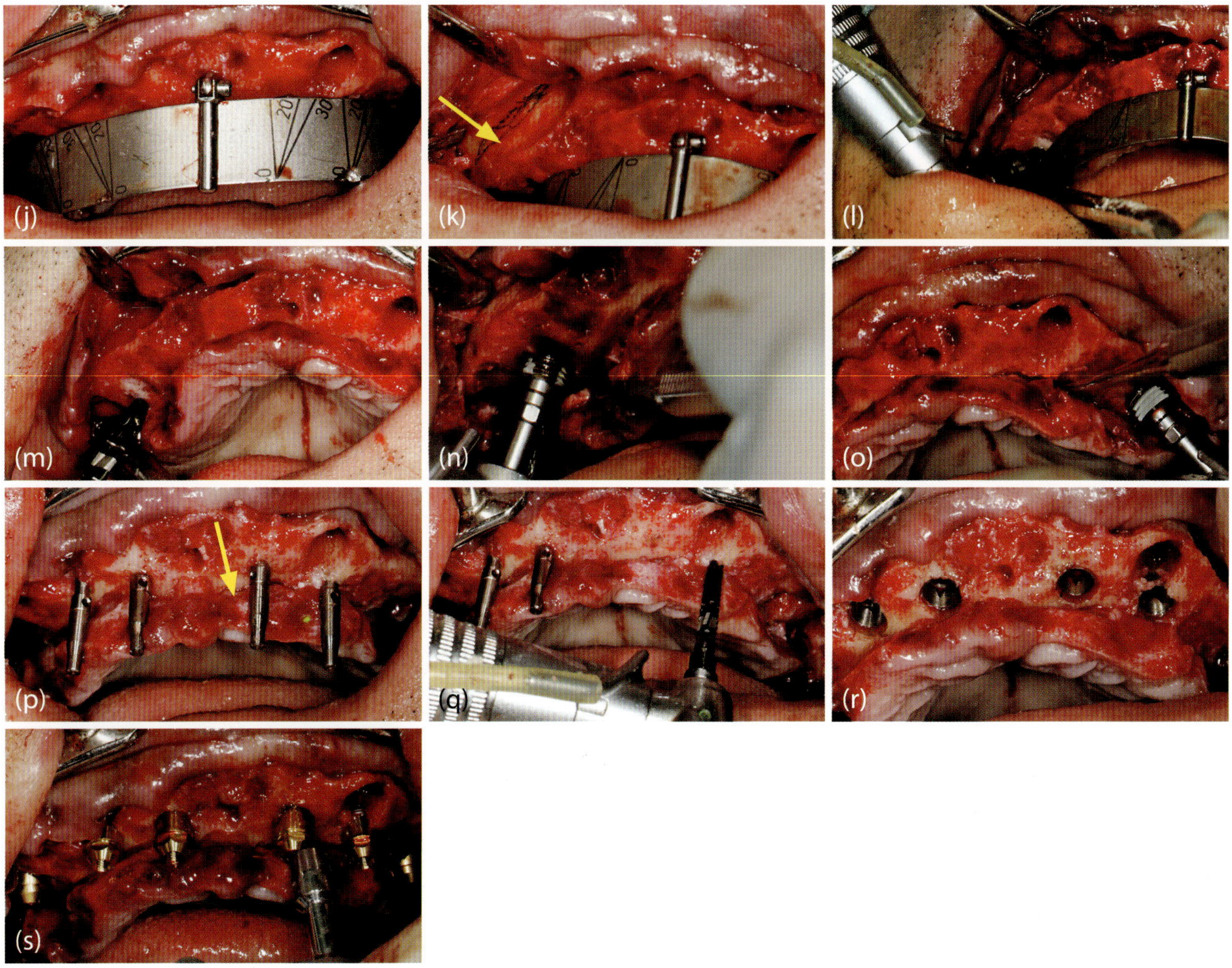

图 10-24 手术操作流程（续）

（j）将简易导板按照该患者的牙弓弧度调整，使之与上颌牙槽嵴贴合，插入中央方向指示杆，指示杆轴向与面中线一致，螺丝刀拧紧锁住；（k）以拔牙窝作为参考，寻找上颌窦前壁，按照无牙颌导板指示，确定倾斜种植体位置、方向，铅笔画线指示；（l）按照画线的方向行远中倾斜种植体植入，先锋钻备孔；（m）逐级预备倾斜种植位点；（n）植入右侧远中倾斜种植体；（o）按照同样的方式，找到左侧倾斜种植体的位置，确定倾斜种植体的角度并用铅笔画线，逐级预备，植入左侧倾斜种植体；（p）参照方向指示杆依次确定轴向种植体位置、方向；（q）逐级预备轴向种植体；（r）完成上颌前部 4 颗轴向种植体植入，所有种植体初期稳定性均大于 35 N · cm，术后可行即刻负荷；（s）上颌就位复合基台，加力至 35 N · cm，用于术后即刻修复；

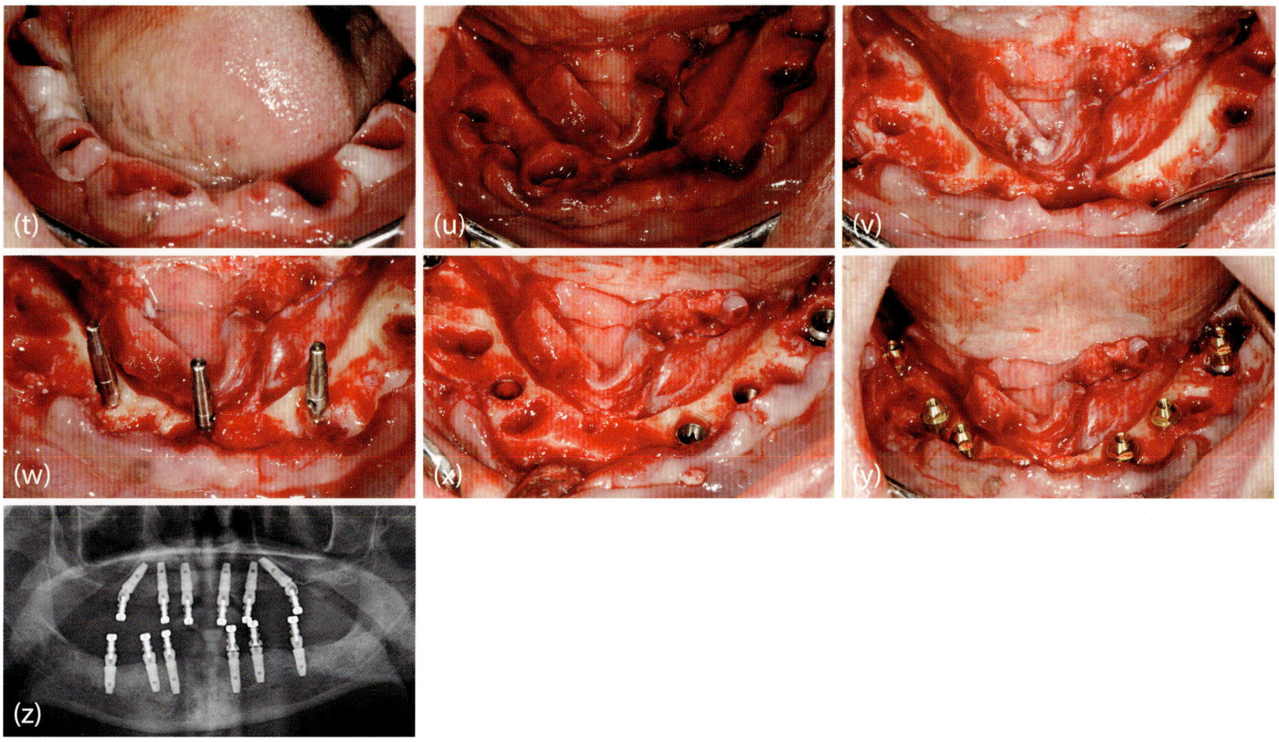

图 10-24 手术操作流程（续）

（t）拔除下颌余留牙；（u）切开翻瓣后，可见牙槽嵴高低不平，拔牙窝不平整；（v）下颌平整骨面，修整软组织；（w）于下颌正中位置先锋钻定位，确定轴向，然后按照方向指示杆指示逐个预备远中种植体；（x）逐级预备，完成下颌 6 颗种植体植入，种植体初期稳定性均大于 35 N · cm，术后可行即刻负荷；（y）下颌就位复合基台，加力至 35 N · cm，用于术后即刻修复；（z）术后影像检查种植体三维位置良好，上颌倾斜种植体与上颌窦前壁相切。

三、代表性病例：上颌窦前壁区域倾斜种植之“M 形”种植

近年来，All-on-4 术式是无牙颌修复讨论的热点。多篇文献证实下颌 All-on-4 成功率高，其中 Maló 团队报道 18 年的随访下颌成功率高达 91.7% ～ 100%，而上颌 All-on-4 种植修复在最长 13 年的跟踪随访中，种植体成功率也高达 93.9% ～ 100%。但是，上颌骨密度低于下颌骨密度，上颌种植体初期稳定性相对更难获得，骨结合强度也更弱。此外，在上下颌运动时，下颌以弧线运动主动撞击上颌，形成一个向外、向前的水平向分力，且上颌 4 颗种植体支持的全牙弓一体式修复仍需要长期随访。因此，建议上颌行种植支持式固定修复时需植入 6 ～ 8 颗种植体。

对于一些特殊病例，如牙槽骨严重吸收、前牙区骨高度不足的患者，推荐改良的上颌 All-on-4 术式，即“M 形”种植术。前牙区 2 颗向远中倾斜 30° 的倾斜种植体，联合上颌窦前壁区域 2 颗向近中倾斜 30° 的倾斜种植体，可以在相同垂直骨量条件下植入更长的种植体，充分利用骨量，实现即刻负荷。选择适合的病例，上颌“M 形”种植可以简化手术的复杂程度，降低花费。同时，“M 形”种植可以加大 A-P 距离，减少悬臂产生（图 10-25）。

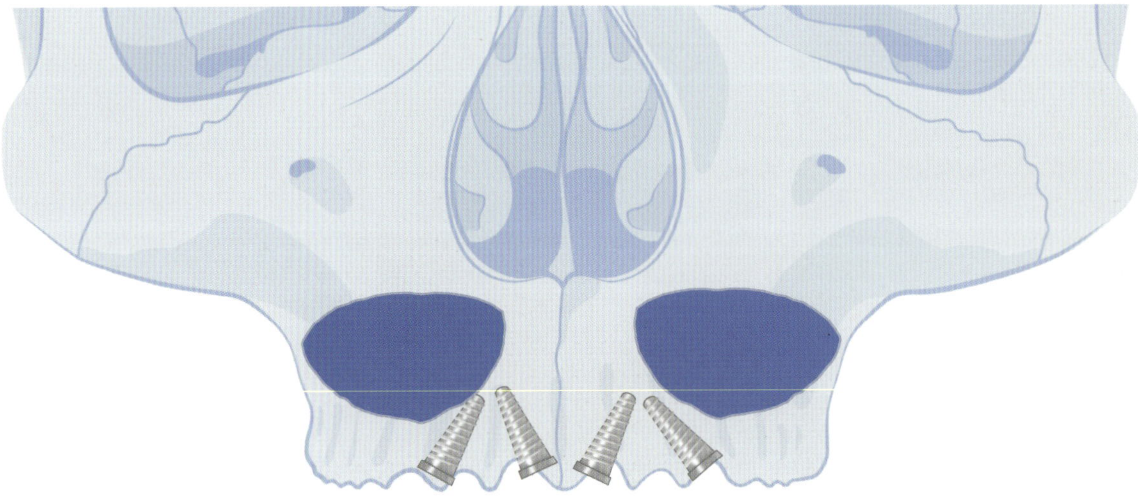

图 10-25　上颌窦前壁之间“M 形”种植示意图

这是一例上颌终末期牙列患者，拟行上颌即刻种植，术前评估该患者上颌修复的颌间距离不足，需行截骨处理（图 10-26）。结合患者影像学评估，其后牙区域严重骨吸收，前牙区域截骨后骨高度不足 8 mm。结合患者情况，拟对该患者行上颌改良“All-on-4”术式，即“M 形”种植，以期实现术后即刻负荷。具体操作过程如图 10-27 所示。

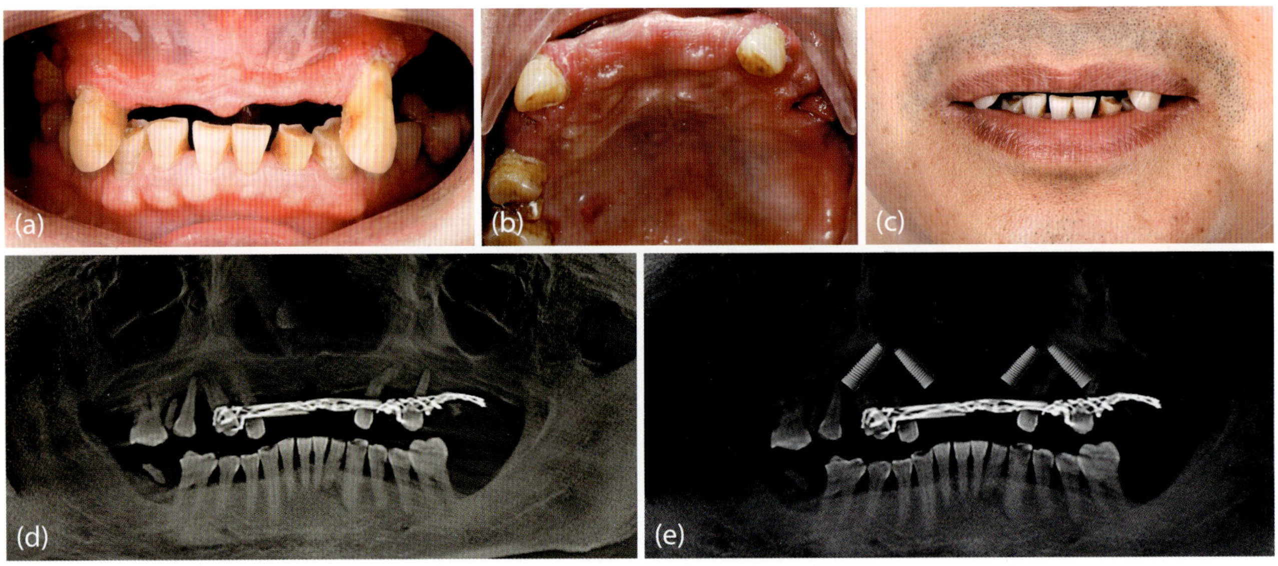

图 10-26　患者术前评估

（a）口内检查：上颌牙列缺损，余留牙牙根暴露，均有不同程度骨吸收，松动Ⅱ度，颌间修复距离不足；（b）殆面观牙槽嵴宽度不足；（c）面部检查：因缺牙上唇凹陷，面下 1/3 高度略不足；（d）影像学检查：上颌余留牙牙槽骨均吸收至根尖，上颌后牙区骨高度严重不足，前牙区骨高度不足；（e）拟对该患者行“M 形”种植术：术前虚拟种植体植入，确定前牙区 2 颗向远中倾斜 30° 的倾斜种植体及上颌窦前壁区域 2 颗向近中倾斜 30° 的倾斜种植体的三维位置；临床操作中以鼻腭管为参考确定前牙区 2 颗向远中倾斜种植体的入点，以拔牙窝为参考确定远中 2 颗上颌窦前壁倾斜种植体的入点。

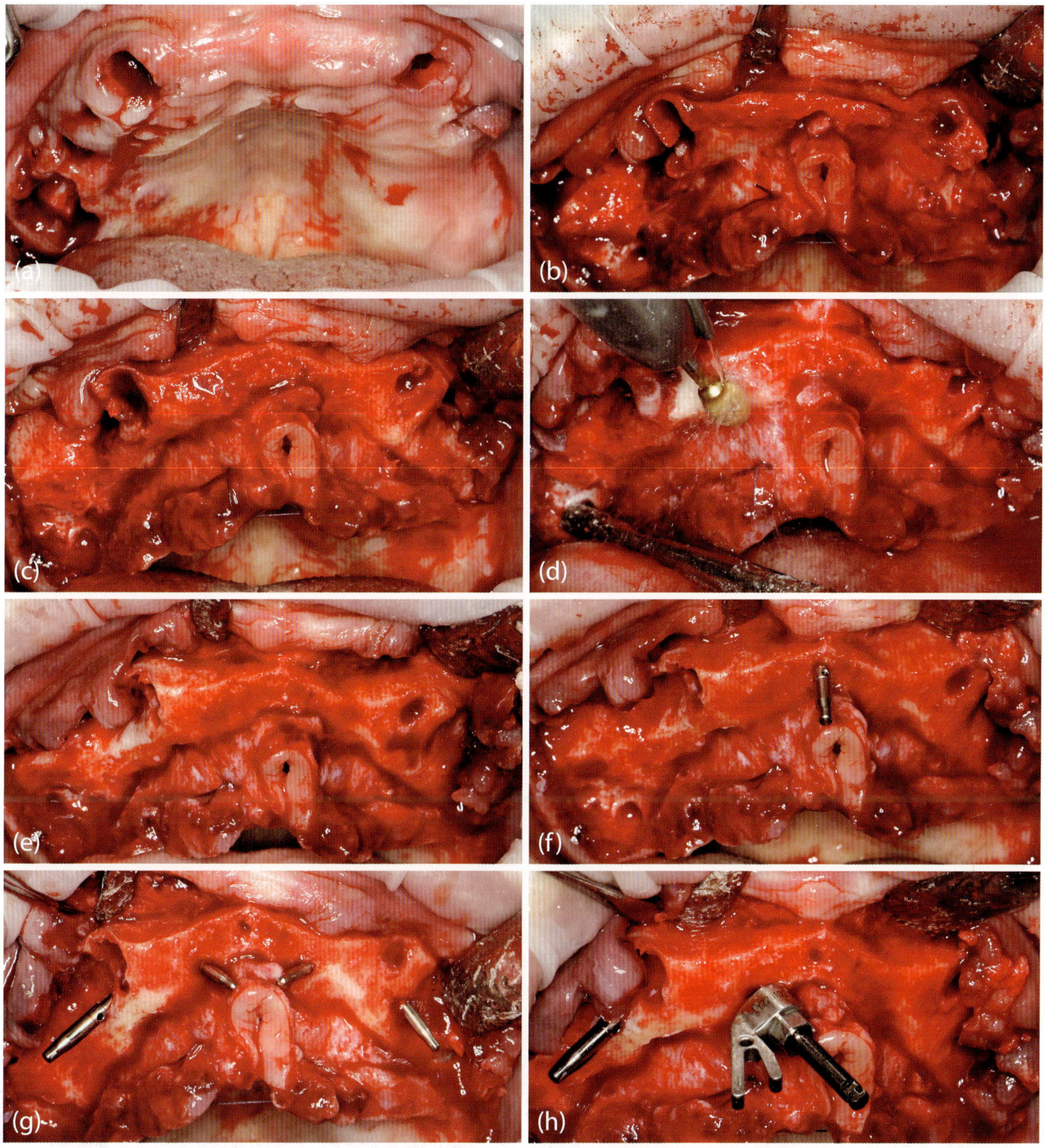

图 10-27　**手术操作流程**

（a）局部麻醉下拔除口内余留牙，彻底清理肉芽组织，生理盐水冲洗；（b）自 16-26 牙位区域全层切开，翻瓣，彻底暴露术区，腭侧可用缝线牵拉，暴露腭侧牙槽嵴边缘；（c）初步使用咬骨钳去骨，去除尖锐的骨尖骨嵴，获取修复空间；（d）使用 1：1 直机金刚砂球钻平整骨面；（e）去骨、平整骨面后，可见牙槽嵴顶宽度明显增宽，颌间修复空间增加；（f）参考面中线于嵴顶正中先锋钻备孔，插入平行杆，作为正中轴向参考；（g）按照术前 CBCT 的模拟规划，以正中平行杆为参考，向远中倾斜 30° 预备前牙区 2 颗种植体，以拔牙窝为参考向近中倾斜 30° 预备上颌窦前壁区的 2 颗种植体；（h）角度测量杆确认倾斜种植体角度，若有偏差，后续备孔可作微调（12 位点）；

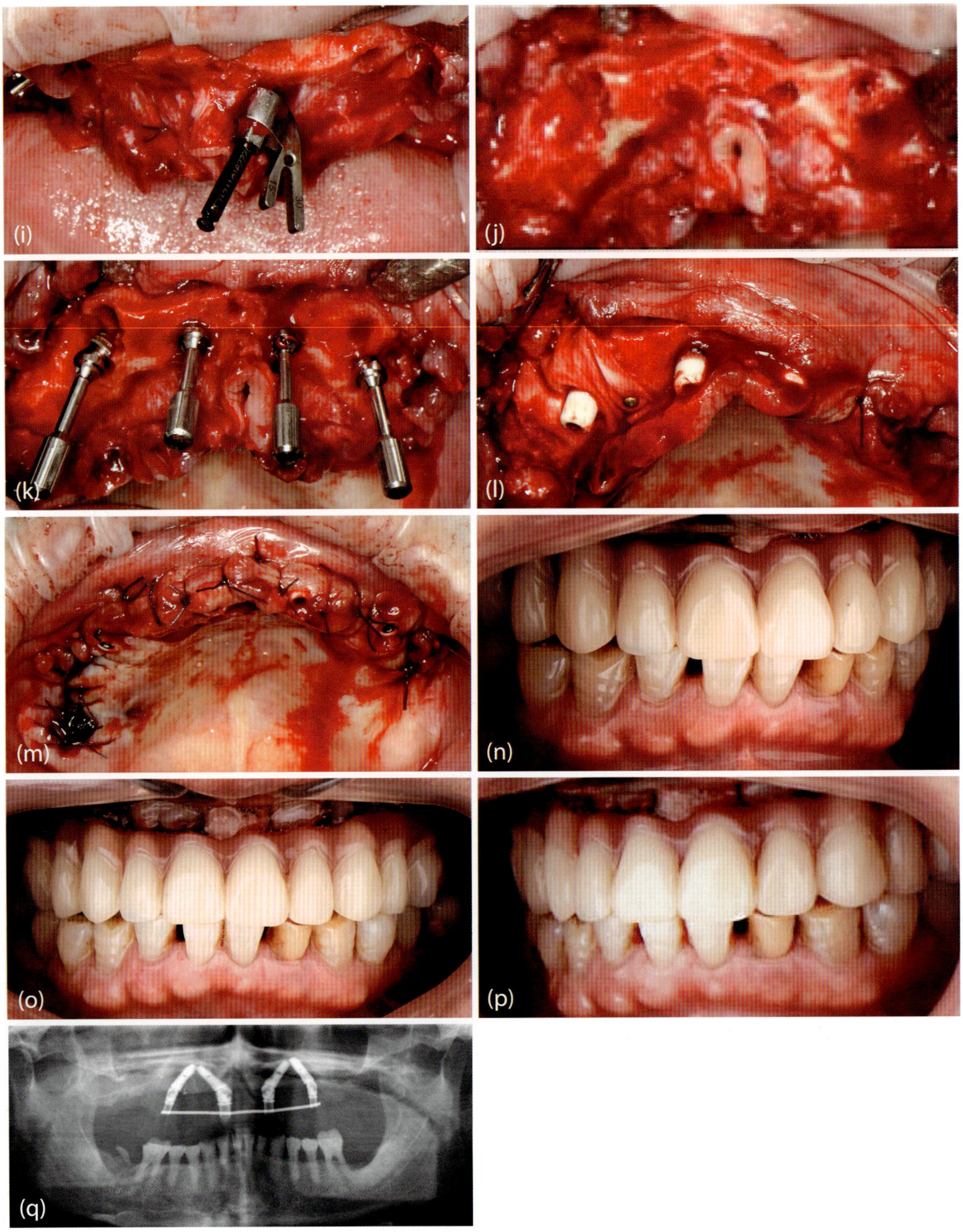

图 10-27 手术操作流程（续）

（i）角度测量杆确认倾斜种植体角度，若有偏差，后续备孔可作微调（22 位点）；（j）按照术前的规划，找到 CBCT 上参考点在口内的对应位置，在角度测量杆的辅助下，自由手下完成 4 颗倾斜种植体的预备；（k）植入种植体，调整种植体的抗旋平面，抗旋平面正对颊侧，种植体初期稳定性均大于 35 N · cm，就位 30° 复合基台，按照系统要求加力；（l）就位保护帽，骨壁薄弱处行骨增量处理；（m）减张缝合关闭创口；（n）口内戴入临时修复体，恢复患者咬合（右侧面观）；（o）口内戴入临时修复体，恢复患者咬合（正面观）；（p）口内戴入临时修复体，恢复患者咬合（左侧面观）；（q）术后的影像学检查可见种植体三维位置良好，上颌窦前壁贴近种植体，前、后牙区倾斜种植体之间根尖距离可接受。

第三节

骨量不足的上颌窦前壁区域倾斜种植结合翼上颌区域倾斜种植

一、翼上颌区域倾斜种植解剖考量

当上颌窦前壁位置靠前，前壁之间不足以种入 6 颗种植体，翼上颌区域有可利用的骨组织，可以采用上颌窦前壁区域倾斜种植联合翼上颌区域倾斜种植的Ⅴ－Ⅱ－Ⅴ术式（图 10-28）。通过 6 颗种植体支撑的全牙弓修复实现上颌牙列缺失的即刻负荷。其中 2 颗种植体位于上颌前部，4 颗种植体为倾斜种植体，与上颌窦前壁和侧壁相切。与 All-on-4 术式相比，Ⅴ－Ⅱ－Ⅴ术式可以在两侧各多植入 1 颗种植体，近远中倾斜度为 30° ~ 45°，与上颌窦外侧壁紧密接触。利用多层骨皮质（牙槽突、鼻底、上颌窦侧壁）固位，可以获得较高的初期稳定性，实现即刻负荷。在双侧远中各增加 1 颗种植体支持，可以消除远中悬臂，增加骨结合面积来合理分配修复体的咬合力。6 颗种植体支持的全牙弓修复远期成功率高。骨质较差的上颌骨种植体的稳定性差。采用Ⅴ－Ⅱ－Ⅴ术式，增加 2 颗种植体的支撑来增加术后即刻负荷的可能，也避免了复杂的骨增量手术。

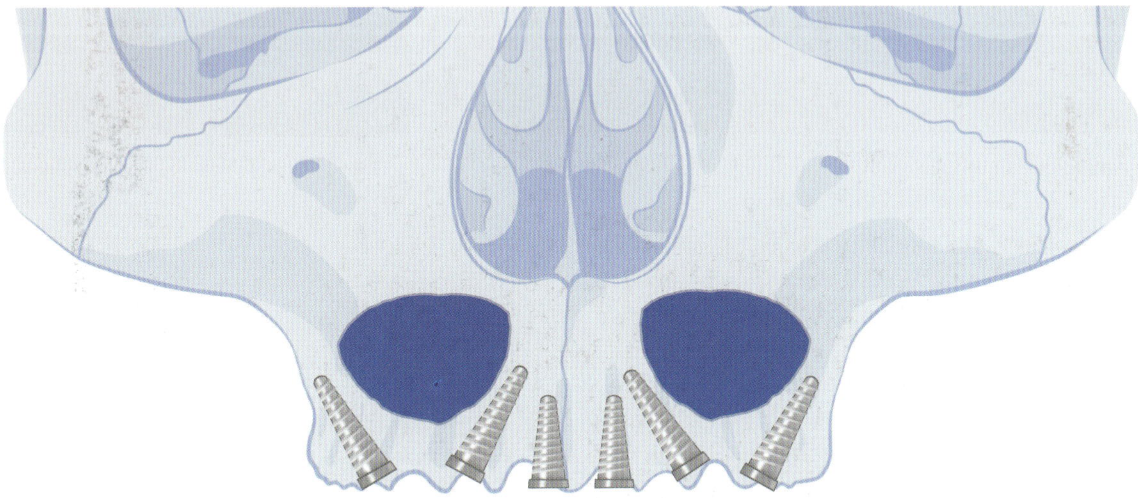

图 10-28　Ⅴ－Ⅱ－Ⅴ术式，上颌窦前壁区域倾斜种植联合翼上颌区域倾斜种植

Tulasne 在 1989 年首次提出翼上颌区种植技术。翼上颌种植体穿过由上颌结节、腭骨锥突和蝶骨翼突组成的翼上颌支柱，能够在上颌后部起到支撑作用。有报道显示，翼板区种植 3 年的存留率为 99%，3 年修复体存留率为 97.7%，3 年平均边缘骨丧失 1.21 mm。3 年的随访中，轴向种植体和倾斜种植体的边缘骨丧失没有显著差异。

近年来，翼板区种植已成热门话题，技术也日趋成熟，多数有经验的种植医生也能接受该种术式。翼上颌区种植有着诸多优势：① 在上颌后区骨量不足的情况下倾斜避开上颌窦，也避免了骨增量程序带来的可能并发症，缩短种植治疗的周期；② 在远中区增加种植体，避免悬臂存在；③ 远中区有良好的支撑，较少骨的应力。

不少医生的顾虑是该技术要求高，该区域有 15 ～ 20 mm 距离的半盲操作，翼状神经丛位于翼状骨板的后方（图 10–29），如果在预备过程中受损，会导致严重的出血，且难以进行术中处理。

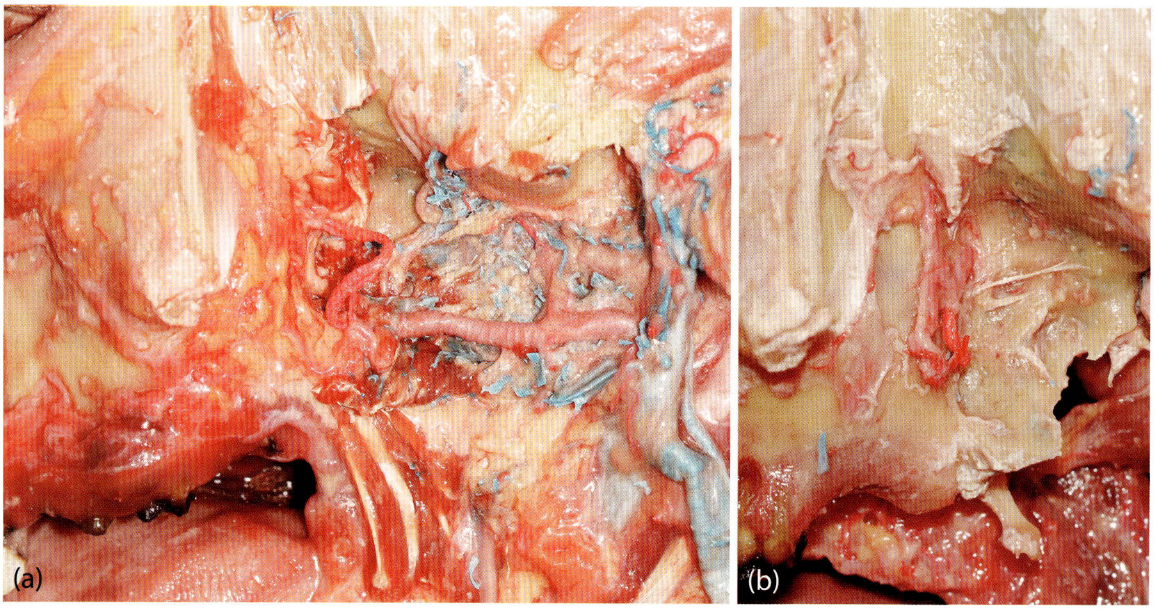

图 10–29 翼状骨板的后方血管

（a）翼上颌区域神经血管分布众多；（b）翼腭窝内存在腭降动脉。

熟练掌握翼板区解剖和规范的术式至关重要，Tulasn 的经典穿翼术式要求种植体的长度为 20 ～ 22 mm，并以 35° ～ 55° 的倾斜度穿过上颌骨和腭骨，与蝶骨的翼突接触。因此，了解翼板区的解剖结构才能准确植入。翼板区由 3 块区域组成（图 10–30 a 和 b）：① 上颌结节；② 与翼上颌切迹相连的腭骨锥突；③ 位于后部的蝶骨翼突。上颌结节区多由三类和四类骨松质组成，腭骨的锥突和蝶骨的翼突是致密的骨皮质，在腭突和碟突之间致密的骨性连接平均有 6 mm 宽，如果植体以 45° 的角度穿过这部分骨结构，那么可以获得足够的骨皮质固位，种植体在此区域便能获得良好的初期稳定性（图 10–30c）。

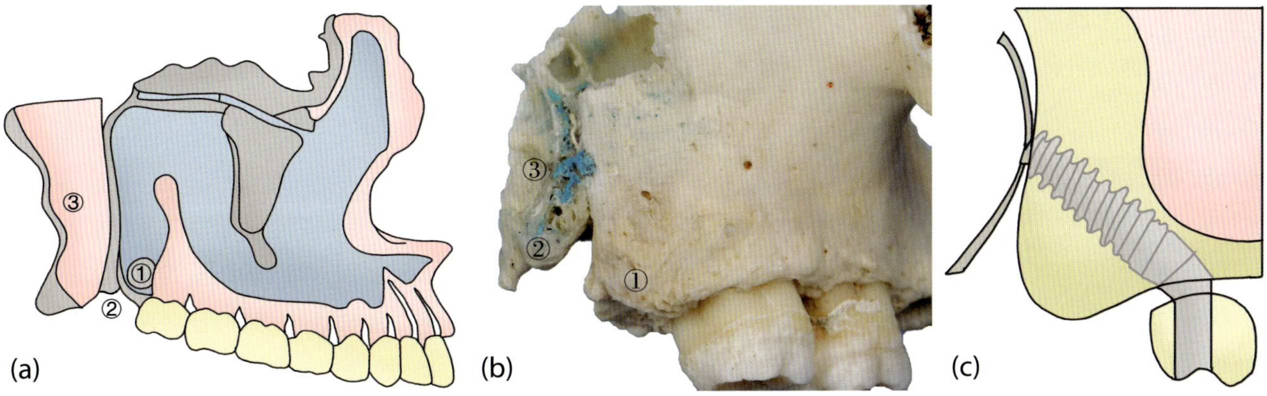

图 10-30　翼板区种植解剖

（a）翼板区的解剖结构（冠状面）：① 上颌结节，② 腭骨锥突，③ 蝶骨翼突；（b）翼板区的解剖结构（𬌗面）：① 上颌结节，② 腭骨锥突，③ 蝶骨翼突；（c）种植体以 45° 的角度穿过腭骨的锥突和蝶骨的翼突区域的致密骨皮质。

二、翼上颌区种植临床程序之定点

（一）翼上颌区种植的第一个定点——牙槽嵴定点

种植体同时经过上颌结节、腭骨锥突、蝶骨翼突这三个区域才是理想的翼板区种植。在牙槽嵴上，正确的植入点决定修复体上螺丝孔穿出位置，而螺丝较为合适的开孔位于上颌第二磨牙的中央窝。临床上可根据每个患者的情况选择相应的解剖结构进行翼上颌区域种植位点定位。

1. 余留牙或残根定位法　若口内有余留牙或者残根可以以此精准定位（图 10-31）。

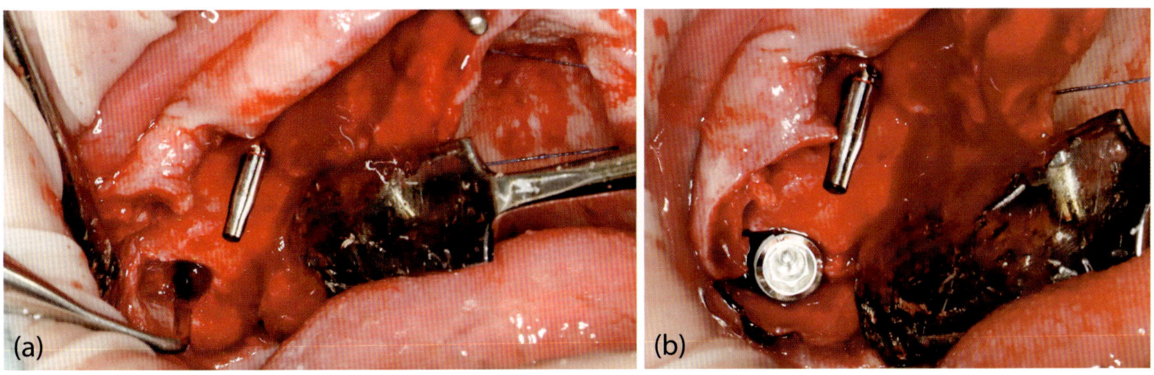

图 10-31　余留牙的拔牙窝为标志

（a）以拔牙窝作为定位，相当于在第二磨牙处进行定点备孔；（b）植入翼上颌区的种植体。

2. 上颌结节定位法 当完全无牙颌时，可以用上颌结节后缘（翼突上颌缝）作为种植体植入的参照点，在上颌结节前约 10 mm（相当于第二磨牙处）进行定点备孔（图 10–32）。

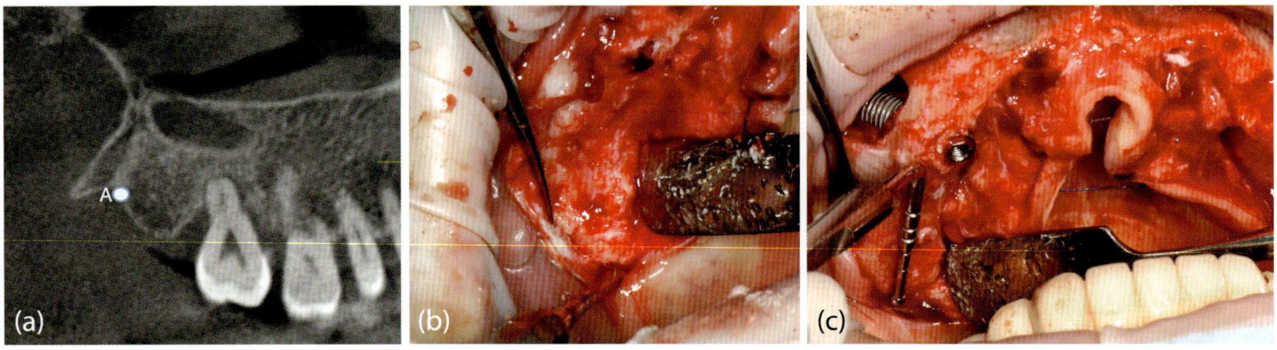

图 10–32 上颌结节为标志

（a）CBCT 上找寻上颌结节后缘，找到翼突上颌缝；（b）翻瓣，暴露上颌结节后缘，找到翼突上颌缝；（c）在上颌结节前约 10 mm 处进行定点备孔，植入翼上颌种植体。

3. 数字化导板引导 数字化方式的引导定位更加精确，包括使用静态导板（图 10–33），动态导航（图 10–34）和种植机械臂（图 10–35）等手段，都可以进行翼板区种植体植入点的定位。

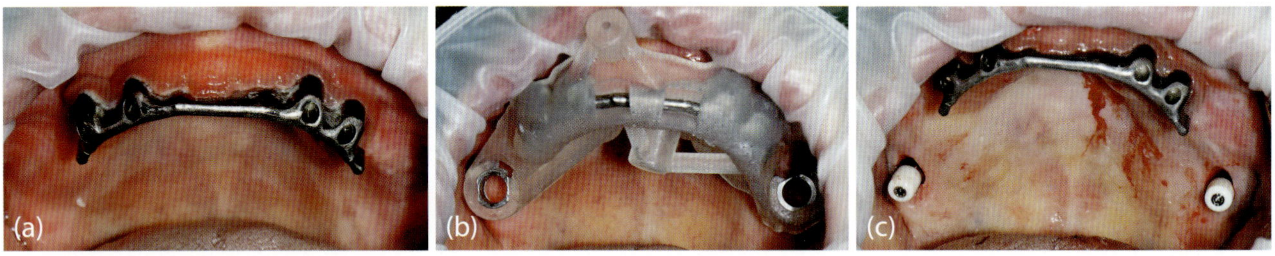

图 10–33 静态导板引导

（a）上颌种植支持式杆卡覆盖义齿修复患者，现增加翼上颌区 2 颗种植体，改为种植支持式固定修复；（b）以杆卡和黏膜共同支持式导板，引导翼上颌种植体备孔、植入；（c）导板引导下不翻瓣完成上颌 2 颗翼上颌种植体植入。

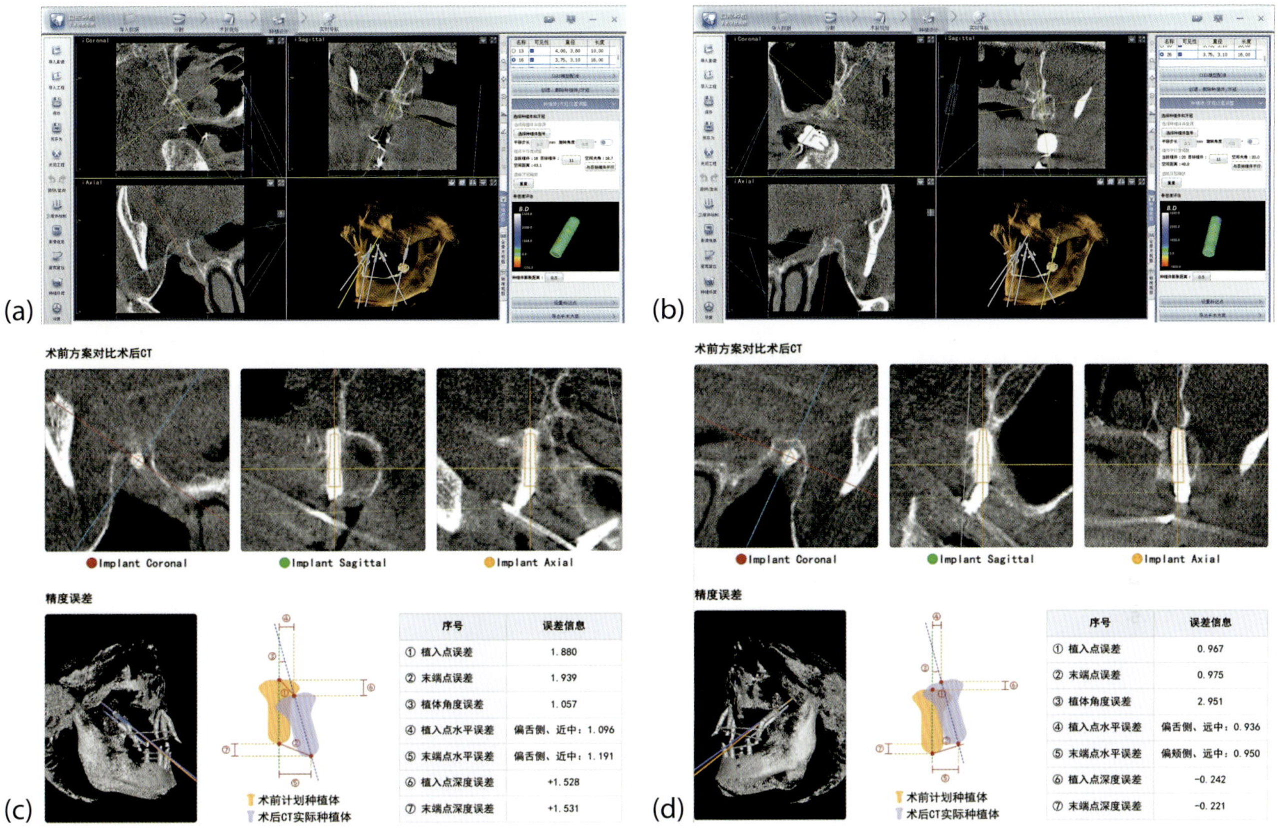

图 10-34 动态导航引导

（a）导航引导翼上颌区域种植手术，术前规划种植体位点（右侧）；（b）导航引导翼上颌区域种植手术，术前规划种植体位点（左侧）；（c）导航引导翼板区种植的精度（右侧），误差在可接受范围之内；（d）导航引导翼板区种植的精度（左侧），误差在可接受范围之内。

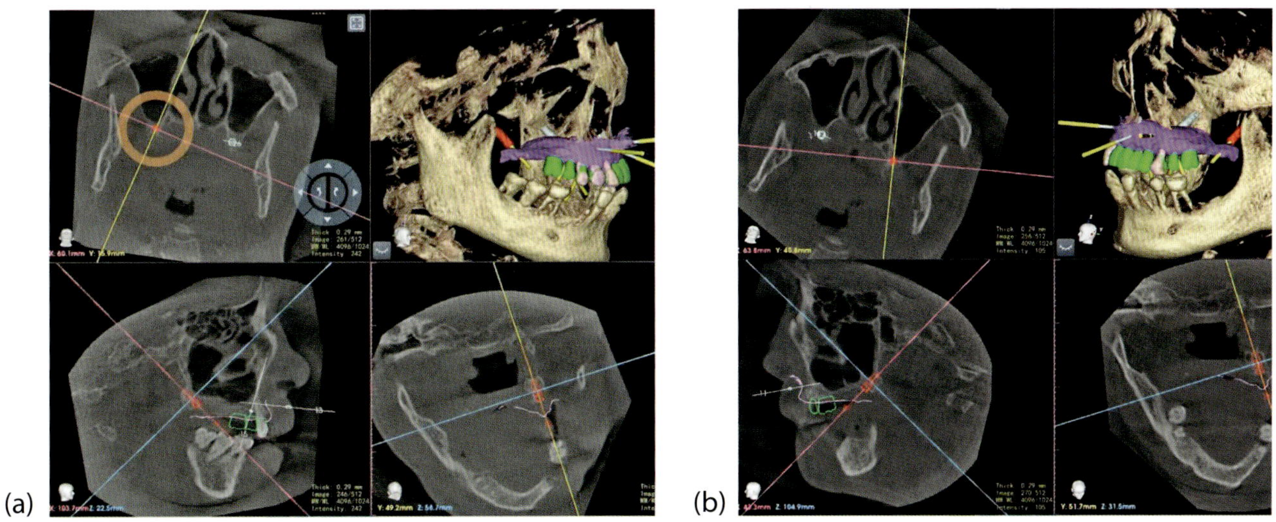

图 10-35 种植机械臂植入

（a）种植机器人引导翼板区种植的术前规划（右侧）；（b）种植机器人引导翼板区种植的术前规划（左侧）。

数字化技术对翼板区种植有着非常积极的意义，在半盲区操作的程序中，可以非常精准地引导钻针预备，大大提高该区域操作的安全性。自由手手术平均误差为7.03° ±3.44°，全程引导手术平均误差为3.04° ±1.51°。动态导航引导下种植颈部、根尖及角度的误差分别为1.02 mm、1.33 mm和3.59°。而种植机器人的偏差可能会进一步缩小，整体角度偏差为2.56° ±1.48°，种植体冠与种植平面的偏差为（1.04±0.70）mm，种植体顶与种植平面的偏差为（0.95±0.73）mm。标记深度偏差为（0.42±0.46）mm。这些数字化程序的偏差远远低于自由手操作带来的偏差，因此，数字化工具的应用会给翼板区种植带来良好的辅助作用。

（二）翼上颌区种植的第二个定点——翼板入路定点

翼上颌区种植的第二个定点就是进入蝶骨翼板的位置，这个点一般在翼上颌联合部。上界为翼上颌联合上缘，下界为翼上颌联合下缘，颊舌向也以翼状上颌交接处作为边界，第三个点是翼板区种植体的穿出点，一般在翼突最凹的骨皮质处（图10-36）。

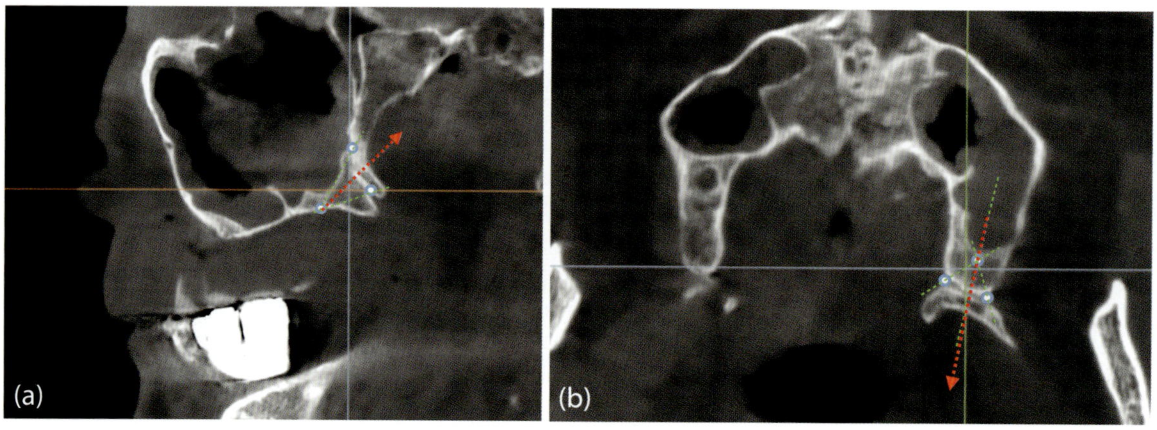

图10-36 翼板入路定点

（a）从入点处进入，上下边界为翼上颌裂上下缘；（b）从入点处进入，左右边界为翼上颌裂颊舌侧点。

翼板区种植体通常从上颌第二磨牙处定位进入，与殆平面约呈45°进钻备洞，沿着该路径，钻头于10～14 mm深处触及致密的骨皮质，并进入骨皮质8～9 mm，最终穿透骨皮质板，可获得良好的初始稳定性（图10-37）。

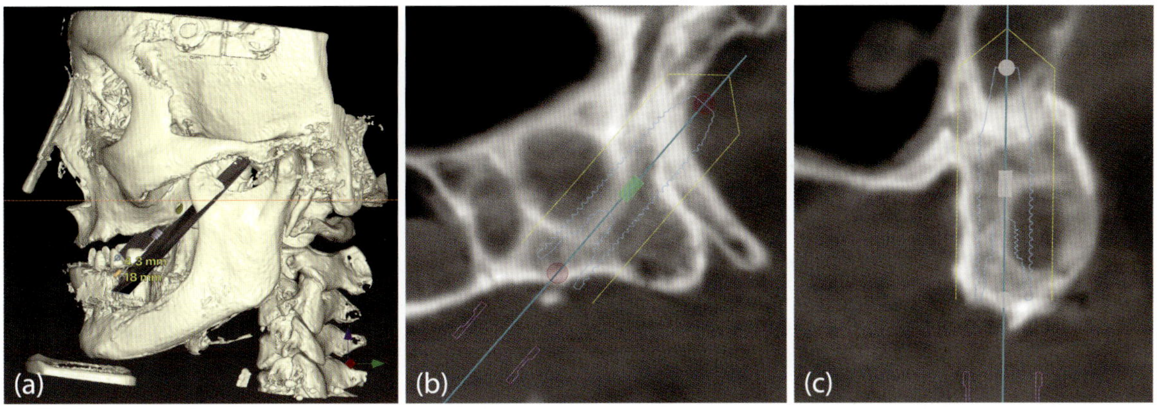

图 10-37 翼上颌区种植设计

（a）翼上颌区种植从上颌第二磨牙处定位进入，与𬌗平面约呈 45°，沿着该路径，进入骨皮质，最终穿透骨皮质板；（b）翼上颌区种植设计路径（冠状面观）；（c）翼上颌区种植设计路径（矢状面观）。

三、翼上颌区种植手术流程

（一）局部浸润麻醉

用 4% 阿替卡因（1：100 000 肾上腺素）于腭大孔周围、上颌结节远中、磨牙区颊侧前庭沟，局部浸润即可实现翼板区种植。此处麻醉不可注射过深，避免针尖进入翼静脉丛（图 10-38）。

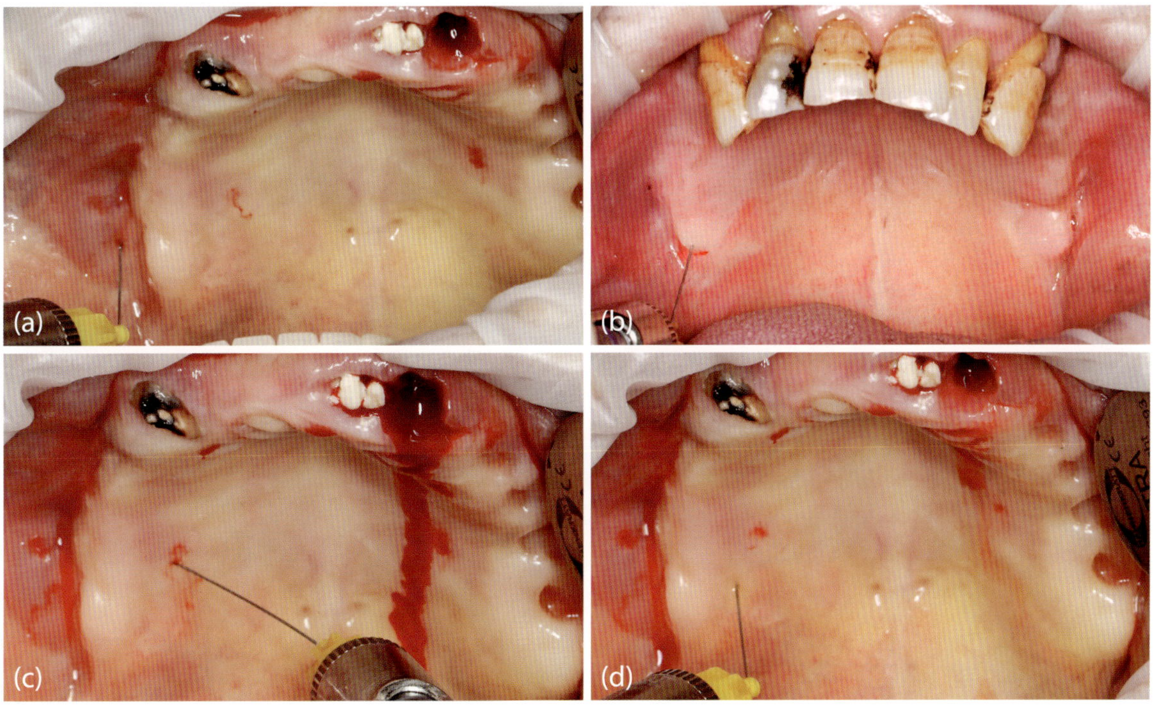

图 10-38 麻醉位点

（a）磨牙区颊侧前庭沟浸润麻醉；（b）上颌结节远中浸润麻醉；（c 和 d）腭大孔周围浸润麻醉。

（二）切口设计

从翼上颌切迹远中 3 ～ 5 mm 处，沿牙槽嵴顶正中或略偏腭侧几毫米处自远中向近中全层切开，达前牙弓正中，需要暴露更大手术视野时，可在中线处附加垂直切口（图 10–39a）。切口设计需考虑颊舌侧角化牙龈宽度，确保基台颊舌侧不少于 2 mm 角化牙龈（图 10–39b），有利于种植体边缘骨的长期稳定。

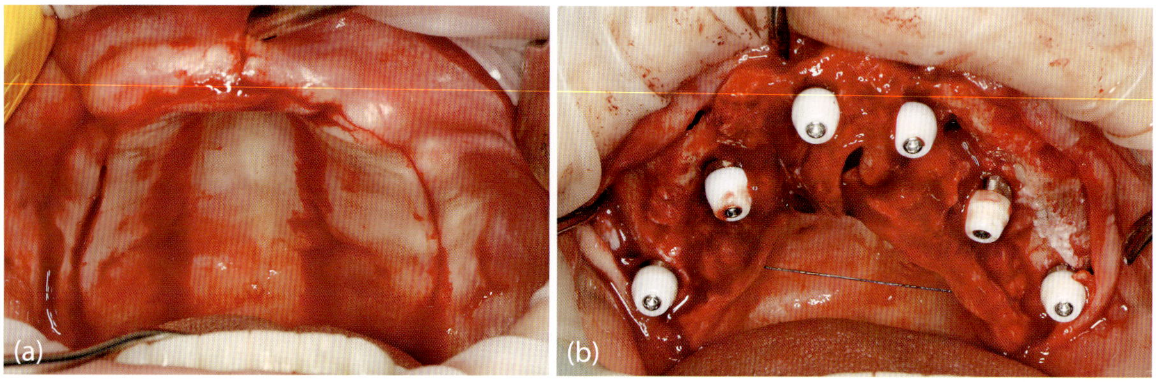

图 10–39　切口设计考量

（a）沿牙槽嵴顶正中或略偏腭侧几毫米处自远中向近中全层切开，达前牙弓正中，可在中线处增加垂直切口；（b）确保未来基台颊舌侧不少于 2 mm 角化牙龈。

（三）翻瓣

翻全厚层瓣，用剥离器钝性分离软组织瓣，充分暴露上颌结节颊侧、远中和腭侧，对于牙列缺失患者的上颌结节区，建议小心剥离至腭大孔水平，避免因骨吸收导致腭大孔距嵴顶过近而在翻瓣时损伤。翻瓣时动作轻柔，避免软组织穿通，充分暴露唇腭侧骨板的外形和走向，让上颌结节暴露在术野。继续钝性剥离上颌结节远中翼板与上颌结节交接处，探查翼板范围（图 10–40）。

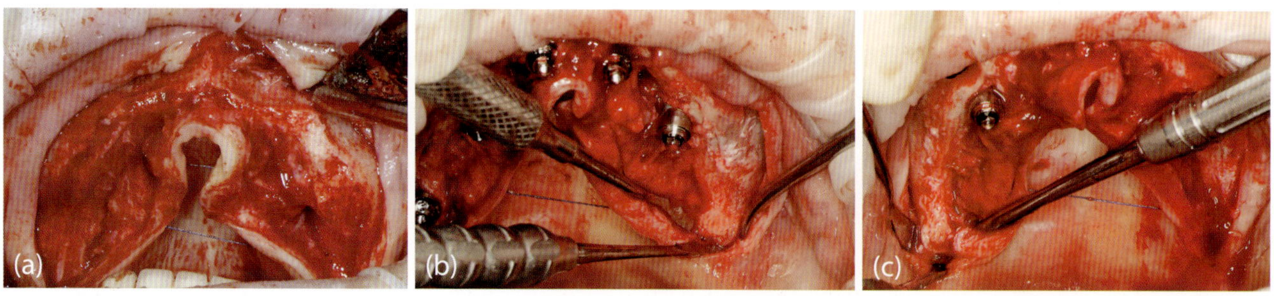

图 10–40　翻瓣流程

（a）翻全厚层瓣，钝性分离软组织瓣，充分暴露唇腭侧骨板的外形和走向；（b）充分暴露上颌结节颊侧、远中和腭侧（左侧）；（c）充分暴露上颌结节颊侧、远中和腭侧（右侧）。

（四）修整骨面

咬骨钳初步修整牙槽嵴，钨球钻将边缘修整平滑，确保未来修复体颌间距离充足（图10-41）。

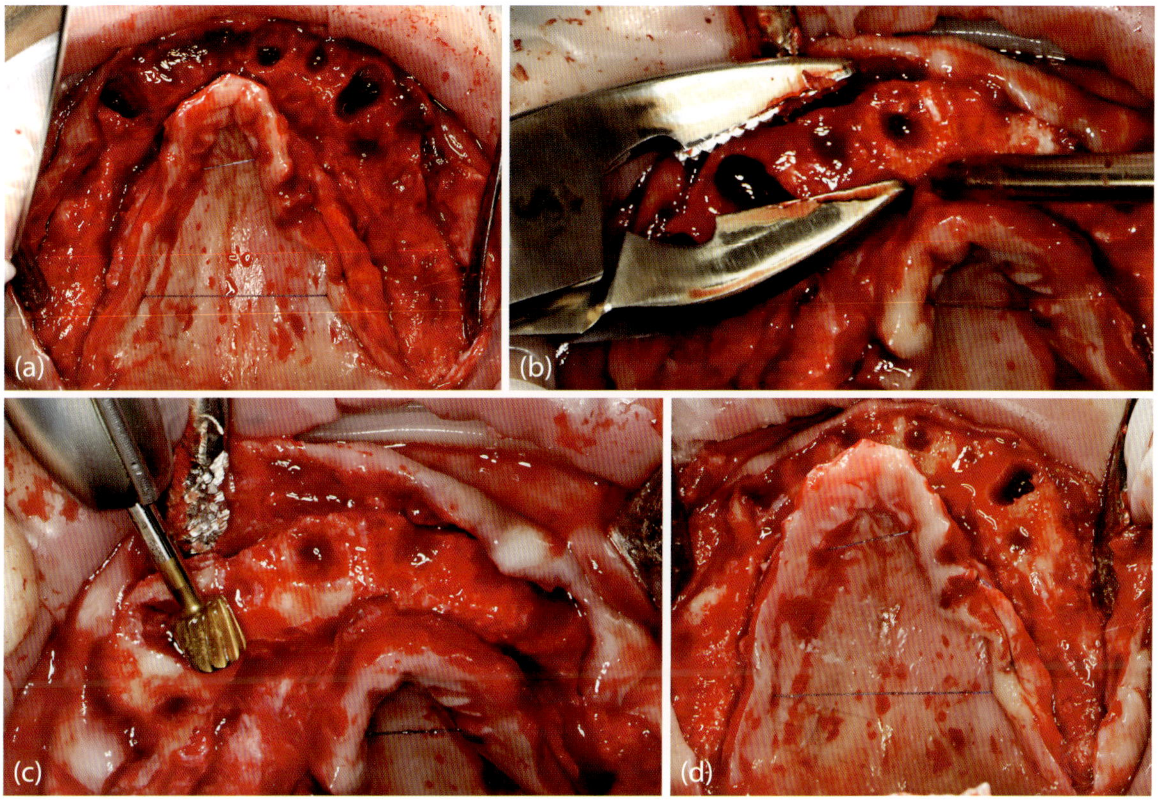

图 10-41　修整骨面流程

（a）翻瓣后，腭侧缝线辅助牵拉，充分暴露腭侧牙槽嵴边缘；（b）咬骨钳初步去骨，获取适当的颌间距离；（c）钨钢球钻修整边缘；（d）牙槽嵴修整后，种植体肩台可位于同一水平。

（五）定点

翻瓣探查骨性上颌结节后缘及腭侧转角区后内侧，此区域多为腭骨锥突在上颌结节和翼突内板的最低点，探查为一个骨性的局限性隆起，即腭骨锥突结节，可以此点定位种植体经过路径（图 10-42）。

翼板区植体优先考虑位点是以修复为导向的上颌第二磨牙位置，但需要考虑上颌结节区骨量。上颌结节区骨量越多，位点更靠近近中，相应的倾斜角度也会变小（图 10-43a）。上颌结节区余留骨量越少，可容纳植体的空间也会相应变小，种植体入点就会逐渐往远中移动，为了更好地进入蝶骨翼板区，角度也会发生相应变化（图 10-43b）。使用 1.4 mm 钨钢小球钻或者锋利的三菱钻在嵴顶顶点预备，穿进骨皮质 1 ～ 2 mm，然后根据植入轴向逐渐改变钻针方向，加深预备。

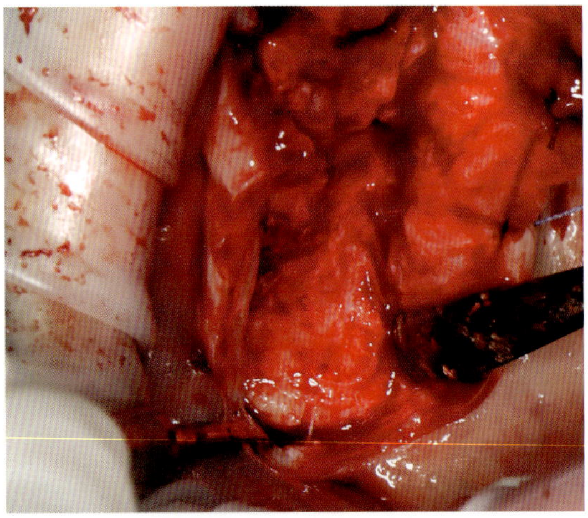

图 10-42 翻瓣探查上颌结节后缘及腭侧转角区后内侧，找到腭骨锥突结节，以此点定位种植体经过路径

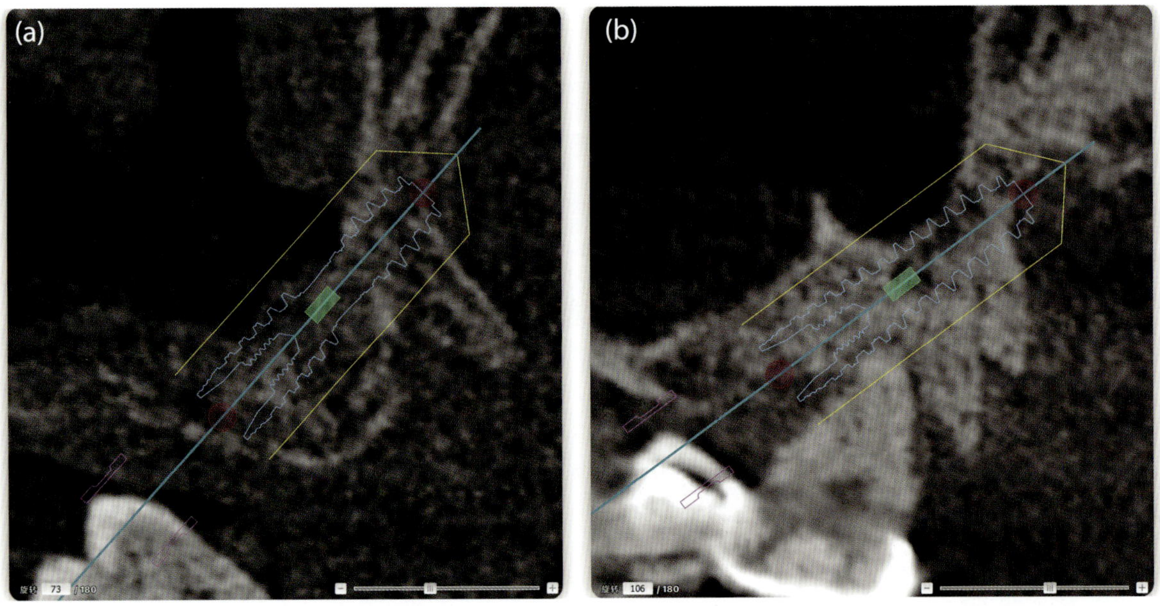

图 10-43 入点确认

（a）上颌结节区骨量越多，位点更靠近远中，相应的倾斜角度也会变小；（b）上颌结节区余留骨量越少，种植体植入点就会往远中移动，角度也会相应变大。

（六）窝洞预备

翼板种植体植入路径为由植入位点向后、上、内经过上颌结节和腭骨锥突，最终植入蝶骨翼突窝中份或略偏内的位置。因上颌结节区偏牙弓远中，使用常规钻针长度很难预备到理想深度，需要使用延长杆延长钻针长度，或者使用专用加长钻针（55 mm）。专用加长钻针在翼板区有特殊功效，正向旋转时可切割备洞，反向旋转时可做骨挤压，针对上颌结节骨质松软情况起到良好作用（图 10-44）。

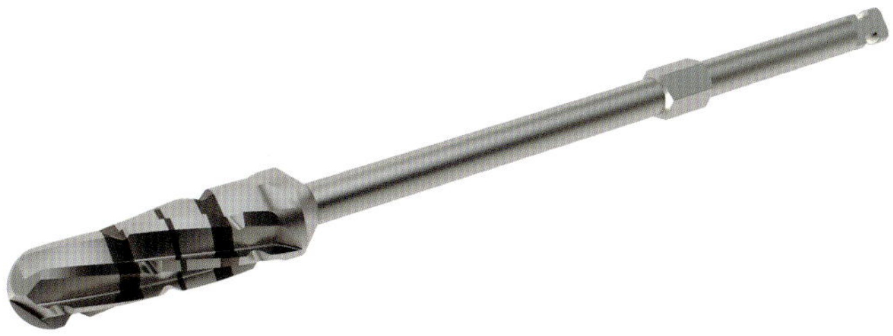

图 10-44 翼上颌区域专用加长钻针

精准植入要求根据术前 CBCT 测量数据为准。在近远中角度，从第二磨牙植入点到翼上颌裂上下缘连线的中间夹角为实际理想角度，在颊舌方向上，以第二磨牙植入点与翼上颌裂宽度边缘连线的夹角平分处为颊舌向实际角度（图 10-45）。体外颌骨解剖模拟，先用球钻或先锋钻在第二磨牙中央窝的定点处，用扩孔钻斜向后向上与垂线成 45°，向内与中线成 6° ～ 12° 进行窝洞预备（图 10-46）。

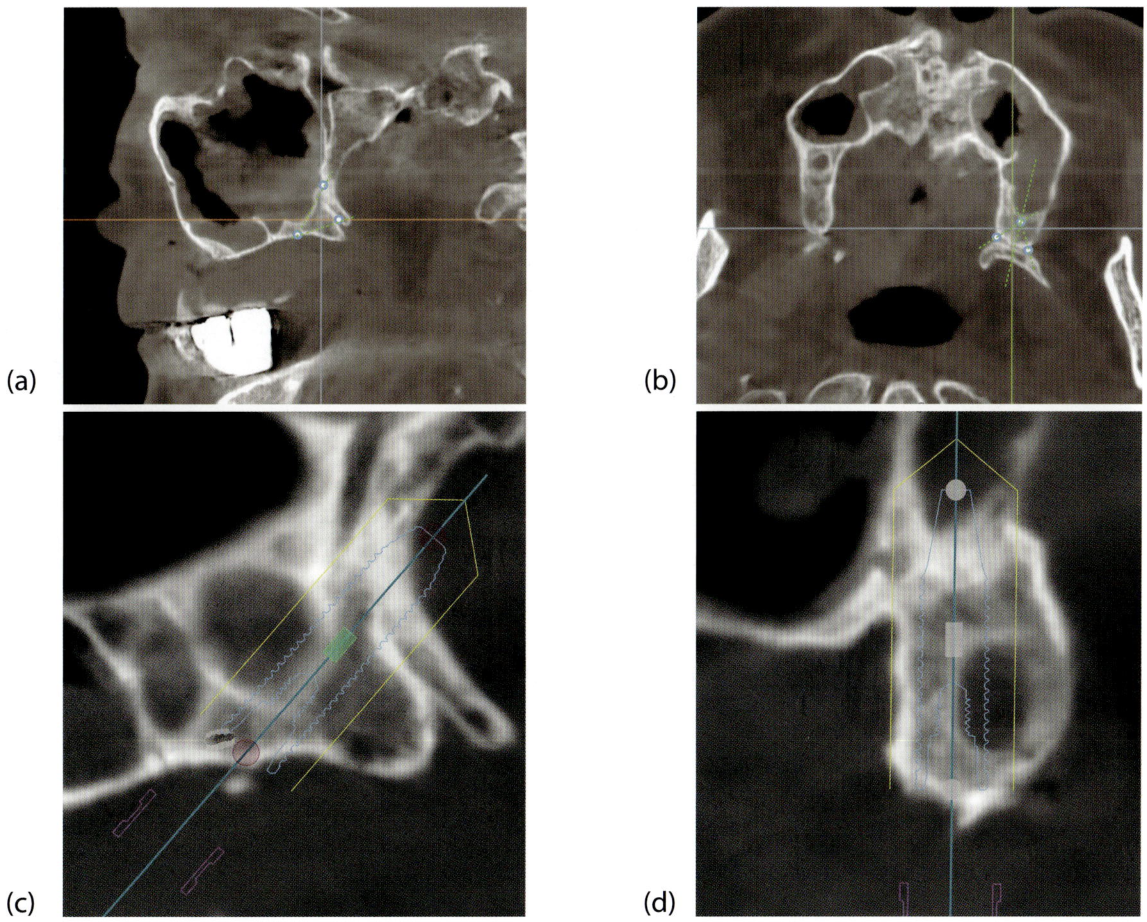

图 10-45 CBCT 评估

（a）术前 CBCT 测量钻针的走向，在近远中角度，从第二磨牙植入点到翼上颌裂上下缘连线的中间夹角为实际理想角度；（b）术前 CBCT 测量钻针的走向，在颊舌方向上，以第二磨牙植入点与翼上颌裂宽度边缘连线的夹角平分处为颊舌向实际角度；（c）CBCT 上虚拟种植（近远中向）；（d）CBCT 上虚拟种植（颊舌向）。

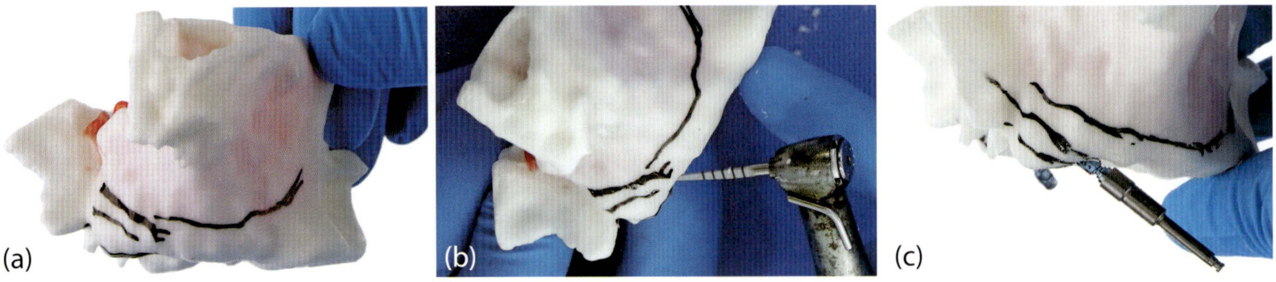

图 10-46 颌骨解剖模拟

（a）颌骨模型上模拟备孔，在颌骨上标记上颌窦形态，标记从第二磨牙植入点到翼上颌裂上下缘连线及其中间夹角在近远中向的投射；（b）用球钻或者先锋钻在第二磨牙中央窝的定点处；（c）用扩孔钻斜向后向上与垂线成 45°，向内与中线成 6° ~ 12° 进行预备。

进行种植窝洞预备并观察钻针走向，上颌结节骨质一般较疏松，钻孔时阻力较小，当钻针预备到翼板区骨皮质阻力会增大，应注意预备时提拉，并随时检查是否发生钻针方向偏斜。如果上颌结节区域为四类骨，可以选择锥形骨凿进行挤压，或使用骨挤压钻进行反向旋转挤压骨松质（图 10-47）。

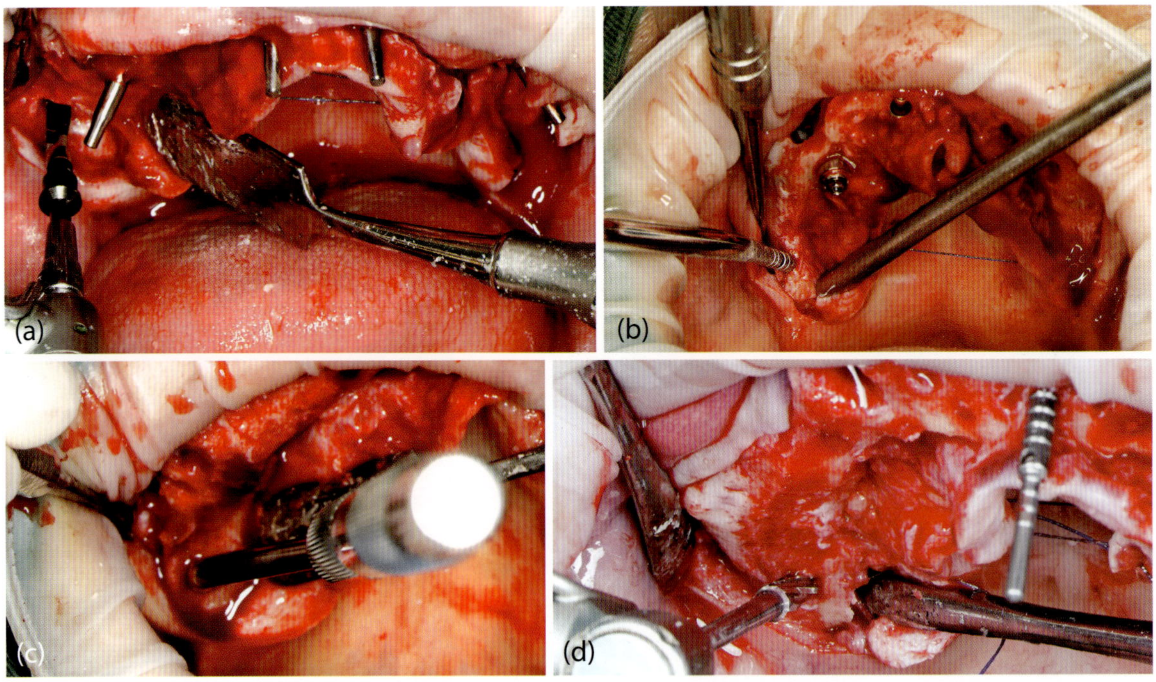

图 10-47 种植窝洞预备

（a）进行种植窝洞预备并观察钻针走向，上颌结节骨质一般较疏松，钻孔时阻力较小，当钻针预备到翼板区骨皮质阻力会增大，应注意预备时提拉，并随时检查是否发生了钻针方向偏斜；（b）上颌结节区域骨质一般较疏松，可以选择锥形骨凿进行挤压；（c）使用锥形骨凿敲击预备；（d）使用骨挤压钻进行骨挤压。

根方骨皮质区需要用扩孔钻成型，这样可以利用种植体颈部和根方不同的极差获得良好的初期稳定性。扩孔钻预备到翼板区骨皮质时会遇到阻力，预备时不要加压，当稍有落空感即停止预备，用专用探针探查种植窝洞情况（图 10-48）。

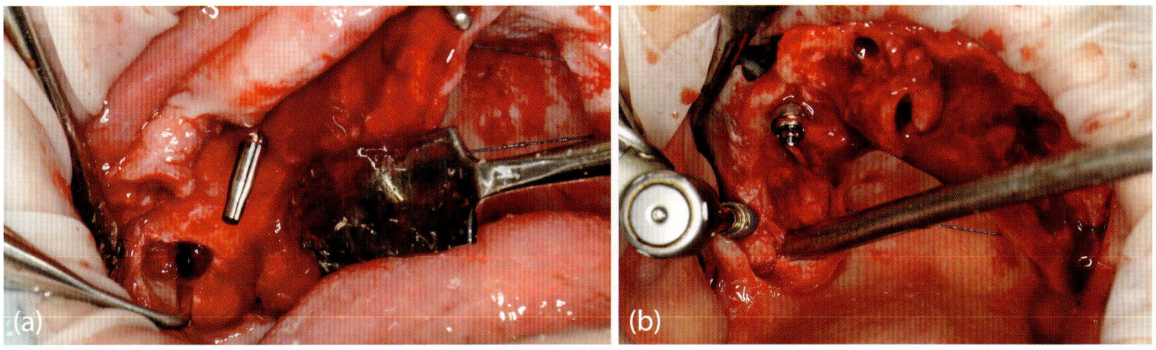

图 10-48 探查种植窝洞

（a）种植体扩孔钻预备到翼板区骨皮质时会遇到阻力，预备时不可加压，当稍有落空感即停止预备，用专用探针探查种植窝洞情况；（b）备孔完成后，植入种植体。

（七）种植体植入

翼上颌区种植体建议选择自攻性较强的外形设计。长度从 16 ～ 24 mm 不等，直径选择应大于 4.0 mm。针对疏松的四类骨，选择大螺纹具有骨挤压功能的种植体更具有优势（图 10-49）。

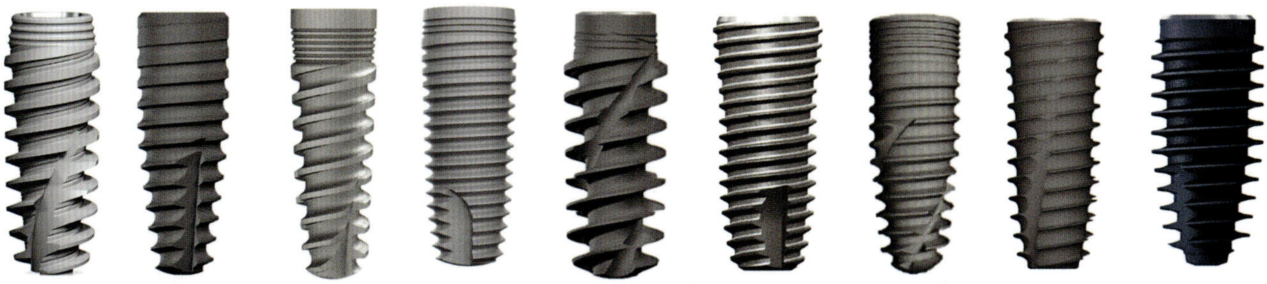

图 10-49 翼上颌区选用大螺纹具有骨挤压功能的种植体更具有优势

种植体植入时，需要使用长的持钉器或专用穿翼手柄，按预备窝洞方向缓慢植入，控制种植体的植入扭矩，最终使种植体植入到预定深度，使种植体近中平台平骨，远中平台在骨下，完成植入后，调整种植体内部抗旋平面与颊侧骨平面接近平行，并根据植入最终扭矩决定是否进行即刻负荷（图 10-50）。

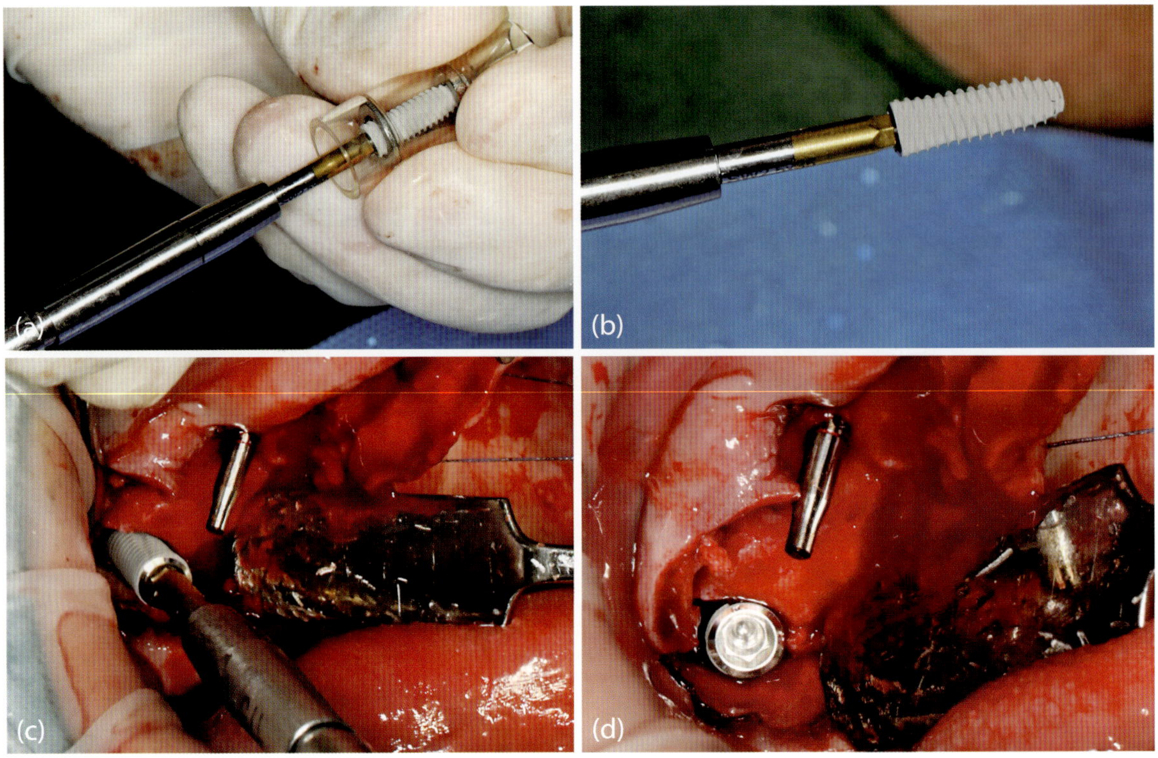

图 10-50 植入种植体

（a）使用专用穿翼手柄取出种植体；（b）使用专用穿翼手柄植入种植体；（c）使用专用穿翼手柄将种植体植入预备窝洞内；（d）种植体植入后，调整其抗旋平面与颊侧骨平面接近平行，并根据最终植入扭矩决定是否进行即刻负荷。

（八）创口缝合

使用水平褥式先关闭种植体间的软组织，再用单线间断拉拢基台近远中的创口间隙，上颌结节后缘用单线间断严密缝合，避免术后因无法压迫止血而出现渗血。在无牙颌种植中，理想的缝线可选择 4–0 的可吸收缝合线或者尼龙线，这两种线在术后 2 周复查时，均不用担心线无法拆除干净而影响后期软组织的愈合（图 10–51）。

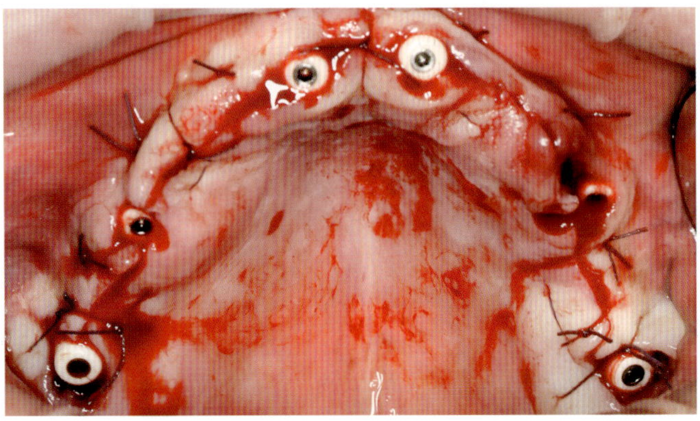

图 10-51 缝合，关闭创口

四、翼上颌区域种植的注意事项

关于翼上颌区域的种植，众多学者仍在继续探索。2024 年的文献报道进一步将翼上颌区域种植进行新的分类（图 10–52）。对于翼上颌区域骨量不足的患者，可以结合上颌窦远中开窗的跨窦 – 翼上颌种植术进行解决，在临床上为上颌后牙区域骨量严重不足的患者提供了更多的解决思路。

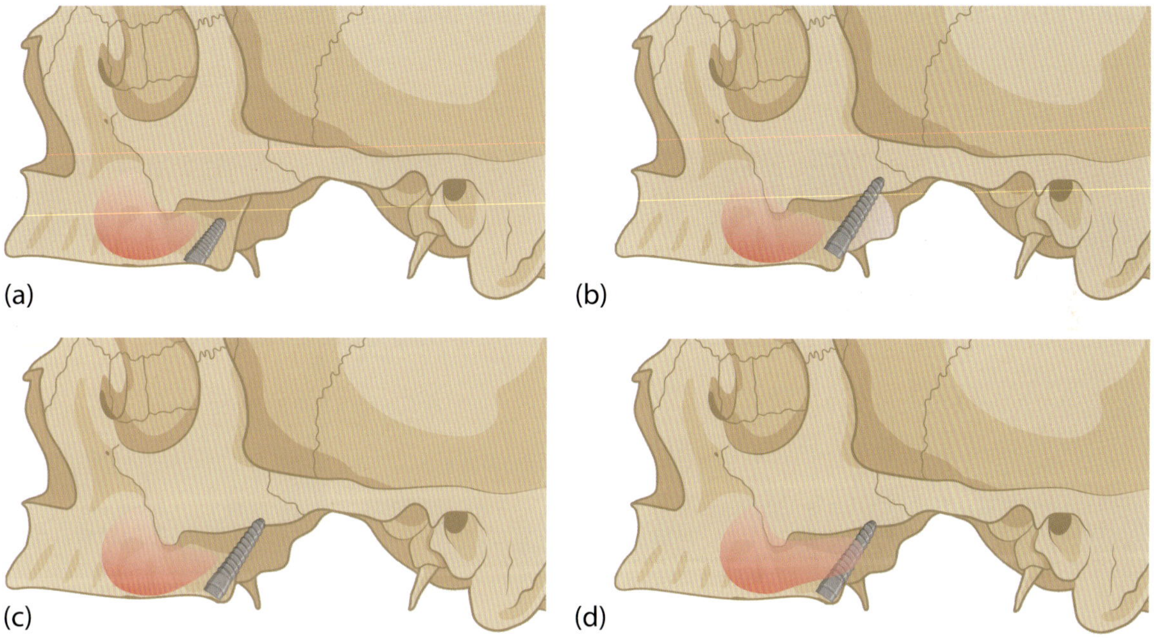

图 10–52 翼上颌区域种植分类

（a）分类Ⅰ：上颌结节种植；（b）分类Ⅱ a：上颌结节骨量充足但骨质疏松的翼上颌种植；（c）分类Ⅱ b：上颌结节骨量有限的翼上颌种植；（d）分类Ⅲ：跨上颌窦的翼上颌种植。

另外，还需考量以下几点：① 植体路径：从第二磨牙牙槽窝正中或远中位置进入，经过上颌结节达到翼上颌连接部，穿过颚骨锥突结节和翼板中份，从翼突窝最凹处穿出 1 ～ 2 mm；② 操作技巧：延长杆加长操作，注意水冷，定位钻不加压预备，向上向内向后。逐级预备可选择低速慢钻，转速 50 r/min，扭力 35 N · cm，带水预备。骨质疏松患者可以考虑骨挤压工具。每一钻预备都需要使用探针探测种植窝洞四周，避免穿通。备洞过程中遇到过大阻力，需停止钻孔，重新判断位点；③ 注意事项：确保种植体颈部有足够余留骨量，颊舌侧大于 1.5 mm，上颌结节远中大于 5 mm。种植体扭力若发生突然丧失建议退出种植体放弃该位点的种植，避免种植体掉入翼突窝或者咽旁间隙。种植体扭力过大也建议退出种植体重新预备，避免大扭力植入导致骨折或者种植体失败。植入扭力过低选择埋入式愈合。术中出血明显，必须探明出血位置，及时止血。种植体没有必要穿过翼突太多，种植体根尖进入翼板区并能获得良好初期稳定性即可。

五、代表性病例：Ⅴ－Ⅱ－Ⅴ术式

上颌牙列缺损患者，上颌余留牙均松动，颌位关系异常，无法咀嚼。患者要求用种植的方式实现固定修复。口内检查：17、16、15、14、25、26 牙位牙缺失，11、12、13、21、22、23、24、27 牙位牙Ⅱ～Ⅲ度松动，牙龈退缩，前牙区深覆𬌗深覆盖，颌间距离不足。面下 1/3 高度基本正常，由于部分上颌牙唇倾，上唇无法完全闭合；侧面检查可见上唇凸起。医生评估该患者上颌后牙区骨量不足，上颌窦严重气化，且右侧上颌窦内囊肿，翼上颌区尚有可用骨量（图 10–53）。拟对该患者行上颌窦前壁区域倾斜种植联合翼上颌区域倾斜种植Ⅴ－Ⅱ－Ⅴ术式。具体操作过程如图 10–54 所示。

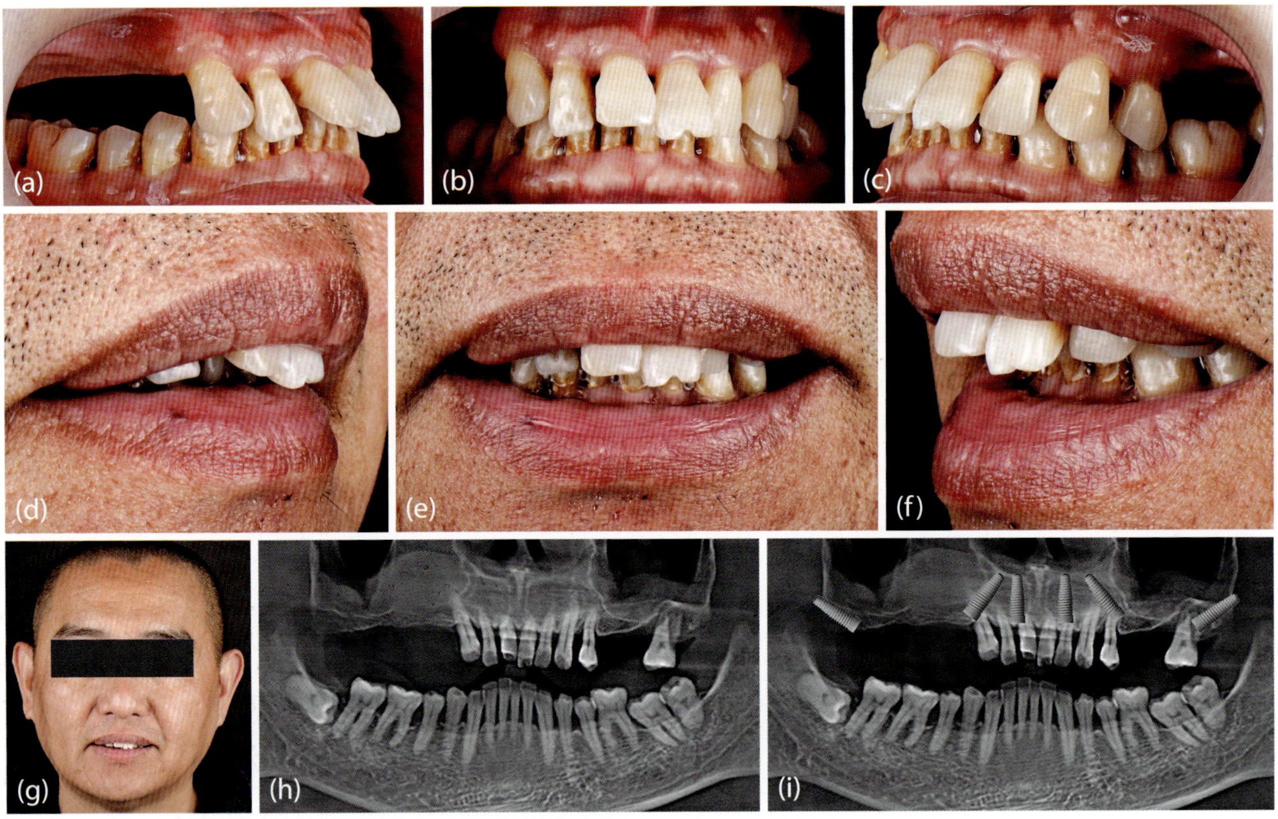

图 10–53 术前资料

（a）口内右侧面观;（b）口内正面观;（c）口内左侧面观;（d）息止颌位右侧面观;（e）息止颌位正面观;（f）息止颌位左侧面观;（g）面部检查基本对称，面下 1/3 高度基本正常;（h）影像学检查：上颌余留牙骨吸收至根尖 1/3；上颌后牙区骨量不足，右侧上颌窦内囊肿，翼上颌区域可用骨量尚可;（i）计划上颌拔牙同期种植，为了避免大面积的植骨，计划上颌行Ⅴ－Ⅱ－Ⅴ术式，术后考虑即刻负荷。

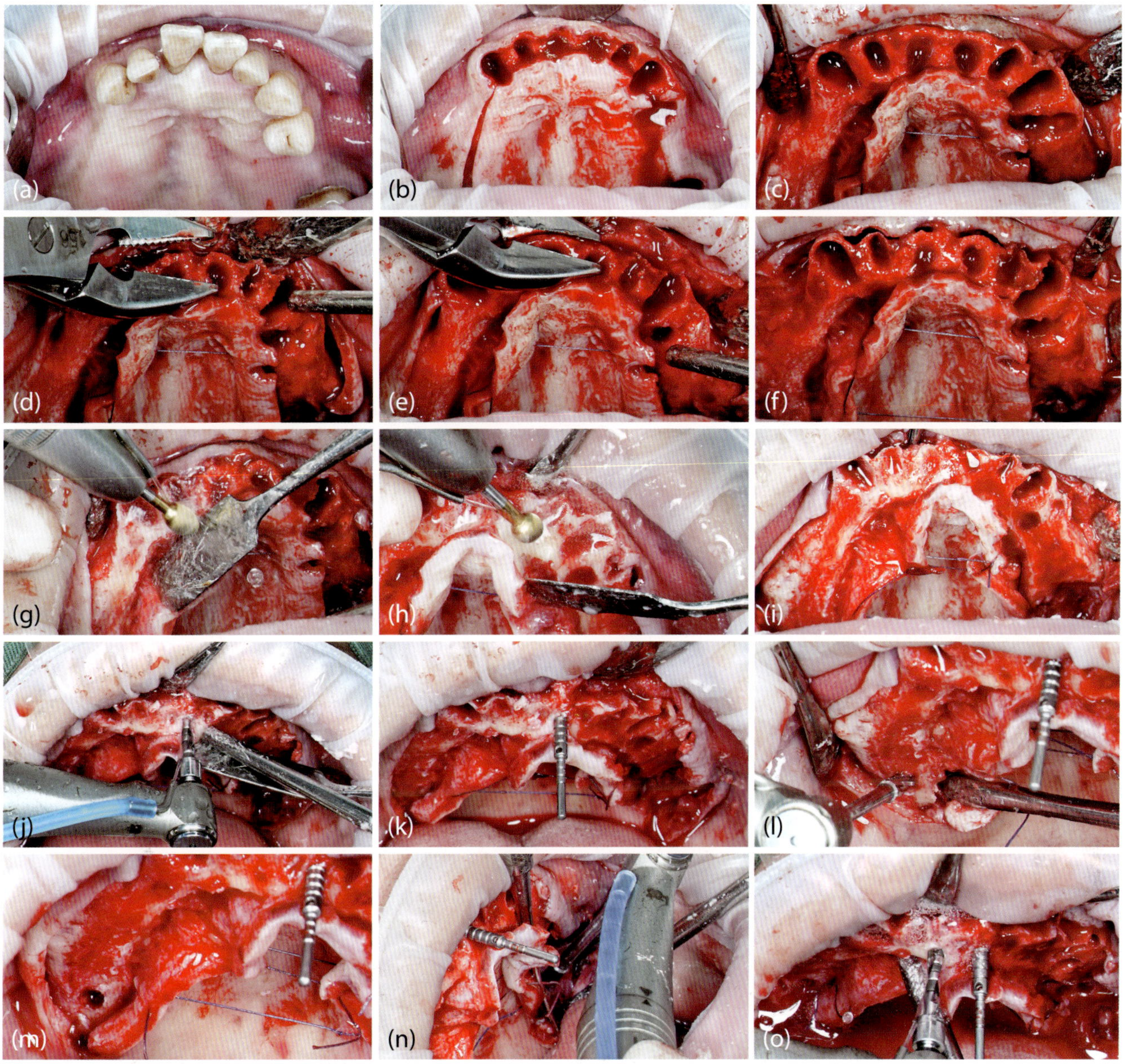

图 10-54 手术流程

（a）4% 阿替卡因局部浸润麻醉。该病例涉及翼上颌区种植，于腭大孔周围、上颌结节远中、磨牙区颊侧前庭沟，局部浸润麻醉；（b）拔牙后，自双侧翼上颌切迹远中 3 ~ 5 mm 处，沿牙槽嵴顶正中或略腭侧自远中向近中全层切开，达前牙弓正中；（c）翻全厚层瓣，用剥离器钝性分离软组织瓣，充分暴露上颌结节颊侧、远中和腭侧；充分暴露唇腭侧骨板的外形和走向，让上颌结节暴露在术野范围。继续钝性剥离上颌结节远中翼板与上颌结节交接处，探查翼板范围；（d）咬骨钳初步修整牙槽嵴，确保未来修复体颌间距离充足；（e）在腭侧缝线辅助牵拉，充分暴露腭侧牙槽嵴边缘；（f）修整牙槽嵴，获取修复的颌间距离；（g）钨球钻将边缘修整平滑；（h）修整过程中，助手辅助翻开颊、腭侧瓣，充分暴露骨边缘，同时防止软组织卷入；（i）修整完成后，获取修复充足的颌间距离，拟植入种植体肩台水平一致；（j）参考面中线，于牙槽嵴正中位置先锋钻备孔，作为正中轴向的参考；（k）插入平行杆，指示正中轴向，作为后续轴向植体和倾斜植体备孔的参考；（l）找到翼上颌植体入路的定点，该病例中右侧无拔牙窝参考，须结合 CBCT 测量，翻瓣找到上颌结节后缘作为种植定点的参考点，在上颌结节前约 10 mm（相当于第二磨牙处）进行定点；（m）翻瓣探查上颌结节后缘及腭侧转角区后内侧，找到腭骨锥突结节，以此点作为定位种植体经过路径，使用翼上颌区域专用加长钻针反向旋转骨挤压进行上颌结节处备孔，当钻针预备到翼板区骨皮质阻力会增大，注意提拉，并随时检查是否发生钻针方向偏斜；（n）左侧因有拔牙窝存在，相对容易定点。用球钻或者先锋钻在第二磨牙中央窝的定点处，用扩孔钻斜向后向上与垂线成 45°，向内与中线成 6° ~ 12°，按照术前 CBCT 测量的翼上颌裂上下缘连线的中间夹角为近远中角度，第二磨牙入点与翼上颌裂宽度边缘连线的夹角平分线为颊舌向的角度进行备孔；（o）参考正中轴向进行前牙轴向种植体预备（右侧）；

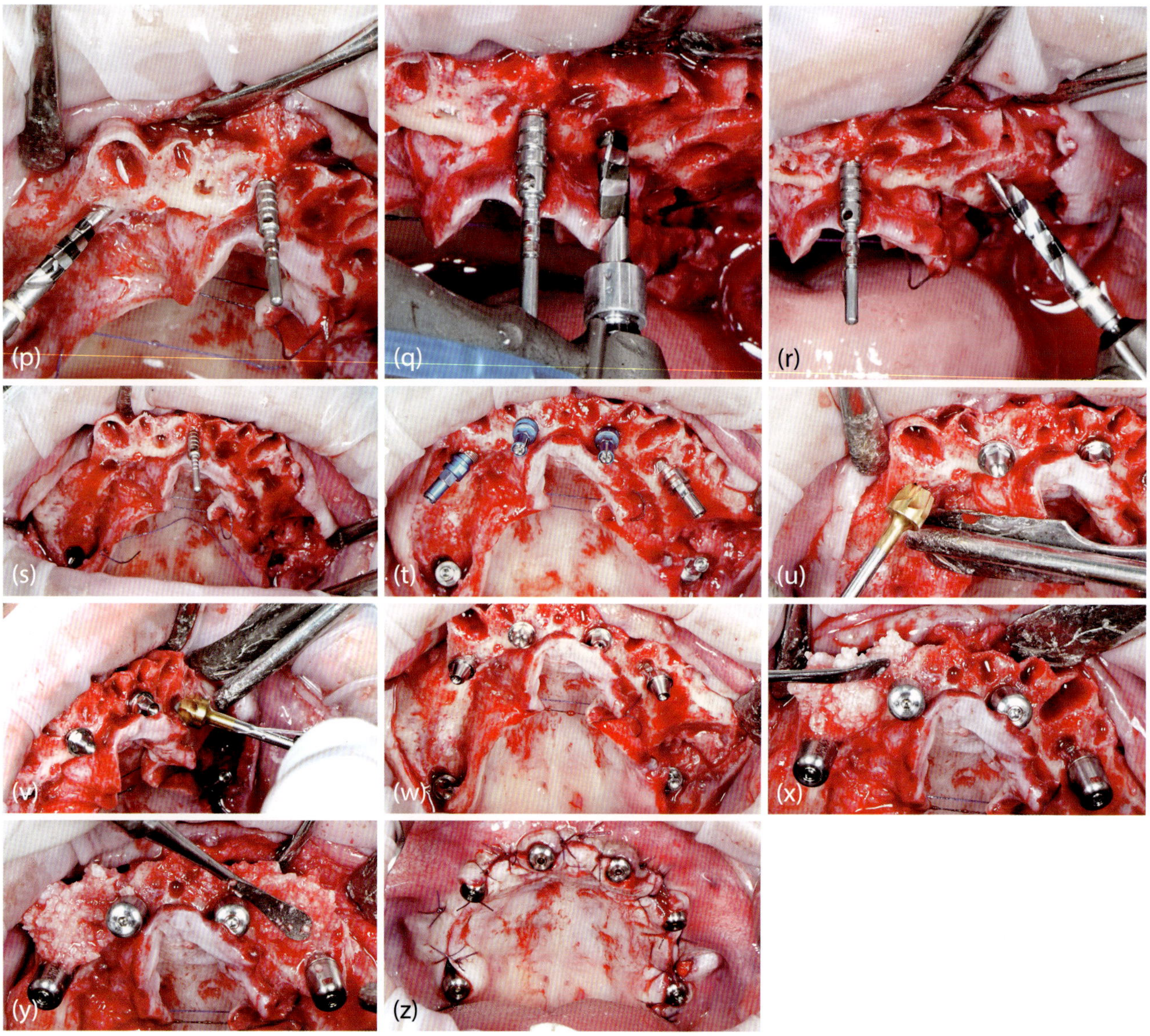

图 10-54　手术流程（续）

（p）参考拔牙窝，进行上颌窦前壁区倾斜种植体预备，倾斜种植体的入路及倾斜角度可在术前 CBCT 中模拟（右侧）；（q）参考正中轴向进行前牙轴向种植体预备（左侧）；（r）参考拔牙窝，进行上颌窦前壁区倾斜种植体预备，倾斜种植体的入路及倾斜角度可在术前 CBCT 中模拟（左侧）；（s）完成所有窝洞预备，牙周探针或深度测量尺检查是否穿通，彻底冲洗窝洞；（t）依次植入 6 颗种植体，种植体植入过程中，仍需关注轴向，勿发生植入偏差，倾斜种植体植入时，参考携带器上的标记，使其抗旋平面正对正颊侧，所有种植体初期稳定性均大于 35 N · cm；（u、v）倾斜种植体因植入角度，种植体肩台近远中骨高度存在偏差，可用专用骨磨进行修整，不损伤种植体内部结构，去骨后便于角度复合基台就位（u）（右侧）；（v）（左侧）；（w）就位复合基台，按照系统要求加力；（x）上保护帽，骨薄弱处填入自体骨和骨替代材料的混合物；（y）拔牙窝内填入自体骨和骨替代材料的混合物；（z）使用可吸收缝线或者尼龙线缝合关闭创口。

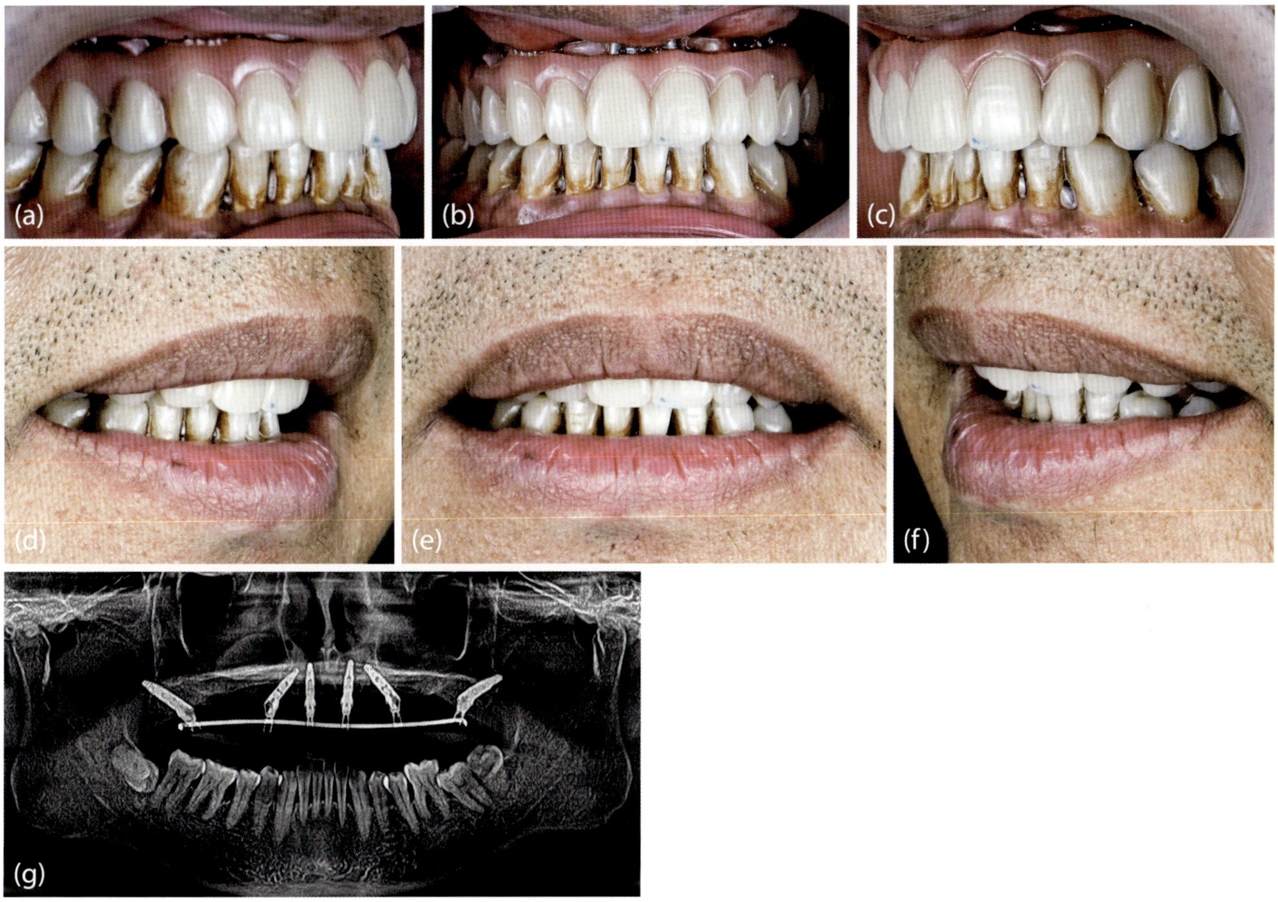

图 10-55　术后效果

术后戴入即刻临时修复体，恢复正常的覆𬌗覆盖，恢复咬合功能。口内咬合照:（a）右侧面观;（b）正面观;（c）左侧面观。恢复正常的口唇支撑:（d）右侧面观;（e）正面观;（f）左侧面观。（g）术后影像学检查可见种植体三维位置良好，上颌窦前壁区倾斜植体与前壁相切，翼上颌区种植体经上颌结节，穿过腭骨的锥突和蝶骨的翼突区域，骨皮质固位。

第四节

骨量不足采用颧骨区域倾斜种植

长期牙列缺失会导致患者的口腔及面部下 1/3 组织发生明显变化。对于上颌严重萎缩的患者，其上腭部可能没有足够的骨来支撑可摘义齿的稳定。由于缺少角化龈，黏膜的活动也增加患者佩戴可摘义齿的不适。采用固定修复的方式也存在一些难点，尽管可以从口内或口外取骨行上颌窦底提升植骨术、钛网植骨术、LeFort Ⅰ截骨术配合植骨术等方式进行骨增量，来获得充足的种植骨量。但是这些手术治疗周期长，有时需要多次手术，并发症发生率高，上述原因导致患者常常不能接受这类治疗方案。

一、颧骨区域倾斜种植解剖考量

由 Paul Tessier 和 Brånemark 在 1989 年提出穿颧种植体的设计和使用，穿颧术式为由 1 颗 35 ～ 52.5 mm 长的种植体自严重骨吸收的上颌骨第二前磨牙偏腭侧区植入，穿过上颌窦进入颧骨的致密骨区域。所以，穿颧种植体一般应用于严重的上颌后牙区骨质吸收和明显的上颌窦气化，窦嵴距低于 2 mm，使用其他手术方式无法实现即刻负荷的临床病例。可以根据上颌剩余骨的区域确定手术术式（图 10-56）。穿颧手术不建议应用在急性窦腔感染、上颌骨或颧骨病变，以及因恶性全身性疾病无法耐受手术的患者群体。

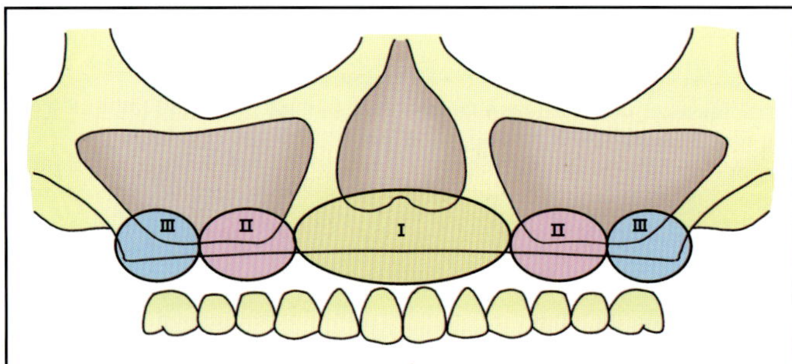

剩余骨区	手术方式
保留有双侧Ⅲ区	轴向种植
保留有一侧Ⅰ、Ⅱ区	All-on-4
仅剩Ⅰ区	结合颧骨种植
骨量严重不足	双侧双穿颧种植

图 10-56 根据上颌剩余骨的区域确定手术术式

在过去的 20 年中，穿颧种植体已经被证明可以应用在萎缩上颌无牙颌及上颌骨缺损病例中。最近的分析显示，穿颧种植体随访 6 ～ 12 个月的存留率为 98.35%。系统回顾即刻负荷的穿颧植入物的存留率为 96% ～ 100%。一篇 Meta 分析归纳了 32 项关于穿颧种植临床结果的研究，穿颧种植的总体成功率为 98.1%。这些数据显示穿颧种植技术可获得良好的临床效果。Paulo Maló 也报道了关于穿颧种植体的成功率，应用穿颧种植体 747 颗，常规种植体 795 颗，对 352 例上颌萎缩患者进行修复。观察期 43 例患者（12.2%）退出，1 例患者修复体失败（累积存留率 =99.7%），4 例患者 7 颗穿颧种植体失败，累积存留率为 98.2%。80 例患者（22.7%）观察到生物并发症，穿颧种植体 7 年累积成功率约为 94.4%。156 例（44%）患者发生了机械并发症，其中 1/3 的并发症发生在修复前诊断为磨牙症的患者中。2023 年 ITI 共识性文章中提到，术后随访 36 ～ 141.6 个月期间平均穿颧种植体存留率为 96.2%。由此可见，穿颧种植体有着良好的长期成功率，临床上应用穿颧种植体治疗上颌严重骨萎缩是一种行之有效的方法，当然，穿颧种植体对临床医生的外科技巧要求极高，需熟悉颌面部解剖和颧骨区骨解剖（图 10–57）。颧骨有 4 条边缘：① 其前上方为眼眶边缘，参与构成眶外侧缘，平滑，呈凹陷状。② 上颌边缘位于颧骨前侧下方，不规则，与上颌骨相连。③ 颞骨边缘位于颧骨后上方，为曲线形，其上部与蝶骨大翼相连并延伸至颞线下前端；颞骨边缘下方与颧弓上表面交接，颞筋膜在此附着。④ 颧骨边缘位于颧骨后下部，表面粗糙，是咬肌的附着点。

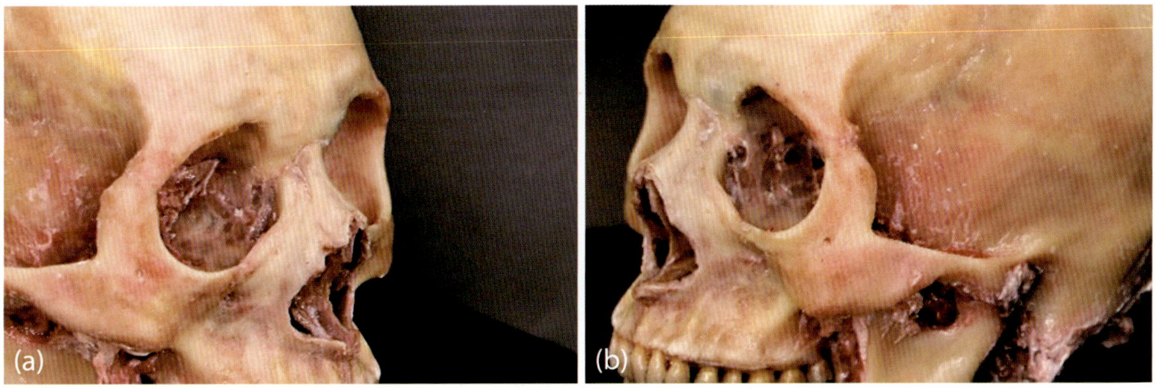

图 10–57　颧骨区骨解剖结构

颧骨解剖图：（a）右侧；（b）左侧。

颧骨是一个面部突出的骨性结构、形成了面中部的主要轮廓，颧骨支撑是一个强大的骨基柱，提供了面部骨骼对外界压力的吸收和传导。颧骨区为规则的骨小梁，骨质致密，骨密度高达 98%，骨结构坚固，本区域无重要的神经血管组织以及肌腱附着。Nkenke 等用螺旋 CT 评估了 30 具尸体左侧颧骨的尺寸。颧骨前后径在女性平均为 25.4 mm，在男性为 24.9 mm。近远中径在女性平均为 7.6 mm，在男性为 8.0 mm。从尸体颅骨直接测量的颧骨平均高度为（22.5 ± 2.4）mm，与 CT 评估的高度（21.2 ± 2.7）mm 几乎一致。从解剖角度来看，颧骨体积较大，可利用条件较好。

上颌骨所承受的咀嚼压应力通过 3 个骨性结构传导至颅骨：① 尖牙支柱（鼻额支柱），尖牙区咀嚼压力；② 颧突支柱，第一磨牙区咀嚼压力；③ 翼突支柱（翼上颌支柱），磨牙区咀嚼压力，由蝶骨翼突与上颌结节后端连接。因此，在第一磨牙区附近植入种植体有很大的必要性，在无牙颌种植中，会面临该区域骨量不足，需要通过骨增量程序或者穿颧种植体完成第一磨牙区域种植体植入。但是，骨增量程序同期植入种植体只有很低概率实现即刻负荷，而穿颧种植体是一个很好的选择。

根据上颌窦外形和颧骨的形态，Aparicio 提出颧骨解剖定位（zygomatic anatomy guided approach, ZAGA）种植术，该方法根据不同患者的解剖结构及种植体的植入途径分为 5 种类型（图 10–58）。不同 ZAGA 分类对应的种植路径如图 10–59 所示。

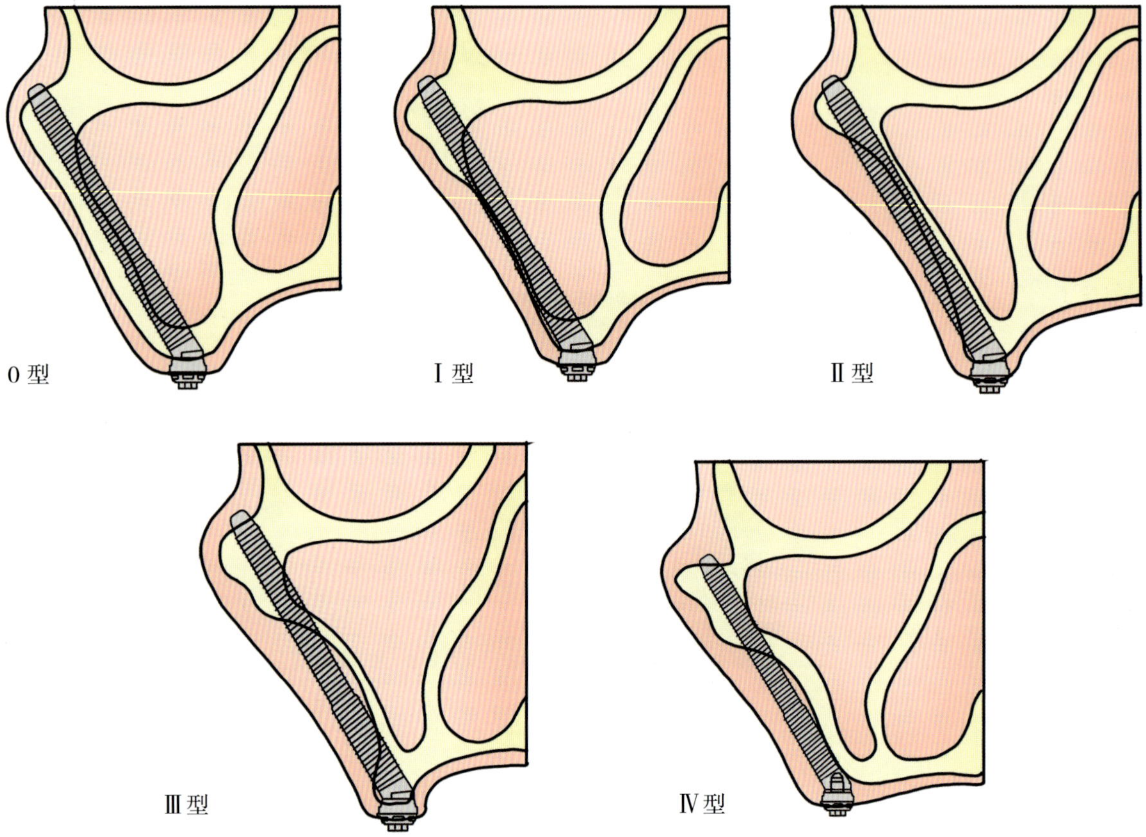

图 10–58 ZAGA 分类颧突 – 牙槽嵴复合体

0 型：窦内路径，上颌窦前外侧壁非常平坦，上颌水平宽度存在；Ⅰ型：窦内 – 窦外混合路径，上颌窦前外侧壁略凹陷，上颌牙槽骨水平骨宽度存在；Ⅱ型：窦外 – 窦内混合路径，上颌窦前外侧壁凹陷，上颌牙槽骨水平骨宽度存在；Ⅲ型：窦外路径，上颌窦前外侧壁明显凹陷，上颌牙槽骨水平骨宽度存在；Ⅳ型：上颌骨外路径，上颌骨和牙槽嵴存在明显的水平向和垂直向骨吸收，上颌牙槽骨水平骨宽度丧失。

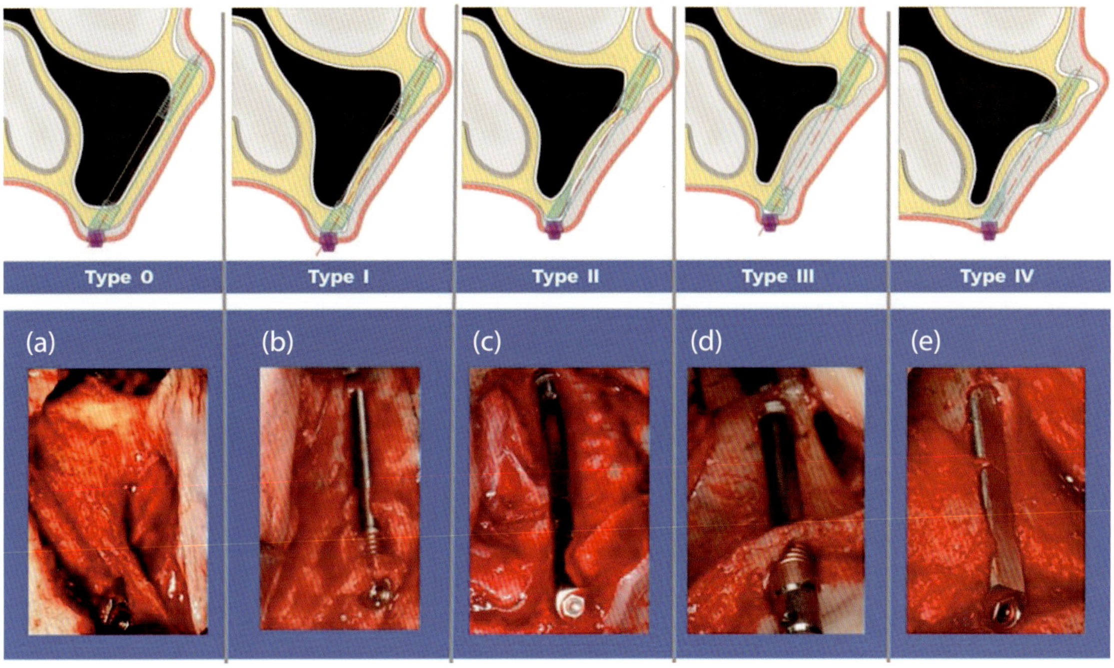

图 10-59 ZAGA 分类种植路径

（a）种植体窦内路径，没有开窗孔或开槽，种植体接触牙槽嵴、颧骨，在窦壁内侧；（b）种植体冠方位于牙槽嵴顶部，没有开窗孔或开槽，侧壁轻微骨预备，虽然种植体可以通过壁看见，但大多数种植体都是窦内路径，种植体接触牙槽嵴、窦侧壁和颧骨；（c）种植体冠方位于牙槽嵴顶部，没有开窗孔或开槽，骨预备是通过窦壁，大多数种植体是窦外路径，种植体接触牙槽嵴、窦侧壁和颧骨；（d）种植体冠方位于牙槽嵴顶部，没有开窗孔或开槽；从腭侧向颊侧牙槽嵴上方的路径进行骨预备，种植体体部触及上颌窦前臂的凹陷，穿透颧骨；种植体体部大多位于上颌窦前外路径；种植体中部不接触窦壁最凹部位，而与牙槽嵴及根方颧骨接触；（e）种植体冠方位于口内牙槽嵴颊侧，没有开窗孔或开槽，备孔路径沿窦外路径直达根方颧骨入口，种植体体部大多位于窦外 / 上颌外路径，只是种植体根端被骨包裹，种植体接触颧骨和部分上颌窦颊侧骨壁。

引自：The zygoma anatomy–guided approach (ZAGA) for rehabilitation of the atrophic maxilla. Copyright© 2022, Carlos Aparicio et al, *Springer Nature*.

根据 Aparicio 提出的分类，Ruben Davó 又把穿颧种植体分为窦内种植体、上颌骨内种植体、窦外种植体三种术式。（图 10–60）。

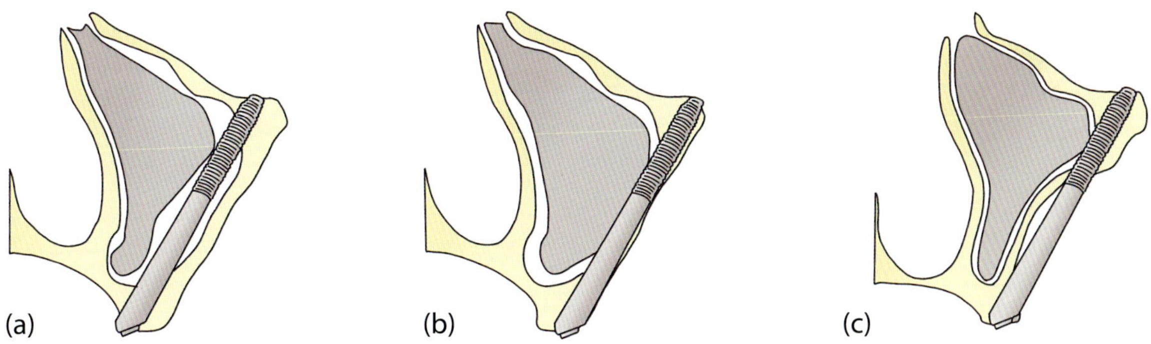

图 10–60 Aparicio 分类的窦内穿颧种植体术式

（a）窦内种植体；（b）上颌骨内种植体；（c）窦外种植体。

二、穿颧种植的术式考量

穿颧种植体的窦内术式是比较经典的术式，传统植入技术是在上颌窦前外侧壁开窗，分离上颌窦黏膜并充分暴露牙槽骨和颧骨，扩孔钻逐级备洞，最后将穿颧种植体通过上颌窦低速植入颧骨内。不过，该术式手术视野较差，时间长，并且存在损伤上颌窦黏膜的风险。学者们在此技术上进行改良，目前常用的术式如下：

（一）穿颧种植体术式结合上颌窦提升入路法

James Chow 在 2010 年发表了结合穿颧种植体植入进行上颌窦提升手术的新入路，通过颊侧壁开大骨窗，推颊侧骨壁向窦内，穿颧种植体植入时保持上颌窦黏膜的完整性，骨窗作为种植体的内侧骨壁，同时在窦腔底部植入骨移植材料，达到降低上颌窦炎风险的目的（图 10-61）。随后，2013 年 Marc Hinze 用这种术式做了队列研究，提升窦黏膜并在种植体周围植入骨移植材料，6 个月后通过 X 线片观察到穿颧种植体周围的骨质明显增加。该技术使得上颌窦内暴露的种植螺纹被骨移植材料覆盖，同时也最大程度地降低了潜在的生物并发症。

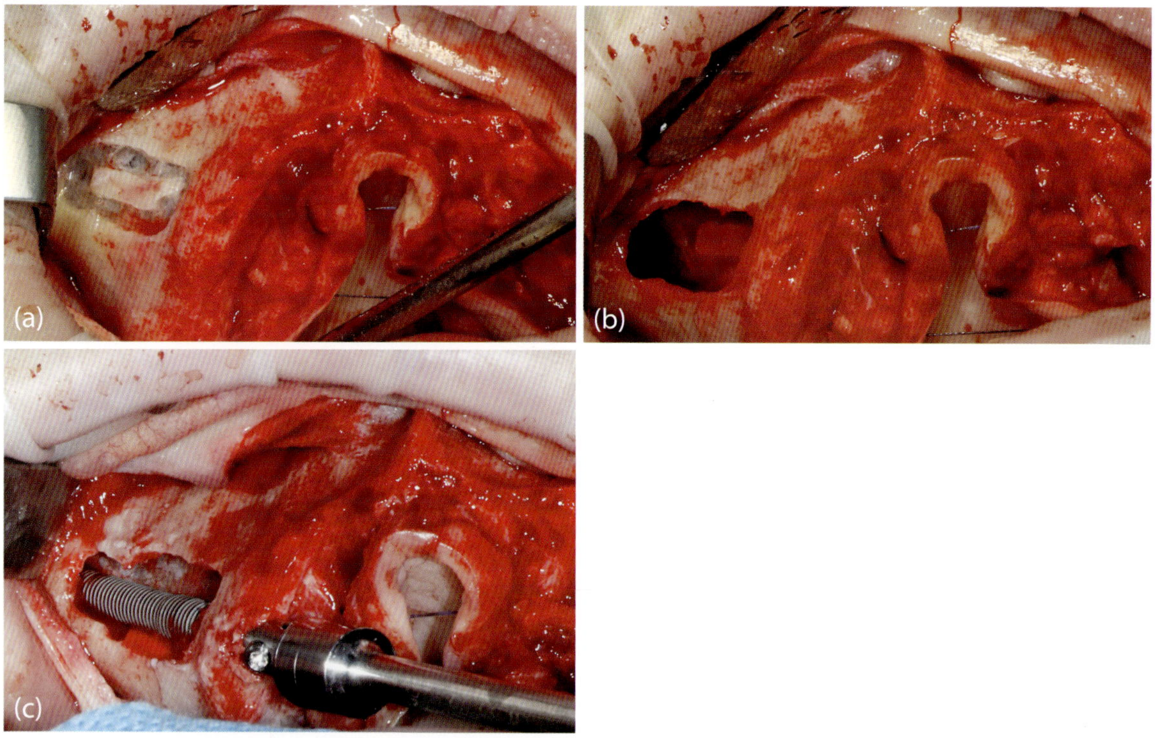

图 10-61 穿颧种植体术式结合窦提升入路法

（a）颊侧壁开大骨窗；（b）推进颊侧骨壁向窦内，穿颧种植体植入时保持上颌窦黏膜的完整性，骨窗作为种植体的内侧骨壁，同时在窦腔底部植入骨移植材料；（c）种植体经过窦腔内进入颧骨内，种植体颈部在牙槽嵴略偏腭侧。

（二）上颌窦沟槽法

为避免上颌窦开窗以及窦底黏膜提升，同时改善种植体的穿出轮廓，Stella 等提出上颌窦沟槽术，该方法在上颌骨和颧骨外侧使用超声骨刀去除骨壁，获得与种植体直径接近的沟槽，使种植体沿沟槽进入颧骨，进而改进种植体的定位，同时增加了种植体与骨的接触面积（图 10–62）。此种术式有较高的种植体存留率，能够最大限度地减少种植体在上颌窦内的存在，减少了上颌窦相关的并发症（图 10–63）。

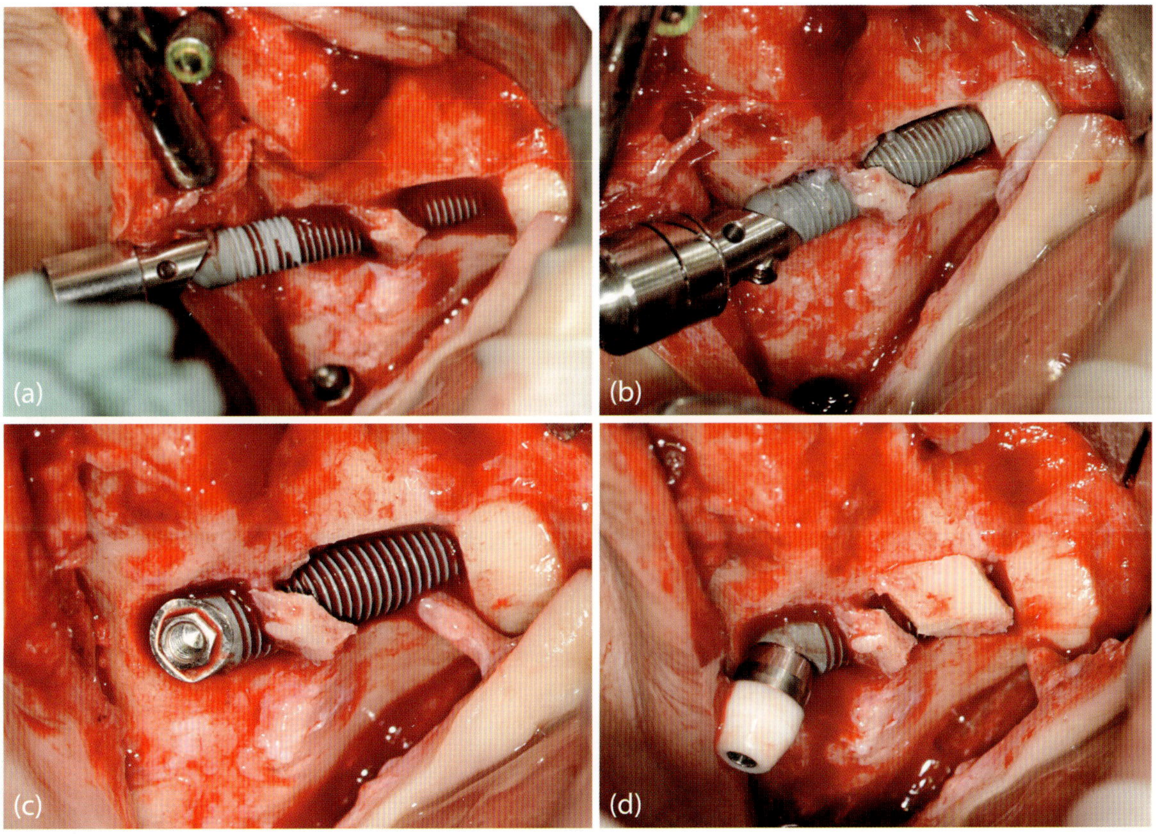

图 10–62　上颌窦沟槽法

（a）在上颌骨和颧骨外侧使用钻头去除骨壁，获得一沟槽；（b）种植体沿沟槽直视下植入颧骨；（c）种植体植入后，调整种植体抗旋平面，以获得最佳穿出角度；（d）将骨块复位，覆盖到种植体颊侧，上颌窦沟槽术改进了种植体的定位，增加了种植体与骨的接触面积。

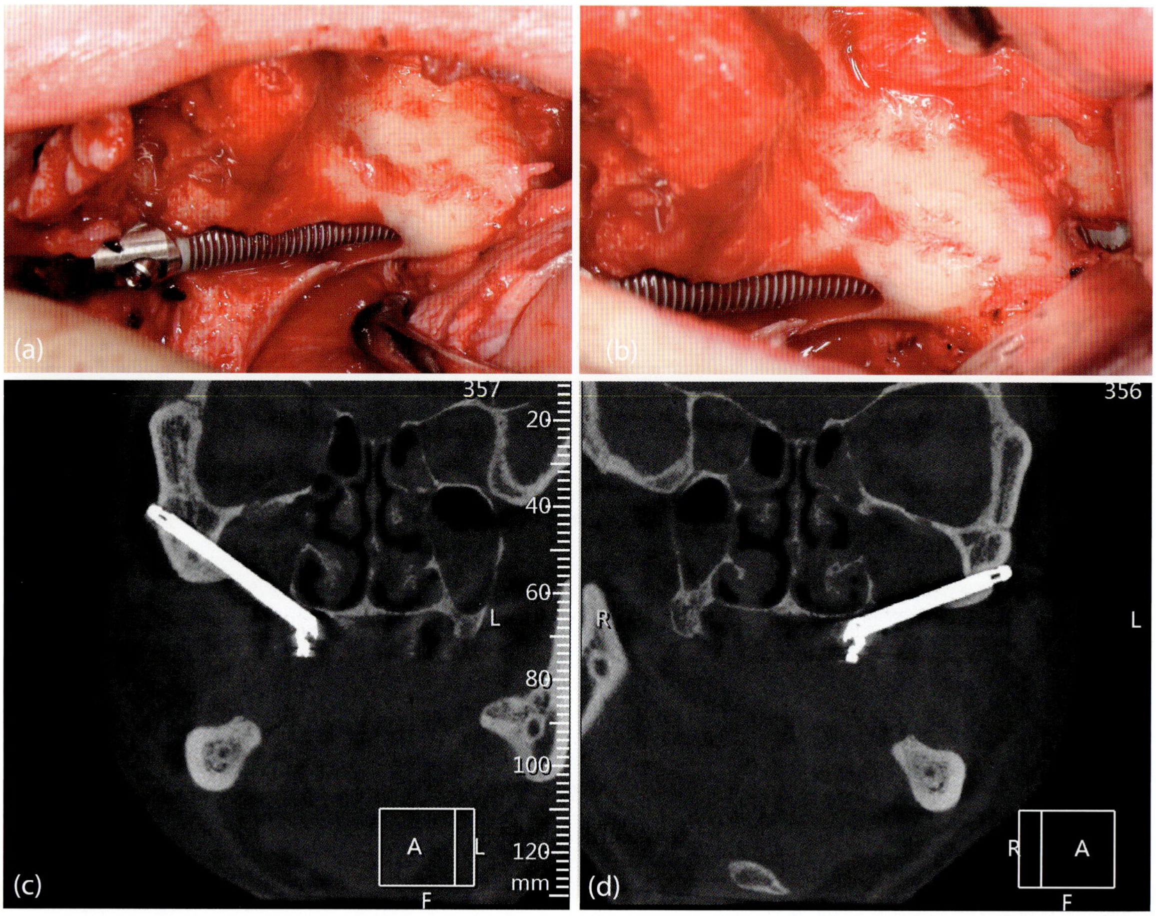

图 10-63 上颌窦沟槽法植入种植体

上颌窦沟槽术改进了种植体定位，顺利植入穿颧种植体：（a）种植体颈部；（b）种植体根部。CBCT 显示穿颧种植体三维位置良好，种植体与骨的接触面积良好：（c）右侧；（d）左侧。

（三）窦外穿颧法

对于上颌窦前外侧壁有明显凹陷的患者，若采用上述两种方法会导致种植体头部过于偏向腭侧。上颌窦外种植术通过将种植体从上颌窦的外侧植入颧骨，使种植体的颈部位于剩余牙槽嵴顶，从而有效改善修复体的穿出轮廓，这种术式称为窦外穿颧。另外，该术式避免了上颌窦开窗所造成的创伤，缩短了手术时间，同时改善了手术视野（图 10-64）。

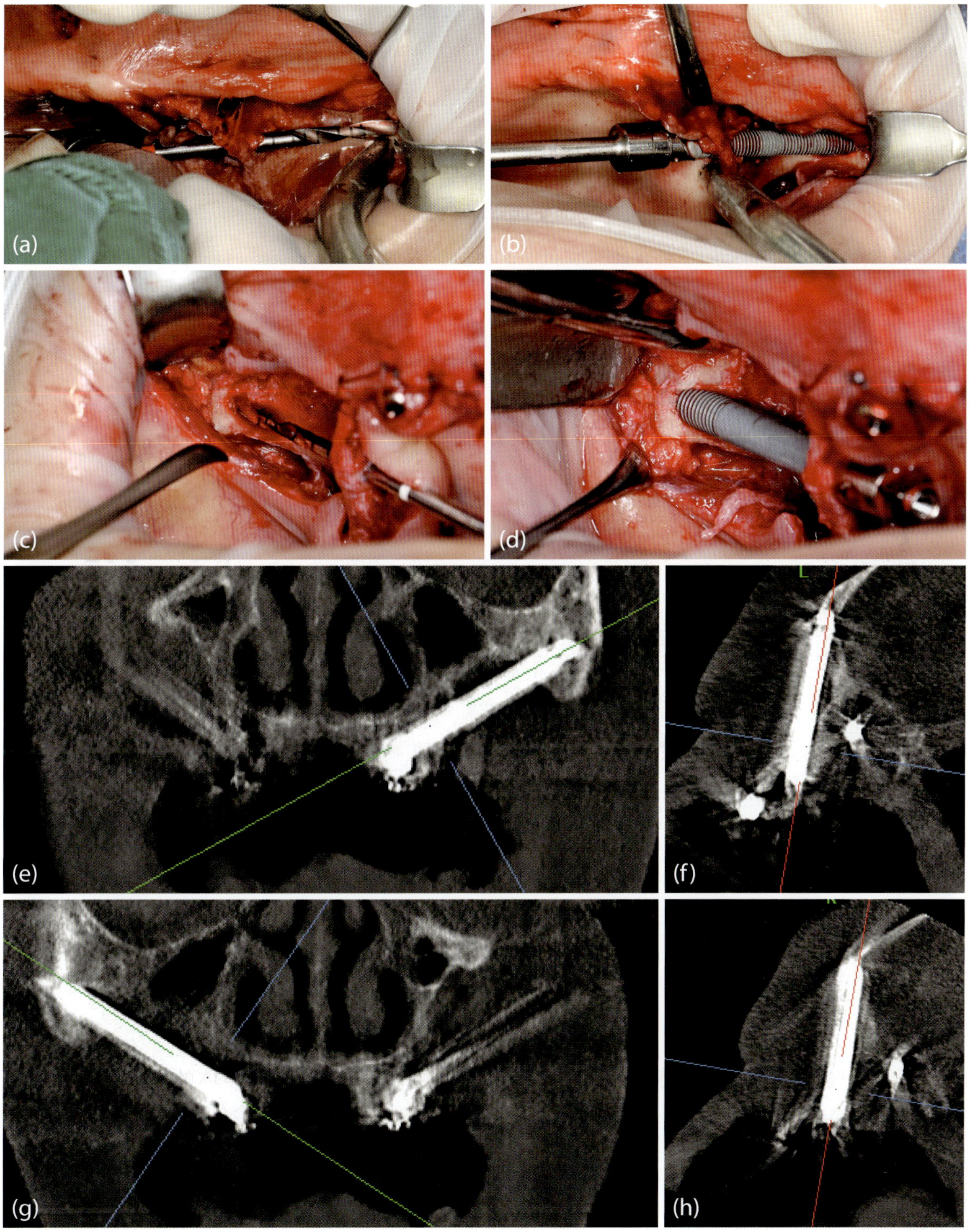

图 10-64　**窦外穿颧法**

（a）上颌窦前外侧壁有明显凹陷的患者，备孔路径沿窦外路径直达根方颧骨入口（左侧）；（b）上颌窦外种植术将种植体从上颌窦的外侧植入颧骨（左侧）；（c）上颌窦前外侧壁有明显凹陷的患者，备孔路径沿窦外路径直达根方颧骨入口（右侧）；（d）上颌窦外种植术将种植体从上颌窦的外侧植入颧骨（右侧）；（e）术后 CBCT 显示颧种植体根尖直达颧骨（左侧冠状面）；（f）术后 CBCT 显示颧种植体三维位置良好（左侧矢状面）；（g）术后 CBCT 显示颧种植体根尖直达颧骨（右侧冠状面）；（h）术后 CBCT 显示颧种植体三维位置良好（右侧矢状面）。

然而，对于窦外颧种植体可能存在的风险是种植体颈部没有骨的包绕，在负荷时种植体发生挠曲型变。2013 年 Freedman 等研究了上颌牙槽骨对颧种植体行使功能时应力分布和形变的影响。他建立了两个研究模型。第一个模型是颧骨和上颌牙槽骨支撑的穿颧种植体植入颅骨，通过固定桥进行刚性交叉弓稳定。第二个模型复制第一种模型，不过，支持颧种植体的上颌牙槽骨被移除。咬合力和侧向力均应用于两个模型，并记录最大范式等效（von Mises）应力。在没有牙槽骨支持的模型中，可以看到更高的最大应力，同时咬合应力高于侧向应力。颧骨在两种模型中均显示出低应力。因此，作者认为上颌牙槽骨支持有助于穿颧种植体的应力分布。针对不同的上颌窦形态，穿颧种植体的颈部植入位置会有不同，根据种植体颈部骨缺损状态，可以进行适当的软硬组织增量（表 10–1）。

表 10–1　穿颧种植体周骨缺损及软硬组织增量

术式	种植体暴露范围	牙槽嵴情况	
		腭侧牙槽嵴	颊侧牙槽嵴
腭侧骨增量	腭侧暴露	无	有
颊腭侧骨增量	顶端暴露	无 / 骨宽度小于 2 mm	无 / 骨宽度小于 2 mm
颊侧骨增量	颊侧中等暴露，超过种植体一半的直径在牙槽骨内	有	无 / 骨宽度小于 2 mm
软组织增量	颊侧完全暴露，超过种植体一半的直径在牙槽骨外	有	无

三、穿颧种植临床操作流程

（一）术前评估

术前检查口腔软组织状况和牙槽嵴萎缩程度，拍摄 CBCT 确认患者余留骨量状况，确认是否为穿颧种植的适应证。通过 CBCT 数据，确认患者颧骨状况，评估颧骨大小及骨密度。同时识别上颌窦形态及上颌窦内健康情况，窦黏膜厚度和上颌窦侧壁骨形态和厚度，以及评估牙槽嵴的骨量和骨质（图 10–65）。患者骨量允许的条件下，可以术前模拟颧种植的植入路径（图 10–66）。确认植入的三维位置和种植体长度。同时，利用 CT 数据重建上颌骨模型，进行 3D 打印，通过打印的模型进行术前评估和术前模型操作演练（图 10–67）。

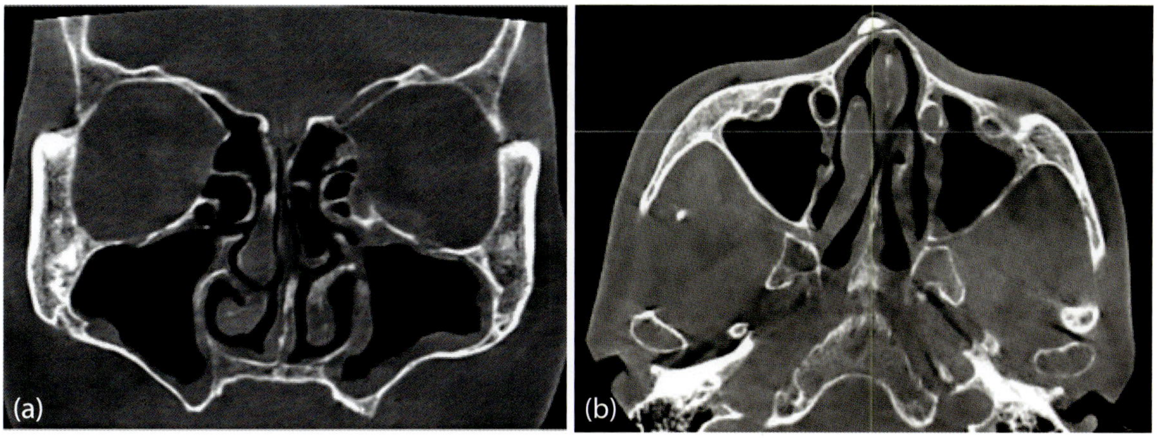

图 10-65 CBCT 术前评估

（a）CBCT 冠状面评估颧骨大小及骨密度，识别上颌窦形态及上颌窦内健康情况，窦黏膜厚度和上颌窦侧壁骨形态和厚度；（b）CBCT 横断面评估牙槽嵴的骨量和骨质。

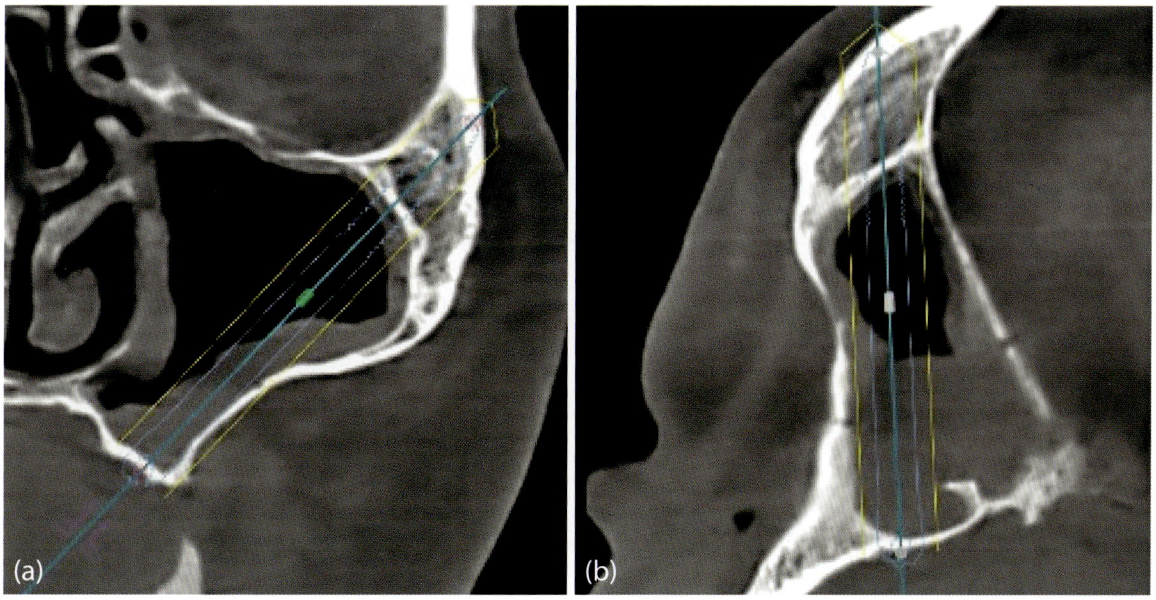

图 10-66 虚拟种植

（a）术前模拟穿颧种植的植入路径，确认植入的三维位置和种植体长度（冠状面）；（b）术前模拟穿颧种植的植入路径，确认植入的三维位置和种植体长度（矢状面）。

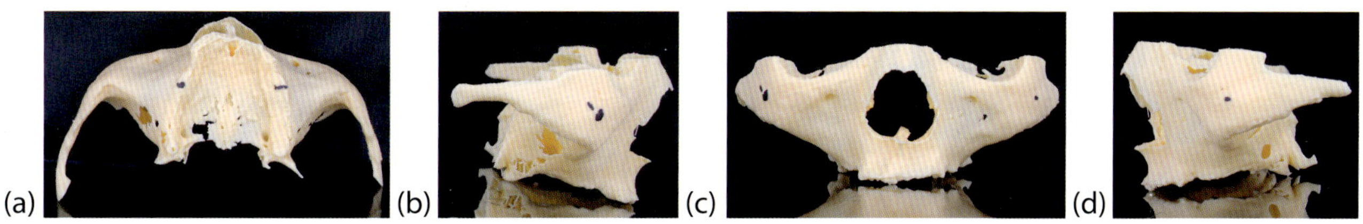

图 10-67 3D 打印上颌骨模型

（a）进行术前评估和术前模型操作演练，模型上标记牙槽嵴入点；（b）模型上标记颧骨的出点（右侧）；（c）模型上标记经颧骨的入点及出点；（d）模型上标记颧骨的出点（左侧）。

（二）术前用药

术前口服阿莫西林 500 mg 和克拉维酸钾 125 mg、非甾体抗炎药（如乙酰氯芬 100 mg 和对乙酰氨基酚 325 mg）和抑制胃酸药（泮托拉唑 40 mg）。类固醇（地塞米松）可以给无系统疾病的患者服用，以减轻炎症和肿胀。

穿颧种植手术一般在全身麻醉下进行，也可以在静脉镇静麻醉（地西泮 10 mg/ 咪达唑仑 10 mg）配合使用局部浸润麻醉下进行。然而，在很多门诊端不具备静脉镇静麻醉条件下，也可以通过口服镇静药（咪达唑仑 15 mg × 1 片，术前 30 分钟）配合口腔局部麻醉进行。对于熟练的术者，手术时间可能小于 1.5 个小时。据文献报道，若手术时间小于 1.5 个小时，咪达唑仑 15 mg 镇静与静脉镇静效果相同，且患者术后反应良好，两组麻醉程序无明显差异，总体满意度高。

门诊在无法进行全身麻醉或者静脉麻醉的情况下，一般采用局部浸润麻醉和阻滞麻醉加口服镇静药物，不同的浸润和神经阻滞麻醉包括：上颌前庭周围浸润，腭大区阻滞，双侧颧体颞区经皮肤或经前庭沟翻开的骨膜上浸润麻醉。早期会采用口外颧骨区周围麻醉，使用利多卡因 + 肾上腺素（1 ∶ 50 000），在颧骨及周围局部浸润麻醉（图 10–68）。

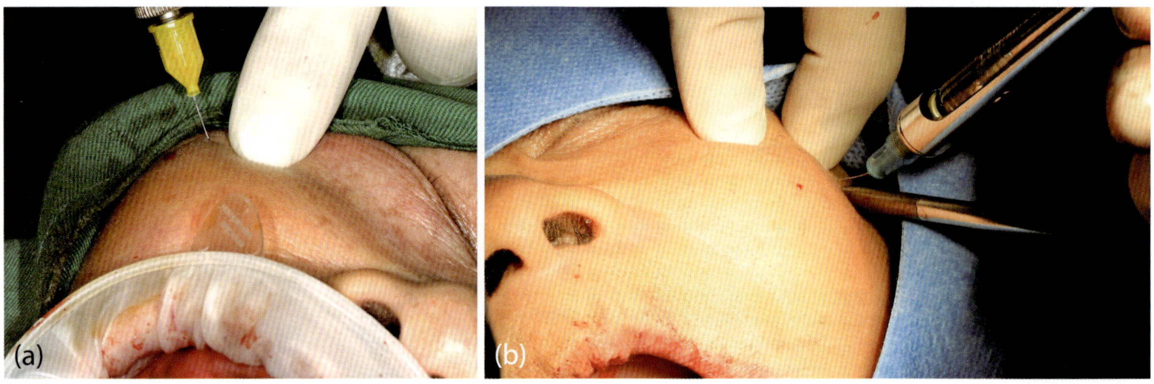

图 10–68　口外麻醉

（a）在口外颧弓区域使用利多卡因或者 4% 阿替卡因进行局部浸润麻醉，从颧弓不同方向进针，针尖抵达骨面回抽无血后推入少量麻药（右侧）；（b）在口外颧弓区域使用利多卡因或者 4% 阿替卡因局部浸润麻醉，从颧弓不同方向进针，针尖抵达骨面回抽无血后推入少量麻药（左侧）。

文献报道穿颧种植外科技术建议使用以下麻醉方式：使用利多卡因和肾上腺素（约 3.6 mL），在颊侧前庭沟从中切牙到第三磨牙处进行正常浸润麻醉；离牙槽嵴顶约 10 mm 处行上牙槽后神经阻滞麻醉；眶下神经阻滞麻醉使用利多卡因与肾上腺素或约 1.8 mL 普鲁卡因；通过腭大孔使用利多卡因与肾上腺素或约 1.8 mL 普鲁卡因阻断蝶腭神经节；使用约 3.6 mL 利多卡因和肾上腺素，在口外颧骨周围进行浸润麻醉。

使用口内麻醉方式可减少患者不适感（图 10–69）。术前使用 4% 阿替卡因在磨牙区颊侧前庭沟进针麻醉上牙槽后神经，然后在腭侧第二磨牙远中区进针麻醉鼻腭神经，翻瓣后在第一磨牙区暴露颧牙槽嵴和上颌窦侧壁，沿颧牙槽嵴近中和远中区域紧贴骨面针尖穿刺进入骨膜，逐步推麻药往颧骨方向，再次继续翻瓣直至暴露颧骨下缘，在直视下将麻药推进颧骨周围，注意针尖不要朝向眼眶。通过循序渐进的方式逐步实施局部麻醉，可以安全有效地实施穿颧种植的外科手术。

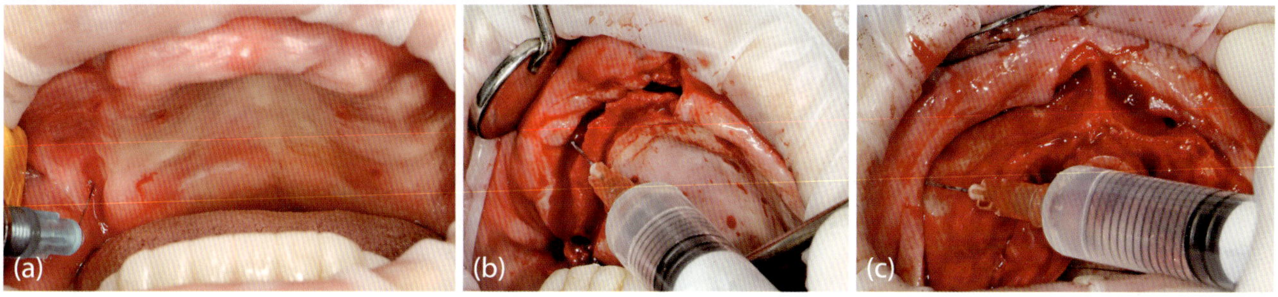

图 10–69 口内麻醉方式

（a）磨牙区浸润麻醉上牙槽后神经及鼻腭神经；（b）翻瓣后在第一磨牙区暴露颧牙槽嵴和上颌窦侧壁，沿颧牙槽嵴近中和远中区域紧贴骨面针尖穿刺进入骨膜，逐步推麻药往颧骨方向；（c）继续翻瓣直至暴露颧骨下缘，在直视下将麻药推进颧骨周围，在操作过程中注意进针方向，不要朝向眼眶。

（三）切口设计

颧种植手术需要较大范围翻瓣，至少需要暴露颧弓下缘，因此，手术切口需要辅助垂直切口，以减少翻瓣时的张力。手术切口除牙槽嵴顶切口外，需在唇系带处和第一磨牙颊侧远中处做垂直切口（图 10–70a）。如同时在翼板区种植时，远中区可不做垂直切口，牙槽嵴顶切口一直延伸至上颌结节远中的翼上颌切迹处（图 10–70b）。

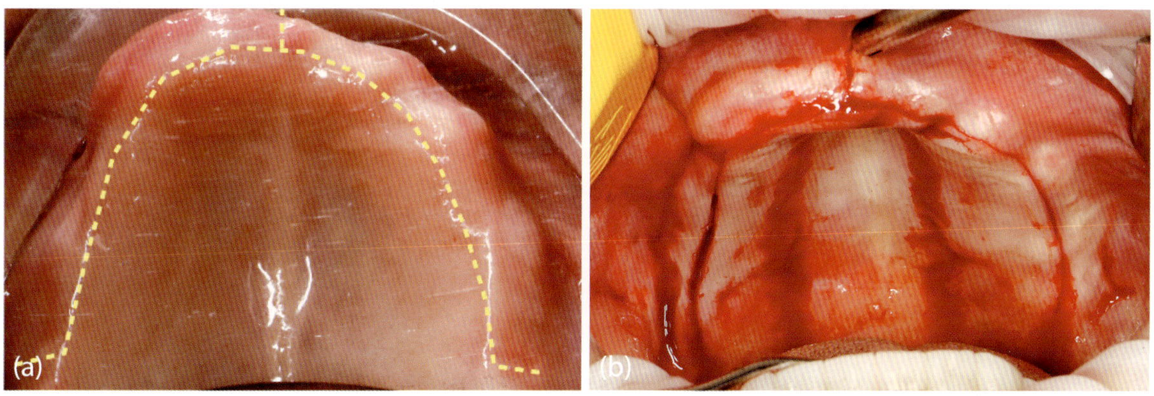

图 10–70 切口设计

（a）牙槽嵴顶的水平切口与唇系带处和第一磨牙颊侧远中处的垂直切口；（b）联合翼板区种植时，远中切口一直延伸至上颌结节远中的翼上颌切迹处。

（四）翻瓣

翻全厚瓣，使用钝性剥离器械，紧贴骨面推进，确保骨膜完整性，直至充分暴露唇颊侧骨面。在颧牙槽嵴区，翻瓣暴露上颌窦前后壁以及颧弓下缘，若需要直视下观察穿颧种植体的穿出点时，可进一步暴露颧骨体部，翻瓣时注意避免损伤眶下孔（图 10–71a）。腭侧翻瓣直至暴露腭侧骨板，注意不要翻瓣过深损伤腭大动脉（图 10–71b）。

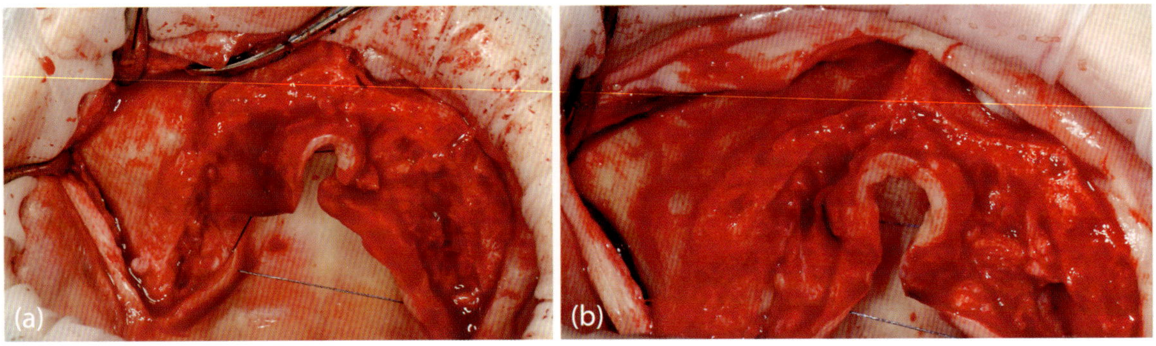

图 10–71 翻瓣

（a）翻瓣暴露上颌窦前后壁以及颧弓下缘；（b）为了在直视下观察穿颧种植体的穿出点，可进一步暴露颧骨体部，腭侧翻瓣直至暴露腭侧骨板。

（五）牙槽嵴定点

在传统的穿颧技术中，穿颧种植体经过上颌窦内。穿颧种植体颈部穿出点在牙槽嵴，通常在第二前磨牙区域的腭侧，因这取决于颧骨、上颌窦和牙槽嵴之间的空间关系。使用先锋钻或者球钻在第一磨牙或第二前磨牙略偏腭侧进行植入点定位。理想植入点应在第一磨牙区，但操作风险较大，建议第二前磨牙区更安全。因此，在操作便利和手术安全的情况下，更支持植入点在第二前磨牙偏腭侧 3 mm 处（图 10–72）。用钻针在骨面形成标记点，以避免穿通窦底。如果是窦外植入，其颈部一般不在牙槽嵴内，无需在牙槽嵴顶定点。

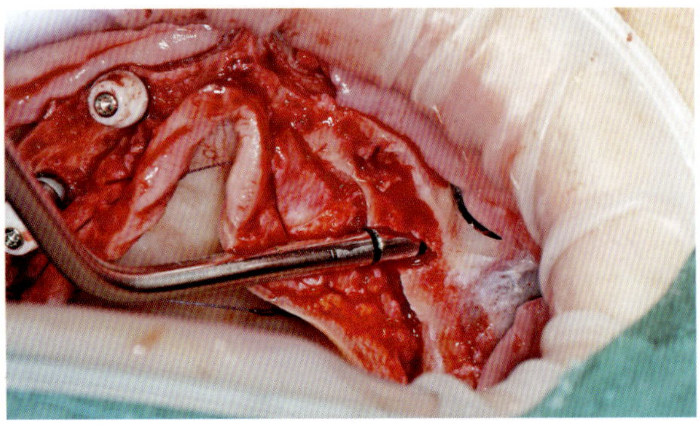

图 10–72 第二前磨牙偏腭侧处作为穿颧种植的植入点，进行定点预备

（六）上颌窦侧壁开窗

使用转速比 1∶1 的直手机，安装直径为 3 mm 的金刚砂球钻，在上颌窦前壁与颧牙槽嵴接近平行的位置开垂直型骨窗，约 10 mm。骨窗下缘距窦底 3 ～ 5 mm，骨窗上缘可根据颧弓下缘的位置确定，便于术中剥离上颌窦黏膜和保持清晰的操作视野。球钻磨透骨壁，清晰可见上颌窦黏膜，但要确保上颌窦黏膜的完整性。按照外提升程序，把骨窗上分离的骨片与上颌窦黏膜一同剥离后推入窦内，然后逐步剥离上颌窦颊侧壁、上颌窦底壁和部分上颌窦顶壁，充分抬升上颌窦黏膜。上颌窦黏膜充分剥离后，在窦腔内填入胶原海绵，以保护上颌窦黏膜，从而避免在预备种植窝洞时被钻针损伤（图 10–73）。

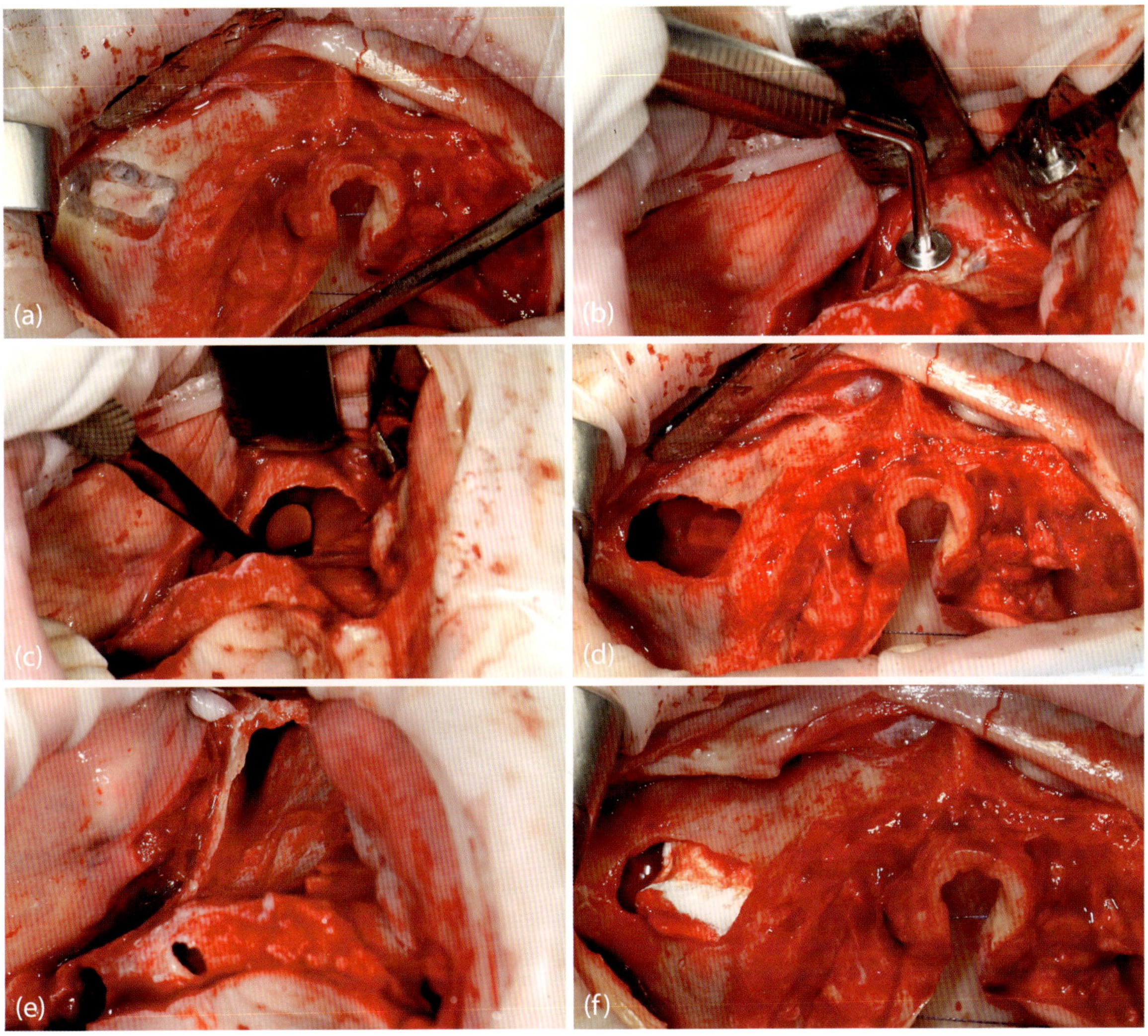

图 10–73　上颌窦侧壁开窗

（a）在上颌窦前壁与颧牙槽嵴接近平行的位置开垂直型骨窗，约 10 mm：骨窗下缘距窦底 3 ～ 5 mm，骨窗上缘可根据颧弓下缘的位置确定；（b）分离窦膜；（c）剥离上颌窦颊侧壁；（d）上颌窦底壁和部分上颌窦顶壁；（e）充分抬升上颌窦黏膜；（f）在窦腔内填入胶原海绵，以保护上颌窦黏膜，防止备孔过程中损伤窦膜。

（七）种植窝洞预备

1. 穿颧种植体窝洞两段式预备 ① 第一阶段：牙槽嵴部分预备。用常规短钻针预备牙槽嵴顶部分，按照预备流程，从第二前磨牙略偏腭侧的定点位置，逐步预备穿透窦底，直至预备至使用直径为 4.0 mm 的钻针（图 10–74）。② 第二阶段：颧骨部分预备。改用直径为 3.0 mm 的长球钻，通过牙槽嵴顶预备的窝洞，进入上颌窦窦腔，球钻预备方向与颧牙槽嵴方向接近平行，球钻在颧弓下缘或上颌窦窦尖部位进入颧骨。用球钻抵住入颧点的骨皮质，钻针突破骨皮质稍有落空感即可（图 10–75）。

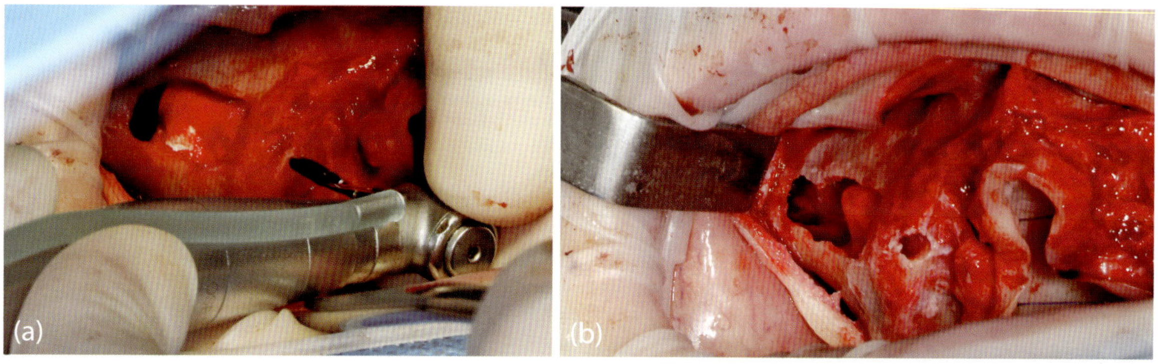

图 10–74 穿颧种植体窝洞预备第一阶段

（a）用常规短钻针预备牙槽嵴顶部分；（b）按照预备流程，从第二前磨牙略偏腭侧的定点位置，逐步预备穿透窦底。

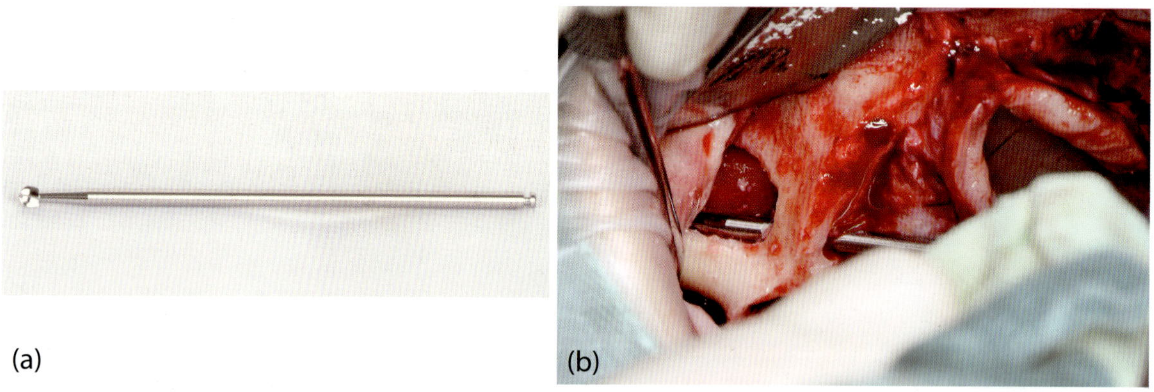

图 10–75 穿颧种植体窝洞预备第二阶段

（a）穿颧用长球钻；（b）通过牙槽嵴顶预备的窝洞，进入上颌窦窦腔，球钻预备方向与颧牙槽嵴方向接近平行；

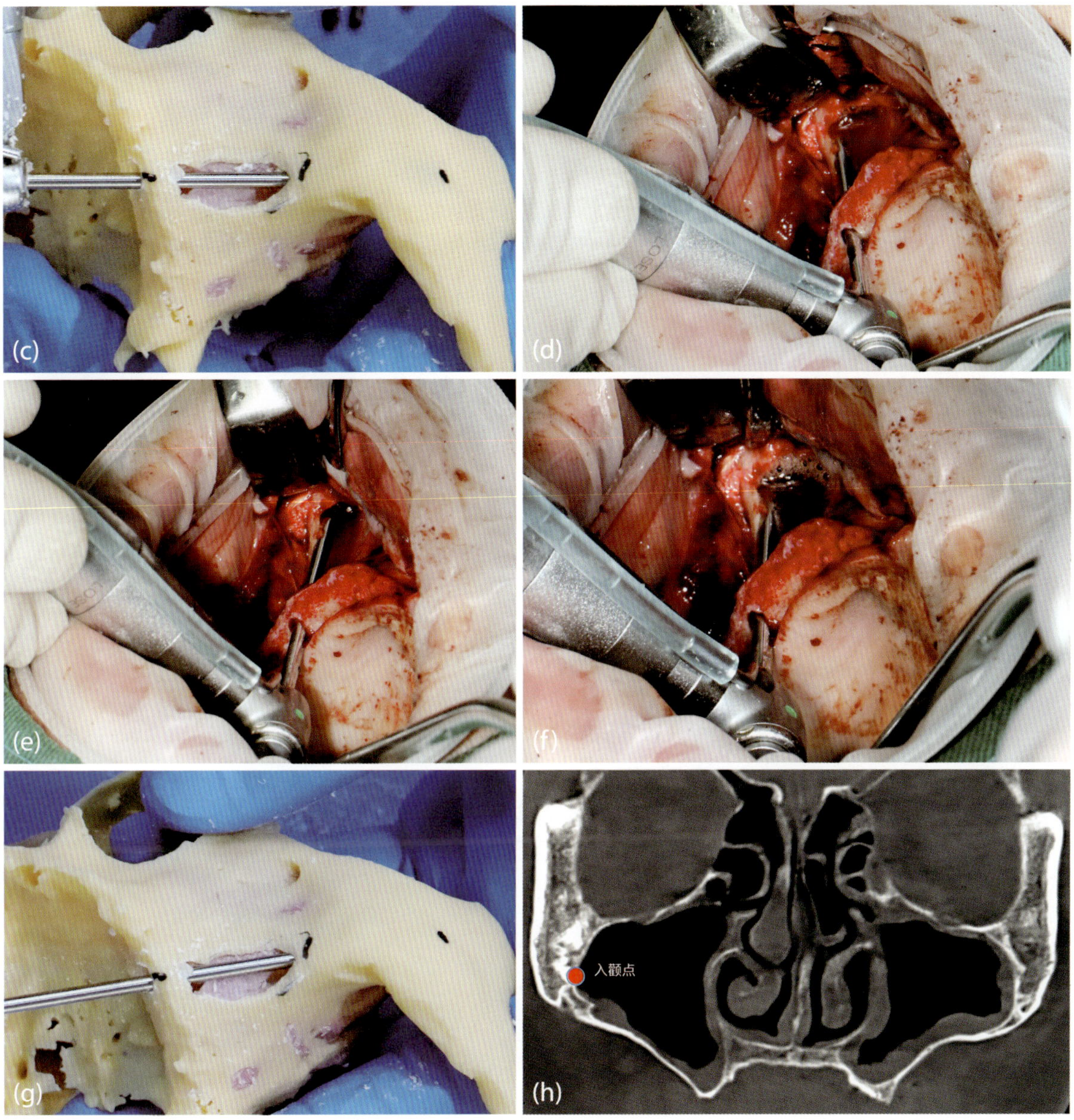

图 10-75 穿颧种植体窝洞预备第二阶段（续）

（c）通过牙槽嵴顶预备的窝洞，进入上颌窦窦腔，球钻预备方向与颧牙槽嵴方向接近平行（模型图）；（d）球钻在颧弓下缘或上颌窦窦尖部位进入颧骨；（e）用球钻抵住入颧点的骨皮质预备；（f）钻针突破骨皮质稍有落空感即可；（g）穿颧种植体预备路径及在颧骨处入点（模型图）；（h）术前 CBCT 中找到穿颧种植体预备路径及在颧骨处入点。

2. 穿颧种植体窝洞扩孔预备 更换直径为 2.9 mm 的麻花钻进行逐级预备，一般建议使用长度为 67 mm 的钻针进行预备，长钻针对患者的开口度要求较高，注意保护口角避免钻针的创伤。直径为 2.9 mm 的钻针沿颧牙槽嵴方向进入球钻预备的入颧点处进行预备，稍有落空感立即停止预备，退回钻针，此时证明钻针已穿透颧骨达到预备长度。因钻针长度较长，备洞过程中无法对钻针尖端进行冷却，需要使用 20 mL 注射器注射 0.9% 生理盐水冲洗钻针尖端。穿颧种植体在颧骨上最终穿出点一般在颧骨中份骨量较充足区域，种植体才能获得良好的初期稳定性，稍有落空感即可，避免穿出长度过多引起皮瘘。在预备过程中，需要使用长探针测量预备长度，确定使用穿颧种植体的型号。继续使用直径为 3.5 mm 的先锋钻（2.9/3.5）探查之前使用直径为 2.9 mm 的麻花钻预备的窦顶壁穿透位置，完整引导预备，使用 3.5 mm 的麻花钻完成最终预备（图 10–76）。

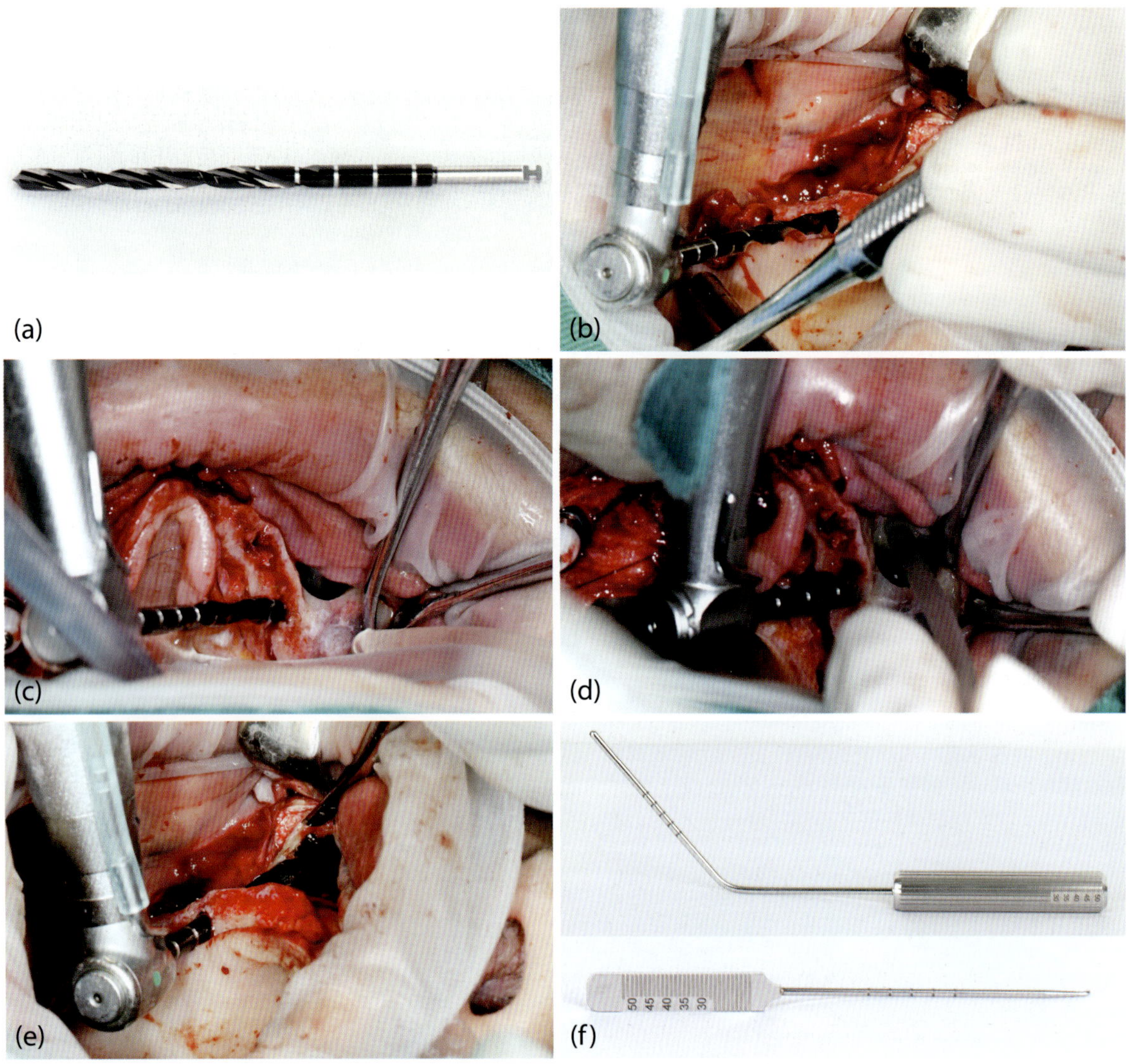

图 10–76 逐级扩孔预备

（a）直径为 2.9 mm 的麻花钻；（b）长度为 67 mm 的麻花钻；（c）使用长度为 67 mm 的钻针进行预备，此阶段对患者的开口度要求较高，注意保护口角避免钻针的创伤；（d）钻针沿颧牙槽嵴方向进入球钻预备的入颧点处；（e）预备过程中稍有落空感立即停止预备，避免穿出长度过多引起皮瘘；（f）穿颧种植体长度测量探针；

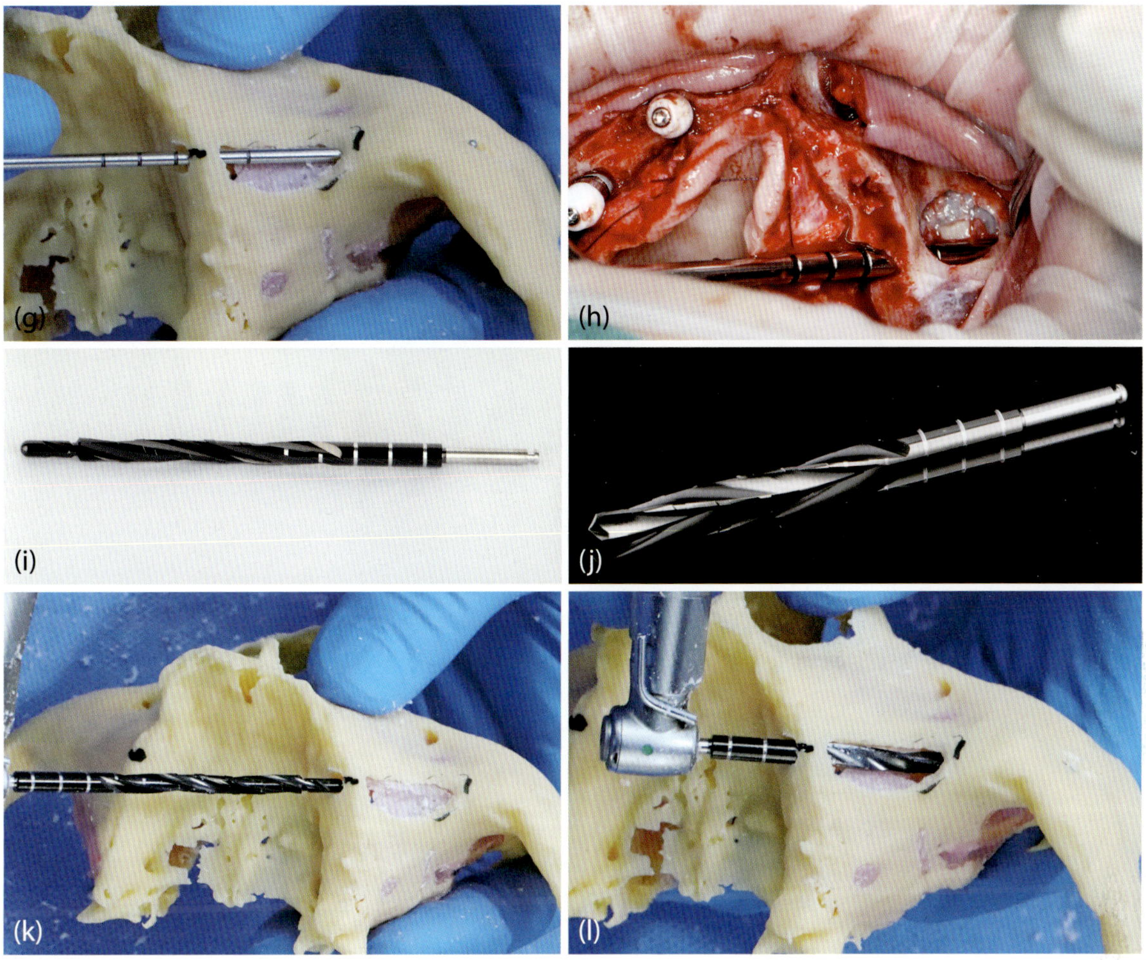

图 10-76 逐级扩孔预备（续）

（g）探针测量预备长度，确定使用穿颧种植体的型号（模型图）;（h）长探针测量预备长度，确定使用穿颧种植体的型号;（i）2.9 mm/3.5 mm 的阶梯钻;（j）直径为 3.5 mm 的麻花钻;（k）2.9 mm/3.5 mm 的阶梯钻模型演示;（l）直径为 3.5 mm 的麻花钻模型预备演示。

（八）穿颧种植体植入

1. 植入流程 使用大量 0.9% 生理盐水冲洗种植窝洞，选择合适长度的种植体，种植体长度与预备长度一致，可少量穿出颧骨 1 ～ 2 mm，过多穿出会引起面部皮瘘的风险。穿颧植体长度在 30 ～ 52.5 mm，螺纹顶端部分的直径为 4 mm，顶部的直径为 4.5 mm，种植体颈部的角度为 45°，有全螺纹型和颈部光滑型，可根据不同的临床情况选用不同的颧种植。使用机用或手用持钉器植入种植体（图 10–77）。穿颧种植体长度较长，放置种植体时避免污染种植体表面，种植体尖端先进入牙槽嵴窝洞，逐步旋入上颌窦窦腔，种植体继续深入，直至种植体进入颧骨下缘的入颧点。低速进入直至种植体尖端进入颧骨内植入扭力会逐渐提高，最后使用手持持钉器调整种植体的颈部平台，种植体上的中央螺丝孔需最终朝向殆面，便于安装修复基台，以实现理想的修复穿出点。用螺丝刀卸掉种植体携带器上的螺丝，去除携带器，检查种植体颈部位置，确保种植体平台植入深度合适。根据穿颧种植体的植入扭矩，是否实施即刻负荷，植入扭力低于 35 N · cm 建议安装覆盖螺丝，把穿颧种植体埋入愈合。如果穿颧种植体植入扭矩大于 35 N · cm 时，可安装修复基台，复合基台加力至 30 N · cm，安装基台保护帽（图 10–78）。

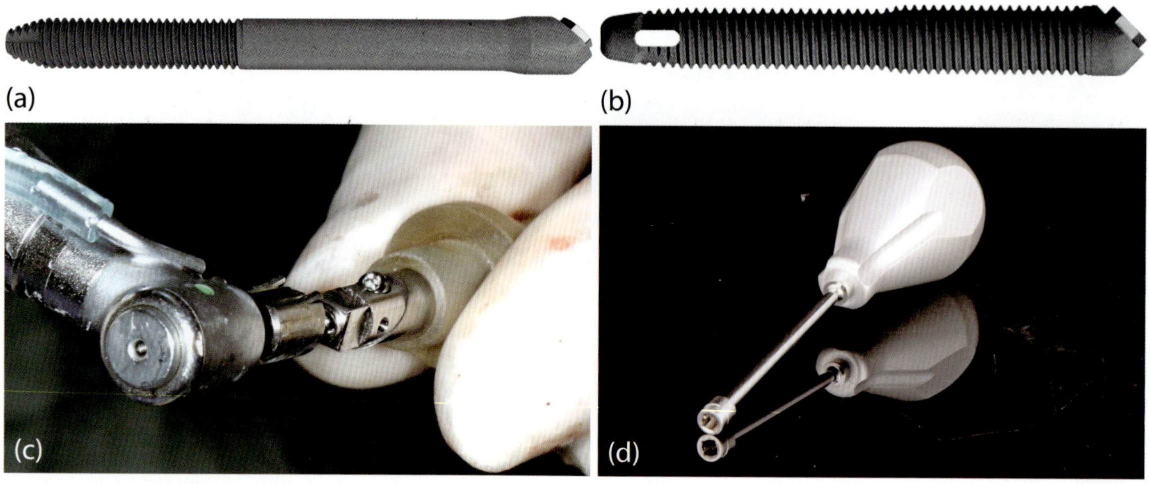

图 10-77　**种植体与工具**

（a）颈部光滑型穿颧种植体；（b）全螺纹型穿颧种植体；（c）机用持钉器；（d）手用持钉器。

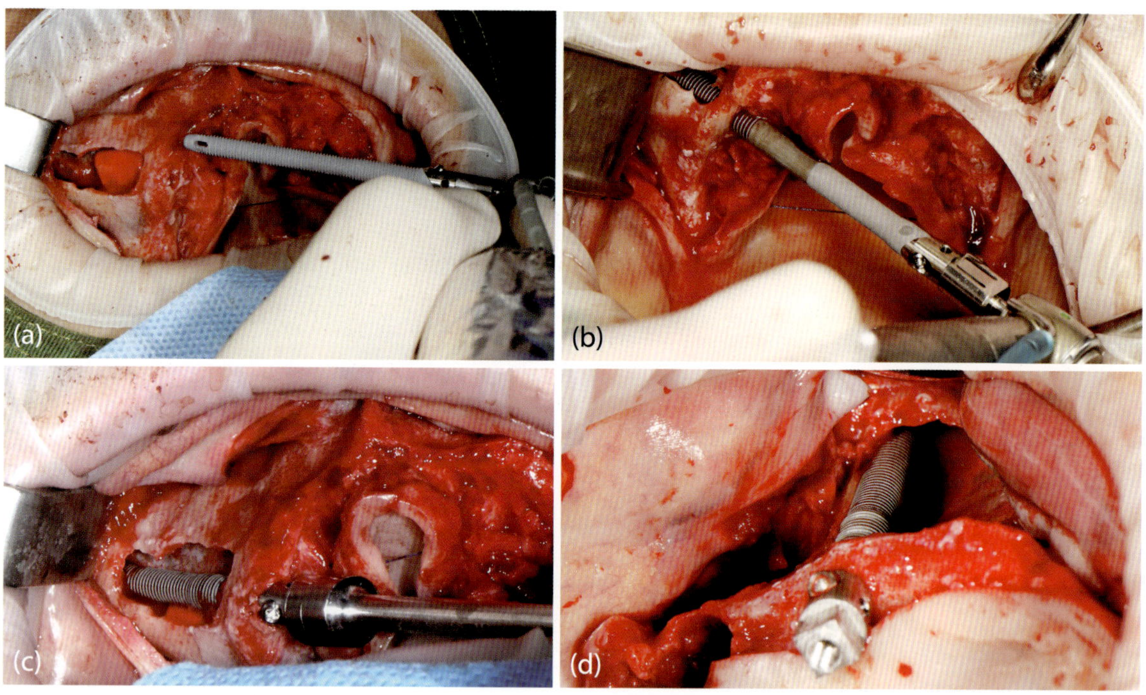

图 10-78　**种植体植入**

（a）穿颧种植体长度较长，放置种植体时避免污染种植体表面；（b）种植体尖端先进入牙槽嵴窝，逐步旋入上颌窦窦腔，直至种植体进入颧骨下缘的入颧点；（c）使用手持持钉器调整种植体的颈部平台；（d）种植体上的中央螺丝孔需最终朝向殆面；

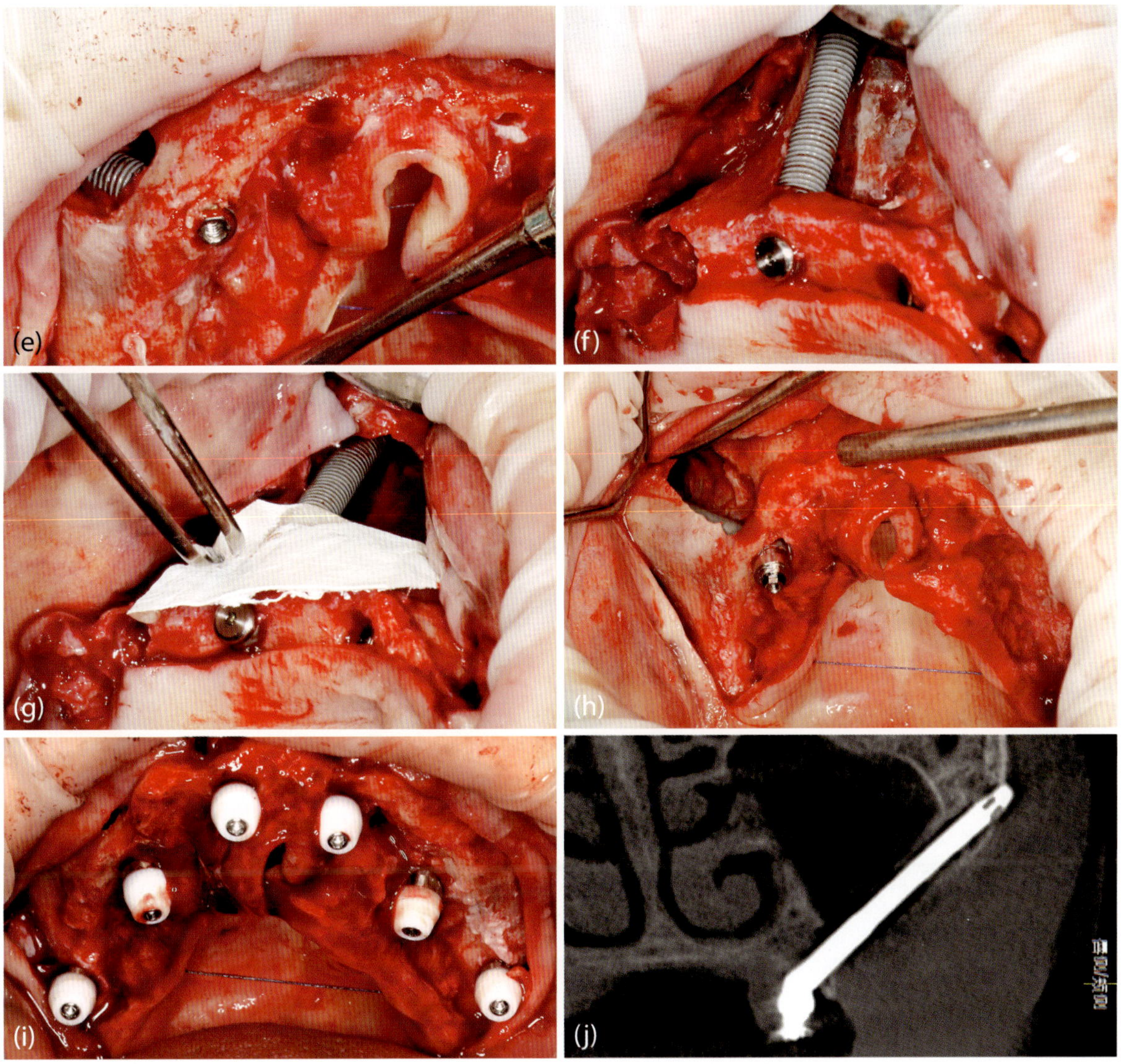

图 10-78 种植体植入（续）

（e）取下种植体携带器上的螺丝，去除携带器，检查种植体颈部位置深度是否合适；（f）当种植体初期稳定性小于 35 N · cm 时，安装覆盖螺丝；（g）窦内骨增量，填入骨替代材料，上覆胶原膜屏障隔离；（h）当种植体初期稳定性高于 35 N · cm 时，安装修复基台；（i）种植体初期稳定性均高于 35 N · cm 时，可实现术后即刻负荷；（j）术后的影像学检查可见穿颧种植体三维位置良好，从颧骨上骨量较充足区域穿出，获得良好的皮质骨固位。

2. 穿颧种植体颈部保护 跨窦穿颧和槽壁技术因牙槽嵴区骨壁较薄，植入时颈部挤压明显，会导致颈部边缘骨发生吸收，引起后期生物并发症，因此建议在种植体颈部周围放置骨移植材料，增加种植体颈部骨稳定。最后，放置屏障膜，覆盖骨移植材料并隔离窦腔与软组织（图 10-79）。对于窦外穿颧技术，因种植体颈部无骨的包绕，在负荷时会出现较大的颈部微动，建议种植体颈部周围覆盖结缔组织，改善种植体周围牙龈生物型，以减少后期生物并发症（图 10-80）。

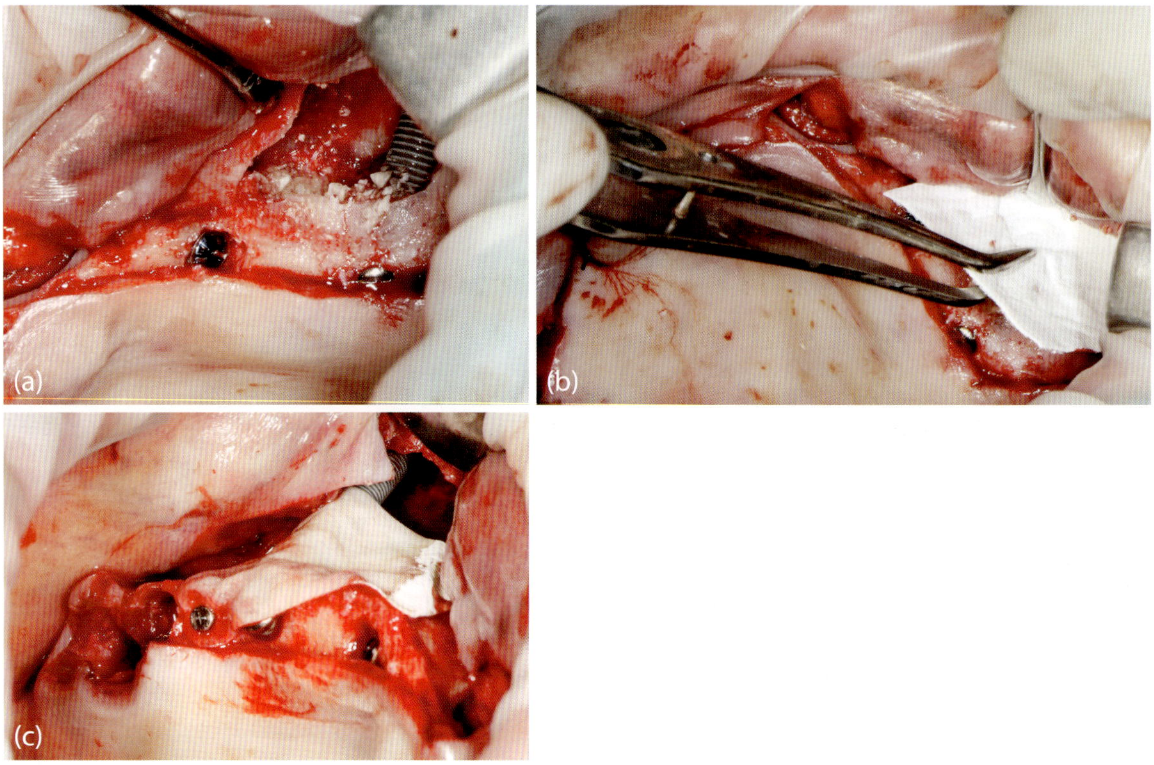

图 10-79 放置屏障膜保护种植体颈部

（a）在跨窦穿颧和槽壁技术中，在种植体颈部周围填入骨替代材料，减少穿颧种植体未来颈部边缘骨吸收；（b）覆盖胶原膜，屏障骨移植材料，隔离窦腔与软组织；（c）使用膜钉固定胶原膜。

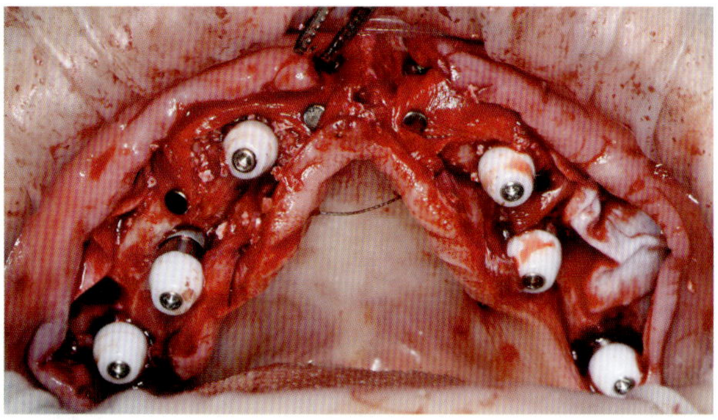

图 10-80 种植体复合基台上部安放愈合帽

（九）关闭创口缝合

从中线垂直附加切口处开始缝合，用水平褥式缝合方式关闭种植体之间的创口，可起到良好的止血效果，种植体基台近远中采用单线间断方式缝合，严密关闭创口。术后面部加压冰敷持续 5 ～ 7 天，术后使用抗生素与滴鼻液预防感染和上颌窦炎的发生（图 10-81）。

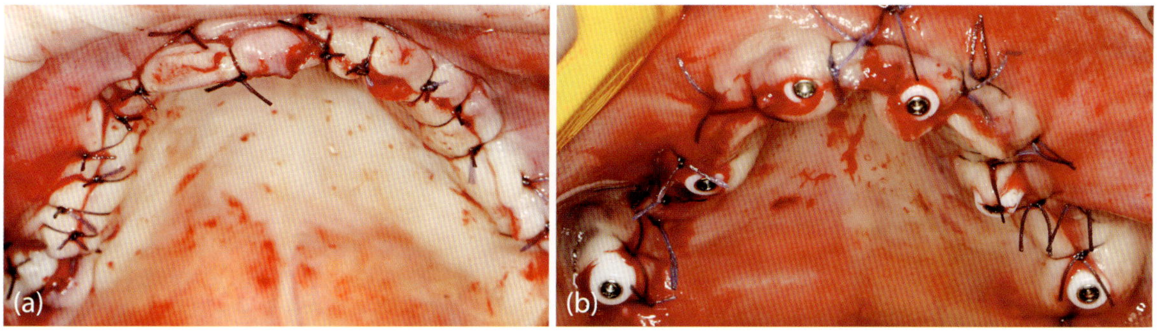

图 10-81 关闭创口缝合

(a) 种植体初期稳定性小于 35 N · cm 时，安装覆盖螺丝，潜入式缝合关闭创口；(b) 种植体初期稳定性大于 35 N · cm 时，安装修复基台并加力，上保护帽，水平褥式缝合联合间断缝合关闭植体之间的创口。

（十）总结

穿颧种植的翻瓣范围越大，视野越清晰，操作的安全性也越高，但对医生的外科操作水平要求高，术后的并发症也会增加，包括面部肿胀、眼内压增高、皮下血肿形成等。穿颧种植体进入颧骨的点和穿出点是关键，正确定位种植体的入颧点可通过翻瓣暴露颧弓下缘的方式判断，也可以利用数字化方式来定位，以提高穿颧种植体的植入精度。另外，穿颧种植体颈部骨保护很重要，通过软硬组织增量来提高颧种植体颈部边缘骨的长期稳定性，减少生物并发症的发生。

四、代表病例：上颌严重萎缩的轴向种植联合翼上颌种植与穿颧种植

患者上颌牙列缺失多年，牙槽嵴严重萎缩，面中部凹形明显。影像学检查显示患者牙槽嵴菲薄，存在严重水平、垂直骨吸收。常规种植修复难以实现该患者咬合重建，拟行颧骨区种植，以实现术后即刻负荷。术中行双侧上颌窦侧壁开窗，经上颌窦内入路途径，植入穿颧种植体。同时于前牙区植入 2 颗种植体，翼上颌区植入 2 颗种植体，共同支撑上颌全牙弓一段式固定修复（图 10-82）。

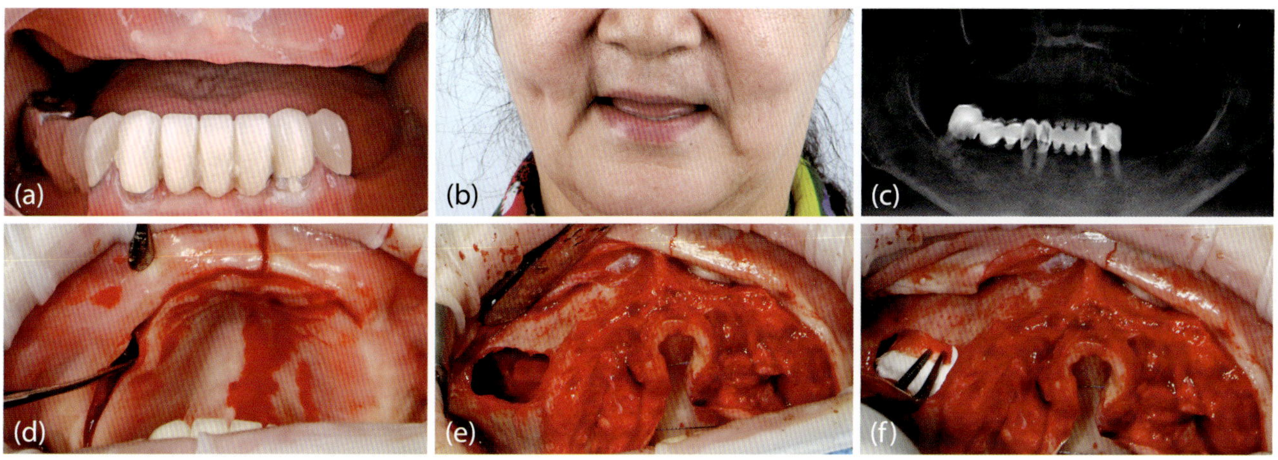

图 10-82 上颌严重萎缩的轴向种植联合翼上颌种植与穿颧种植

(a) 上颌牙列缺失多年，牙槽嵴严重萎缩；(b) 面中部凹陷明显；(c) 影像学检查显示：上颌后牙区骨量严重不足，上颌严重窦气化，上颌窦前壁达尖牙位置，拟对该患者行穿颧种植并进行上颌全牙弓一段式修复；(d) 自磨牙区向前切开，中线处做附加切口，翻瓣，暴露颧骨区域；(e) 行窦内穿颧种植，右侧上颌窦侧壁开窗，提升窦膜；(f) 窦内胶原膜覆盖窦膜；

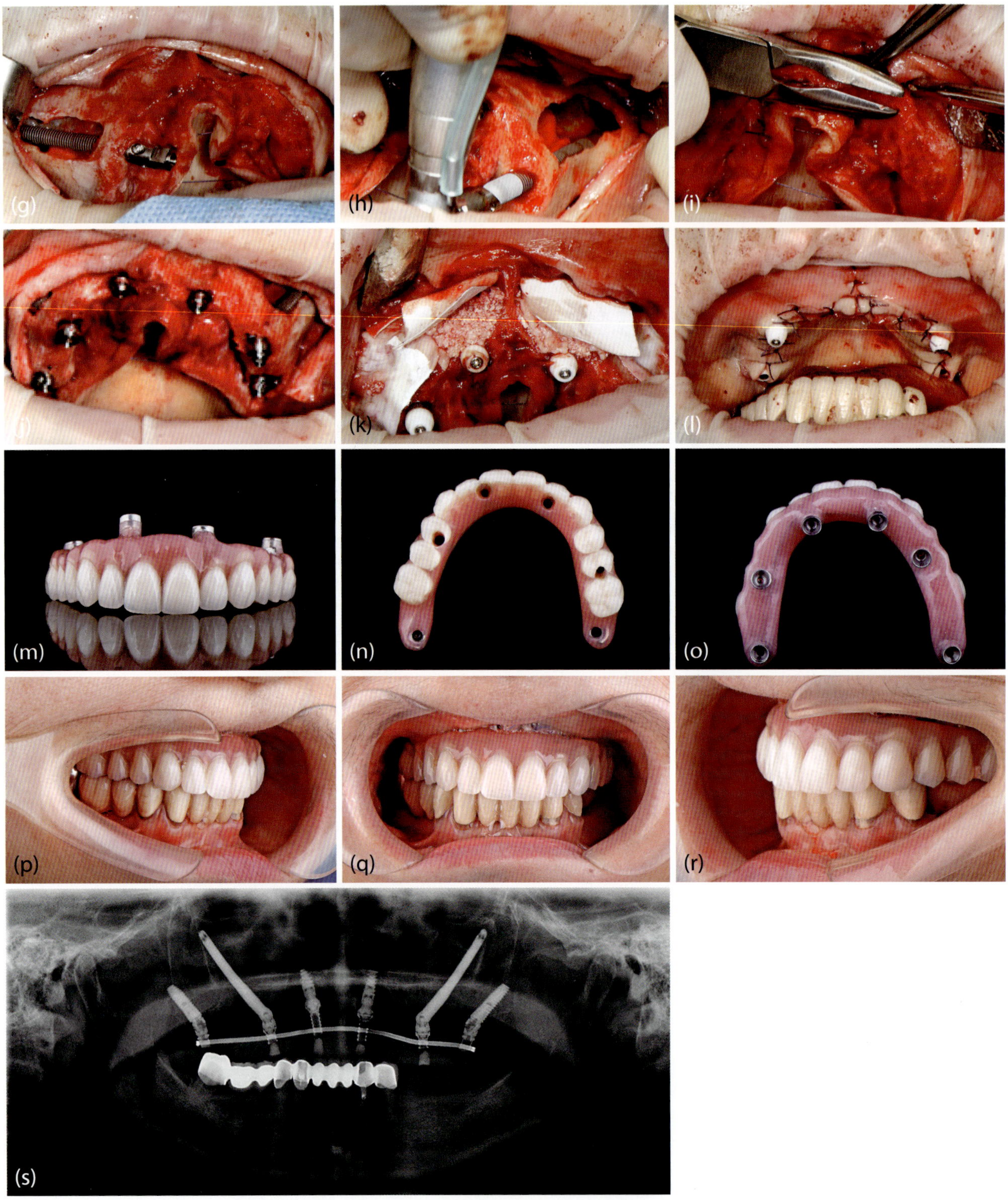

图 10-82 上颌严重萎缩的轴向种植联合翼上颌种植与穿颧种植（续）

（g）于颧骨上预备种植窝洞，经上颌窦入路植入颧种植体；（h）同样的方式行左侧上颌窦底提升，经上颌窦入路植入左侧穿颧种植体；（i）修整前牙区尖锐骨嵴；（j）于前牙区植入 2 颗种植体，翼上颌区植入 2 颗种植体，所有种植体初期稳定性均大于 35 N · cm，就位复合基台并按照系统的要求加力；（k）前牙区骨薄弱处及上颌窦内填入骨替代材料，覆盖胶原膜；（l）缝合关闭创口；（m）术后即刻制作临时修复体（正面观）；（n）临时修复体殆面观，可见左右种植体穿出位点良好；（o）临时修复体组织面观，高度抛光，利于自洁；（p ~ r）术后即刻戴入临时修复体，实现颧种植体联合支持式咬合重建；（p）右侧面观；（q）正面观；（r）左侧面观；（s）术后即刻负荷，全景片显示种植体位置良好。

第五节

骨量不足下颌倾斜种植

下颌牙列缺失的患者，下颌骨均有不同程度的骨吸收。当患者存在重度骨吸收，或者义齿佩戴不适时，其口腔结构可能已发生变化，包括角化龈缺失、刃状牙槽嵴、骨高度降低至基骨、牙槽嵴位于口底、下牙槽神经血管束位置表浅等。Maló 教授首次提出 All–on–4 种植即刻负荷技术用于治疗下颌牙列缺失并提供了标准型 All–on–4 种植术式。在无牙颌患者下颌颏孔前区植入 4 颗种植体，其中包括 2 颗轴向种植体和 2 颗远中倾斜种植体，术后可实现即刻负荷，长期随访结果可预期。该技术为下颌后牙区骨量严重不足患者的种植修复治疗提供了新的解决方案。当下颌后牙区严重骨量不足时，可以考虑在颏孔前区植入倾斜种植体，但要避免损伤重要的神经、血管，防止下牙槽神经感觉异常或感知障碍。

一、下颌倾斜种植考量因素

（一）颏孔及其回袢

下牙槽神经从颏孔穿出，确定是否存在前部回袢是下颌倾斜种植的关键步骤。神经管的前端回袢是颏孔间植入种植体远端的标志解剖结构（图 10–83）。术中直视下操作可以更好地规划远中种植体的最佳倾斜度，保护神经不受损伤，安全地预备种植窝洞。下颌远端种植体的倾斜度在 30° ～ 45° 。在确定了下牙槽神经管是否存在回袢及其位置，再确定其前缘在牙槽嵴上的投射点后，留出足够的安全距离，防止神经损伤。

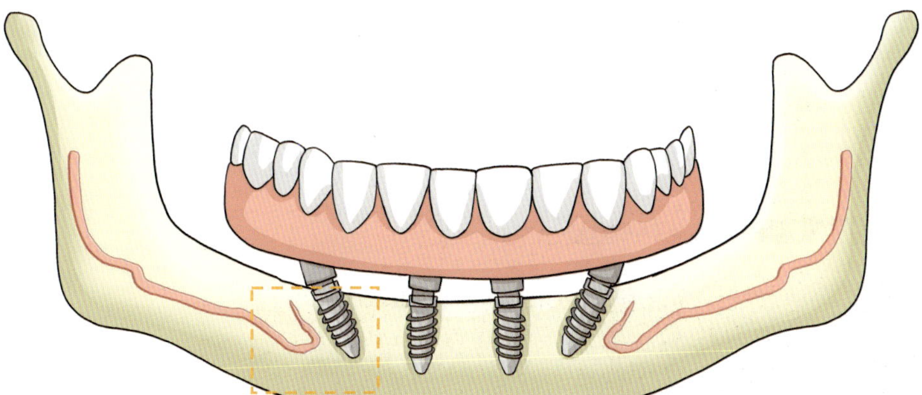

图 10–83 下颌 All–on–4 种植模型示意图，在颏孔前区植入 2 颗轴向和 2 颗倾斜种植体，注意颏孔前区倾斜植体与颏孔的位置关系

（二）悬臂

在 All-on-4 种植修复设计中，修复体远中存在悬臂。理想的悬臂梁长度既能均匀传递力，又不会造成种植体骨结合界面过度负荷。国际口腔种植学会（ITI）第四届共识研讨会的共识性论述中提到，全口修复的悬臂梁长度超过 15 mm 与修复体折断的概率增加有关联。2009 年 EAO 大会指出，有悬臂的种植修复体与无悬臂的种植修复体，5 年成功率分别为 91.9% 和 95.8%。多数文献仍认为悬臂梁长度不应超过 15 mm，理想的悬臂梁长度为 10 mm 左右，但对颌牙状态、颌骨弓形态、骨密度的高低、肌肉产生力量的大小和方向、咀嚼运动形式等均与义齿受力相关，个体间差异很大。

那么如何确定悬臂的合理长度呢？ Maló 教授提出，A–P 距离可以作为 All–on–4 悬臂长度的参考指标。A–P 距离指远中种植体远中面连线与通过最前方种植体中心的平行线之间的垂直距离。A–P 距离在很大程度上可以决定远中悬臂梁的合理长度，A–P 距离越大，理论上远中悬臂梁就可以设计得越长。牙弓的形状对 A–P 距离有所影响，方形牙弓 A–P 距离较小，应采用较短的悬臂；尖形牙弓 A–P 距离较大，可设计较长的悬臂。下颌悬臂梁长度不应超过种植体 A–P 距离的 1.5 倍。

二、下颌倾斜种植操作技术难点

如何最大限度地利用解剖结构，将种植体植入颏孔前的安全区域，又尽可能地减少悬臂，是下颌倾斜种植的难点。

（一）确定远中倾斜种植体的入点及路径

下颌倾斜种植不能只以颏孔作为安全距离的考量。考虑到下牙槽神经在颏孔下面向前继续走行 1 ~ 3 mm，之后向上弯曲回行进入颏孔，远中倾斜种植体应至少位于神经回袢前 2 mm。临床上能看到的解剖标志是颏孔，如何将安全距离转化为以颏孔为临床参考标记，确定不同病例中行下颌倾斜种植远中入点呢？笔者建议当颏孔上方的垂直骨高度大于 5 mm 时，定点一般位于颏孔正上方的嵴顶上；颏孔上方的垂直骨高度小于 5 mm 时，定点一般位于颏孔正上方的嵴顶之前（图 10–84）。

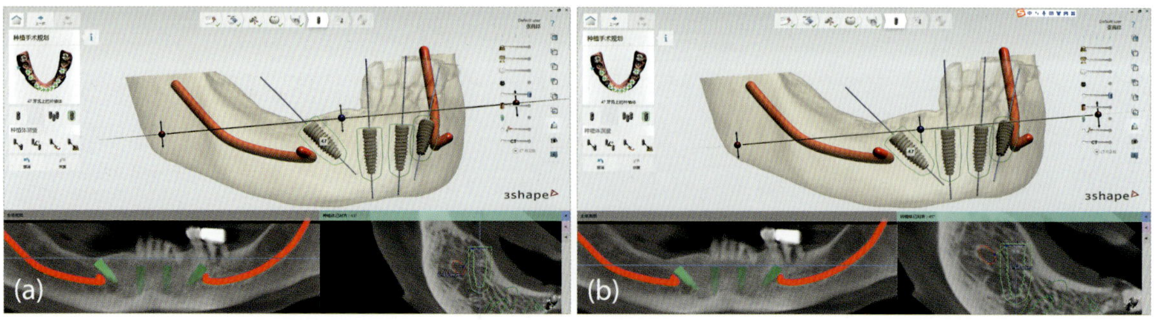

图 10–84 倾斜种植体的入点设计

（a）当颏孔上方的垂直骨高度大于 5 mm 时，定点一般位于颏孔正上方的嵴顶上；（b）当颏孔上方的垂直骨高度小于 5 mm 时，定点一般位于颏孔正上方的嵴顶之前。

通过一个简单的三角计算即可得到这一数据（图 10-85）。颏孔的平均直径为 3.5 mm，继续向下向前延伸，我们假定颏孔的范围是一个直径为 4 mm 的球形，考虑到颏孔向前回袢的最大延伸为 3 mm，距离回袢的安全距离为 2 mm，远中倾斜种植体的最小半径为 2 mm，我们可以得到一个底边为 9 mm 的三角形边长。当颏孔上方骨高度为 5 mm 时，得到另一个 9 mm 的边长，根据等边三角形原理，此时可以在颏孔的正上方定点，呈 45° 倾斜角度植入 1 颗 13 mm 左右长度的种植体。因此，当颏孔上方的垂直骨高度等于或大于 5 mm 时，下颌远中倾斜种植体的定点可以位于颏孔正上方的嵴顶上。当颏孔上方的垂直骨高度不足 5 mm 时，如果仍要在颏孔上方定点，只能加大种植的倾斜度，但是种植体倾斜角度不能过大，不利于未来的修复，此时只能向近中定点，定点位于颏孔正上方的嵴顶之前。另外，下颌倾斜种植体定点可略偏舌侧，紧贴舌侧骨壁获得初期稳定性，且避开颊侧颏孔，其穿出点位于嵴顶正中或略偏颊侧。

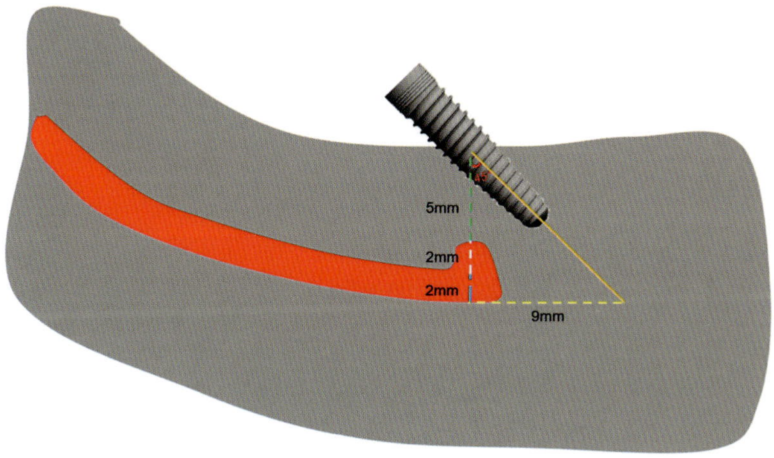

图 10-85　当颏孔上方骨高度为 5 mm 时，在颏孔的正上方定点，以 45° 倾斜角度植入 1 颗长度为 13 mm 左右的种植体，与颏孔及回袢距离安全

（二）前牙轴向种植体的入点

轴向种植体位点控制在 2、3 牙位，理想情况下位于侧切牙位点，具体根据倾斜种植体的角度、长度、直径来确定。如果 45° 倾斜植入长度为 13 mm 的种植体，需要与轴向种植体间距 10 mm 以上（图 10-86a）；如果倾斜为 30°，需要与轴向种植体需要间距 7 mm 以上。轴向种植体需尽量平行并垂直于牙槽嵴平面（图 10-86b）。通过方向指示杆检查种植体间的距离及远端种植体的倾斜角度。

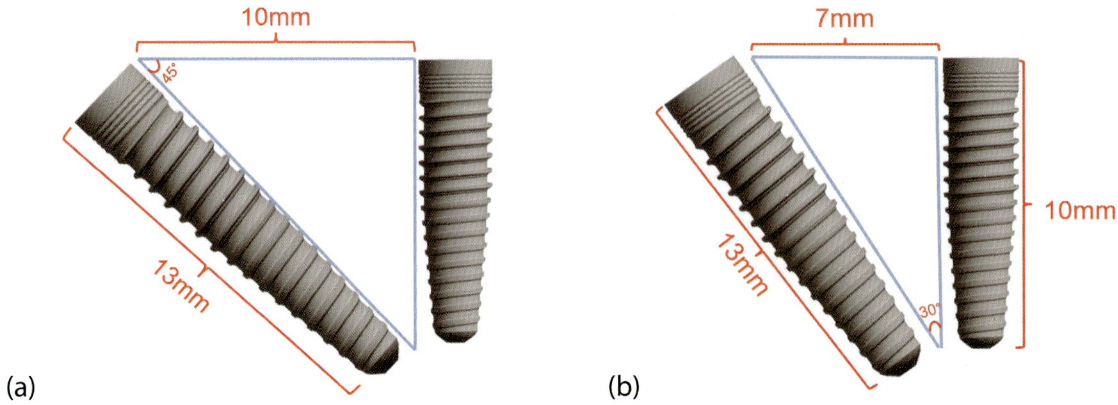

图 10-86　前牙轴向种植体的入点

（a）如果 45° 倾斜植入长度为 13 mm 的种植体，轴向种植体需要间距 10 mm 以上的种植体直径；（b）如果 30° 倾斜植入长度为 13 mm 的种植体，轴向种植体需要间距 7 mm 以上的种植体直径。

三、下颌倾斜种植临床操作流程

（一）术前评估

术前面部检查，评估患者面型，如面下 1/3 高度、面部丰满度等。口内检查，评估软组织状况和牙槽嵴萎缩程度，评估颌间距离（图 10-87）。CBCT 确认患者牙槽骨情况，识别下牙槽神经管及颏孔走形、回袢情况，检查关节骨皮质连续外形无异常（图 10-88）。关节检查排除关节阳性指征，无颞下颌关节弹响或张口受限和偏斜。术前 CBCT 测量颏孔正上方剩余牙槽嵴高度，模拟倾斜种植体角度及其距离颏孔的安全范围，确定倾斜种植体与前牙区轴向种植体的安全距离，确定倾斜种植体入点及轴向种植体入点。自由手行下颌倾斜种植时，术前在 CBCT 软件中详细规划，可以帮助术中找到临床上的参考点，精准地进行下颌倾斜种植体的安全植入。

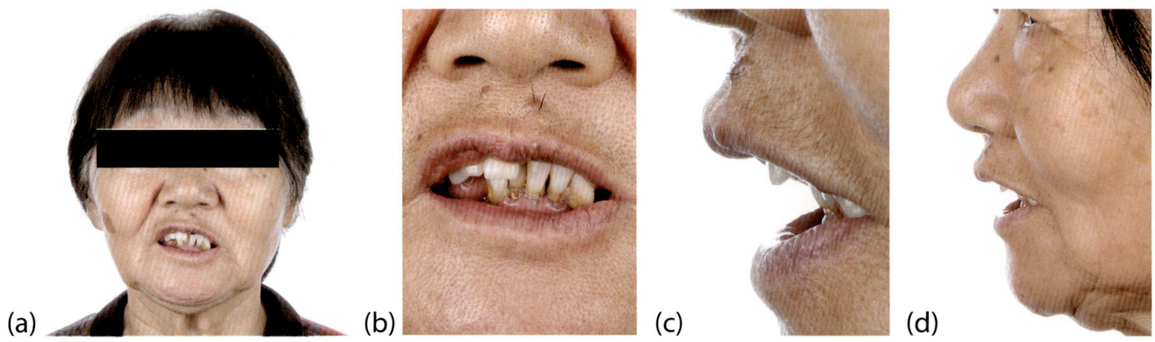

图 10-87　术前资料

（a）面部软组织未见异常，左右面部不对称，无肿胀或病变；（b）面部丰满度良好，面下 1/3 高度不足，低位笑线，上颌牙中线偏左；（c）侧面观上唇丰满度不足，长度适中；（d）上下唇不与 E 线接触，下颌后缩；颌间距离不足，口内余留牙咬合欠佳，下颌均有不同程度的松动；

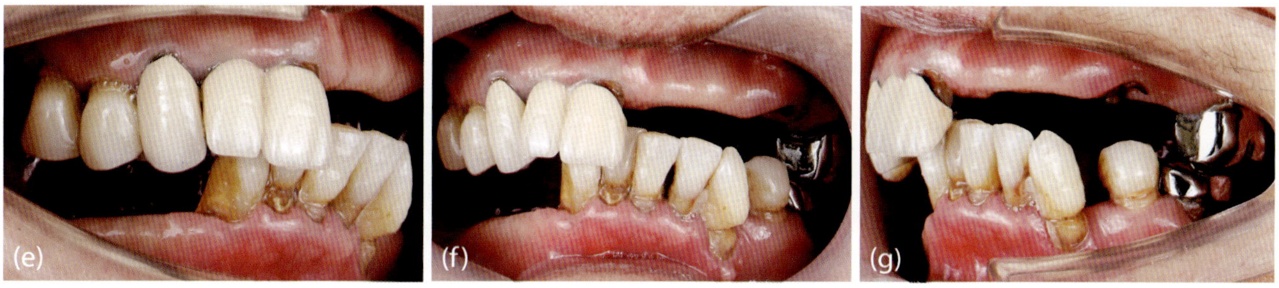

图 10-87　术前资料（续）

（e）右侧观；（f）正面观；（g）左侧观。

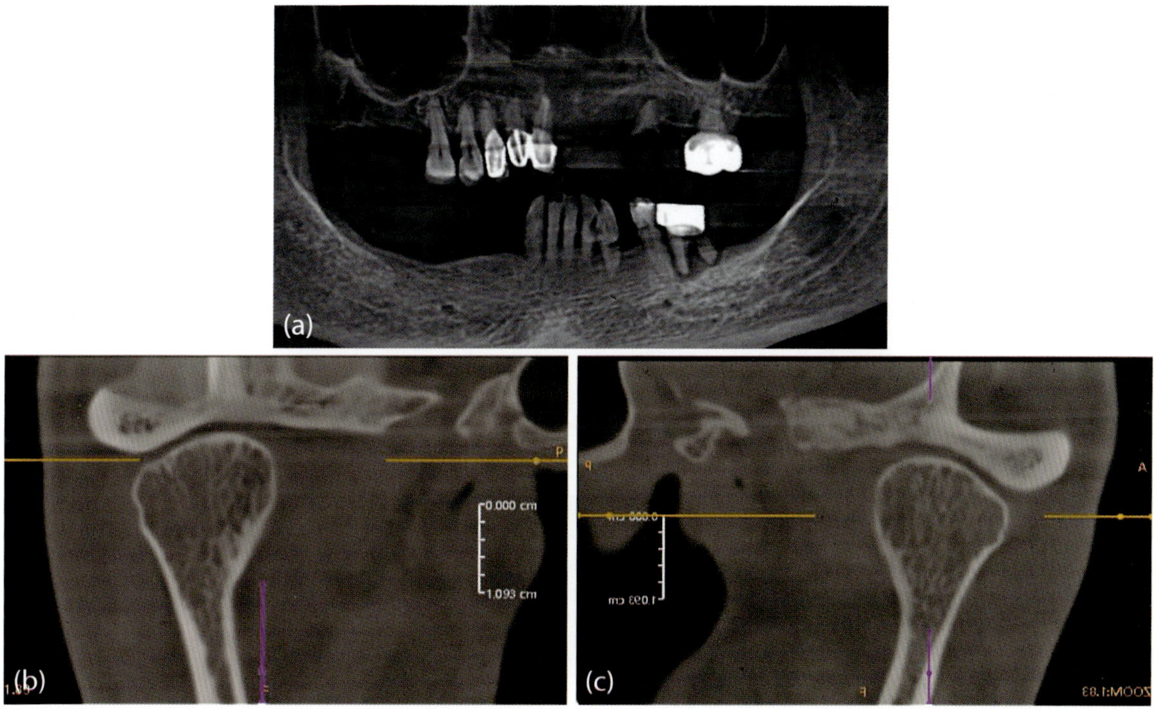

图 10-88　影像学检查

（a）下颌余留牙均有不同程度的骨吸收，下颌后牙区可用骨高度不足；（b）右侧髁突骨皮质连续，关节间隙均匀，形态未见异常；（c）左侧髁突骨皮质连续，关节间隙均匀，形态未见异常。

（二）外科手术操作

1. 麻醉　4% 盐酸阿替卡因与肾上腺素 1∶100 000 配比进行局部浸润麻醉。阿替卡因注射时建议缓慢进行，使组织充分吸收麻药，从而实现长效麻醉的目的。另外，建议在颏孔区域局部增加麻药注射（图 10-89）。适当情况下可增加下牙槽神经阻滞麻醉，延长手术时间。

2. 拔牙　拔除下颌余留牙，彻底清理拔牙窝内的肉芽组织，用生理盐水冲洗（图 10-90）。

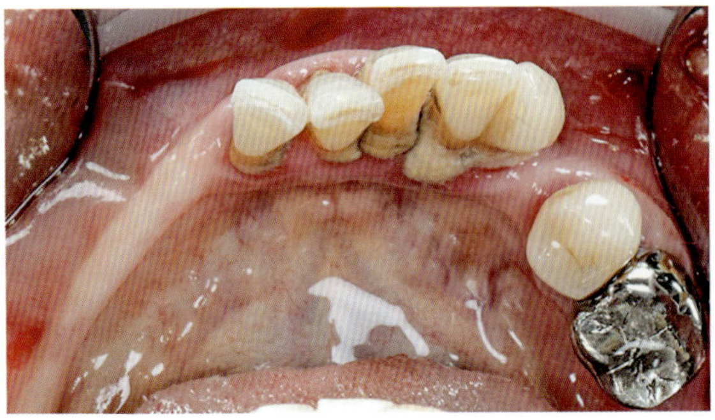

图 10-89 4％盐酸阿替卡因与肾上腺素 1：100 000 配比进行局部浸润麻醉，建议在颏孔区域局部增加麻药注射

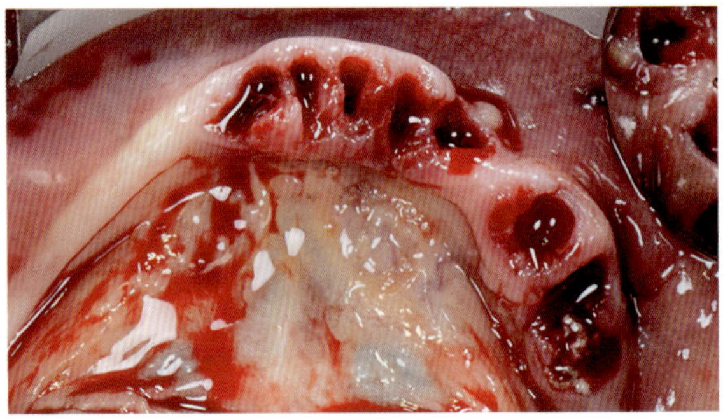

图 10-90 拔牙后需要彻底清理拔牙窝内的肉芽组织，用生理盐水冲洗

3. 切开翻瓣 使用 15c 号手术刀片，自一侧下颌第一磨牙至另一侧下颌第一磨牙，于牙槽嵴顶全程切开黏骨膜瓣，在远中做垂直减张切口，便于翻瓣暴露颏孔。建议垂直切口呈钝角，以尽可能地保留皮瓣的血运。切口应尽量平分角化龈，确保修复基台周围有角化龈包绕，形成上皮封闭（图 10-91a）。使用骨膜剥离子分离黏膜瓣，首先分离舌侧黏膜瓣，分离过程中注意器械紧贴骨面进行操作，防止黏膜撕裂。黏膜瓣分离过程中，可使用组织镊抬起已经分离的部分，便于充分暴露操作视野，注意特别薄的组织存在撕裂风险。颊侧翻瓣需暴露颏孔所在范围，颏孔分离时小心操作，防止损伤颏神经（图 10-91b）。

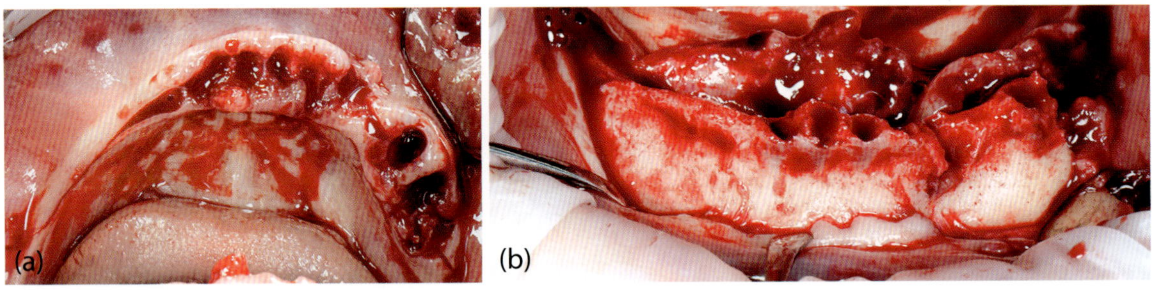

图 10-91 切开翻瓣

（a）使用 15c 号手术刀片，自一侧下颌第一磨牙至另一侧下颌第一磨牙，于牙槽嵴顶全程切开黏骨膜瓣，在远中做垂直减张切口，切口应尽量平分角化龈；（b）使用骨膜剥离子分离黏膜瓣，颊侧翻瓣需暴露颏孔所在范围，注意颏孔分离时小心操作，防止损伤颏神经。

4. 去骨、牙槽嵴平整 必要的截骨处理可以提供足够的修复空间。当牙槽嵴呈刃状时，适当地修整骨面可以增加前牙区唇舌向的骨宽度，在避免骨增量的前提下植入种植体。使用咬骨钳初步去骨，获取修复的颌间距离，球钻平整骨面，使种植体平台位于同一平面（图 10-92）。

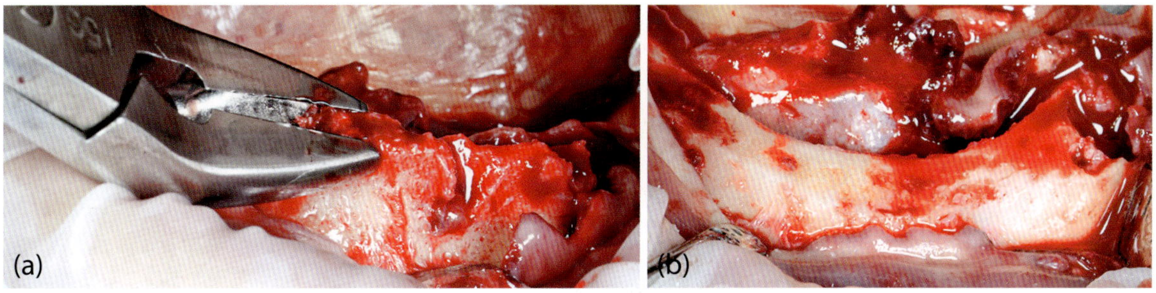

图 10-92 去骨、牙槽嵴平整

（a）咬骨钳初步去骨，获取修复的颌间距离；（b）球钻平整骨面，使种植体平台位于同一平面。

5. 标记颏孔位置 翻瓣找到下牙槽神经管的穿出位点及回袢，消毒铅笔做标记，并找到其在牙槽嵴上的投射位点。该病例截骨后颏孔上方的垂直骨高度不足 5 mm，远中倾斜种植体的定点位于颏孔在嵴顶的投射点偏近中（图 10-93）。

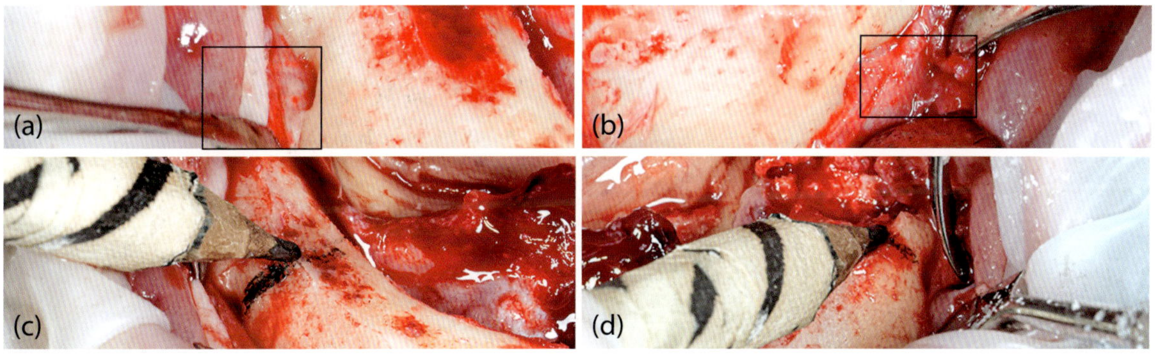

图 10-93 颏孔位置标记

（a）翻瓣暴露颏孔（右侧），确认截骨后颏孔上方的牙槽骨高度；（b）翻瓣暴露颏孔（左侧），确认截骨后颏孔上方的牙槽骨高度；（c）消毒铅笔做标记，找到颏孔在牙槽嵴上的投射位点（右侧）；（d）消毒铅笔做标记，找到颏孔在牙槽嵴上的投射位点（左侧）。

6. 定点、备孔 按照术前 CBCT 上的规划，该病例截骨后，颏孔正上方的牙槽嵴高度不足 5 mm，远中倾斜种植体的定点在颏孔处嵴顶正上方的投射点稍偏近中。该病例设计远中 45° 倾斜种植体，按照 45° 倾斜植入的等边三角形原则，计算出前牙区 2 颗轴向植体的安全距离（图 10-94）。

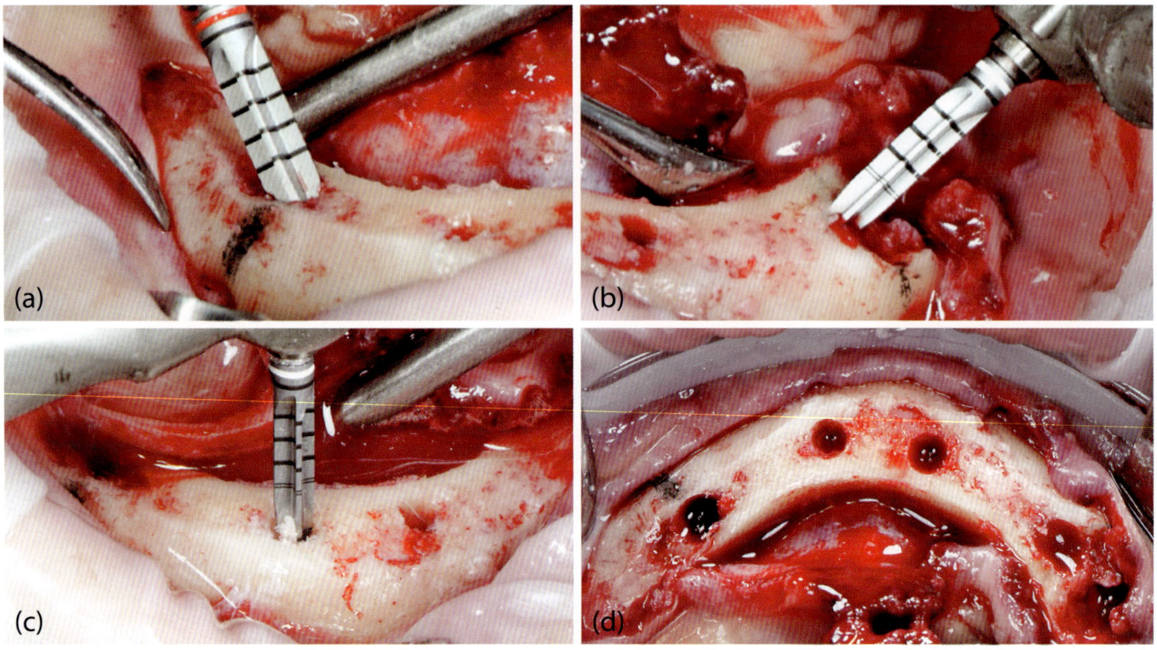

图 10-94 定点与备孔

按照术前的规划设计，在颏孔、嵴顶正上方的投射点稍偏近中定点，呈 45° 倾斜预备远中种植体位点：(a) 右侧；(b) 左侧；(c) 按照术前的规划设计，按照 45° 倾斜种植体与前牙区轴向种植体的安全距离原则，确定前牙轴向种植体的定点并完成预备；(d) 完成前牙区 2 颗轴向种植体，后牙区 2 颗倾斜种植体的预备，探查窝洞无侧方穿孔。

7. 植入种植体 逐一植入种植体。注意：倾斜种植体植入时，通过不同系统携带器上的指示标志，将抗旋平面置于正颊侧，便于角度复合基台戴入，调整轴向正对上颌功能尖的功能斜面（图 10-95）。

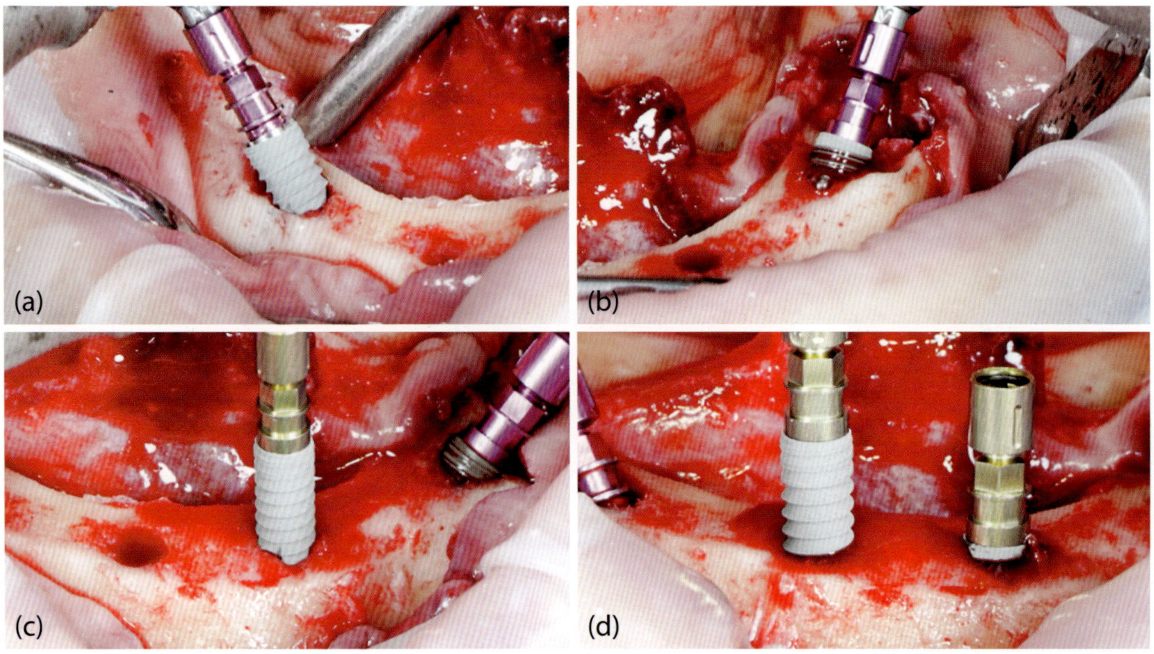

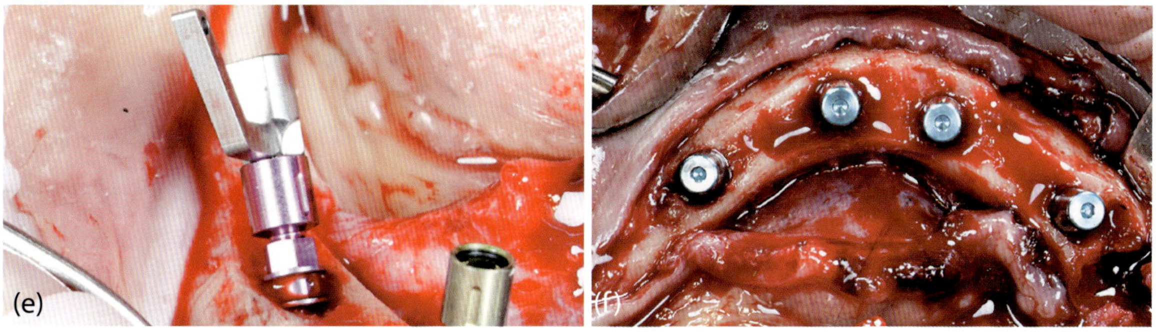

图 10-95　植入种植体

（a）植入种植体（45 牙位）;（b）植入种植体（35 牙位）;（c）植入种植体（32 牙位）;（d）植入种植体（42 牙位）;（e）倾斜种植体植入时，注意抗旋平面正对正颊侧，根据种植系统中相应的角度校准器进一步验证，确保角度符合基台最佳的穿出位置;（f）完成 4 颗种植体植入，所有种植体初期稳定性均大于 35 N · cm，就位复合基台（倾斜种植体 30°，轴向植体 0°）并按照系统要求加力，上保护帽。

8. 缝合关闭创面　缝合黏膜瓣，确保种植体基台周围至少 2 mm 宽的角化龈附着。对于拔牙位点，缝合的目的是关闭创面促进愈合（图 10–96）。

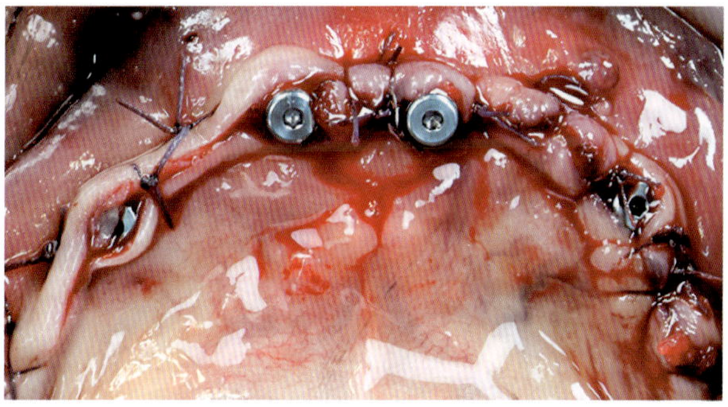

图 10-96　缝合关闭创面，确保种植体基台周围至少 2 mm 宽的角化龈附着

9. 术后影像学检查　术后影像学检查种植体三维位置良好，远中倾斜种植体与颏孔及其前袢涉及范围之间保持安全距离（图 10–97）。

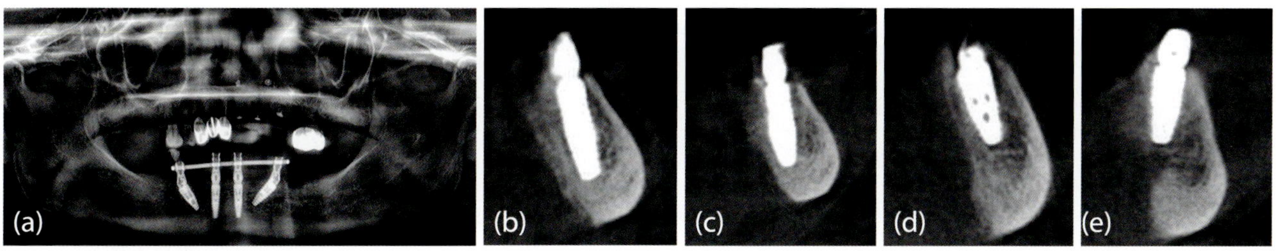

图 10-97　术后影像学检查

（a）术后影像学检查种植体三维位置良好;（b）42 牙位;（c）32 牙位;（d）45 牙位;（e）35 牙位。

四、代表性病例：下颌 All-on-4 种植

患者牙列缺损，余留牙均有不同程度龋坏，松动的终末期牙列。医生评估该患者符合种植支持式固定义齿的适应证，拟对该患者行全口种植支持式咬合重建。关于该病例的下颌，其后牙区域可用骨高度不足，拟行下颌 All-on-4 术式。下颌操作过程的具体描述如图 10-98 所示。术后影像学检查种植体三维位置良好，下颌倾斜种植体与颏孔及其回袢涉及范围之间具有安全距离（图 10-99）。

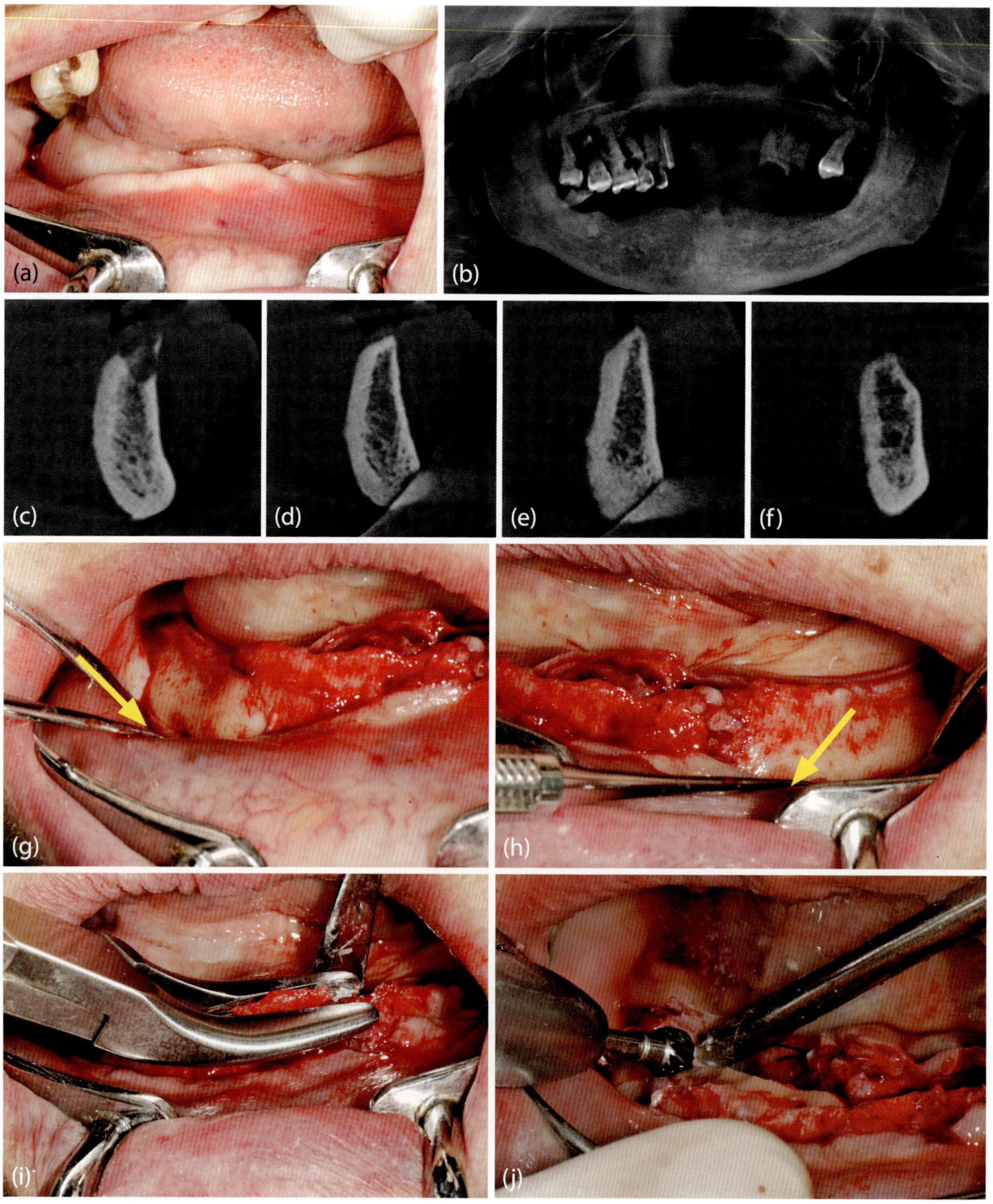

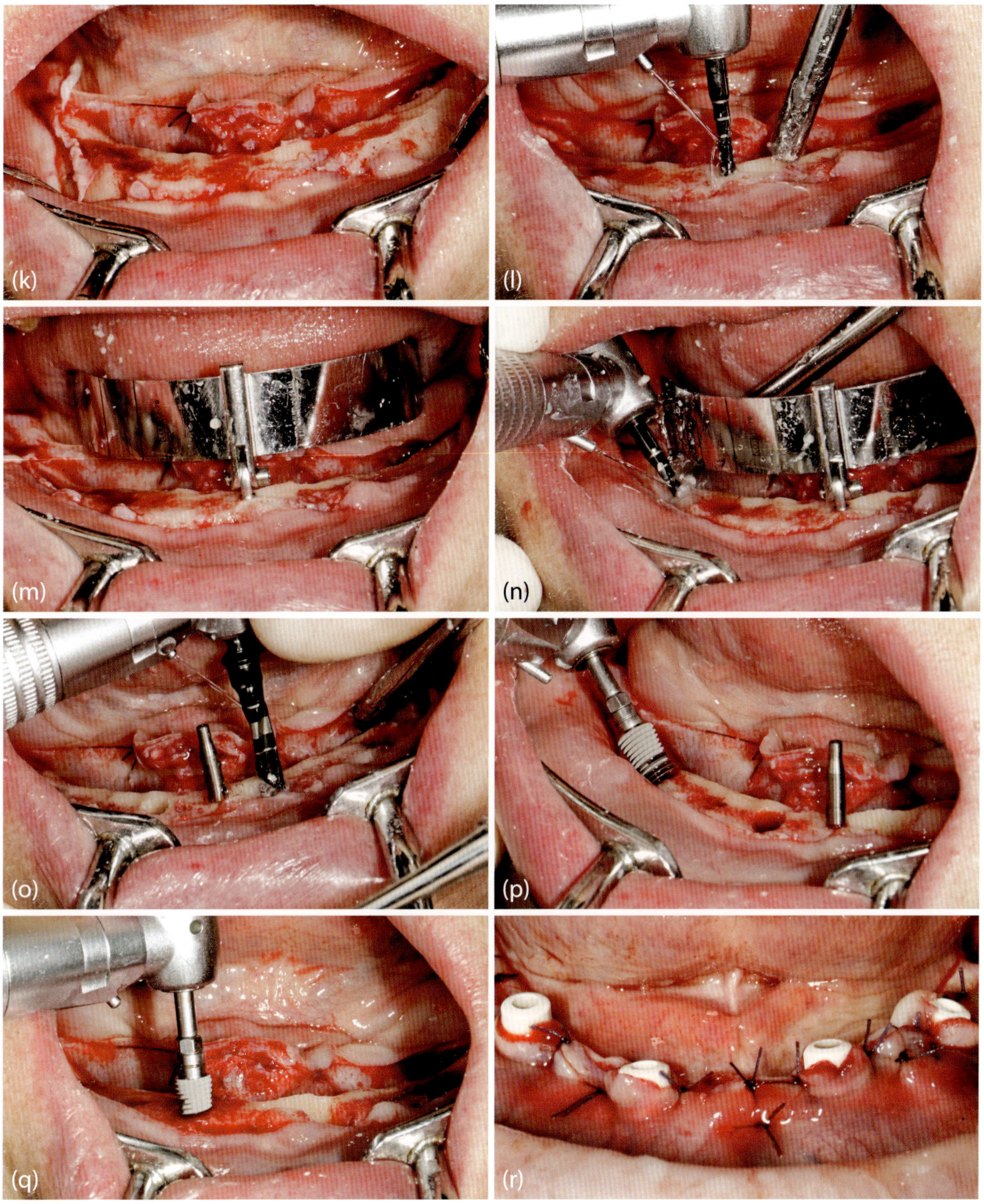

图 10-98 下颌 All-on-4 种植

（a）下颌牙列缺失，后牙区牙槽嵴凹陷，前牙区牙槽嵴呈刃状；（b）影像学检查口内余留牙均有不同程度骨吸收，下颌后牙区可用骨高度不足；（c）45 牙位；（d）42 牙位；（e）32 牙位；（f）35 牙位；（g）翻瓣，暴露颏孔（箭头所指为右侧颏孔）；（h）切开翻瓣，暴露颏孔（箭头所指为左侧颏孔）；（i）咬骨钳去除尖锐骨嵴，同时获得修复的颌间距离；（j）球钻平整骨面，增加前牙区嵴顶骨宽度，获得种植体统一的平台；（k）截骨后种植体肩台在同一水平，未来修复体空间充足，平整后骨面光滑无骨刺，未损伤周围重要组织结构；（l）先锋钻定位，确定下颌轴向，感知下颌骨质；（m）使用下颌倾斜种植导板辅助远中倾斜种植体预备；（n）于颏孔前预备，保证安全距离，按照导板上 45° 角度指示备孔；（o）参照下颌方向指示杆指示的轴向，预备前部轴向种植体；（p）先植入远端 2 颗倾斜种植体；（q）植入前部 2 颗轴向种植体；（r）种植体初期稳定性均大于 35 N · cm，就位复合基台并加力，术后即刻修复。

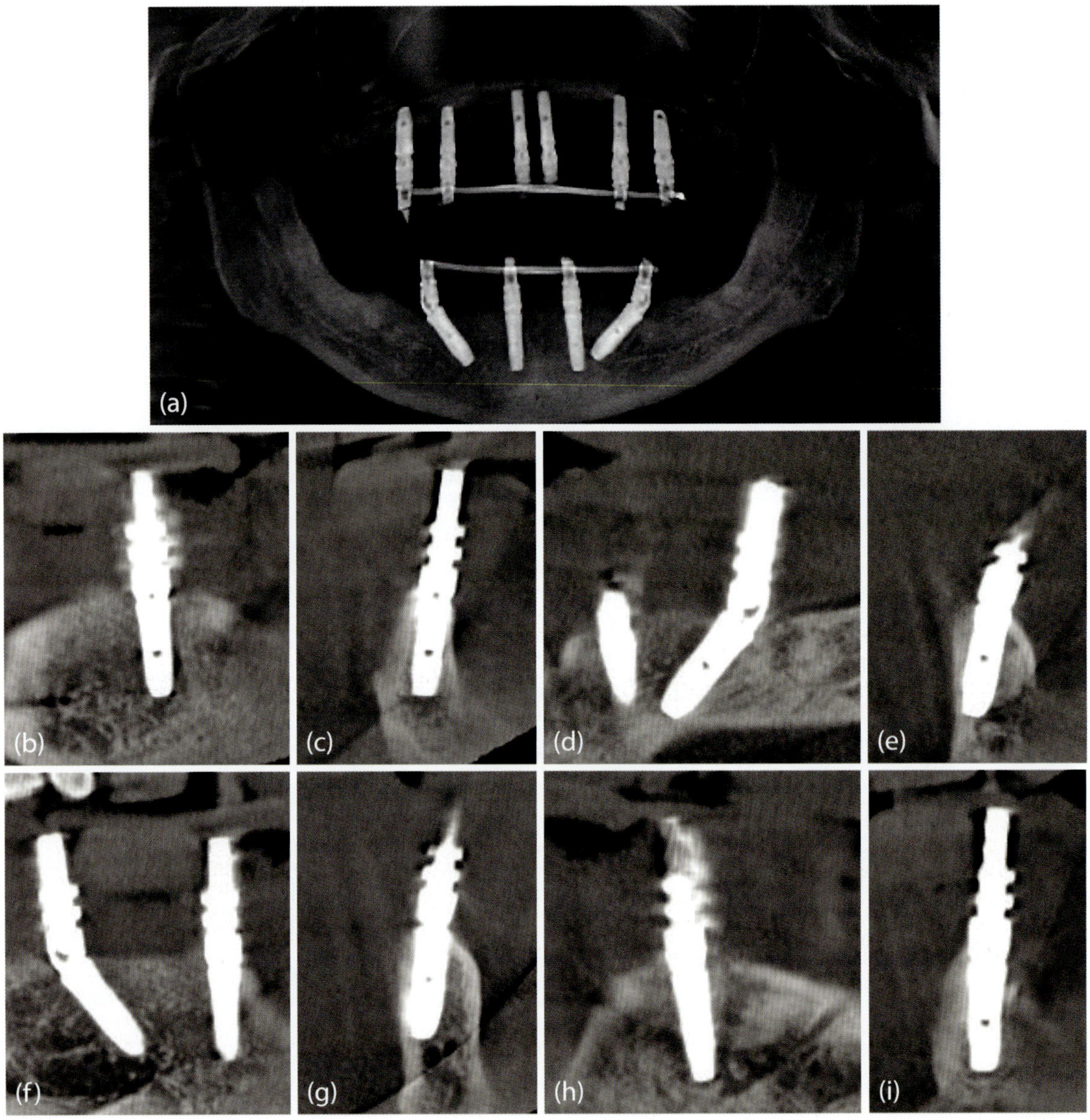

图 10-99 术后影像学检查

（a）术后 CBCT；（b）33 牙位冠状面；（c）33 牙位矢状面；（d）35 牙位冠状面；（e）35 牙位矢状面；（f）45 牙位冠状面；（g）45 牙位矢状面；（h）42 牙位冠状面；（i）42 牙位矢状面。

第六节

数字化辅助无牙颌解决方案

半口 / 全口种植手术复杂，术前需仔细规划。虽然 CBCT 扫描数据可以确定上颌窦位置、下牙槽神经管走向及颏孔位置等重要解剖结构，帮助临床医生确定可用骨量，口内余留牙也可以作为重要的参考标志。复杂手术的技术要求高，对医生的技术和经验要求高，自由手操作很难精准实现以修复为导向。随着数字化技术的发展，CBCT 扫描数据结合口内扫描数据在软件中拟合，可以更加精准地以修复为导向，在三维方向确定未来种植体的位置，增加牙列缺失种植咬合重建的长期可预期性。

一、数字化设计辅助种植流程

（一）临床评估

临床评估包括评估患者面型及颅颌关系，测量咬合垂直距离，在术前考量是维持患者原咬合垂直距离还是重新设定，是否需要截骨等（图 10–100）。

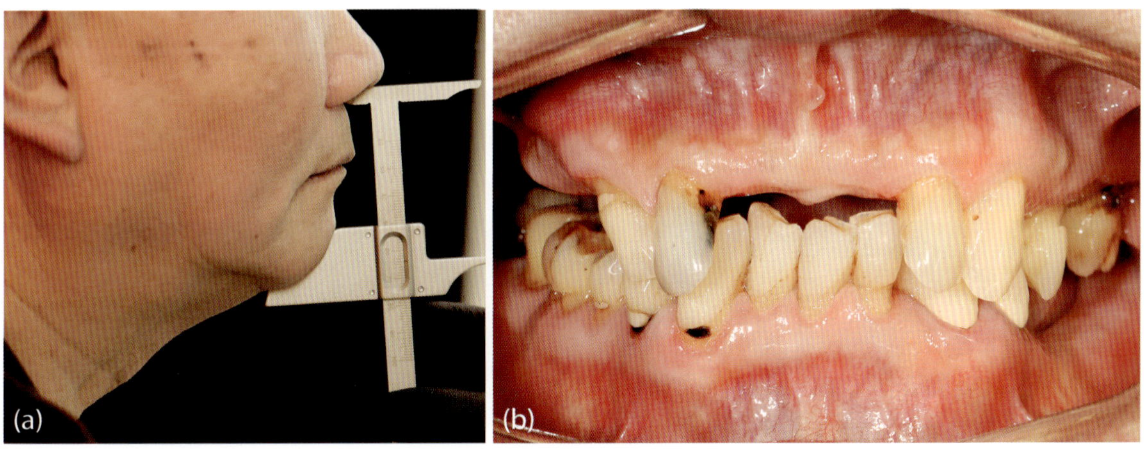

图 10–100 术前检查
（a）测定咬合垂直距离；（b）正面照：颌间距离小，修复空间不足，可以通过截骨，获取修复空间。

（二）数字化设计

将患者的口内信息、颌位关系、CBCT 的 DICOM 数据在软件中拟合，先结合面部轮廓进行虚拟排牙设计，使修复体不仅能恢复咬合功能，还可以与面部和笑容相协调。在确定了未来修复体的外形和咬合后，以修复为导向设计种植位点，在解剖学结构和修复之间找到最佳的平衡点。术前数字化设计可以帮助临床医生最大限度地规避上颌窦、下牙槽神经、颏孔等解剖风险，利用可用骨组织，减少复杂骨增量手术（图 10–101）。

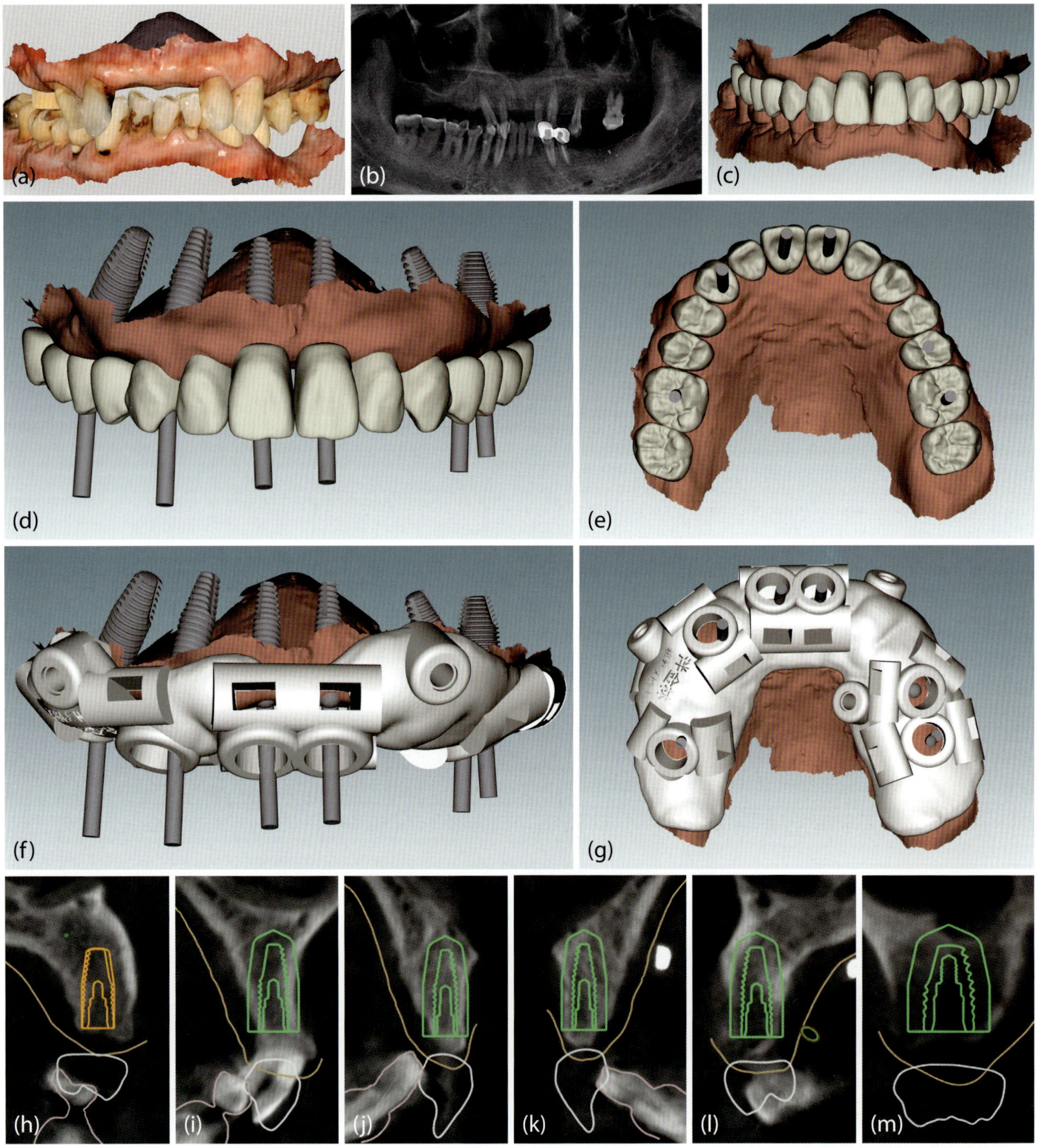

图 10-101 数字化设计

（a）口扫获取患者口内信息；（b）CBCT 获取患者颌骨信息；（c）虚拟排牙，获取未来修复体的外形及咬合；（d）以修复为导向结合颌骨解剖，设计种植体三维位置；（e）在软件中找到种植体在颌骨中最佳的三维位置，调整最佳穿出位置；（f）设计数字化导板，辅助未来种植手术；（g）设计数字化导板（导环、固位针孔、冷却孔）；（h～m）术前确定种植体三维位置；（h）16 牙位；（i）14 牙位；（j）12 牙位；（k）22 牙位；（l）24 牙位；（m）26 牙位。

（三）虚拟患者数字化设计

随着数字化技术的发展，面部扫描、口内扫描结合 CBCT 数据在术前拟合，可以创建虚拟患者，这有利于在术前确定未来修复体的外形及咬合，并以修复为导向设计种植体的位置，从而有利于种植体修复的长期稳定。下面这位患者，前牙深覆盖深覆殆，后牙可摘义齿咬合稳定，上颌余留牙松动Ⅱ～Ⅲ度，下颌余留牙松动Ⅰ～Ⅱ度，通过面部扫描、口内扫描和 CBCT 构建虚拟患者（图 10-102）。

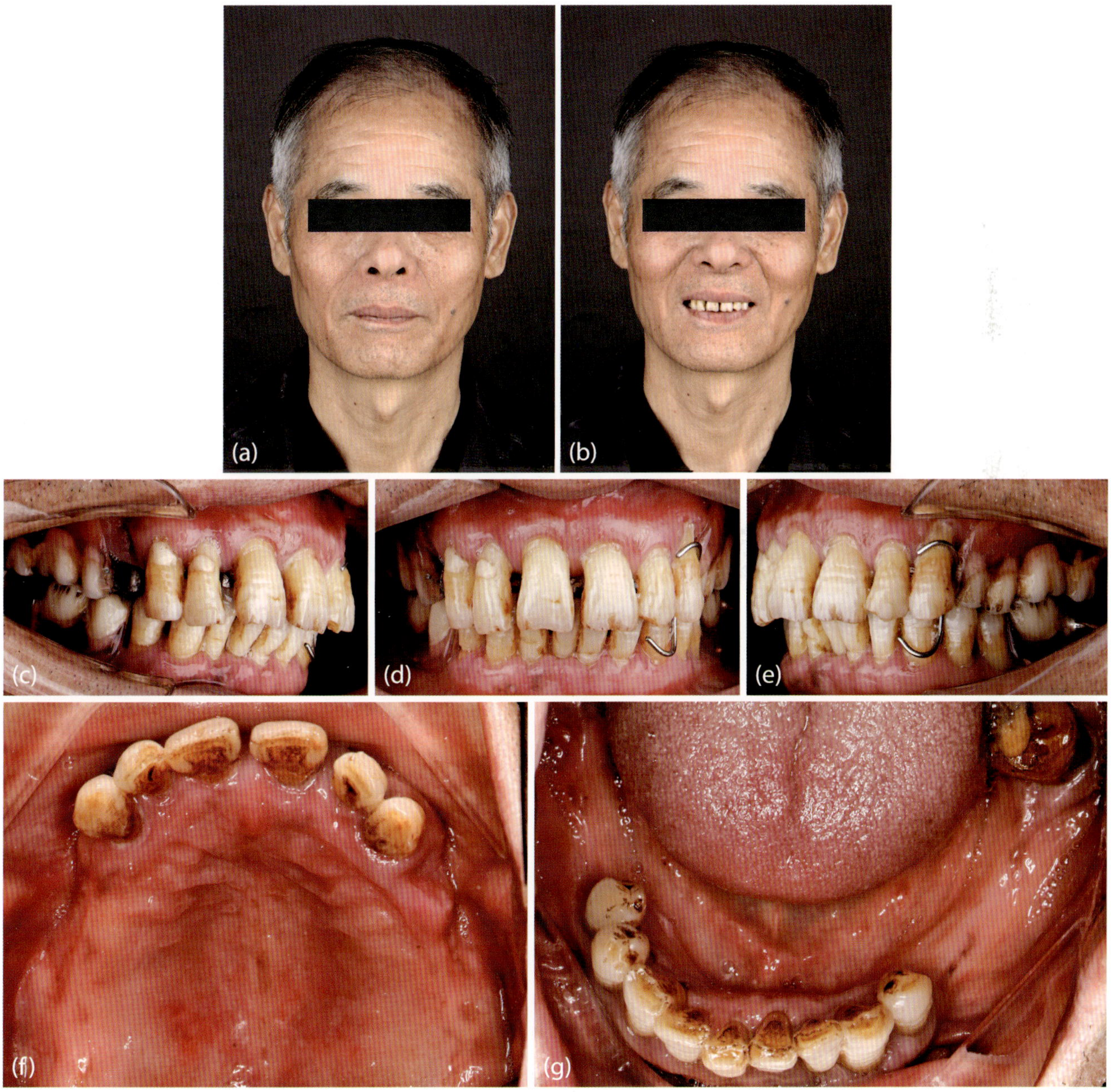

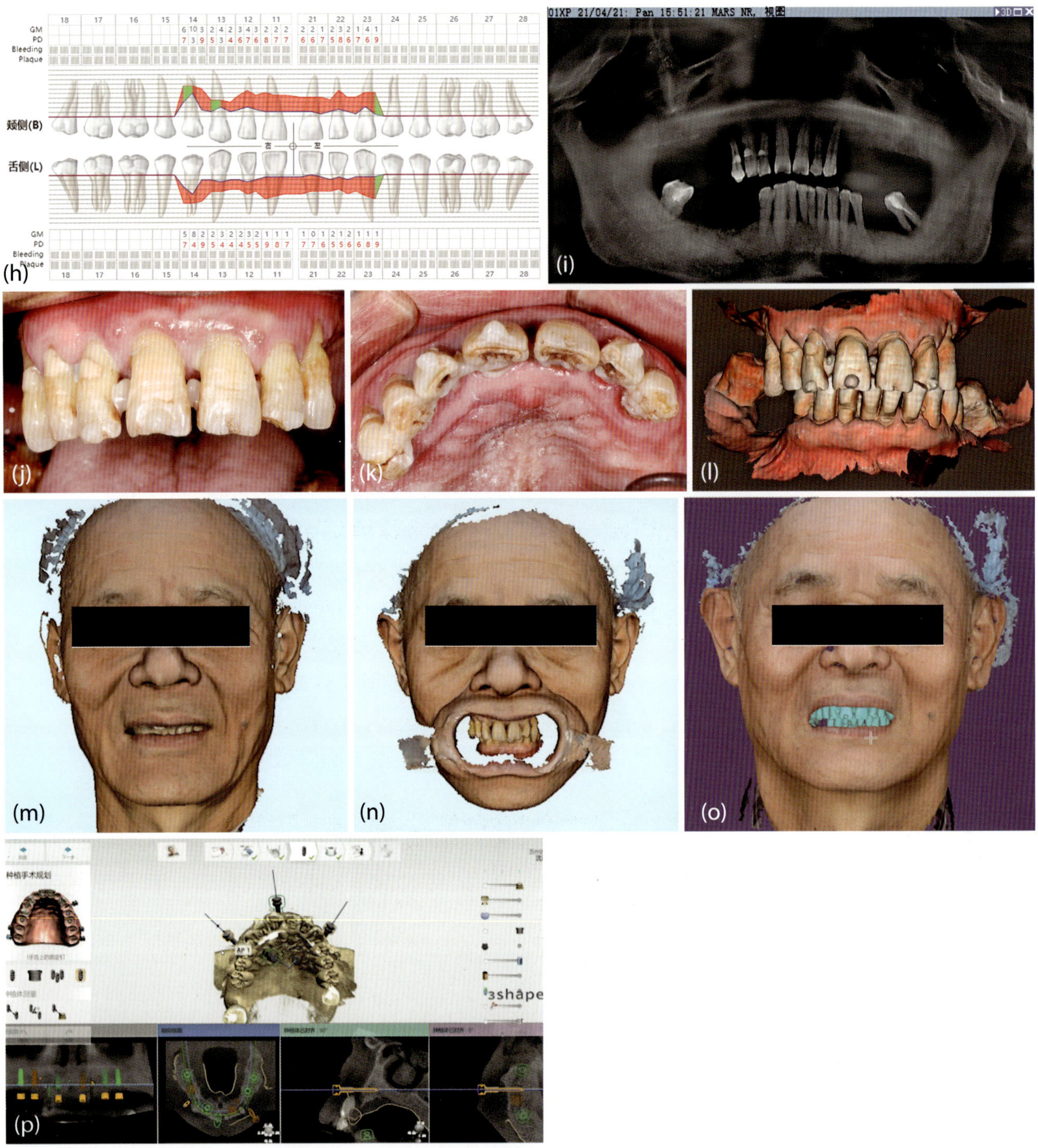

图 10-102　虚拟患者

（a）患者面部检查对称无偏斜，面下 1/3 垂直高度正常，口角无偏斜，鼻唇沟加深，中线略偏右侧；（b）面部对称无偏斜，低位笑线，前牙开唇露齿，开口度正常；（c）口内检查右侧面观；（d）口内检查正面观；（e）口内检查左侧面观；（f）口内检查上颌殆面观，上颌后牙缺失，牙槽嵴凹陷；（g）口内检查下颌殆面观，下颌后牙缺失，牙槽嵴宽度尚可；（h）牙周检查，上下颌牙周探诊深度均大于 5 mm，牙龈轻度水肿，探诊出血；（i）影像学检查可见上颌余留牙槽骨吸收至根尖 1/3，余留骨量尚可，骨密度 Ⅱ～Ⅲ类；（j）患者上颌余留牙松动严重，先将患者上颌余留牙进行树脂夹板固定；（k）在唇侧切端制作树脂突，便于数据拟合；（l）口内扫描获取患者口内信息；（m）面部扫描获取患者面部信息；（n）开口器暴露口内余留牙，获取带有口内牙列信息的面部信息，并与口内信息相拟合；（o）结合患者面部信息、口内信息、CBCT 信息，构建虚拟患者；（p）以修复为导向设计种植体位置。

（四）数字化辅助即刻种植即刻修复

数字化种植导板是目前临床上最常采用的数字化外科手段之一，也是临床上相对容易实现且技术成熟的数字化辅助方式。在完成数字化资料收集、数字化设计后，生成并打印导板，术中辅助种植体定位、备孔，大大降低了无牙颌手术的敏感性，尤其是涉及上颌窦、颏孔区域的倾斜种植，术前设计种植三维位置，术中半程或全程导板引导种植，术后可以实现相对精准的修复，有利于无牙颌修复的长期稳定。

二、数字化设计辅助上颌倾斜种植

这是一例拟行上颌即刻种植即刻修复的无牙颌重建病例。上节中已经介绍了该病例术前数字化资料的采集及设计过程，下面具体描述数字化导板辅助种植外科操作的流程（图 10–103）。术前完善的资料采集及设计，术中在导板辅助引导下，无牙颌种植的操作较自由手操作的难度降低。数字化导板辅助无牙颌种植的术前资料采集，以及数据拟合的准确性是导板引导手术得以进行的保障。术中需要关注导板就位的准确性，备孔过程中注意导板的稳定性，不可移动和翘起，注意探查骨壁完整性。如出现过大偏差，及时取下导板，改行自由手预备。数字化设计的优势不仅在术前可以确定未来修复体的外形和咬合，还能确定截骨的位置。术中使用超声骨刀或咬骨钳按照术前设计的位置截骨，可保留骨屑，以备植骨时使用。截骨后使用骨面平整钻修整骨面，去除骨尖或骨嵴。截骨后种植体肩台在同一水平，未来修复体空间充足，平整后骨面光滑无骨刺，未损伤周围重要组织结构。

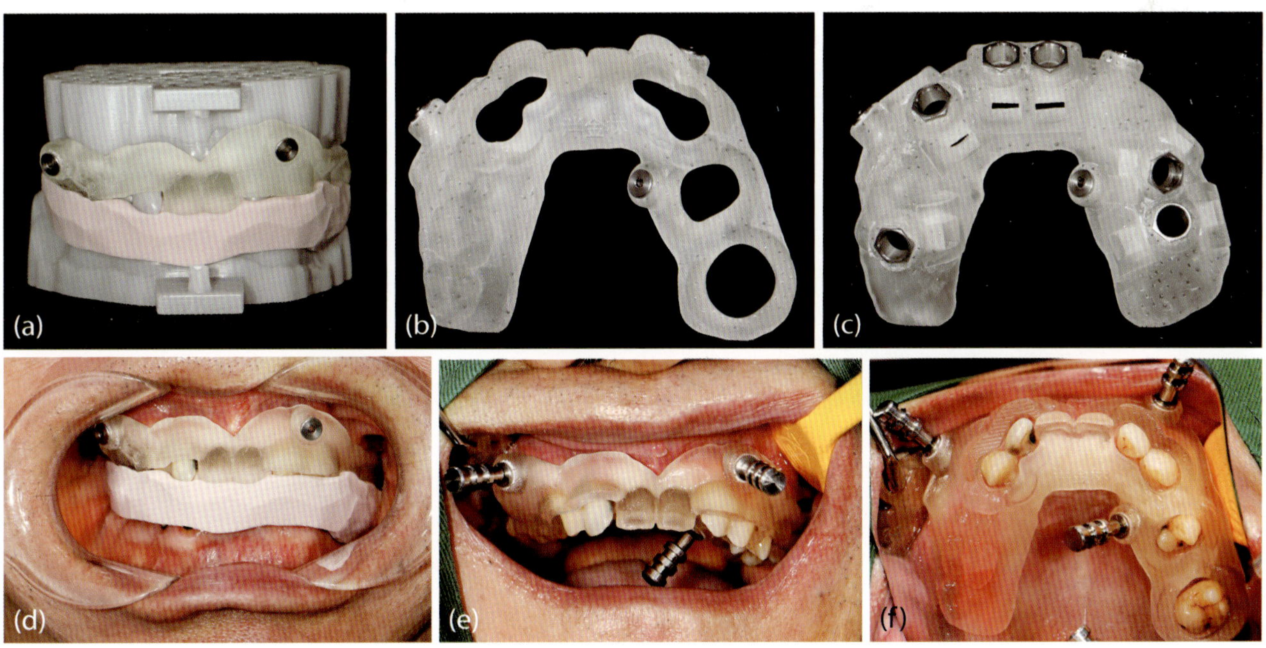

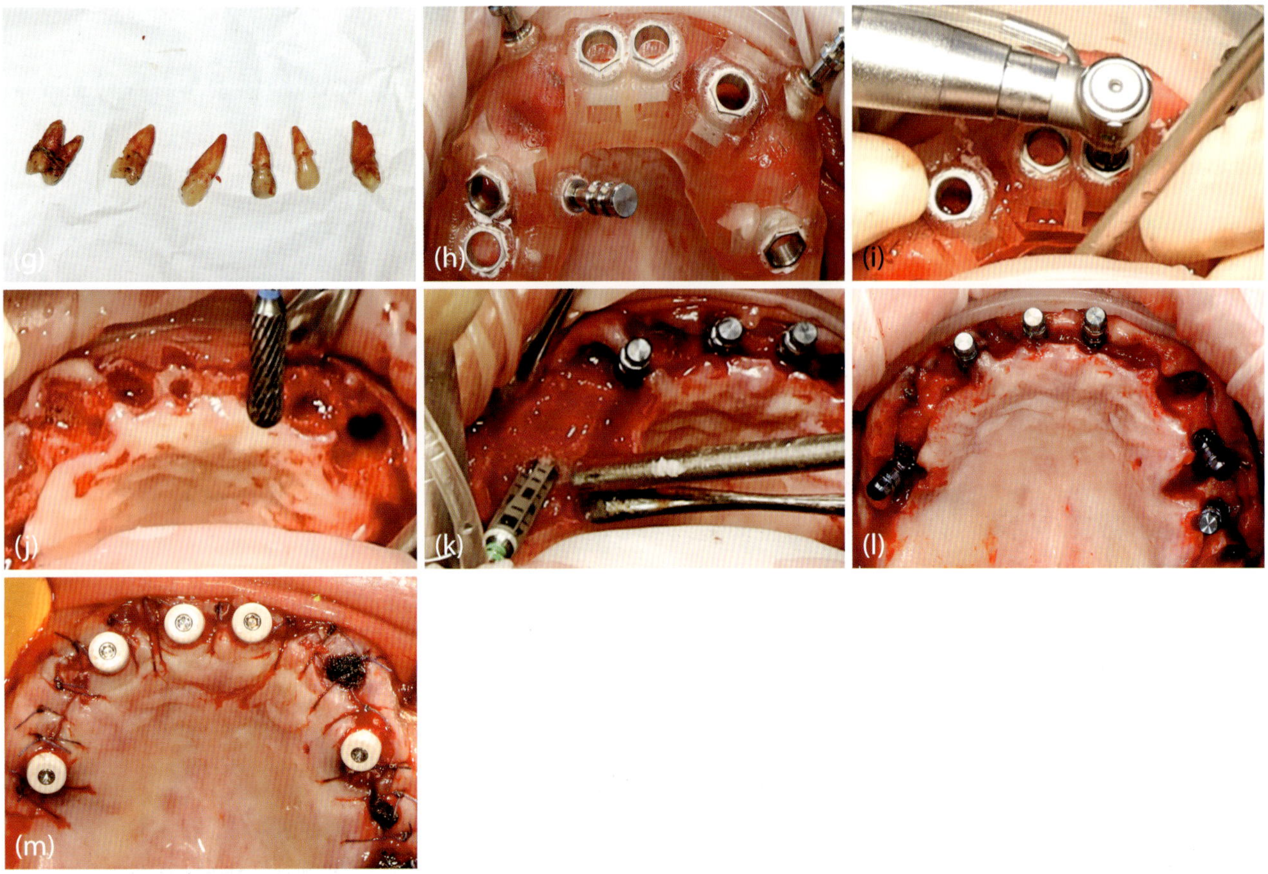

图 10-103 数字化设计辅助上颌倾斜种植

（a）以修复为导向设计种植体三维位置，生成并打印导板；（b）牙支持式固位针导板；（c）共享固位针位置的半程引导种植手术导板；（d～f）通过咬合与剩余牙列，固定导板的固位针；（g）取下固位针、牙支持式固位针导板，微创拔除余留牙，彻底清理拔牙窝内的肉芽组织，无菌生理盐水冲洗；（h）按照固位钉方向，就位共享固位钉位置的种植导板；（i）终末期牙列的即刻种植选用半程导板，确定导板就位无误后，使用通用导板手术工具盒备孔。每名患者均会在术前规划钻针指示表，指导术中备孔的深度和直径。备孔过程中注意导板的稳定性，不可移动和翘起；可用牙周探针探查周围重要组织结构；（j）半程预备完成后，取下导板，切开翻瓣，进行截骨及根面平整。彻底清理拔牙窝周围及骨面肉芽组织，去除残留在骨面上的骨膜等软组织，避免后期纤维组织等软组织随种植体旋入预备的窝洞，影响骨结合；（k）按照不同品牌种植器械的扩孔钻完成终钻预备；（l）生理盐水冲洗种植窝洞，按照窝洞制备方向缓慢旋入预定深度，植入后初期稳定性大于 35 N · cm；（m）即刻就位复合基台，按照不同种植系统要求进行复合基台加力（一般为 35 N · cm）。于拔牙窝与种植体之间、拔牙窝内、种植体周围骨薄弱处填入低替代率骨替代材料，上覆胶原膜。修整基台周围软组织，保证基台周围至少 2 mm 的角化黏膜包绕，并在拔牙后实现软组织封闭。拔牙窝处可用胶原蛋白海绵或明胶海绵辅助关闭创面。

三、数字化设计辅助下颌倾斜种植

对于终末期牙列的种植，因拔牙后可能存在软组织的变化，且导环的限制无法感知拔牙窝内即刻种植是否存在偏差，笔者推荐半程导板的方法。

这是一例重度牙周炎患者，其口内牙齿均有不同程度松动。患者要求采用种植重建的方式先恢复其下颌牙列。临床检查结合影像学检查，患者下颌后牙区骨高度不足，结合患者诉求，拟行下颌 4 颗种植体支持的全牙弓一体式修复，其中前牙区 2 颗轴向种植体，后牙区 2 颗倾斜种植体，术后考虑即刻负荷（图 10–104）。在下颌 All–on–4 种植中，如何最大限度利用颏孔前区的骨量，实现 2 颗倾斜种植体的最佳穿出位点，是该术式的技术难点。临床上可以利用余留牙拔牙窝作为倾斜种植定点及备孔的参考，也可以翻瓣暴露颏孔作为术中的参考标志。但是，临床上仍然存在解剖变异、技术敏感性高等问题，可能导致下颌神经管损伤等风险。数字化同样可以帮助临床医生规避以上可能存在的风险，具体操作如下（图 10–105）。口内扫描获取患者口内信息，与 CBCT 的颌骨信息相拟合，下颌设计 4 颗种植体支持的全牙弓一体式修复，其中前牙区 2 颗轴向种植体，后牙区 2 颗倾斜种植体。2 颗倾斜种植体与颏孔及回袢保持安全距离，穿出位点位于第二前磨牙。

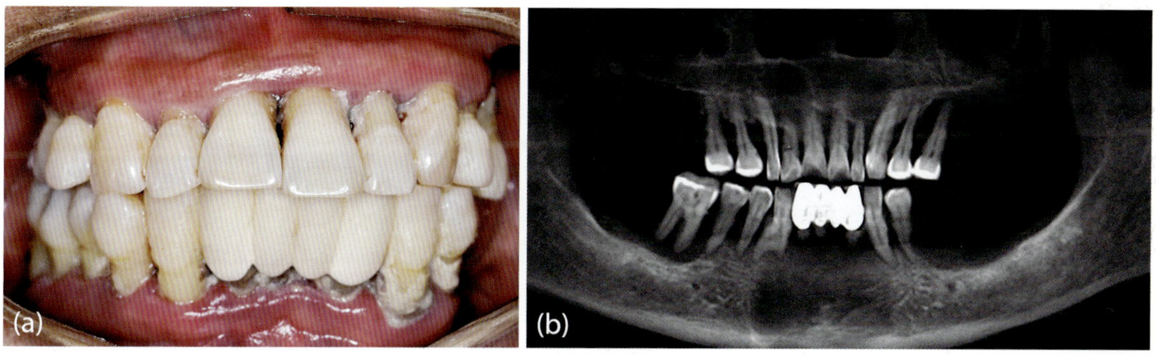

图 10–104　术前检查

（a）口内检查可见患者余留牙均有不同程度松动；（b）影像学检查口内余留牙均有不同程度骨吸收，下颌后牙区骨量严重不足。

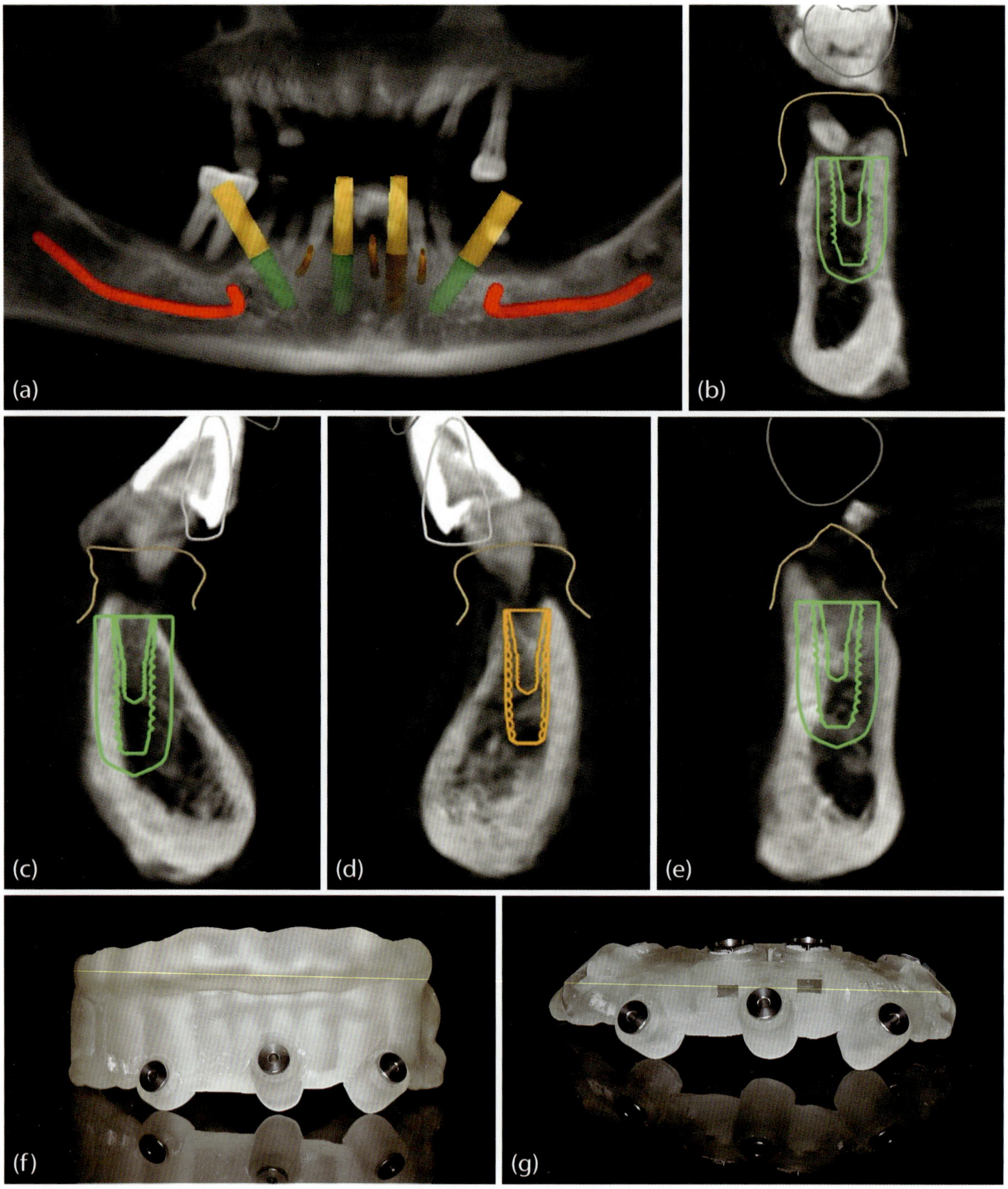

图 10-105 数字化设计辅助下颌倾斜种植

（a）术前设计整体种植位置；（b）术前设计种植体三维位置 45 牙位；（c）术前设计种植体三维位置 42 牙位；（d）术前设计种植体三维位置 32 牙位；（e）术前设计种植体三维位置 35 牙位；（f）带有打印咬合印记的牙支持式固位针导板；（g）共享固位针导板的种植手术导板；

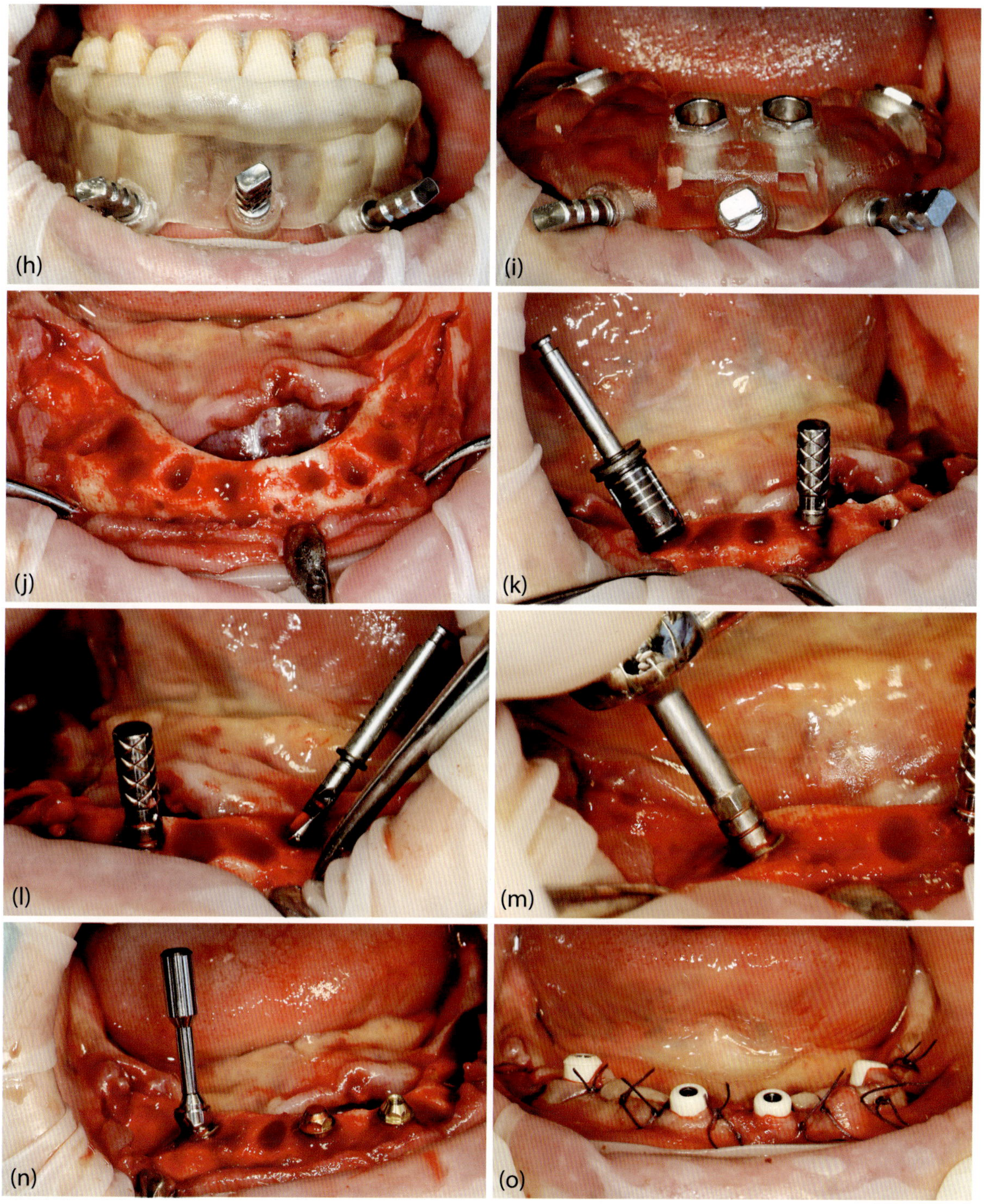

图 10-105 数字化设计辅助下颌倾斜种植（续）

（h）咬合印记引导下，稳定就位牙支持式导板，就位固位钉；（i）取下固位钉，就位共享固位针位置的种植手术导板，导板引导下先锋钻备孔，确定 4 颗种植体位置和方向，备孔过程中注意观察导板的稳定性，防止翘起；（j）先锋钻预备完成后，取下手术导板，切开翻瓣，彻底清理拔牙窝内炎性组织，按照术前设计的种植体肩台位置，去骨，平整骨面；（k）右侧首先植入前牙区轴向植体，种植体上携带器辅助指示轴线，寻找并确定倾斜植体的方向，该病例中设计的倾斜植体角度为 30°，自由手下完成备孔；（l）左侧首先植入前牙区轴向种植体，种植体上携带器辅助指示轴线，寻找并确定倾斜种植体的方向，该病例中设计的倾斜种植体角度为 30°，自由手下完成备孔；（m）倾斜种植体植入时，按照不同系统携带器上的指示，将种植体调整到最佳的穿出角度；（n）倾斜种植体就位 30° 基台，正对上颌功能尖功能斜面；（o）拔牙窝与种植体之间及颊侧骨薄弱处填入骨替代材料，覆盖胶原膜，缝合关闭创面；

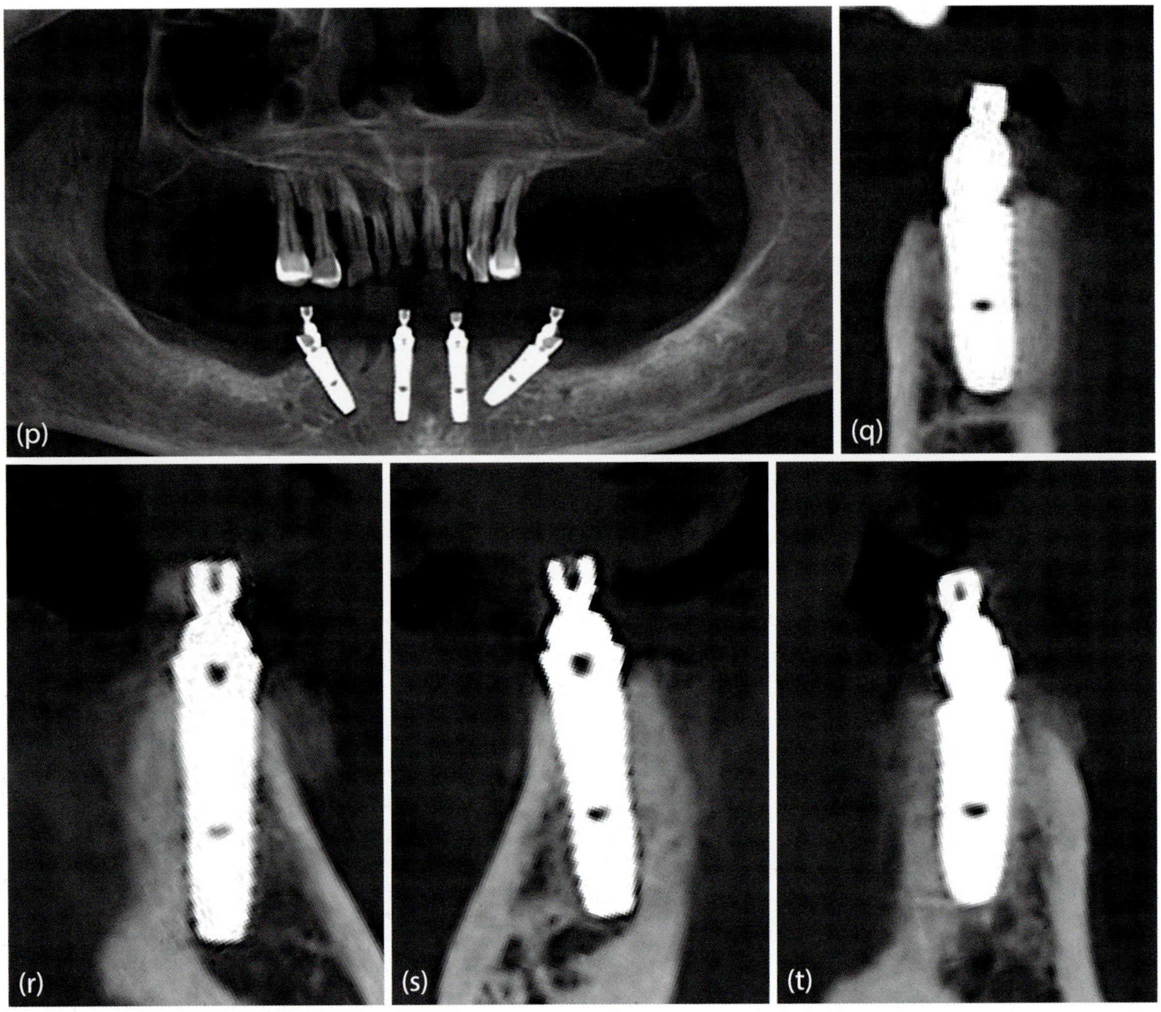

图 10-105　数字化设计辅助下颌倾斜种植（续）

（p）术后影像学检查显示种植体三维位置良好，倾斜种植体穿出位置均在第二前磨牙区域；（q～t）术后即刻CBCT 显示种植体三维位置良好；（q）45 牙位；（r）42 牙位；（s）32 牙位；（t）35 牙位。

四、数字化设计辅助不翻瓣种植

数字化技术可以辅助不翻瓣无牙颌种植，其更加精准和微创。利用患者原义齿制作放射导板，获取患者适应性颌位关系、颌骨信息、口内黏膜信息，在软件上拟合，以修复为导向设计种植体理想三维位置，生成导板，辅助术中种植（图 10-106）。

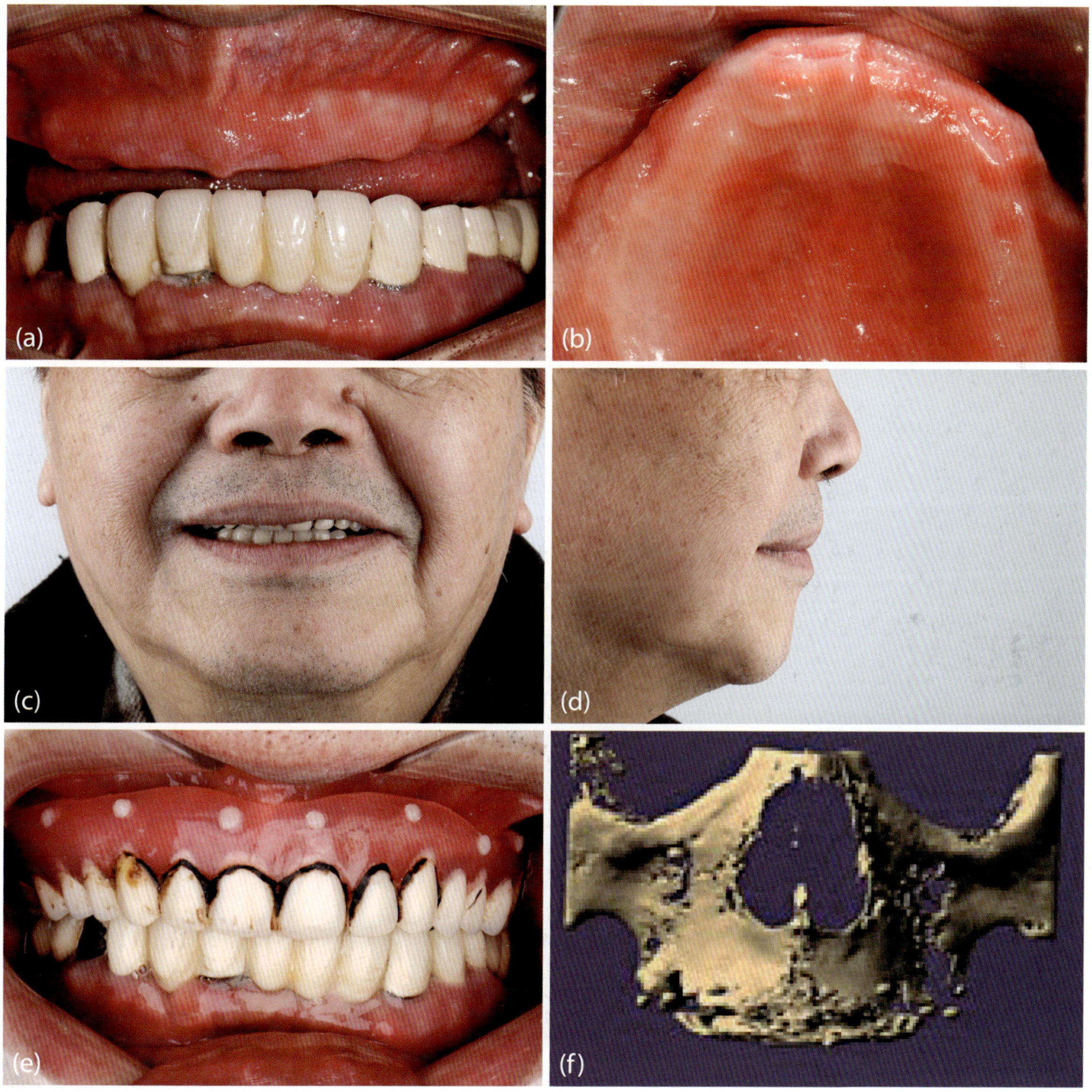

图 10-106　数字化设计辅助不翻瓣种植流程

（a）上颌牙列缺失，可摘义齿修复多年；（b）上颌殆面观可见牙槽嵴宽度尚可，角化龈充足；（c）患者可摘义齿正面观可见面下 1/3 高度基本正常；（d）患者可摘义齿侧面观可见侧面观正常；（e）利用患者原义齿制作放射导板；（f）获取带有放射阻射标记点信息，并获取带有颌位关系的颌骨信息；

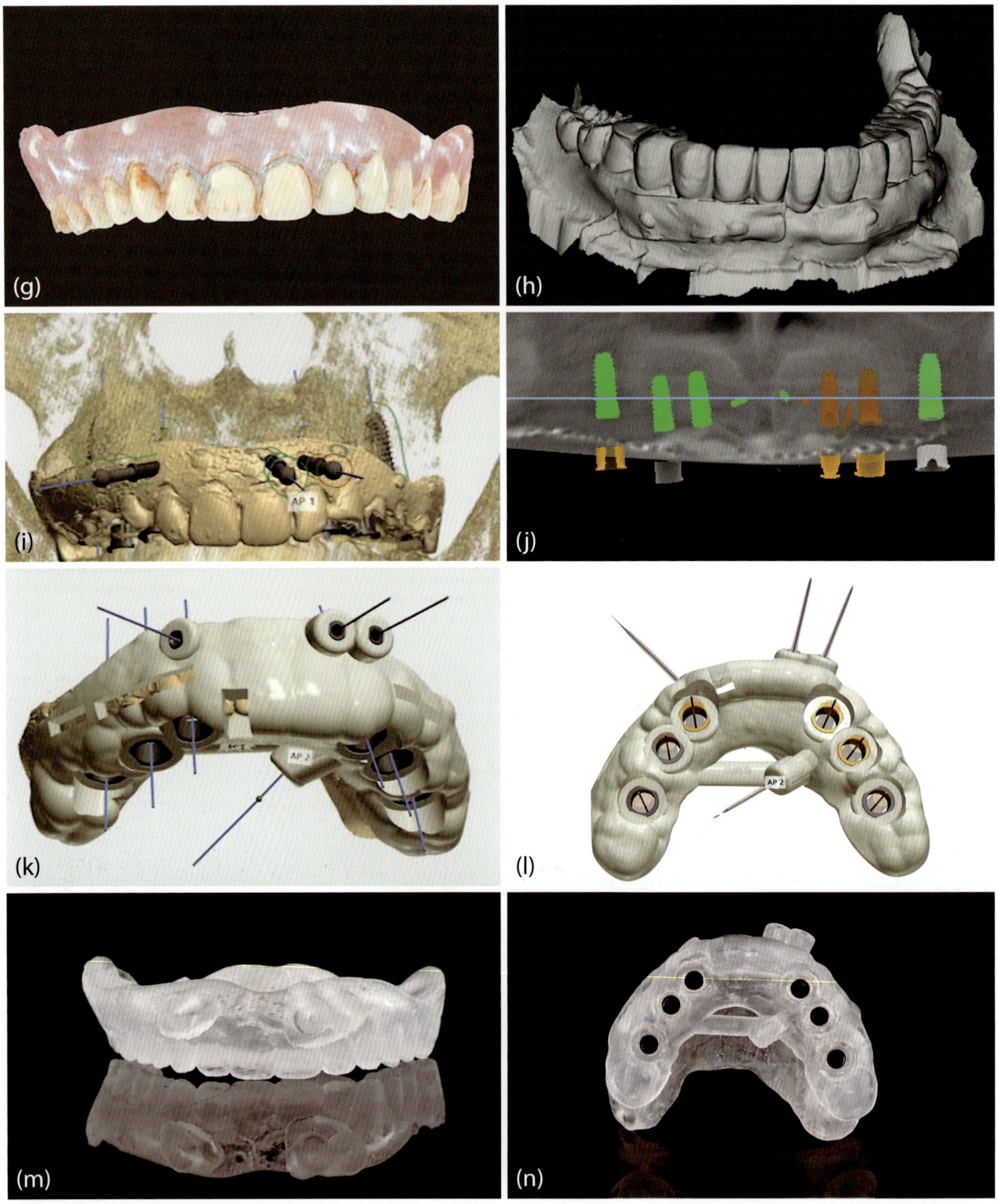

图 10-106　数字化设计辅助不翻瓣种植流程（续）

（g）扫描带有放射阻射标记点的上颌修复体，获取上颌信息；（h）下颌为义齿修复，在下颌黏膜上粘接放射阻射标记点，扫描下颌义齿及黏膜，获取下颌信息，用于数字化信息匹配；（i）将上颌义齿、下颌口内修复体、CBCT 的颌骨信息在软件中拟合，获取未来修复体的颌位关系；（j）结合颌骨解剖，以修复为导向设计种植体三维位置，上颌设计 6 颗轴向种植体；（k）上颌种植导板，颊侧设计 3 颗固位针，腭侧 1 颗固位针，预留冷却孔；（l）上颌导板腭侧设计腭杆，增强术中导板的稳定性；（m）翻制患者原义齿制作的牙支持式固位针导板；（n）共享固位针位置的种植导板；

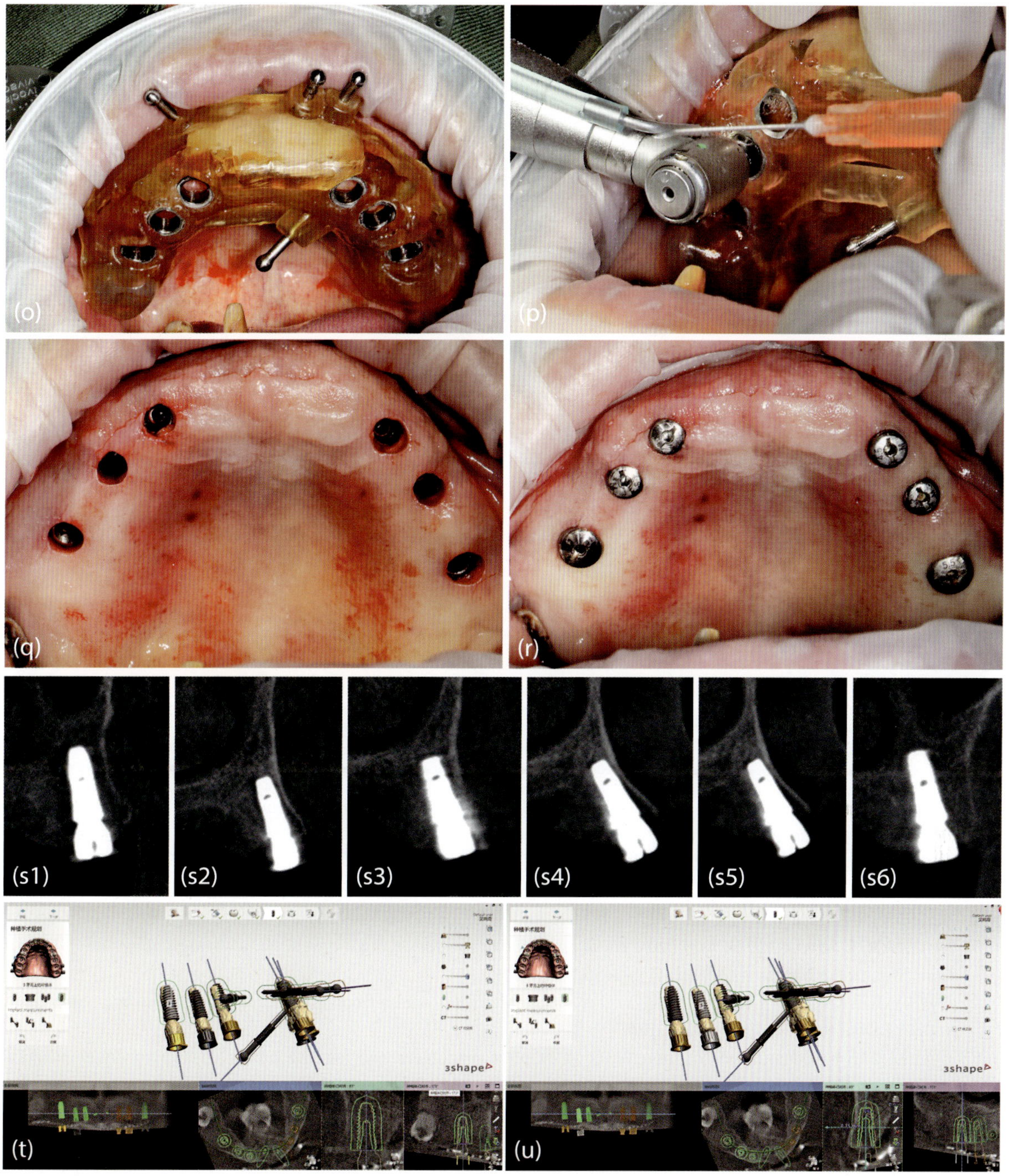

图 10-106　数字化设计辅助不翻瓣种植流程（续）

（o）术中在咬合印记辅助下就位固位针后，就位共享固位针位置的种植手术导板；（p）导板引导种植窝洞预备，备孔过程中注意冷却；（q）完成不翻瓣种植体植入；（r）上愈合基台，可见在全程引导种植导板的辅助下，不翻瓣微创完成了上颌 6 颗种植体的植入；术后 CBCT 检查可见种植体三维位置良好：（s1）16 牙位、（s2）14 牙位、（s3）13 牙位、（s4）23 牙位、（s5）24 牙位、（s6）26 牙位；术后的精度验证，可见全程导板引导的种植，误差在可接受范围内；（t）16 牙位；（u）14 牙位；

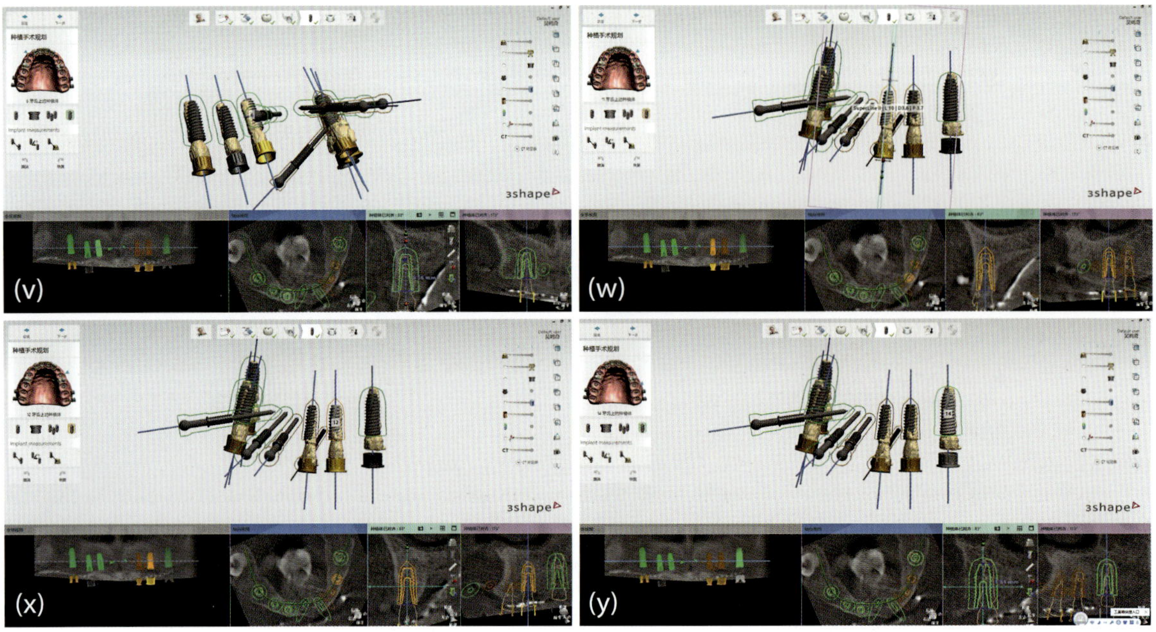

图 10-106　数字化设计辅助不翻瓣种植流程（续）

（v）13 牙位；（w）23 牙位；（x）24 牙位；（y）26 牙位。

参考文献

[1] GOMES JA, SARTORI IAM, ABLE FB, et al. Microbiological and clinical outcomes of fixed complete-arch mandibular prostheses supported by immediate implants in individuals with history of chronic periodontitis[J]. Clin Oral Implants Res, 2017,28(6):734-741.

[2] MALÓ P, NOBRE MDE A, LOPES A, et al. Immediate loading of implants placed in patients with untreated periodontal disease: a 5-year prospective cohort study[J]. Eur J Oral Implantol, 2014,7(3):295-304.

[3] SHARAN A, MADJAR D. Maxillary sinus pneumatization following extractions: a radiographic study[J]. Int J Oral Maxillofac Implants, 2008,23(1):48-56.

[4] OHBA T, LANGLAIS RP, MORIMOTO Y, et al. Maxillary sinus floor in edentulous and dentate patients[J]. Indian J Dent Res, 2001,12(3):121-125.

[5] GALLUCCI GO, Hamilton A, Zhou W, et al. Implant placement and loading protocols in partially edentulous patients: A systematic review[J]. Clin Oral Implants Res, 2018,29 Suppl 16:106-134.

[6] KERN JS, KERN T, WOLFART S, et al. A systematic review and meta-analysis of removable and fixed implant-supported prostheses in edentulous jaws: post-loading implant loss[J]. Clin Oral Implants Res, 2016,27(2):174-195.

[7] KAROUSSIS IK, KOTSOVILIS S, FOURMOUSIS I. A comprehensive and critical review of dental implant prognosis in periodontally compromised partially edentulous patients[J]. Clin Oral Implants Res, 2007,18(6):669-679.

[8] AGLIARDI EL, POZZI A, STAPPERT CF, et al, Gherlone E. Immediate fixed rehabilitation of the edentulous maxilla: a prospective clinical and radiological study after 3 years of loading[J]. Clin Implant Dent Relat Res, 2014,16(2):292-302.

[9] SUN Y, XU C, WANG N, WU Y, et al. Virtual pterygoid implant planning in maxillary atrophic patients: prosthetic-driven planning and evaluation[J]. Int J Implant Dent, 2023,27,9(1):9.

[10] VARGA E JR, ANTAL M, MAJOR L, et al. Guidance means accuracy: A randomized clinical trial on freehand versus guided dental implantation[J]. Clin Oral Implants Res, 2020,31(5):417-430.

[11] WEI SM, ZHU Y, WEI JX, et al. Accuracy of dynamic navigation in implant surgery: A systematic review and meta-analysis[J]. Clin Oral Implants Res, 2021,32(4):383-393.

[12] KUNGSADALPIPOB K, SUPANIMITKUL K, MANOPATTANASOONTORN S, et al, The lack of keratinized

mucosa is associated with poor peri-implant tissue health: a cross-sectional study[J]. Int J Implant Dent, 2020,16,6(1):28.

[13] REN J, SHU L. A new classification for pterygomaxillary implants and its related surgical implications: a retrospective cohort study[J]. BMC Oral Health, 2024,22,24(1):972.

[14] APARICIO C, MANRESA C, FRANCISCO K, et al, González-Martín O, Albrektsson T. Zygomatic implants: indications, techniques and outcomes, and the zygomatic success code[J]. Periodontol 2000, 2014;66(1):41-58.

[15] TUMINELLI FJ, WALTER LR, NEUGARTEN J, et al. Immediate loading of zygomatic implants: A systematic review of implant survival, prosthesis survival and potential complications[J]. Eur J Oral Implantol, 2017,10 Suppl 1:79-87.

[16] APARICIO C, OUAZZANI W, HATANO N. The use of zygomatic implants for prosthetic rehabilitation of the severely resorbed maxilla[J]. Periodontol 2000, 2008,47:162-171.

[17] MALÓ P, DE ARAÚJO NOBRE M, LOPES A, et al. Extramaxillary surgical technique: clinical outcome of 352 patients rehabilitated with 747 zygomatic implants with a follow-up between 6 months and 7 years[J]. Clin Implant Dent Relat Res, 2015,17 Suppl 1:e153-162.

[18] AL-NAWAS B, AGHALOO T, APARICIO C, et al. ITI consensus report on zygomatic implants: indications, evaluation of surgical techniques and long-term treatment outcomes[J]. Int J Implant Dent, 2023,12,9(1):28.

[19] NKENKE E, HAHN M, LELL M, et al. Anatomic site evaluation of the zygomatic bone for dental implant placement[J]. Clin Oral Implants Res, 2003,14(1):72-79.

[20] STELLA JP, WARNER MR. Sinus slot technique for simplification and improved orientation of zygomaticus dental implants: a technical note[J]. Int J Oral Maxillofac Implants, 2000,15(6):889-893.

[21] CHOW J. A novel device for template-guided surgery of the zygomatic implants[J]. Int J Oral Maxillofac Surg, 2016,45(10):1253-1255.

[22] WANG CI, CHO SH, IVEY A, et al. Combined bone- and mucosa-supported 3D-printed guide for sinus slot preparation and prosthetically driven zygomatic implant placement[J]. J Prosthet Dent, 2022,128(6):1165-1170.

[23] NEIVA RF, GAPSKI R, WANG HL. Morphometric analysis of implant-related anatomy in Caucasian skulls[J]. J Periodontol, 2004,75(8):1061-1067.

[24] CHOCHLIDAKIS K, ROMEO D, ERCOLI C, et al. Complete Digital Workflow for Prosthesis Prototype Fabrication with the Double Digital Scanning (DDS) Technique: A Prospective Study on 16 Edentulous Maxillae[J]. J Prosthodont, 2022,31(9):761-765.

[25] RONG R, LV H, SA Y. Single scanning of CBCT and intraoral scanning for guided implantation in terminal dentitions with multi-unit metal restorations: technical note[J]. J Stomatol Oral Maxillofac Surg, 2024,28,125(6):101784.

窦晓晨　吕昊昕　撰写
董　衡　修订
吕昊昕　牟永斌　终审

第十一章

无牙颌种植常见外科并发症及处理

无牙颌种植常见的外科并发症包括出血、感染、神经损伤、上颌窦穿孔、种植体周围炎、种植体折断或松动以及创口裂开等。出血可能是由于手术中损伤血管或患者自身凝血功能异常导致。感染通常与口腔卫生不良、手术消毒不严格或患者身体抵抗力下降有关。神经损伤可能是手术操作直接损伤或牵拉、挤压等间接损伤引起。上颌窦穿孔多因种植体植入位置不当或上颌窦病变使窦底骨质变薄所致。种植体周围炎是由于口腔卫生不良导致细菌和菌斑堆积，刺激种植体周围组织引发炎症。种植体折断或松动可能与种植体质量、手术操作、术后咀嚼硬物以及患者自身疾病等因素有关。创口裂开可能由缝合技术不佳、术后过度牵拉创口或受到外力撞击，以及患者全身性疾病影响创口愈合等原因引起。

这些并发症可能会影响种植修复的效果，严重时甚至会导致种植失败。因此，在进行无牙颌种植手术前，医生需要对患者进行全面的评估，选择合适的种植体和手术方案，并在术后给予患者详细的护理指导，以减少并发症的发生。如果出现并发症，应及时就医，进行相应的处理。外科手术的并发症较常见，很多与手术有关的问题都可以追溯到术前对患者病情和基础解剖结构的不充分评估。预防所有手术并发症是不可能的。通过适当的计划，熟悉种植区域周边解剖结构，并规范种植外科手术流程和操作细节，这些预防措施可减少外科并发症的发生。

第一节

出血

手术过程中不可避免地会损伤到口腔内的血管，尤其在进行种植体植入时，需要在颌骨上钻孔，可能会碰到周围的小血管或毛细血管网，从而引起出血。另外，如果患者本身存在血液系统疾病，导致凝血功能异常，或者在术前服用了影响凝血的药物，如阿司匹林等，会增加出血的风险和出血量。

与任何外科手术一样，在种植牙植入过程中，少量出血是正常现象。然而，大出血并不常见，这类出血可能危及生命。大出血的原因可能与全身系统性疾病或局部解剖有关。各种各样的系统性问题都可能增加患者出血的风险。

一、药物相关及系统疾病相关出血

最常见的药物相关潜在出血问题，可能出现在服用华法林的患者身上。不过，大多数指南都建议，国际标准化比值小于 3.5 的患者可以进行简单的单次拔牙，且无需在抗凝方面做任何调整。对于服用华法林的患者，若考虑所有牙科手术，持续出血的概率为 2%。然而，当拔牙与植入相结合时，持续性出血的发生率会增加到 4.8%。这表明，若术前未调整凝血水平，同时进行拔牙和种植牙操作，服用华法林的患者术后出血的风险会更高，建议对即刻种植患者谨慎治疗。

系统文献综述和已出版的指南，都得出了同一个结论：对于简单的牙科手术，口服抗血栓药物不应中断，包括双重抗血小板治疗。目前，还没有完善的指南来规范指导拟行牙槽骨手术的患者服用这些药物。基于这些原因，我们建议咨询患者的内科医生，以便讨论围手术期抗凝的相关情况。

二、种植术中解剖结构损伤相关出血

（一）上颌解剖结构损伤相关出血

上颌种植手术中出现严重出血比较罕见。上颌严重出血主要由于上颌后区的上颌窦侧壁血管损伤（图 11–1）和腭大孔内血管损伤（图 11–2）。上颌窦侧壁血管损伤通常发生在种植体植入过程中，特别是在上颌后牙区。由于上颌窦的位置紧邻牙槽骨，手术操作可能会不慎损伤这些血管，导致严重的出血。此外，腭大孔内的血管也可能在手术中受到损伤，这可能与手术入路、器械操作或个体解剖结构变异有关。严重出血会对手术过程和患者的安全造成重大影响。它可导致手术视野不清、增加手术难度，甚至需要采取紧急止血措施。对于严重出血的情况，及时的诊断和处理至关重要。为了减少上颌种植手术中严重出血的风险，医生通常会采取一系列预防措施，包括术前的详细评估，如影像学检查，以了解患者的上颌窦和腭大孔的解剖结构。在手术过程中，医生会谨慎操作，避免过度损伤血管，并采取适当的止血措施，如使用电凝或缝合等。对于患者而言，在手术前应充分告知医生自身的健康状况，特别是有无出血倾向或正在服用的药物。术后，患者也需要遵循医生的建议，注意口腔卫生，避免剧烈运动和刺激，以促进伤口愈合和减少出血的风险。

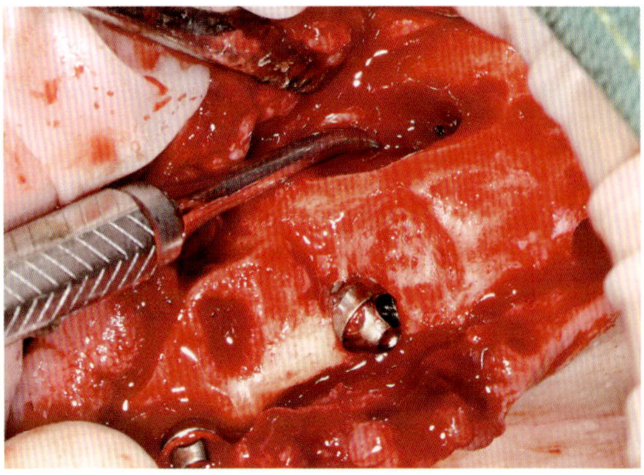

图 11–1 上颌窦侧壁血管损伤

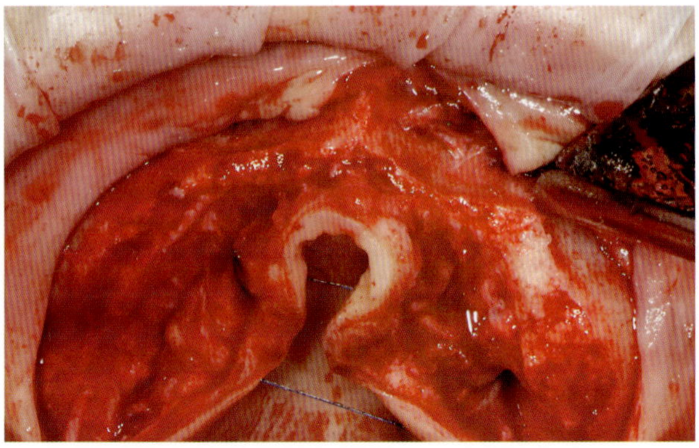

图 11–2 腭大孔内血管损伤

尽管上颌种植手术中严重出血较为罕见，但医生和患者都应保持警惕，采取适当的预防和处理措施，以确保手术的安全和成功。如果在手术后出现异常出血或其他不适症状，应及时就医并告知医生手术情况。

在正常位置的侧壁开窗术中，大约 20% 的骨内动脉可能引起出血并发症。当直径超过 2 mm 的血管破裂时，会造成严重出血。原则上，建议术中避开血管，在术中无法避开的情况下，可以通过术前 CBCT 充分评估，侧壁开窗时进行结扎处理。

技术要点如下：

（1）使用金刚砂球钻小心地在血管下缘或者上缘开窗，暴露其中一面。

（2）根据血管走行，用金刚砂球钻磨除颊侧骨壁。

（3）用钝器械小心剥离血管，暴露少量即可。

（4）血管前后端用可吸收线结扎，中间截断后血管自行收缩。

（5）继续扩大骨窗。

上颌窦开窗如果出现意外损伤到骨壁血管，导致术中严重出血，可考虑扩大骨窗，寻找出血位置，并剥离出血区域窦黏膜，准确判断骨壁内出血的位置，使用大号止血钳从颊舌方向上夹持上颌窦侧壁，把出血区域骨壁夹扁，能起到良好的止血作用（图 11-3）。

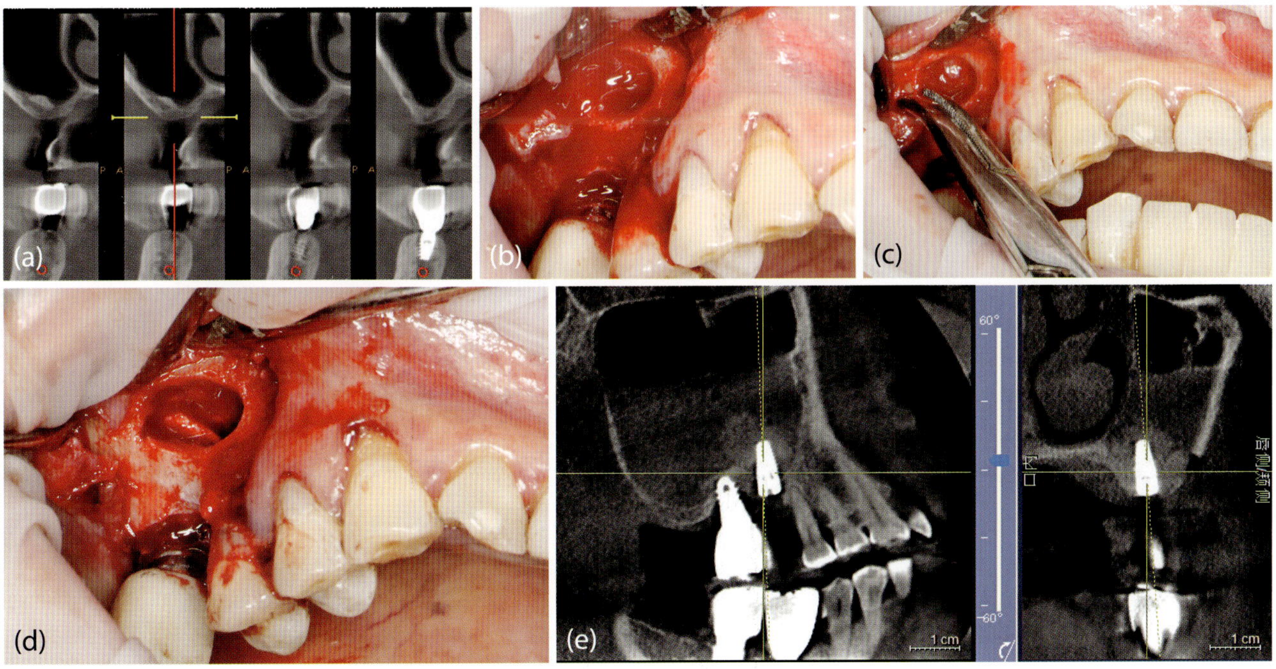

图 11-3　上颌窦开窗时止血

（a）术前可见颊侧骨内直径为 2 mm 的血管；（b）上颌窦侧壁开窗时，损伤到骨内动脉，出血严重；（c）分离上颌窦黏膜，定位出血位置，使用大号止血钳夹持骨壁，止血良好；（d）夹持骨壁变形后，无明显出血，继续后续操作；（e）止血后完成上颌窦提升。

腭大孔内血管束损伤风险很大，应该以预防为主，在穿翼和穿颧手术时，需要在腭侧翻瓣时，谨慎操作，避免锐性损伤。在穿翼手术中，种植体位置若过于偏腭侧，容易损伤腭动脉（图 11–4）。因钻孔导致腭动脉损伤处理难度较大，应及时填塞或压迫止血，并及时转诊，关注患者生命体征。如果因翻瓣损伤导致出血，及时查找出血点，止血钳止血，并用可吸收缝合线缝扎出血位置。总之，腭动脉损伤是一个严重的手术并发症，需要医生高度重视并采取积极措施进行处置，避免不良后果的发生。

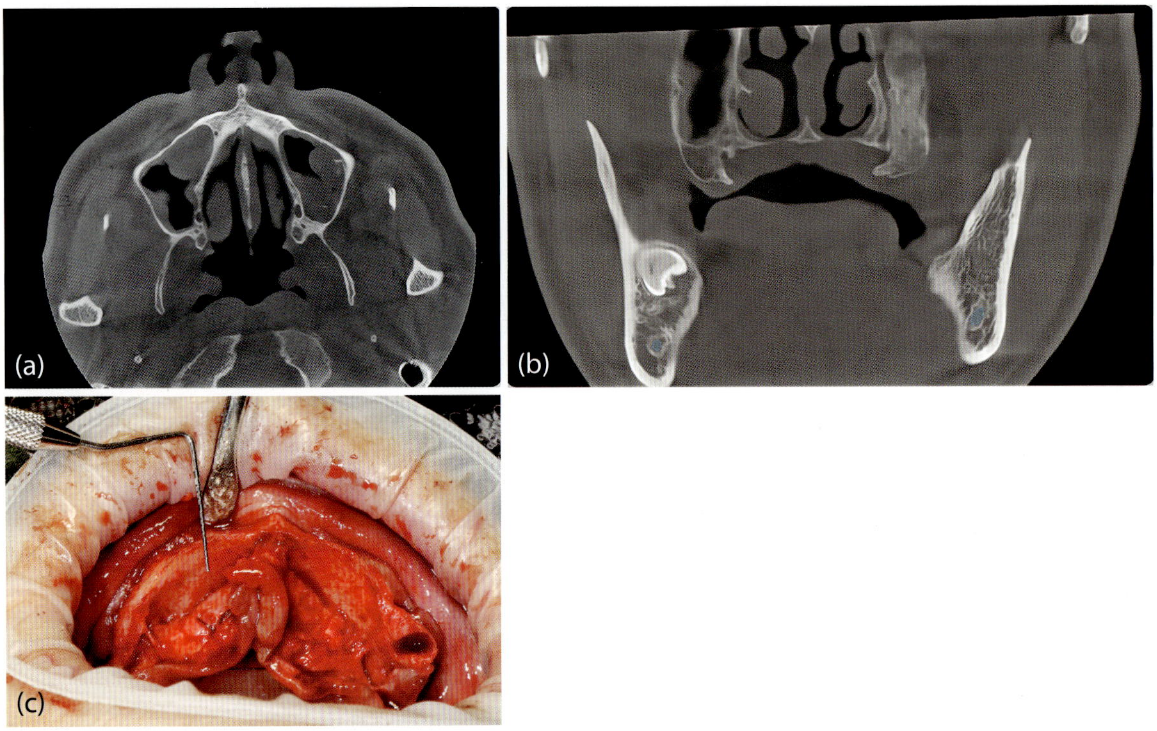

图 11–4 腭大孔内血管束

（a）CBCT 冠状面图提示腭动脉；（b）CBCT 横截面图提示腭动脉；（c）术中翻瓣暴露腭大动脉。

下颌种植出现严重出血的状况比较多见，尤其是下颌无牙颌手术时，需要在前牙区植入种植体。翻瓣时，易损伤舌下动脉分支，导致出血严重。手术翻瓣时如果遇到舌下动脉分支，应进行结扎后再继续翻瓣（图 11–5）。

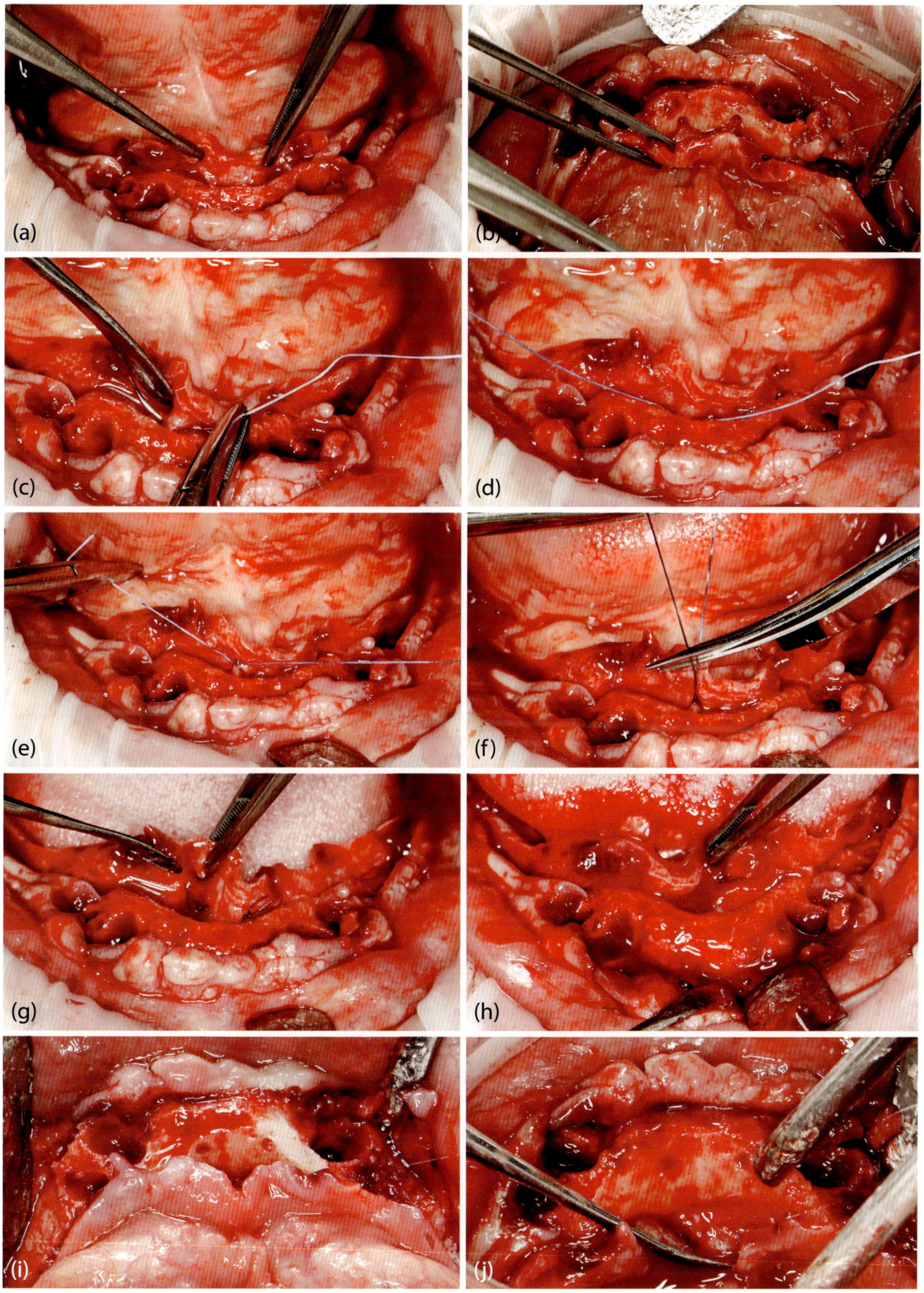

图 11-5 损伤舌下动脉分支出血处理

（a）翻瓣时可见舌侧动脉分支；（b）舌侧动脉分支小心暴露；（c）使用 3/8 圆针，可吸收缝合线穿过动脉下方；（d）可吸收线在近心端处穿过；（e）打结结扎；（f）结扎固定后，留短线头；（g）结扎完成后，用剥离器紧贴骨面，分离动脉；（h）检查分离后端动脉出血情况；（i）分离完成，无明显出血；（j）继续向舌侧剥离黏膜瓣。

（二）下颌解剖结构损伤相关出血

1. 舌下动脉损伤相关出血 下颌骨前段种植体植入出血的原因是舌皮质穿通，导致舌下动脉或颏下动脉末端分支损伤。当舌侧窝很深时，穿孔的风险很高，而在手术过程中不实施翻瓣手术，穿孔的风险甚至更高。有研究发现，84% 的口底血肿是由下颌舌侧骨板穿通引起，其中 72% 的患者因此需住院治疗。气道阻塞导致紧急气管插管和气管切开的患者占 68%。口底出血的临床处理中，大多数病例都需要插管或行气管切开术。种植外科医生必须意识到植入手术期间严重出血的风险，并应立即将可疑或证实出血的患者转到专科医院。

因此，在下颌无牙颌种植手术中，要密切关注解剖细节问题，下颌舌侧正中孔和舌侧副孔是下颌舌侧骨穿支血管穿入下颌骨的重要通道（图 11–6a）。前者常位于下颌骨中线，在颏棘或稍上方（图 11–6b）。后者可能在下列 3 个位点分布：① 在下颌骨体部靠中线位置，在颏棘稍上方或下方；② 颏棘远中，接近下颌骨下缘；③ 在中切牙与尖牙之间，接近牙槽嵴顶。

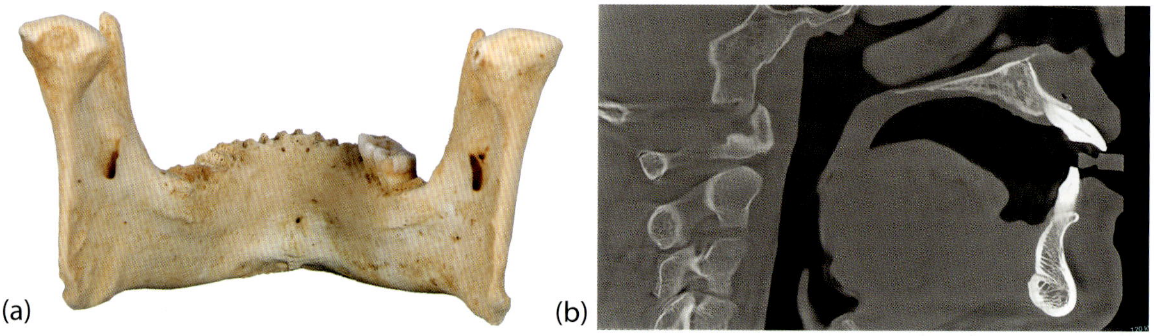

图 11–6 下颌舌侧解剖

（a）下颌骨解剖照片；（b）CBCT 矢状向截图提示下颌舌侧管。

在临床解剖中，有些下颌舌侧管并不细，平均直径为 1.0 mm。另一研究发现 21.23% 的下颌舌侧管直径大于 1.0 mm，提示下颌骨前牙区的种植手术有可能损伤这些下颌舌侧血管，进而导致严重出血。下颌舌侧血管在 CBCT 的检查中往往容易被发现。因此，在手术操作中，熟悉口底解剖、完善术前 CBCT 检查和合理的种植设计（种植位点、种植体直径和长度等）是术前预防血肿的有效措施。术中翻瓣如遇直径大于 1 mm 的下颌舌侧血管，建议结扎以减少出血的风险。同时，下前牙区域使用长度小于 15 mm 的种植体会更安全，并尽量使用锥状种植体。

种植操作过程中的出血情况，应在术中及时干预，方法包括：术中压迫止血，缝扎血管近心端，高频电刀止血或激光止血，术后口服止血药物。术中缝扎是最有效并且安全性较高的一种方式，一旦发现口底肿胀，用一只手拇指在口内按压可疑穿孔点和出血点，口外用食指加压，尝试结扎或缝合血管（图 11–7，图 11–8）。

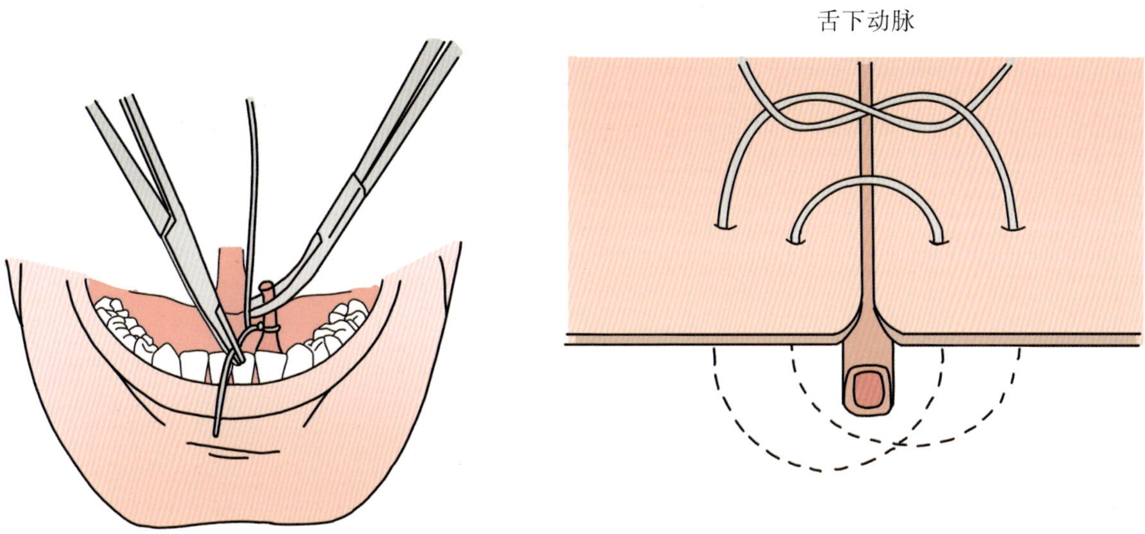

图 11-7　结扎舌下动脉示意图

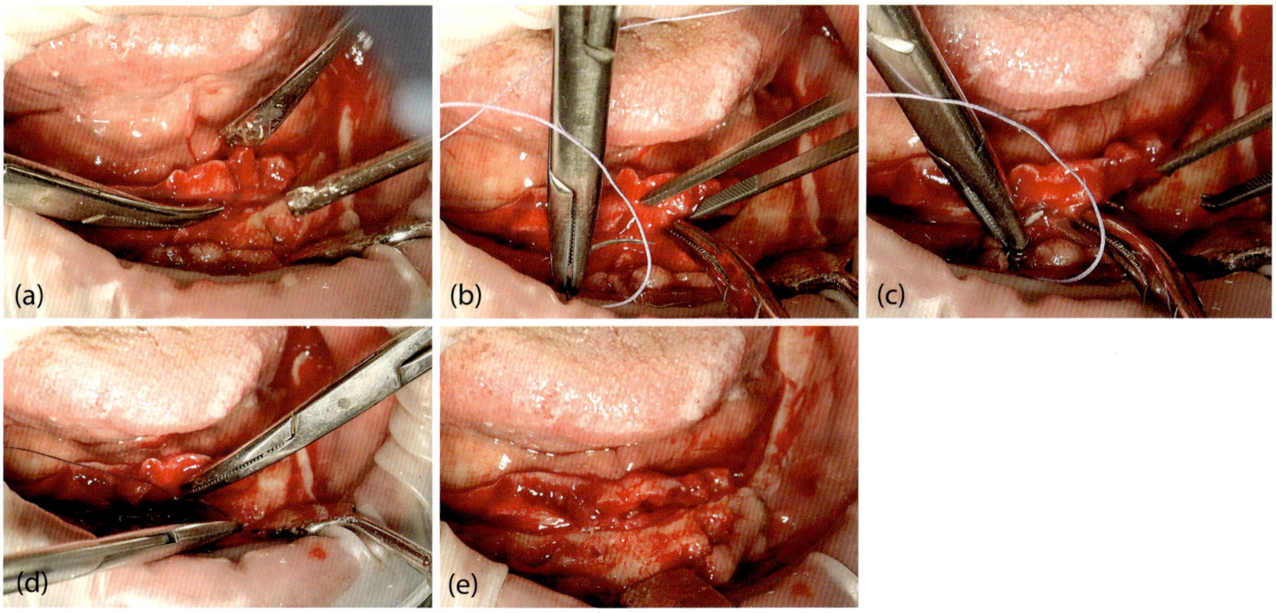

图 11-8　下颌出血后，术中缝扎、结扎舌下动脉缝合过程（a ~ e）

2. 舌侧骨板损伤相关出血　口底动脉出血通常是舌侧骨板穿孔所致（图 11-9），其他包括舌侧骨膜的剥离、瓣的处理、深层肌肉的外科操作。出血多在术中，也有术后 4 ~ 6 天才发现，表现为肿胀、口底抬高、舌体伸出、呼吸窘迫、大范围舌下和下颌下及颏下血肿、吞咽困难、大量或者搏动性口底出血。继发气道阻塞是致命的，要尽快建立气道，需要气管切开，有报道说可用人工舌部减压或者鼻腔插管建立气道。

一篇系统性综述报道舌侧皮质穿孔引起出血的病例占 84%（n=21）。在 68% 的患者（n=17）中发生气道阻塞导致紧急插管或行气管切开术。大多数病例（n=18，72%）需要在医院进行外科治疗。Dubois 在 2010 年报道了 2 例舌侧骨壁穿孔病例，口底出血导致引起呼吸窘迫。最终通过转诊到专科医院进行住院治疗。

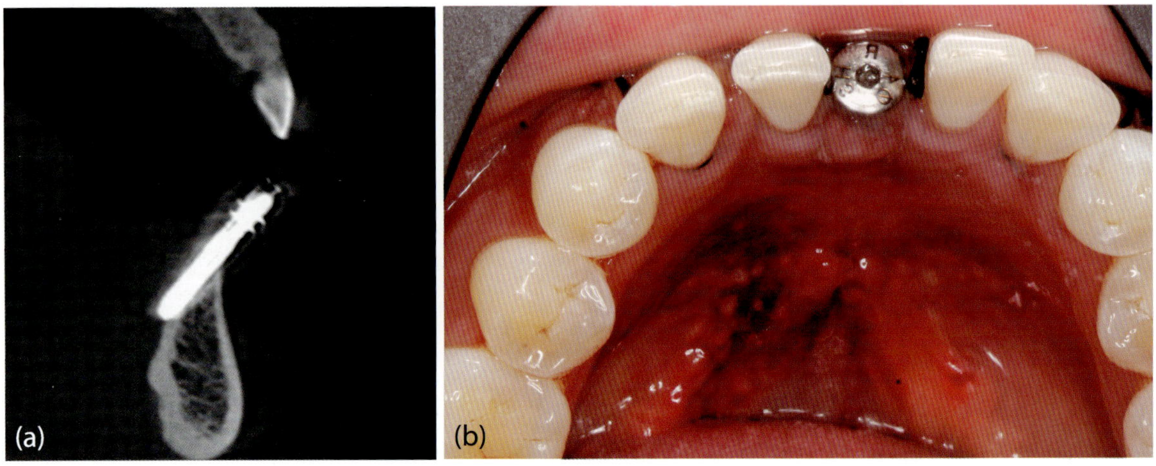

图 11-9 舌侧骨板穿孔

（a）术后 CBCT 可见舌侧侧穿；（b）口底有明显血肿。

3. 骨内小血管损伤相关出血 另一种术中出血现象常见于骨内出血，也多见于前牙区段的骨内小血管损伤引起的出血，一般骨内出血术中可见，可以及时处理。术中遇到骨内动脉出血考虑填塞、电刀、骨蜡等方式止血。种植预备时骨切割出血通常在植入种植体可以止血，如果损伤下牙槽动脉，应立即停止植入，在窝洞内放置碘仿纱布，加压，出血控制住以后，缝合加压包扎，5 ～ 7 天后取出碘仿纱布。也有在即刻种植术区，拔牙窝因炎症浸润，肉芽组织增生，在翻瓣或预备种植窝洞过程中大量出血甚至疼痛，术中需要在肉芽组织局部使用 4% 阿替卡因肾上腺素（1∶100 000）进行局部浸润麻醉，彻底清理肉芽组织以减少出血。因此，在无牙颌种植中，下颌前牙区段种植并非低风险区域，术前充分评估、术中谨慎处理是非常必要的。

三、种植术后出血

无牙颌种植术后出血也比较常见，与创伤范围、术中出血处理不当和缝合不严密有关，同时也与患者服用抗凝血药物以及本来存在的高血压因素有关。术后观察与随访十分必要，如术后创口渗血明显，经压迫未能缓解，可以使用止血海绵填塞出血区域，或者再次在出血区域进行严密缝合，并考虑使用止血药物，如云南白药、止血敏、止血芳酸等口服药物，但建议在专科医生指导下使用。

另外，因创伤引起的皮下出血，如瘀点、紫癜、瘀斑和血肿，这与翻瓣程度、软组织处理、患者解剖结构和全身健康有关。一般来说，损伤可导致几种类型的出血斑：瘀点（< 2 mm 直径）、紫癜（2 ～ 10 mm 直径）和瘀斑（>10 mm 直径），图 11-10 中显示种植术后瘀斑。

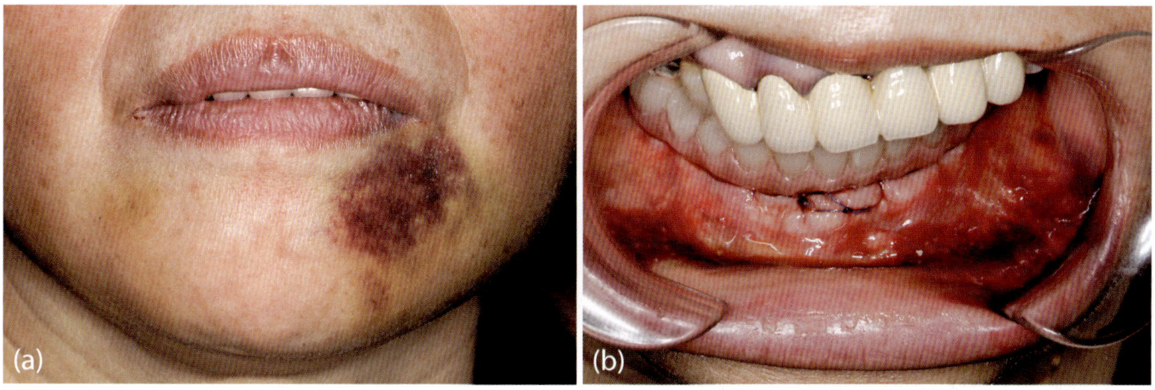

图 11-10 种植术后出血瘀斑

（a）下颌种植术后 1 周复查，左侧口角区瘀斑；（b）口内检查同样可见黏膜下瘀斑。

这些发现反映了由于皮肤或黏膜中的小毛细血管和血管损伤导致的组织内血液。这些斑块呈圆形或不规则形状，最初是红蓝色或淡紫色，约 24% 的牙种植部位可能出现。上颌容易延伸至眶下血肿（图 11-11a）。瘀斑的位置受到重力的影响。它可能仅在损伤部位可见，也可能延伸至下颌骨下缘（图 11-11b）或胸部。

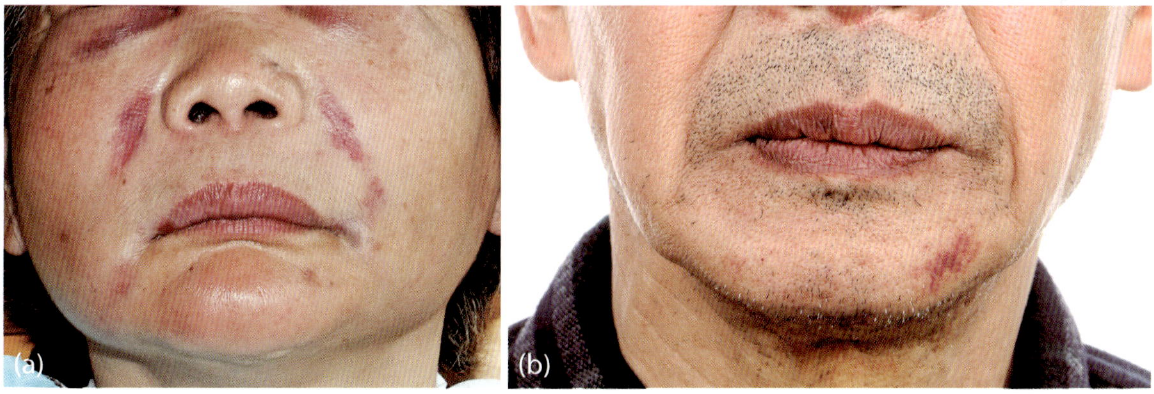

图 11-11 种植术后术区附近出血瘀斑

（a）上颌手术导致眶下血肿；（b）下颌手术导致下颌下缘瘀斑。

最初，病变呈红色，反映有渗血。1 ～ 2 天后，这些部位呈现黑色和蓝色（紫色）。到第 6 天，颜色变为绿色，这反映了胆绿素的存在。在第 8 ～ 9 天，该部位呈黄褐色，表明存在胆红素。变色通常在 2 ～ 3 周内消失。可以通过如下操作减轻症状：

（1）减少软组织创伤，出血斑的发生率可以降低。

（2）应避免垂直减张切口，因为它们会切断血管并导致出血增加。

（3）在软组织瓣剥离过程中，剥离器应该停留在骨面上，而不是在软组织上，并且应该在骨面上而不是在软组织上进行抽吸。

（4）在软组织瓣关闭后，对组织施加压力几分钟，以减小血凝块厚度，并确保出血停止。这些措施将减少淤血和血肿的形成。

第二节

疼痛

临床上种植术中疼痛比较少见，操作当中疼痛的原因可能包括：局部麻醉不到位，患者焦虑因素，患者长期大量饮酒，术区局部炎症，操作不当损伤重要解剖结构等。一般情况下，通过增加麻药用量（按临床使用说明控制在使用范围之内的用量）和联合阻滞麻醉可以缓解疼痛。对于焦虑患者建议术前口服镇静药物苯二氮草类或抗组胺药。当局部环境为酸性时（如感染），组织的缓冲作用降低，因此非电离部分增加。在这种情况下，很难达到有效麻醉。反复注射麻醉药会增加组织的酸性程度，加剧血管收缩及随之而来的组织缺血，导致明显的氧化应激。这可以部分解释多次注射后造成的组织坏死。解决方案是通过注射碱性溶液升高局部 pH，如等渗碳酸氢钠（1.4%）。这是一种含碳酸氢盐的生理盐水，pH 在 10 左右。碳酸氢钠的注射量应与麻醉药相同。

术后疼痛因素很多，包括年龄、性别、疼痛敏感性、焦虑、疼痛预期、操作者经验、位置、植入物的长度和数量、手术时间和手术过程。一篇临床文章报道，术后 24 小时内平均疼痛强度评分为 4.21 分，中至重度疼痛发生率为 61.9%。术后中重度疼痛的独立危险因素为翻瓣手术、手术操作、焦虑状态与疼痛敏感性的交互作用、疼痛敏感性与疼痛预期的交互作用、种植体长度与即刻种植体的交互作用。为减少术后疼痛，在手术结束后，再次给药增强麻药效果，第二次给药的时机，恰好在第一次麻醉效果快消失还没消失的时候追加，就有很大程度可能获得药效增强的效果，而如果在第一次麻醉效果完全消失了再追加给药，反而会出现麻药快速耐受的现象。

一般术后疼痛持续时间在 1 周以内，3 ～ 5 天常见。如果患者疼痛持续时间超过 1 周并且随时间推移无缓解，需要手术医生注意手术过程中是否有骨灼伤以及种植区域出现感染。可以通过根尖片和临床检查评估。处理措施包括使用镇痛药物和抗生素。其他因素持续性疼痛少见。Francisco 等在 2010 年的一篇病例报道描述种植术后持续性疼痛，即神经病理性口面部疼痛，该神经刺激是由于牙种植体植入以及肌筋膜头颈部疼痛所致。患者接受了针对这 2 个临床诊断结论的治疗。对于肌筋膜疼痛，她接受放松技术、物理疗法、非甾体类抗炎药，对于剧烈疼痛发作，进行受影响肌肉（左颞肌、左咬肌和左角区）的麻醉剂浸润。对于神经病理性疼痛，她每天口服 Lyrica（普瑞巴林）125 毫克。疼痛的术后护理措施主要有：

（1）轻微疼痛：每隔 4 ～ 6 小时服用布洛芬 200 ～ 400 mg 一次。

（2）轻症 – 中度疼痛：最初的 24 小时内每隔 6 小时服用布洛芬 400 ～ 600 mg 一次，必要时每隔 4 小时服用布洛芬 400 mg。

（3）中度疼痛 – 严重疼痛：第一天每隔 6 小时服用布洛芬 400 ～ 600 mg 和对乙酰氨基酚 500 mg，必要时每隔 6 小时服用布洛芬 400 mg 和对乙酰氨基酚 500 mg 一次。

（4）严重疼痛：最初的 24 ～ 48 小时内，每隔 4 ～ 6 小时服用布洛芬 400 ～ 600 mg 和氢可酮 10 mg 一次，必要时每隔 6 小时服用布洛芬 400 ～ 600 mg 和对乙酰氨基酚 500 mg 一次。

第三节

解剖结构损伤

一、神经损伤

文献中占 0% ～ 44% 的神经损伤病因通常与治疗计划不充分或种植体植入过深有关，损伤的发生要么是由于术前放射学评估对神经位置的计算错误，要么是由于钻针或种植体太靠近神经管而造成的（图 11–12）。也有因麻醉针头刺伤、手术刀片切割伤、暴露时牵拉伤、钻头损伤、种植体挤压伤等造成。一般神经损伤多见于下颌手术中，神经损伤后症状包括：感觉异常（麻木感、灼热感和刺痛感）、感觉减退、感觉亢进（敏感性增加）。Juodzbalys 等在 2011 年总结了关于神经损伤的原因以及严重程度和预后（表 11–1）。

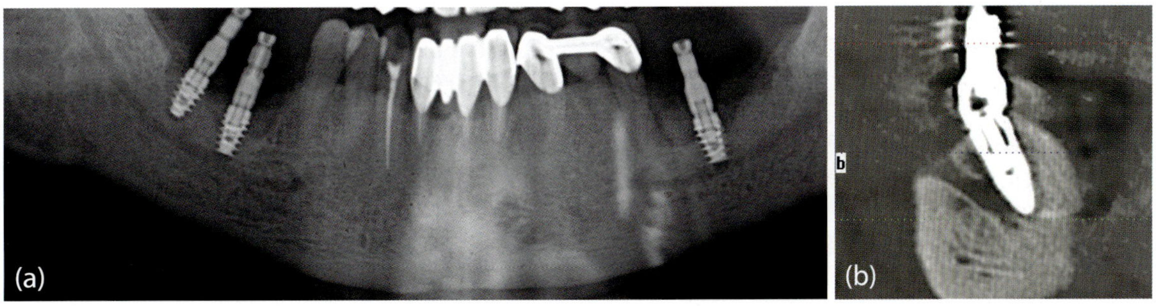

图 11–12　种植体太靠近神经管

（a）CBCT 显示种植体接近下颌神经管；（b）CBCT 显示种植体接近颏孔区域。

表 11-1 种植手术神经损伤的原因

术中病原性因素	直接或间接机制	术后病原性因素	间接机制
创伤性局部麻醉			
局麻造成的化学（细胞毒性）损伤	直接：下牙槽神经变性 间接：神经水肿，压迫及继发性缺血	对于神经外血管束及下牙槽动脉的注射损伤	反应性纤维化瘢痕增生，形成压迫以及继发性缺血造成的血肿
注射针头	直接：大量下牙槽神经纤维及全部纤维束被横断		
种植钻			
部分入侵下颌神经管	间接：血肿及继发性缺血	热损伤	骨的炎症反应以及下牙槽神经继发性缺血
完全入侵下颌神经管	直接：机械性创伤——入侵，横断或撕裂对下牙槽神经造成的压迫及原发性缺血	—	—
由冲洗液造成的化学（细胞毒性）损伤	直接：下牙槽神经变性	—	—
热损伤	直接：下牙槽神经变性	—	—
种植体			
部分入侵下颌神经管	间接：血肿或骨碎片沉积，造成压迫及继发性缺血	感染	骨的炎症反应以及下牙槽神经继发性缺血
完全侵入下颌神经管	直接：机械性创伤——侵入，横断或撕裂对下牙槽神经造成的压迫及原发性缺血	种植体过于靠近 MC	骨组织和下牙槽神经受到压力，继发性缺血造成压迫
		慢性刺激	间接：种植体位于有慢性神经病变的神经一侧或上方
错误的手术方法			
手术刀	直接：损伤或切断神经	软组织肿胀	由软组织水肿造成的颏神经压迫
软组织的反应和收缩	直接：由反应收缩及压力所造成的颏神经损伤	—	—
软组织缝合	直接：由缝合材料所造成的颏神经压迫	—	—

临床上最常见的手术损伤是在种植窝洞预备（图 11-13）和植体植入时（图 11-14）对下颌神经管的创伤。在进行种植手术前，医生通常会对患者进行详细的口腔检查和影像学评估，以确定下颌神经管的位置和走行。在手术过程中，医生会尽量避免损伤下颌神经管，但由于个体解剖结构的差异或手术操作的失误，仍有可能发生神经损伤。

神经损伤的测试通常包括感觉测试和运动测试。感觉测试可以评估患者下唇和下颌牙龈的感觉是否正常，运动测试可以评估患者下颌肌肉的收缩功能是否正常。如果发现神经损伤，医生会根据损伤的程度和患者的症状制订相应的治疗方案。避免下牙槽神经损伤的指导方针以及种植患者发生神经损伤后的管理方法如表 11-2 所示。

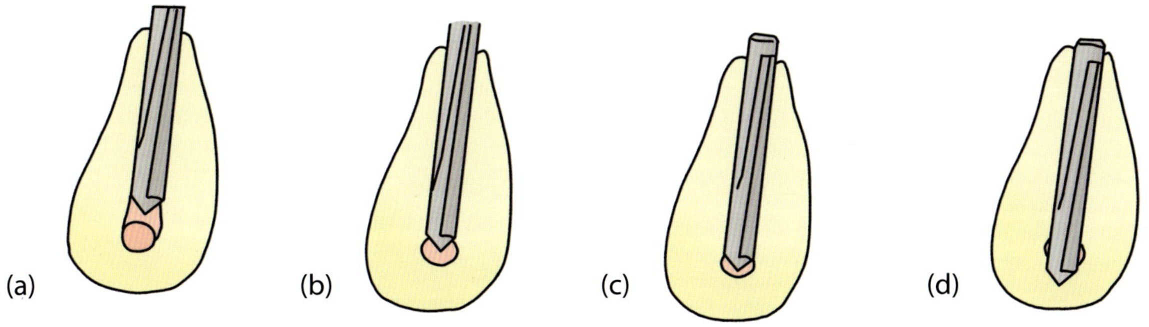

图 11-13 **种植窝洞预备时对下颌神经管的创伤分级图**

（a）灼伤：即使手术钻针未进入，热损伤和骨坏死导致神经损伤；（b）部分穿透（血肿）：手术钻头部分穿透管道上部，导致出血和血肿形成压迫；（c）部分穿透（撕裂伤）：手术钻针深入神经管，导致神经纤维撕裂；（d）穿透：手术钻针穿透整个神经管，完全切断神经纤维。

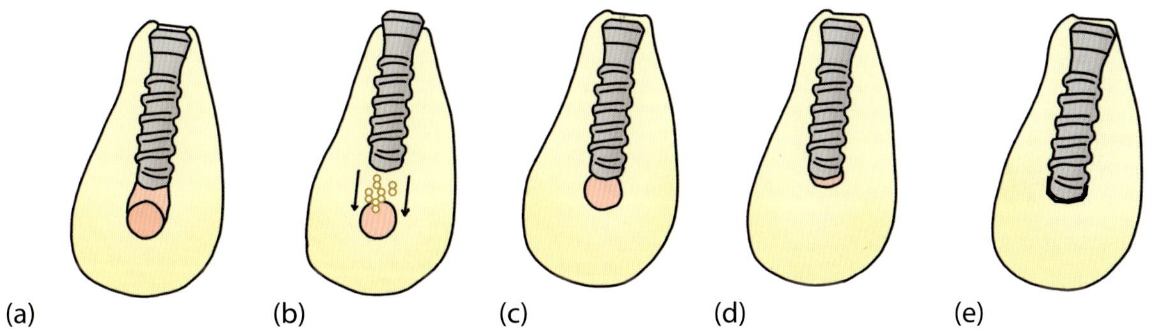

图 11-14 **种植体植入时对下颌神经管的创伤分级图**

（a）波及：即使种植体没有触及神经管，骨灼伤也可能导致热损伤；（b）骨碎片（骨小梁）可能被推向根尖端，导致压迫性坏死的神经损伤；（c）部分穿透（血肿）：种植体可能部分穿透神经管上部，导致出血和血肿形成；（d）部分穿透（压迫）：种植体可能会穿透到神经管深处，导致神经纤维撕裂；（e）穿透：种植体可能会穿透整个神经管，导致神经纤维完全离断。

表 11-2 避免下牙槽神经损伤的指导方针以及种植患者发生神经损伤后的管理方法

阶段	下牙槽神经损伤管理程序
Ⅰ阶段：识别一般风险因素	记录一般风险因素。患者必须签署知情同意书。临床医生必须在种植前进行下颌神经功能测试。患者的年龄与性别因素，手术规划的解剖学及放射学风险因素均需纳入考虑
Ⅱ阶段：识别术中风险因素	记录术中风险因素。如果存在，患者应立即被分配至下牙槽神经（inferior alveolar nerve, IAN）损伤患者风险小组
Ⅲ阶段：识别患者主诉	局麻效果消退后与患者联系。如果患者有任何关于符合下牙槽神经感觉紊乱的主诉，应立即分配至 IAN 损伤风险小组

续 表

阶段	下牙槽神经损伤管理程序
Ⅳ阶段：术后检查，术后风险因素评估和诊断声明	感觉神经检查用于评估损伤的严重程度。对感觉神经损伤区域的描记与拍照将与后期的照片相比较。放射学检查用于记录和确认损伤的位置以及是否因种植体引起下牙槽神经损伤。术中风险因素评估，评估损伤的严重性是十分重要的，记录损伤发生时间以及损伤与种植体之间的距离。 诊断声明基于患者主诉、IAN 神经感觉和放射性检查的结果
Ⅴ阶段：治疗	心理治疗：及时的医嘱、解释以及心理疏导。 生理治疗：当种植体与下牙槽神经管有任何接触或出现 IAN 感觉障碍症状时需取出种植体。尽可能在最大程度上清除任何对血管神经束有刺激性的物质（骨屑，血肿）。 药物治疗：3 周的类固醇和非甾体类抗炎药物疗程。局部静脉注射 1 mL 地塞米松（4 mg/mL）；口服地塞米松，每日晨服 4 mg 2 片，服用 3 日；每日 1 片，服用 3 日或者口服泼尼松龙 1 mg/kg 每日（最大剂量 80 mg）；或者作为替代疗法，大剂量非甾体抗炎药物治疗［如布洛芬（800 mg）每日 3 次］ 冷冻疗法：术后 24 小时神经周围组织需要强烈冰敷，术后 1 周内偶尔冰敷 额外治疗：抗抑郁药物，抗痉挛药物，抗交感神经药物和局部用药；神经专科医生可以进行生理疗法，比如经皮电神经刺激、针灸、低能量激光疗法
Ⅵ阶段： 1 周术后检查	神经感觉检查：监测下牙槽神经感觉功能的恢复情况。对感觉神经功能缺失区域进行描记和拍照并与之前的照片进行对比。如果存在感觉异常，检测将 1 周 1 次，持续 3 周，后期 2 ～ 3 周 1 次，持续 12 周 临床检查：评估术后区域的愈合，血肿以及水肿减退情况
Ⅶ阶段： 1 周术后治疗	心理治疗：患者必须得到心理上的支持 药物治疗：口服非甾体类抗炎药物［如布洛芬（800 mg）每日 3 次］，至少持续 3 周 如果必要，术后 12 周内可以额外增加 3 周非甾体抗炎药物治疗 额外治疗：必要时可以进行药物及生理治疗
Ⅷ阶段： 12 周术后检查	感觉神经检查：用于检测 IAN 感觉功能恢复情况。感觉神经功能缺失区域进行描记和拍照，并与之前的照片进行对比
Ⅸ阶段： 12 周术后治疗	药物治疗：可以根据症状开具处方 显微神经外科治疗：如果没有任何好转应转诊进行相应治疗 额外治疗：必要时可以进行药物及生理治疗

临床上神经损伤以预防为主，一旦手术操作中发现异常，可利用 CT 确定是种植体冲击还是软组织水肿引发。如果是种植体，需要回撤 2 ～ 3 mm 或者取出植体再次种植；如果是水肿，口服消炎药和类固醇类药物（神经营养药物，如甲钴胺和维生素 B_{12}），术后发现有神经损伤的临床表现，需要进行功能障碍记录、感觉异常区域描记、味觉测试、温度测试和感觉测试，1 个月后重新测试描记（图 11–15）。感觉好转后可延长观察时间到 4 个月，如果没有改善则立即转诊至神经外科，4 个月内及时治疗可以将神经退行性变降低到最小。

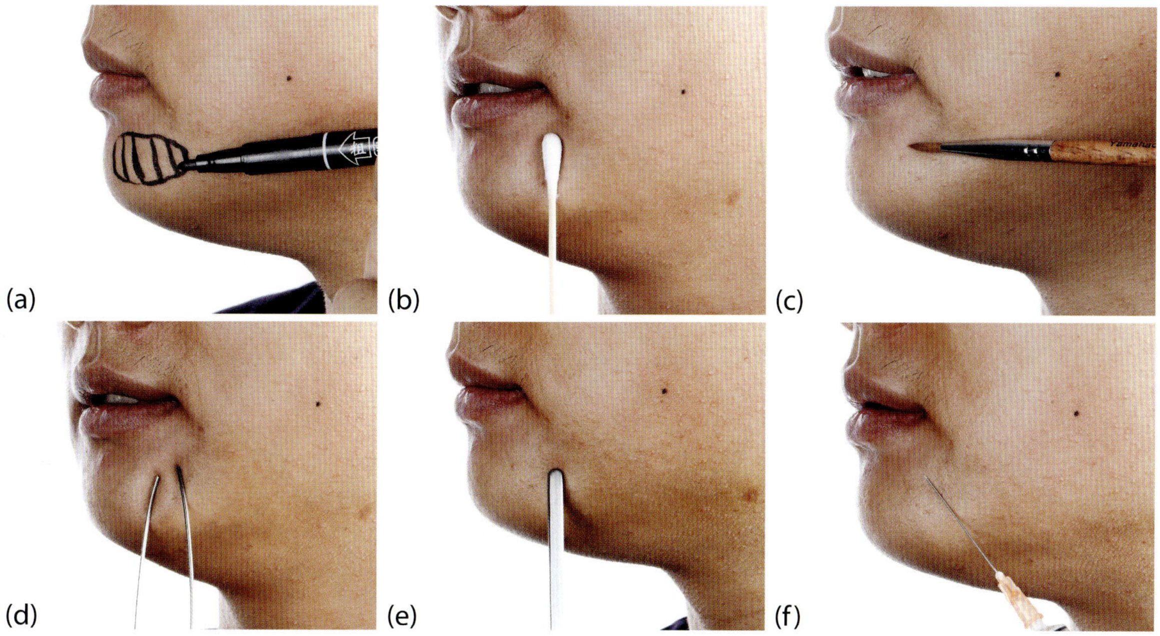

图 11–15　神经损伤临床表现的功能障碍记录

（a）对麻木区域进行描记；（b）触感测试；（c）轻拂测试；（d）两点测试；（e）温度测试；（f）疼痛测试。

二、上颌窦穿孔

上颌无牙颌种植时，上颌后牙区的上颌窦是临床常见骨量和骨质不理想的区域，为了获得良好的初期稳定性实现即刻修复时，手术操作往往会考虑利用上颌窦底的骨皮质进行双层皮质骨固位，这难免会存在种植体直接穿透到上颌窦内的风险（图 11–16）。

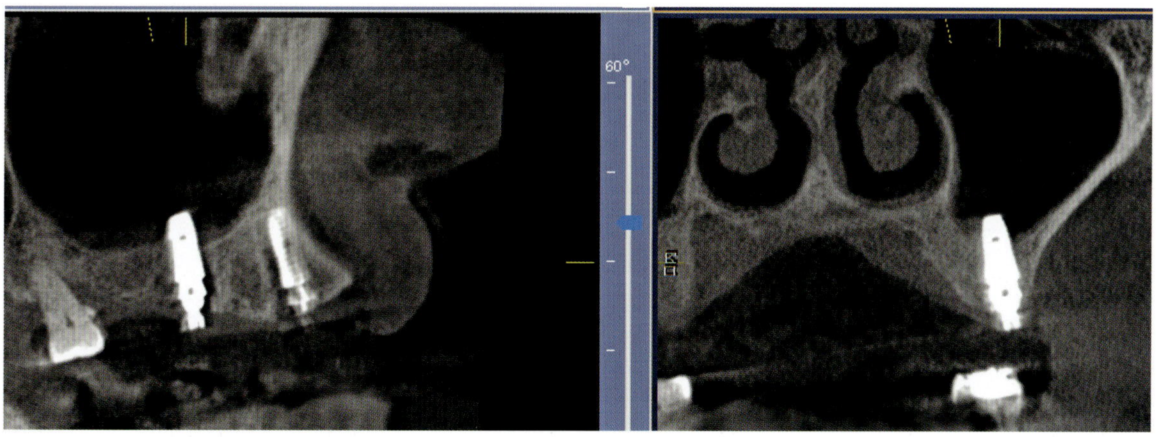

图 11–16　种植体穿透到上颌窦内

Lazarov 等在 2020 年发表的一篇前瞻性研究中描述，244 颗种植体锚定在上颌窦窦腔骨皮质内，向窦腔突出达 3 mm，实现即刻负荷。虽然种植体突入上颌窦，但在临床结果上似乎并未受到影响，在观察期间，仅 1 例进入上颌窦的种植体发生不良反应。关于种植体突入上颌窦底的临床研究有很多，Awadalkreem 等在 2020 年发表了一篇关于种植体利用上颌窦底骨皮质进入上颌窦底的临床文章，一共有 45 颗种植体，4 颗未破坏窦膜而到达窦底，突破窦膜深度不小于 4 mm 有 20 颗，小于 4 mm 有 25 颗。在观察期间，没有患者表现出鼻窦炎的临床或影像学征象。所有种植体 X 线片显示骨 – 种植体直接接触。当种植体尖端几乎穿透窦膜时，膜愈合顺利，而当深度穿透窦膜时，膜在种植体周围愈合。所有修复体及种植体均在观察期内留存。有研究提及，种植体少量进入窦腔对种植体的预后似乎并无影响。Semaan 等在 2013 年发表的一篇长期随访文章中提到，70 例患者中 83 颗种植体窦膜穿孔符合研究的纳入标准。12 例患者上颌窦内植入物超过 1 个，其中 7 例双侧窦穿孔。所有病例植入物的穿透度小于 3 mm。在随访中，没有任何患者的临床或放射学征象显示鼻窦炎。这项长达 20 年的长期研究表明，种植体进入上颌窦后未发现任何鼻窦并发症。关于种植体突入上颌窦多长是可以接受的，动物试验发现暴露于窦腔的超过 4 mm 的钛植入体未被生长的窦膜覆盖，且暴露表面有大量碎片堆积。因此在动物试验中初步判断，种植体不应突入上颌窦腔超过 4 mm，否则可能会引起植体周感染。

三、种植体掉入上颌窦

无牙颌种植当中，种植体掉入上颌窦底情况并不多见，病因可能由于：① 稳定性不足；② 植入转速过快；③ 负荷过早；④ 超负荷等。由此可见，种植体掉入上颌窦的主要原因与不正确的治疗计划和（或）手术操作不当有关。手术中种植体进入上颌窦或者术后发现种植体进入上颌窦，可以通过影像学检查评估，然后通过口内或口外窦提升入路取出（图 11–17）。

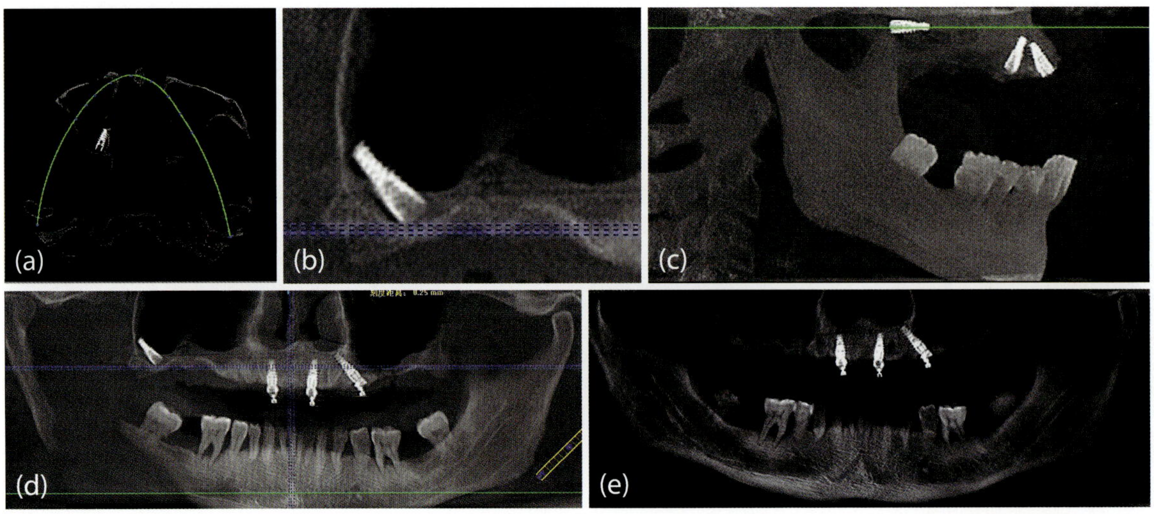

图 11–17　植体掉入上颌窦

（a）因医生操作不当导致种植体进入上颌窦，通过 CBCT 不同截面图确认进入窦腔的种植体位置；（b）CBCT 定位种植体在上颌窦后壁；（c）重建 CBCT 后侧位确定种植体位置；（d）种植体可明确定位在上颌窦后壁；（e）取出种植体后的 CBCT 图。

Kyung-In Jeong 等 2016 年发表的一篇系统性综述纳入了 22 篇期刊论文，讨论了 49 例移位进入上颌窦的种植体。大部分种植体在种植过程中移位至上颌窦，但上颌窦炎等并发症发生率较低。移位的植入物采用 Caldwell-Luc 入路或经口或经鼻内镜入路取出。具体方法也有很多病例报道，Ioannis Tilaveridi 等在 2012 年报道的 2 个病例当中，在种植体移位突入上颌窦后，采用经典的口腔内入路，通过上颌窦前壁取出种植体。2 例患者均在局部麻醉下进行手术。术后 2 例患者均未发生任何伤口开裂。恢复过程很顺利，没有任何术后鼻窦炎的迹象。

因此，对于种植体掉入上颌窦这种手术并发症需要及时进行处理，以避免引起更严重的并发症。当发现种植体掉入上颌窦时，应立即停止手术操作，避免进一步损伤上颌窦和周围组织。对患者进行全面的口腔检查和影像学检查，以确定种植体的位置、数量和周围组织的情况。根据患者的具体情况，制订治疗方案，包括：① 经牙槽嵴顶上颌窦提升术适用于种植体掉入上颌窦较少，窦底剩余骨量较多的情况，通过手术将上颌窦底提升，为种植体提供足够的骨支持；② 经侧壁开窗上颌窦底提升术适用于种植体掉入上颌窦较多，窦底剩余骨量较少的情况，通过手术在侧壁开窗，将上颌窦底提升，同时取出种植体，如果条件允许，可以同期重新植入种植体（图 11-18）。

手术过程中需要注意保护上颌窦黏膜，避免感染和其他并发症的发生。术后需要给予患者抗生素预防感染，并密切观察患者的病情变化。患者需要注意口腔卫生，避免剧烈运动和用力咀嚼。术后需要定期进行复查，包括口腔检查和影像学检查，以评估种植体的位置和周围组织的愈合情况。

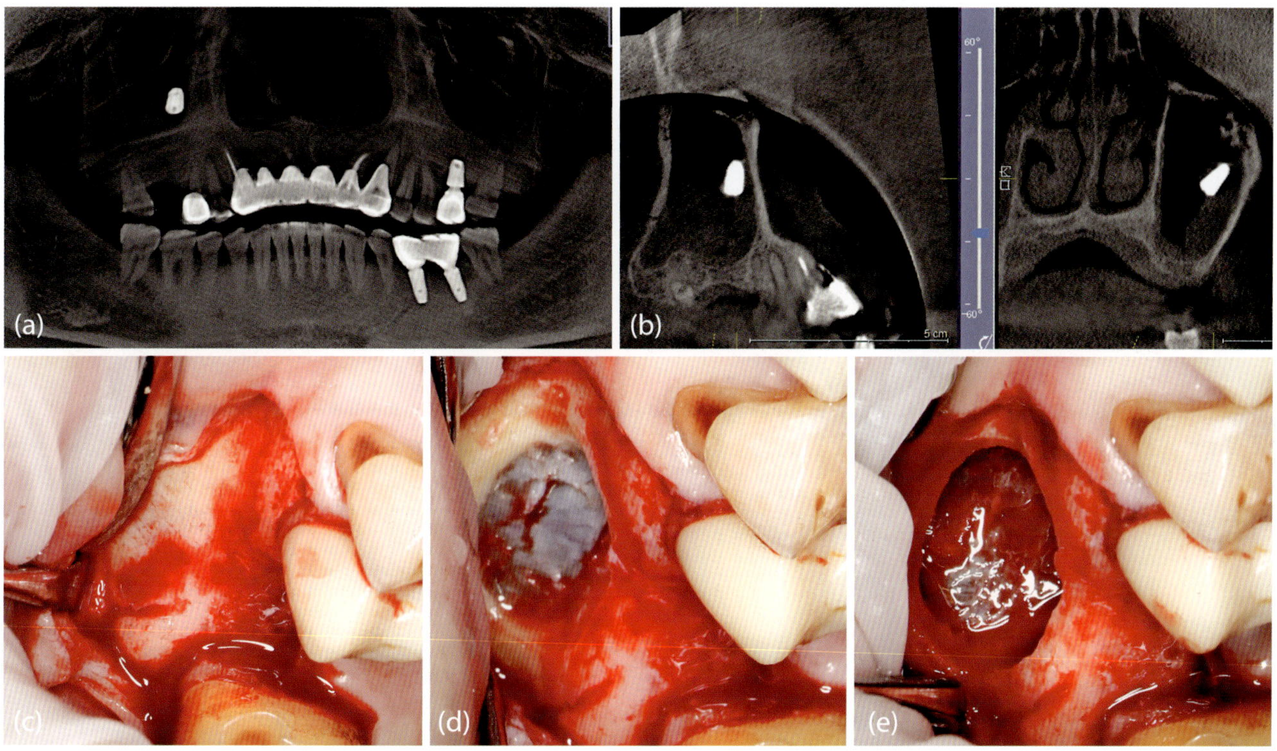

图 11-18 经侧壁开窗上颌窦底提升术取出掉落种植体

（a）内提升术后 4 个月复查发现种植体掉入上颌窦内；（b）CBCT 定位掉入窦腔的种植体位置；（c）口腔内入路，16 位点外提升翻瓣；（d）上颌窦侧壁开窗，暴露上颌窦黏膜；（e）充分剥离上颌窦黏膜，使上颌窦黏膜充分松弛；

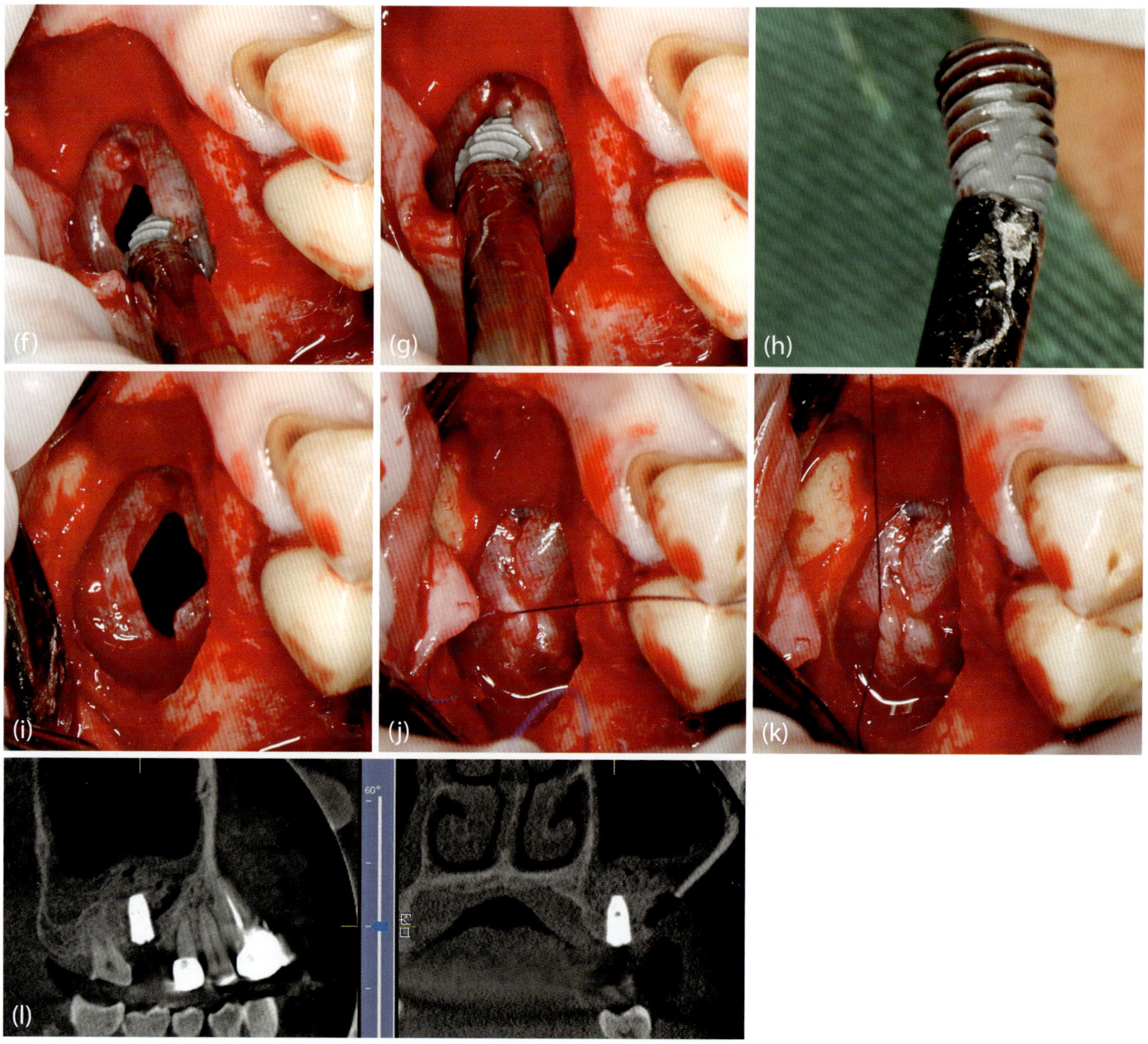

图 11-18 经侧壁开窗上颌窦底提升术取出掉落种植体（续）

（f）用手术剪剪开窦黏膜，长度 5 mm，用负压吸引器金属小管探进上颌窦腔，在上颌窦后壁尝试强吸；（g）吸出掉落到上颌窦腔内种植体；（h）从上颌窦内取出种植体；（i）取出植体后，窦黏膜穿孔情况；（j）使用 6-0 可吸收性缝合线，进行上颌窦黏膜缝合；（k）完成缝合后，上颌窦黏膜穿孔部分得到良好修复；（l）重新植骨后植入 1 颗种植体，术后 CBCT 检测。

四、下颌骨骨折

下颌骨骨折临床上一般少见，在下颌骨骨量严重吸收的情况下，减少种植体的数量并减小种植体直径是一种预防方案，对于 Lekholm 骨吸收分类的 D 和 E 类，下颌牙槽骨吸收到基骨的病例不建议进行种植固定修复，以减少过多种植体植入导致下颌骨骨折（图 11-19）。下颌骨骨折的因素主要是因为余留骨量较少，种植过程中暴力操作所致，尤其是女性患者，绝经期后骨质疏松，在种植过程中应避免对牙槽骨的过多切割，减少植入过程中的暴力操作，可以避免此类并发症的发生。

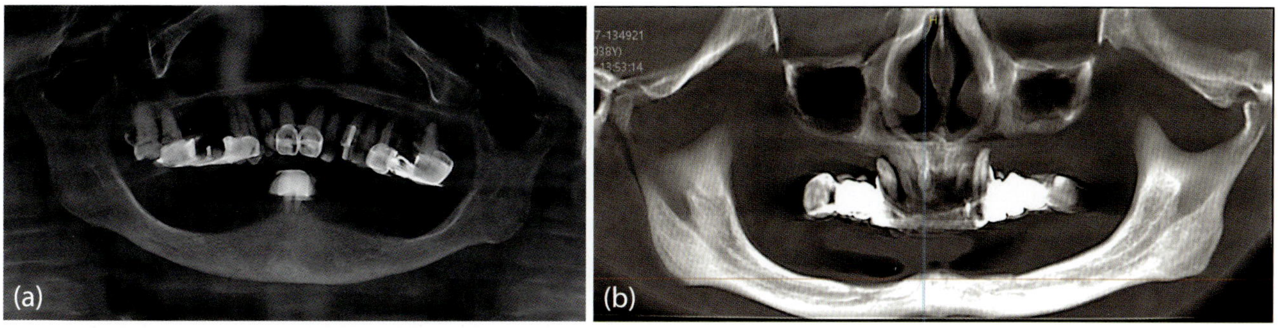

图 11-19 容易发生下颌骨骨折的患者

（a）下颌牙槽骨吸收到基骨；（b）下颌牙槽骨严重吸收。

五、骨灼伤

无牙颌种植，骨灼伤现象比较少见，在手术过程中，翻瓣比较充分，使用预冷的生理盐水进行备洞冲洗，钻针冲洗冷却比较理想。但在一些特殊情况下，比如在下颌前牙区因一类骨备洞提拉不充分导致产热过高；在倾斜植入比较长的种植体时，备洞时也容易导致钻针尖端冷却不充分发生骨灼伤。有近几年随着数字化技术的普及，临床上越来越多的静态导板的应用，也增加了骨灼伤的风险。风险因素包括：① 钻针变钝，钻针一般只能使用 40 次；② 非逐级备孔；③ 冷却不充分，建议冰盐水，尤其在使用延长杆时注意辅助喷水；④ 技术不佳；⑤ 提拉备洞不规范。研究表明，在手术过程中持续发生的轻度骨灼伤（≤ 47℃）不影响骨结合。但灼伤时长超过 30 秒，温度高于 47℃，会导致不可逆的骨灼伤。尤其是在使用静态导板的过程中，由于导板对冲洗液的阻挡，导致钻针无法冷却，增加了骨灼伤的风险。Liu 等在 2016 年发表了一篇试验研究，从试验的测量结果来看，升温最高的位置是在无灌水的 6 mm 处，而不是在预备孔的最深处。由于手术导板阻挡了冷却水进入钻孔区域，使用导板种植产热的量是常规外冷缺产热量的 1.95 倍，使用导板产热量是内部冷却钻孔时产热量的 3.6 倍。数值分析表明，在常规灌洗种植体植入部位钻孔过程中，最高温度（45.6℃）接近骨坏死发生的临界点。可见，使用静态导板会导致骨灼伤的风险增加。所以，在使用导板时注意冷却尤为重要，可以通过多次提拉，并使用内冷却装置的钻针，降低备洞时钻针转速等方式来避免产热带来的危害。也可以通过对导板外形设计的改良来提高钻针冷却效果。下图所示几种不同的导板设计模型（图 11-20）。通过开放灌水孔和设计导板的栅栏式结构，可以改善钻孔程序中钻针产热的风险。

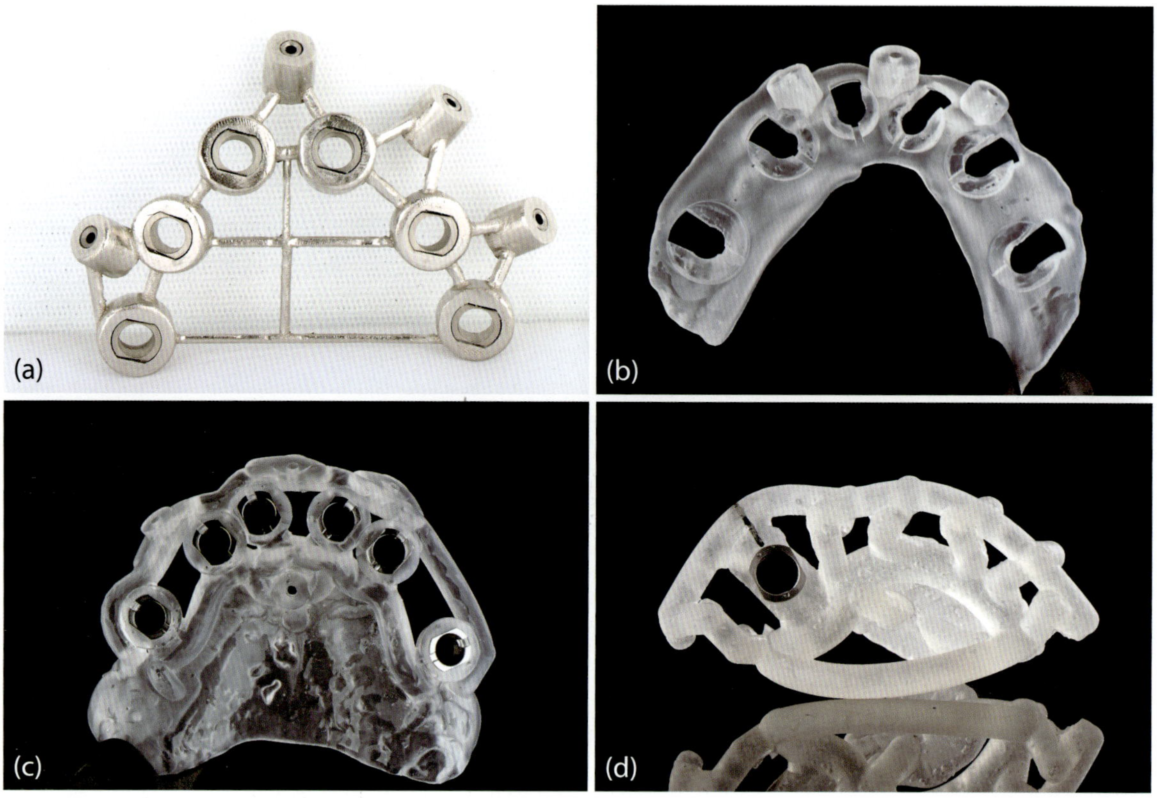

图 11–20　不同类型的种植导板

（a）金属镂空式导板；（b）开放式导板；（c）开口式导板；（d）栏栅式导板。

骨灼伤后会导致患者术后疼痛持续时间延长，持续时间可超过 1 周，后期甚至出现种植体失败，种植体周围出现明显的骨吸收（图 11–21，a）。最后通过更换种植位点，重新植入种植体完成种植固定修复（图 11–21，b 和 c）。

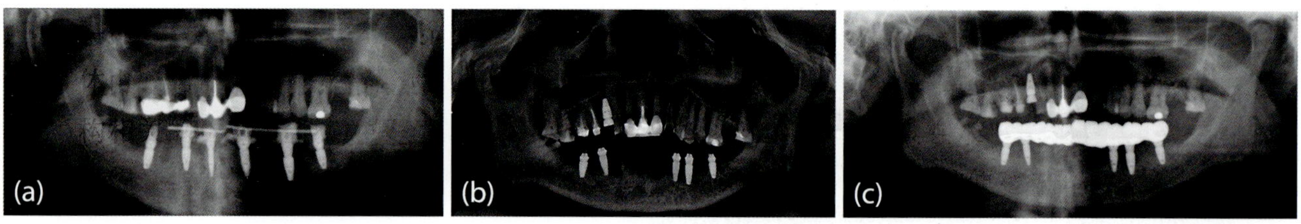

图 11–21　骨灼伤后重新种植

（a）骨灼伤后种植体周围出现明显骨吸收；（b）更换种植位点重新植入种植体；（c）完成最终修复，种植体跨度不理想。

也有部分骨灼伤病例出现类似于根尖炎症状，根尖出现明显吸收影（图 11–22）。临床上表现为根尖区胀疼，可能在根尖区出现瘘管，根尖按压有不适，叩诊无不适或轻度疼痛。在种植体结合良好的情况下，可通过根尖区开窗，清理感染物，使用双氧水冲洗种植体，也可以辅助光动力设备，局部涂布亚甲蓝后光照射 60 秒；在骨缺损区域进行植骨，一般可以获得良好的预后。也有一些根尖灼伤病例，术后持续疼痛，经过抗生素治疗后有明显好转，对最终种植修复也无影响（图 11–23）。

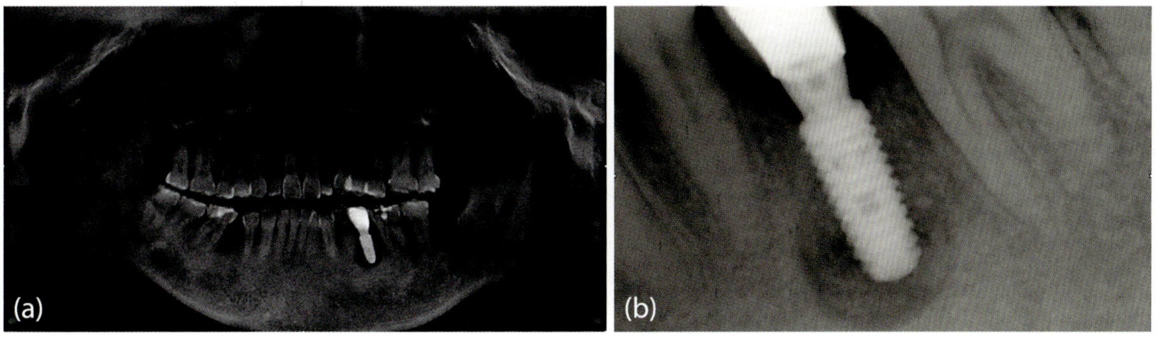

图 11–22 骨灼伤致种植体根尖炎

（a）CBCT 显示种植体根尖周出现阴影；（b）根尖片显示种植体根尖周低密度透射影。

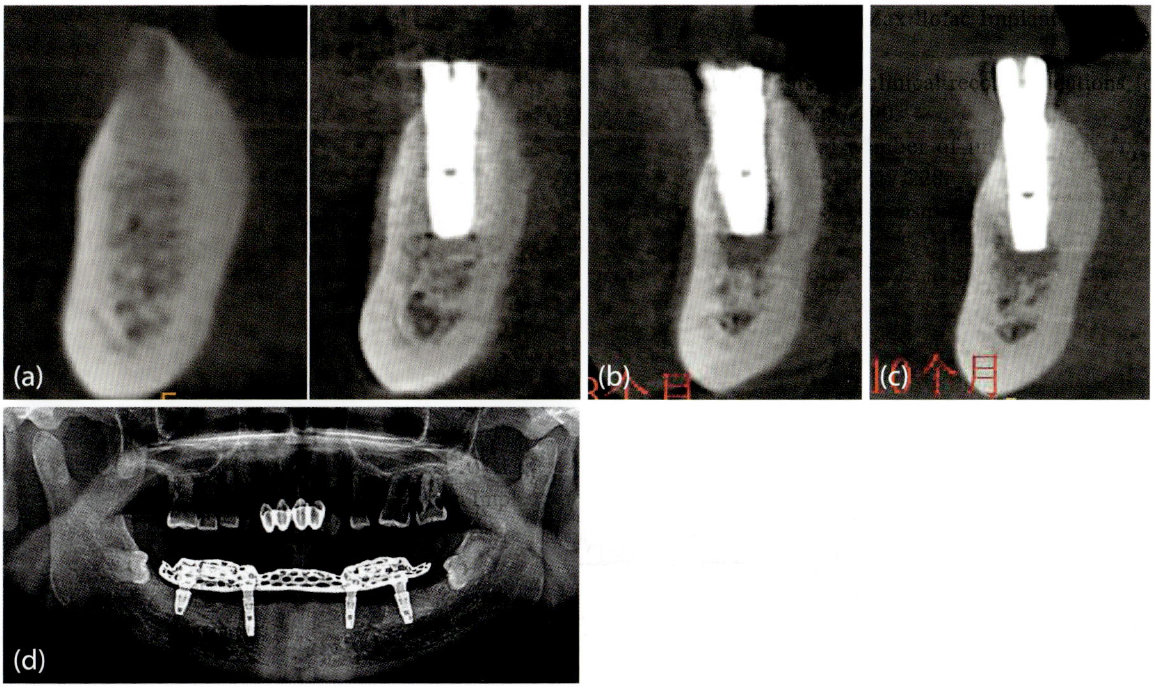

图 11–23 骨灼伤的抗生素治疗

（a）术前评估骨量尚可，植入种植体；（b）术后患者一直不适，3 个月复查可见种植体根尖阴影；（c）术后观察 10 个月，种植体无松动，根尖阴影明显减小；（d）完成最终覆盖义齿修复，全景片可见 43 位点种植体根尖有低密度影。

第四节

术后感染

一、种植体感染

术后感染被认为是一种罕见的并发症，患病率在 1.6% ～ 11.5%。它们通常发生在种植后的第一个月内。术后短期全身和局部抗菌治疗引起的口腔菌群失调也可能有利于机会性感染的发展。我们将术后感染定义为手术区域存在脓性引流（自发或切口）或瘘管，并伴有疼痛或压痛、局部肿胀、红肿或体温超过 38℃（图 11-24）。

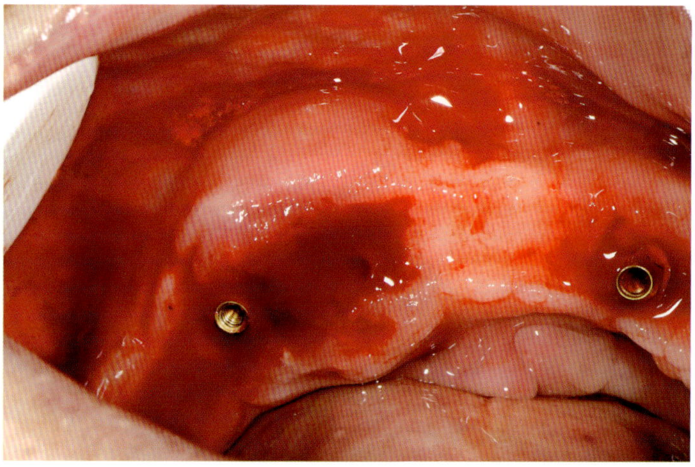

图 11-24 种植位点感染出血溢脓

早期感染定义为术后 1 周内的感染，晚期感染定义为术后 1 周至安装基台时（术后 3 ～ 8 个月）的感染。感染的因素可能是手术过程中细菌生物膜对种植体表面的污染导致软硬组织的炎症过程，其可降低种植体的成功率。也有文献报道，种植手术后以患者为基础的感染发生率为 2.80%。植入种植体后，手术区域出现脓液或瘘管，伴有疼痛或压痛、肿胀、发红、发热。种植体植入后感染的治疗需要尽早干预，给予抗生素 7 天（通常是阿莫西林和克拉维酸钾或克林霉素），并指导患者使用 2% 葡萄糖酸氯已定漱口水漱口。如果这种疗法不足以控制感染，则需要开具另一种抗菌药物，并进行外科手术，包括移除植入物（如果种植体有松动或提前骨吸收）、提前安装基台或使用碳纤维刮匙进行机械清创。在治疗选择上，当种植体出现松动或者颈部出现明显骨吸收，这属于移除种植体的适应证，需要进行术区清创，应考虑是否有必要进行骨增量程序，延期植入或更换位点植入。一篇临床文献报道显示，37 例感染患者中有 33 例（89.19%）因抗生素失效而不得不接受手术治疗，65% 的感染植入物被移除。然而，当种植体无松动并且只是出现少量颈部骨吸收，可通过局部清创及时控制炎症，重新考虑负荷方案，待种植体炎症控制良好，择期进行植骨手术或者软组织移植手术。

通常无牙颌种植应以预防感染为主，具体包括：① 严格把控适应证：糖尿病患者、种植位点有炎症的患者不建议种植；② 无菌操作原则；③ 术前术后预防用药；④ 口腔卫生宣教；⑤ 缝合线的选择（选择容易控制菌斑的尼龙线）；⑥ 合理控制饮食；⑦ 定期复查。

二、术后肿胀

一般无牙颌种植术后，患者口唇部发生肿胀情况比较常见（图 11–25）。这跟手术操作密切相关，尤其是软组织损伤，手术中的切口设计，如切口的范围扩大和增加的垂直切口会加重术后肿胀现象。另外，翻瓣的范围和方式，如当翻瓣深度超过膜龈联合到达前庭越深的位置，软组织损伤就越严重，术中出血量增加，导致术后水肿更明显。还有一个因素，就是手术时长，在种植外科操作中，术后时间越长，创区暴露越久，导致术后肿胀越明显。

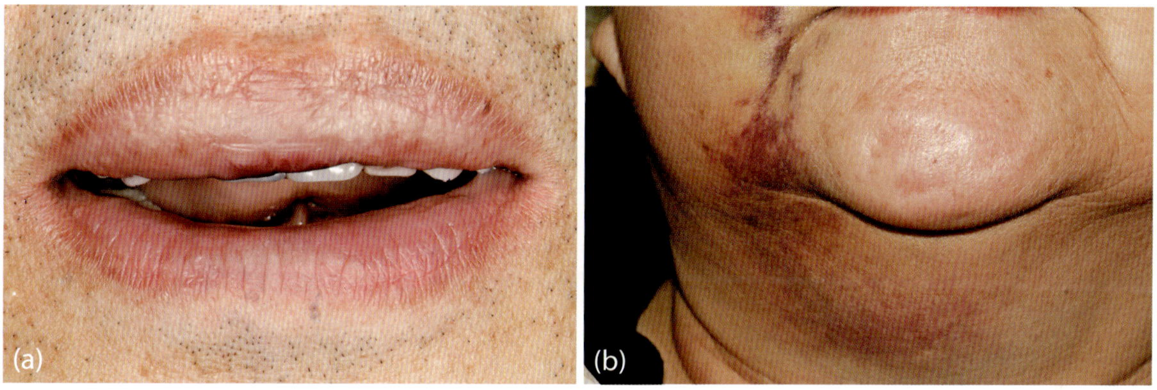

图 11–25 种植术后肿胀表现

（a）全牙列种植后上唇术后明显水肿；（b）下颌种植后 3 天，下颌下缘肿胀明显。

术后肿胀一般比较容易处理，通过术后正确护理一般在 1 周内可自行消肿，可通过冰敷在术区附近进行加压处理，每天冰敷 3 ～ 4 次，每次半小时，冰袋用毛巾隔离，避免冰敷带来的低温损伤。同时，可以口服止疼消肿药物，在临床上常用并推荐的药物是舍雷肽霉肠溶片（适瑞达）。当然，也可以使用地塞米松片剂，使用前需要询问患者全身系统性疾病史，有糖尿病史的患者禁止使用。此外，减少术后剧烈运动，口腔清洁使用 2% 氯己定含漱液和软毛牙刷。

口唇肿胀严重时可能会波及眶下区和颈部，一般无疼痛与发热症状，在肿胀期可以监测体温，避免发生感染引起植体失败或严重的间隙感染。

参考文献

[1] IGOR BAC, Surgical Complications After Implant Placement[J]. Dent Clin N Am, 2014,58(4):735-753.
[2] 黄佳诚，吴夏怡，陈丹莹，等．下颌前牙种植并发口底血肿的预防 [J]. 口腔疾病防治，2020,28(8):509-512.
[3] TOMLJENOVIC B, HERRMANN S, FILIPPI A, et al. Life-threatening hemorrhage associated with dental implant surgery: a review of the literature. Clin Oral Impl Res, 2015,26(1):1-6.
[4] NAITOH M, HIRAIWA Y, AIMIYA H, et al. Observation of Bifid Mandibular Canal Using Cone-Beam Computerized Tomography[J]. Int J Oral Maxillofac Implants, 2009,24(1):155-159.
[5] DUBOIS L, DE LJ, BAAS E, et al. Excessive bleeding in the floor of the mouth after endosseus implant placement: a report of two cases[J]. Int J Oral Maxillofac Surg, 2010,39(1):412-415.
[6] LAW C, ALAM P, BORUMANDI F. Floor of Mouth Haematoma following Dental Implant Placement: Systematic Review and Case Presentation[J]. J Oral Maxillofac Surg, 2017,75(10):2265-2274.
[7] LAZAROV A. A prospective cohort study of maxillary sinus complications in relation to treatments with strategic implants® penetrating into the sinus[J]. Ann Maxillofac Surg, 2020,10(1):365-369.
[8] SGARAMELLA N, TARTARO G. Displacement of Dental Implants Into the Maxillary Sinus: A Retrospective Study of Twenty-One Patients[J]. Clin Implant Dent Relat Res, 2014,16(1):125-131.
[9] JEONG KI, KIM SG. Implants Displaced Into the Maxillary Sinus: A Systematic Review[J]. Implant Dent,2016,25(1):1-5.
[10] TILAVERIDIS I, LAZARIDOU M, DIMITRAKOPOULOS I, et al. Displacement of three dental implants into the maxillary sinus in two patients. Report of two cases[J]. Oral Maxillofac Surg, 2012,16(4):311-314.
[11] DOLAN EB, HAUGH MG, TALLON D, et al. Heat-shock-induced cellular responses to temperature elevations occurring during orthopaedic cutting[J]. J R Soc Interface, 2012,9(76):3503-3513.
[12] LIU YF, WU JL, ZHANG JX, et al. Numerical and Experimental Analyses on the Temperature Distribution in the Dental Implant Preparation Area when Using a Surgical Guide[J]. J Prosthodont, 2016,25(1):1-10.
[13] MISIR AF, SUMER M, Yenisey M, et al. Effect of Surgical Drill Guide on Heat Generated From Implant Drilling[J]. J Oral Maxillofac Surg, 2009,67(12):2663-2668.
[14] CARIATI P, PEREZ DE, PERCEVAL TM, et al. Massive Bilateral Neck Abscess and Acute Mediastinitis Following Dental Implant Surgery[J]. J Craniofac Surg, 2019,30(8):1840-1841.
[15] 傅强，李国兴，陈华，等．上颌骨即刻种植中腭动脉损伤 1 例报告 [J]. 中国组织工程研究，2007,11(48):9641-9643.

吕昊昕　撰写

董　衡　修订

吕昊昕　牟永斌　终审

第十二章

无牙颌种植即刻修复基本理论与临床程序

第一节

无牙颌种植即刻修复基本理论

一、无牙颌种植即刻修复方案考量

随着种植修复方案的不断优化，临床医生对于骨结合生物学、生物力学以及种植体植入后的骨改建等方面有了更为深入的了解。在部分牙缺失或全牙列缺失的种植修复中，种植即刻负荷成为一种可靠且逐渐被普遍应用的方法，可应用于多种临床情况，包括上、下颌前区单颗牙、多颗牙和全牙弓的修复，以及延期和即刻种植。

多年的临床研究证实，即刻负荷的长期随访结果是可预期的。多个对比研究表明，与常规延期负荷相比，即刻负荷种植修复的效果相当，甚至略好。种植即刻负荷技术具有缩短疗程、更快恢复口腔功能、减轻患者不适等优点，是一种可行的替代延期负荷的方法。轴向种植体和倾斜种植体联合使用具有诸多优势，如力学优势大、侵袭性小、标准化程度高、易于快速掌握、并发症少等，且易于椅旁掌控，预测性高、成本低，是全牙弓即刻修复的最佳选择之一。无牙颌即刻负荷成功的因素主要包括：合适的病例筛选、种植体的初期稳定性、调𬌗消除不良咬合力、夹板式固定种植体以减少或避免种植体－骨界面的微动，以及种植外科医生的专业能力。

1979 年，Ledermann 提出即刻负重理论。Jones 等通过研究成骨细胞对不同程度机械应力的反应发现，适当的负荷有助于刺激成骨细胞分裂和胶原分泌，促进新骨形成，为无牙颌种植即刻负荷技术提供了理论基础。根据第五次国际口腔种植学会（ITI）共识研讨会对于即刻负荷的新定义：种植体植入后，1 周内带入修复体，并与对颌有咬合接触；采用全牙弓一体式种植固定修复时，即刻负荷、早期负荷、常规负荷的治疗效果均具有可预测性；当种植体植入后，初期稳定性不小于 35 N·cm 或 ISQ 值不小于 60 时，可以在术后取模，完成临时修复体制作；下颌应植入 4 ～ 6 颗种植体，上颌植入 4 ～ 8 颗种植体。第六次国际口腔种植学会共识研讨会对上述内容进行了修订，具体为：采用全牙弓一体式种植固定修复时，应至少植入 4 颗种植体，且种植体位置分布应合理；建议减少修复体悬臂长度，以提高修复体的生物机械稳定性；倾斜种植体的应用可在一定程度上减少悬臂长度；应考虑未来部分种植体脱落为患者带来的潜在风险。

基于上述共识，采用全牙弓一体式种植固定修复时，即刻负荷、早期负荷和常规负荷均可获得较高的种植体存留率；即刻负荷需要满足严格的纳入标准，医生须具备丰富的临床经验；种植体的数量和分布必须以修复为导向，符合牙弓与骨量特点，并且应形成正确的咬合关系。EAO 共识声明也指出，在无牙颌中，相比于早期负荷和常规负荷，无牙颌患者进行即刻负荷可同样获得较高的种植体存留率。多篇系统评价和 Meta 分析的研究结果认为，无牙颌即刻负荷的种植体存留率不低于常规负荷，边缘骨吸收与常规负荷相似。对于无牙颌患者进行即刻负荷，种植体长期存留率可预期。

种植体个数可能影响种植体存留率。一篇综述旨在确定用于全牙弓固定修复的种植体的最佳数量，其检索了随访 5 年以上，纳入患者超过 50 例的临床研究。这些研究报道了基于 4 ～ 6 颗种植体支持式全牙弓修复中种植体的留存率和修复体并发症的发生率，但没有指明种植体分布情况和种植体的具体数量。Mericske-Stern 和 Worni 开展的关于全牙弓修复所需的最佳或基本种植体数量的研究，因缺少随机试验或长期研究，也没有明确种植体的具体数量。大多数研究是基于 4 ～ 6 颗种植体支持式全牙弓修复。在即刻负荷的情况下倾向使用 6 颗种植体，近年来 All-on-4 的概念进一步降低了这个数量。但考虑到上颌骨骨密度较低，且由于上颌窦等解剖结构的存在，可用骨高度常常不足。因此，在临床中可适当增加上颌种植体的数量。

对于无牙颌病例，目前临床较多采用丙烯酸树脂材料将即刻负荷的种植体以夹板的方式固定，同时嘱患者进软食，咬合接触调整为前牙浅覆𬌗浅覆盖，后牙无悬臂，避免侧向力干扰，这有助于患者的牙槽骨改建和软组织塑形。对于术前颌位关系正常者，即刻负荷可以维持和稳定颌位关系；对于需要咬合重建者，即刻负荷义齿可以调整肌张力，使升颌肌群收缩长度与垂直距离相适应。然而，即刻负荷对患者的适应证选择极为重要，夜磨牙症以及前牙区重度深覆𬌗应视为禁忌证。

二、决定无牙颌即刻负荷效果的影响因素

（一）牙槽骨情况

骨质和骨量的不足被认为是导致种植体失败的最主要因素。即刻负荷和早期负荷成功的关键在于足够的初始骨接触量、种植位点良好的骨质骨量和足够的种植体周围骨生成速度。当骨量不足需行骨增量术时，建议常规负荷，并适当增加种植体数量。而采用即刻负荷或早期负荷时，建议种植体骨内长度在 10 mm 以上，并且根尖和牙槽嵴顶都尽量存在一定量的骨皮质。

1. 骨质方面 据报道，在 D1、D2、D3 类骨中，仅 3% 的种植体发生失败；而 D4 类骨中，种植体（占总数量的 10%）失败率达 35%；种植体微动与植入初期扭矩和骨密度有关，在 D4 类骨中，同样初始扭矩情况下，微动会持续增高，可能导致骨结合的失败。因此，种植体在骨松质内的即刻功能加负荷应谨慎考虑。表面处理种植体的存留率高于无加工表面种植体，同时也可以通过增加种植体长度和直径来增加种植体 – 骨接触面积。还可通过反向挤压的方法增加骨密度。

2. 骨量方面 牙槽骨的余留状况跟种植体的选择相关。采用长度较长、直径较大的种植体有助于增加骨 – 种植体功能性表面的接触面积，提高种植体的初期稳定性。研究表明增加种植体的长度和直径可降低骨 – 种植体界面应力和应变，减少颈部应力集中，有利于骨结合

界面的长期维持和稳定。

3. 减少应力方面 种植体长度增加不如直径增加的作用明显。应力随种植体直径增大而减小，当种植体直径从 3.6 mm 增加到 4.2 mm 时，其应力降低最明显可达到 31.5%，当长度从 6 mm 增加到 8 mm 时，应力减小，而后一直增加到 12 mm，应力会随植体长度增加而增大。在双层骨皮质固位的案例中，应力甚至更高。

（二）种植体设计

种植体的长度和直径影响负荷方案。短和超短种植体、小直径种植体的使用日益广泛，虽然在选择即刻或早期负荷时，尚未有充分的临床证据证明与常规种植体的区别，但应谨慎使用。种植体的数量和分布同样影响着负荷决策，种植体数量多、分布合理，可考虑早期或即刻负荷，反之，种植体数目少，分布于前牙区或单颗牙，应考虑常规负荷。

1. 植体的位置和数量 影响𬌗力的分布。三维有限元模型评估种植体的数量和位置对上颌无牙颌牙槽骨应力分布的影响，认为 6 颗分布于尖牙区、前磨牙区和磨牙区的相连种植体的应力分布类似于 14 颗非相连种植体，提示后牙区的支持可抑制骨吸收。应力的大小与种植体数量无关（4 颗或 6 颗均可），但与远端是否存在悬臂有较大的相关性。

2. 种植体的选择 为了能够获得良好的初期稳定性，需要考虑种植体的几何形态、螺纹的几何形状、良好的骨接触与骨形成、稳定的基台连接方式、种植体强度、修复配件的精确性、角度补偿能满足的范围、基台及中央螺丝的强度。

3. 种植体设计对即刻负荷的影响 锥形种植体具有更好的初期稳定性，同时相较于圆柱形种植体，显示出更少的边缘骨吸收。即刻负荷的种植体植入时需要将初期稳定性最大化。这些改良措施包括采用种植体根尖部自攻螺纹，增加种植体直径和长度，改进螺纹的数目、类型和种植体的锥度。其共同目标是增加种植体表面与周围骨的接触面积，并在更大程度上与边缘和侧方骨皮质紧密贴合。

（三）初期稳定性

目前，对适合即刻负荷的植入扭矩的最小临界值仍然没有统一标准。关于全口种植即刻负荷对于初期稳定性的要求主要包括：单颗植体初期稳定性大于 35 N·cm，是即刻负荷的基本条件；4 颗种植体初期稳定性累加值应大于 120 N·cm；多颗种植体即刻负荷最小扭力不能低于 20 N·cm，因为安装基台和取模都要加载扭力；最远中种植体扭力不宜过低，否则容易负荷失败；减小悬臂，拉开种植体 A-P 距离也是力量分布的重要因素；一定要达到被动就位，以免对稳定性差的种植体产生不利的拉应力。

为了实现即刻负荷的初期稳定性，术者可通过级差备洞、双层骨皮质固位、选择合适植体来实现：

1. 双层骨皮质固位 在上颌可利用前牙区牙槽嵴顶和鼻底，后牙区利用上颌窦底壁、侧壁及鼻旁骨以及上颌结节及翼板区获得稳定性（图 12-1）；下颌可利用颏舌向骨皮质、下颌体部骨皮质来获得（图 12-2）。通过双层骨皮质固位，嵴顶骨皮质的应力集中可降低约 50%。采用双层骨皮质固位的上颌骨种植体支持固定修复是一种疗效确切的可行方法。

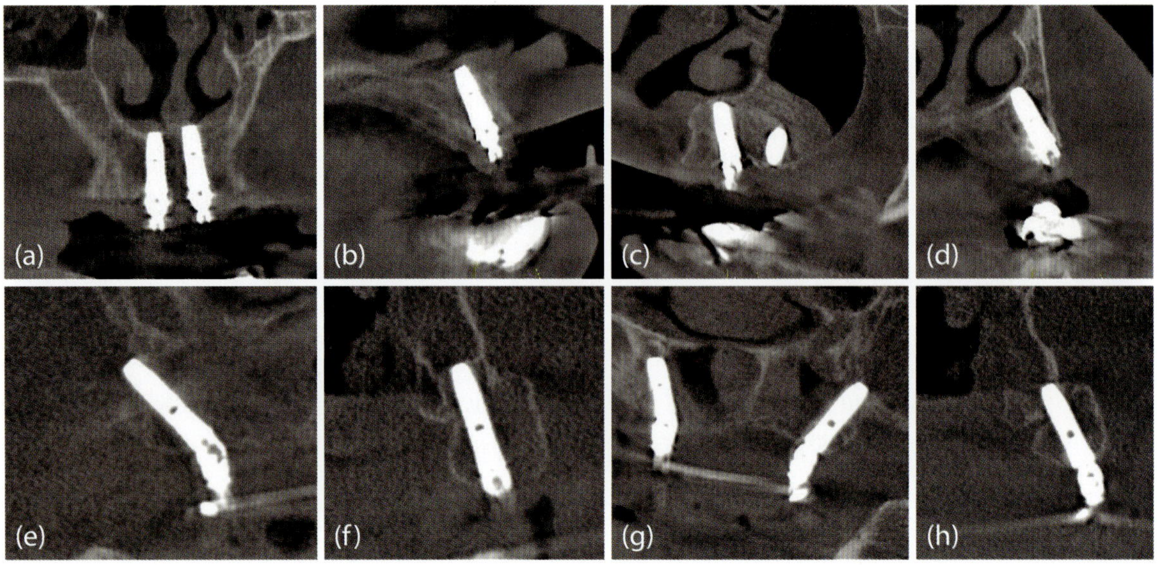

图 12-1 翼上颌区域种植通过多种固位方式实现即刻负荷

（a）上颌前牙区域种植，利用鼻底骨皮质与嵴顶骨皮质的双层骨皮质共同固位，实现即刻负荷；（b）上颌前牙区域种植，种植体尖端突破鼻底，利用鼻底骨皮质固位；（c）上颌窦前壁区域种植，利用上颌窦前壁骨、鼻旁骨皮质与嵴顶骨皮质共同固位，实现即刻负荷；（d）前壁区域种植，利用鼻旁骨皮质与嵴顶骨皮质的双层骨皮质骨固位；（e）右侧翼上颌种植体冠状面；（f）右侧翼上颌种植体矢状面；（g）左侧翼上颌种植体冠状面；（h）左侧翼上颌种植体矢状面。

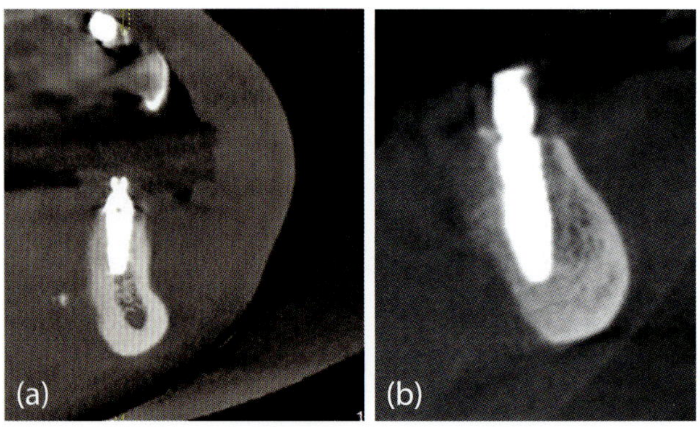

图 12-2 下颌通过骨皮质固位实现即刻负荷

（a）下颌利用颊舌向骨皮质，实现即刻负荷；（b）利用下颌体部舌侧骨皮质进行固位，实现即刻负荷。

2. 极差的利用 不同种植系统钻针和种植体之间极差不同，根据骨松质和骨密质灵活判断，以获得良好的初期稳定性，同时提高骨愈合期种植体骨接触面积（bone implant contact，BIC）。过小的极差导致初期稳定性不足；过大的极差超过骨组织的弹性形变范围，会导致微骨裂和愈合期 BIC 的降低。

3. 合适的种植体 种植体的外形设计对于即刻负荷种植体初期稳定性的获得具有重要意义。推荐使用锥形有良好自攻性的种植体（图 12-3），即使在骨条件不佳的情况下也能获得充分的初期稳定性。

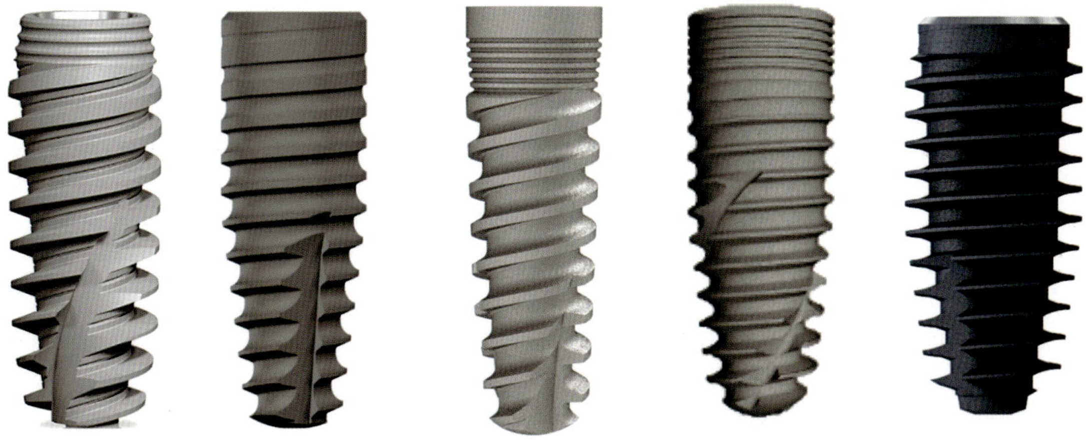

图 12-3 锥形有良好自攻性的种植体有利于即刻负荷种植体的初期稳定性

4. 全身状况和局部风险因素 糖尿病、吸烟、双膦酸盐治疗史等情况，都与种植失败具有相关性，理想情况下应优先选择常规或早期负荷方案。此外，患者的口腔卫生维护情况也影响着负荷方案的选择，对于口腔卫生习惯不佳或行动不便的患者，可以优先考虑常规负荷。

第二节 即刻负荷临床方法和流程

当种植体植入后，初期稳定性均不小于 35 N・cm 或 ISQ 值不小于 60 时，可考虑即刻负荷。对于大量骨增量的位点，或者上颌窦底提升大量植骨的位点，不推荐即刻负荷。临床上即刻负荷的方法可归为两大类，传统的方法为术后取模制作临时修复。随着数字化的发展，也可以在术前预成临时修复体，待种植体植入后，安放金属临时基台，然后将预成的临时修复体口内粘接至基台上，完成即刻负荷。近几年来，数字化修复及椅旁 3D 打印技术发展迅速，可以帮助临床医生实现"以终为始"的临时修复体制作及稳定的颌位关系。

一、术后取模制作临时修复体

术后直接取模制作临时修复体是临床上最早的无牙颌即刻负荷的修复方法，也是目前临床最常用的方法。医生和技师的配合是无牙颌即刻负荷成功的关键，颌位关系的准确确定是术后取模进行无牙颌即刻修复的难点。

（一）就位复合基台

前文提到适合即刻负荷的植入扭矩最小临界值仍然没有统一标准，不同的学者也有不同的判断标准，这里建议每颗种植体植入后，初期稳定性均不小于 35 N・cm 或 ISQ 值不小于

60 时，方可进行即刻负荷（图 12–4）。选择复合基台的平台高度一般在龈下 1 mm，就位复合基台，根据每个系统推荐的加力指导，将复合基台逐一加力。CBCT 检查确认种植体三维位置无误，检查复合基台就位准确后，可进入术后即刻修复阶段。临床操作中，0° 复合基台的就位相对容易实现。对于倾斜种植体，术中可根据种植体携带器指示，帮助 30° 复合基台就位理想的位置，若就位基台时穿出位置不理想，可通过微调种植体深度，获取理想的穿出位置。同时，检查并修整种植体肩台周围骨阻力，用专用去骨钻颈部去骨（图 12–5）。

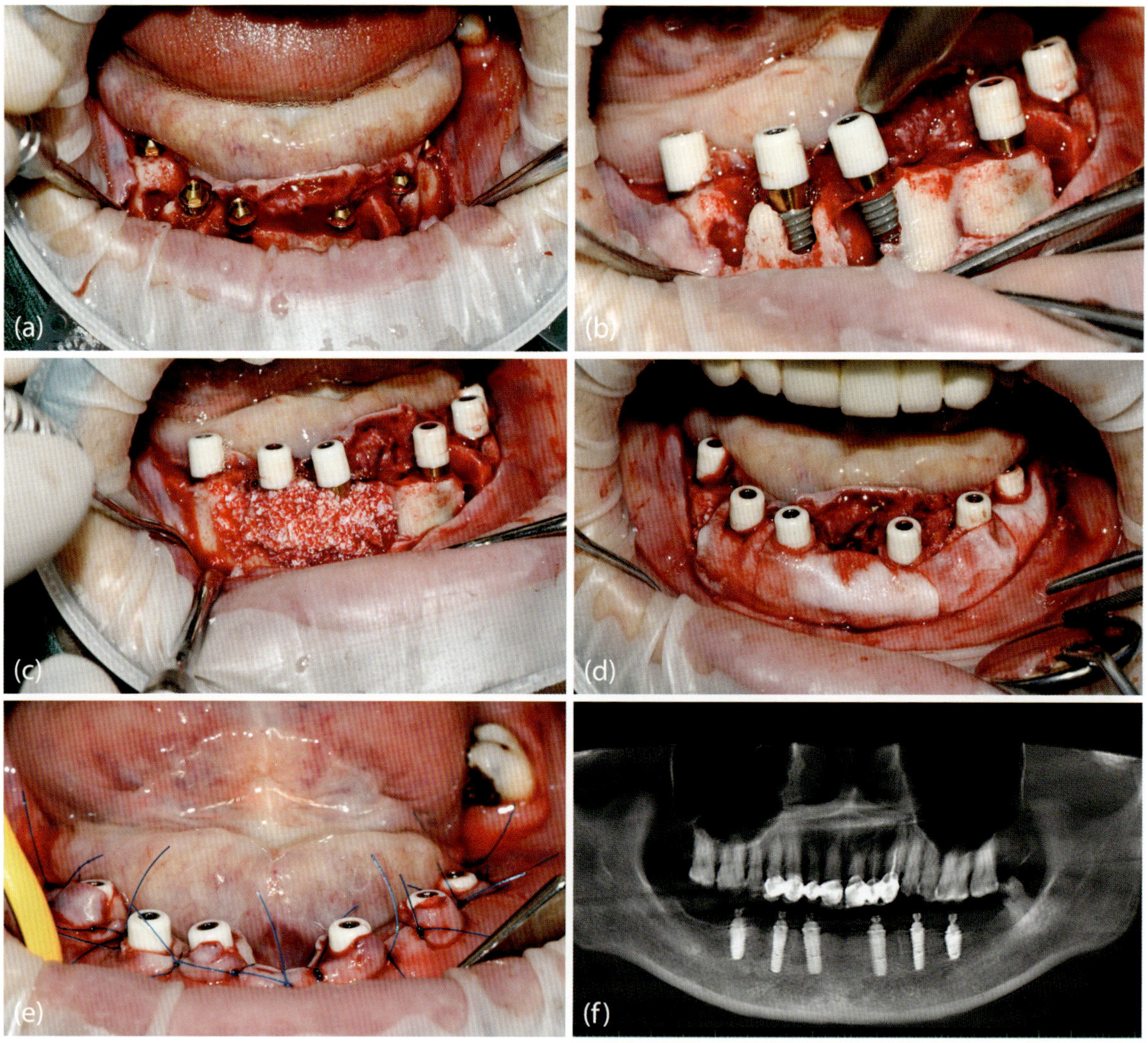

图 12–4　即刻植入获得初期稳定性

（a）下颌终末期牙列即刻种植，下颌拔牙后，植入 6 颗轴向种植体，所有种植体初期稳定性均大于 35 N · cm，种植体备孔及植入过程需注意其三维位置，以实现下颌修复体的最佳穿出位点（前牙舌侧穿出，后牙船面穿出）；（b）就位 0° 复合基台，按照不同系统复合基台的加力要求完成加力，就位复合基台保护帽，所有种植体均位于轮廓内；（c）骨缺损区域填入低替代率骨替代材料，该病例所有种植体均位于轮廓之内。如骨缺损为有利型骨缺损，未来成骨效果可预期；（d）覆盖胶原膜，保护帽辅助胶原膜固定；（e）缝合关闭创面；（f）术后影像学检查确认种植体三维位置良好，复合基台就位无误。

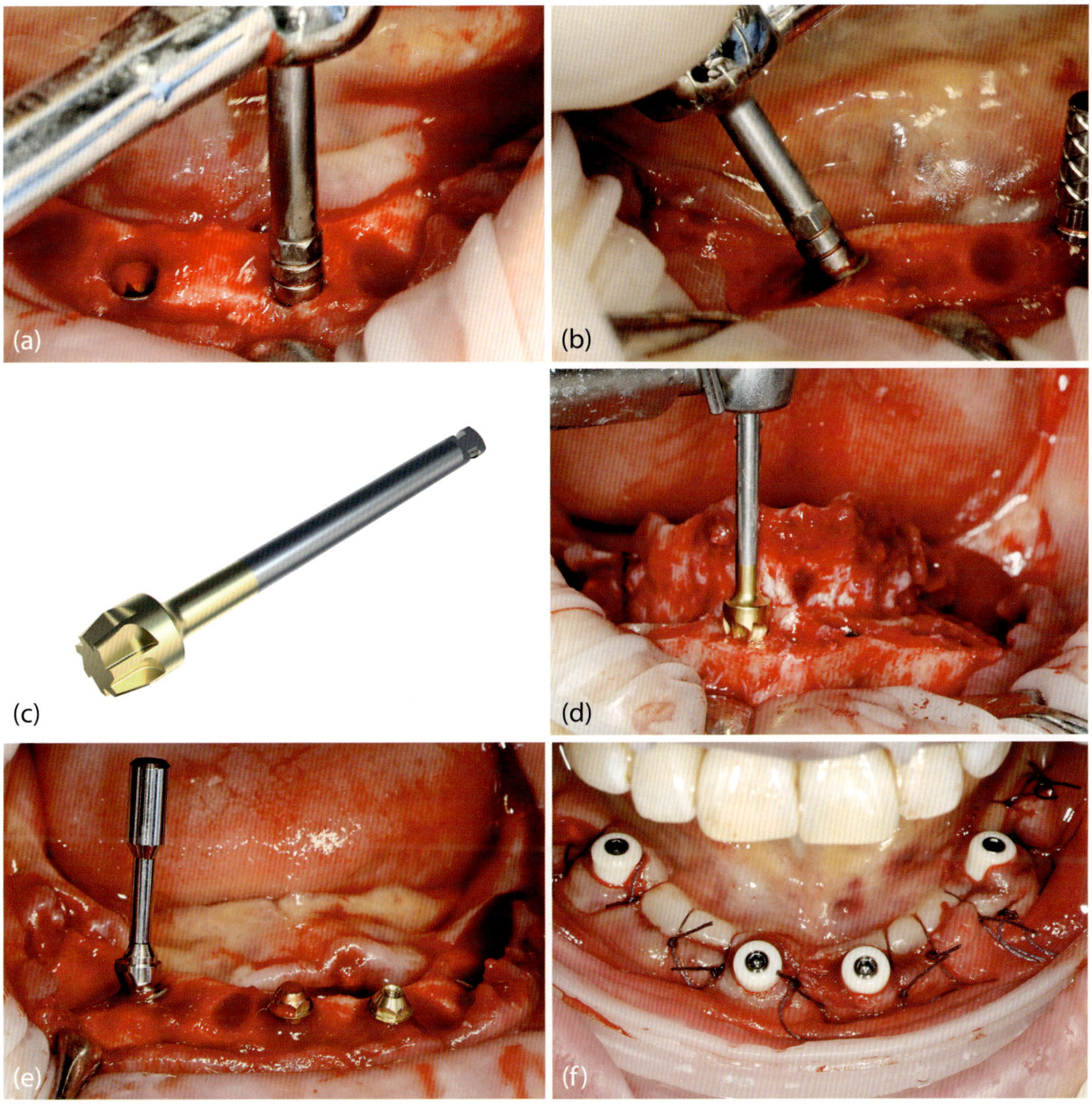

图 12-5 轴向种植联合倾斜种植

（a）轴向种植联合倾斜种植的下颌 All-on-4 病例中，可以通过不同系统携带器上的指示标志确定种植体的植入位置。该系统中轴向种植体植入时，携带器上的抗旋平面正对正颊侧；（b）该系统中倾斜种植体植入时，携带器上的“面”正对倾斜种植体倾斜方向的颊侧，“角”正对牙槽嵴顶颊舌向中线；（c）颈部去骨钻；（d）使用颈部去骨钻去除植体颈部骨阻挡；（e）就位复合基台，再次确认倾斜种植体的穿出位置，若就位基台时穿出位置不理想，可通过微调种植体深度，获取基台理想的穿出位置。按照不同系统的加力要求，完成 0° 及不同倾斜角度复合基台的加力；（f）缝合关闭创面。

（二）取模与颌位关系确定

安装复合基台转移杆，使用 15 N·cm 力矩拧紧印模杆，拍摄全景片或平行投照根尖片确认所有转移杆均就位无误，使用直径为 1.0 mm 的硬钢丝和自固化树脂进行刚性连接，选择合适大小的一次性托盘，在种植位点进行打孔，应用开口式印模技术制取印模。按照术前确认的垂直距离，重新获取患者颌位关系。在这里，由于种植术后即刻取模，局部麻醉尚未完全消除，对于医生操作的经验依赖性较强。可根据术前的垂直距离再次进行口外和口内分析，分析患者面部时，应特别注意面下 1/3 的情况，尤其是下颌，因其对面部具有决定性作用。使用吞咽卷舌的方式，医生辅助患者获取其颌位关系，并用咬合记录硅胶记录。完成印模后，加工中心会在模型上注射人工牙龈，待人工牙龈固化后，开始灌注低膨胀率石膏（图 12-6）。

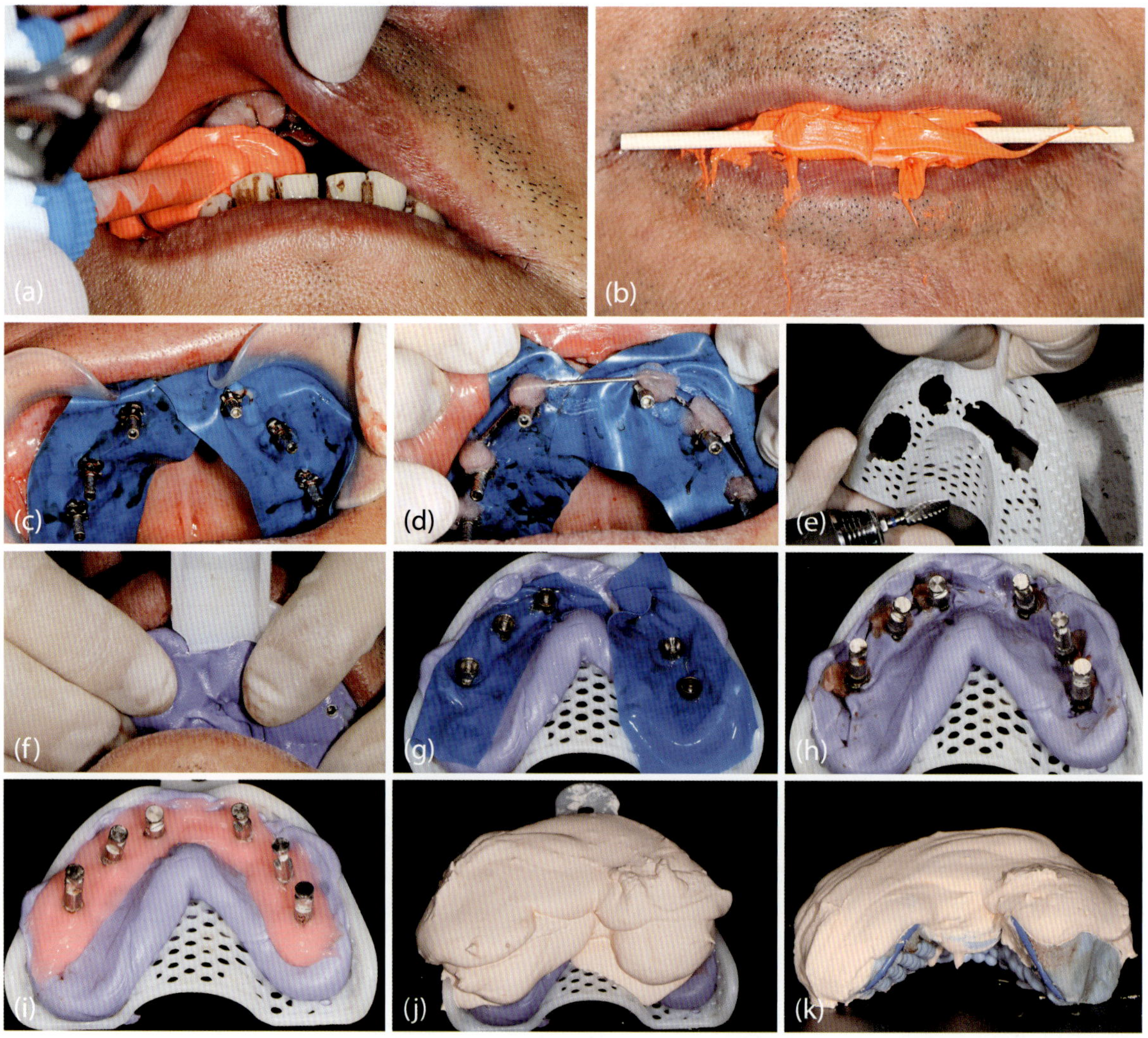

图 12-6　取模与颌位关系确定流程

（a）患者息止颌位时，在上下颌间隙前牙区打入咬合硅橡胶，然后做吞咽卷舌动作并保持固定，然后在后牙区补充咬合硅橡胶;（b）根据患者术前确认的垂直距离记录术后颌位关系，确定殆平面和面中线;（c）橡皮障下就位复合基台上部转移杆;（d）模型树脂及钢丝硬性连接转移杆;（e）使用一次性托盘在种植区域打孔;（f）使用开口式印模方式，用重体硅橡胶获取种植体位置;（g）完成印模;（h）去掉隔离的橡皮障，放置替代体;（i）注射人工牙龈;（j）灌注工作模石膏模型;（k）灌注对颌石膏模型。

（三）转移颌位关系

为了准确地制作术后临时修复体，可利用面弓转移患者上颌位置关系，再使用咬合记录硅橡胶上殆架。对于无牙颌的即刻修复，由于无法准确取到患者的正中、前伸、侧方等位置，建议使用半可调殆架或者平均值殆架（图 12–7）。

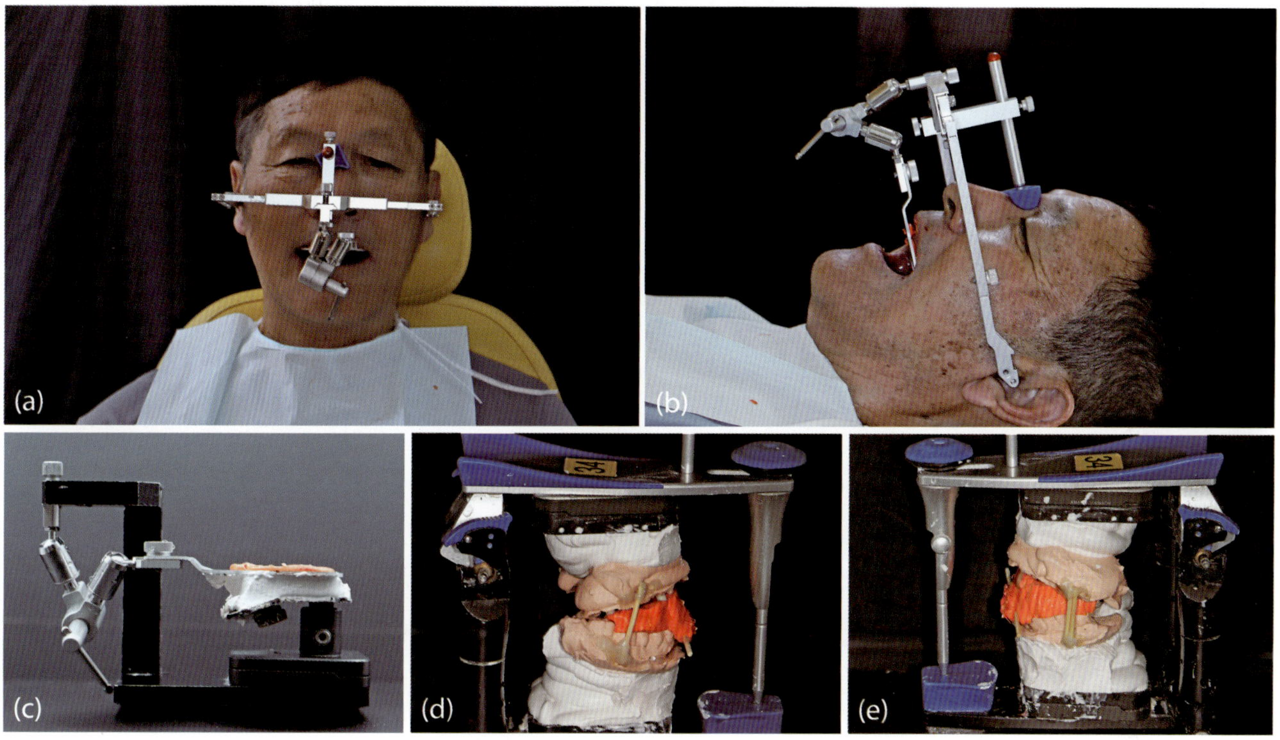

图 12–7　面弓转移后上殆架与制作临时修复体

（a）面弓转移，获取患者上颌位置；（b）面弓转移，获取患者上颌位置，检查殆平面、鼻翼耳屏线位置；（c）上殆架，首先上转移台，然后按照殆叉上的上颌印记先将上颌模型转移到殆架上；（d）利用术后获取的咬合记录，转移下颌模型；（e）完成殆架转移，将患者口内的信息及颌位关系信息转移到殆架上。

在排牙设计上，无牙颌上下牙列殆面咬合形态应平衡一致，应适当减小颊舌径以减少咀嚼受力面积，减轻种植体的负荷，使殆力与种植体的支持力相适应；殆力方向应尽量接近于种植体的长轴，适当减小牙尖斜度，以减小种植体受到的扭力。临时修复体建议制作成螺丝固位，方便后期维护。临时基台之间需形成夹板连接，以抵抗水平向及侧向作用力，防止旋转，将负荷沿轴向传递给种植体，可以减少即刻负荷中不利的机械应力，达到减少微动的目的。此外，临时修复体不建议设计悬臂的修复方式，防止负荷超载导致的种植体微动（图 12–8）。

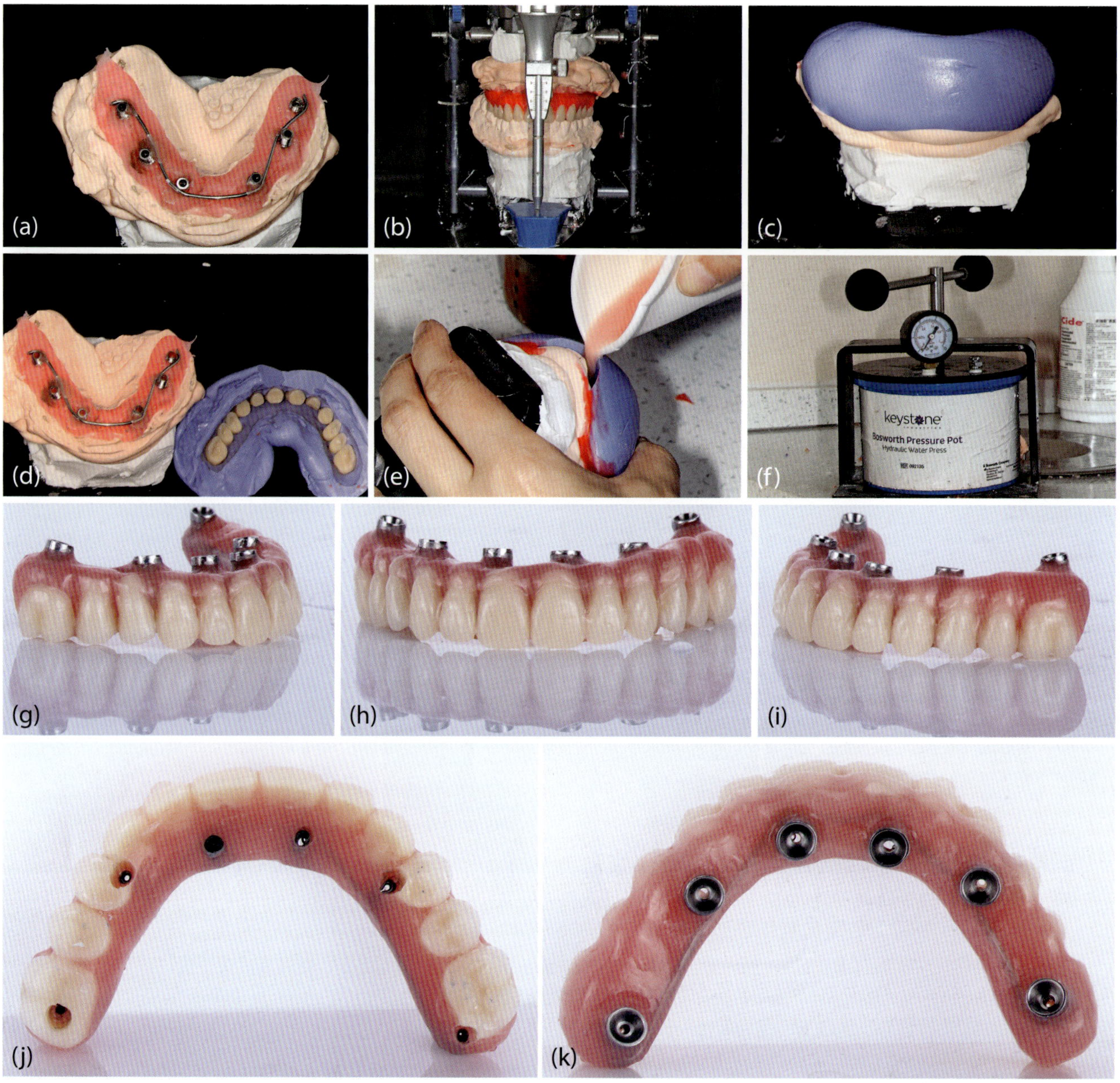

图 12-8　临时义齿排牙流程

（a）调磨临时基台高度及螺丝穿出路径，临时基台之间用钢丝夹板连接；（b）排牙：无牙颌上下牙列𬌗面咬合形态应平衡一致，减小颊舌径以减少咀嚼面积，减轻种植体的负荷，使𬌗力与种植体的支持力相适应；𬌗力方向应尽量接近于种植体的长轴，适当减小牙尖斜度，以减小种植体受到的扭力；（c）硅橡胶包埋，复制排牙情况；（d）包埋后沸水洗去排牙所用的蜡，粘接剂复位树脂牙冠至硅橡胶导板；（e）硅橡胶导板上留出排溢孔，充胶；（f）加压，促进凝固；（g）种植支持式临时义齿右侧面观；（h）种植支持式临时义齿正面观；（i）种植支持式临时义齿左侧面观；（j）打开种植体螺丝通道，打磨抛光，完成下颌临时修复体制作。临时修复体为螺丝固位，前牙螺丝孔位于舌侧，后牙位于𬌗面，临时基台之间形成夹板连接；（k）临时修复体组织面需高度抛光，便于自洁。

（四）口内戴入临时修复体与调殆

口内戴入临时修复体，确认临时修复体被动就位，再次拍全景片或者平行投照根尖片确认临时修复体就位无误。按照各个系统的加力要求，将冠螺丝依次加力。一般情况下，冠螺丝的加力不超过 15 N·cm。就位并稳定临时修复体后，进入调殆环节。结合患者的具体情况确定，依据上部义齿的固位方式，调整咬合。若患者上颌是传统的黏膜支持式全颌义齿，下颌是种植体支持的全颌义齿，种植体支持的义齿产生的殆力较大，会使上颌牙在功能运动中有一定的移动。当下颌处于前伸位时，仅有前牙接触的患者会出现偶合综合征（combination syndrome）现象，发生上颌前牙区牙槽骨的明显吸收、上颌结节的下垂和殆平面的异常。为避免产生偶合综合征现象，通常选择双侧平衡殆。当对颌同为种植体支持的固定义齿时，由于上下颌同为刚性结构，咬合时各自的动度极小，这样就会产生较大的应力，因此功能状态下应采用组牙功能殆。正中咬合时前后牙同时接触使咬合力量直接加载至种植体上，侧方颌时多颗种植体支持的多颗牙同时接触，避免单颗牙接触，悬臂处的磨牙脱离接触。当对颌是天然牙或有局部义齿时，采用组牙功能殆或尖牙保护殆（图 12–9）。

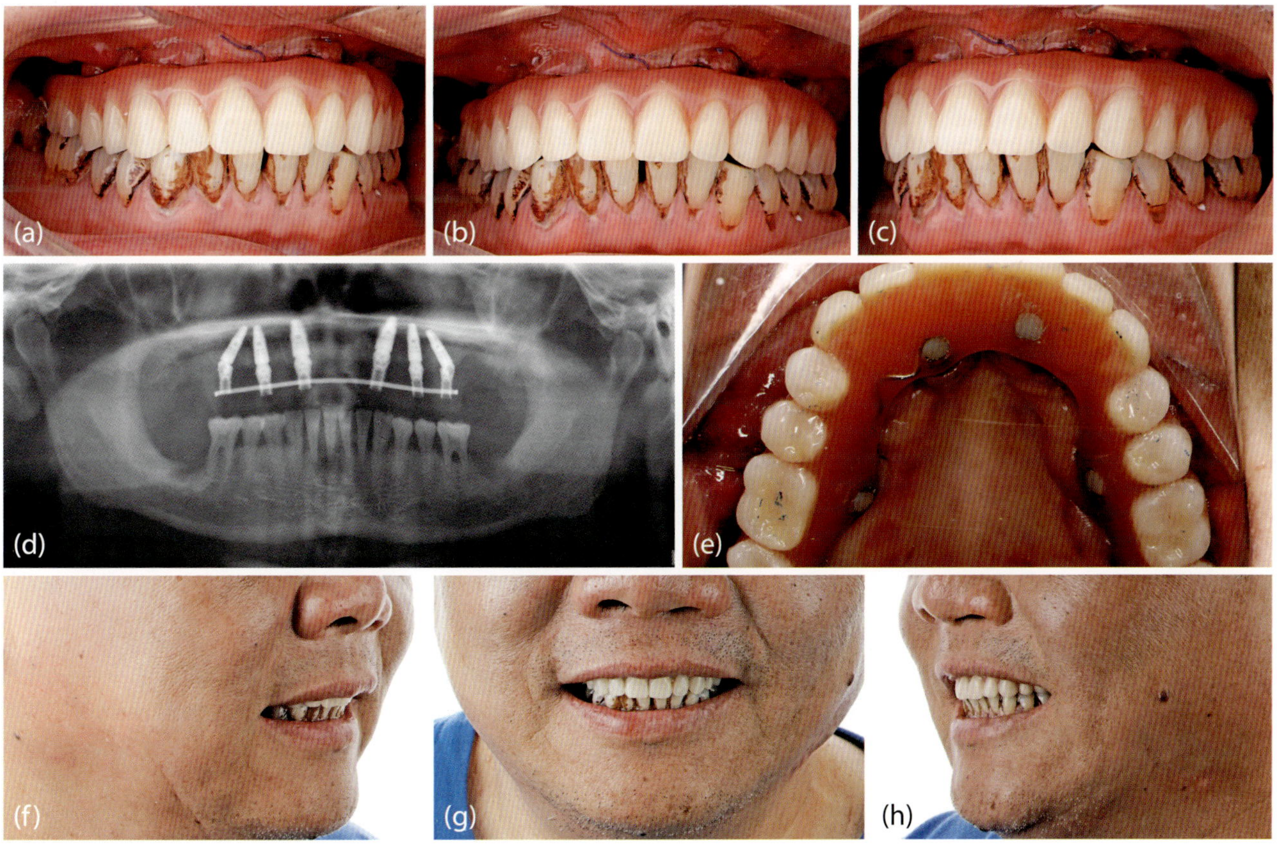

图 12–9 临时修复体戴入与调殆流程

（a）口内戴入临时修复体，确认临时修复体被动就位（右侧面观）；（b）口内戴入临时修复体，确认临时修复体被动就位（正面观）；（c）口内戴入临时修复体，确认临时修复体被动就位（左侧面观）；（d）全景片检查确认临时修复体就位良好；（e）按照各个系统的加力要求，将冠螺丝依次加力，封闭螺丝口，调殆（正中咬合均匀接触，前牙前伸引导，侧方组牙功能殆或尖牙保护殆）；（f～g）临时修复体戴入后，恢复患者颌位关系：（f）右侧面观；（g）正面观；（h）左侧面观。

（五）颌位关系稳定

临时修复体戴入后，直至最终修复前，是重要的颌位关系稳定阶段。笔者建议即刻负荷后，需定期随访，临时修复 1 周后，检查并调整临时修复体的咬合，让咬合均匀稳定接触，使患者达到舒适满意的程度，以获取种植义齿咬合重建所需的垂直距离与颌位状态。

二、术前预成临时修复体方法

前文中已介绍关于数字化辅助无牙颌咬合重建的方法。随着数字化的发展，无牙颌的咬合重建已经可以实现术前确定颌位关系，术后即刻实现颌位关系，永久修复时复制颌位关系的“以终为始”流程。数字化术前预成与传统的术后取模制作临时修复体操作，在术前环节、术中环节、术后环节均有不同。下面我们来看一下如何实现术前预成的临时修复体在术后的即刻戴入。

（一）术前评估

这是一名牙周炎患者，下颌余留牙松动Ⅱ～Ⅲ度，牙槽骨均吸收至根尖 1/3，无法保留。医生拟对该患者行下颌种植支持式固定义齿修复计划。术前对该患者口内、口外评估见：余留牙虽松动，但颌位关系基本稳定；患者面下 1/3 高度基本正常；关节检查无临床阳性指征。该患者已经长期适应了现有颌位关系，此时是其舒适的位置。影像学检查显示下颌余留牙根周围可用骨量尚可，拟拔除该患者下颌余留牙，行下颌 6 颗种植体支持的全牙弓一体式修复（图 12-10）。

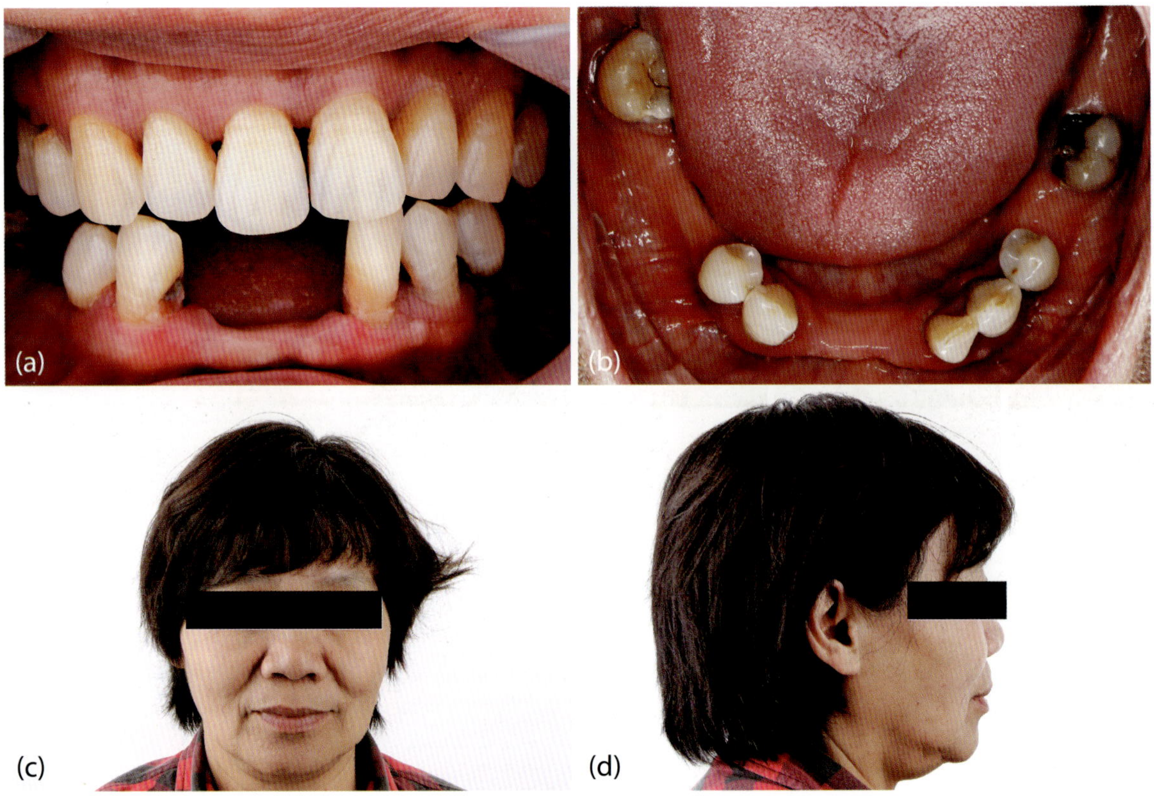

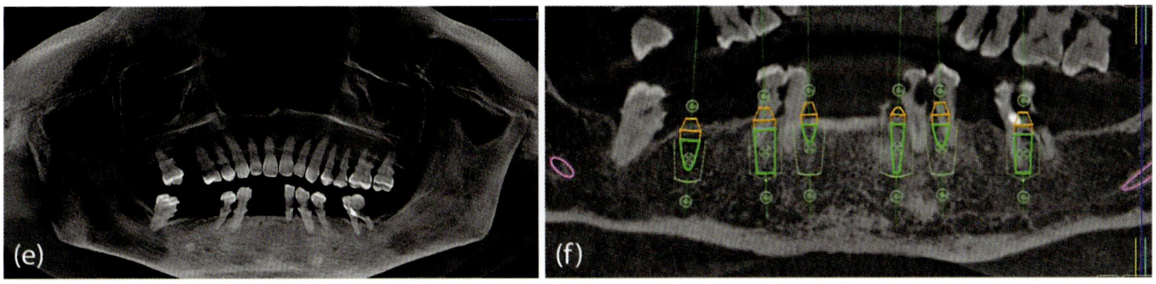

图 12-10 术前评估流程

（a）口内检查：下颌 32、33、34、36、43、44、47 位点余留牙牙龈退缩，Ⅱ度松动，局部牙龈红肿，但颌位关系基本稳定；（b）殆面观可见：下颌牙槽嵴丰满度欠佳，角化龈宽度不足；（c）口外检查正面观可见：面下 1/3 高度正常；（d）口外检查侧面观可见：上下颌丰满度尚可；（e）影像学检查显示：下颌余留牙根方可用骨量尚可；（f）术前模拟下颌种植体植入，于 33、34、36、43、44、46 位点设计 6 颗种植体。

（二）术前数字化设计

在现在颌位关系基础上拍摄 CBCT，这样可以获取患者在稳定颌位关系基础上的 Dicom 数据。然后获取患者口内信息，导入软件中，虚拟拔牙，虚拟排牙，确定未来修复体外形及咬合，以修复为导向设计种植体的三维位置（图 12-11）。

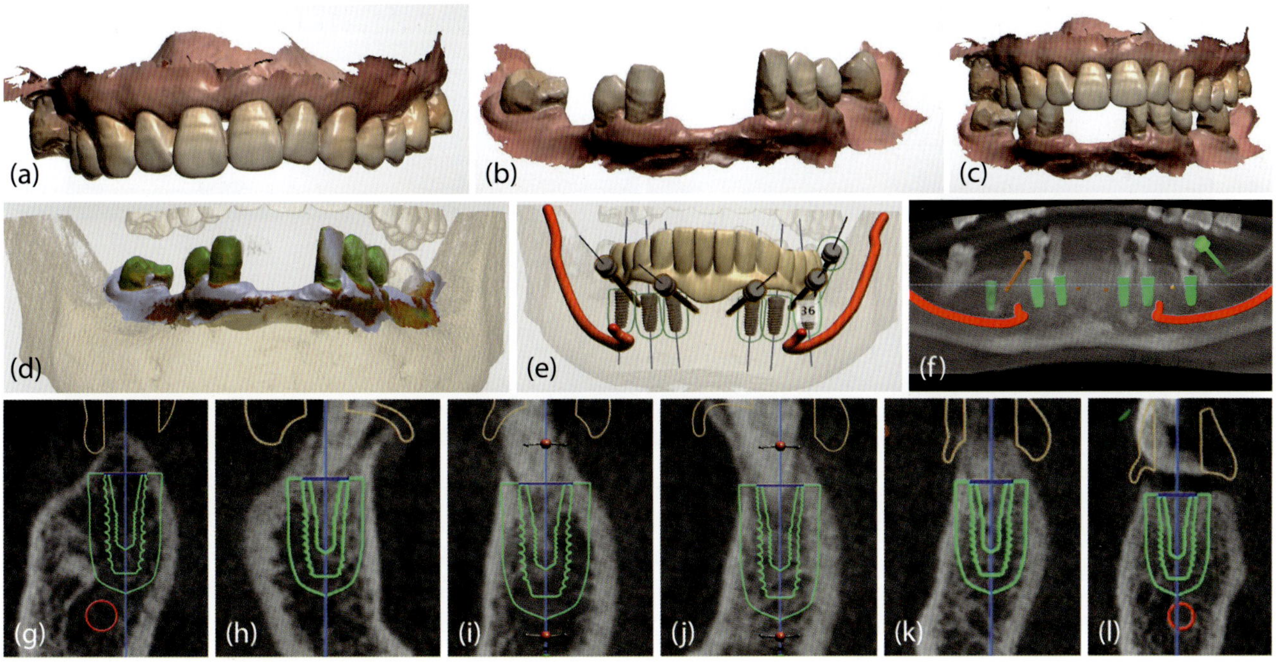

图 12-11 术前数字化设计流程

（a）口扫获取上颌信息；（b）口扫获取下颌信息；（c）口扫获取咬合信息；（d）将 CBCT 的 Dicom 数据与口扫的 STL 数据导入软件拟合，绿色表示匹配度良好；（e）虚拟拔牙，按照患者现有的颌位关系虚拟排牙，以修复为导向设计种植体三维位置；（f）种植位点设计 33、34、36、43、44、46，种植体肩台位置参考 36 牙位平台，前牙区及右侧后牙区设计截骨，去除菲薄牙槽骨；（g）46 位点；（h）44 位点；（i）43 位点；（j）33 位点；（k）34 位点；（l）36 位点。

在这里，终末期牙列的即刻种植设计了牙支持式基底导板、共享基底导板的种植手术导板。按照术前以修复为导向的种植体位置，预成共享固位针位置的临时修复体牙壳。设计完成后，生成并打印导板。在术前复制患者现有颌位关系，预成临时修复体（图 12-12）。

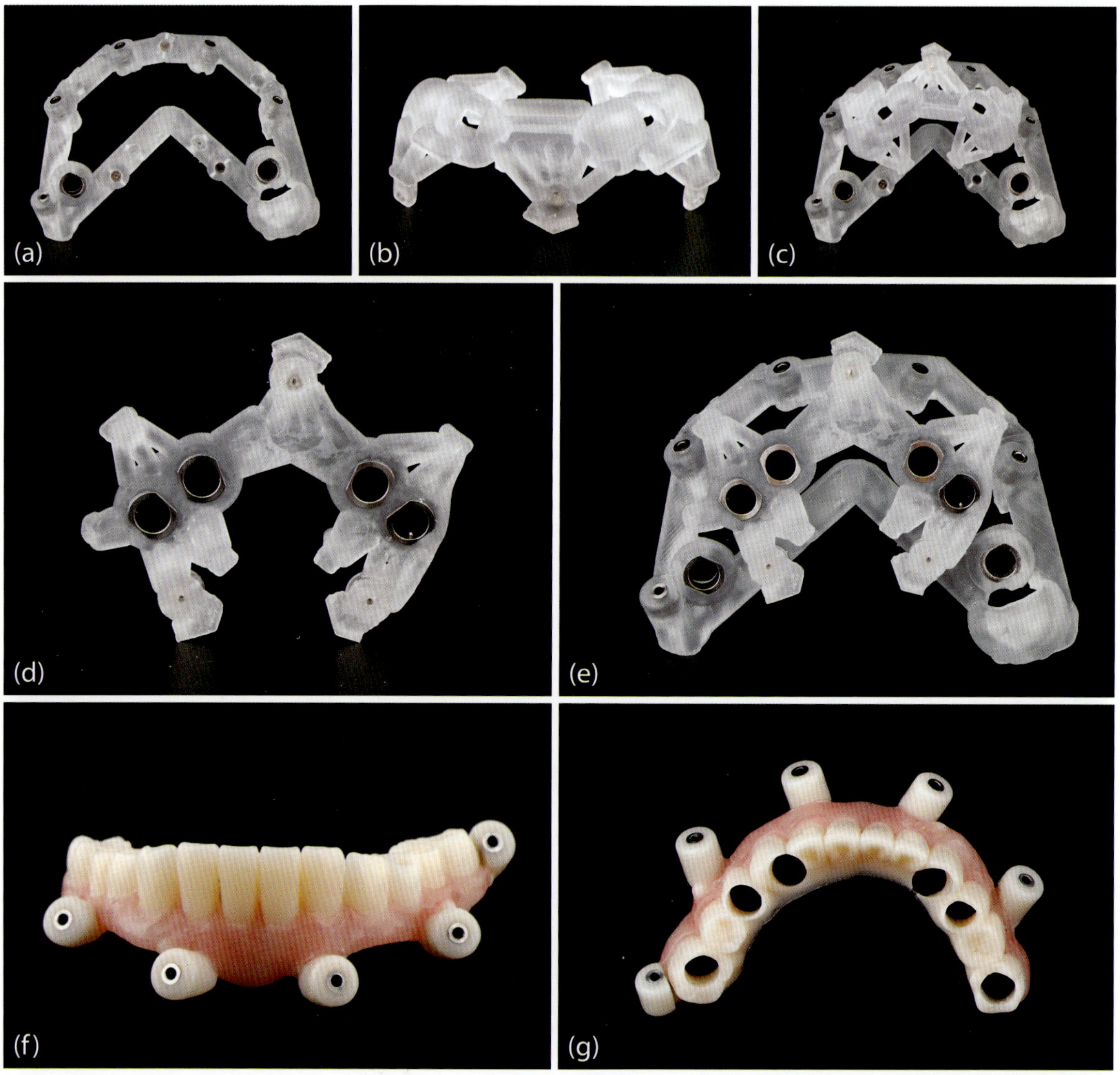

图 12-12 打印导板及临时修复体

（a）设计基底导板，后牙区种植导环位于基底导板上；（b）牙支持式卡扣附件；（c）牙支持式卡扣附件就位于基底导板；（d）卡扣式种植附件；（e）种植附件就位于基底导板；（f）术前制作共享固位针位置临时修复体，患者未来临时修复体外形、咬合已于术前确定；（g）共享固位针位置的临时修复体设计成牙壳形式，数字化设计使得牙壳掏空的范围相对精准，利于临时修复的抗力。

（三）数字化辅助即刻种植即刻修复

完成了所有术前准备后，进入数字化辅助即刻种植即刻修复阶段。按照术前设计将牙支持式卡扣附件就位于基底导板，戴入口内，完成固位针预备。戴入固位针后，取下牙支持式卡扣附件，拔除口内所有余留牙。就位卡扣式种植导板，在种植导板的引导下完成下颌种植体植入。确认所有种植体初期稳定性均不小于 35 N · cm，就位复合基台并加力（图 12–13）。

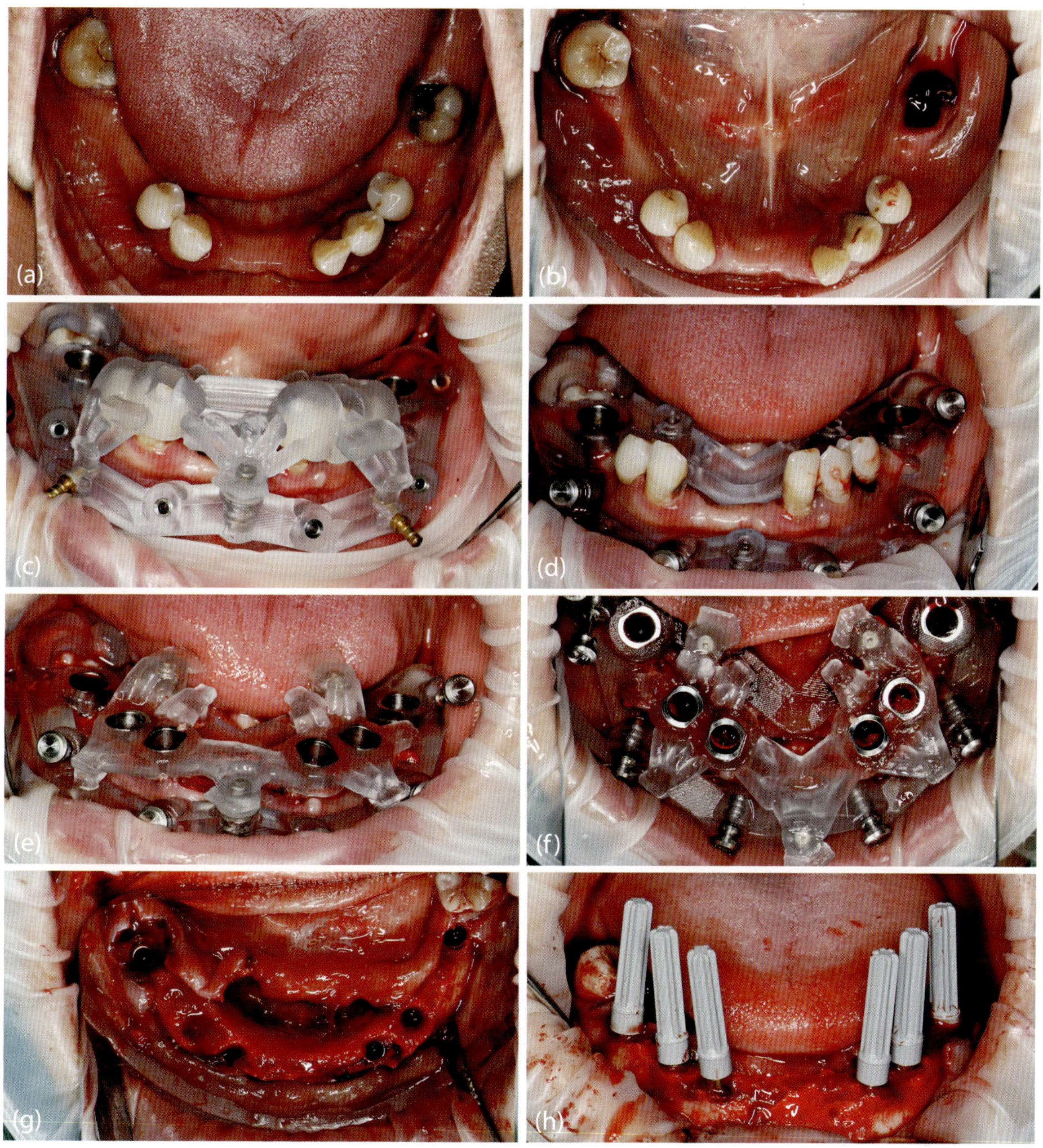

图 12–13　数字化辅助下颌即刻种植

（a）术前口内照片；（b）拔除影响导板就位的 36 牙；（c）就位牙支持式固位针导板；（d）取下牙支持式就位附件，检查基底导板准确就位；（e）拔除前牙区余留牙，就位前牙卡扣式种植导板附件；（f）检查导板就位的准确性；（g）导板引导下，全程预备，植入种植体，所有种植体初期稳定性均大于 35 N · cm；（h）复合基台就位并加力。

本病例术前进行了精确的数字化设计，并且在导板引导下全程备孔，种植体植入的三维位置和术前设计基本一致。术中同期就位临时修复基台和共享固位针位置的修复导板，可见临时修复体就位良好，临时修复基台均可从术前预留的牙壳中穿出。使用树脂材料进行pick-up，光固化后取下，于口外进行组织面的修整。口内就位复合基台保护帽，缝合关闭创面（图 12-14）。

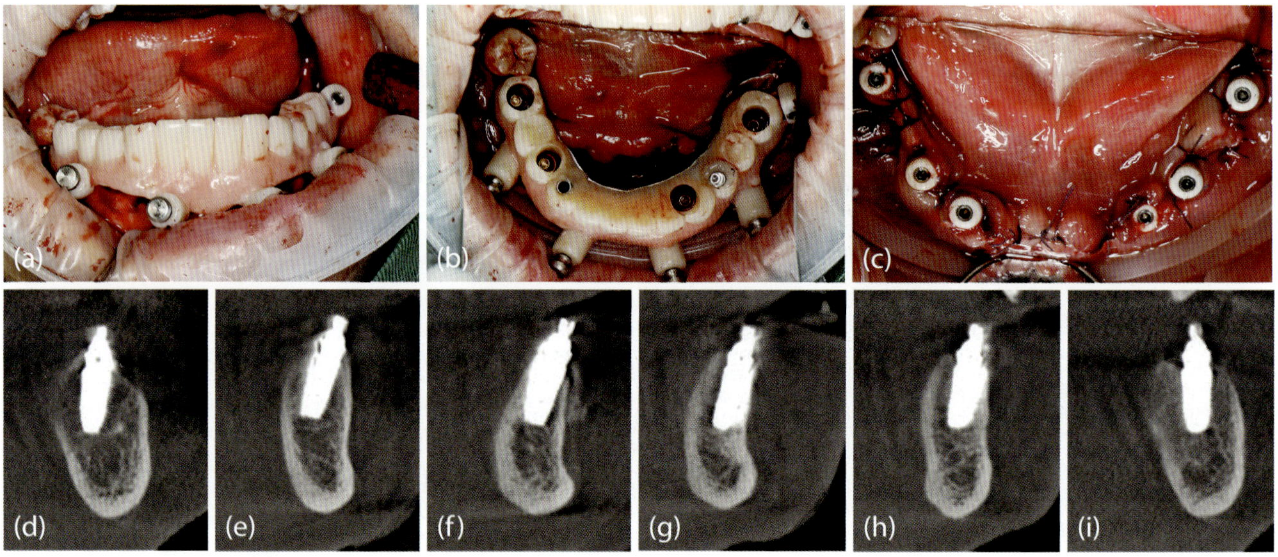

图 12-14 试戴临时修复体

（a）利用共享固位针，就位临时修复体;（b）术中 pick-up 在 42、34 位点植入 2 颗临时种植体，并装载临时修复基台，取下带有临时基台的临时义齿，后续与口外模型一起精修，将术前预成的临时修复体咬合关系转移到术后种植体上;（c）上保护帽，部分位点骨增量，缝合关创。术后影像学检查显示种植体三维位置良好，复合基台就位无误;（d）46 位点;（e）44 位点;（f）43 位点;（g）33 位点;（h）34 位点;（i）36 位点。

临时修复体组织面重衬抛光后，口内戴入，确认其被动就位良好，加力冠螺丝，调𬌗（图 12-15）。临时修复体戴入后即进入颌位关系适应阶段，随访、调𬌗直至永久修复。

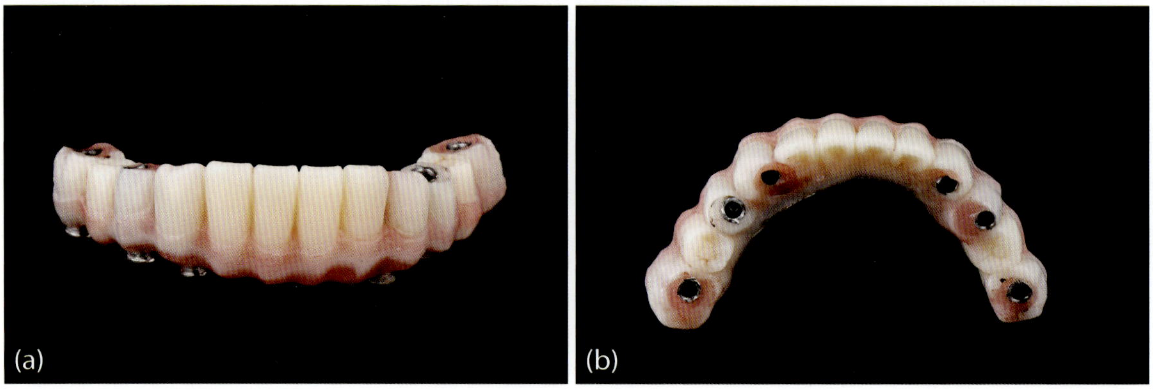

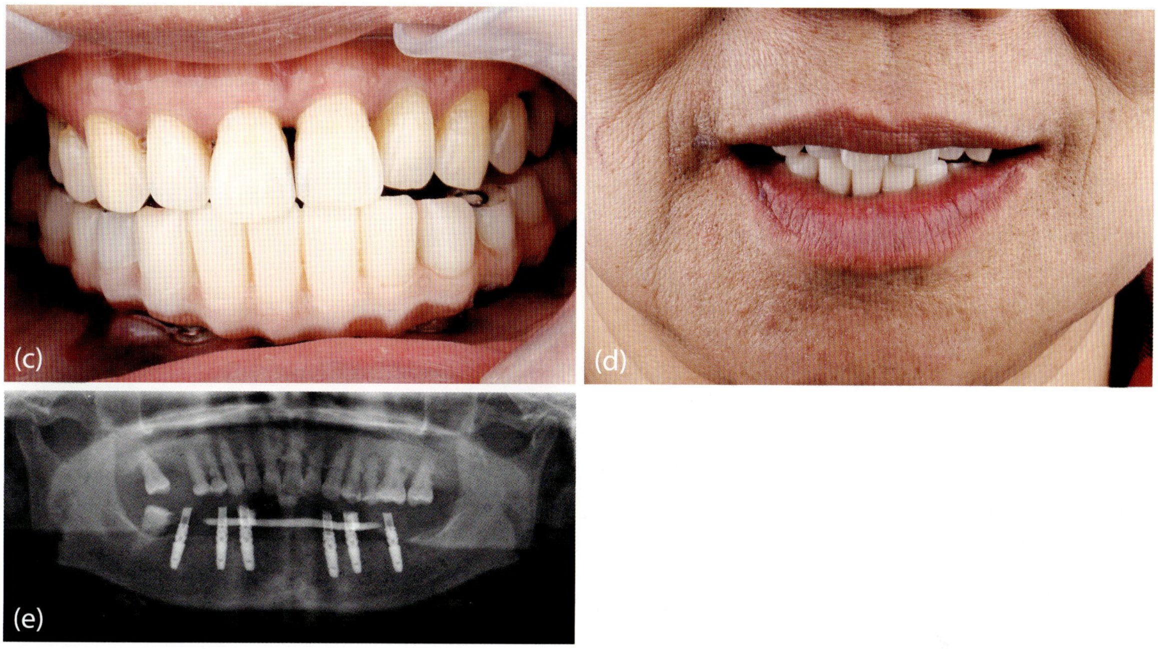

图 12-15 临时修复体戴入

（a）利用术中转移的 42、34 位点临时修复体，结合口外模型，完成临时修复体的制作；（b）种植体穿出位置良好，前牙舌侧穿出，后牙𬌗面穿出；（c）戴入种植支持式临时修复体，恢复患者下颌牙列；（d）恢复患者面下 1/3 的外形及支撑；（e）影像学检查临时义齿被动就位良好。

第三节

数字化辅助“以终为始”临时修复体制作及颌位关系稳定

一、数字化辅助“以终为始”临时修复体制作

术前确定颌位关系，术后即刻实现颌位关系，永久修复时复制颌位关系的“以终为始”流程是目前全口种植咬合重建的推荐方案。对于无牙颌患者，术前利用总义齿确定并稳定颌位关系后，就可以在稳定的颌位关系基础上拍摄 CBCT，获取术前确定颌位关系基础上的颌骨信息，便于术后数据拟合匹配。

这是一例上颌终末期牙列的患者，患者长期配戴可摘义齿，颌位关系相对稳定。检查患者面部基本对称，面下 1/3 高度正常。关节检查无临床阳性指征（图 12-16）。医生拟对患者行种植式全牙弓一体式修复。在治疗过程中，借助数字化手段完成颌位关系转移，实现术后即刻负荷（图 12-17）。

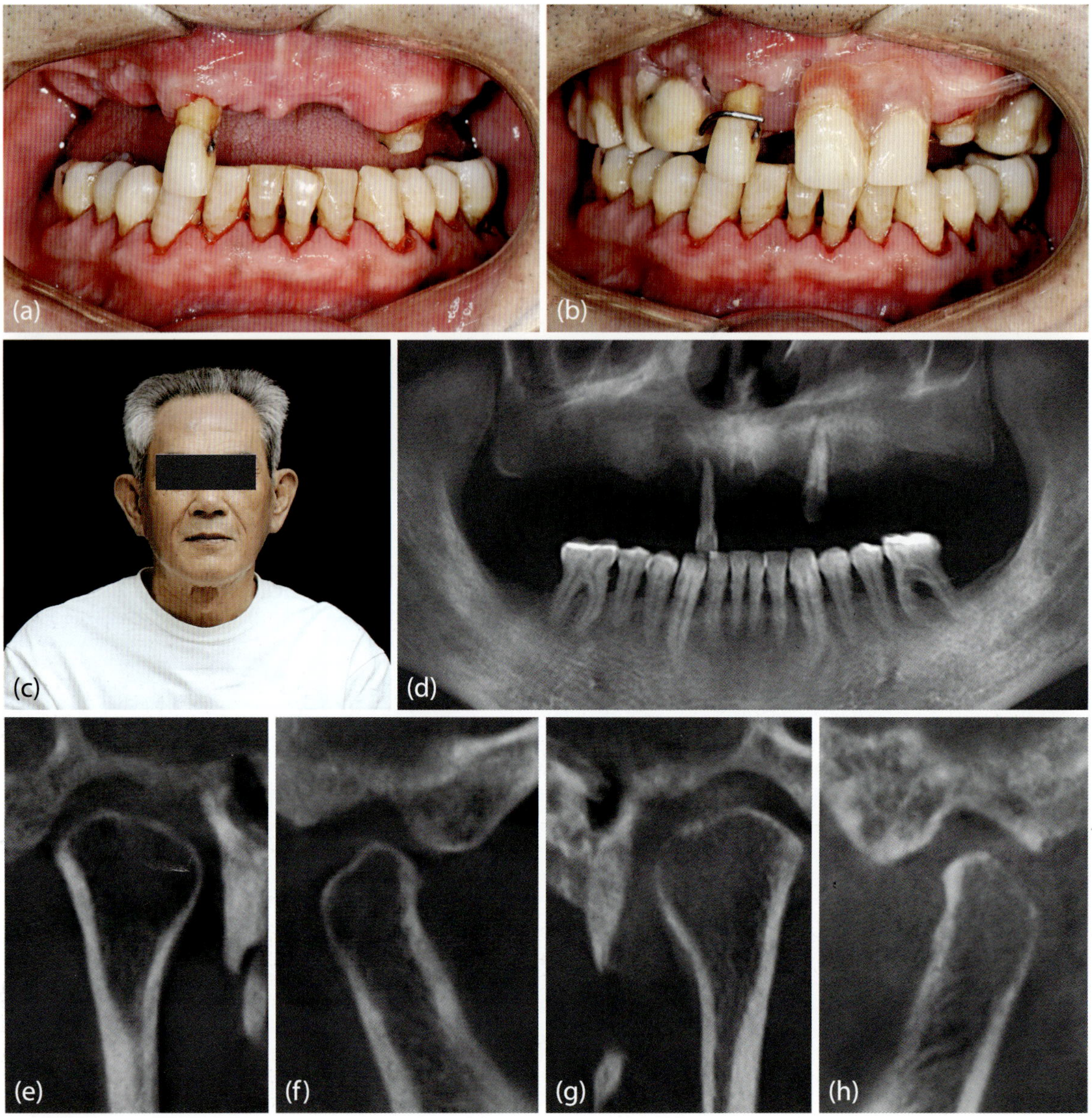

图 12-16　术前检查

（a）上颌牙列缺损，仅余 12 位点松动牙及 23 位点残根；（b）患者长期配戴可摘义齿，其颌位关系相对正常；（c）患者面部基本对称，面下 1/3 高度正常；（d）影像学检查上颌余留牙牙槽骨吸收至根尖，牙周膜间隙增宽；上颌拟种植位点可用骨高度、宽度尚可；（e～f）颞下颌关节骨皮质连续，外形无异常（右侧）；（g～h）颞下颌关节骨皮质连续，外形无异常（左侧）。

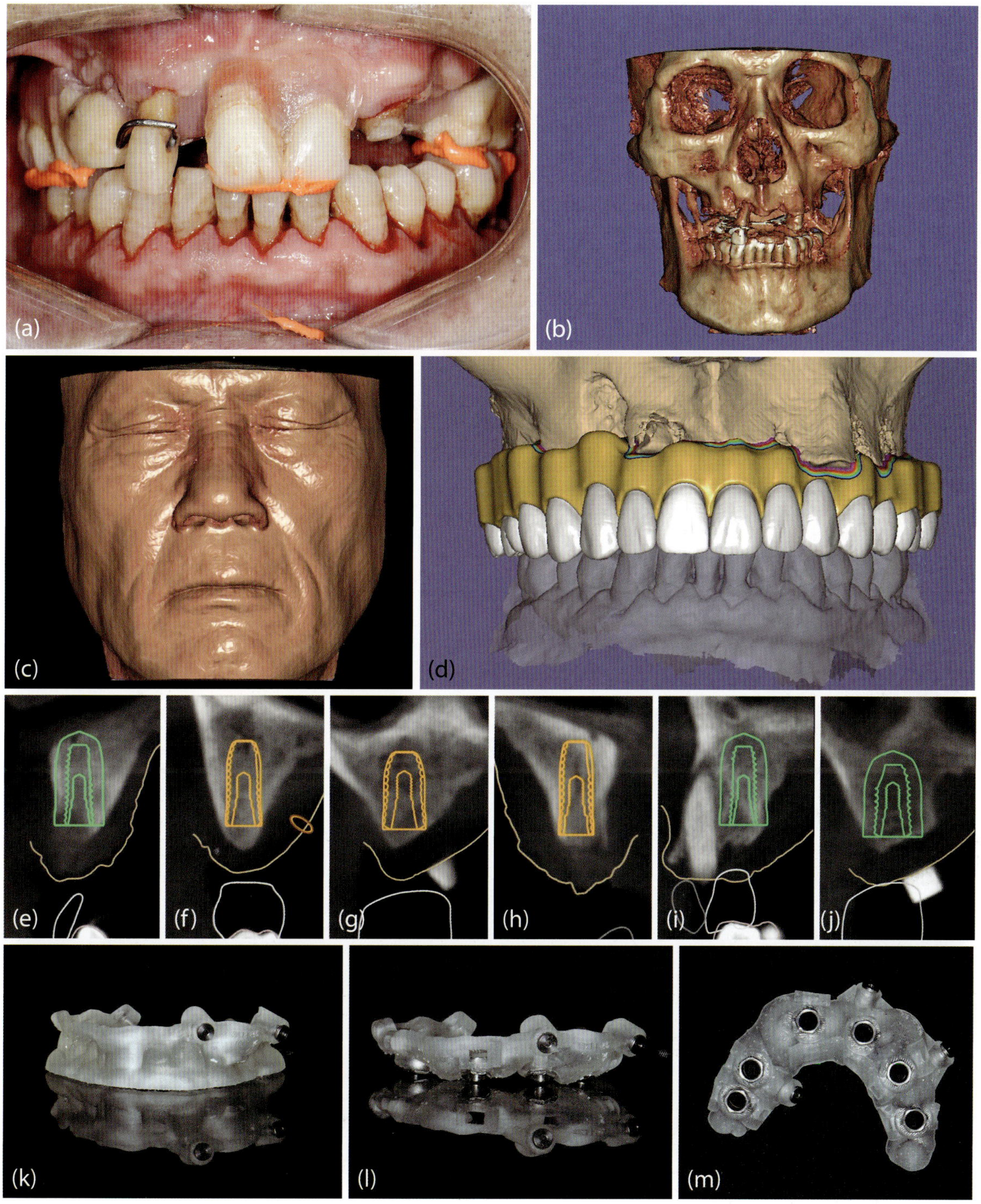

图 12-17　数字化导板设计及打印

（a）术前利用患者旧义齿确定颌位关系；（b）在稳定颌位关系基础上拍摄 CBCT；（c）生成虚拟患者；（d）以现有的颌位关系，进行虚拟拔牙，虚拟排牙；以修复为导向，设计上颌 6 颗种植体，其位点分别是：12、15、16、22、24、26 位点。在软件中调整，找到每个位点最佳的三维位置：（e）16 位点；（f）15 位点；（g）12 位点；（h）22 位点；（i）24 位点；（j）26 位点；（k ~ m）打印具有咬合印记的固位针导板。

按照方案规划，在导板引导下全程备孔，自由手植入（图 12–18）。种植体初期稳定性均大于 35 N · cm，就位复合基台并加力，直接就位数字化口内扫描杆，缝合关闭创面，进入数字化辅助术后即刻修复流程（图 12–19）。

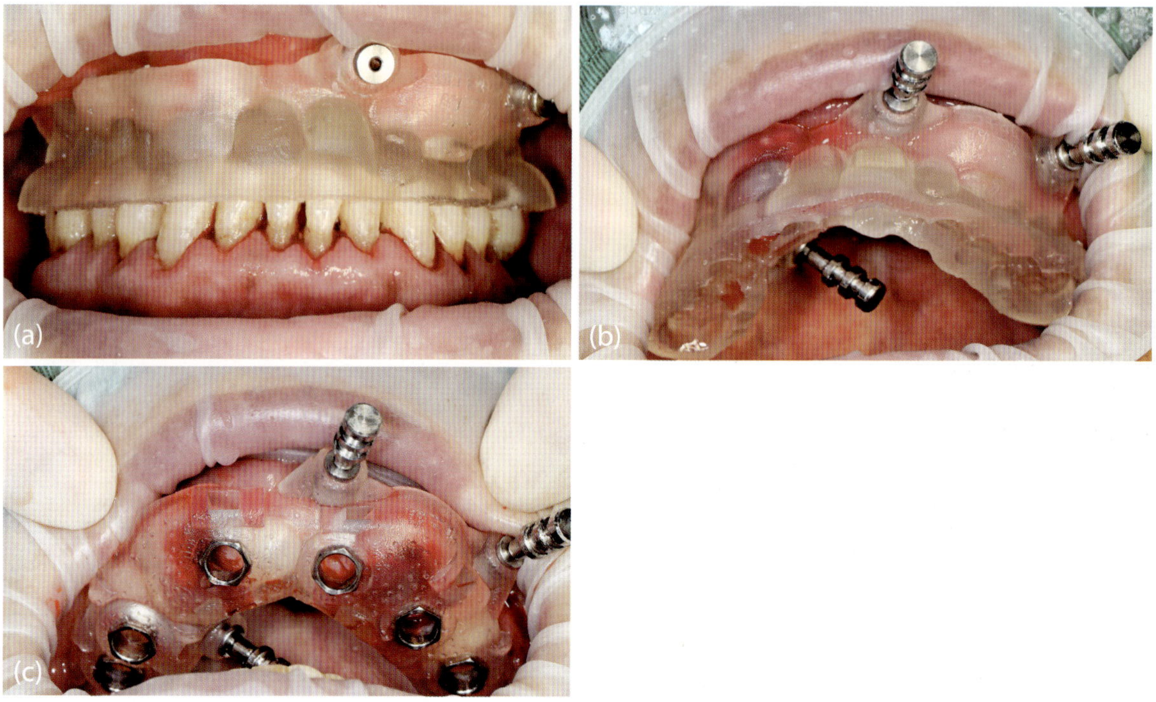

图 12–18 导板指导下种植流程

（a）拔除口内余留牙，在咬合印记引导下就位导板，检查导板就位的准确性；（b）咬合稳定状况下，就位固位针；（c）就位共享固位针位置的种植手术导板。

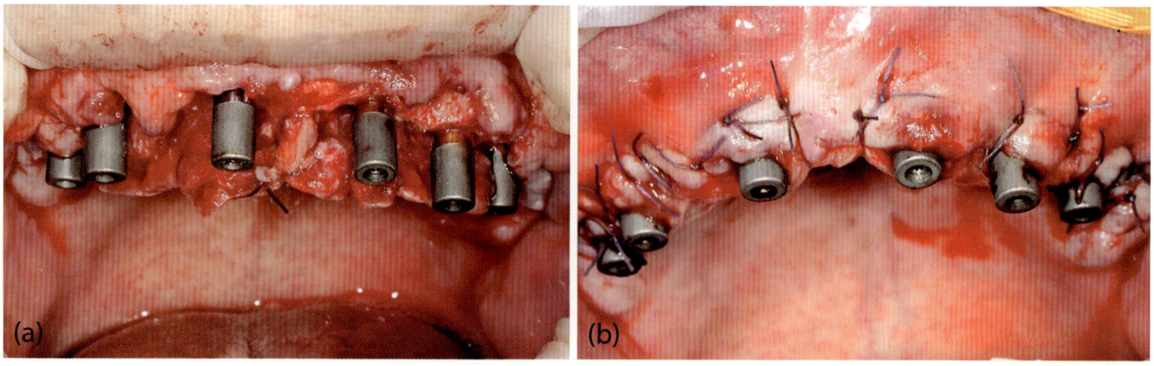

图 12–19 就位数字化口内扫描杆后缝合

（a）种植体初期稳定性均大于 35 N · cm，就位复合基台并加力，放置口内扫描杆；（b）缝合关闭创面。

二、数字化辅助无牙颌术后即刻修复流程

利用数字化口外扫描配合口内扫描的方法，可以取得和传统术后印模精准度相当的种植体位置及口内软组织信息。我们将数字化辅助无牙颌术后即刻修复流程分为 5 步，下面详细阐述具体的操作步骤。

1. 获取软组织形态 通过数字化口内扫描杆，进行口内扫描，获取口内软组织及种植体位置信息（图 12–20）。

2. 获取种植体位置 就位 ICam4D 数字化口外扫描杆，进行口外扫描，获取种植体三维位置信息（图 12–21）。

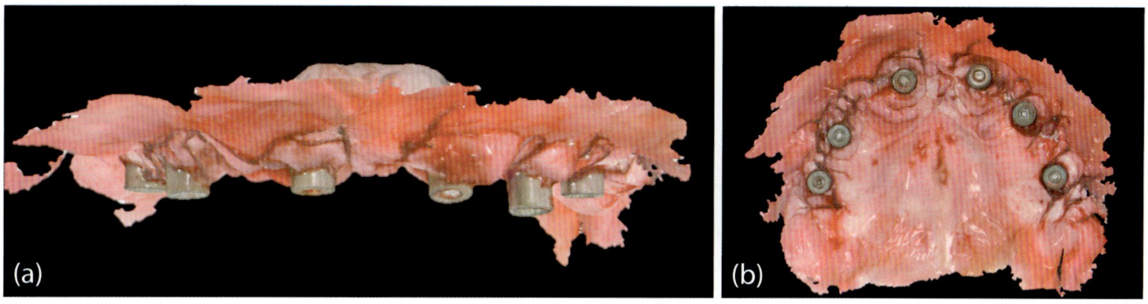

图 12–20 获取软组织信息

（a）口内扫描，记录口内扫描杆数据及口内软组织信息；（b）现有的口内扫描仪，可以清晰获取无牙颌术后即刻口内扫描杆数据及软组织信息。

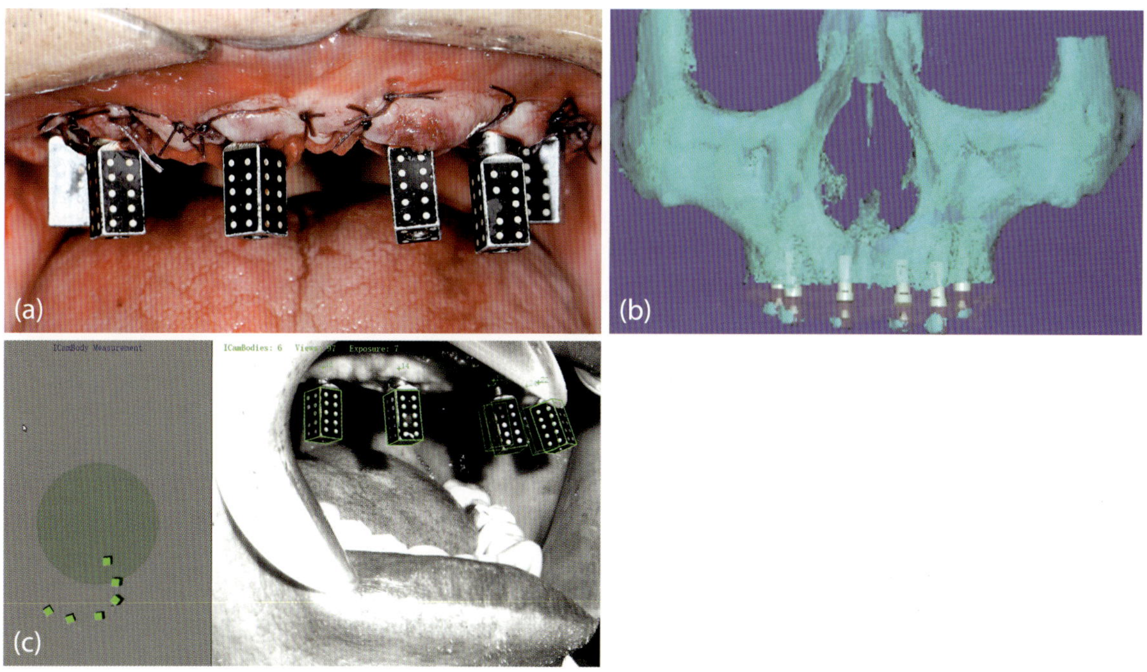

图 12–21 获取种植体位置

（a）更换 ICam4D 口外扫描杆；（b）术后佩戴扫描杆拍摄 CBCT，确认种植体三维位置良好，记录患者佩戴扫描杆的 CBCT 数据（获取相同上颌骨带有种植体和扫描杆的信息），便于后期数据拟合；（c）口外扫描获取种植体位置信息。

3. 数据拟合设计种植支持式临时修复体 通过数字化印模方式，改善了术后传统硅橡胶印模可能存在的术后感染、取模不适等情况。在获取了种植体三维位置及口内软组织信息后，进入数据拟合阶段。利用术前稳定颌位关系基础上的CBCT信息与口外扫描就位的CBCT信息相拟合，利用颌骨上重要解剖结构，如颏孔、下颌角、鼻尖、上颌窦等，作为参考标记进行拟合，将术前确定的颌位关系转移至术后。再利用配套的口外扫描杆和口内扫描杆的扫描数据拟合得到种植体三维位置和软组织信息数据，最终生成临时修复体打印数据（图12–22）。

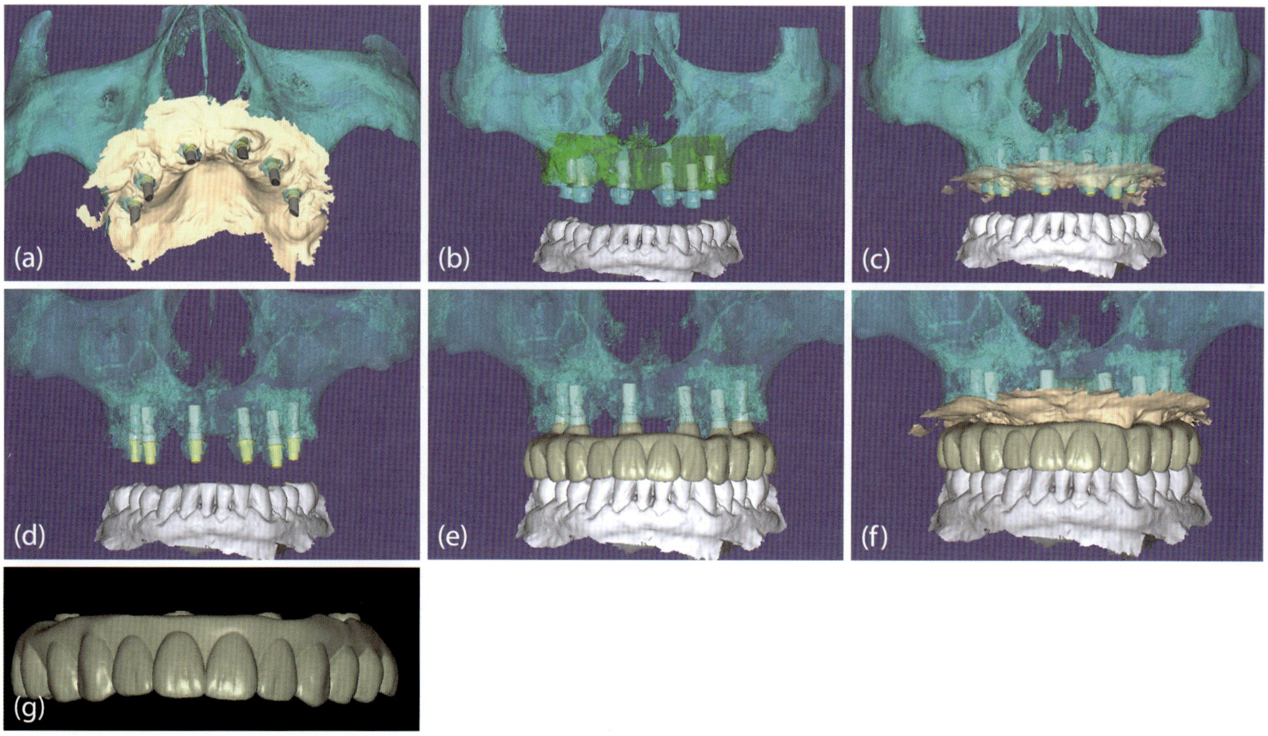

图12–22 数据拟合设计种植支持式临时修复体

（a）利用上颌骨重叠对齐，找到颌位关系和种植体位点及扫描杆位置；（b）利用CBCT扫描杆与口扫扫描杆形状相同，进行拟合对齐，找到颌位关系和种植体位点及扫描杆位置与黏膜位置；（c）获取颌位信息、种植位点信息、黏膜信息，形成完整的数据进行即刻设计；（d）使用种植基台数据库，选取合适的替代扫描杆；（e）复制术前模拟设计的牙列形态；（f）完成修复体，检查穿龈轮廓；（g）生成临时修复体打印数据。

4. 椅旁3D打印临时修复体 通过数字化印模的方式，将术前确定的颌位关系，转移至术后，同时获得了种植体的三维位置及口内软组织信息，即刻设计并打印临时修复体（图12–23）。

5. 口内戴入临时修复体调𬌗 临时修复体戴入时被动就位良好，影像学检查就位无误。口内戴入临时修复体，临时修复体被动就位良好，调𬌗、冠螺丝加力，封闭螺丝孔。种植支持式临时修复体调𬌗需要达到稳定且平衡的咬合接触关系，确保愈合过程中种植体功能稳定（图12–24）。

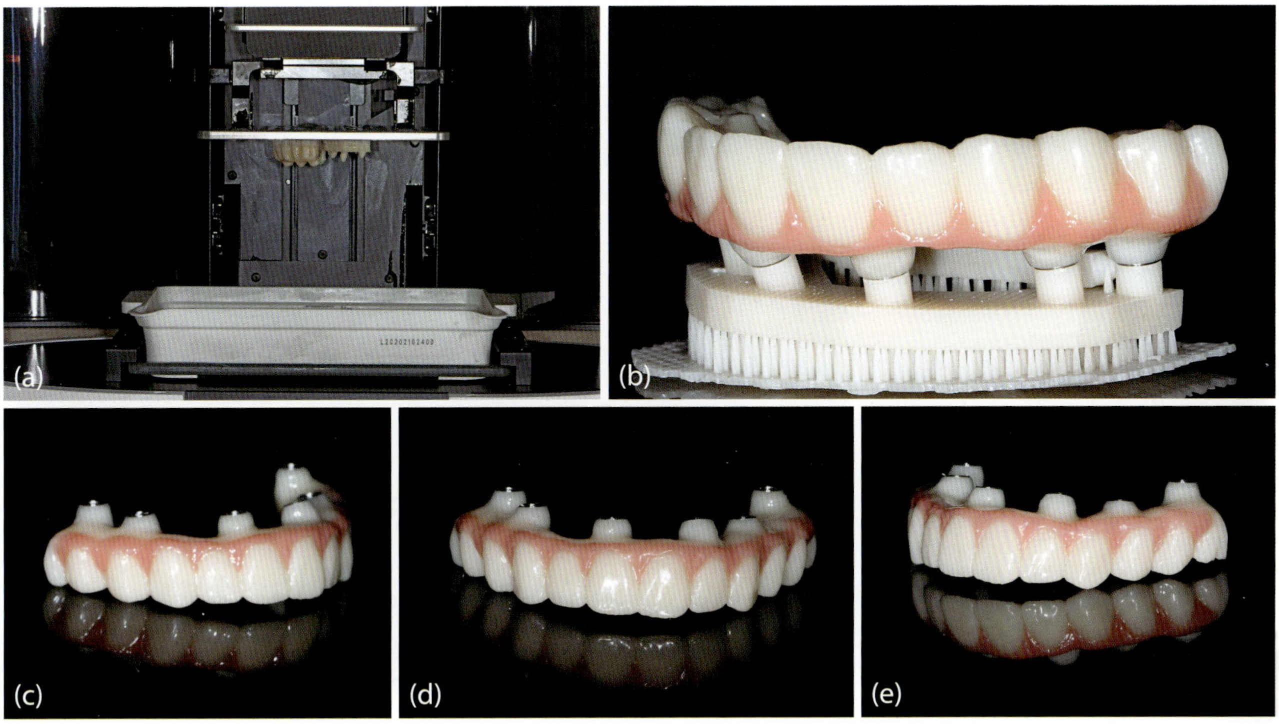

图 12-23　3D 打印临时修复体

（a）椅旁 3D 打印临时修复体；（b）清洗、上牙龈瓷；（c ~ e）完成椅旁 3D 打印种植支持式临时修复体制作：（c）右侧面观；（d）正面观；（e）左侧面观。

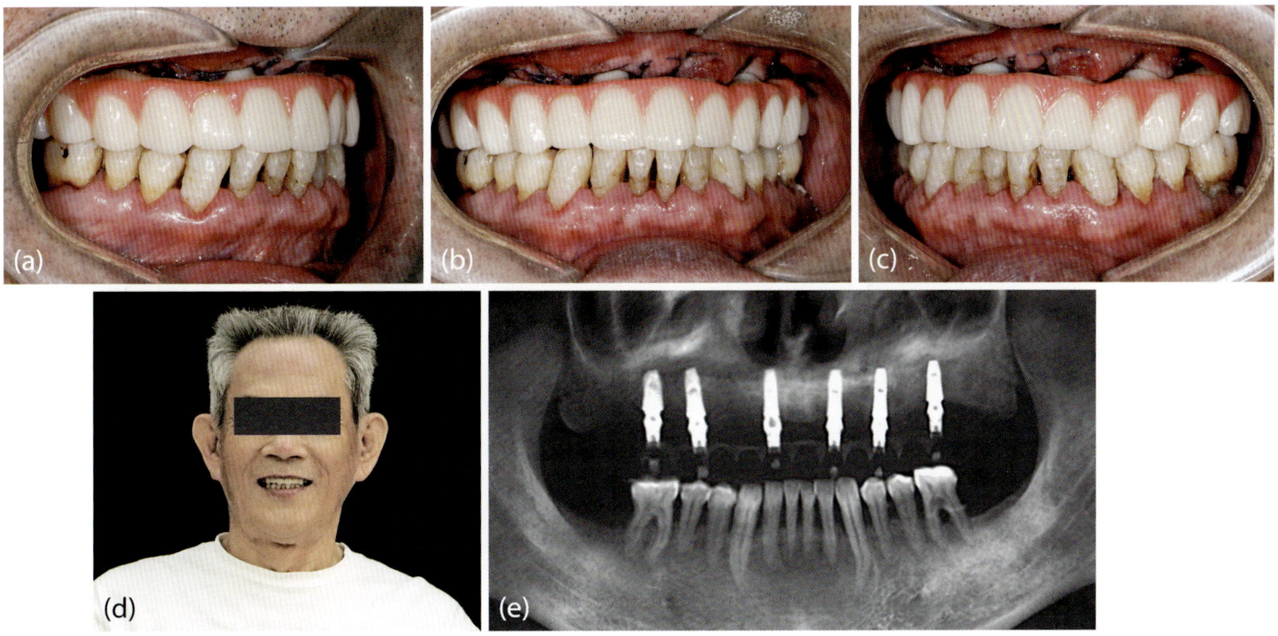

图 12-24　口内戴入临时修复体调殆过程

（a）口内戴入临时修复体（右侧面观）；（b）口内戴入临时修复体（正面观）；（c）口内戴入临时修复体（左侧面观）；（d）恢复患者牙列及美观；（e）全景片确认临时修复体就位无误。

三、数字化辅助无牙颌即刻负荷稳定颌位关系

数字化的方式还可以辅助术后颌位关系的稳定。由于重新建颌，患者可能无法立刻适应重新建立的颌位关系，建议定期随访。建议临时修复体戴入后 1 周、2 周、1 个月、2 个月、3 个月复查，检查临时修复体稳定性及新建颌位关系的稳定性，微调咬合，直至患者自觉舒适，以达到与患者的关节、神经、肌肉相协调（图 12-25）。

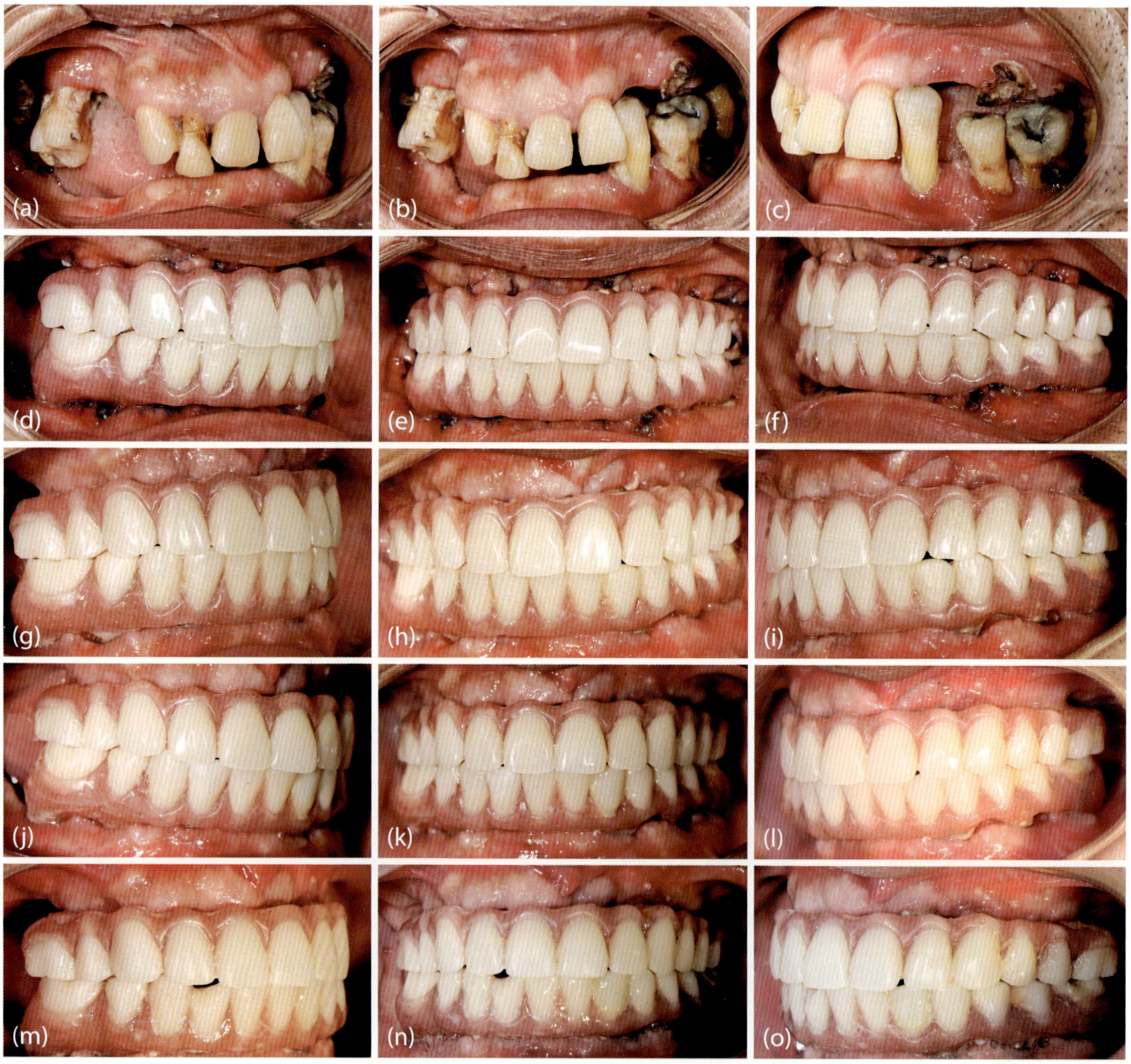

图 12-25 临时修复戴入后定期随访

术前：口内余留牙松动，颌位关系紊乱，（a）右侧面观，（b）正面观，（c）左侧面观。术后即刻：通过种植支持式临时义齿重建颌位关系，调𬌗，（d）右侧面观，（e）正面观，（f）左侧面观。术后 1 个月：复查颌位关系稳定，微调咬合，（g）右侧面观，（h）正面观，（i）左侧面观。术后 2 个月：复查颌位关系稳定，微调咬合，（j）右侧面观，（k）正面观，（l）左侧面观。术后 3 个月：复查颌位关系稳定，微调咬合，（m）右侧面观，（n）正面观，（o）左侧面观。

在颌位关系稳定阶段，数字化方法同样可以帮助到临床医生。电子面弓可以辅助验证新建颌位关系的准确性，并可以辅助指导调𬌗。对于长期无牙的患者，或者严重牙周炎颌位关系不稳定的患者，在调𬌗稳定颌位关系的过程中，垂直距离可能降低，咬合面的尖窝形态磨损，软组织发生变化。为了取得更好的治疗效果，在第一副临时义齿获取咬合重建所需的垂直距离与颌位后，还可基于已经稳定的颌位关系更换第二副临时修复体，以实现更加稳定的尖牙保护𬌗。第一副临时修复体在稳定颌位关系过程中不断调𬌗，垂直距离有所降低，且修复体基本无尖窝关系，基于电子面弓数据，切削第二副临时修复体。评估第二副临时修复体时使用电子面弓验证颌位，联合面部扫描，构建虚拟患者，上虚拟𬌗架，评估运动咬合，确定重建的颌位关系与患者的关节、肌肉等相协调，再进入永久修复复制颌位关系环节。电子面弓、下颌轨迹运动描计数据也可以指导永久修复体的设计（图 12–26）。

对于重度牙周炎的患者，可以通过两次种植支持式临时修复体的调整，使患者获取与其神经、肌肉、关节相协调的稳定颌位关系。整个过程配合电子面弓辅助验证，确保颌位关系稳定后方可进入永久修复流程。

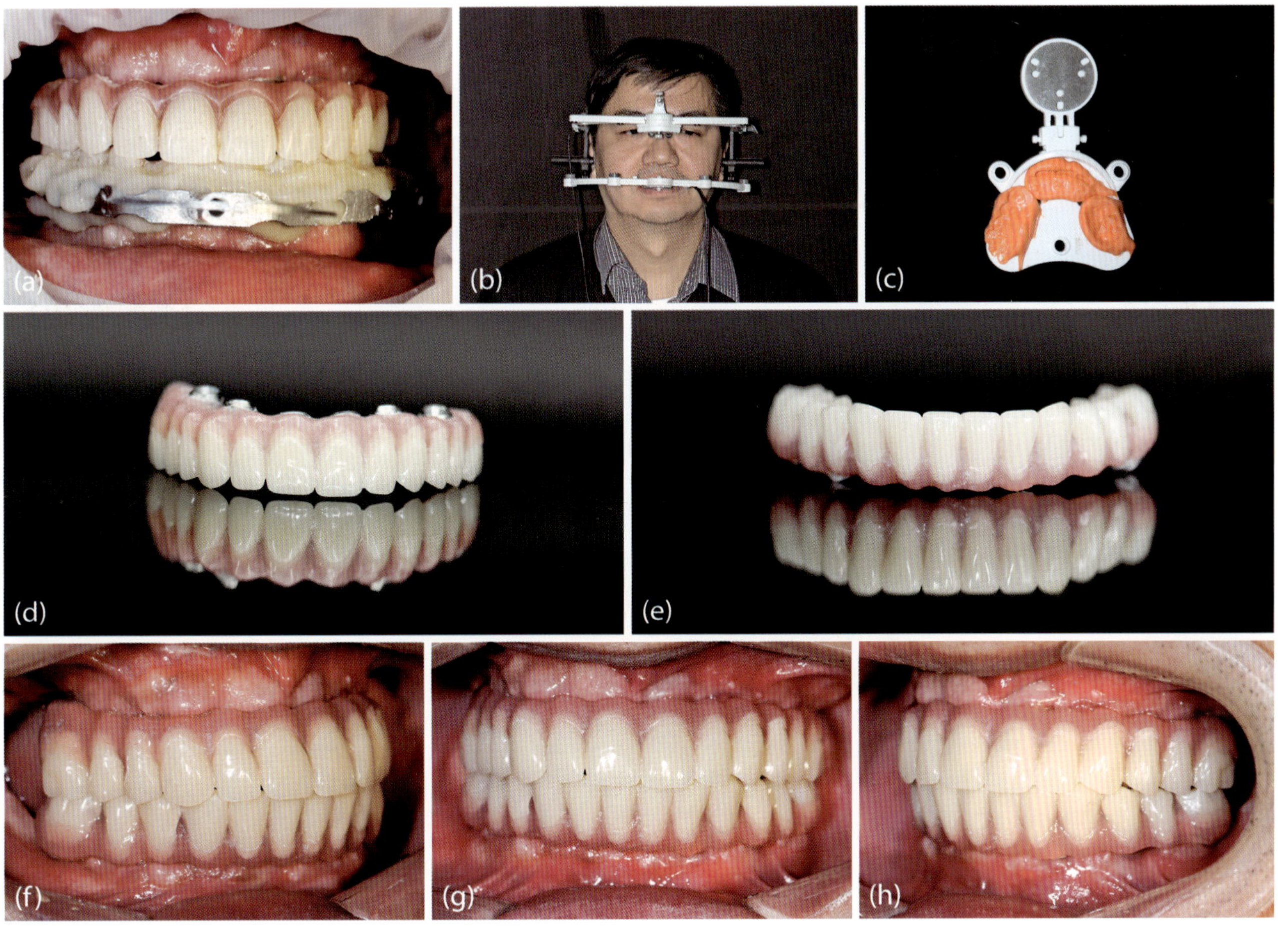

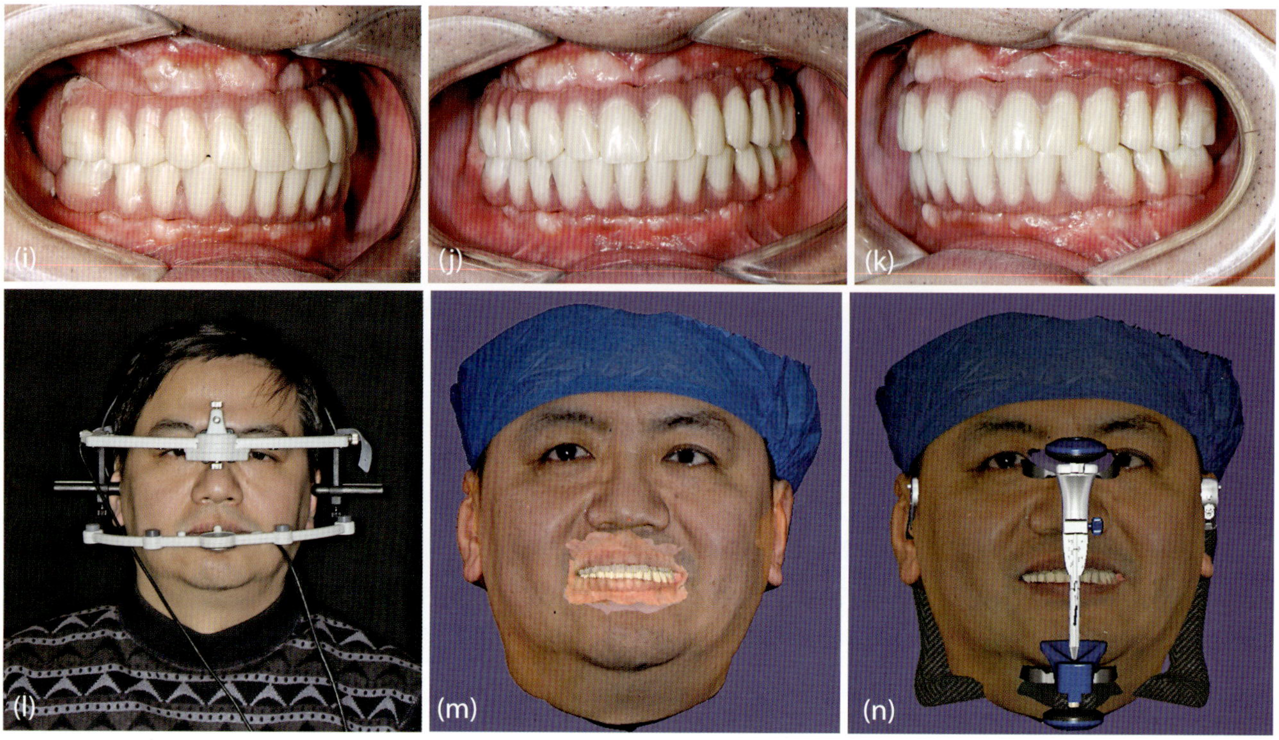

图 12-26 数字化辅助最终修复咬合关系

（a）电子面弓验证临时修复体颌位关系，指导精准调殆；（b）下颌轨迹运动描计，验证临时修复体颌位关系，验证临时修复体与关节、肌肉的适配度；（c）电子殆叉获取稳定的上颌咬合，用于数据拟合；（d）制作第二副临时修复体（上颌）；（e）制作第二副临时修复体（下颌）。第二副临时修复体继续稳定颌位关系，（f）右侧面观；（g）正面观；（h）左侧面观。第二副临时修复体戴入 1 个月，颌位关系稳定。（i）右侧面观；（j）正面观；（k）左侧面观。（l）电子面弓验证第二副临时修复体颌位关系；（m）面扫，获取患者第二副临时修复体调整后的面部信息；（n）上虚拟殆架，指导永久修复体制作。

参考文献

[1] COELHO PG, JIMBO R, TOVAR N, et al. Osseointegration: hierarchical designing encompassing the macrometer, micrometer, and nanometer length scales[J]. Dent Mater, 2015,31(1):37-52.

[2] RAGHAVENDRA S, WOOD MC, TAYLOR TD. Early wound healing around endosseous implants: a review of the literature[J]. Int J Oral Maxillofac Implants, 2005,20(3):425-431.

[3] GOMES JB, CAMPOS FE, MARIN C, et al. Implant biomechanical stability variation at early implantation times in vivo: an experimental study in dogs[J]. Int J Oral Maxillofac Implants, 2013,28(3):e128-e134.

[4] MAVROGENIS AF, DIMITRIOU R, PARVIZI J, et al. Biology of implant osseointegration[J]. J Musculoskelet Neuronal Interact, 2009,9(2):61-71.

[5] PAPASPYRIDAKOS P, CHEN CJ, CHUANG SK, et al. Implant loading protocols for edentulous patients with fixed prostheses: a systematic review and meta-analysis[J]. Int J Oral Maxillofac Implants, 2014,29 Suppl:256-270.

[6] JAVED F, ROMANOS GE. The role of primary stability for successful immediate loading of dental implants. A literature review[J]. J Dent, 2010,38(8):612-620.

[7] MEYER U, JOOS U, MYTHILI J, et al. Ultrastructural characterization of the implant/bone interface of immediately loaded dental implants[J]. Biomaterials, 2004,25(10):1959-1967.

[8] DEL FABBRO M, BELLINI CM, ROMEO D, et al. Tilted implants for the rehabilitation of edentulous jaws: a systematic review[J]. Clin Implant Dent Relat Res, 2012,14(4):612-621.

[9] ATA-ALI J, PEÑARROCHA-OLTRA D, CANDEL-MARTI E, et al. Oral rehabilitation with tilted dental implants: a metaanalysis[J]. Med Oral Patol Oral Cir Bucal. 2012;17(4):e582-e587.

[10] MONJE A, CHAN HL, SUAREZ F, et al. Marginal bone loss around tilted implants in comparison to straight

implants: a meta-analysis[J]. Int J Oral Maxillofac Implants, 2012,27(6):176-183.
[11] PATZELT SB, BAHAT O, REYNOLDS MA, et al. The All-on-4 treatment concept: a systematic review[J]. Clin Implant Dent Relat Res, 2014,16(6):836-855.
[12] DEL FABBRO M, CERESOLI V. The fate of marginal bone around axial vs. tilted implants: a systematic review[J]. Eur J Oral Implantol, 2014,7 Suppl 2:S171-189.
[13] CHRCANOVIC BR, ALBREKTSSON T, WENNERBERG A. Tilted versus axially placed dental implants: a meta-analysis[J]. J Dent, 2015,43(2):149-170.
[14] CALANDRIELLO R, TOMATIS M. Simplified treatment of the atrophic posterior maxilla via immediate/early function and tilted implants: A prospective 1-year clinical study[J]. Clin Implant Dent Relat Res, 2005,7 Suppl 1:S1-12.
[15] MALÓ P, RANGERT B, NOBRE M. All-on-4 immediate-function concept with Brånemark System implants for completely edentulous maxillae: a 1-year retrospective clinical study[J]. Clin Implant Dent Relat Res, 2005,7 Suppl 1:S88-94.
[16] TSELIOS N, PAREL SM, JONES JD. Immediate placement and immediate provisional abutment modeling in anterior single-tooth implant restorations using a CAD/CAM application: a clinical report[J]. J Prosthet Dent,2006,95(3):181-185.
[17] BRAUT V, BUSER D, CHEN S, et al. Group 2 ITI Consensus Report: Prosthodontics and implant dentistry[J]. Clin Oral Implants Res, 2018,29 Suppl 16:215-223.
[18] DONOS N, ASCHE NV, Akbar AN, et al. Impact of timing of dental implant placement and loading: Summary and consensus statements of group 1-The 6th EAO Consensus Conference 2021[J]. Clin Oral Implants Res, 2021,32 Suppl 21:85-92.
[19] BEDROSSIAN E, BEDROSSIAN EA. Fundamental Principles for Immediate Implant Stability and Loading[J]. Compend Contin Educ Dent, 2019,40(9):i1-i8.
[20] PAPASPYRIDAKOS P, CHEN CJ, CHUANG SK, et al. Implant loading protocols for edentulous patients with fixed prostheses: a systematic review and meta-analysis[J]. Int J Oral Maxillofac Implants, 2014,29 Suppl:256-270.
[21] GALLUCCI GO, BENIC GI, ECKERT SE, et al. Consensus statements and clinical recommendations for implant loading protocols[J]. Int J Oral Maxillofac Implants, 2014,29 Suppl:287-290.
[22] HEYDECKE G, ZWAHLEN M, NICOL A, et al. What is the optimal number of implants for fixed reconstructions: a systematic review[J]. Clin Oral Implants Res, 2012,23 Suppl 6:217-228.
[23] MERICSKE-STERN R, WORNI A. Optimal number of oral implants for fixed reconstructions: a review of the literature[J]. Eur J Oral Implantol, 2014,7 Suppl 2:S133-153.
[24] AVILA G, GALINDO P, RIOS H, et al. Immediate implant loading: current status from available literature[J]. Implant Dent, 2007,16(3):235-245.
[25] OSTMAN PO. Immediate/early loading of dental implants. Clinical documentation and presentation of a treatment concept[J]. Periodontol 2000, 2008,47:90-112.
[26] ADELL R, ERIKSSON B, LEKHOLM U, et al. Long-term follow-up study of osseointegrated implants in the treatment of totally edentulous jaws[J]. Int J Oral Maxillofac Implants, 1990,5(4):347-359.
[27] TURKYILMAZ I, SENNERBY L, MCGLUMPHY EA, et al. Biomechanical aspects of primary implant stability: a human cadaver study[J]. Clin Implant Dent Relat Res, 2009,11(2):113-119.

窦晓晨　吕昊昕　撰写
董　衡　修订
吕昊昕　终审

第十三章

无牙颌种植固定义齿最终修复材料的选择

对于无牙颌修复，修复体上部结构通常由金属基底、人工牙、修复螺丝、基托等多个部件组成。根据不同的固位方式、材料、制作工艺等，无牙颌患者的种植上部修复体可以有多种分类。根据患者能否自行取戴，种植上部修复体可分为种植支持式固定修复体和种植体－组织支持式的覆盖义齿两大类，其中覆盖义齿包括种植支持式覆盖义齿与种植固位式覆盖义齿；固定义齿可分为分段式桥体修复及桥架式固定修复体等。本章所讨论的种植最终修复体主要包括不同类型的种植支持式固定义齿最终修复材料。

第一节

无牙颌种植固定义齿的修复方式分类

无牙颌种植固定修复体可根据固位方式分为粘接固位修复与螺丝固位修复；根据是否带有悬臂梁可分为带有悬臂梁的修复和不带悬臂梁的修复；根据种植体上部结构特点分为种植体支持的全颌烤瓷固定桥和固定－可拆卸式种植修复；根据修复体是否分段可分为一体式修复和分段式修复。具体来说，按固位方式可分为：

1. 粘接固位　修复体通过粘接剂固定于基台上而获得固位的方式（图 13–1）。粘接固位的优点是修复体的牙冠形态完整、美观度及机械强度好，且由于粘接层的存在，应力传导可以获得一定缓冲。缺点是粘接时操作不当可能将多余的粘接剂挤压至龈沟内，清除不彻底易导致种植体周围炎，且当修复体出现破损需进行维修时拆卸不便。

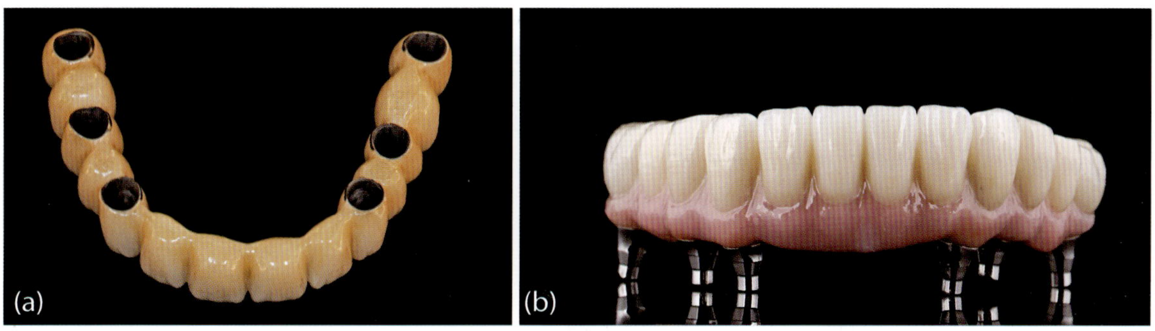

图 13–1　不含桥架的无牙颌种植固定义齿修复体

（a）上颌全牙弓钴铬合金烤瓷桥修复体；（b）粘接固位基台及上方的二氧化锆陶瓷桥修复体。

2. 螺丝固位 指修复体通过固位螺丝在一定的扭矩紧固下固定于中间基台或直接固定于种植体来获得固位的方式（图 13-2）。采用螺丝固位方式的优点是修复体便于拆卸，有利于定期维护和维修。缺点是冠修复体上的螺丝开孔一方面会影响冠的整体性，降低其器械强度；另一方面当螺丝开孔位于前牙的唇颊面时，会非常影响美观，患者不易接受。

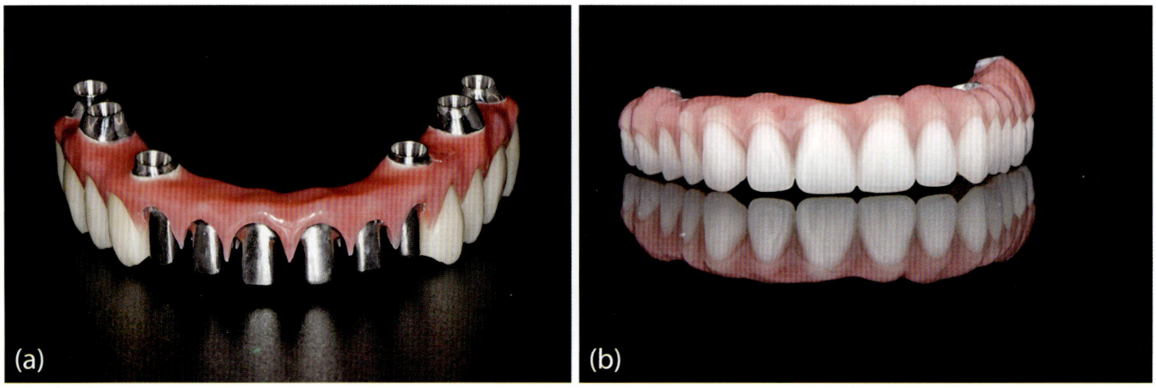

图 13-2 含桥架的无牙颌种植固定义齿修复体

（a）基于螺丝固位基台的钛切削桥架，牙冠采用二氧化锆陶瓷；（b）基于螺丝固位基台的钛切削桥架搭配树脂冠与树脂粉色牙龈饰面。

螺丝固位与粘接固位的区分主要是指修复冠或修复体上部结构的固位方式，而非基台的固位方式，除少数情况外，修复基台与种植体之间均采用螺丝固位。对于无牙颌的种植固定修复来说，其上部修复体既可以是使用粘接基台的一体式或分段式的粘接固位修复体，也可以是使用非抗旋基台的一体式或分段式的螺丝固位修复体，这两种修复体的结构大同小异，因此粘接固位与螺丝固位这两种固位方式并非无牙颌修复体的关键区别。无牙颌种植固定上部修复的关键区别要素为一体式桥架结构。当不使用桥架时，修复体由修复基台、牙冠与修复螺丝三部分构成；当使用桥架时，修复体的结构不同于前者，一般由复合基台及其螺丝、一体式桥架、人工牙与牙龈饰面等部分构成。与不含桥架的修复体相比，含桥架的固定修复体由于结构复杂性增加，对修复距离的要求略高于前者，且成本较高，后期还可能出现其结构相关的特有并发症如螺丝松动、螺丝孔暴露、桥架断裂等。但其在水平向的调整能力、软组织外形的恢复、对种植位点与种植体轴向的宽容性以及后期的维护便利性等均高于前者，因此在文献报道的全牙列种植固定修复中，选择含有桥架的螺丝固位修复体占绝大多数。尤其是近年来，随着即刻修复或即刻负荷的普及，在无牙颌病例中使用包含桥架结构的修复体是临床中的主流选择。

第二节

不含桥架的无牙颌种植固定修复材料类型

不含桥架的无牙颌固定修复体结构与常规牙列缺损修复时使用的粘接固位种植固定修复体一致，由基台、基台螺丝和牙冠三部分组成（图 13–3）。采用这种结构的修复体，既可以用抗旋基台制作为一段式或分段式粘接固定修复体，也可以采用非抗旋基台来制作成分段式的螺丝固定修复体。但不论是哪种，其人工牙冠与基台之间的界面均为粘接固位，区别主要是粘接剂的种类和粘接的时机。

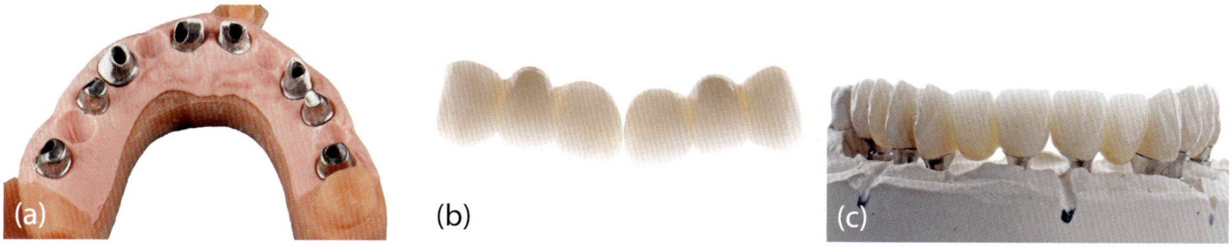

图 13–3 分段式粘接固定修复体照片

（a）粘接固位的基台以及基台螺丝固定在模型上；（b）粘接固位的分段制作氧化锆修复体；（c）粘接固位的最终修复体和基台在模型上检查。

一、基台类型

种植固定修复基台多种多样，按连接方式分类，可分为内连接、外连接等；按材料分类，主要有钛基台、瓷基台、金基台、钴铬基台和其他材料基台等类别。不同材料的基台对应不同的修复体加工工艺，如金基台和钴铬基台常采用铸造工艺来加工制作，而钛基台、瓷基台则主要采用计算机辅助设计（CAD/CAM）与计算机数控铣削（computer numerical controlled, CNC）工艺来设计和加工制作。铸造加工的金基台与钴铬基台曾经是种植基台的主流材料，但随着材料与工艺的更新，目前，计算机数控铣削加工的钛基台与氧化锆瓷基台成为临床上的主流方案（图 13–4）。

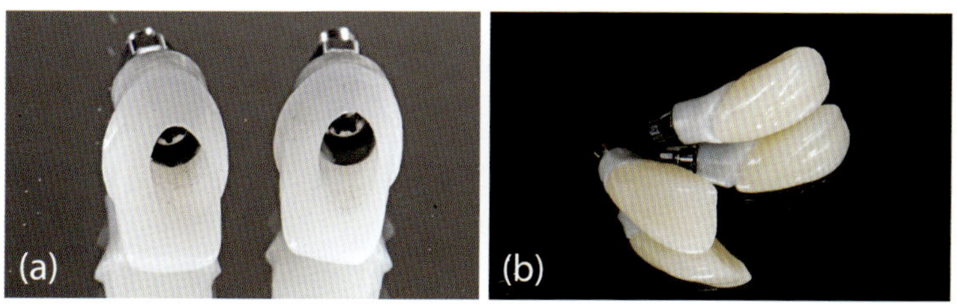

图 13–4 钛基台与氧化锆瓷基台

（a）包含钛合金的种植体连接部的瓷基台；（b）瓷基台与其上的氧化锆全瓷冠。

纯钛或钛合金是制作基台的理想材料之一，其生物相容性好，机械性能佳，但在某些情况下，比如薄龈型的上前牙修复时，钛金属基台可能会透出金属色，影响美观效果。在这些情况下，瓷基台是更佳的选择。用于制作瓷基台的材料主要有氧化铝陶瓷、氧化锆陶瓷、二硅酸锂陶瓷等。由于氧化铝陶瓷与二硅酸锂陶瓷易碎，机械强度欠佳，因此临床上主要使用机械性能更好的氧化锆陶瓷。氧化铝陶瓷有时作为全瓷基台的基座或瓷基底使用，如诺保科（Nobel Biocare）公司的 CerAdapt 基台和 CeraOne 氧化铝基底。二硅酸锂陶瓷一般以带有钛合金的种植体连接部的瓷基台形式应用，其强度可以支持前牙区的咬合力。氧化锆瓷基台的设计可有不同形式，如一体式解剖形态的氧化锆基台和带有钛合金种植体连接部的氧化锆基台，其中后者的抗折裂性能明显好于前者，前者既可能在基台冠部出现折裂，也可能在种植体连接部出现折裂，而后者通常在这两处都不会发生折裂，仅出现基台螺丝折断。现在临床上常用的二氧化锆陶瓷通常为氧化钇（Y_2O_3）稳定的四方晶相氧化锆陶瓷（Y-TZP），主要特点是通过向氧化锆中添加一定比例的氧化钇，增加其四方晶相的占比使其接近 100%，赋予其良好的美学和机械性能，因此广泛用于牙冠、嵌体、桥体和种植基台等的制作。虽然使用氧化锆全瓷基台能较好地提升美学效果，但由于其物理特性，仍然存在诸如连接处脆弱和容易折裂的问题。因此，在一些高咬合力的区域如后牙区，首选钛基台，不建议选择全瓷基台；而在咬合力较低但美观要求较高的区域如上颌前牙区，则首选氧化锆基台。目前临床使用的不同基台的材料及加工工艺如表 13-1 所示。

表 13-1　不同基台的材料及加工工艺

基台类型	主要材质	加工工艺	代表性产品
金基台	金合金	铸造	—
钴铬基台	钴铬合金	铸造、CAD/CAM	—
钛基台	纯钛 / 钛合金	铸造、CAD/CAM	常见的大部分基台
全瓷基台	氧化锆陶瓷	CAD/CAM	Straumann CARES
瓷基台	氧化锆陶瓷及钛合金	CAD/CAM、研磨	Nobel Procera Straumann In-Ceram
瓷基底	氧化锆陶瓷及氧化铝陶瓷	铸造	Nobel CerAdapt CeraOne

二、牙冠类型

粘接固位的种植体支持的上部修复冠，与基于天然牙的修复冠基本相同（种植体上部修复冠一般无金属冠，当修复距离太低，不足以设计瓷层时，在种植上部修复中一般采用钛切削一体式冠），使用的材料也基本相同，主要可分为金属烤瓷冠和全瓷冠两大类，后者又可以细分为氧化锆全瓷冠、二硅酸锂全瓷冠等多种类别。

（一）烤瓷熔附金属冠

烤瓷熔附金属冠也称金属烤瓷冠，已经在临床应用了 60 多年，是一种由低熔瓷粉在真空条件下熔附到金属基底冠上的金 - 瓷复合结构的修复体，一般由金属基底冠与长石基陶瓷饰面两部分组成。金属基底冠为其提供了较高的强度，以支持其上的饰面能够抵抗行使功能时的咬合应力。因此，金属烤瓷冠兼具金属冠的强度与瓷的美观，但由于金－瓷结合面的存在，瓷层脆性较大，容易发生崩瓷，而一旦崩瓷，会导致金属基底冠部分暴露，对美观影响较大。但另一方面，由于有金属基底冠的存在，其发生崩瓷之后，经过妥善的调磨处理去除锐利的瓷饰面边缘后，仍可继续保留行使功能，因此据研究统计，金属烤瓷冠的存留率反而较高，返工率低于全瓷冠。现有的研究数据表明，种植体支持的金属烤瓷单冠 5 年存留率可达 98.3%，固定桥的 5 年存留率可达 98.7%，同时并发症发生率分别为 13.3% 与 15.1%。

金属烤瓷冠的金属基底冠可以由多种合金构成，如金合金、钴铬合金等。其加工工艺也多种多样，包括铸造、CAD/CAM、选择性激光熔融（SLM）等。由于成本昂贵，现在临床上已经较少使用金合金烤瓷冠，使用较为普遍的是钴铬烤瓷冠。目前钴铬烤瓷冠的金属基底部分生产工艺主要为 CAD/CAM 与选择性激光熔融（SLM）工艺，前者为一种减材制造工艺，后者为一种增材制造工艺，这两种工艺从加工精度、材料微结构等各方面均优于传统的铸造法。此外，选择性激光熔融工艺在生产成本、生产效率、加工精度、材料机械性能等方面更优于 CAD/CAM 工艺，因此成为主流生产工艺（图 13-5）。

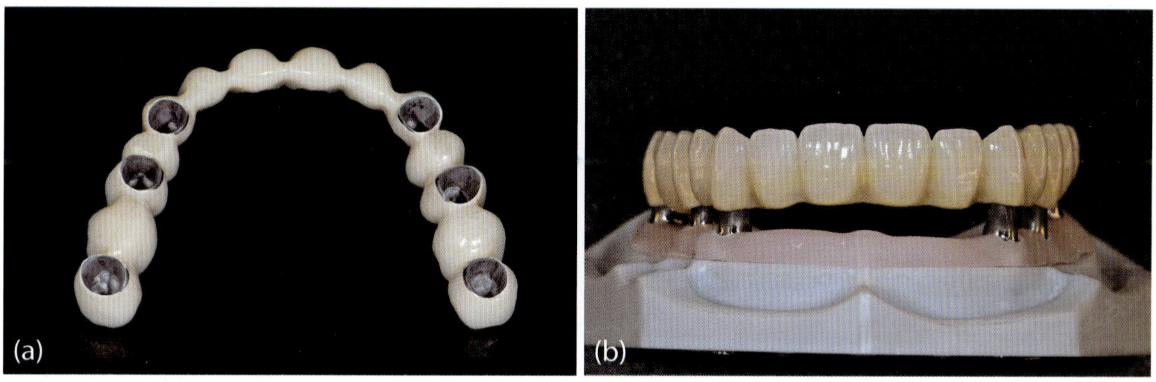

图 13-5 选择性激光熔融钴铬烤瓷桥体

（a）烤瓷桥体组织接触面；（b）模型上粘接固位设计。

（二）全瓷冠

全瓷冠是指全部由瓷材料制作的牙冠，即冠修复体的基底部分和饰面部分都是瓷材料（图 13-6）。现在常用于制作牙冠的瓷材料有二氧化锆陶瓷、氧化铝陶瓷、长石基玻璃陶瓷、白榴石基玻璃陶瓷、二硅酸锂基玻璃陶瓷等。

氧化锆陶瓷是现在临床上使用最为广泛的修复体材料之一。20 世纪 70 年代中叶，研究者们发现控制温度等条件可以改变氧化锆陶瓷的晶体相组成，从而提升其硬度与韧性后，氧化锆陶瓷在牙科修复中应用越来越广泛。在 20 世纪 90 年代中后期，研究者们通过添加少量的氧化钇（Y_2O_3）来增加其烧结后的四方晶相比例，能进一步提升氧化锆陶瓷的性能，直至今日氧化钇稳定的氧化锆陶瓷（Y-TZP）在口腔修复中的应用已覆盖了诸如全冠、嵌体、贴面、种植牙冠、种植基台甚至种植体、桥架等各类修复部件。

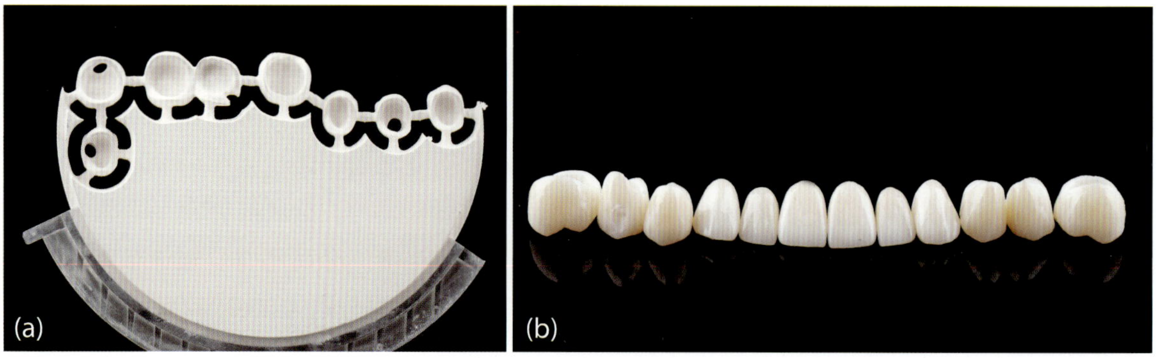

图 13-6 氧化锆全冠

（a）在半烧结状态的氧化锆瓷块上 CAD/CAM 铣削成型牙冠形态；（b）二次烧结完成的氧化锆冠。

目前使用的氧化锆陶瓷成分主要为含有 3 mol% 氧化钇作为稳定剂的 3Y-TZP 陶瓷。这种陶瓷加工方式有两种，一种是软加工半烧结状态的瓷块，成形后用更高的烧结温度（1 350 ～ 1 550℃）进行二次烧结；另一种为硬加工完全烧结后的瓷块。目前主要加工方式是前者，加工工艺通常是 CAD/CAM。近年来一些厂商通过调整氧化钇的含量，可以改善氧化锆陶瓷的通透性，提升其美学性能，同时维持较好的机械强度，如 e.max ZirCAD 等多晶氧化锆产品等。

临床上另一大类常用的全瓷材料是玻璃陶瓷（图 13-7），包括长石基玻璃陶瓷、白榴石基玻璃陶瓷、二硅酸锂基玻璃陶瓷等。同为全瓷材料，玻璃陶瓷在美观方面的表现一般好于氧化锆陶瓷。

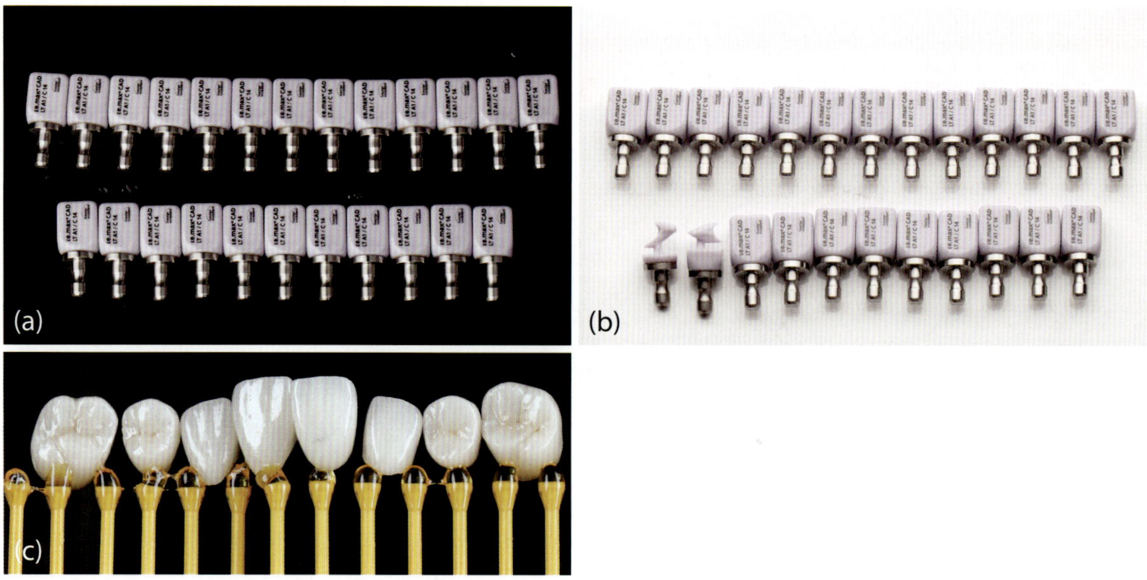

图 13-7 玻璃陶瓷全冠

（a）待加工的锂基陶瓷瓷块；（b）锂基陶瓷瓷块 CAD/CAM 铣削加工成型；（c）加工完成的锂基陶瓷冠。

二硅酸锂基玻璃陶瓷在分类上属于有填料的玻璃材料的一种，于20世纪90年代面世，最初的产品是Ivoclar Vivadent公司的IPS Empress 2，主要成分为二硅酸锂（Li_2SiO_5），其弯曲强度达到350 MPa，断裂韧性K_{IC} 3.3 MPa/m^2，加工工艺称为“热压”，类似铸造，因此得名“铸瓷”。这种材料制作出基底冠后，其上用氟磷灰石陶瓷作为饰面瓷。之后该公司在2005年推出了更新配方的二硅酸锂基玻璃陶瓷产品IPS e.max Press，其弯曲强度提高到370～460 MPa，断裂韧性为2.8～3.5 MPa/m^2。由于机械性能得到提升，这种材料已经可以满足一体化瓷冠的加工要求，不必加工成双层的烤瓷冠。由于CAD/CAM技术的发展，二硅酸锂玻璃陶瓷也开始使用这种技术进行加工，相应的产品是IPS e.max CAD瓷块，可以用于椅旁切削系统。用于切削的瓷块为半结晶化状态，含有40%的硅酸锂（Li_2SiO_3），强度较低，弯曲强度不高于130 MPa，易于铣削加工。完成铣削加工流程后，再经过持续10分钟840～850 ℃的加热程序，将硅酸锂晶体转化为二硅酸锂晶体，其弯曲强度增加至260 ± 88 MPa，断裂韧性为2.5 MPa/m^2，足以用于后牙区的修复体。由于其优秀的美学性能，二硅酸锂基玻璃陶瓷在口腔修复体制作中非常流行，常用来制作贴面、嵌体、单冠、桥体等。二硅酸锂基玻璃陶瓷美中不足之处在于其机械强度并不高，为此研究者们尝试了诸如调整加热程序、使用火花等离子烧结工艺等方式，来提高其弹性模量和硬度等方面的性能。

根据现有的文献证据，不论是金属烤瓷冠或是全瓷冠，崩瓷均为其最主要的并发症。在非美学区出现崩瓷或折裂等机械并发症后，由于内冠材质的不同，金属烤瓷冠常可以继续使用，反而全瓷冠返工率更高。金属烤瓷冠与氧化锆全瓷冠在修复体的生物力学、5年存留率等方面无明显差异，但全瓷冠在美学方面更有优势。而且除长石玻璃陶瓷、氧化铝陶瓷等几种材料外，现在常用的氧化锆、二硅酸锂基玻璃陶瓷等，兼具优良的机械强度和美学优势，因此，全瓷冠是现在临床冠修复的主流选择。常见的非金属牙冠材料参数对比如表13-2所示。

表13-2　常见的非金属牙冠材料参数对比

材料种类	适用范围	加工方式	弹性模量(GPa)	体积弹性模量(GPa)	剪切模量(GPa)	断裂韧性(MPa/m^2)
Y-TZP	基底冠、饰面	CAD/CAM	200	140	80	6
白榴石基玻璃陶瓷	饰面	CAD/CAM	65	37	27	2.4
二硅酸锂基玻璃陶瓷	饰面	CAD/CAM	100	60	42	2.1
长石瓷加强型硅酸铝玻璃	饰面	CAD/CAM	72	44	29	—
纳米瓷颗粒树脂	饰面	CAD/CAM	11	13	4	—
聚合物加强型玻璃	饰面	CAD/CAM	38	24	15	—

注：各种材料的物理性能数据为某些代表性产品的测量值，随着具体产品不同、测量方式不同，可能有不同数值结果，因此表中数值仅供参考。

第三节

含桥架结构的无牙颌种植固定修复体的材料

含桥架结构的固定修复体是现在无牙颌种植固定修复的主要修复方式。其结构包括复合基台、桥架（或称基底）、人工牙与饰面（图 13–8）。其中复合基台与不同品牌、型号的种植体相匹配，不同品牌的复合基台 / 多牙基台主要区别在于具有各自特点的连接方式、固定螺丝与尺寸规格等，但在材料方面则趋于一致，几乎不使用全瓷或其他非金属材料，通常为商业纯钛或钛合金（如 Ti–6Al–4V），因此在此章中不再赘述。而除此之外的修复体桥架、人工牙与饰面材料等部分，其材料则有不同的选择和搭配。

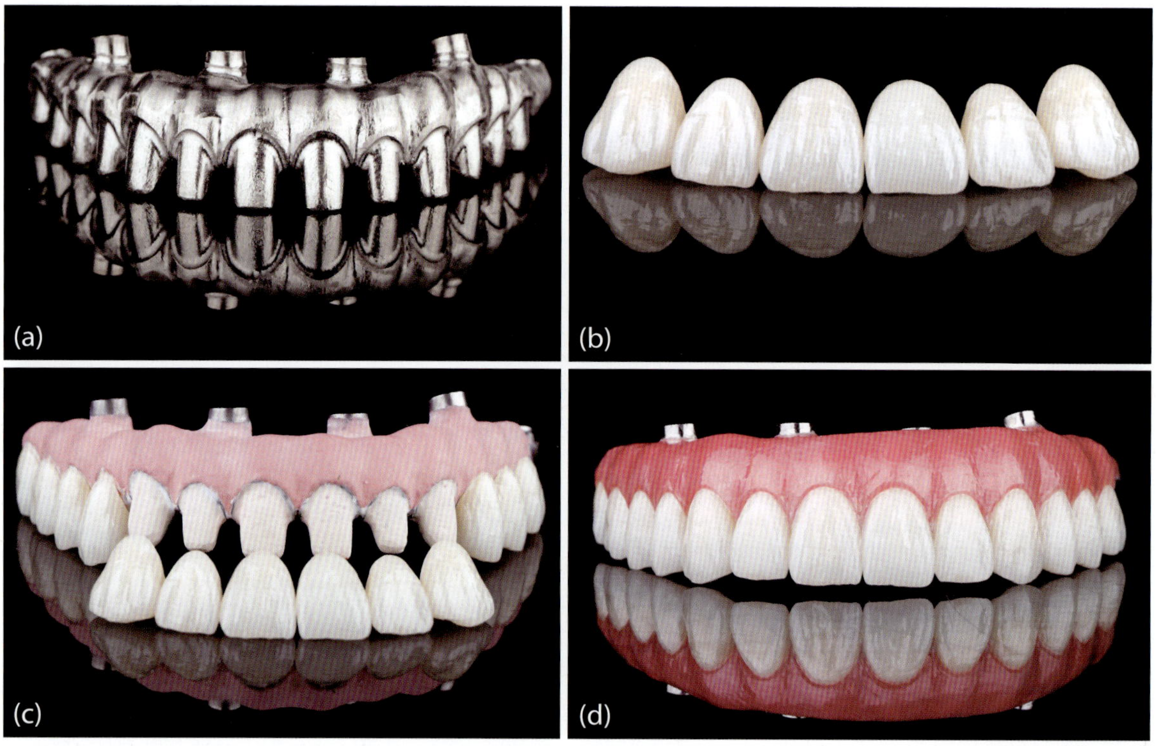

图 13–8 桥架结构的种植固定修复体

（a）铣削、研磨后的钛桥架；（b）氧化锆单冠；（c）氧化锆冠与桥架口外粘接；（d）制作人工牙龈。

一、桥架材料的选择

桥架（framework）是这类修复体的关键部件，其材料可以分为金属和非金属两大类。桥架通过根方的接口与中间基台相连接，两者之间以螺丝固定；桥架冠方搭载人工牙及饰面，以恢复缺失牙及牙龈的功能与外形。近年来随着 CAD/CAM 技术的发展与陶瓷等材料的进步，也出现了一体切削式的桥架与饰面，通常为氧化锆陶瓷材质，即由整块氧化锆瓷块一体切削而成的上部修复结构，而后根据需要上色为粉色的软组织部分与白色的人工牙部分。

桥架在种植修复体中的主要功能是增加修复体的整体刚性与强度，使多颗种植体实现刚性连接，共同承担行使功能时的各种应力，来减少可能的机械并发症，如修复体折裂等。用于种植固定修复体的桥架材料需要具备以下特点：① 生物相容性好，对组织无毒性，能形成稳定的软组织结合；② 机械强度足够，桥架本身在日常使用中能抵抗咬合应力，不发生折裂，且保持一定刚性，减少种植体所受的应力；③ 加工精度高，连接多颗种植体的桥架需要满足良好的被动就位，即在就位时不产生额外的应力，以避免机械并发症的发生；④ 抗腐蚀性强，口腔内的使用环境大体是一个温暖的电解液环境，材料需要保持表面的惰性，在长期使用过程中不释放或尽量少释放金属离子或材料分子；⑤ 与饰面材料的结合能力佳，由于桥架表层需要搭载饰面材料，因此桥架材料需要能与饰面材料产生良好且持久的结合界面，以抵抗使用过程中的各种应力。

根据材料种类，可以将无牙颌种植固定修复桥架材料分为金属桥架、陶瓷桥架、复合树脂桥架几大类，而金属桥架材料又包括金合金、钴铬合金、纯钛及钛合金等（表 13-3）。长期以来，各种金属桥架由于其优异的机械性能，可增加修复体刚性和保护植体免于过度负荷和微动等特性，因此被认为是无牙颌种植固定修复的金标准。

表 13-3 不同桥架材料的对比

桥架材料	加工工艺	抗挠强度（MPa）	弹性模量（GPa）	抗张强度（MPa）	维氏硬度（HV）	密度（g/cm^3）
金合金	铸造	N/A	N/A	N/A	N/A	N/A
钴铬合金（Co-28Cr-6Mo）	CAD/CAM、LS、铸造	830 ～ 1 010	～ 200	1 350 ～ 1 430	380 ～ 440	～ 8.3
CP-Ti（4 级）	CAD/CAM、LS、铸造	500	100	662	180 ～ 200	4.51
钛合金（5 级钛）	CAD/CAM、LS、铸造	950	110	860	270 ～ 320	4.43
氧化锆陶瓷（Y-TZP）	CAD/CAM	1 100 ～ 1 800	200	1 000	1 200	～ 6
PEEK	CAD/CAM	170	3 ～ 4	80	N/A	1.3
Bio-HPP	CAD/CAM	114	N/A	N/A	N/A	1.48
碳纤维（CFRC）	CAD/CAM	N/A	N/A	N/A	N/A	～ 1.8

（一）钴铬合金

钴铬合金在种植体支持式的上部修复应用中由来已久（图 13-9）。第一代的种植支持式上部修复就是使用铸造的钴铬合金杆搭载热固化的聚丙烯酸树脂饰面制作的。与金合金相比，其重量更轻，弹性模量高，强度更大。钴铬合金中钴含量为 55% ～ 65%，铬含量低于 30%，另含少量的钼、钛。用于钴铬合金的传统加工工艺是失蜡法铸造。钴铬合金的铸造温度为 1 300 ～ 1 400℃，其铸造收缩较大，而且延展性不足，不易于获得理想的被动就位与边缘密合。其由于硬度高，后期研磨和调改也困难，因此使用传统的铸造工艺加工时，往往需要采用分段铸造后焊接或者激光点焊等方式来保证精确被动就位，工艺步骤较烦琐。因此，随着技术的进步，其加工工艺逐渐切换成了 CAD/CAM 工艺与选择性激光熔融工艺，尤其是选择性激光熔融工艺，作为一种增材生产工艺，其在生产速度、生产成本、加工精度等均方面有较大的优势，是现在主流的钴铬合金加工工艺。不过钴铬合金耐腐蚀性较差，在口腔环境使用后会逐渐出现电化腐蚀，引起局部和全身的反应，甚至是超敏反应，因此其生物相容性方面一直有研究者表示质疑。为了解决这个缺陷，近年来有研究者尝试使用金合金基底焊接钴铬合金件来制作桥架，在体外试验表现出良好的机械性能，以及基底部分良好的抗腐蚀能力，既保持了较低的制作成本，又维持了其高强度，同时需要暴露在唾液环境中的金属部分也获得了与金合金相当的抗腐蚀能力。

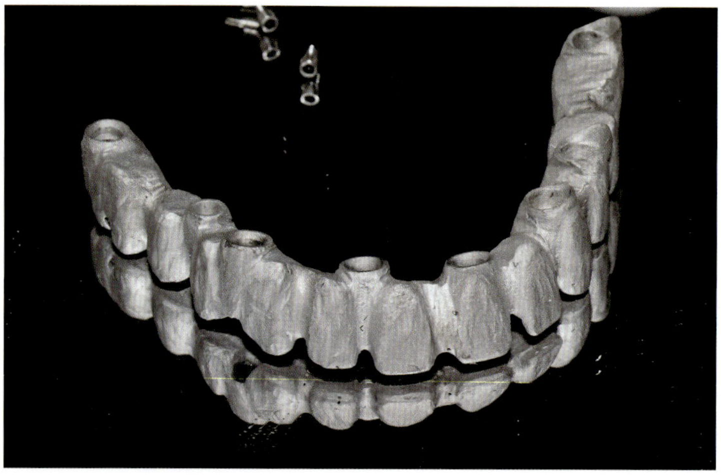

图 13-9　铸造钴铬合金桥架

（二）金合金

金合金曾经是无牙颌种植修复桥架的理想材料之一，是在钴铬合金之后作为种植上部修复体桥架的一种材料。并未有文献解释这种材料选择变化中的科学依据，据推测可能是由于瑞典等地的学者们在那段时间非常关注应用于口腔内的合金材料的“口内电流”效应促成的这种转变。用于制作无牙颌种植修复桥架的金合金主要是金铂钯合金、金钯合金等，其加工工艺均为铸造加工。金合金的耐腐蚀性强，具有较高的弹性模量、高刚性及硬度，同时具有一定的可延展性，有利于获得较好的边缘密合。使用这些金属材料来制作桥架的主要原因之一是其优良的机械性能，尤其是能维持高刚性。有研究表明，高刚性的桥架可以减少弯矩，而且硬质的材料能将应力更均匀地传导至基台和植体上，从而减少机械并发症的发生。但金合金桥架也有缺点，这些合金的抗挠强度较低，重量高，而且成本高昂，这促使研究者研发其他更低成本的材料作为替代，如钯银合金等。

（三）纯钛和钛合金

根据美国材料试验学会（American Society of Testing and Materials, ASTM）的标准，商业纯钛含有 99.5% 的钛和 0.5% 的其他元素，可分为四个等级，其区别主要在于钛金属的纯度与其中氧和铁的含量，氧与铁含量越高，分级数值也越高，其硬度也越大。而在这四级之外，如果向钛金属中添加其他元素如铝和钒，则材料硬度可以得到进一步提升，称为五级钛，从五级钛开始，即被称作钛合金。添加铝和钒的五级钛（Ti–6Al–4V）是目前牙科领域使用最为普遍的一种钛合金。

纯钛和钛合金是目前临床上最常用的修复体桥架材料之一，从 20 世纪 90 年代起，纯钛 / 钛合金作为金合金等其他金属合金的替代物，用于制作修复无牙颌患者的螺丝固位修复体桥架，到现在已经超过 30 年。大量的试验研究及临床研究结果表明，相较于其他金属，钛制桥架具有更好的机械性能（更高的刚性和抗挠强度，重量更轻），更高的生物相容性，高耐腐蚀性（与铂相当），以及低致敏性。而且，纯钛和钛合金作为修复体上部结构的桥架时，与种植体材料一致，减少了口内的金属材料种类，也避免了多种金属可能产生的微电流效应。由于钛金属的上述优点，纯钛和钛合金是制作种植固定修复体桥架的理想材料，现在已经取代了传统的铸造金属桥架，成为市面上最主流的桥架材料。

纯钛和钛合金熔点较高（约 1 672℃），其熔化需要特殊的步骤、设备及冷却流程，在高温下可与氢、氧、氮等多种气体元素发生反应，因此无法使用传统的失蜡法铸造，需要采用特殊方式，如离心铸造法或加压 / 真空铸造法等进行生产，而这些加工工艺设备成本高昂，生产较为复杂，因此现在已很少使用。

由于纯钛和钛合金铸造困难，研究者们发展了另外的生产工艺来制作桥架或牙冠基底，例如采用整块的钛金属进行机械加工等。最初用于生产钛金属桥架的工艺为激光焊接工艺，即用预成的钛基底和钛杆等部件，通过激光焊接来制成所需的桥架。随后，发展为激光焊接多段含基底的钛制部件。之后，采用先单独铸造分段的钛制部件再进行激光焊接的工艺制作桥架。由于激光焊接的能量非常精准可控，降低了钛桥架整体的热胀冷缩形变，因而可以达到非常精确的被动就位，减小边缘间隙。但在采用这种技术制作的桥架中，焊接点部位可以视为薄弱区，可能会在长期使用后导致机械并发症。20 世纪 90 年代，诺保科公司采用 CAD/CAM 工艺生产的 Procera® 钛桥架，通过先设计并产生最终需要生产的桥架的计算机数据，而后利用计算机数控机床铣削商业 2 级钛锭来制作一体成型的桥架，而后进行打磨抛光并在其外层制作低熔点瓷或树脂材料的人工牙及饰面部分。这种工艺生产出来的桥架为一个整体，具有很高的机械强度和刚性，而且由于没有经过铸造、焊接等工艺所必须的高温阶段，排除了金属的热胀冷缩效应和内部应力，因此其精度非常高，能实现精确被动就位（图 13–10）。这种工艺初期便能达到与传统的一段式铸造工艺与激光焊接工艺相似的精度，随着工艺发展，其精度提升后已经超过了另两种工艺的精度，也避免了激光焊接工艺中焊点成为应力薄弱点的问题，从而降低螺丝松动、桥架折裂等机械并发症的发生率。并且，由于其生产流程简单、成本降低，已逐渐成为钛桥架的主流生产工艺。CAD/CAM 生产工艺是基于减材法来制作，钛作为一种金属，同样也可以采用增材法工艺来制作，例如选择性激光熔融工艺或电子束熔融工艺，研究表明这些工艺生产的钛桥架精度完全能满足临床需求，部分方面甚至优于 CAD/CAM 工艺，有望在将来得到更多的应用。

纯钛和钛合金制作的桥架也有其不足之处。钛在 883℃时会经历晶体相的转变，由 α–六方晶相转变为 β–四方晶相，而这会影响其与陶瓷材料的结合，因此用于与钛桥架搭配使用的陶瓷材料烧结温度一般低于 800℃。而且由于钛合金与树脂材料的结合界面弱于其他金属桥架材料，当使用树脂饰面材料时，钛合金桥架比铸造金属桥架更易出现树脂饰面折裂等并发症。

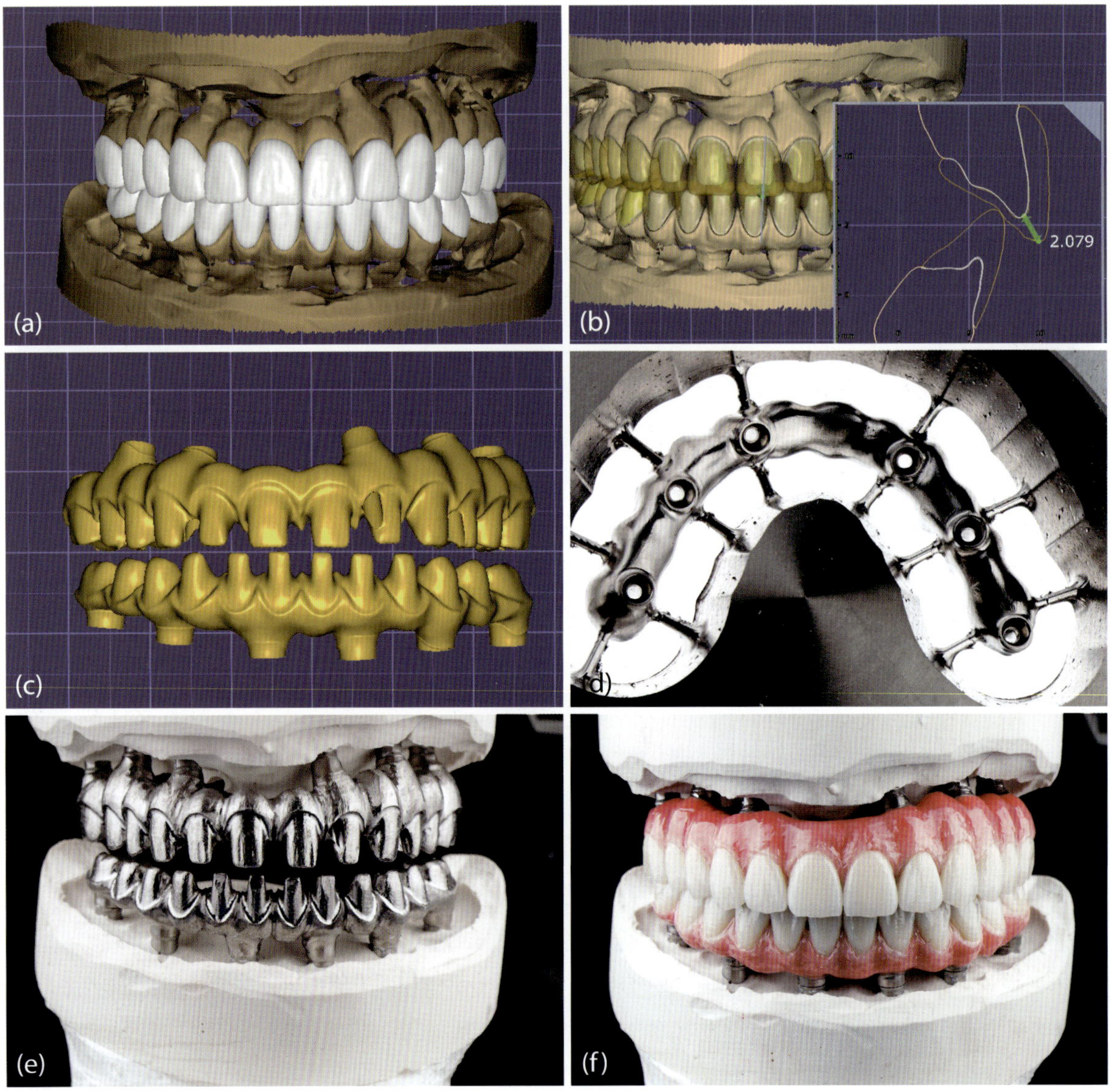

图 13-10 CAD/CAM 钛支架全瓷冠修复

（a）在 ExoCAD 软件中，根据患者的具体情况模拟排牙；（b）确定牙齿排列后，模拟回切预留瓷层厚度，设计桥架外形；（c）软件中设计好的桥架图像；（d）CAD 铣削中的钛桥架；（e）铣削得到的钛桥架成品；（f）添加氧化锆牙冠及粉色牙龈饰瓷后的修复体成品。

（四）陶瓷材料

陶瓷材料用于口腔修复已经有数十年的历史，以往主要用于制作人工牙冠等对美观和硬度要求较高的部件，用于制作种植固定修复体桥架时，由于陶瓷材料本身缺乏弹性的物理特点，需要保证非常精确的被动就位，否则极易发生崩裂，因此，只能使用 CAD/CAM 工艺来进行加工。目前可采用切削工艺成型的陶瓷材料有长石基陶瓷、二硅酸锂基陶瓷和氧化锆陶瓷等，其中只有氧化锆陶瓷的强度与韧性满足种植固定修复桥架的制作。

氧化锆陶瓷是一种致密的、单晶相的各向同性的材料，其导热性差，抗腐蚀性好，在X线影像中显影良好，具有高强度、高弹性模量、高断裂韧性以及良好的生物相容性。由于是非金属材料，因此也不存在口内微电流、离子释放等问题。从20世纪90年代起，氧化锆陶瓷就开始在口腔领域中应用，随着与CAD/CAM生产工艺的结合，应用也越来越广泛。它作为牙冠修复材料的成功，人们逐渐开始扩大其使用范围用于制作种植修复的基台、桥架等。氧化锆用于制作种植上部修复桥架的最大优点在于其优异的美学表现，由于陶瓷材料在这方面的天然优势，其美学效果远优于金属桥架。随着氧化锆材料的不断发展，其各项物理性能也得到了增强，足以满足修复体桥架的需求。

氧化锆陶瓷桥架的铣削加工方式有两种类型：一种是对完全烧结的瓷块进行铣削；另一种是切削部分烧结的氧化锆，当修复体的最终外形加工完成后再进行烧结使其致密化。市场上采用第一种加工方式的产品包括DC Zirkon（DCS Dental AG, Allschwil, Switzerland）, Denzir（Decim AB, Skellefteå, Sweden）等系统，这种加工方式是将瓷块直接铣削至所需的尺寸和形态，精度更高，但由于完全烧结的氧化锆陶瓷硬度很高，难以铣削，其铣削流程较长，且切削后会一定程度影响其力学性能，或导致桥架出现微裂，因此应用范围不广。采用第二种加工方式的产品包括Cercon (Dentsply Friadent, Mannheim, Germany), LAVA (3M ESPE, Seefeld, Germany), Procera (Nobel Biocare, Gothenburg, Sweden), Etkon (Straumann, Basel, Switzerland), Cerec (Sirona, Bensheim, Germany), IPS e.max ZirCAD, (Ivoclar Vivadent, Schaan, Liechtenstein), Vita InCeram YZ Cubes (Vita Zahnfabrik, Bad Säckingen, Germany)等，这种加工方式的铣削难度低，但二次烧结的过程会有15%～20%的收缩率，且并非各向同性收缩，生产中需要有精确的收缩率参数。不同材料的参数经过大量的试验可以得到确认，因此二次烧结的收缩并未成为生产障碍，目前加工厂更青睐第二种加工方式。

使用氧化锆陶瓷生产无牙颌种植固定修复上部结构有两种设计：一种是将氧化锆陶瓷桥架与人工牙两部分单独生产，而后在临床粘接固定，这种方式称为瓷饰面氧化锆陶瓷修复体；另一种是将一体切削包括氧化锆桥架与人工牙大部分，仅在非功能面（如磨牙的颊面）辅以长石质饰瓷，这种方式称为不含功能饰面的一体切削式氧化锆陶瓷修复体（图13-11）。临床研究结果表明，由于氧化锆基底与饰瓷界面结合的弱点，因此前者更容易发生崩瓷等机械并发症，后者出现机械并发症的概率低。

临床最常用的氧化锆陶瓷Y-TZP是以二氧化锆（ZrO_2）为主要成分的生物惰性陶瓷材料，添加氧化钇（Y_2O_3）加强（含量3～5 mol%），其抗弯曲强度可达900～1 200 MPa，断裂韧性9～10 MPa/m^2，弹性模量可达210 GPa，最终烧结温度为1 500℃，烧结完成后其长期稳定性好，可以制成较长跨度的种植固定修复体桥架。

氧化锆陶瓷材料的主要劣势在于其重量较高，尤其用于下半口无牙颌修复体时，其重量的增加难以忽视。其次，氧化锆陶瓷烧结后其桥架进行调改、抛光均非常困难，一旦需要调改就只能重新制作。另外，全瓷桥架还可能出现基底脱粘接、整体断裂等并发症，仍需要在未来不断改进。

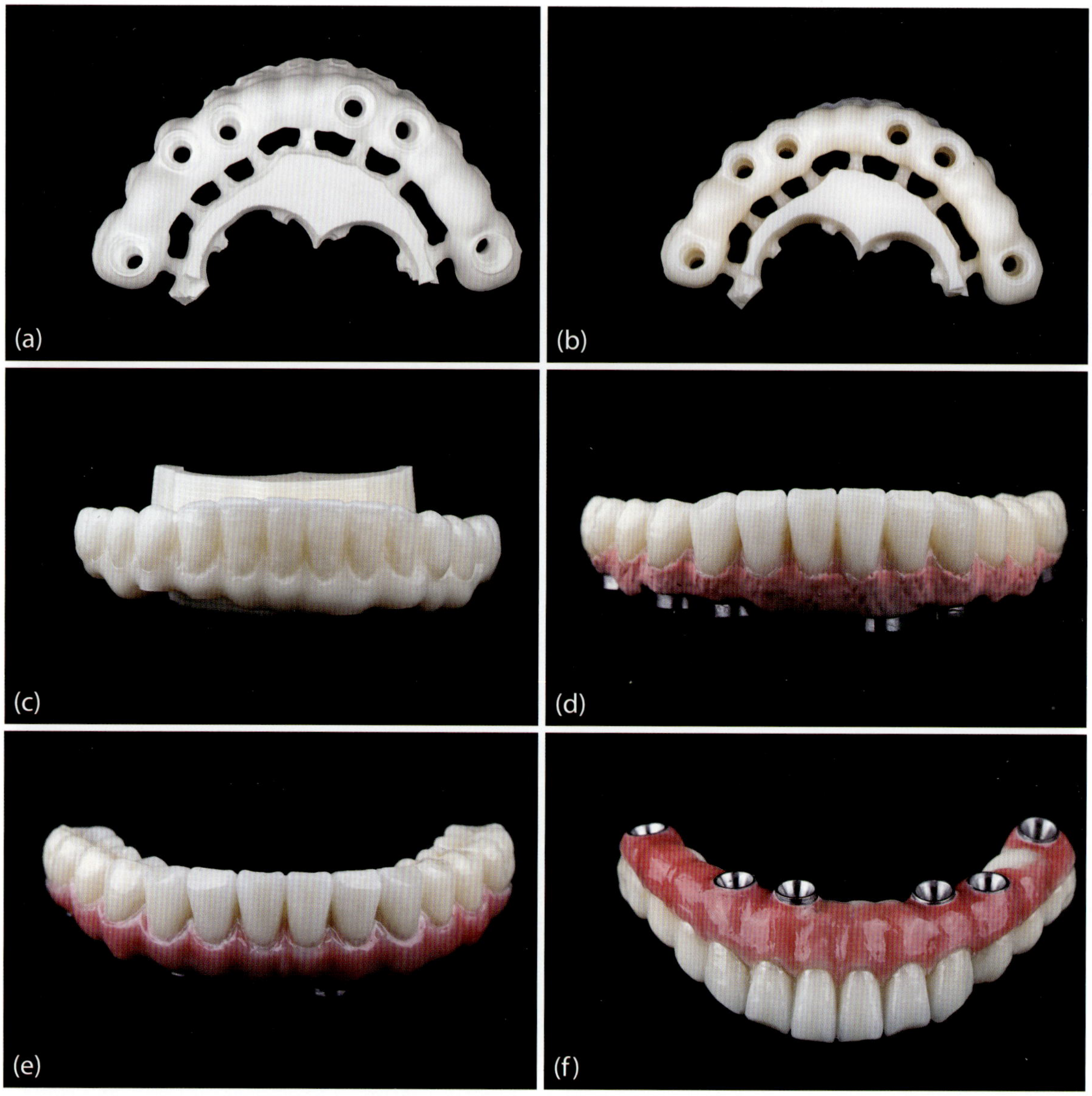

图 13-11　一体切削式氧化锆上部修复生成过程

（a）对部分烧结的氧化锆瓷块进行一体式铣削；（b～c）二次烧结后的氧化锆桥架，注意其质地的改变；（d）添加牙冠的釉质饰瓷和牙龈部分的粉色饰瓷；（e）完成后的最终修复体；（f）最终修复体组织面，其与螺丝固位基台连接的基底部分仍为钛基底。

（五）复合树脂材料

复合树脂材料用于制作修复体桥架，最初主要是考虑其较低的成本与较快的生产周期。这类材料种类繁多，既包括聚甲基聚丙烯酸树脂（polymethyl methacrylate, PMMA），双酚 A-甲基丙烯酸缩水甘油树脂（Bis-GMA）等长期用于口腔义齿制作的传统树脂材料，也包括聚醚醚酮（polyetheretherketone, PEEK）、碳纤维复合树脂等近年逐渐引入口腔修复领域的新型树脂材料。

传统树脂材料的机械强度不足，常用于椅旁制作种植体支持的临时修复体，一般不作为最终修复体使用。近年来，随着材料科学的发展，通过添加无机填料（如二氧化硅颗粒、玻璃纤维、碳纤维）、改良配方等方式，一些复合树脂如 PEEK、碳纤维等的机械强度得到较大的提升，其硬度、刚性均逐渐提升到与金属材料相仿的程度，从而逐渐应用于制作最终修复体的桥架材料。

PEEK 是一种多芳族半结晶热塑性聚合物，具有良好的可塑性和极佳的生物相容性，同时具有一定的机械强度，被广泛应用于生物医学领域。近年来，其在种植修复领域的应用也越来越显示出优势。PEEK 具有重量轻、弹性好、生物相容性极佳、抗菌斑附着、对 CT 及 MRI 均无成像干扰、适合计算机数控切削工艺加工等优点，是一种很有前景的桥架材料。虽然其本身强度与金属和陶瓷相比尚有不足，直接用于制作种植修复体易发生折裂和磨损，但其可以通过添加不同的无机填料来强化其机械性能。例如，PEEK 本身的弹性模量为 3.6 GPa，在添加碳纤维增强后，其弹性模量可达到 18 GPa，与骨皮质弹性模量（15 GPa）较为相似。在加入氧化锆纳米颗粒后，其耐磨性能也得到了大幅提升。在向 PEEK 材料中添加陶瓷颗粒进行改良后的 Bio-HPP 材料，其疲劳强度可达 1 200 N，足够作为无牙颌种植固定修复体的桥架材料来使用（图 13-12）。得益于材料良好的弹性，PEEK 制作的修复体桥架发生饰面折裂、应力集中导致种植体颈部折裂、减轻对颌牙的负荷等方面均表现出优于金属材料，而其重量大大轻于金属与陶瓷材料，长期佩戴时患者感觉更加舒适。

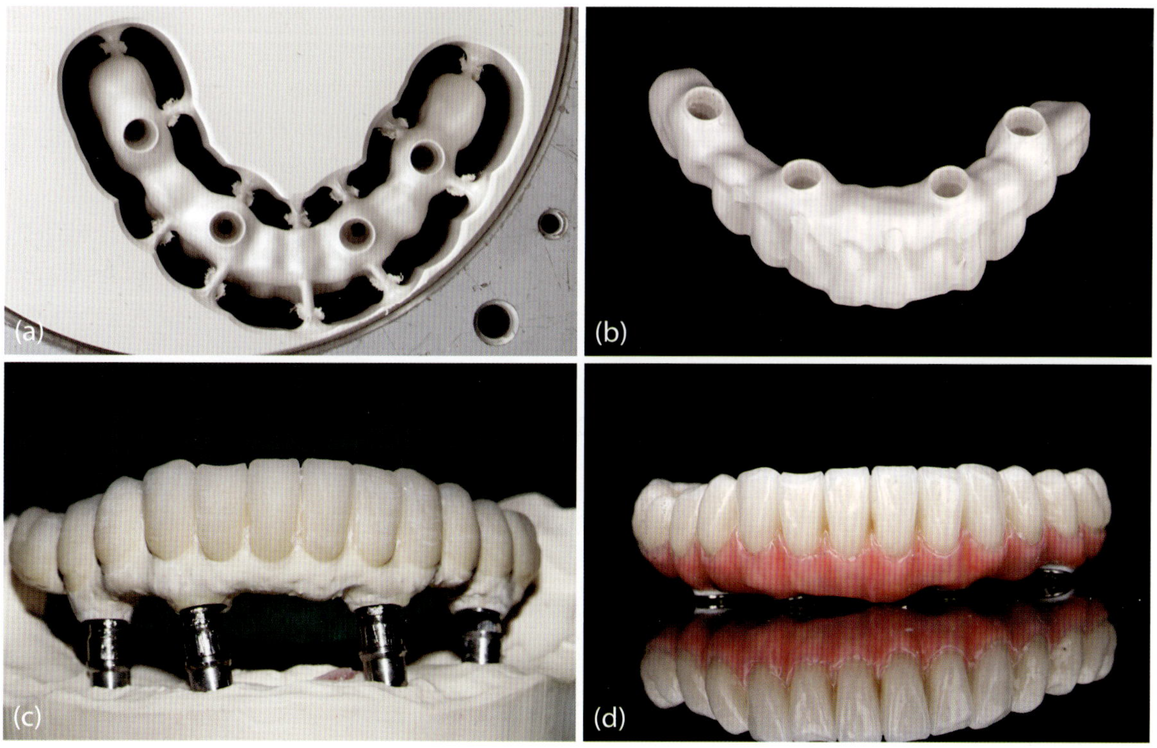

图 13-12 Bio-HPP 桥架

（a）铣削中的 Bio-HPP 桥架；（b）铣削完成的 Bio-HPP 桥架成品；（c）在桥架上添加饰瓷，并安装与螺丝固位基台连接部分的钛基底；（d）完成牙冠与牙龈饰瓷后的修复体。

碳纤维材料也是一种新近用于桥架制作的材料。碳纤维自身的物理特性并不适合制作桥架，通常用于制作桥架的碳纤维材料由碳纤维与复合树脂基质组成，称为碳纤维加强的复合树脂（carbon fiber reinforced composites, CFRC），其物理性能不仅取决于碳纤维的含量，也取决于碳纤维的排列方向。近年来随着复合材料研究的深入，用于口腔修复的碳纤维材料物理性能也得到了进一步加强，碳纤维材料能提供与传统金属桥架相当的硬度、刚性和生物相容性，现在也成为桥架材料的可选项之一。如 Dream Frame 碳纤维材料（DEI Italia），由多向排列的碳纤维网络包埋于环氧树脂中构成，将其制成 3 ～ 4 mm 直径的杆，其弯曲强度可达 408 ～ 500 MPa，弹性模量可达 57 ～ 66 GPa，与金合金相仿，足以用于制作修复体桥架。目前碳纤维桥架的临床应用并不广泛，在少量的临床研究中，碳纤维桥架在种植体失败率、种植体周骨吸收等方面优于传统的金属桥架，但仍缺乏大规模及长期的临床数据支持。

二、人工牙与饰面材料的选择

无牙颌种植固定修复体除了作为基底部分的桥架之外，其上方通常搭载人工牙来恢复牙齿外形及功能，不仅如此，在许多情况下还需要添加粉红色饰面材料来恢复牙龈软组织的外形。在某些特殊情况下，如磨牙修复距离及空间较小时，在这些区域可能出现缺乏饰面的金属咬合面或金属牙，这些部分与桥架为一体式设计。而全瓷材料的桥架近年来亦有新的加工工艺，采用整块的氧化锆一体切削成型，加工为一体式的桥架与人工牙，仅在少数非功能区域，附加额外的陶瓷饰面，这种结构可能具有更好的性能，避免崩瓷等机械并发症。

（一）陶瓷材料

由于其优异的机械强度和美观性能，陶瓷材料是目前临床上用于制作无牙颌种植固定修复体人工牙和饰面的主流材料。

目前用于制作无牙颌种植固定修复体的人工牙的陶瓷材料主要有氧化锆陶瓷、二硅酸锂基陶瓷等，前者在机械强度方面更有优势，后者在美观方面更有优势。作为桥架搭载的人工牙，与常规种植修复冠并无区别，在此不另行赘述。采用钛金属桥架搭载单套全瓷冠是笔者推荐的方式（图 13-13,a,b），其机械强度、美观度表现都很好，而且后期即便出现牙冠崩瓷等并发症时，也不需要拆卸整个修复体，可以佩戴临时冠，同时取模制作新的牙冠，患者不会出现缺牙期。如果门诊有椅旁牙冠生产设备，甚至可以在一次复诊中解决问题。

同时，陶瓷材料也是粉色牙龈饰面的材料选项之一（图 13-13,c）。考虑到机械性能，目前用于制作粉色牙龈饰面的陶瓷材料主要是氧化锆陶瓷。作为饰面材料使用时，氧化锆陶瓷具有硬度高、耐腐蚀性强、耐磨损性能好、表面光滑易于清洁、长期使用不易变色等多种优点，因此得到临床医生与患者的共同青睐。但陶瓷的延展性差，脆性大，在长期的使用中可能发生崩瓷，造成美学和机械并发症。陶瓷材料的牙龈饰面发生崩瓷后，无法在口内进行修补，需要拆除整副桥架返厂维修，步骤非常烦琐，成本也较高。不仅如此，二氧化锆陶瓷材料重量较重，当修复距离增高时，修复体整体重量增加会非常明显，患者长期佩戴负担较大。此外，陶瓷材料制作的人工牙，刚性一方面有利于咀嚼效能的提升，另一方面却缺乏对咬合力的缓冲，从而增加对颌牙的负担以及骨 - 种植体界面的应力。

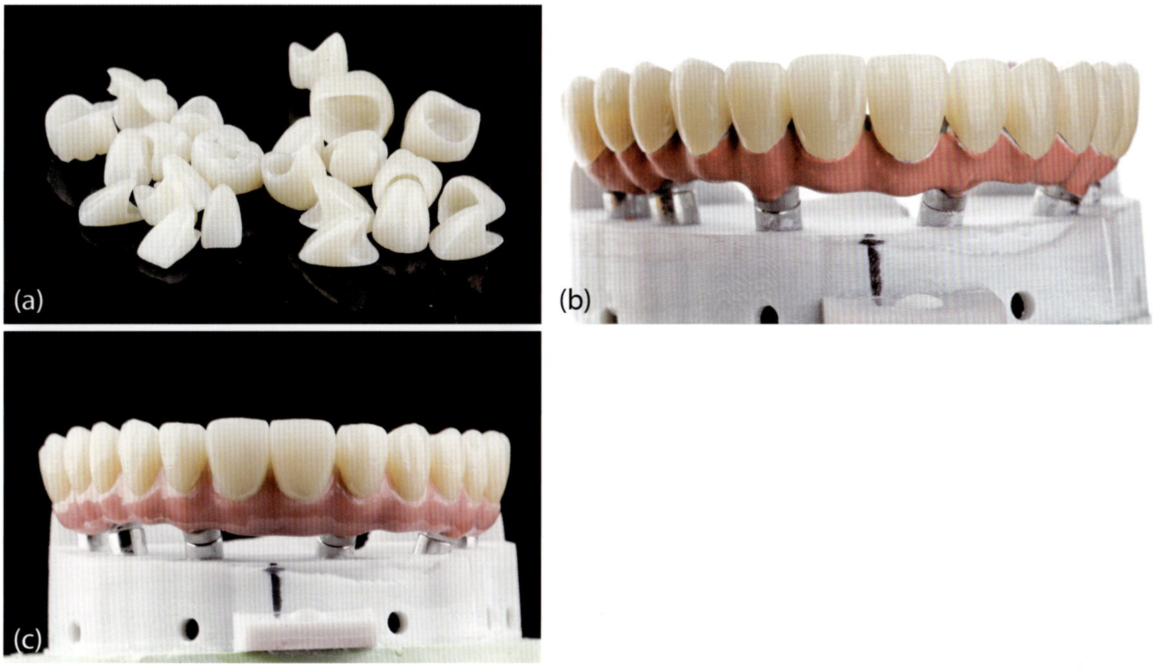

图 13-13 陶瓷材料

（a）氧化锆冠；（b）氧化锆冠安装在钛桥架上；（c）完成树脂牙龈瓷制作。

（二）聚丙烯树脂材料

用于制作人工牙及饰面的复合树脂材料主要有 PMMA、Bis-GMA 等传统的树脂材料。较新的一些材料如 PEEK 与碳纤维树脂等，由于色泽和耐磨度等原因，暂时不适宜用于人工牙与饰面的制作，但随着材料技术的发展，经过加强之后的新型树脂材料也在不断被尝试用于人工牙与饰面。

PMMA 在口腔修复中的使用由来已久，其在 1843 年被首次合成，1937 年就被用于制作义齿基托。由于其价格便宜，生物相容性好，密度低，美观效果较好，易于操作与塑形，机械性能可接受，常用于制作人工牙、义齿基托和临时冠等，此外还可用于制作正畸保持器、咬合板、代型等，应用场景极多。在临床使用中，聚甲基丙烯酸甲酯常以粉液系统的形式出现，其中粉剂常由聚甲基丙烯酸甲酯的透明聚合物组成，其中可添加尼龙、丙烯酸合成纤维等加强其物理性能，或添加染料来满足一定的美观需求，模拟牙龈和口腔黏膜的色泽；液体成分为甲基丙烯酸甲酯单体和少量交联剂及抑制剂组成。当然，由于其物理性质和机械特性，PMMA 并非一种理想的材料。例如，由于具有吸水的性质，随着口内使用时间延长，其机械性能会降低，最终导致折裂。随着材料科学的发展，研究者对聚甲基丙烯酸甲酯进行各种理化改性，向其中添加多种纤维、纳米颗粒、纳米管等，以增强其压缩强度、弯曲强度、导热性等物理性能，使其用途更加广泛。

PMMA 成品树脂人工牙临床上常用于可摘义齿、种植覆盖义齿和金属 - 树脂种植固定修复体。这种人工牙重量轻，具有弹性，搭配刚性较大的金属桥架时，能降低全口修复体的整体重量，为修复体提供减震吸能、缓冲咬合力的作用。人工牙的减震加上桥架的刚性，能够将应力均匀地传导至种植体上，降低骨－种植体界面的应力，至今仍有许多学者认为是需要控制咬合负荷时的最佳选择。如当缺牙间隙船龈距离过大，种植体数量、位置分布和型号选择不理想时，此时若使用全瓷人工牙及饰面会增加修复体重量、增加修复体刚性导致应力集中，而使用金属－树脂修复体则可以减少修复体重量、尽可能减少种植体的负担。成品树脂人工牙的缺点是易磨耗、易着色、易从金属桥架上崩脱等，其长期使用有较大概率出现美学和机械并发症，但鉴于其修补简单，成本较低，因此临床上仍比较常用。

使用成品树脂人工牙时，搭配的牙龈饰面材料一般为添加染色剂的粉色 PMMA 树脂（图 13–14）。事实上，即使是使用陶瓷的人工牙，也可以选用 PMMA 来制作牙龈部分的饰面。PMMA 制作的粉色牙龈饰面具有较好的生物相容性，充足的弹性和良好的美观效果。与陶瓷的牙龈饰面相比，其优点主要是后期维修的简便性，可在口内进行修补。其缺点主要有表面易磨损，易着色，磨损后的表面变得粗糙，容易集聚菌斑，使患者难以维持修复体清洁，从而导致菌斑相关的种植体周围黏膜或骨的炎症。另外，由于 PMMA 具有吸水性，长期口腔环境使用后，其机械强度会明显下降，导致修复体折裂。

近年来，PEEK 也开始作为人工牙和饰面的材料使用，在缓冲咬合力、降低应力方面有较好的表现，但其机械强度和耐磨性不足，长时间使用后会出现人工牙的折裂和磨损。新出现的填料增强 PEEK 具有更好的机械性能，但其长期使用目前仍缺乏足够的长期观察数据支持。

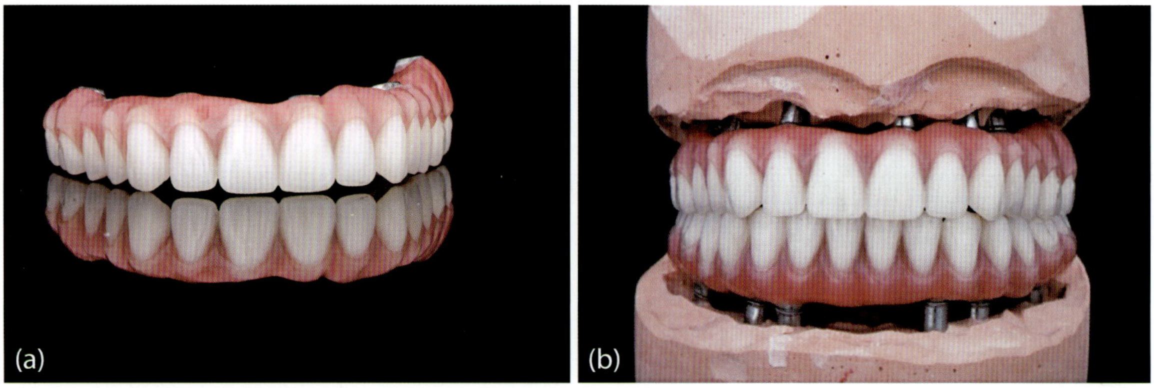

图 13–14 聚丙烯树脂材料

（a）钛金属桥架搭载聚丙烯酸饰面及人工牙；（b）上下咬合建立。

（三）烤塑材料

烤塑材料又称为聚合瓷，是一种高分子树脂聚合物基质的复合陶瓷材料，常用于种植修复体的制作。这种材料一般由三部分组成：高分子聚合物基质、无机填料和偶联剂。其中高分子聚合物基质主要有 PMMA、Bis–GMA 等；无机填料则主要有玻璃类、陶瓷类、玻璃陶瓷类等，这些填料一般以纳米颗粒的形式存在，在材料中重量比应大于 50%。表 13–6 列出了市面上常见的烤塑材料。

表 13-4 常用的烤塑材料对比

材料	生产商	基质组成	Wt	填料组成	Wt
Ceramage	Shofu	Bis-GMA, UDMA, TEGDMA	27%	硅酸锆陶瓷颗粒	73%
Lava Ultimate	3M ESPE	Bis-GMA, UDMA, PEGDMA, bis-EMA	20%	20 nm SiO_2 颗粒、4 ~ 11 nm ZrO_2 颗粒、ZrO_2- SiO_2 纳米团	80%
Enamic	Vita	UDMA, TEGDMA	14%	58% ~ 63% SiO_2, 20% ~ 23% Al_2O_3, 9% ~ 11% Na_2O, 4% ~ 6% K_2O, 0.5% ~ 2% B_2O_3, <1% ZrO_2 与 CaO）	86%
MZ100 block	3M ESPE	Bis-GMA, TEGDMA	—	超细 ZrO_2- SiO_2 颗粒（0.6 μm）	85%
Shofu block HC	Shofu	UDMA, TEGDMA	—	SiO_2 微颗粒	>60%

注：UDMA，聚氨酯二甲基丙烯酸酯；TEGDMA，三乙二醇二甲基丙烯酸酯；Bis-GMA，双酚 A 甲基丙烯酸缩水甘油酯；PEGDMA，聚乙二醇二甲基丙烯酸酯。

烤塑材料是一种介于瓷与树脂之间的材料，其力学性能介于树脂与陶瓷之间（图 13-15）。其优点主要为具有弹性，能吸收应力，防止种植体出现应力过载，美学效果良好，易于口内修补等，至今仍是许多医生青睐的人工牙和饰面材料。但其弹性模量低，耐磨性差，具有吸水性和膨胀性，易腐蚀变色，长期力学及美学效果欠佳，限制了其应用空间。在临床应用中，烤塑材料常作为磨牙的咬合面中部、人工牙轴面等受力较小的区域，配合受力较大的金属咬合面边缘来使用，以获得美观与功能的平衡。

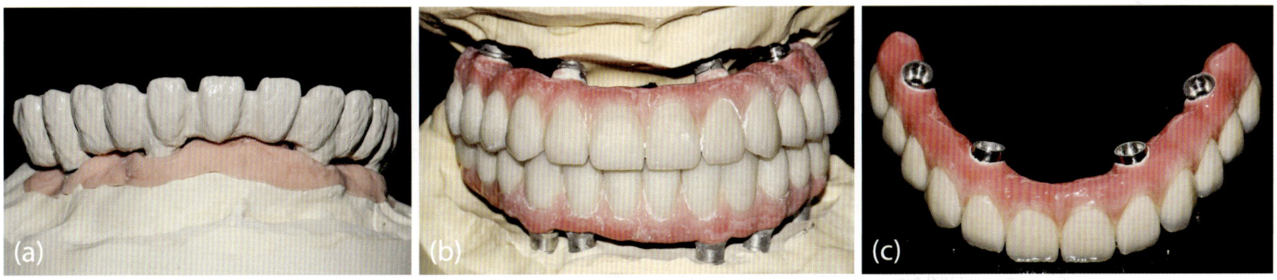

图 13-15 烤塑材料

（a）钛桥架表面涂布遮色树脂；（b）分层堆筑聚合树脂，包括牙体与牙龈部分的聚合树脂；（c）完成堆筑后抛光上釉。

第四节

无牙颌种植固定义齿修复方式的选择

经过数十年的研究与实践，无牙颌种植固定修复技术取得了长足的进展，从 Brånemark 的无牙颌种植桥修复，到 Maló "All-on-4" 概念的提出和发展，现在临床医生对无牙颌种植修复方案的选择已经可以从充足的临床研究中得到足够的循证依据。材料和工艺的发展，可以称得上是日新月异。随着新材料、新工艺不断地引入，修复体的设计、材料的选择等也在不断变化，正因为选项与变化如此之多，许多材料仍然缺乏充分的临床证据和足够长时间的检验。对临床医生来说，他们可能并不会密切关注材料方面的最新证据，因而其对材料的选择可能更依赖自身与加工厂方面的经验，这就可能会造成不同的医生、技师对材料的理解和选择各有不同，同时又缺乏足够的证据来进行比较。因此，在此介绍基于循证与自身经验在修复体材料选择方面的考量。

一、含桥架或不含桥架的选择

从 Brånemark 最初应用于无牙颌患者的全牙弓 Novum 固定修复体开始，全牙弓种植修复体的主要形式即为使用刚性桥架连接种植体的螺丝固位修复体。而螺丝固位这种固位形式最初即用于无牙颌患者的全牙弓种植体修复，之后逐渐用于单颗或多颗缺失牙的种植固定修复。直至今日，在选择无牙颌修复体的固位方式方面，使用螺丝固位是毫无疑问的主流。当然，在骨及软组织条件充足、咬合间距也合适的情况下，也有部分无牙颌修复会采用粘接固位，这种方式更为经济，因为复合基台与桥架等结构与粘接固位基台之间的成本有一定差距，代价则是后期的维护不便等问题。Sailer 等人在 2012 年发表的系统综述提示，相较于螺丝固位，粘接固位的全牙弓种植修复出现更高的种植体失败率。

因此在修复体结构方面，优先倾向于使用复合基台的含桥架螺丝固位修复体。

二、钛桥架或全瓷桥架的选择

从 Nobel 公司销售 Procera® 种植桥开始，切削钛桥架应用于无牙颌修复已有二十余年的历史，Jemt 等人在 2009 年对钛切削桥架在无牙颌修复中的使用进行了 10 年的回顾性研究，其结果促进了之后钛桥架在无牙颌修复中的普及。钛桥架优异的机械性能在随后的 10 余年得到了许多临床研究的支持，逐渐取代了先前主流的金合金桥架。现在，钛切削桥架已经是无牙颌种植固定修复体桥架的主流选择（图 13-16,a）。

近年来，随着二氧化锆陶瓷的物理性能提升、加工工艺的成熟与普及，二氧化锆陶瓷也越来越频繁地出现在桥架的材料选项中。由于其优良的美学性能，二氧化锆陶瓷桥架得到了许多加工厂和临床医生的推崇（图 13-16,b）。

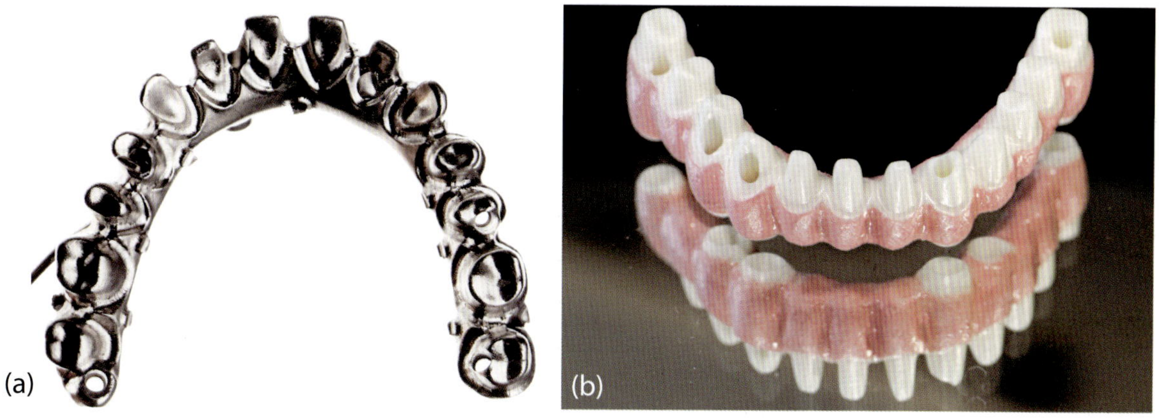

图 13-16 钛桥架和全瓷桥架的对比

（a）纯钛桥架；（b）氧化锆桥架。

由于桥架结构的修复体其本身对于被动就位与边缘密合的要求非常高，不论采用钛金属还是二氧化锆陶瓷，都必须保证足够的取模及生产精度，两者的主流加工工艺都是计算机辅助设计和数字化机床铣削。因此，就生产复杂程度和对精度的要求而言，二氧化锆陶瓷与钛或钛合金并没有明显差距。

在物理性能方面，二氧化锆陶瓷具有比钛合金更高的刚性，但其韧性则不如后者，而在硬度、抗挠强度等方面，二氧化锆陶瓷则更有优势。Carames 等人对二氧化锆陶瓷桥架进行的回顾性队列研究表明，二氧化锆桥架的机械并发症发生率较高，主要表现为崩瓷，但相对钛桥架来说，其并发症发生率提高的幅度并不太大，因此在临床上仍是可以接受的。二氧化锆陶瓷的主要问题在于其密度。二氧化锆的密度明显大于纯钛及钛合金，在单冠或局部修复体中，两种材料造成的重量差并不大，因此这一劣势并不明显。当制作体积较大的无牙颌修复体时，其重量差异会相当明显，尤其是当咬合间距变大时，桥架的体积差增大，增加的重量会愈发明显。对于许多患者来说，这种重量的增加会影响其长期的使用体验。由于密度是材料的固有属性，不会随着材料的宏观结构改变而变化，因此二氧化锆陶瓷在这方面的问题几乎无法改变。

综上所述，更推荐使用钛桥架的修复体，尤其是当修复体整体体积较大，又位于下颌时，这种情况下使用钛桥架修复体更为合理。在殆龈距离较小，修复体体积不大，且位于上颌，有更高的美学需求时，二氧化锆陶瓷桥架的修复体则有不可替代的优势。而诸如碳纤维、PEEK 和 Bio-HPP 等新材料，由于其在临床中应用时日尚短，物理性能方面通常在某方面有明显的短板，适用性因此受到限制，目前并不普及。只有当出现非常适合其使用的情况时才会谨慎采用。

三、树脂饰面或全锆饰面的选择

这里所讨论的饰面包括人工牙与牙龈饰瓷。在饰面材料的选择上，目前临床上的两大类选择是树脂材料与陶瓷材料。在陶瓷材料中，二氧化锆陶瓷经过多年的改良后，其物理性能与生物相容性明显优于金属烤瓷、玻璃陶瓷、长石瓷等其他陶瓷材料；美学性能也逐渐提升到能与玻璃陶瓷、长石瓷等传统的美学陶瓷差距较小的水平，尤其是近年来已有粉红色的二氧化锆陶瓷面市，可以充当牙龈饰面材料，全二氧化锆陶瓷修复体也已在临床中使用。所以，饰面材料选择陶瓷时，二氧化锆陶瓷是当然之选。

聚丙烯酸树脂材料的使用则更为历史悠久，虽然其物理性能和在使用条件下的长期稳定性不如二氧化锆陶瓷，但由于其密度低、缓冲能力强、成本低廉、易于维修等诸多优势，现在仍然是临床中饰面材料的主要选择之一（图 13–17）。部分学者和临床医生认为，当患者的双颌都是种植修复体时，由于上下颌的修复体系统均具有很高的刚性，在咀嚼时，其咬合力在两侧都是刚性系统，咀嚼力会无缓冲地对颞下颌关节和种植体造成冲击，导致种植体局部的应力集中和颞下颌关节负荷过大等相关问题。许多三维有限元的研究也支持这种直观的经验性认知。因此，有一些学者和医生推荐在这种病例中的单颌或双颌使用聚丙烯酸树脂修复饰面，用以在刚性系统中加入一些缓冲，避免出现上述相关问题。

目前尚无有力的临床证据表明，在双颌都为种植修复体时，都使用钛金属桥架搭载二氧化锆陶瓷饰面会导致更高的颞下颌关节疾病发病率，或明显降低种植体的存留率。相反，由于二氧化锆陶瓷的强度明显高于聚丙烯酸树脂材料，在修复体破损、折裂等机械并发症发生率方面反而更低（图 13–17,b）。因此，颞下颌关节本身能够承受较大的负荷，其出现紊乱或其他疾病更可能是由于咬合设计导致，而非单纯的刚性传导的咬合力冲击引起。因此在保证咬合设计合理的前提下，修复体的刚性并不会导致颞下颌关节疾病的发生。在种植体方面，刚性的修复体系统一方面会传导更多的应力，另一方面也会让应力更为均匀地分布在整个系统中，因此也不会必然导致种植体的存留率降低。

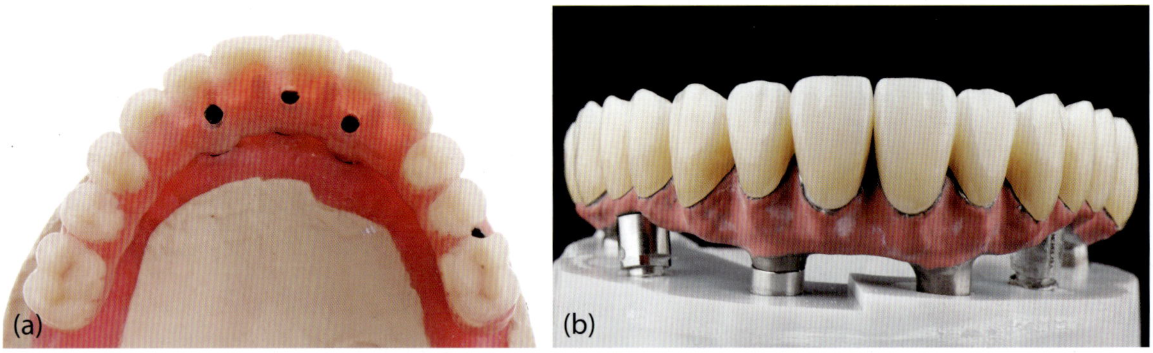

图 13–17 树脂饰面和全瓷饰面的对比

（a）树脂饰面;（b）全瓷饰面。

综上所述，在饰面材料的选择上，不论是单颌修复还是双颌修复，均推荐使用二氧化锆陶瓷材料。

参考文献

[1] WITTNEBEN JG, MILLEN C, BRÄGGER U. Clinical performance of screw- versus cement-retained fixed implant-supported reconstructions--a systematic review[J]. Int J Oral Maxillofac Implants, 2014, 29 Suppl:84-98.
[2] MILLEN C, BRÄGGER U, WITTNEBEN JG. Influence of prosthesis type and retention mechanism on complications with fixed implant-supported prostheses: a systematic review applying multivariate analyses[J]. Int J Oral Maxillofac Implants, 2015, 30:110-124.
[3] ELSAYED A, WILLE S, AL-AKHALI M, et al. Comparison of fracture strength and failure mode of different ceramic implant abutments[J]. J Prosthet Dent, 2017, 117:499-506.
[4] YILMAZ B, SALAITA LG, SEIDT JD, et al. Load to failure of different zirconia abutments for an internal hexagon implant[J]. J Prosthet Dent, 2015, 114:373-377.
[5] THOBITY AM. Titanium Base Abutments in Implant Prosthodontics: A Literature Review[J]. Eur J Dent, 2022, 16:49-55.
[6] NOUH I. Mechanical behavior of posterior all-ceramic hybrid-abutment-crowns versus hybrid-abutments with separate crowns-A laboratory study[J]. Clin Oral Implants Res, 2019, 30:90-98.
[7] BENAKATTI V, SAJJANAR JA, ACHARYA AR. Dental Implant Abutments and Their Selection - A Review[J]. J Evol Med Dent Sci, 2021, 10:3053-3059.
[8] PJETURSSON BE. A systematic review of the survival and complication rates of zirconia-ceramic and metal-ceramic single crowns[J]. Clin Oral Implants Res, 2018, 29 (16):199-214.
[9] SAILER I. A systematic review of the survival and complication rates of zirconia-ceramic and metal-ceramic multiple-unit fixed dental prostheses[J]. Clin Oral Implants Res, 2018, 29 (16):184-198.
[10] ZARONE F, DI MAURO MI, AUSIELLO P, et al. Current status on lithium disilicate and zirconia: a narrative review[J]. BMC Oral Health, 2019, 19:134.
[11] LIEN W. Microstructural evolution and physical behavior of a lithium disilicate glass-ceramic[J]. Dent Mater, 2015, 31:928-940.
[12] AL MANSOUR F. The effect of spark plasma sintering on lithium disilicate glass-ceramics[J]. Dent Mater, 2015, 31:226-235.
[13] AKÇIN ET, GÜNCÜ MB, AKTAŞ G, et al. Effect of manufacturing techniques on the marginal and internal fit of cobalt-chromium implant-supported multiunit frameworks[J]. J Prosthet Dent, 2018, 120:715-720.
[14] REVILLA-LEÓN M, CEBALLOS L, ÖZCAN M. Implant Prosthodontic Discrepancy of Complete-arch Co-Cr Implant Frameworks Manufactured Through Selective Laser Melting Additive Manufacturing Technology Using a Coordinate Measuring Machine[J]. Int J Oral Maxillofac Implants, 2019, 34:698-707.
[15] YOSHINARI M, UZAWA S, KOMIYAMA Y. Hybrid framework with cobalt-chromium alloy and gold cylinder for implant superstructure: Bond strength and corrosion resistance[J]. J Prosthodont Res, 2016, 60:274-281.
[16] TEIGEN K, JOKSTAD A. Dental implant suprastructures using cobalt-chromium alloy compared with gold alloy framework veneered with ceramic or acrylic resin: a retrospective cohort study up to 18 years[J]. Clin Oral Implants Res, 2012, 23:853-860.
[17] REVILLA-LEÓN M, CEBALLOS L, MARTÍNEZ-KLEMM I, et al. Discrepancy of complete-arch titanium frameworks manufactured using selective laser melting and electron beam melting additive manufacturing technologies[J]. J Prosthet Dent, 2018, 120:942-947.
[18] MANICONE PF, ROSSI P, RAFFAELLI L. An overview of zirconia ceramics: basic properties and clinical applications[J]. J Dent, 2007, 35:819-826.
[19] CARAMÊS J. Full-arch implant-supported rehabilitations: A prospective study comparing porcelain-veneered zirconia frameworks to monolithic zirconia[J]. Clin Oral Implants Res, 2019, 30:68-78.
[20] MENINI M. Biological and mechanical characterization of carbon fiber frameworks for dental implant applications[J]. Mater Sci Eng C Mater Biol Appl, 2017, 70:646-655.
[21] CASTORINA G. Carbon-Fiber Framework for Full-Arch Implant-Supported Fixed Dental Prostheses Supporting Resin-Based Composite and Lithium Disilicate Ceramic Crowns: Case Report and Description of Features[J]. Int J Periodontics Restorative Dent, 2019, 39:175-184.
[22] BLANCH, ARIA S, MARTÍNEZ A. Behavior of polyether-ether-ketone (PEEK) in prostheses on dental implants. A review[J]. J Clin Exp Dent, 2021, 13:520-526.
[23] PERA F. Carbon fibre versus metal framework in full-arch immediate loading rehabilitations of the maxilla - a cohort clinical study[J]. J Oral Rehabil, 2017, 44:392-397.
[24] YU SH. Reinforcing effects of different fibers on denture base resin based on the fiber type, concentration, and combination[J]. Dent Mater J, 2012, 31:1039-1046.

[25] BAROOTCHI S. Long-term Clinical Outcomes and Cost-Effectiveness of Full-Arch Implant-Supported Zirconia-Based and Metal-Acrylic Fixed Dental Prostheses: A Retrospective Analysis[J]. Int J Oral Maxillofac Implants, 2020, 35:395-405.

[26] RUSE ND, SADOUN MJ. Resin-composite blocks for dental CAD/CAM applications[J]. J Dent Res. 2014, 93:1232-1234.

[27] GRACIS S, THOMPSON VP, FERENCZ JL, et al. A new classification system for all-ceramic and ceramic-like restorative materials[J]. Int J Prosthodont, 2015, 28:227-235.

[28] FERNANDEZ VS, CANO BJ, CABRATOSA J, et al. Fracture Resistance of Two Different Composite Resin CAD/CAM Crowns Bonded to Titanium Abutments[J]. Int J Prosthodont, 2020, 33:648-655.

[29] ÖRTORP A, JEMT T. CNC-milled titanium frameworks supported by implants in the edentulous jaw: a 10-year comparative clinical study[J]. Clin Implant Dent Relat Res, 2012, 14:88-99.

[30] MÉNDEZ JM, SOLA AD, DA SILVA DN, et al Ceramic-Veneered Zirconia Frameworks in Full-Arch Implant Rehabilitations: A 6-Month to 5-Year Retrospective Cohort Study[J]. Int J Oral Maxillofac Implants, 2016, 31:1407-1414.

黄翔宇　吕昊昕　撰写
董　衡　修订
吕昊昕　牟永斌　终审

第十四章

最终无牙颌种植修复临床程序

完成最终修复体的标准化流程与固位方式、使用的材料息息相关。选用不同的支架和饰面材料，对应的临床及技工流程也不同。近年来，无牙颌种植修复引进了许多新材料和新技术，极大地丰富了最终修复体的选择。而数字化技术与设备的引入，也使修复流程出现了很大的改变。

目前，无牙颌种植固定修复的临床程序中，其负荷方案可以选择早期或延期负荷，当满足一定条件时，也可选择即刻负荷。即刻负荷方案相较早期或延期负荷方案而言，可以实现避免缺牙期，提升了患者的生活质量。根据现有的文献证据，在合理条件下采用即刻负荷方案，其 5 年累计种植体存留率可达 97.3% ～ 98.6%，因此是一种相对可靠的方案。

对于最终修复体的选择，倾向于使用基于螺丝固位基台且包含支架的螺丝固位修复体，这种类型的修复体与基于修复基台的一体式或分段式粘接固位桥修复体相比，虽然前者对修复空间的需求大于后者，成本也高于后者，但修复体的咬合调节范围、后期的可维护性等方面均胜过后者。此外，对于最终修复体的材料选择，推荐使用 CAD/CAM 切削钛合金支架，搭配人工树脂牙及聚丙烯酸树脂饰面，或者全瓷牙冠与全瓷饰面（氧化锆陶瓷或二硅酸锂基陶瓷）。因此，此章对修复程序的介绍将主要基于 CAD/CAM 钛合金支架的传统修复程序与数字化修复程序。

第一节

传统的最终修复流程

虽然数字化程序的应用日益普及，但目前传统的临床及技工室流程仍在广泛使用，其对新设备要求更低，易于实现，可操作性强，对于种植修复医生来说，是必须掌握的基础。表 14-1 总结了传统的无牙颌最终修复临床与技工室的基本流程，在顺利的情况下，可以在 4 次复诊内完成最终修复。

表 14-1　传统的无牙颌最终修复流程

就诊次数	门诊	技工室
第 1 次就诊	最终修复前评估； 初次印模	灌注工作模 制作被动就位验证夹具 个性化托盘 诊断性义齿
第 2 次就诊	记录准确颌位关系； 面弓转移； 被动就位验证； 制取精确终印模； 模型上𬌗架； 决定是否需要调整垂直距离	根据口内连接的被动就位夹具重新定位个别替代体或使用重新制取的硅橡胶模型重新灌注模型； 设计和铣削钛支架； 制作蜡型 / 丙烯酸原型
第 3 次就诊	试戴支架及蜡型 / 原型	支架调整； 制作人工牙及饰面
第 4 次就诊	戴入最终修复体； 咬合调整与颌位验证	—

一、第 1 次就诊：最终修复前的评估与初次印模

对无牙颌种植固定修复患者的最终修复应从评估患者临时修复体的美学和功能开始。在取模并制作最终修复体之前，医生需要记录临时修复体戴用过程中以及手术因素导致的各种问题，例如螺丝固位基台角度选用不当造成的螺丝孔偏唇颊侧或偏舌腭侧，或者由于种植手术的原因导致的修复距离不足等问题。这些评估通常与接下来的最终印模在同一次复诊进行。

（一）最终修复前评估

1. 对临时修复体美学和功能的评估　为了更好地设计最终修复体，我们首先必须与患者详细沟通，获得其在使用临时修复体过程中的反馈，并对临时修复体的各项功能表现进行评估，主要评估的方面包括咀嚼功能、美学、语音等。在此过程中，临床医师可以拍摄照片或者简短的视频，以辅助技工设计和制作最终修复体。

口外分析主要包括美学分析与功能分析，美学分析主要从软组织丰满度、微笑相、唇颊部软组织支撑、唇齿关系等方面进行评估（图 14-1）。功能分析则主要评估患者的语音功能。具体的评估方式可参考本书第八章（无牙颌种植的术前分析与评估）中的相关内容。

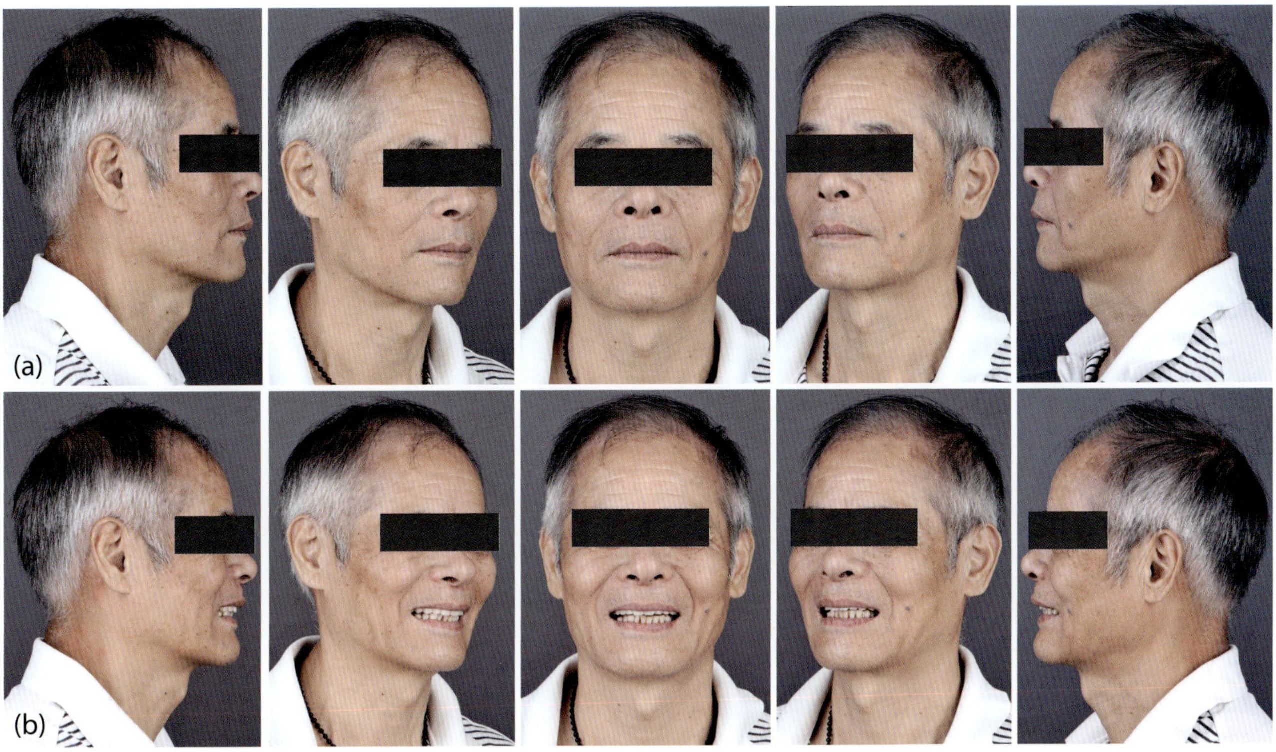

图 14-1 在最终修复前，通过正面、侧面相来评估临时修复体在恢复患者正面和侧貌中展现的美学效果
（a）正面、侧 45°、侧 90° 闭口照片组；（b）正面、侧 45°、侧 90° 微笑照片组。

2. 检查咬合与颞下颌关节 在准备取模制作最终修复体之前，需要检查评估患者临时修复体的咬合情况，确定其临时修复体咬合面引导的上下颌牙齿接触状态与患者正中关系相协调，如果发现临时修复体的牙尖交错位与患者的正中关系不一致，则需要首先确定患者的正中关系，并在模型记录时根据正中关系来确定咬合并进行𬌗架记录。正中关系的确定至关重要，必须保证修复体的牙尖交错位与其颞下颌关节的正中关系或适应性正中状态协调，如果出现冲突，则有很大的可能性导致患者出现颞下颌关节紊乱，或出现崩瓷、支架折裂等机械并发症。临床上用来确定正中关系的方式主要有单手颏点引导法、双手操作法、前牙阻断装置、隔距片等，可以根据医生的习惯选择使用。

对于制作临时修复体时增加了咬合垂直距离的患者，需要评估现有咬合垂直距离是否合适，是否需要进一步增加咬合垂直距离。咬合垂直距离的决定因素为升颌肌群的固定收缩长度，临床上有多种方式用于确定咬合垂直距离，如口内测量、侧貌分析、头影测量分析、语音法等。如果评估发现需要进一步增加咬合垂直距离，可能需要再制作一副临时修复体先行适应。

3. 检查软硬组织形态 在手术后的数月中，患者的软硬组织形态会发生改变，尤其是一些拔牙后的病例，牙槽骨和软组织可能发生较大范围的改建，导致临时修复体的基底与牙龈组织之间出现间隙（图 14–2, a 和 b）。需要注意牙龈边缘的位置，理想情况下，在骨结合期结束时，基台和钛基底的界面应当处于齐龈水平，这个界面离开牙龈过多，不论是高于牙龈表面或深埋于牙龈表面，均不利于修复体的后期维护。通常，由于软硬组织的重建，牙龈组织可能向根方移动，使基台和钛基底界面高于牙龈，导致最终修复体出现食物滞留间隙，此时建议更换穿龈高度小的基台，并调整临时修复体的钛基底。除此之外，还可以临时观察组织面的软垢沉积和临时牙的着色与磨损，判断患者的咬合及口腔卫生护理习惯（图 14–2, c 和 d）。

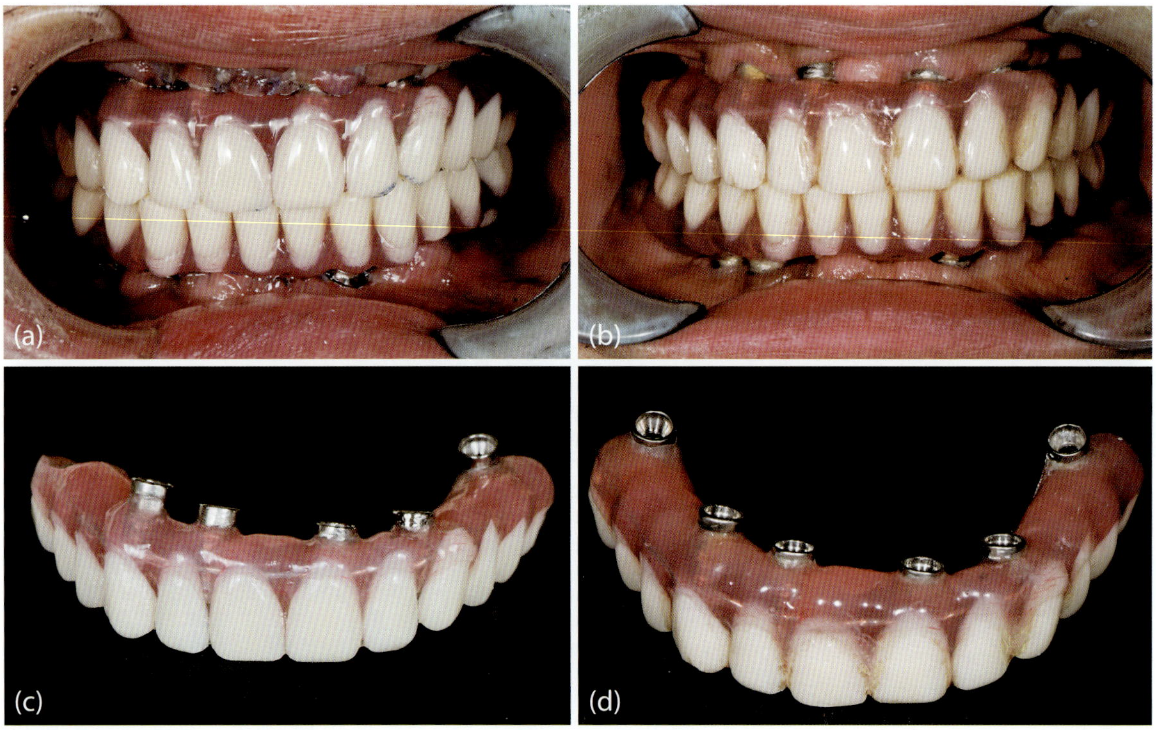

图 14–2 临时修复体佩戴前后对比

（a）即刻戴牙时的临时修复体；（b）3 个月后最终修复前的临时修复体，注意其软组织改变；（c）术后取模制作的上颌即刻修复体；（d）最终修复取模前取下的上颌修复体，与未经佩戴的修复体相比，可观察到组织面的软垢沉积和临时牙的着色与磨损。

4. 取下临时修复体检查 在取下临时修复体时，还需要检查临时修复体本身是否出现折裂、牙片崩脱、螺丝松动等提示潜在机械并发症发生风险的表现，并找到其产生的原因，在制作最终修复体前应当解决这些问题。另外，由于聚丙烯酸树脂临时修复体在口内环境中逐渐出现的易磨损特点，若患者自行清洁不充分，可能会出现较多的菌斑及软垢堆积（图 14–3）。因此，还应当检查临时修复体基托面菌斑堆积情况，并利用取下的机会对使用基托面进行清洁、抛光。

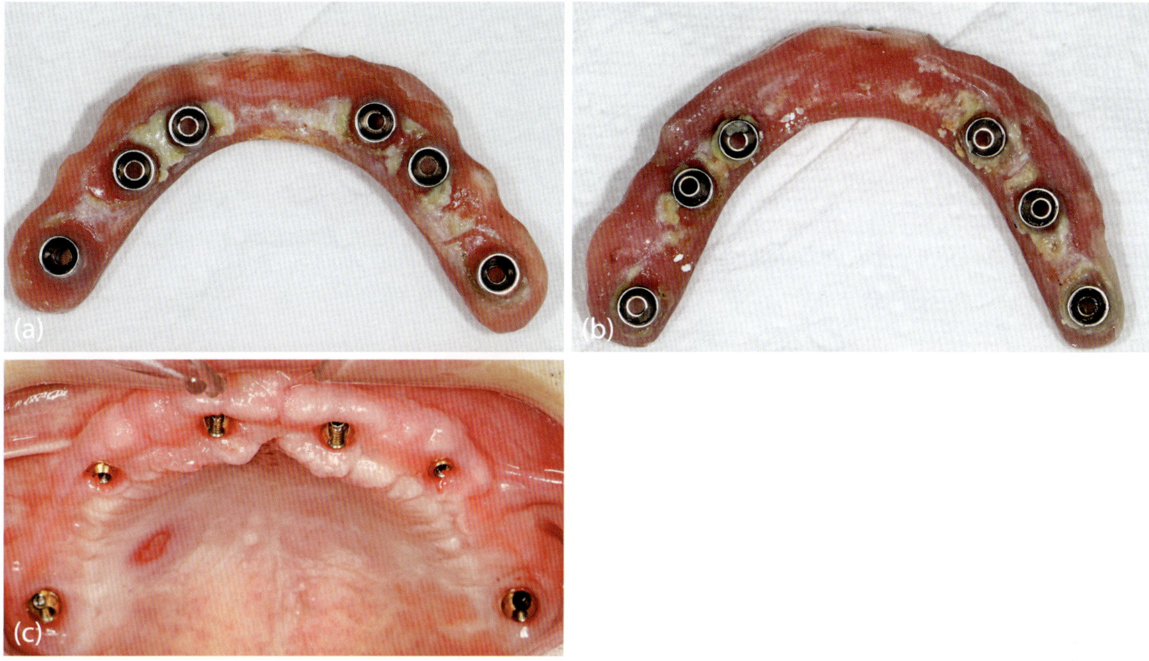

图 14-3 临时修复体取下检查

（a）上颌与（b）下颌临时修复体拆卸后组织面检查，桥体区食物残渣堆积明显；（c）口内拆除临时修复体，软组织恢复良好。

（二）初次印模

在充分评估临时修复体情况后，取下临时修复体，使用预制的塑料托盘、螺丝固位基台水平的开口式印模杆和硅橡胶印模材料取模。首先需要确认螺丝固位基台的扭力，若发现扭力低于预定值，则需重新将扭力加至预定值。然后安装螺丝固位基台水平的印模杆，一般为开口式印模杆，并用 X 线片确认印模杆就位（此时一般使用全景片或根尖片）。之后，将印模杆进行硬连接，建议使用正畸不锈钢丝搭配 GC 公司的低收缩率自凝树脂来连接各个印模杆（也可以使用牙线搭配光固化流体树脂来进行连接，但其可靠度略差）。在对印模杆作硬连接时，需要注意不要同时在一根钢丝的两端进行树脂连接，而是先将钢丝一端与一根印模杆进行连接，待树脂充分硬固后，再连接另外一端，以尽量减少树脂收缩的影响。此外，也可采取其他方式进行连接，如先要求技工在即刻临时牙制作时所取的工作模型上安置印模杆并使用树脂材料制作夹具，再将其切断，产生少量间隙，在口内取印模时仅需确认印模杆就位后，用树脂连接这些间隙即可；或者先制作在取模杆周围预留间隙的一体刚性夹具，用于最终印模，取模时用树脂将一体式夹具与印模杆周围的间隙填充即可。在后续技工灌注工作模时，将螺丝固位基台的替代体与印模杆各自相连后，一般也会以钢丝或其他材料对替代体进行刚性连接，以确保替代体的位置精确，减小其受石膏硬固收缩的影响。

应尽可能提前制作个性化开窗式印模托盘来制取初印模，可以先制取藻酸盐模型用于制作个性化印模托盘。个性化的开窗式印模托盘需要保证所有印模杆顶端都能不受阻碍地穿出其开窗部位。在使用双相加成硅橡胶取模时，需要让印模杆周围有足够的硅橡胶重体的包裹，以保证取模的精确和稳定，而在靠近软组织的部分则需要保证适当厚度的硅橡胶轻体，以保证对软组织的印模准确。若使用聚醚橡胶取模，则无须考虑两种材料不同特性的影响。对颌若未同时修复，则使用藻酸盐制取对颌模型；若对颌同时修复，则双颌都需要制取工作模（图 14–4）。

获取完初次印模后，利用口内临时修复体，逐步交叉转移咬合记录，若临时修复体稳定性较差，可以通过肌肉去程序化获取正中关系位，再通过咬合硅橡胶记录颌位（图 14–5）。

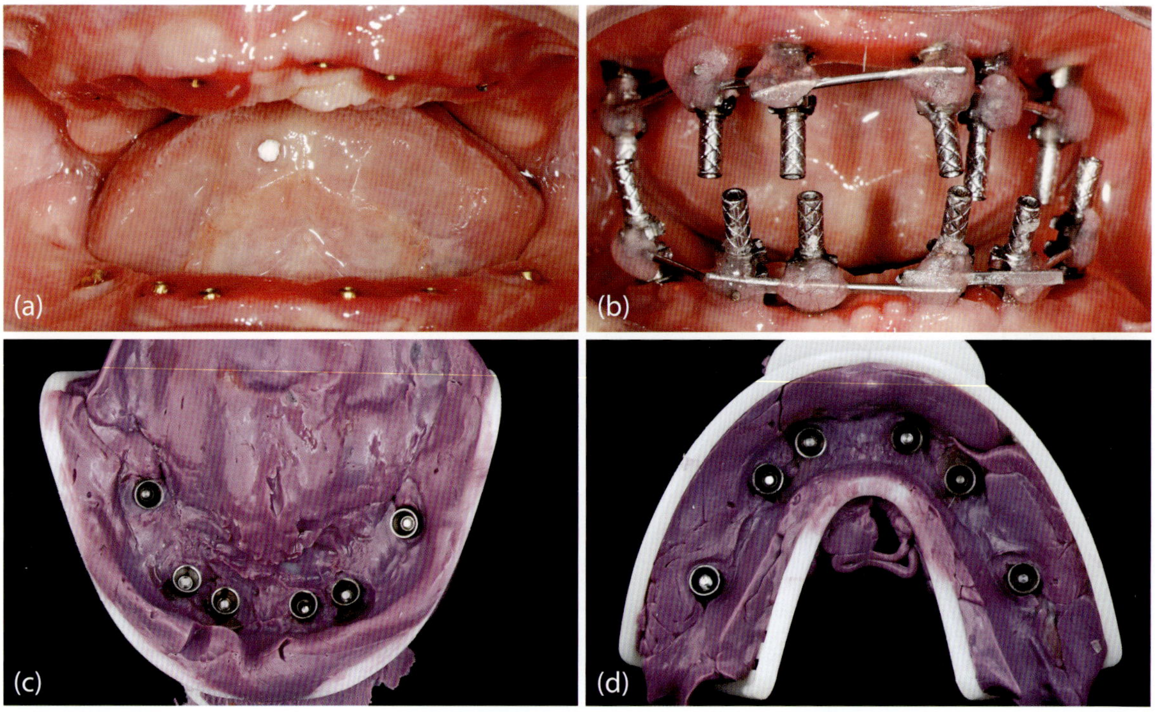

图 14–4　个性化开窗式印模托盘制取上下颌初印模

（a）去除临时修复体，检查口内软组织情况；（b）检查口内基台松动情况，必要时再次加力，安装开口式印模杆，使用 1.0 ~ 1.2 mm 的钢丝连接，并用自固化树脂连接固定；（c）使用一次性托盘取开口式印模获得上颌模型数据；（d）使用一次性托盘取开口式印模获得下颌模型数据。

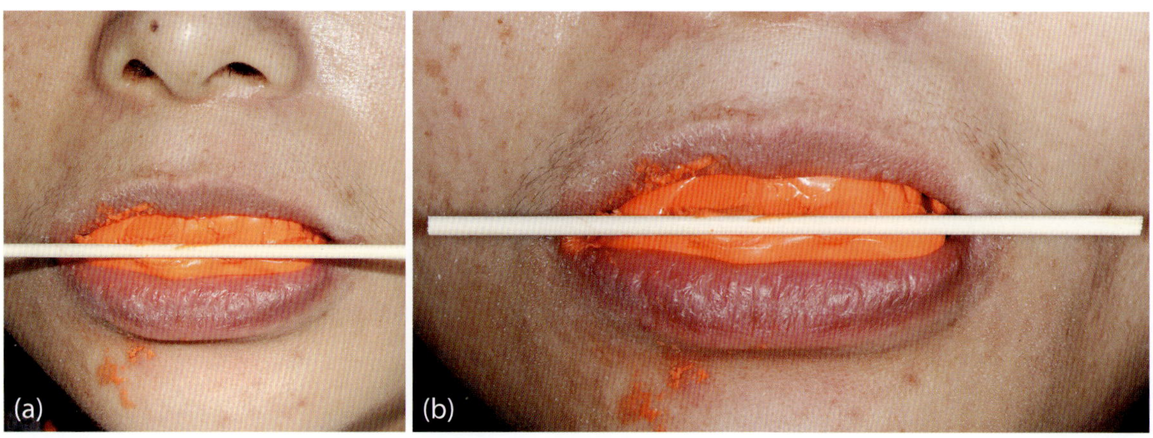

图 14–5　临时修复体转移咬合记录

（a）获取颌位关系记录患者的正中关系位；（b）在咬合记录上确定切缘位置和面中线。

（三）技工室流程

临床取得的硅橡胶阴模交给技工室，用于灌注工作模，通常工作模采用超硬石膏制作，其牙龈部分使用乙烯基聚硅氧烷橡胶制作。工作模制作完成之后，技师在工作模上用丙烯酸树脂制作诊断性义齿，供临床医生用于验证被动就位，确认种植体位置的准确，同时制作上颌个性化印模杆及个性化托盘（图 14–6）。

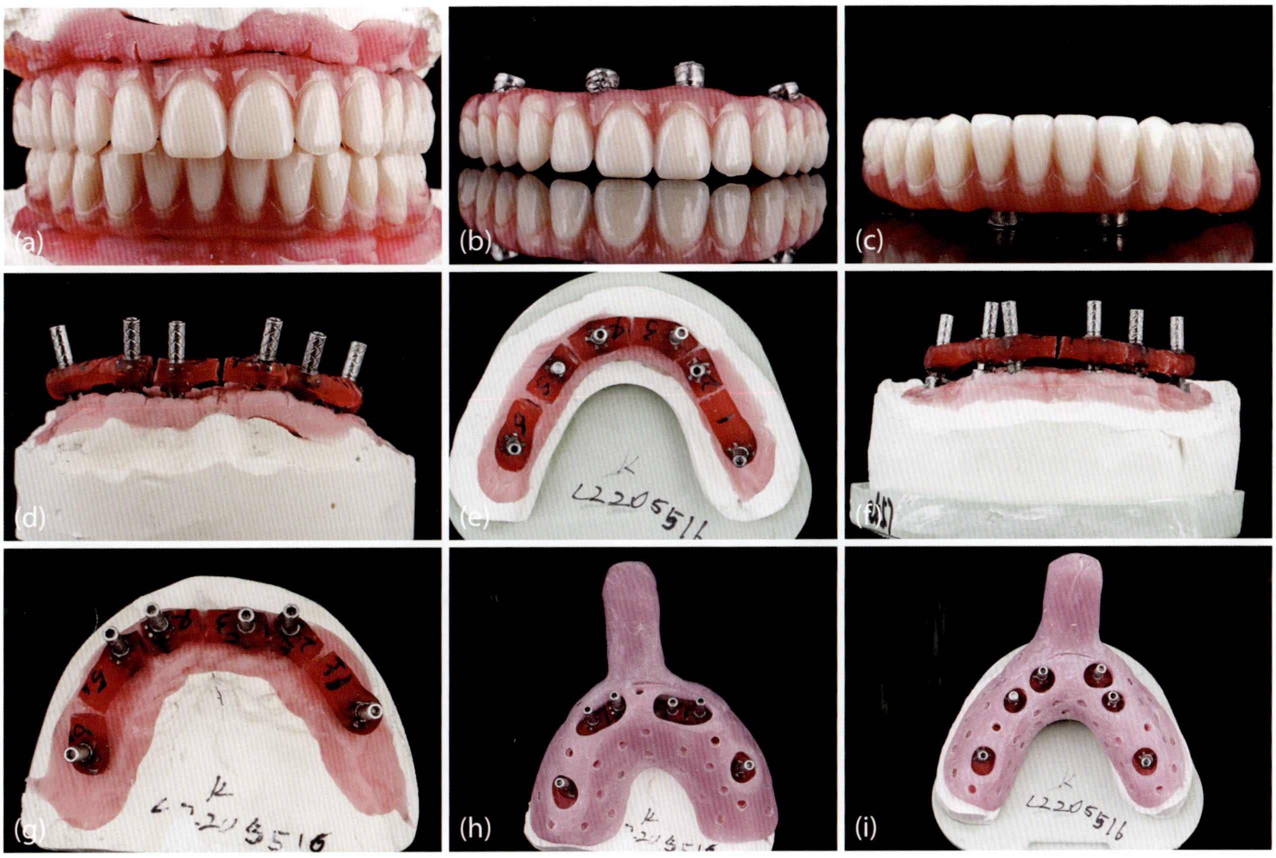

图 14–6 诊断性义齿及个性化取模装置

（a）技工中心制作诊断性义齿；（b）诊断性义齿上颌；（c）诊断性义齿下颌；（d）上颌个性化印模杆（正面观）；（e）上颌个性化印模杆（𬌗面观）；（f）下颌个性化印模杆（正面观）；（g）下颌个性化印模杆（𬌗面观）；（h）上颌个性化托盘；（i）下颌个性化托盘。

二、第 2 次就诊：颌位记录与支架被动就位验证

（一）颌位记录与殆架转移

利用个性化取模装置获得患者的终印模（图 14–7）。

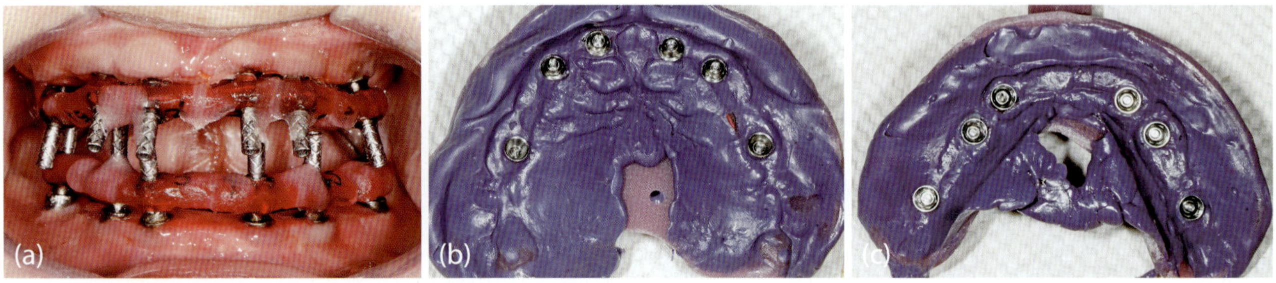

图 14–7　终印模制备

（a）安装被动夹具获取精准印模，使用个性化托盘装载聚乙醚硅橡胶制取；（b）上颌终印模；（c）下颌终印模。

进行面弓记录与颌位记录。在患者佩戴临时修复体的情况下，首先使用面弓、殆叉等装置转移面弓记录（图 14–8）。该步骤的操作流程根据不同的殆架系统可能略有区别，但目的一致，即记录患者的上颌与颞下颌关节铰链轴的相对位置关系。取得面弓记录后，部分殆架系统需要进行记录的中转，部分殆架系统可直接将记录用于模型上殆架。如果需要进行记录的中转，此时需要使用殆架记录专用的零膨胀石膏，而非灌注牙模时使用的石膏，以确保记录精确，不受石膏膨胀系数的影响。

在对无牙颌患者进行修复时，确定患者的正中关系位至关重要，只有在关节处于正中关系的前提下来设计修复体的咬合，才能获得稳定的咬合，避免在后续的使用中出现诸如崩瓷、断裂等各种修复体相关的并发症。

模型上殆架用面弓转移将上颌石膏模型固定至殆架，如果上颌为工作模型，此时需要将临时修复体以螺丝固定至模型上，以使用基于临时牙取得的面弓记录。上颌模型在殆架上固定完成后，再根据所记录的正中关系，将下颌模型也固定于殆架上，重现患者咬合。如果下颌为工作模型，在使用基于临时牙取得的正中关系记录时，也需要先将临时修复体以螺丝固定至模型上。丙烯酸树脂本身具有一定程度的弹性，因此临时修复体佩戴至口内后并行使功能 3 ～ 6 个月后，将其取下在工作模上就位应无明显的问题，若在此过程中无法用螺丝将临时修复体固定到工作模上，则需要先找到有干扰的替代体，将其从模型中挖出，并在被动就位夹具的辅助下，将其重新固定回工作模中。

将模型固定于殆架之后，如果不需要修改修复体的形状，则使用硅橡胶导板记录临时修复体的人工牙形态和位置。

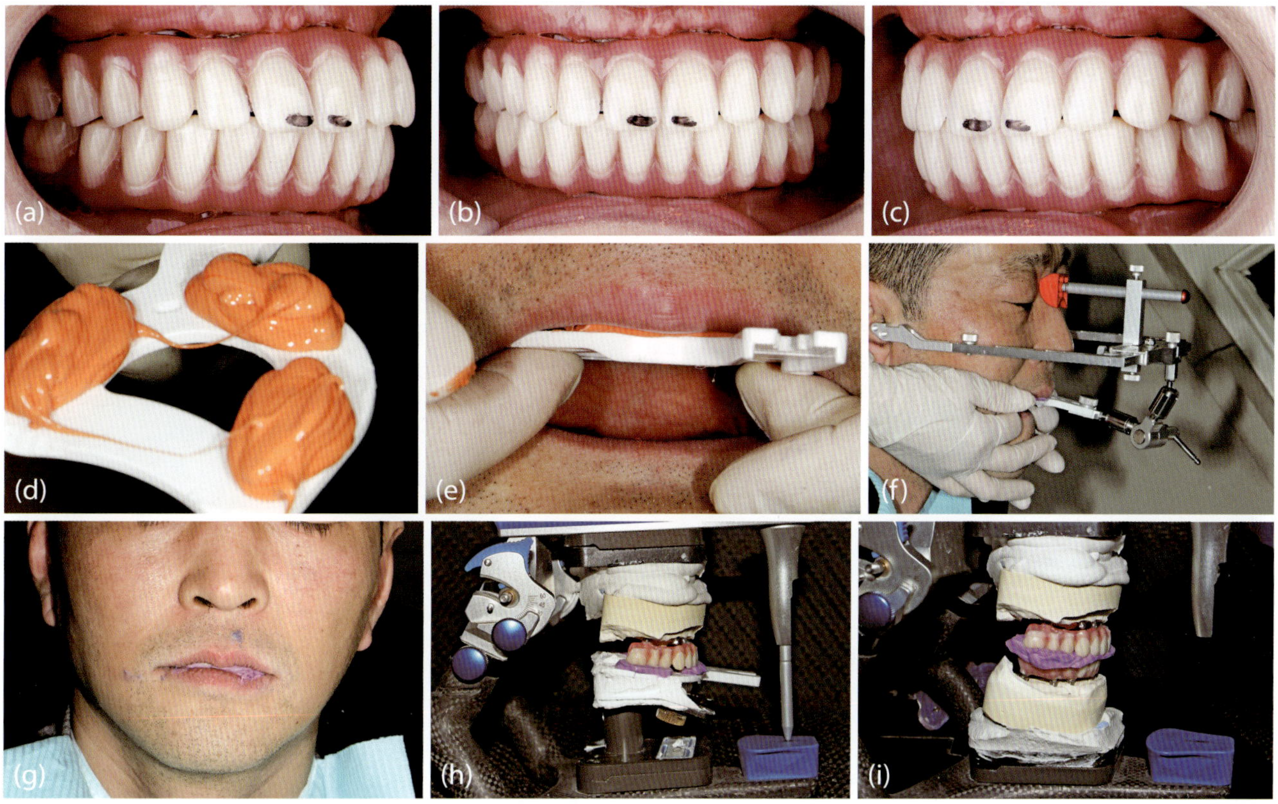

图 14-8 试戴并转移咬合关系

（a～c）口内试戴诊断义齿，确定美观、功能、上前牙切缘、覆𬌗覆盖关系、垂直空间和义齿过渡区等；（d～e）在𬌗叉上分散 3 点或以上放置适量咬合记录材料，并在患者口内上颌牙列稳定至材料定型，留下清晰咬合印迹；（f）将面弓连接至𬌗叉上，复位咬合记录，锁定连接关节，以面弓记录上颌牙列与关节相对位置；（g）用咬合记录材料（此病例中为咬合硅橡胶）取得上下颌正中关系时咬合记录；（h）用转移台中转面弓记录后，将临时修复体螺丝固定于模型上，并用在口内取得的面弓咬合记录，将上颌模型固定于𬌗架上；（i）利用临时修复体及上下颌咬合记录将下颌模型也固定于𬌗架上。

（二）支架被动就位验证

在工作模型的基础上，技师用铝合金材料制作 CAD/CAM 切削支架，送往临床用于验证被动就位，同时也可以用来确定口内咬合关系（图 14-9）。确保支架良好的被动就位至关重要，如果不能保证支架良好的被动就位，修复体在未来的使用中一定会出现机械并发症，如支架断裂、基底断裂甚至种植体折断等。

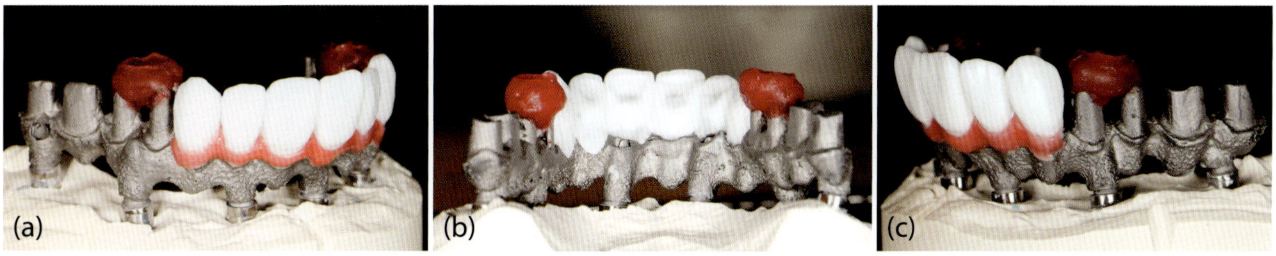

图 14-9 模型上检查临时桥架的被动就位情况

（a～c）检查支架与替代体被动就位后接触密合程度。

临床实践中，用于验证支架被动就位的方式有许多种，包括指压法、直视法、根尖片检查、触觉感知、Sheffield 试验、显示材料法、螺丝阻力试验、三维照相测量等，这些方法各有其优缺点，医生可以在临床中根据自身条件及习惯来酌情使用。建议使用根尖片检查与 Sheffield 试验结合来进行支架的被动就位验证，另外，依赖操作者手感的简易螺丝阻力试验也可以用于辅助判断，如果发现个别螺丝拧入时阻力大于其他，甚至会发出摩擦音时，即可认为该部位的支架被动就位不理想。表 14–2 列出了常见的被动就位检验方法的优缺点。

表 14–2　常见的临床被动就位检验方法

检验方法	优点	缺点	准确度
指压法	简单、快速	对龈下边缘检查不准； 难以解读	+
直视法	易操作	过于主观； 只能观察大的不密合； 不适用于龈下边缘	+
根尖片检查	易操作； 可检查龈下边缘	影像重叠干扰； 拍摄需要标准化	++
触觉感知	易操作、简单	需要检查者经验； 依赖检查者的手感	++
Sheffield 试验	对大跨度的修复体有效	不能检测三维方向上的不密合； 需要经验	++
材料显示法	易操作、可用	只能用于龈上边缘	+++
螺丝阻力试验	准确	主观性强； 需要专门设备	++++
三维照相测量	准确、稳定	价格昂贵、设备要求高； 不易使用、需要经验	+++++

Sheffield 试验：在支架的其中一端拧入螺丝后，通过临床和影像学检查来观察铝制切削支架与另一端基台是否密合。如果两者之间出现间隙，则意味着模型不准确，此时需要重新制取工作模型，并重新制作支架或树脂夹具来验证被动就位。确认支架的被动就位良好后，技工即可在此支架的 CAD/CAM 数据基础上，设计并制作最终支架。

（三）技工室流程

在本次就诊试戴验证支架的被动就位后，技工室即可使用该工作模进行最终修复体支架的制作（图 14–10, a ～ f）。近几年即使是传统流程的修复，在技工室的部分，技师也会将石膏模型转化为数字化模型，并用专用的 CAD/CAM 软件设计、铣削制作最终修复体的支架。

美学蜡型或美学原型也需要在此步完成，如果最终修复体人工牙与饰面为聚丙烯酸树脂材料，技师会制作美学蜡型及树脂人工牙的排牙（图 14–10, g ～ m）。如果最终修复体人工牙及饰面采用全瓷材料制作，则会铣削制作聚丙烯酸树脂美学原型。将支架与其上的蜡型或原型交给临床医生，用于下一步的试戴。

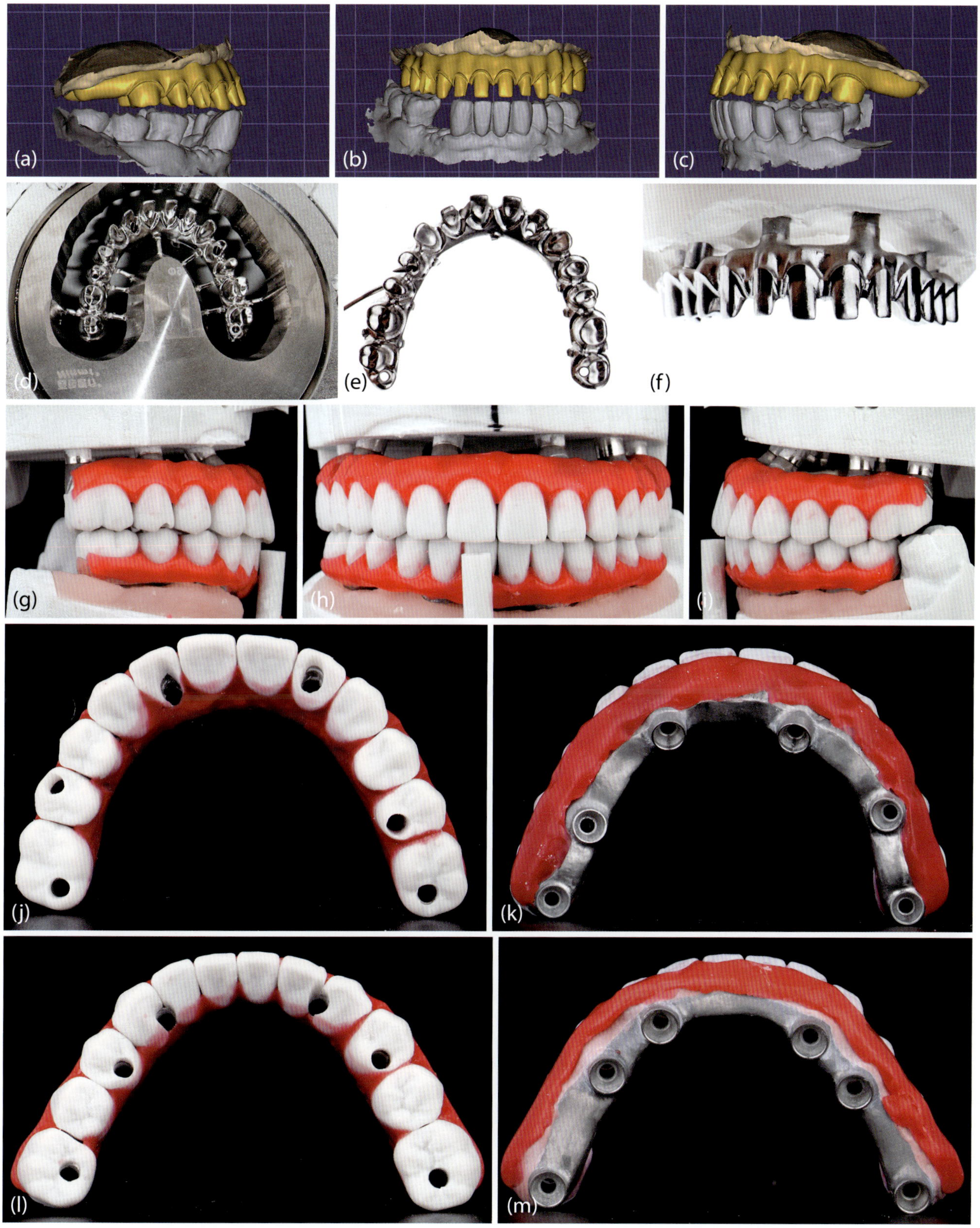

图 14-10 最终修复体的支架及牙列蜡型制作

（a～c）在 CAD 软件中设计桥架外形；（d～f）CAD/CAM 对钛盘进行铣削加工，完成钛桥架的切割及桥架的修整研磨；（g～i）打印树脂牙固定在钛桥架上，并制作人工牙龈蜡型；（j～m）上、下颌的钛桥架及试戴牙的殆面与组织面检查。

三、第 3 次就诊：试戴美学蜡型

（一）完成美学蜡型并口内试戴

如果最终修复体相对于临时修复体不进行修改，则可以在临床取模时用硅橡胶导板记录修复体的外形，尤其是牙齿的形态和位置。在数字化流程中，可以用口内光学扫描来完成这一过程。如果临时修复体需要进行较大的改动，如殆平面的调整、牙弓形态和颊廊的大小、笑线的位置等，则需要制作一个美学蜡型。该美学蜡型可以在铣削的最终修复体支架上灌蜡排牙来制作，也可以使用数字化设计后使用树脂材料打印制作。

关于最终修复体的殆型设计，目前仍缺乏充足的循证医学证据提供明确的指导，但一些三维有限元分析表明，当双颌都为种植支持式修复体时，将殆型设计为后牙的组牙功能殆在力学上对修复体而言是最有利的。当根据相互保护殆设计咬合时，双侧后牙在牙尖交错殆时保持最大范围均匀接触，前牙轻接触或不接触，因此得到保护，而前伸运动和侧方运动时由前牙引导和尖牙引导，包括后牙即刻咬合分离，以此来保护前磨牙和磨牙。

技工室制作的蜡型与最终修复体的参数几乎完全一致，仅组织面预留少许间隙以避免由于软组织干扰无法获得被动就位。该蜡型制作完成后，交给临床医生，在患者口内试戴，进行美学、语音和咬合的评估。如果严格执行之前的步骤，这一步一般较为简单，几乎不需要调改。首先，需要用 Sheffield 试验在患者口内验证 CAD/CAM 支架的被动就位，必须确保种植体与支架之间无不当应力存在，以避免后期出现机械并发症。当金属支架蜡型固定于口内，完全就位后，需要通过观察患者的正面相与侧面相来评估垂直距离和唇颊支撑。检查蜡型的牙尖交错殆和侧方运动，如果对咬合做了大的调整，建议重新取咬合记录。

可以通过测试特定音素（如“s”“z”“f”“v”“t”“d”）的发音来确定牙齿与肌肉的正确位置关系。一般按如下顺序进行测试：① 嘱患者读出包含“f”和“v”两个“咬唇音”音素的词语，检查患者是否能自如且轻柔地发出这两个音素。这些音素与患者的上前牙切缘位置、唇齿配合度有关，发音时，上前牙切缘恰好轻咬在下唇的干湿线（唇红内缘）上。若该发音有问题，则上颌前牙切缘位置需要调整，否则可以进行下一项音素检查。② 嘱患者读出包含“s”“z”音素的词语，检查患者是否能轻松自如地发出此类“呲”音。这些音素的发音与最小发音间隙有关，是咬合垂直距离是否合适的一个重要参考标志，同时也与下前牙切缘位置相关。发此音素时，应无口哨音或咬舌音，也不应该将下颌前伸至上下颌前牙切缘呈对刃状态。否则可能需要调整咬合垂直距离，或调整下前牙切缘位置。若此项检查无问题，则可进入下一项音素检查。③ 嘱患者读出包含“t”“d”两个音素的词语，检查患者是否能自如发出此类音素。这些音素的发音与上前牙的舌隆突及其与腭部黏膜连接部的形态有关，若不能自如发音，则需要调整上前牙的舌隆突及其与腭部黏膜的连接部分。若该项检查亦无问题，则音素测试至此结束。

如果有必要记录软组织轮廓，可以使用硅橡胶重衬美学诊断修复体。在试戴过程中，临床医生也可以利用摄影记录和短视频来与患者沟通，也方便之后提供信息给技师作为参考。患者试戴后，如果需要进行修改，可以通过拍摄照片、录制视频等方式，将信息传达给技师（图 14-11）。如果条件允许，建议技师共同参与，以得到更准确地反馈。在试戴时，需要患者确认的部分，除修复体的美观外，还有修复体的颊舌向厚度、语音功能以及息止位时口内的空间。试戴取得患者的认可后，就可以将蜡型返回技师，继续下一步技工室流程。

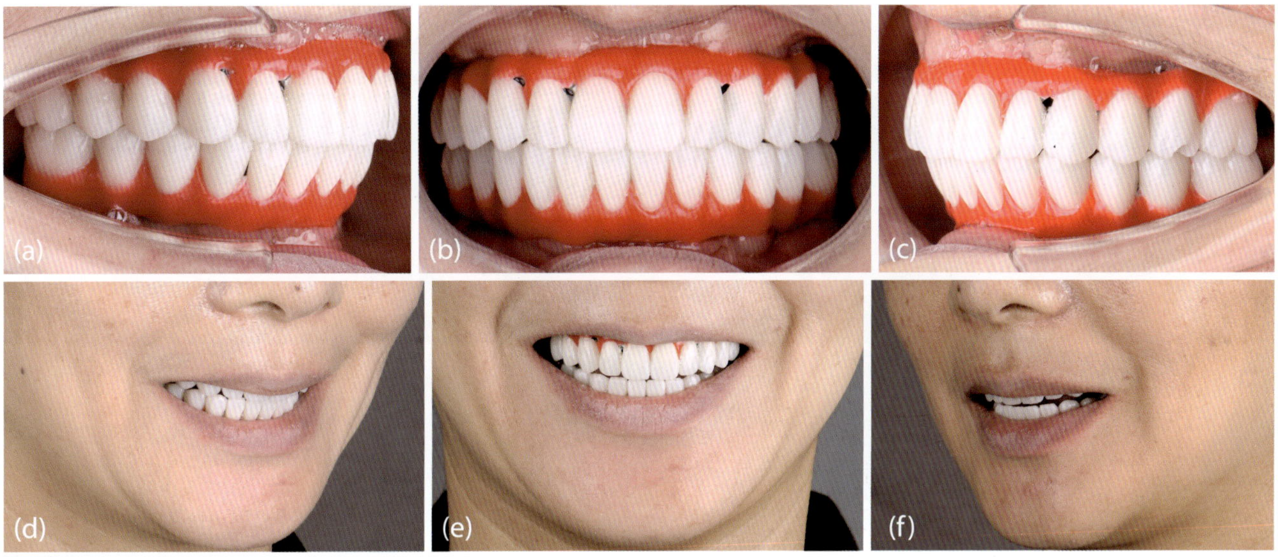

图 14-11　美学蜡型口内试戴

（a ~ c）口内试戴诊断性修复体咬合检查;（d ~ f）试戴诊断性义齿，面部美学检查。

（二）技工室流程

试戴完成无须修改的蜡型或原型送至技工室后，技师接下来即可制作最终修复体的人工牙与饰面部分。根据材料的不同，制作过程有所区别，图 14-12 展示了全瓷人工牙及饰面的制作过程。

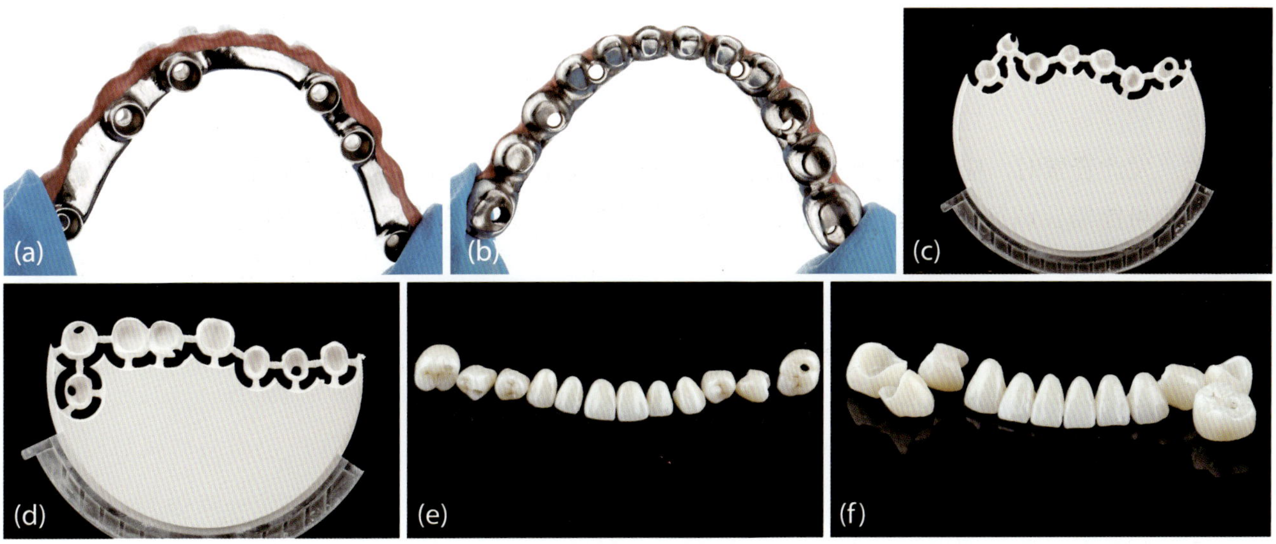

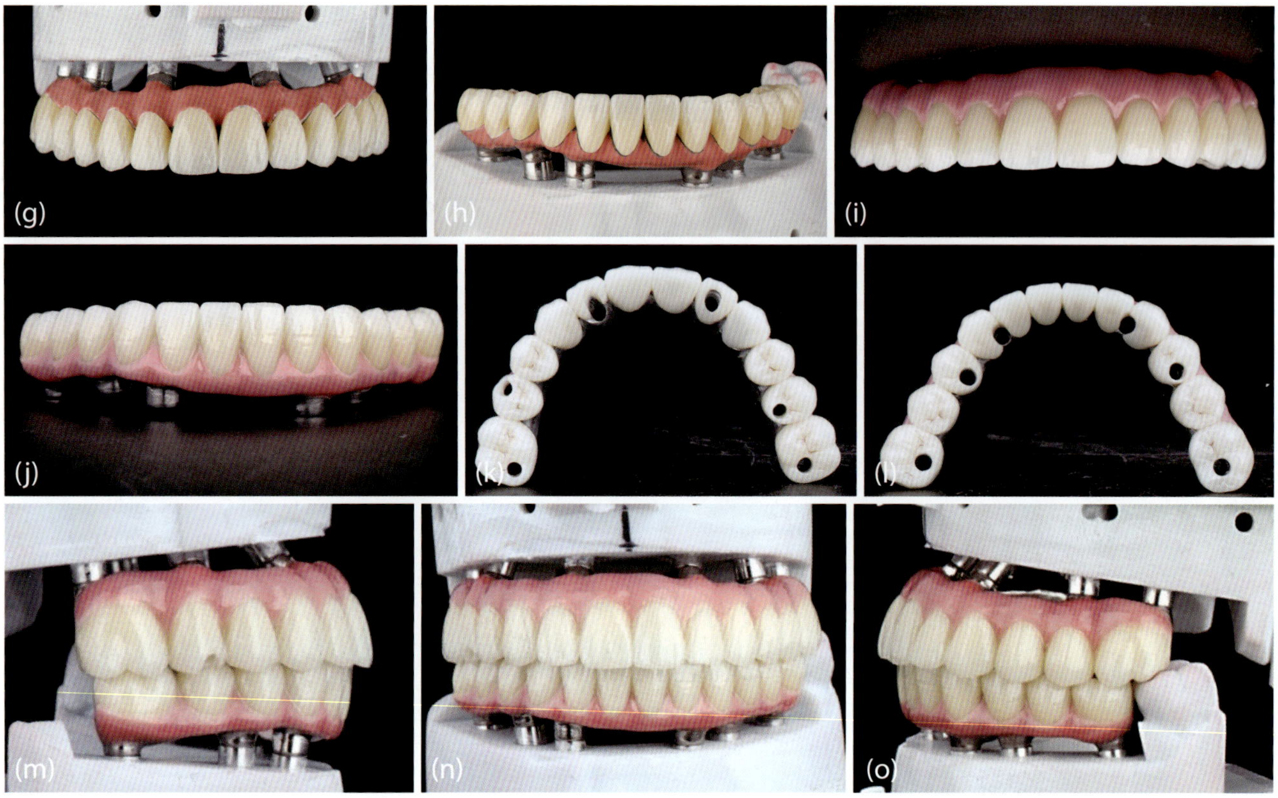

图 14-12 钛桥架上氧化锆人工牙及饰面制作的技工流程

（a ~ b）在钛桥架相应区域涂布遮色树脂，检查组织面与䶩面；（c 和 d）在半烧结状态的氧化锆陶瓷盘上，CAD/CAM 工艺铣削成型前牙区牙冠、后牙区牙冠；（e 和 f）将铣削成型的牙冠进行二次烧结，得到上下颌氧化锆冠成品；（g 和 h）分别将上下颌氧化锆冠粘接固定至钛桥架上，制作完成上下颌最终修复体；（i 和 j）检查制作完成的上下颌修复体正面；（k 和 l）检查制作完成的上下颌修复体䶩面；（m ~ o）在工作模型上，完成的最终修复体的侧面及正面观。

四、第 4 次就诊：最终修复体戴牙

（一）最终修复体的完成与佩戴

技师完成最终修复体后，交由临床医生完成最终的佩戴。在此过程中，临床医生需预先检查确定最终修复体的完整性，在患者口内进行试戴。试戴过程中仍需要进行 Sheffield 试验确认被动就位，以对角线的顺序采用适当的扭矩（此时一般为 10 ~ 15 N·cm）交替紧固螺丝，应注意在紧固螺丝的过程中，支架不应出现任何翘动，螺丝就位时也不应有任何异响和异常摩擦感。最终修复体固位后，使用聚四氟乙烯（polytetrafluoroethylene, PTFE）胶带封闭螺丝孔至离表面 2 mm 处，最外层用树脂材料进行封闭。当使用全瓷牙冠及饰面时，若螺丝孔开孔位于影响牙冠美观或强度的区域，则相应的人工牙冠需在封闭螺丝孔后另行粘接固位。使用树脂人工牙及丙烯酸树脂饰面时，如果开孔位于人工牙上，最外层用白色树脂材料封口，如果开孔位于粉红色牙龈部分，最外层用粉红色基托树脂封口。

当修复体固位完成后，临床医生在患者口内检查咬合，确认在正中关系时无早接触点，最大牙尖交错位时有最广泛的接触，在前伸运动及侧方运动时均有合适的引导，边缘运动无

咬合干扰。如果发现任何咬合干扰，需要在此时调改咬合，并在调改后进行抛光。修复体的组织面必须与软组织以轻压力紧密接触，接触面可为平面或卵圆形，以保证空气或唾液无法通过，避免在之后的使用中出现食物滞留和菌斑堆积，方便患者自行清洁（图 14-13）。

佩戴完成后，临床医生还应指导患者如何使用工具对修复体进行日常清洁和维护。除使用牙刷清洁外，还需要使用专用牙线、冲牙器等工具清洁基托的不同部位。应根据患者的全身状况和依从性安排随访预约，保证至少每 6 个月复查一次（图 14-14）。

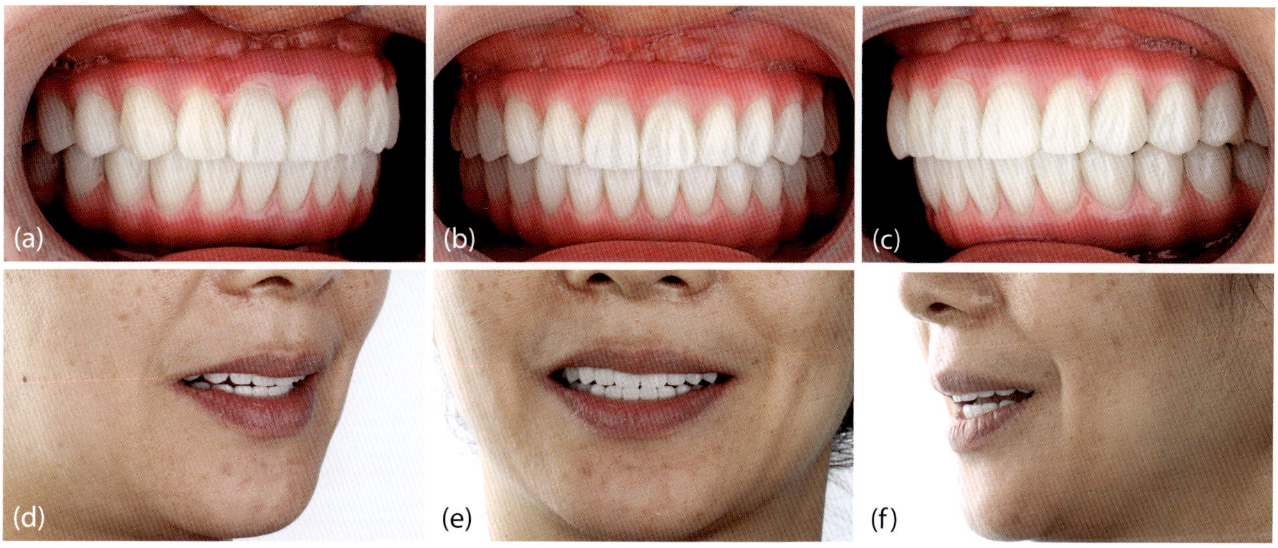

图 14-13 最终修复体固位完成

（a ~ c）戴入最终修复体时，口内正、侧面照；（d ~ f）戴入最终修复体后，面下 1/3 正、侧面微笑照。

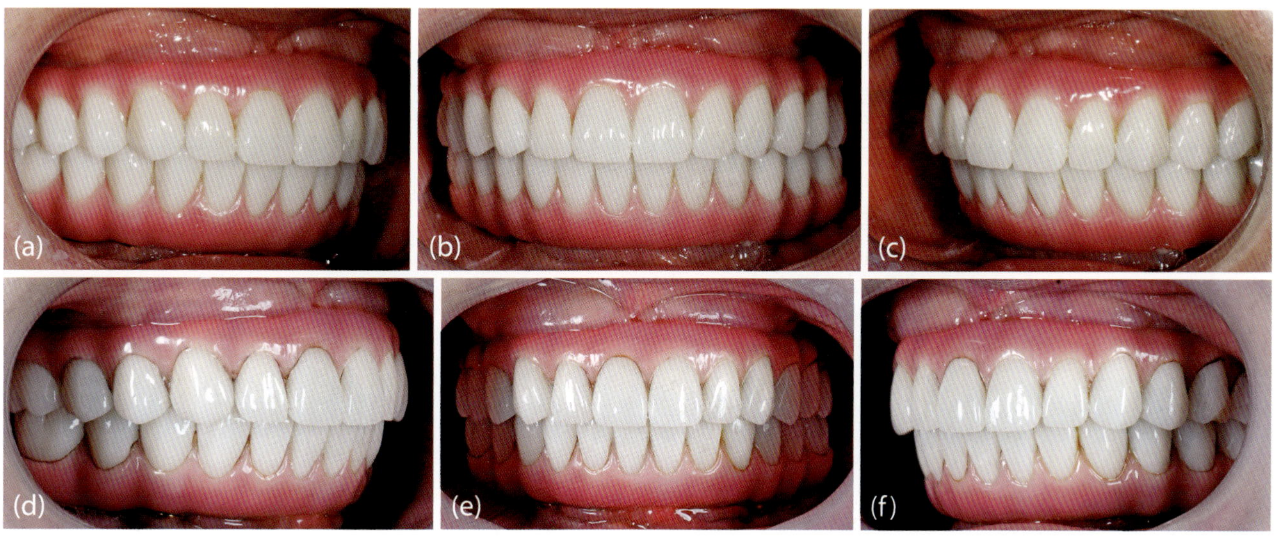

图 14-14 戴牙后复查

（a ~ c）戴牙 18 个月后复查，口内正、侧面照；（d ~ f）戴牙 42 个月后复查，口内正、侧面照。

第二节

数字化最终修复流程

随着计算机技术的进步，数字化流程在口腔种植中的应用日益普及。数字化技术的引入，通常伴随着这部分流程的效率、精确性等方面的提升，如数字化辅助的种植体植入流程、数字化的印模与修复流程等。目前，根据不同医疗机构的设备和人员条件，数字化流程既可以作为传统流程的补充和辅助，融入到整个流程中，提高特定步骤的效率和精度，也可以形成不同于传统流程的全数字化流程。但全数字化流程与传统流程相比，需要更为充分的术前数据采集与治疗规划。

表 14–3 总结了从取模阶段开始的数字化无牙颌最终修复临床与技工室基本流程。最终修复采用数字化流程时，一般可以在 3 ～ 4 次复诊内完成最终修复。表 14–4 总结了无牙颌种植修复从术前设计到手术植入与最终修复的全数字化流程，在充分的术前数据采集和术前设计规划的基础上，整个治疗流程可以实现更少的就诊次数，但减少就诊次数并非是采用数字化流程所追求的主要目标。

表 14–3　数字化无牙颌最终修复流程

流程	门诊	技工室
第 1 次就诊	最终修复前评估 数字化印模 数字化咬合记录	用临床取得的数字化印模数据叠加生成数字化模型 设计并铣削铝制支架 设计并制作丙烯酸树脂原型
第 2 次就诊	临床验证被动就位 试戴树脂原型 验证咬合关系	铣削制作钛支架 制作人工牙与饰面
第 3 次就诊	最终戴牙	—

表 14–4　全数字化无牙颌种植修复流程

流程	门诊	技工室
术前准备	获取牙齿、骨、软组织标记点等所需的 CBCT 数据； 获取口内牙及软组织轮廓光学扫描数据； 确定并记录咬合关系	设计植入方案并制作对应的手术导板； 设计并制作临时修复体
第 1 次就诊	导板引导下手术，植入种植体； 安装螺丝固位基台，获取螺丝固位基台水平的口内光学扫描数据； 戴入临时修复体，并获取临时修复体的口内光学扫描数据	将获取的扫描数据叠加，生成数字化工作模型； 使用 CAD 软件设计最终修复体原型，用 PMMA 铣削制作，安装钛基底
第 2 次就诊（种植体骨结合后）	数字化印模获取修复体信息； 使用数字化方式获取植体位置信息和软组织形态信息； 获取数字化动态和静态咬合信息； 获取数字化美观信息	在 CAD 软件中设计最终修复体； 铣削制作钛支架 制作人工牙与饰面
第 3 次就诊	最终戴牙	—

一、第 1 次就诊：最终修复前评估与数字化模型

（一）最终修复前评估

数字化流程中，最终修复前的评估与前一章所述的传统流程中的评估基本相同，包括美学分析与功能分析、咬合关系与关节、口内评估如基台穿龈、牙槽嵴软硬组织状况等，可参考传统修复流程中的相应内容，在此处不再赘述。

（二）数字化模型的获取

在数字化流程中，最终修复印模使用口腔扫描来进行。现在临床上常使用的数字化模型数据获取方式主要有两种：口内光学扫描与口外照相测量，这两种方式精度相似，但现阶段均低于传统印模。与传统的印模方式相比，数字化印模在操作上更为便捷，获取的数字化模型为数据包，传输更快且成本更低，而且其准确度已经可以满足临床的需要，因此逐渐成为一种常用的取模方式。目前市面上常见的光学扫描系统种类较多，如 3Shape 公司的 TRIOS、Straumann 公司的 CARES 等扫描系统；而采用口外照相测量的方案提供商较少，主要为 Imetric 4D 公司的 ICamBody 系统等。对无牙颌种植修复的数字化印模一般需要取得 3 组扫描数据：① 临时修复体扫描数据（STL1）（图 14–15, a 和 b）；② 种植体三维位置扫描数据（STL2）（图 14–15, c 和 d）；③ 穿龈软组织轮廓数据（STL3）（图 14–15, e 和 f）。其中临时修复体的扫描数据可以通过对口内就位的临时修复体进行光学扫描来取得。种植体三维位置的扫描数据，需要先将数字化扫描杆用螺丝固定于螺丝固位基台后使用口内光学扫描取得。最终将临时修复体从口内取出，在口外进行全面的光学扫描，即可取得穿龈轮廓的数据。

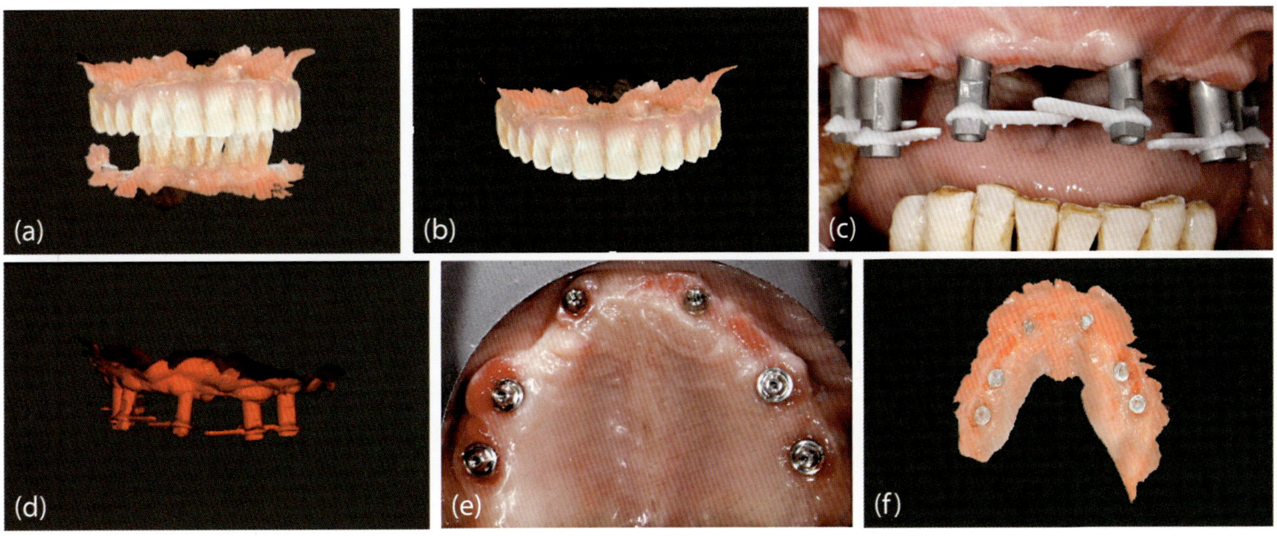

图 14–15　数字化初印模

（a 和 b）口内光学扫描获取临时修复体扫描数据（STL1）；（c 和 d）通过口内光学扫描的方式获取口内黏膜轮廓数据及种植体位置信息（STL2），用于无牙颌口内光学扫描的取模杆与普通的扫描杆有所区别，通常会搭载更多的定位标志；（e 和 f）口内扫描获取的软组织轮廓数据（STL3）。

（三）数字化咬合记录

对于牙列缺失患者，数字化印模时咬合关系的记录与天然牙列有所不同。对于有临时修复体的患者，可以通过上文所述方式取得 3 组数据，配合手法引导至正中关系位同时获取临时修复体的口内扫描咬合记录，来确定患者的颌位关系。对于没有临时修复体的牙列缺失患者，则可通过特制可连接至数字化扫描杆的咬合附件来取得正中关系咬合记录。也可以在制作临时修复体后，使用电子面弓描记来确定患者的颌位关系（图 14–16）。比如临床采用较多的 Zebris® 电子面弓系统，可以获取患者真实下颌运动数据，记录患者髁端和切端的运动状态，并根据患者髁突轨迹路径的长度、运动曲度、运动速度、双侧对称协调性等参数用于观察患者下颌运动范围、评估运动神经协调性、评估患者关节结构是否改变，以及为修复、正畸、种植、外科提供运动功能的咬合参考。

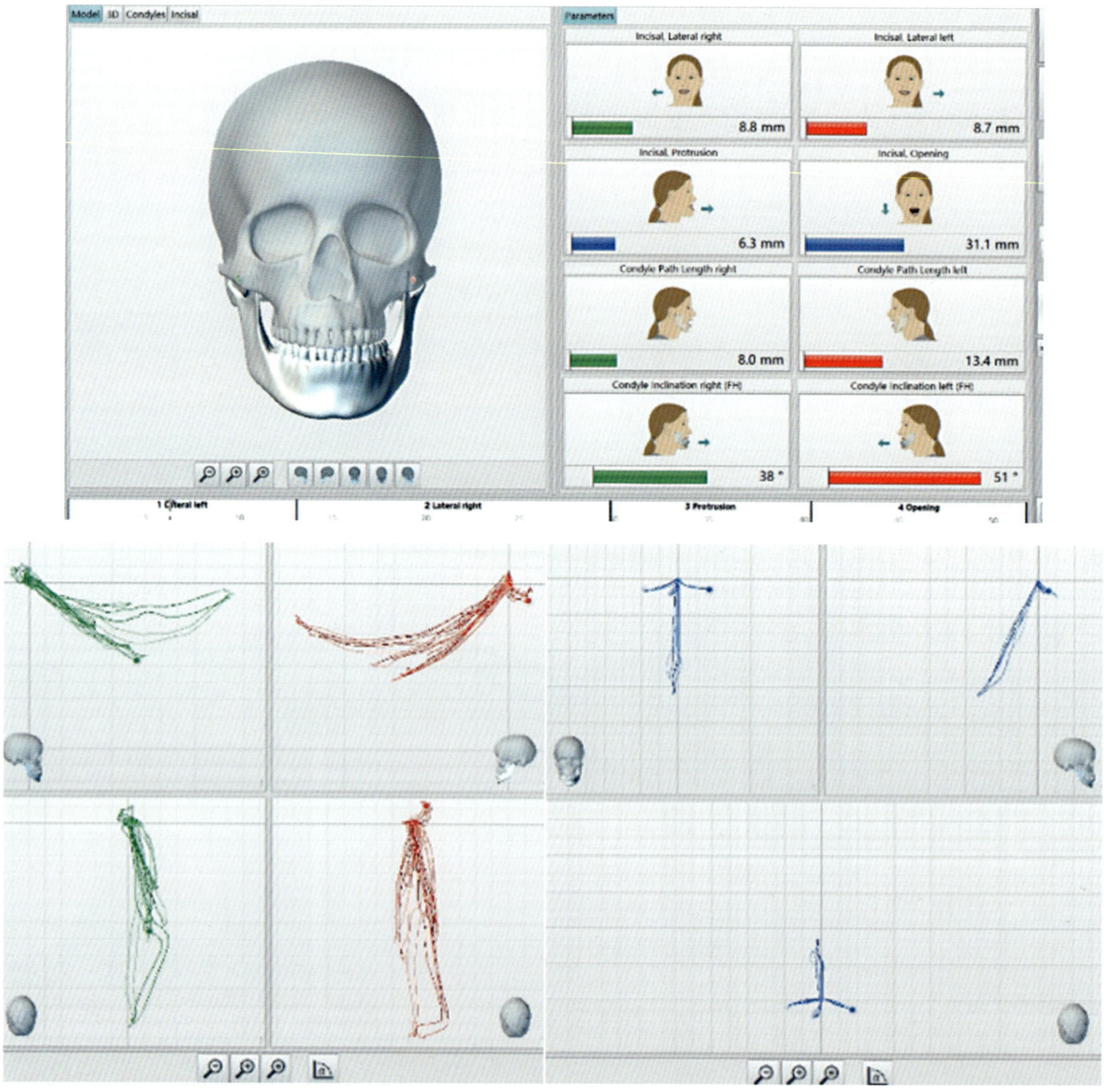

图 14–16　使用 Zebris® 电子面弓验证并记录患者咬合与关节运动状态

（四）技工室流程

由数字化印模与咬合记录取得的数据包（STL1、STL2、STL3），传送给技工室后，技师将数据包导入专用的 CAD/CAM 软件（如 ExoCAD），将其叠加合成数字化工作模数据（STL4）（图 14–17）。然后在此基础上，设计并铣削制作用于被动就位验证的铝合金支架，以及聚丙烯酸树脂铣削制作的美学原型，交给临床医生进行下一步的被动就位验证与试戴。这一步中技工室仍然会使用 3D 打印的方式制作出树脂模型，其牙龈部分同样用乙烯基聚硅氧烷橡胶制作完成。

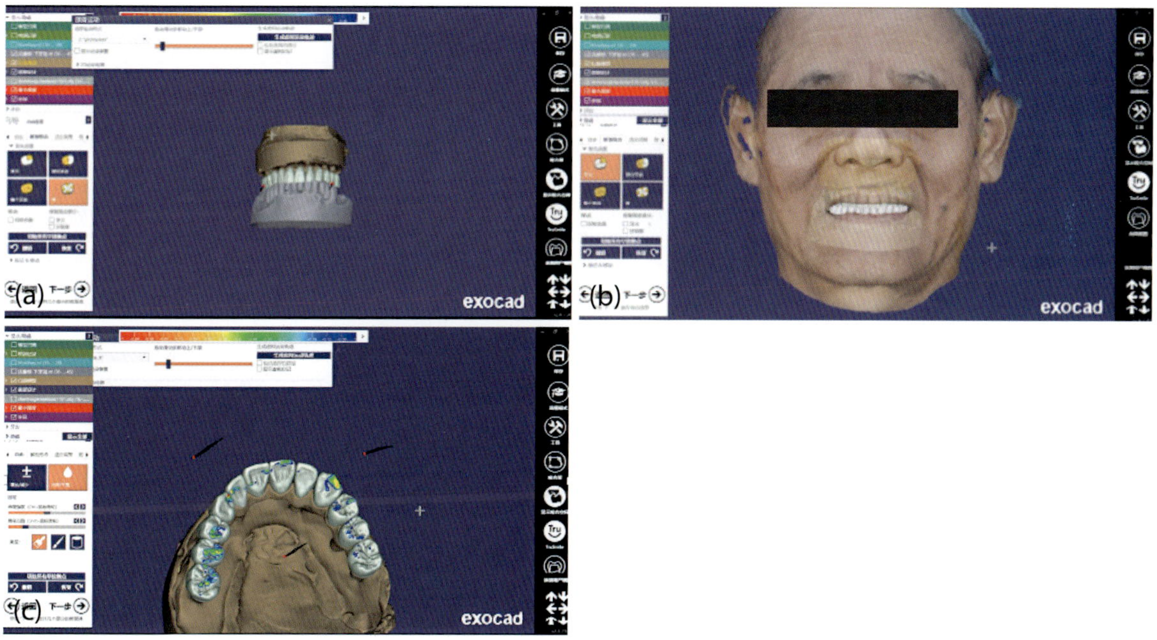

图 14–17　数字化工作模制作

（a）导入数字化印模与咬合记录取得的数据叠加合成的数字化工作模（STL4）;（b）导入面部扫描数据叠加 STL4 生成的数字化患者;（c）导入数字化面弓记录的下颌运动轨迹，生成虚拟运动轨迹及对应咬合位点。

二、第 2 次就诊：支架被动就位验证与美学原型试戴

（一）门诊流程

在数字化流程中，患者第 2 次复诊的主要目标是完成支架被动就位验证与美学诊断模型试戴，这两者的操作过程与传统流程基本相似，但可以应用更多的数字化流程，获取患者的美观信息、咬合信息和功能信息（图 14–18）。诊断模型试戴完成后，用口扫获取试戴时修复体的外形，以及咬合接触。用面部扫描设备获取诊断模型对面部支撑和面下 1/3 高度的恢复，用下颌运动描记设备获取患者的动态咬合信息，把这些数字化信息传送到加工中心，为最终修复体的设计和制作进行指导。

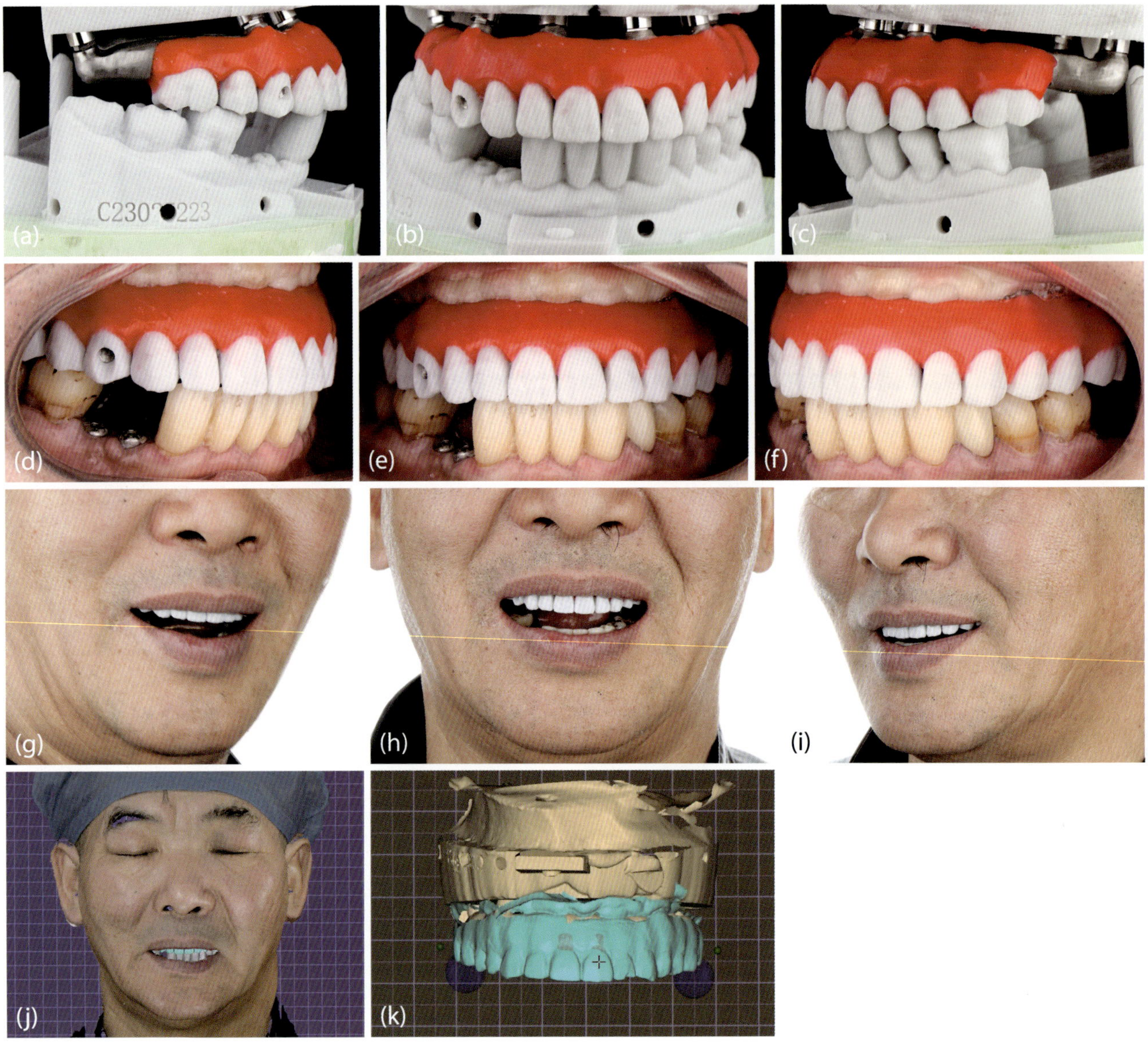

图 14-18 支架和美学诊断模型试戴

（a～c）加工中心铣削制作完成桥架，安装切削制作的树脂牙冠，并用蜡制作牙龈部分，完成美学蜡型；（d～f）试戴美学蜡型，口内正面及侧面咬合照；（g～i）试戴美学蜡型，面下 1/3 正面及侧面微笑照；（j）获取面部扫描信息；（k）获取口内修复体和动态咬合信息。

（二）技工室流程

本次复诊后，技工室流程主要基于之前获得的数字化工作模型数据，使用 CAD/CAM 软件进行支架的回切设计和铣削（图 14-19），然后制作人工牙或饰面（图 14-20）。现在，随着生产线的技术升级，即便在诊所采用传统的取模流程，技工室也可以通过口外扫描等方式，将石膏模型转化为数字化模型并导入 CAD/CAM 软件来进行后续的设计与生产。

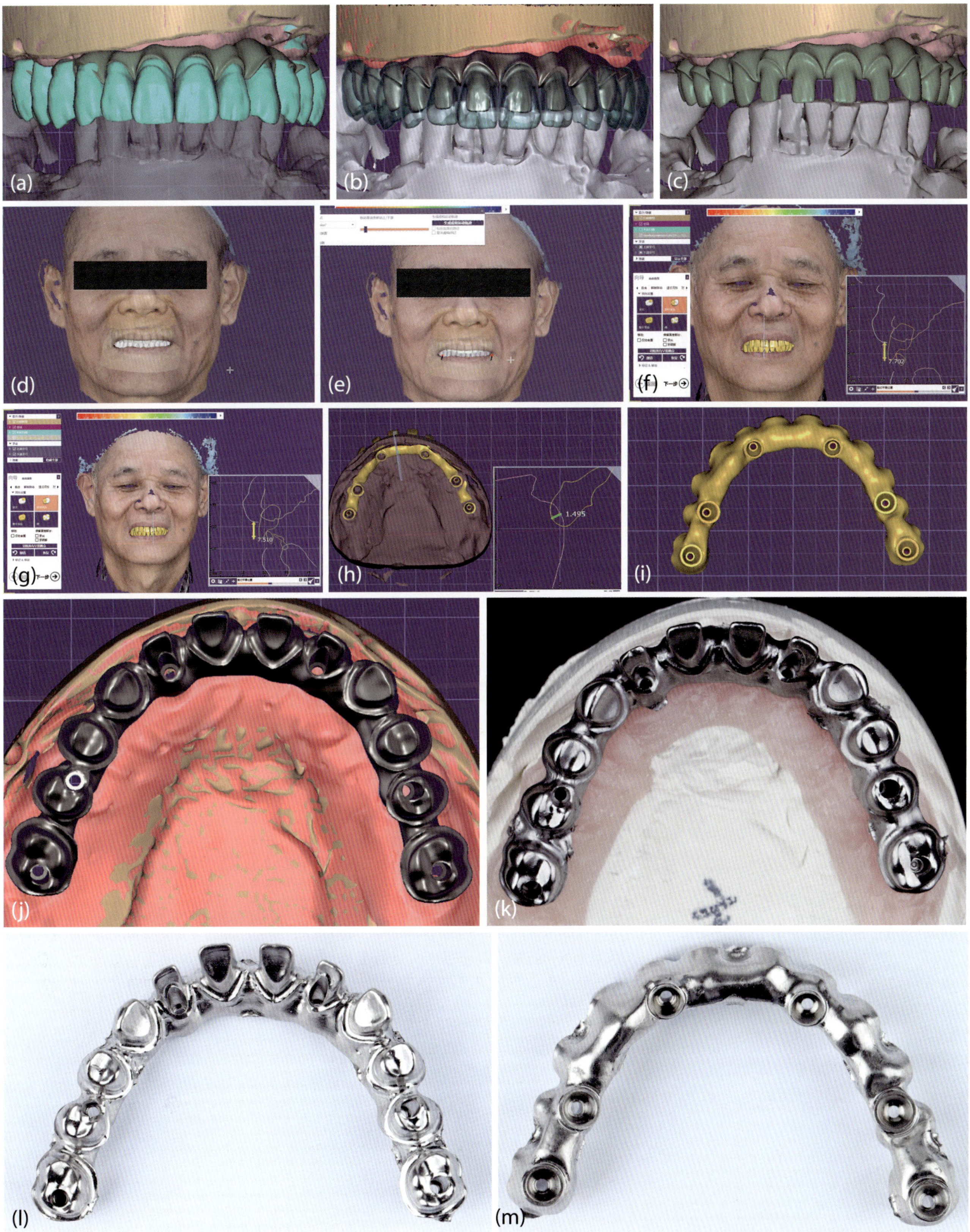

图 14-19　最终修复支架的回切设计和铣削

（a～c）在生成的数字化工作模型上模拟设计支架；（d）在 CAD 软件中整合面部美观信息和修复体外形设计；（e）整合修复体口内动态信息；（f 和 g）设计的上中切牙修复体长度与上唇缘的位置关系；（h～k）根据软组织轮廓数据设计支架的组织面压迫形态；（l 和 m）CAD 设计确定后，CAM 铣削制作的钛支架。

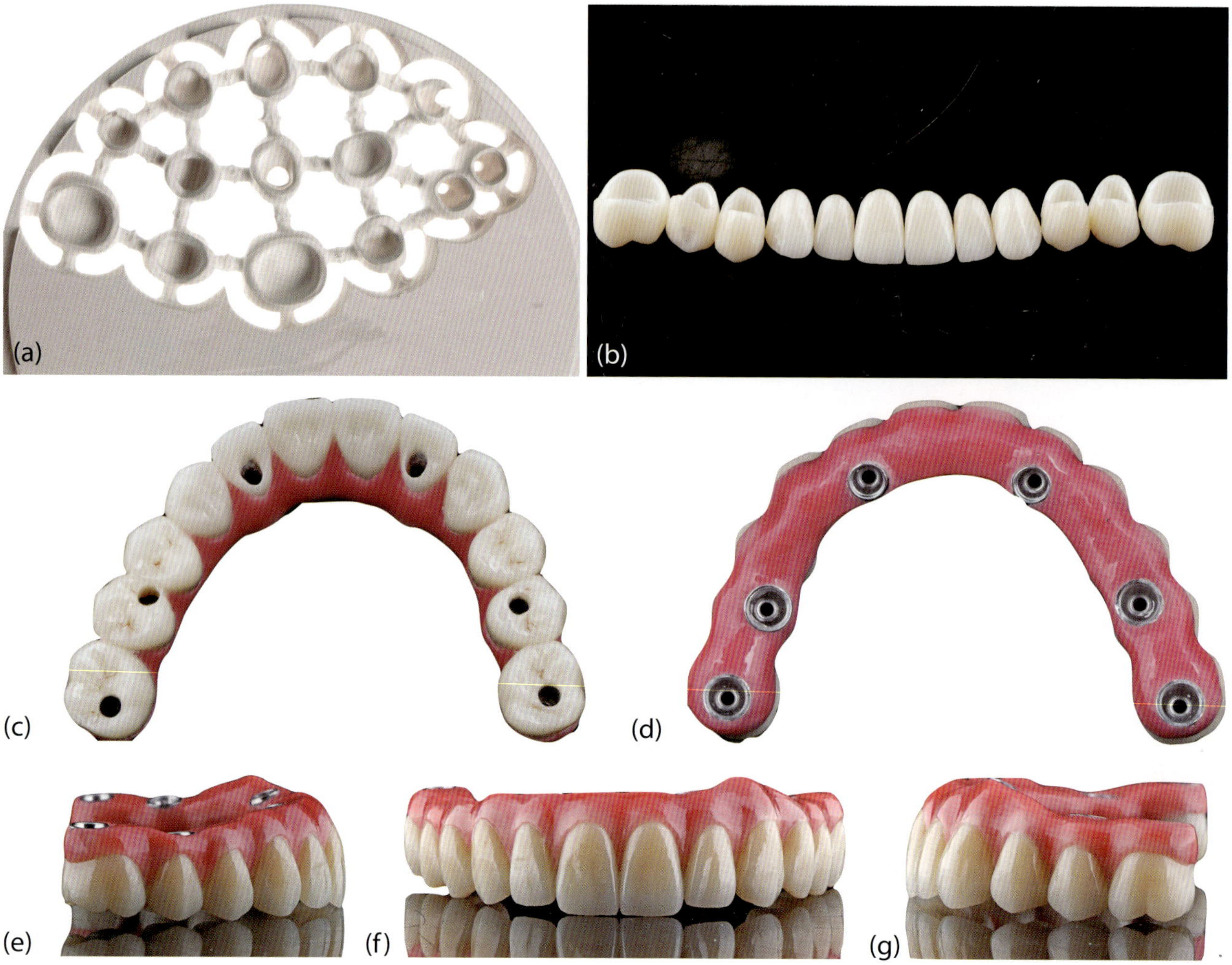

图 14-20 制作最终修复体牙冠

（a）在半烧结状态的氧化锆陶瓷盘上，CAD/CAM 工艺铣削成型氧化锆牙冠；（b）二次烧结完成的氧化锆牙冠；（c 和 d）将氧化锆牙冠粘接固定在钛桥架之上后，检查其𬌗面与组织面；（e ～ g）制作完成的最终修复体，正面照及侧面照。

三、第 3 次就诊：最终修复体戴牙

修复体检查无异常，约患者到临床就诊，按照常规流程戴牙，螺丝紧固到种植系统推荐扭力，调整咬合并使用氧化锆专用工具抛光（图 14–21）。指导患者佩戴软质殆合垫。

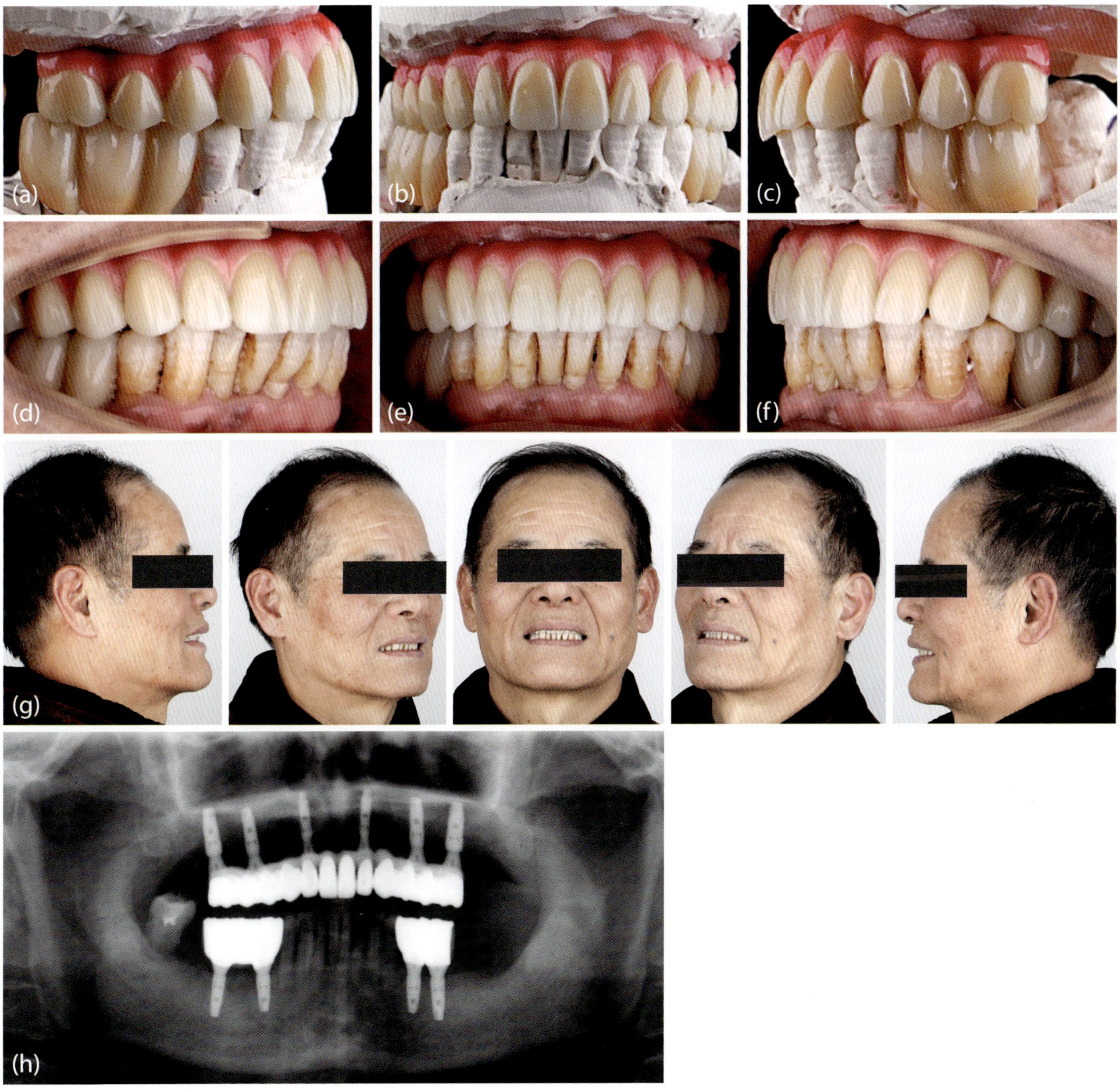

图 14–21 最终修复体戴牙

（a ~ c）最终修复体在工作模上的正侧面照；（d ~ f）最终修复体戴牙后，口内咬合正、侧面照片；（g）最终修复体戴牙后，面部正面、侧 45°、侧 90° 微笑照片；（h）最终修复体戴牙后的全景片。

第三节

全数字化种植修复流程

一、第 1 次就诊：术前资料采集与术前准备

对于无牙颌患者或者终末期牙列患者，首先进行充分的术前评估，包括适应证、拟种植体的数量及种植位点、面型（图 14–22）、咬合（图 14–23）等方面的评估。在有效且充分的术前评估基础上，进行手术准备。

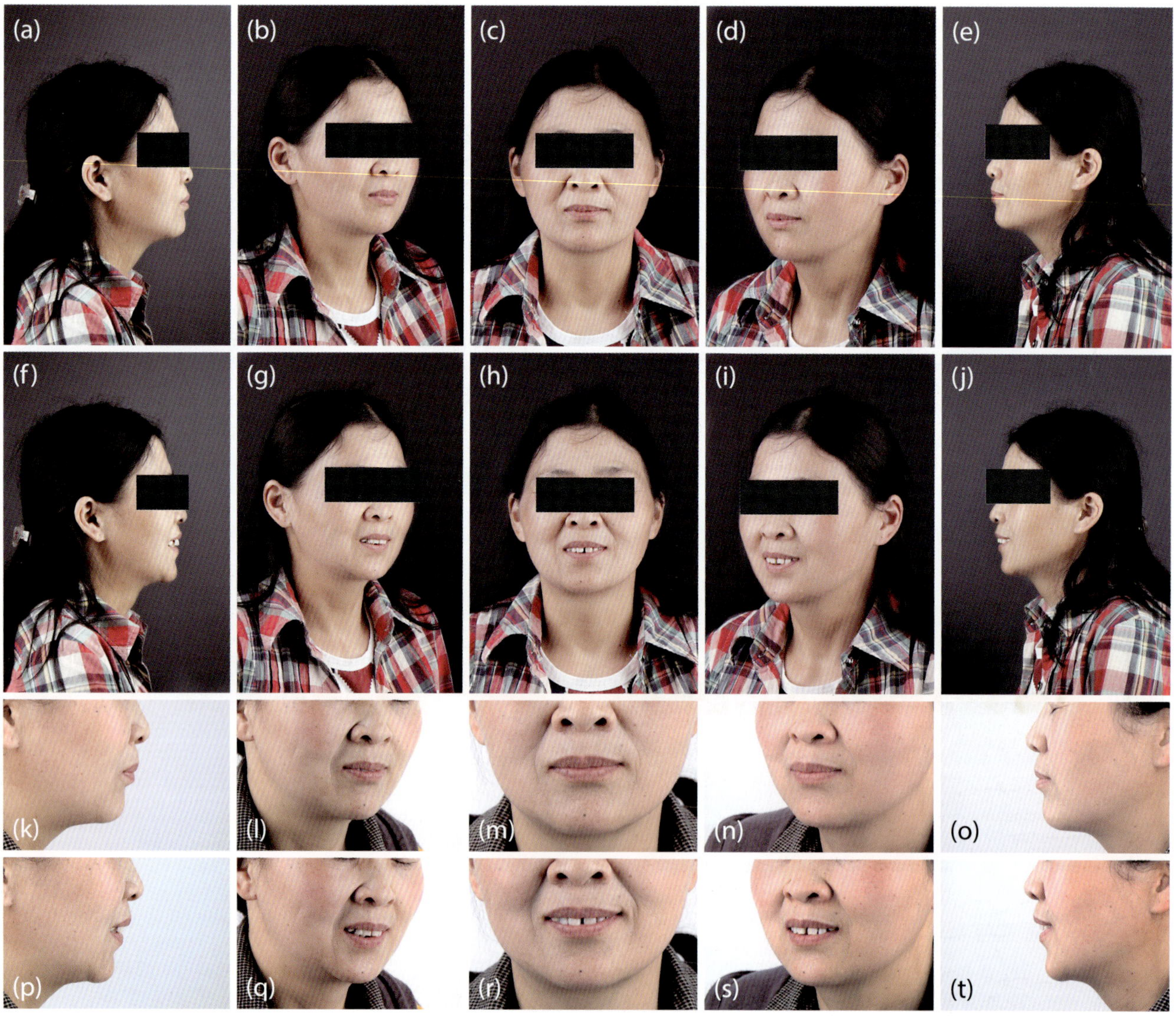

图 14–22 术前口外照片

（a ~ e）全面部闭口照片；（f ~ j）全面部微笑照片；（k ~ o）面下部闭口照片；（p ~ t）面下部微笑照片。

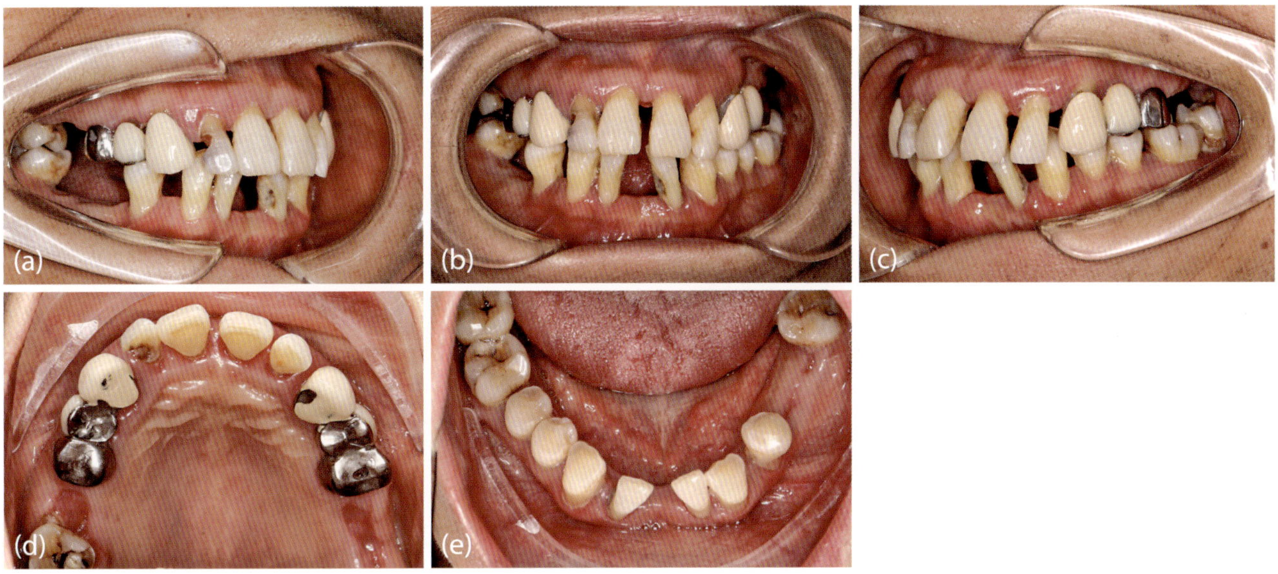

图 14-23　**术前口内照片**

（a）口内右侧；（b）口内正面；（c）口内左侧；（d）口内上颌；（e）口内下颌。

对于终末期牙列患者，根据其余留牙的情况，选择较稳定的余留牙作为支持；在患者口腔内残余牙列中有容易造成放射伪影的金属烤瓷冠或金属冠等修复体时，可以利用临床易获得的流体树脂等阻射材料，结合棉签棒、黏膜敷贴等材料在黏膜上添加放射标志点（图 14-24, a ~ c）。如果余留牙稳定性不足，亦可使用流体树脂进行固定，同时牙面粘接树脂球充当放射标记（图 14-24, d 和 e）。

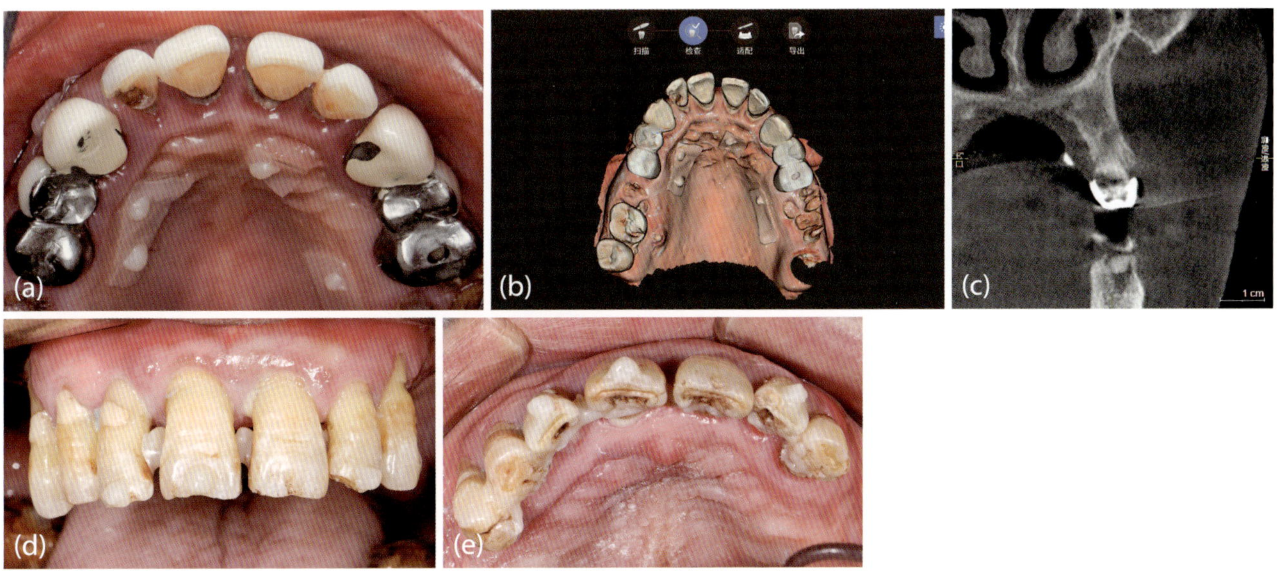

图 14-24　**放射标志点添加**

（a）在患者腭部固定放射标记点；（b）口内光学扫描获取的患者上颌模型，注意腭部的放射标记点；（c）腭部的放射标记点在 CT 扫描中清晰可见；（d 和 e）用流体树脂对稳定性不足的余留牙进行连接固定，并在牙上添加辅助的放射标记。

对无牙颌患者，可以提前取模并制作一副总义齿，其上添加放射标记（图 14–25）。在患者口内充分评估语音功能、美学效果、咬合关系、咬合垂直距离和唇部支撑，确认这些方面均有满意结果后，患者佩戴这副义齿拍摄 CBCT，将获得的 DICOM 数据导入设计软件（如 3Shape），进行数字化植入导板设计。手术导板可以为截骨、种植体植入等提供精确指引和参考。

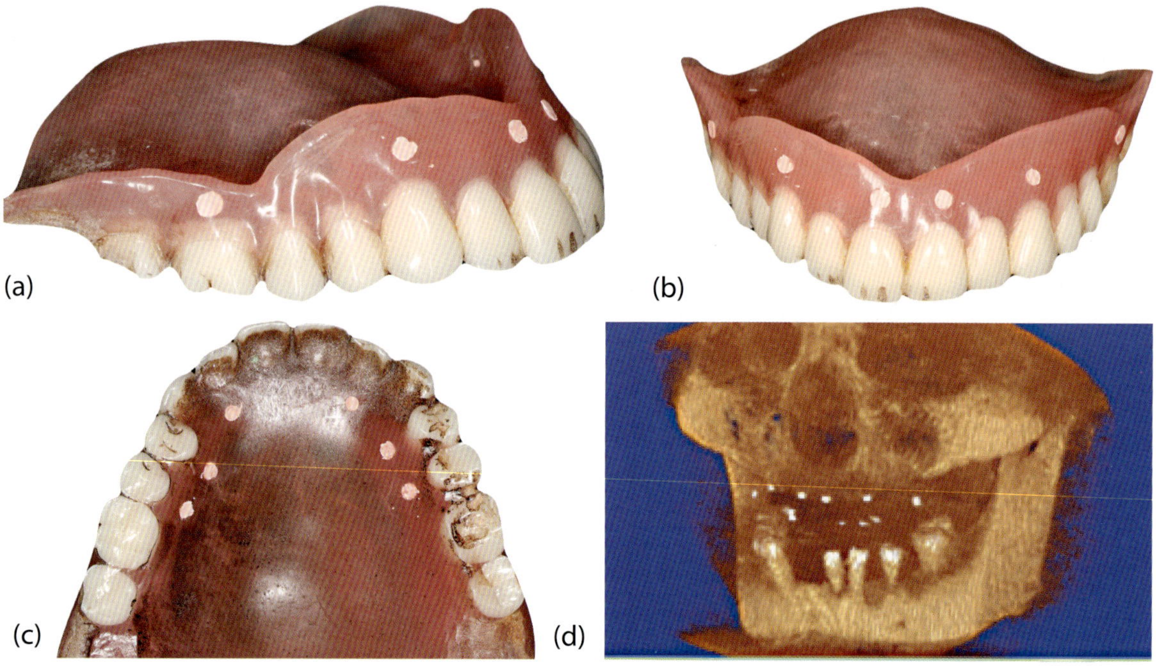

图 14–25 利用总义齿添加放射标记（白色点）制作的放射导板

（a ~ c）制作总义齿，附带放射标记点；（d）戴入放射导板拍摄 CBCT。

手术方案及导板设计需要医生与技师的共同参与，当方案得到最终确认后，技工室会生产一级或多级手术导板，这些导板通常采用 3D 打印的工艺制作。基于口内确认过的总义齿的牙弓轮廓、咬合关系、垂直高度等数据来设计树脂临时修复体，铣削或打印制作完成（图 14–26）。这个临时修复体可以利用导板所用的定位钉来确定位置，并预留出钛基底的通道，用于在手术后重新制作即刻修复临时修复体（这种方式一般称为 “pick-up”）。

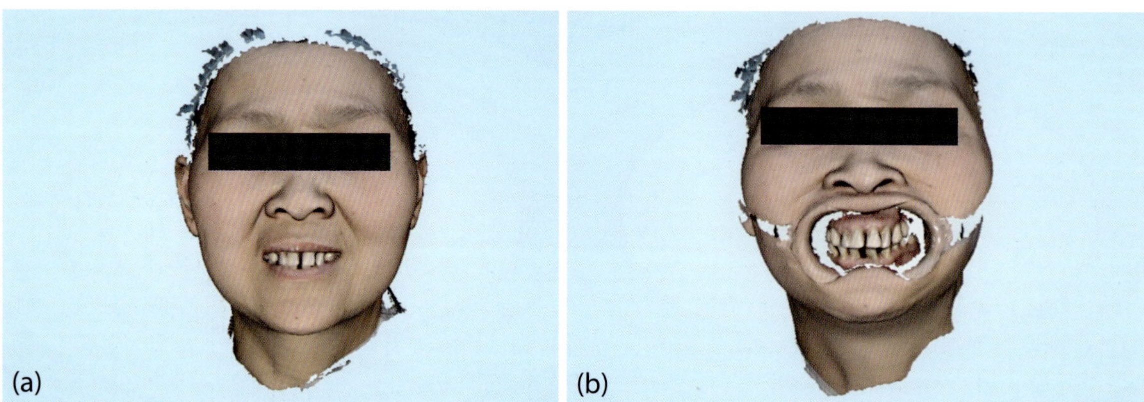

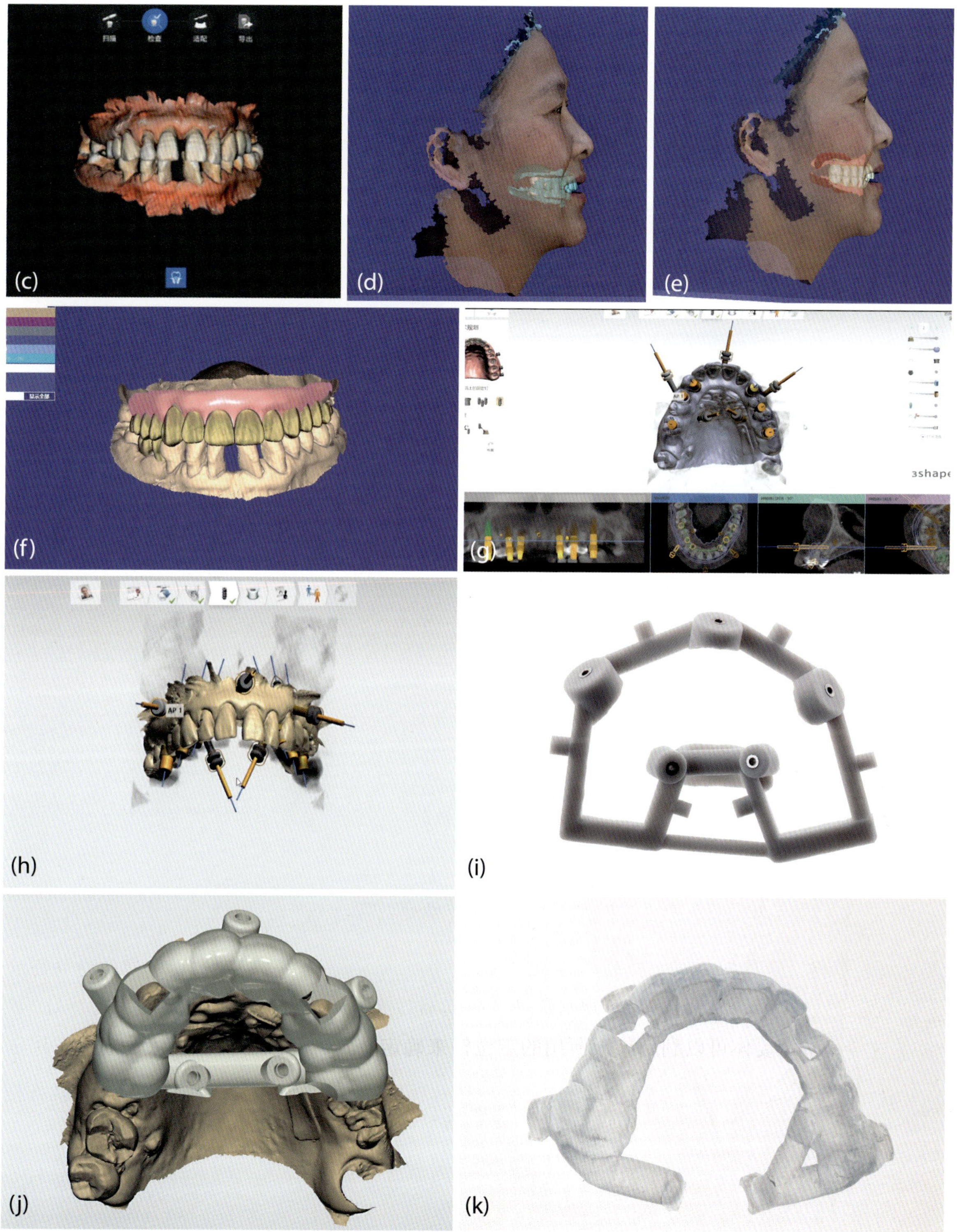

图 14-26 手术导板设计、制作过程

（a 和 b）用面部扫描的方式取得患者的面部形态信息以及牙齿标志点与面部软组织形态相对关系的信息；（c～e）口内光学扫描获取的患者牙列及软组织轮廓信息，导入 CAD 软件中，叠加面部信息、面弓信息等，构建虚拟患者，模拟排牙并在虚拟患者上进行验证；（f）在 CAD 软件中结合面部信息与下颌运动信息完成模拟排牙；（g 和 h）将口内扫描与 CT 扫描数据导入导板设计软件（3Shape）中进行手术导板的设计；（i）3D 打印制作的组合导板的底座部分，其在口内的定位通过与其组合的牙定位式导板定位，并利用固位钉固定其相对于颌骨的位置；（j）设计利用余留牙定位的牙支持式导板，来定位共享固位钉在颌骨的位置；（k）3D 打印制作的牙支持式固位钉定位导板；

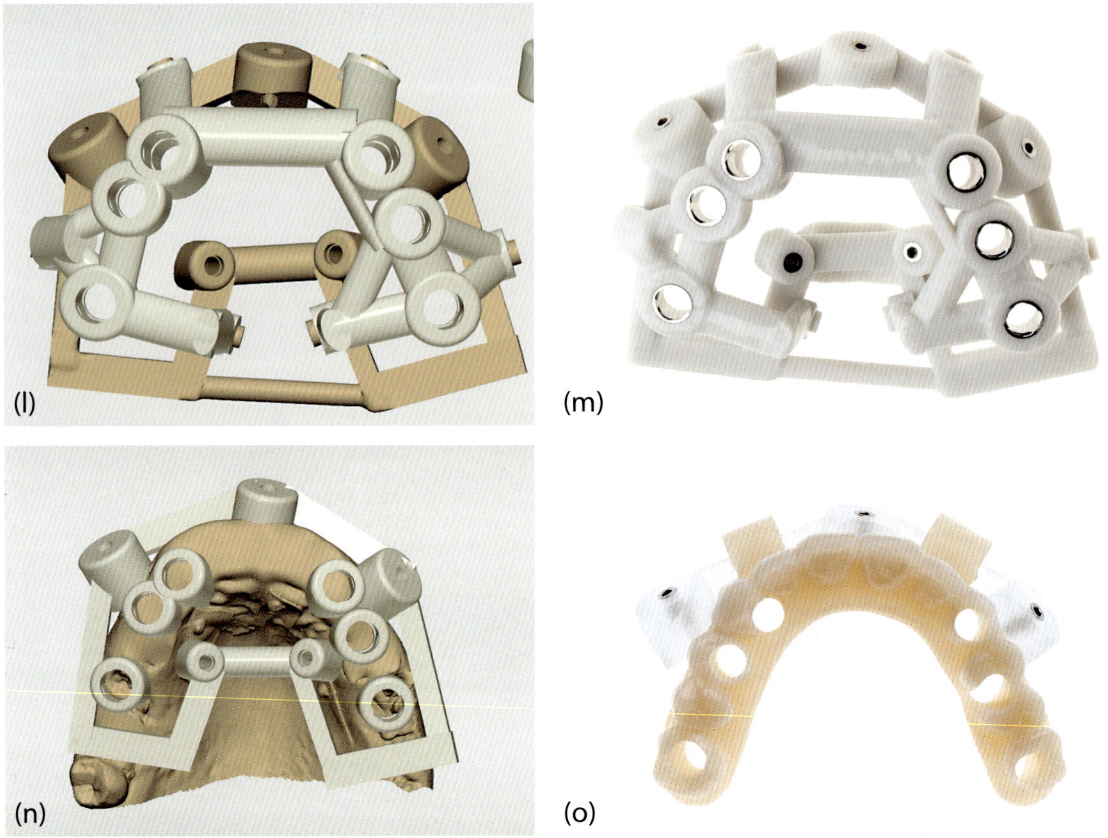

图 14-26　手术导板设计、制作过程（续）

（l）设计基于底座的种植窝预备导板，该部分可通过一组与底座上定位杆匹配的定位臂来实现精确定位和固定；（m）3D 打印制作的种植窝预备导板成品；（n）设计共享固位钉定位的组合式临时修复体；（o）3D 打印制作的组合式临时修复体成品。

二、第 2 次就诊：种植一期手术、即刻戴牙

（一）门诊流程

在术前设计的手术导板的引导下，完成种植体植入，获得足够的初期稳定性，并制作树脂临时义齿进行佩戴（图 14-27）。

另外，也可以在术前将树脂牙作为导板，在树脂牙导板的引导下植入种植体，安装合适角度的螺丝固位基台，根据不同的种植系统加扭力，一般为 15 ～ 25 N・cm。在螺丝固位基台上连接临时钛基底，并用橡皮障隔离术区的唾液与渗血以避免污染。之后将预先制作好的临时修复体安装就位，用聚丙烯酸树脂填充钛基底与临时修复体之间的间隙，待树脂固化后，旋出固定钛基底的技工螺丝，即可完成“pick-up”，之后只需要用聚丙烯酸树脂填充并完成组织面，即可完成即刻临时修复体的制作（图 14-28）。技师完成临时修复体的制作，在螺丝固位基台上连接扫描取模杆，用口内光学扫描或口外照相测量扫描的方式，完成螺丝固位基台水平的扫描取模。

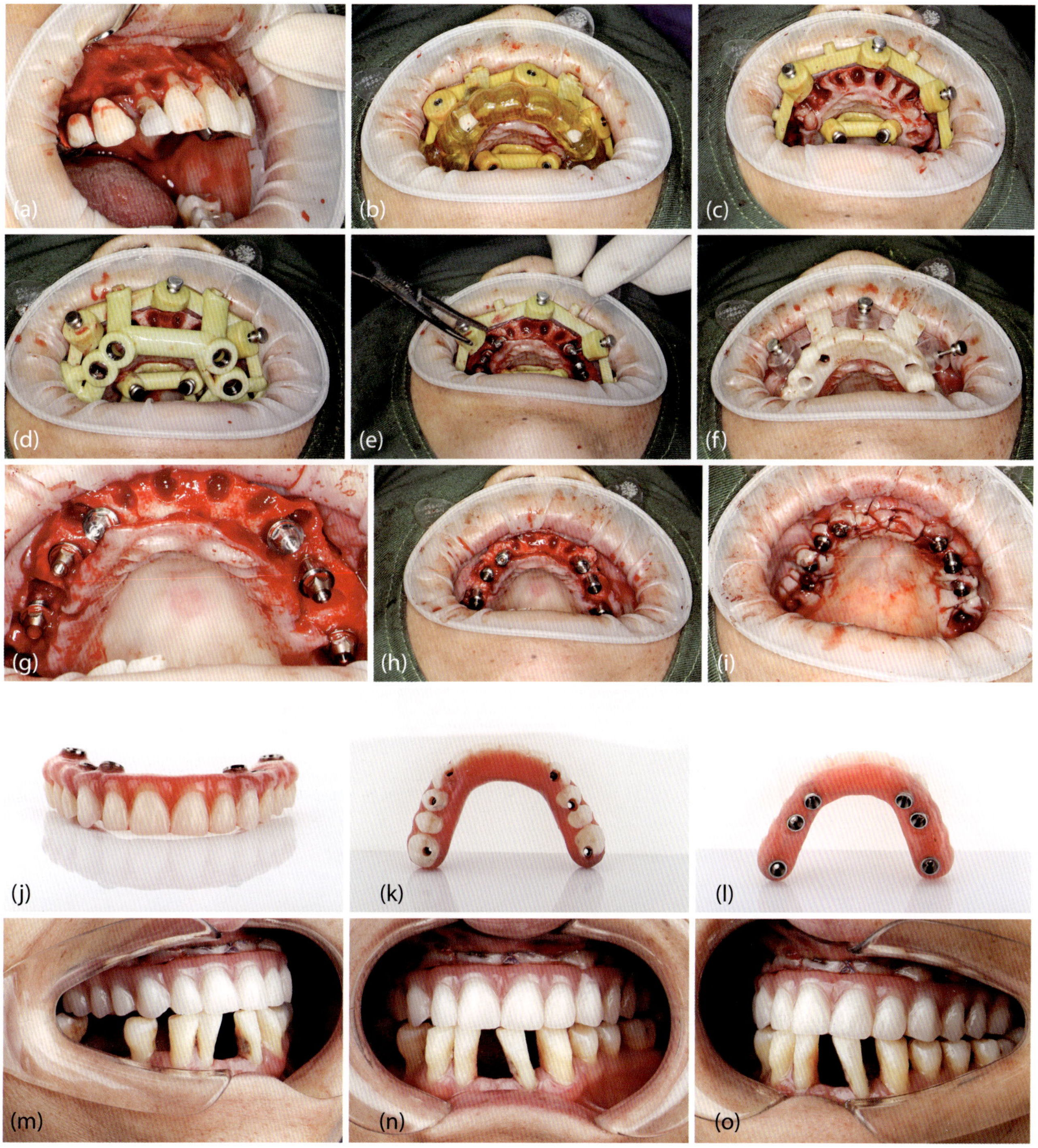

图 14–27 利用数字化种植导板植入种植体同期即刻修复

（a）翻瓣并暴露骨面，以避免软组织阻碍导板就位；（b）安装利用余留牙定位的组合式导板，确定就位后制备固位钉孔道；（c）安装固位钉后，取下导板的牙定位部分，留下固位钉定位的底座部分，拔除余留牙；（d）安装组合式导板的种植窝预备引导部分，其与底座部分的定位由多个定位臂与定位锚点来确定；（e）在导板引导下植入种植体，安装螺丝固位基台；（f）利用共享固位钉试戴 3D 打印制作的临时修复体；（g）安装螺丝固位基台并以推荐扭力紧固；（h）安装螺丝固位基台的保护帽；（i）缝合关闭创面；（j～l）术后完成的临时修复体正、侧面照片；（m～o）戴入临时修复体后口内咬合正、侧面照片。

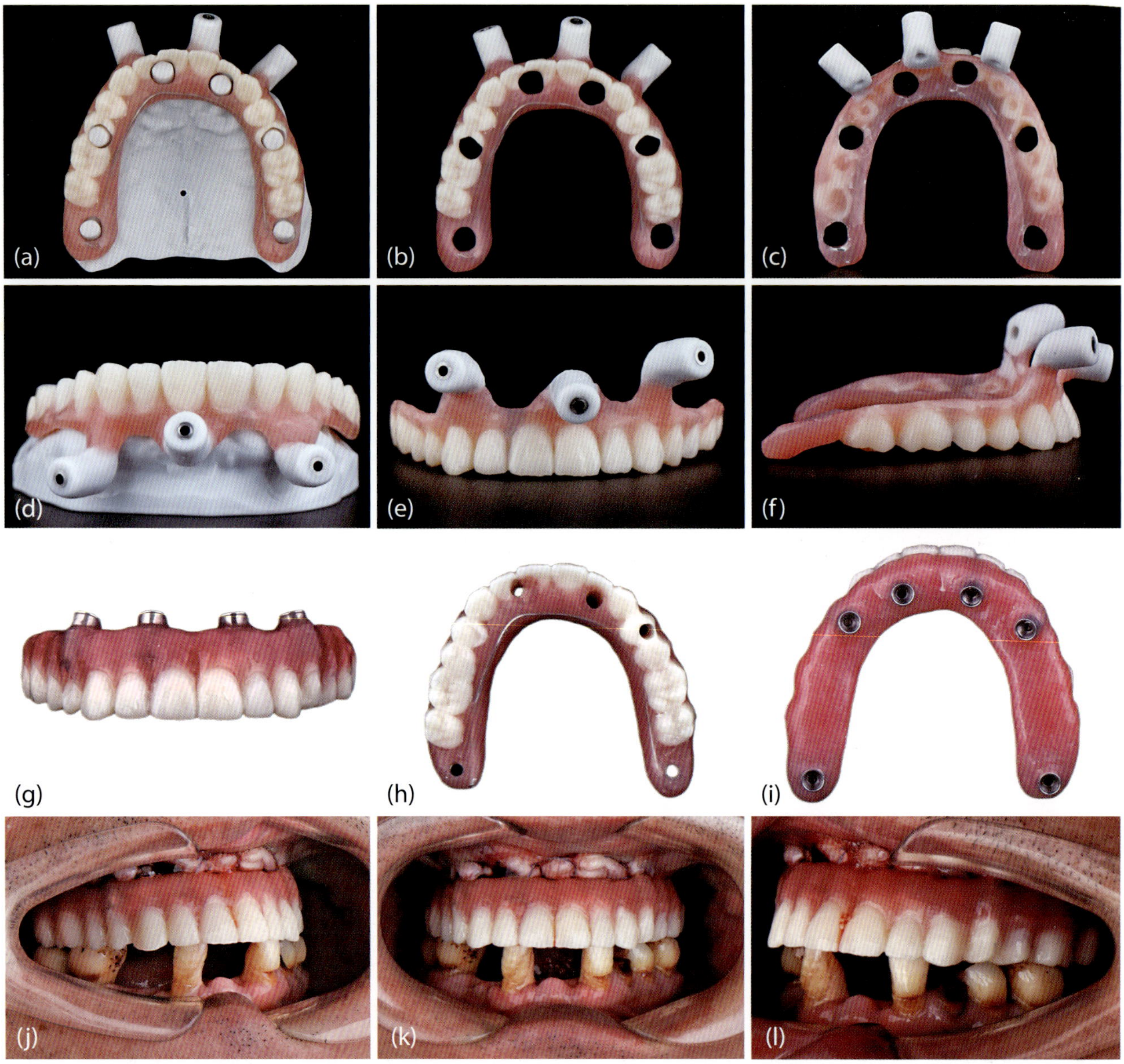

图 14-28 用“pick-up”法制作临时修复体的过程

（a ~ f）术前打印制作共享定位钉就位的临时修复体；（g ~ i）用聚丙烯酸树脂填充并完成组织面，完成即刻临时修复体的制作；（j ~ l）戴入临时修复体后的口内咬合正、侧面照片。

完成临时修复体制作并在口内戴入后，评估患者的咬合关系是否与术前设计相符，如果有问题可以进行微调。调整好咬合关系后，使用面弓与咬合记录硅橡胶记录咬合关系与咬合垂直距离，并使用口内光学扫描记录临时修复体的外形，作为之后设计最终修复体的依据。

患者佩戴临时修复体后，直至最终修复前，如果发现任何美学、咬合、语音等方面的问题，都应及时复诊并对临时修复体进行适度的调改。必要时可能需要重新设计并制作新的临时修复体，直至在美学与功能上都获得较为理想的结果。

（二）技工室流程

将螺丝固位基台水平取模获得的模型与临时修复体口内扫描数据导入 CAD 软件叠加生成数字化工作模型，保留术前设计数据和数字化模型，以备后期最终修复体设计时作为参照。

三、第 3 次就诊：获取数字化印模和数字化颌位关系

在理想的情况下，如果临时修复体的组织面对软组织形态的引导和塑形符合术前的设计，则可省去最终修复印模的步骤直接进入下面的流程，便可以实现三次复诊完成最终修复。但在实际操作中，即便在临时修复体也采用黏膜压迫式组织面设计，也不能保证骨组织与软组织的重塑完全符合预期。因此，在多数情况下，采用全数字化流程在制作最终修复体时也需要重新进行数字化印模，取得新的软组织数据和咬合数据后，技工室才制作最终修复体钛支架，进入后面的流程。

（一）门诊流程

在种植手术 8 ～ 12 周后，患者复诊，检查软组织愈合情况和种植体骨结合情况，确认植体愈合良好，若患者临时修复体使用状况良好，美观满意，可以直接对修复体表面进行扫描，获取修复体表面形态数据和咬合关系。对于咬合状态不理想的修复体，需要重新确定咬合关系，通过肌肉去程序化方式获得患者的正中颌位，并用咬合记录硅橡胶固定，再通过口扫记录患者咬合状态。扫描修复体完成后，通过面部扫描设备采集患者的面部数据，并让患者戴临时修复体，使用口角拉钩，保留牙齿的全部扫描数据，以便后期能与口扫数据获得共同参考点。完成上述操作后，拆除口内临时修复体，口内安装 iCam4D 扫描杆，获取患者口内种植体的三维位置，完成种植体扫描后，再更换定位柱使用口扫获取软组织的表面数据（图 14-29）。扫描完成后，重新把临时修复体安装回口内，使用下颌运动轨迹描记设备记录患者的动态和静态咬合信息。

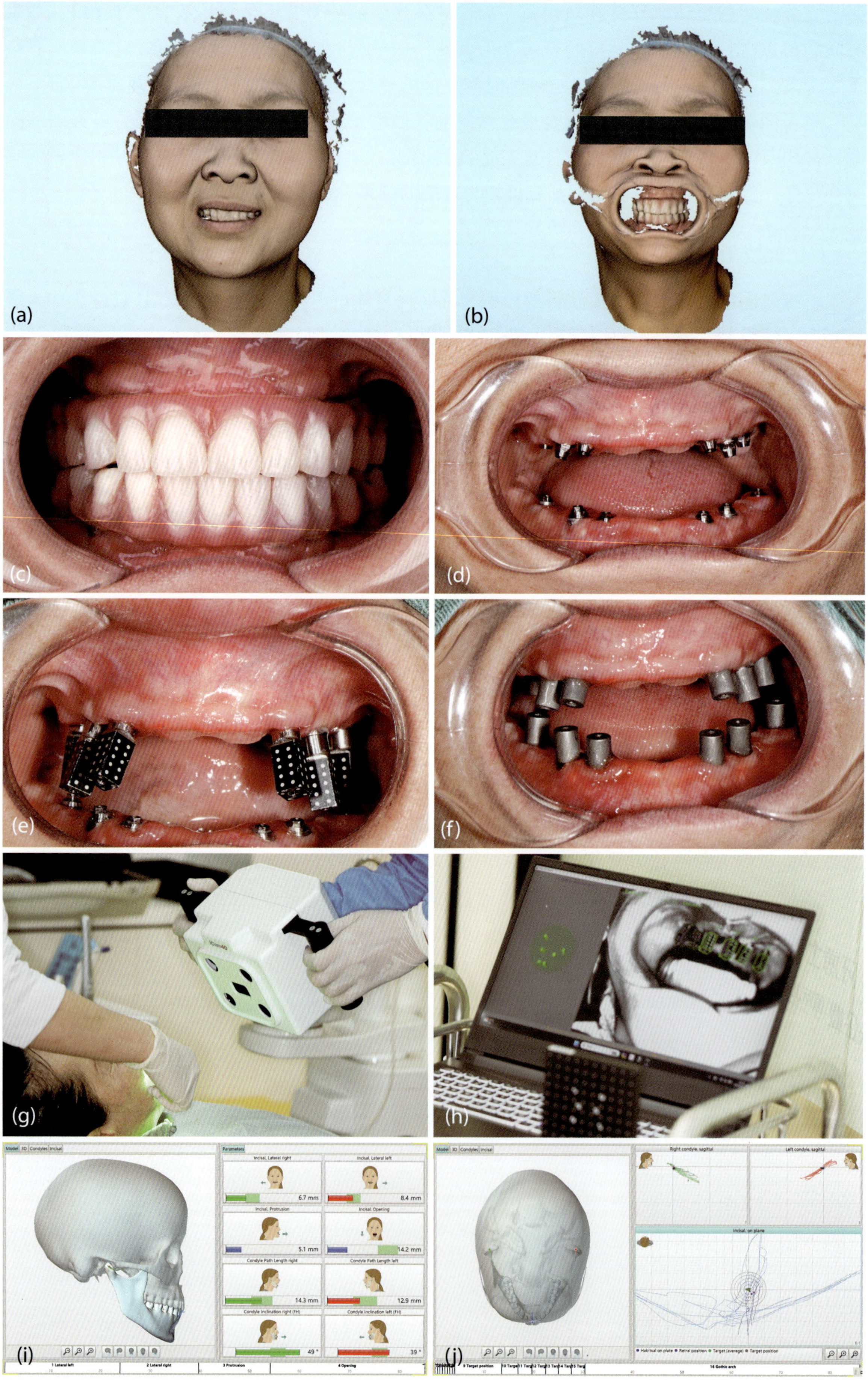
(a)
(b)
(c)
(d)
(e)
(f)
(g)
(h)
Parameters
Incisal, Lateral right
6.7 mm
Incisal, Lateral left
8.4 mm
Incisal, Protrusion
5.1 mm
Incisal, Opening
14.2 mm
Condyle Path Length right
14.3 mm
Condyle Path Length left
12.9 mm
Condyle Inclination right (FH)
49 °
Condyle Inclination left (FH)
39 °
3 Protrusion
4 Opening
(i)
(j)

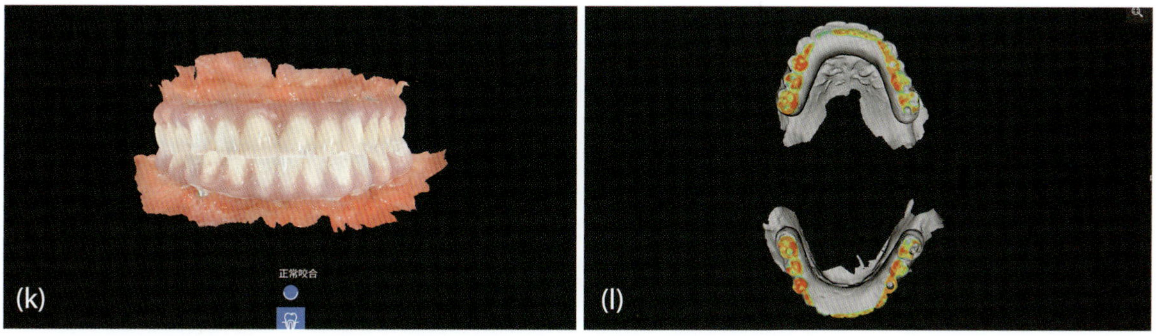

图 14-29 最终修复数字化印模过程

（a-b）面部扫描获取佩戴临时修复体的面部形态、临时修复体牙列位置等信息；（c）临时修复体口内咬合照片；（d）取下临时修复体后口内照片，可见软组织色泽、质地均呈现健康牙龈的特征；（e）在上颌安装 iCambody 扫描杆，随后即可使用 iCam4D 口外扫描来获取种植体轴向坐标数据；（f）戴入 iCam4D 匹配的定位柱，随后可用口内光学扫描获取带有定位柱的口内轮廓数据，定位柱轮廓数据在 CAD 软件内可与 iCambody 扫描杆的相应部分对齐，实现数据叠加；（g 和 h）临床上使用 iCam4D 口外扫描系统扫描及其相应的软件界面图像；（i 和 j）使用 Zebris® 数字面弓验证并记录佩戴临时修复体时的咬合与关节运动状态；（k）光学扫描获取的临时修复体与口内黏膜的表面数据；（l）叠加下颌运动数据后，在 CAD 软件中可观察临时修复体的咬合接触状态。

（二）技工室流程

临床上获取完善的数字化数据后，使用数字化软件进行数据拟合，而后技师整合数据设计并制作钛桥架、人工牙冠及牙龈饰面（图 14-30）。牙冠与牙龈饰面制作完成后，螺丝开孔穿出位置良好，对冠的强度及美观影响较小的牙冠在技工室进行粘固，若螺丝开孔穿出位置较为影响强度或美观，则采用临床粘接固位的方式设计制作。一般情况下，数字化引导下的种植，最终修复体螺丝孔会在𬌗面和舌侧穿出，这样更便于后期维护时的拆卸。

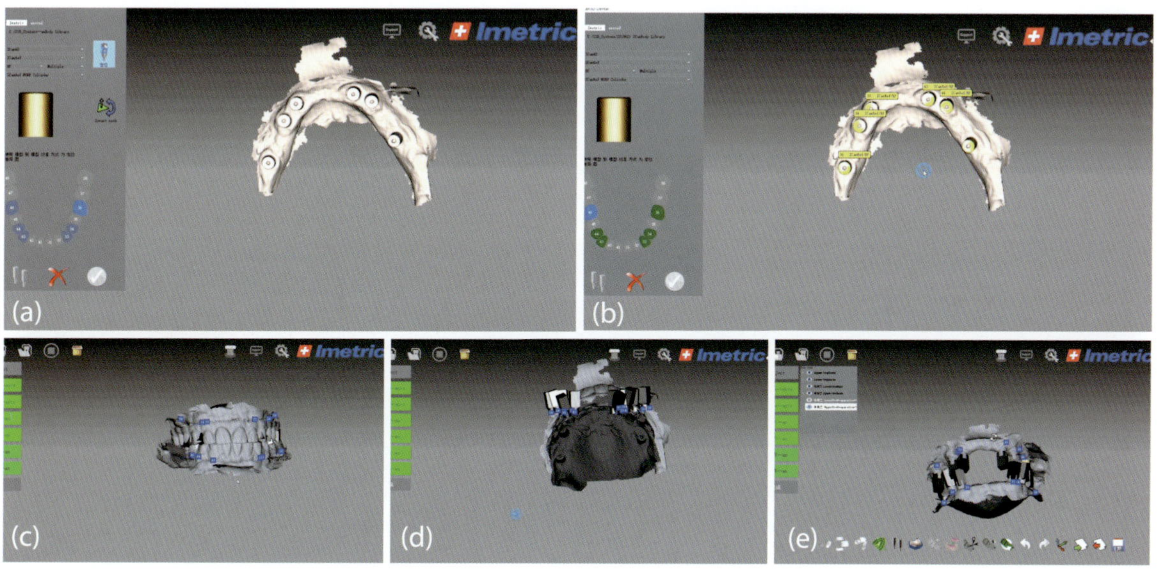

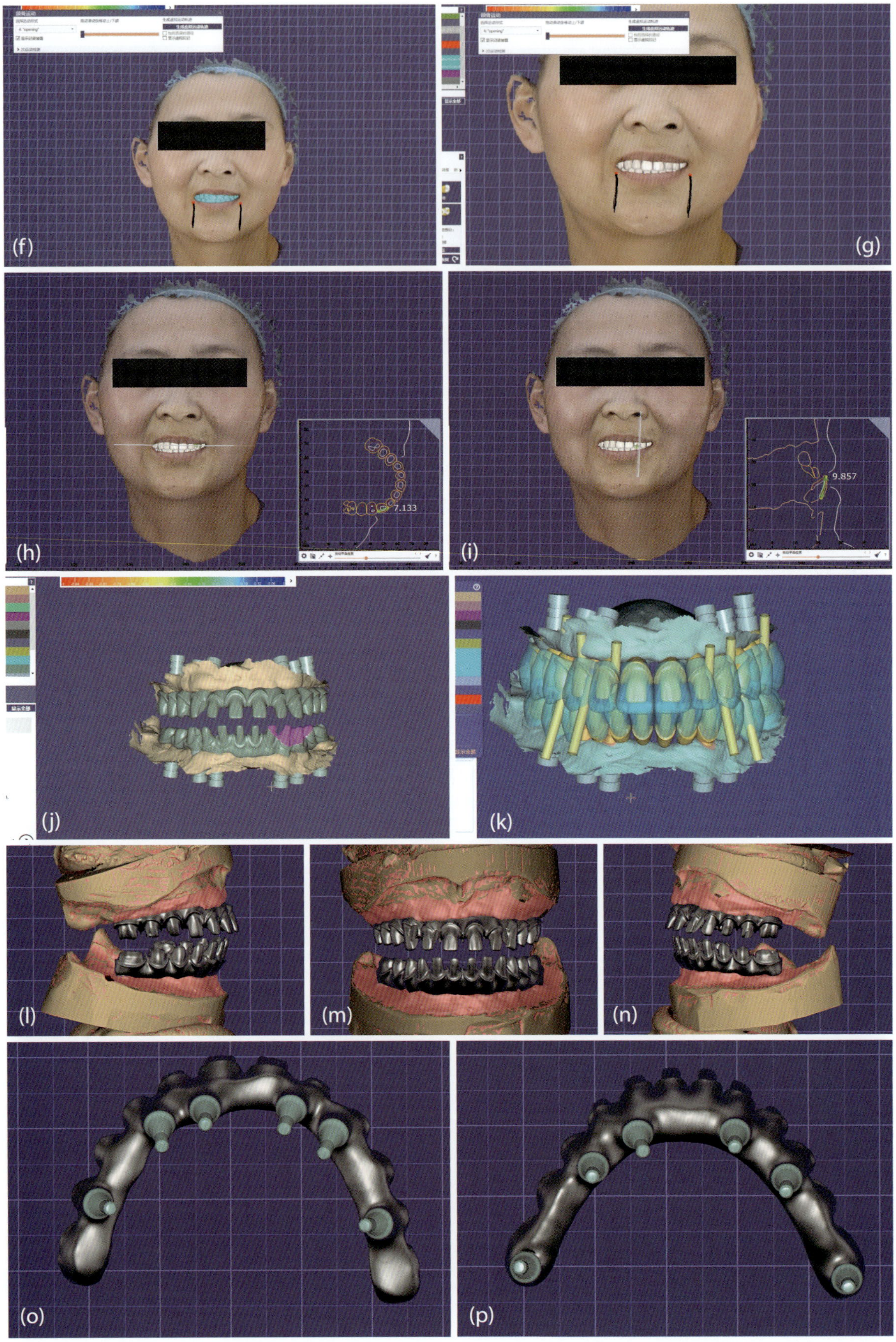
(f)
(g)
7.133
(h)
9.857
(i)
(j)
(k)
(l)
(m)
(n)
(o)
(p)

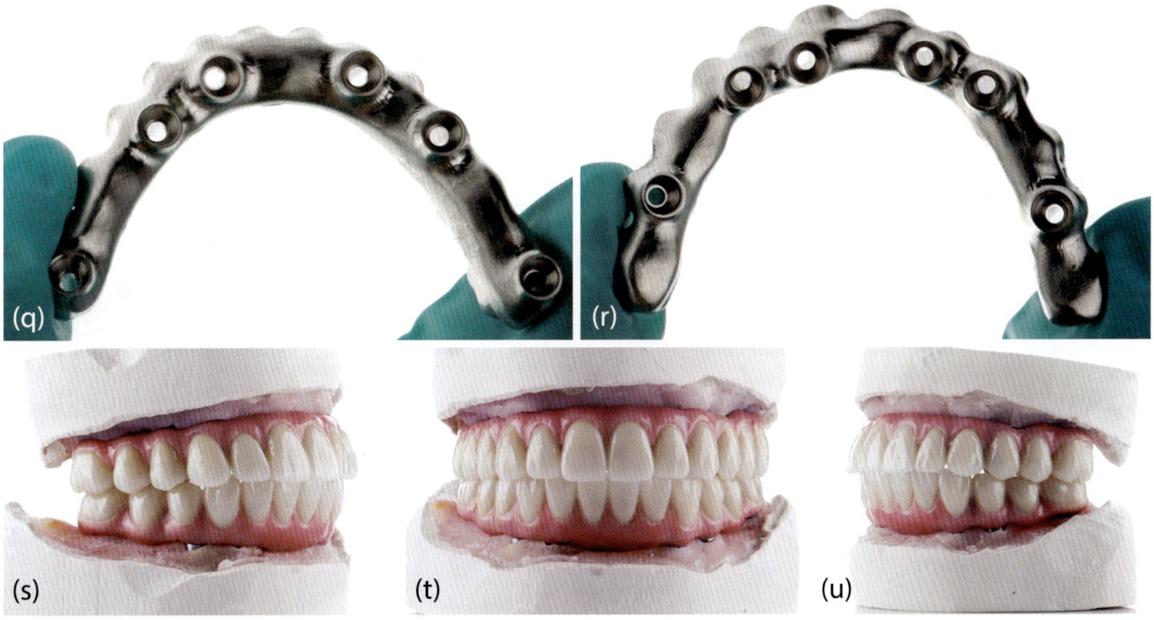

图 14-30 技工室 CAD/CAM 制作修复体的过程

（a 和 b）导入软组织扫描数据，CAD 软件内对齐种植体位点；（c ~ e）导入临时修复体表面数据，数据拟合上、下颌种植体三维位置；（f）临时修复体的咬合数据；（g）最终修复体设计时参考临时修复体咬合数据进行调整；（h 和 i）使用软件检查临床冠近远中宽度及高度；（j）根据修复体的外形，回切修复体空间，设计钛桥架；（k）设计最终修复体外形，并确认螺丝孔穿出方向；（l ~ n）上、下颌钛桥架设计最终形态的正、侧面观；（o 和 p）CAD 设计的上、下颌桥架的组织面形态；（q 和 r）铣削制作的上、下颌钛桥架的组织面形态照片；（s ~ u）制作完成的最终修复体安装于石膏工作模上的正、侧面照片。

四、第 4 次就诊：最终修复体戴牙

本次复诊为最终修复体的戴入，患者再次就诊，拆除临时修复体，戴牙前再次检查复合基台就位与稳固情况，检查无误后，清洁种植体周围软垢，基台周围涂布氯己定凝胶。然后进行最终修复体的安装，交叉安装二级螺丝，初始扭力常为 10 N · cm，所有螺丝就位之后，再最终加力紧固至种植体系统推荐扭力，然后使用聚四氟乙烯胶带封闭螺丝孔，树脂材料填平，检查咬合并适当调整咬合，最终抛光修复体咬合面，交代注意事项。如果患者有夜磨牙习惯，建议夜间佩戴磨牙板，避免引发修复体的机械并发症。最后，可以通过电子面弓和 T-Scan 数字咬合分析仪等数字化工具验证患者最终修复体的功能是否满足患者口颌系统的健康和协调（图 14-31）。

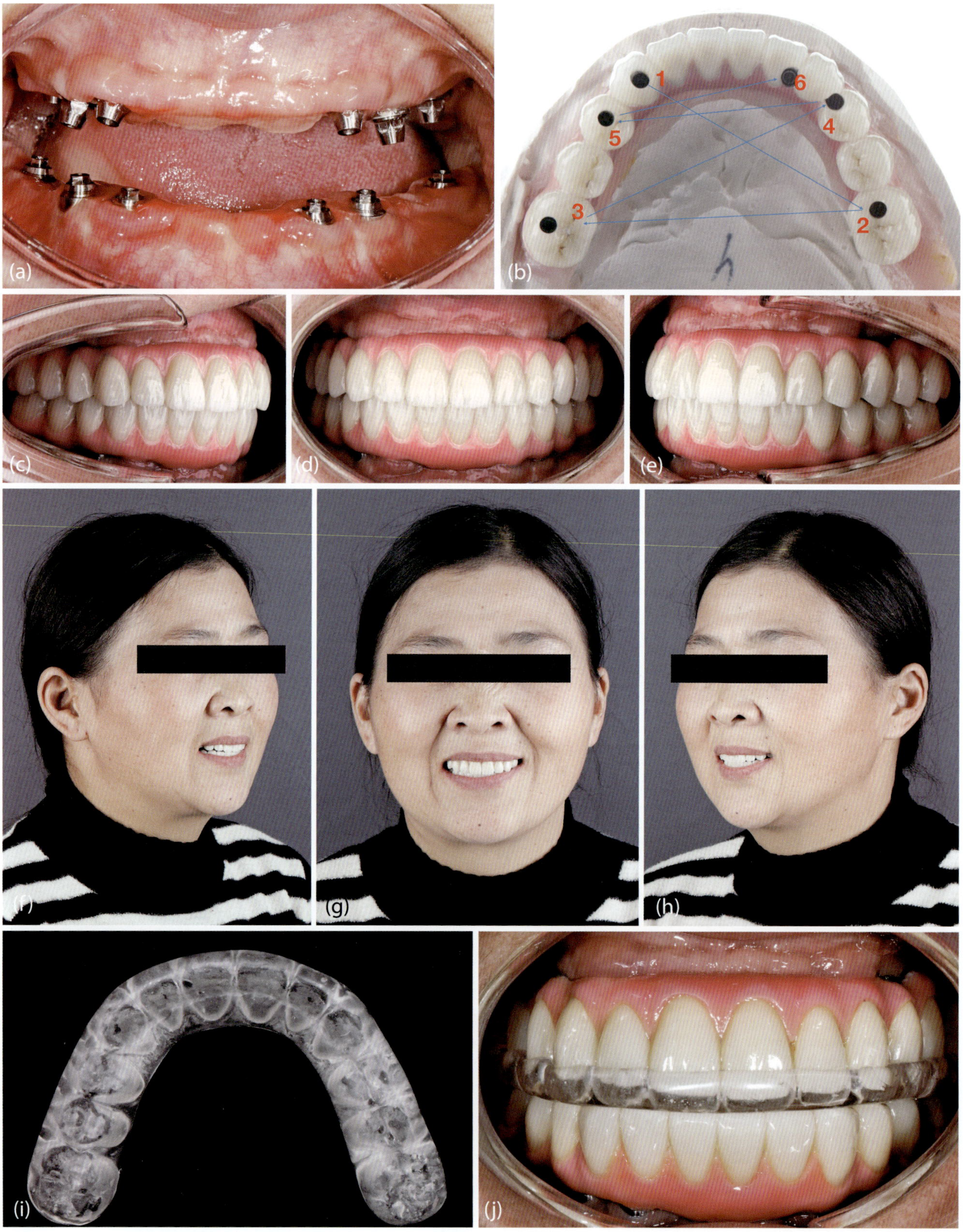
(a)
1
6
5
4
3
2
(b)
(c)
(d)
(e)
(f)
(g)
(h)
(i)
(j)

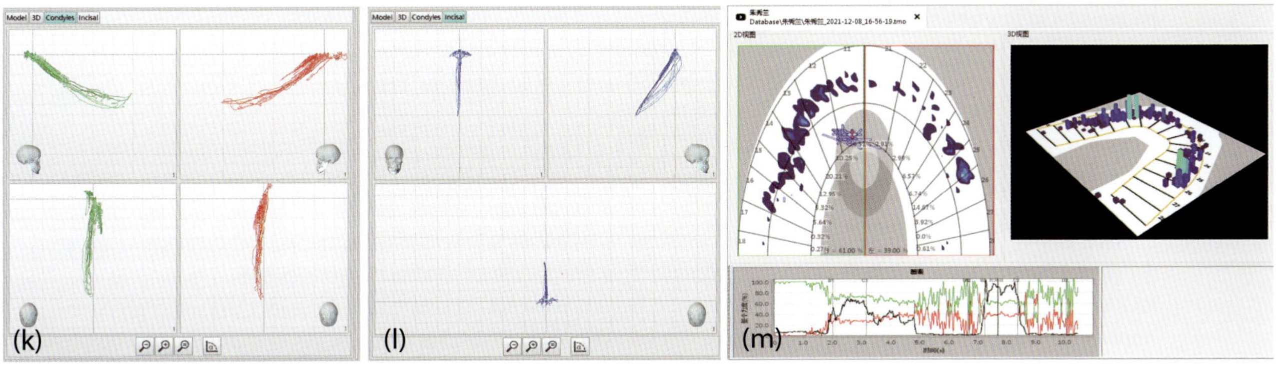

图 14-31 临床最终修复戴牙的过程

（a）拆除临时修复体，检查口内软组织健康情况，并检查基台紧固和就位情况；（b）口内安装修复体后，按图示顺序交叉安装并紧固二级螺丝，最终一起加力至种植系统推荐扭力；（c～e）完成最终修复体安装后，口内咬合正、侧面照；（f～h）完成最终修复体安装后，面部正、侧面微笑照；（i）树脂打印的硬质夜磨牙板；（j）上颌修复体上佩戴磨牙板；（k）完成最终修复体安装，调𬌗后，电子面弓验证患者侧方运动，双侧侧方运动轨迹平滑无异常；（l）电子面弓验证患者前伸运动，运动轨迹平滑无异常；（m）T-scan 数字咬合分析仪检查咬合接触状态良好，无早接触和𬌗干扰。

参考文献

[1] WIENS JP, GOLDSTEIN GR, ANDRAWIS M, et al. Defining centric relation[J]. J Prosthet Dent, 2018, 120(1):114-122.

[2] HASSALL D. Centric relation and increasing the occlusal vertical dimension: concepts and clinical techniques - part one[J]. Br Dent J. 2021, 230(1):17-22.

[3] ALHAJJ MN, KHALIFA N, ABDUO J, et al. Determination of occlusal vertical dimension for complete dentures patients: an updated review[J]. J Oral Rehabil, 2017, 44(11):896-907.

[4] GONZALEZ S L H, Brizuela VA, et al. Complications of Fixed Full-Arch Implant-Supported Metal-Ceramic Prostheses[J]. Int J Environ Res Public Health. 2020, 14, 17(12):4250.

[5] ABDUO J, BENNANI V, WADDELL N, et al. Assessing the fit of implant fixed prostheses: a critical review[J]. Int J Oral Maxillofac Implants, 2010, 25(3):506-515.

[6] JEMT T, LINDÉN B, LEKHOLM U. Failures and complications in 127 consecutively placed fixed partial prostheses supported by Brånemark implants: from prosthetic treatment to first annual checkup[J]. Int J Oral Maxillofac Implants, 1992, 7(1):40-44.

[7] GOLDSTEIN G, GOODACRE C, Taylor T. Occlusal Schemes for Implant Restorations: Best Evidence Consensus Statement[J]. J Prosthodont, 2021, 30(S1):84-90.

[8] APICELLA A, MASI E, NICOLAIS L, et al. A finite-element model study of occlusal schemes in full-arch implant restoration[J]. J Mater Sci Mater Med, 1998, 9(4):191-196.

[9] TÜRKER N, ALKIŞ HT, SADOWSKY SJ, et al. Effects of occlusal Scheme on All-on-4 Abutments, Screws, and Prostheses: A Three-Dimensional Finite Element Study[J]. J Oral Implantol, 2021, 47(1):18-24.

[10] PAPASPYRIDAKOS P, SOUZA A, BATHIJA A, Complete Digital Workflow for Mandibular Full-Arch Implant Rehabilitation in 3 Appointments[J]. J Prosthodont, 2021, 30(6):548-552.

[11] REVILLA LM, ATT W, ÖZCAN M, et al. Comparison of conventional, photogrammetry, and intraoral scanning accuracy of complete-arch implant impression procedures evaluated with a coordinate measuring machine[J]. J Prosthet Dent, 2021, 125(3):470-478.

[12] MA B, YUE X, SUN Y, et al. Accuracy of photogrammetry, intraoral scanning, and conventional impression techniques for complete-arch implant rehabilitation: an in vitro comparative study[J]. BMC oral Health, 2021, 10, 21(1):636.

[13] CAPPARE P, SANNINO G, MINOLI M, et al. Conventional versus Digital Impressions for Full Arch Screw-Retained Maxillary Rehabilitations: A Randomized Clinical Trial[J]. Int J Environ Res Public Health, 2019, 7, 16(5):829.

[14] MONACO C, RAGAZZINI N, SCHEDA L, et al. A fully digital approach to replicate functional and aesthetic

parameters in implant-supported full-arch rehabilitation[J]. J Prosthodont Res, 2018, 62(3):383-385.
[15] NUYTENS P, HAESE R, VANDEWEGHE S. Reliability and Time Efficiency of Digital vs. Analog Bite Registration Technique for the manufacture of full-arch fixed Implant Prostheses[J]. J Clin Med, 2022, 11(10):2882.
[16] RONG R, LV H, SA Y. Single scanning of CBCT and intraoral scanning for guided implantation in terminal dentitions with multi-unit metal restorations: technical note[J]. J Stomatol Oral Maxillofac Surg, 2024, 125(6):101784.
[17] LV HX, RONG R, SA Y. Radiopaque fiducial markers as an aid to fabrication of an implant surgical guide for a patient with orthodontic brackets: A dental technique[J]. J Prosthet Dent, 2023, 129(6):835-839.
[18] PAPASPYRIDAKOS P, BEN YD, RAJPUT N, et al Digital Workflow: From Guided Surgery to Final Full-Arch Implant Prosthesis in Three Visits[J]. Compend Contin Educ Dent, 2018, 39(7):e1-e4.

黄翔宇 吕昊昕 撰写
董 衡 修订
吕昊昕 牟永斌 终审

第十五章

无牙颌常见修复并发症的风险防控与处理

第一节

无牙颌修复并发症的发生率

种植修复并发症在临床上较为常见，其种类繁多，主要包括技术因素、产品因素、加工工艺因素以及患者本身因素。一项回顾性研究表明，使用种植体支持式固定全牙弓一体式修复治疗（IFCDPs）的无牙颌患者其技术并发症发生率和修复体存留率在平均使用时间 5.2 年后，修复体存留率达到了 91.6%。其中，最常见的次要机械并发症是修复体材料磨损，5 年发生率约为 49.0%；而最常见的主要机械并发症是修复体材料折断，5 年发生率约为 9.5%。磨牙症和夜间副功能与 IFCDPs 修复材料脱落的风险增加有关。

2020 年的一篇回顾性研究评估了修复参数和危险因素，包括修复体安装时间、有无磨牙史、夜间磨牙垫的使用、修复体材料、种植体数量、悬臂长度和修复体固位方式等。该研究旨在分析这些修复参数和危险因素与所观察到的修复并发症之间的关系。研究共纳入 37 名受试者的 48 例 IFCDPs，其中金属 – 丙烯酸树脂修复体 38 例，金属 – 烤瓷修复体 10 例。在随访期间，共有 5 例修复体失败，修复体累积存留率为 88%。结果显示，次要并发症的发生率高于主要并发症。最常见的次要并发症是螺丝孔封孔材料的丢失，发生率为每年 5.18%；而最常见的主要并发症是修复体材料的严重断裂，发生率为每年 5.85%。此外，未佩戴磨牙垫与轻微磨损、螺丝孔材料丢失和桥架断裂之间存在显著的相关关系，修复体崩瓷与磨牙症显著相关。

另一篇长期随访的文献显示，在 255 例患者平均随访时间为 13.0 年的回顾性研究中，148 例（58%）发生了至少一次机械并发症，81 例（32%）发生了至少一次生物并发症。总体而言，患者经历的机械并发症是生物并发症的 3.8 倍。在研究中，24 例（9%）患者发生了 35 次种植失败。修复体的 20 年总存留率为 86%，15% 的病例无任何并发症，种植体的存留率为 92%。最常见的机械并发症是螺丝折断，最常见的生物并发症是黏膜炎。

2012 年的一篇系统性综述总结了无牙颌患者全口种植固定修复相关的生物和技术并发症的发生率和类型（表 15–1）。

表 15-1　无牙颌患者全口种植固定修复相关的生物和技术并发症的发生率

修复体并发症	1 年发生率	5 年发生率	10 年发生率
饰面材料折裂或崩落	6.7%	33.3%	66.6%
人工牙折裂更换	3.2%	16.2%	32.4%
人工牙磨耗	2%	10%	20%
支架折裂	1.0%	4.9%	9.8%
螺丝松动	1.9%	9.3%	18.5%
螺丝折裂	2.1%	10.4%	20.8%

第二节

不同材料修复体的并发症表现

无牙颌修复体材料主要有：树脂、聚合瓷、金属烤瓷、锂基陶瓷、氧化锆等。这些材料各有其特点，适用于不同的修复情况。常见的修复方式如图 15-2 所示，其中钛支架聚合瓷修复和钛支架树脂牙修复，是利用钛支架作为人工牙根的上部结构，用聚合瓷或树脂牙进行修复。氧化锆一体桥和氧化锆冠修复桥及氧化锆一体桥修复，是使用氧化锆材料制作的固定桥修复体。钛支架和氧化锆冠修复，是先利用钛支架作为人工牙根的上部结构，再在其外部套上氧化锆冠进行修复。PEEK 桥加聚合瓷修复，则是使用 PEEK 材料制作桥体，用聚合瓷进行修复。这些修复方式各有优缺点，医生会根据患者的具体情况选择合适的修复方案。

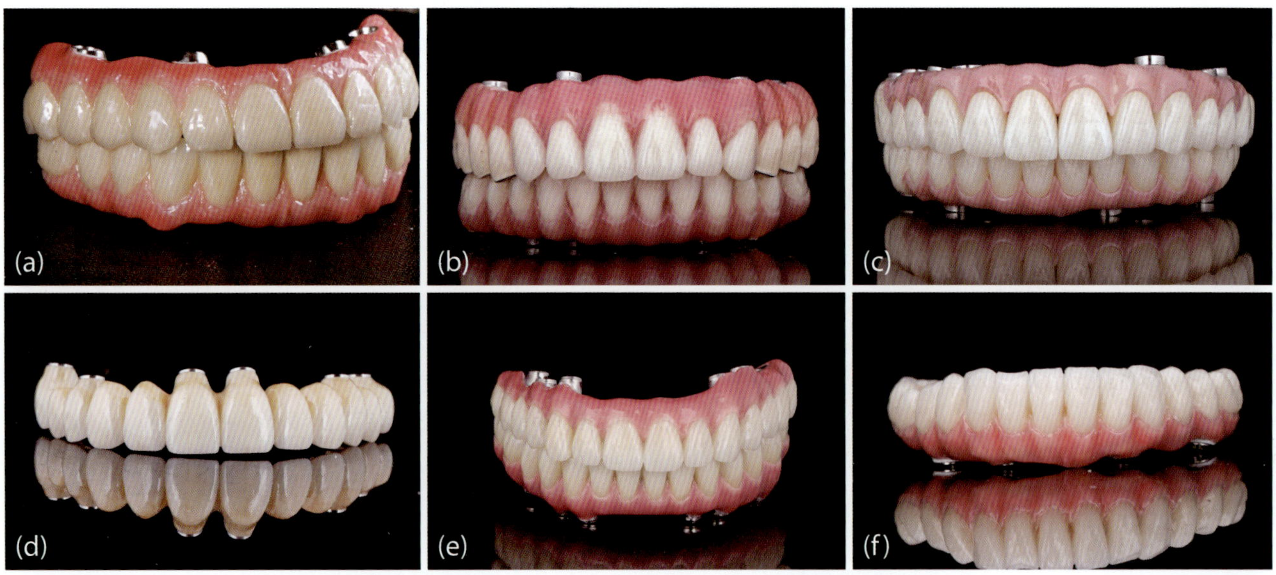

图 15-1　常见的无牙颌修复体材料

（a）钛支架聚合瓷修复；（b）钛支架树脂牙修复；（c）氧化锆一体桥加氧化锆冠修复桥；（d）氧化锆一体桥修复；（e）钛支架加氧化锆冠修复；（f）PEEK 桥加聚合瓷修复。

一、树脂牙损坏

树脂牙（聚丙烯材料）是一种常见的口腔修复材料，其成本相对较低，因此在临床上应用较为广泛。然而，树脂牙也存在一些不足之处，其中最为突出的问题就是容易发生折断和脱落的情况（图 15–2）。树脂牙的硬度和耐磨性相对较差，在咀嚼和咬合过程中容易受到较大的作用力，从而导致牙齿折断。此外，树脂牙与基托的结合力也相对较弱，容易在使用过程中出现脱落的情况，影响修复效果和患者的使用体验。为了减少树脂牙折断和脱落，医生在进行口腔修复时需要严格掌握适应证，选择合适的修复方案，并在修复过程中注意操作规范，确保树脂牙与基托的粘接牢固。同时，患者在使用过程中也需要注意口腔卫生，避免咀嚼过硬的食物，定期复诊，以便及时发现和处理问题。

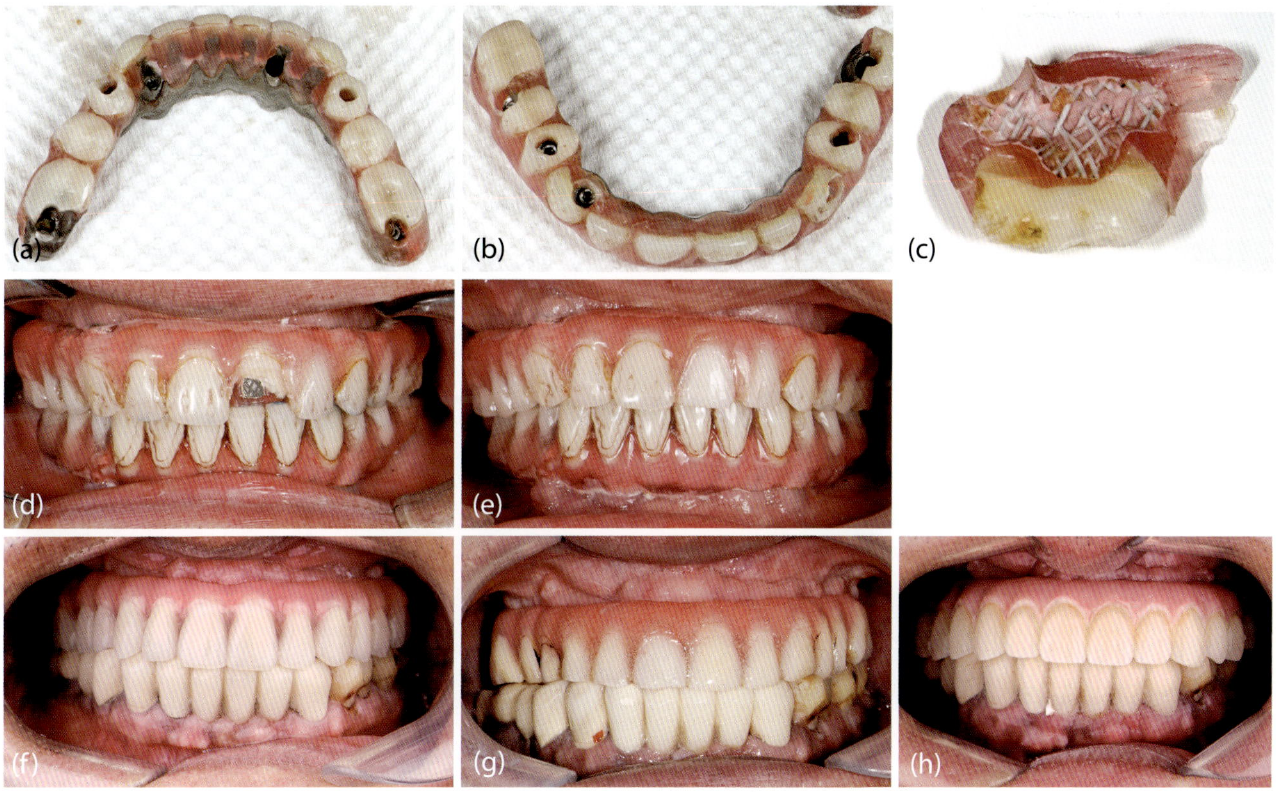

图 15–2 树脂牙折断、脱落

（a）钛桥架树脂牙戴牙 3 个月后，下颌 36 牙位损坏；（b）钛桥架树脂牙戴牙 3 个月后，上颌 13、16 牙位损坏；（c）16 牙位损坏树脂部分；（d）上颌 21 牙位树脂牙折断；（e）21 牙位临时树脂牙修补；（f）树脂牙戴牙完成当日；（g）3 年后出现磨耗和树脂牙折断；（h）最终更换全锆修复体。

另外，即使不发生上述折断情况，树脂牙在 3 ～ 5 年就会发生严重磨耗（图 15–3）

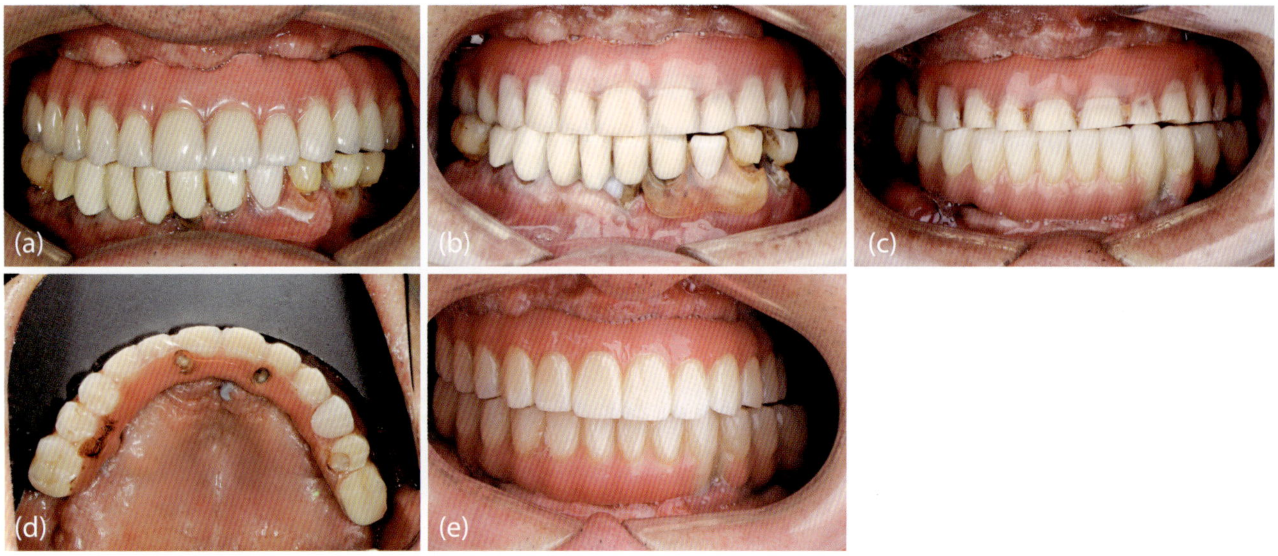

图 15–3　树脂牙磨耗

（a）上颌完成钛支架树脂牙修复体戴牙；（b）1 年后树脂牙明显磨损；（c）3 年后，下颌种植支持式全瓷修复体完成戴牙，上颌树脂牙磨损加重；（d）树脂牙磨耗严重，完全丧失解剖式牙尖；（e）上颌最终更换氧化锆修复体。

一项前瞻性队列研究经过 35.1 ± 18.3 个月的随访发现，16/94 的金属桥架树脂修复体出现机械并发症（17%），表现为树脂牙脱落或松动（n=15）和螺丝松动（n=1）。研究表明，桥架设计（固位针小于 4 mm）是一个重要的风险因素。而机械并发症与性别、身体健康指数、丙烯酸树脂牙片的厚度、牙弓类型、咬合接触的分布和力、前伸干扰、磨牙症或最大咬合力的存在或强度无关。这提示我们树脂牙临床使用周期与桥架设计相关，当桥架固定钉长度大于或等于 4 mm 时，树脂牙折断或脱落的风险就会降低。当然，根据临床经验，树脂牙的损坏首先与修复空间密切相关，树脂牙需要的修复空间从龈缘到修复平面至少为 13 ～ 17 mm（桥架 3 ～ 4 mm，充胶厚度 2 mm，树脂牙高度 8 ～ 11 mm）（图 15–4）。

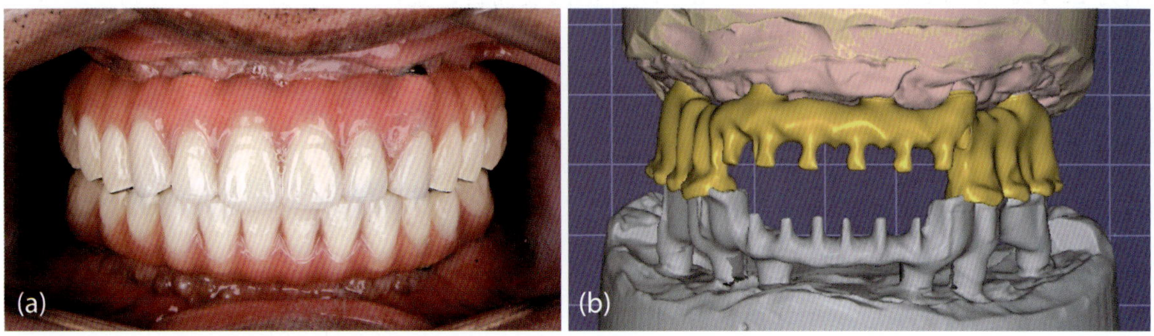

图 15–4　钛支架树脂牙修复体的修复空间

（a）钛支架树脂牙修复体；（b）钛支架设计需要的空间以及结构。

在加工工艺中，确保桥架的强度、充胶的厚度和牙片的完整性都很重要，在口内完成安装之后，正确的咬合调整和患者合理地使用修复体对最终使用周期起到重要的影响作用。近年来，越来越少使用树脂牙作为最终修复材料。树脂牙虽然维护成本较低，但会增加医生的工作量和患者的就诊次数，也会降低患者的满意度。经过几年的使用，树脂牙修复的并发症就会明显出现，最终都需要更换成氧化锆修复体。

二、烤瓷修复体崩瓷

烤瓷修复体中，最常见的并发症为饰面瓷崩瓷（图 15-5）。

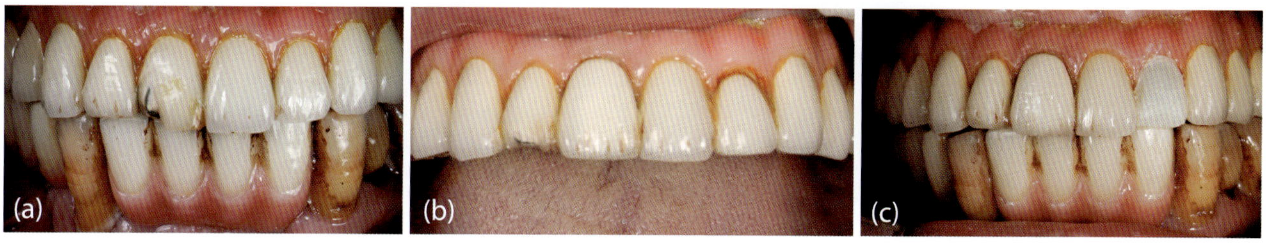

图 15-5 饰面瓷崩瓷

（a）上颌烤瓷修复体，11 牙位崩瓷；（b）半年后，12 牙位崩瓷；（c）1 年后，22 牙位崩瓷。

饰面瓷崩脱的原因主要有两个：一是材料本身的金瓷结合力因素，二是加工工艺和对颌牙的咬合因素。钴铬合金烤瓷冠的金瓷结合力与加工工艺有关，加上对颌牙的咬合因素，以及材料的衰减，都可能导致饰面瓷在使用过程中脱落。Gonzalez 等在 2020 年发表的关于无牙颌桥架金属烤瓷修复的文章中，对 65 例患者进行了 5 年的随访，结果显示种植体累计存留率为 99.8%，修复体累计存留率为 98.8%。种植体黏膜炎是种植体修复中最常见的生物并发症，其在患者水平的患病率约为 43%；而种植体周围炎的患病率在修复体水平为 13.8%，在患者水平为 16.9%，在种植体水平为 2.0%。机械并发症与种植体直径、基台和种植体连接及固位系统有关。螺丝孔周围破坏是最常见的修复体并发症，其次是烤瓷崩瓷。2019 年的一篇系统性综述和 Meta 分析表明，一体桥上的金属烤瓷饰面瓷崩瓷 5 年和 10 年累积并发症发生率分别为 22.1% 和 39.3%。因此，对于无牙颌种植修复而言，金属烤瓷冠并非理想材料，除非对颌是混合牙列或覆盖义齿，否则崩瓷率较高。

三、聚合瓷损坏

聚合瓷是一种常用于口腔修复的材料，它在种植无牙颌修复中也有着广泛的应用。聚合瓷在种植无牙颌修复中的优点包括：① 良好的美观效果。聚合瓷可以模拟自然牙齿的颜色和形态，使修复体更加自然美观。② 生物相容性好。聚合瓷对口腔组织的刺激性较小，具有良好的生物相容性。③ 强度高。聚合瓷具有较高的强度和耐磨性，可以承受咀嚼压力。④ 适应性强。聚合瓷可以根据不同的修复需求进行调整和修改。然而，聚合瓷也有一些局限性，如相对较低的断裂韧性和抗疲劳性能（图 15-6）。在使用聚合瓷进行种植无牙颌修复时，医生需要根据患者的具体情况进行评估。

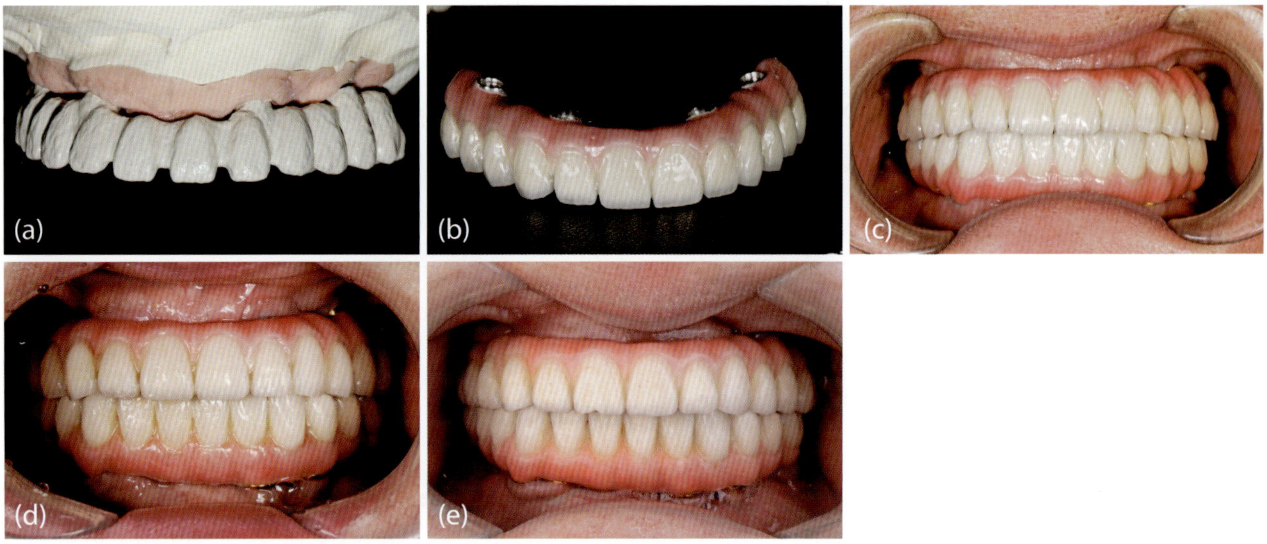

图 15-6 聚合瓷修复桥磨损

（a）钛支架完成后，表面涂布遮色树脂；（b）完成的钛支架聚合瓷修复体；（c）钛支架聚合瓷修复体完成口内安装；（d）1 年后复查，修复体表面着色；（e）5 年后复查，修复体表面磨损。

随着随访时间的增加，聚合瓷修复逐渐暴露出树脂崩脱和着色老化的问题（图 15-7）。

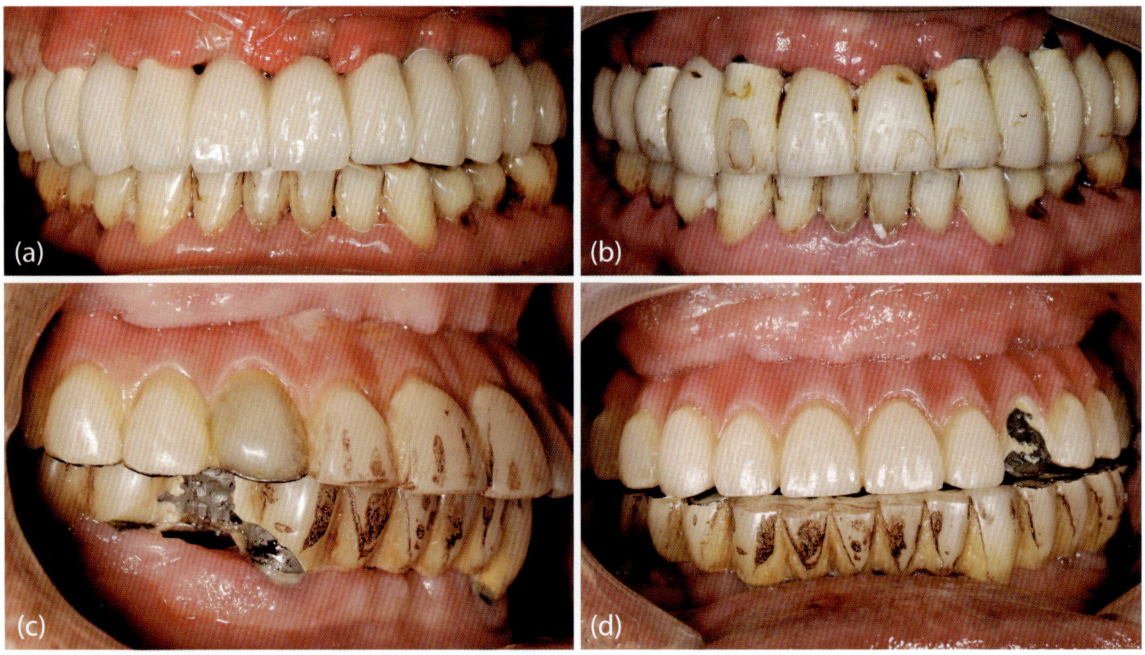

图 15-7 聚合瓷损坏

（a）聚合瓷修复体完成戴牙；（b）戴牙后 3 年复查，修复体表面老化严重；（c）钛支架聚合瓷修复体戴牙 1 个月，23 牙位发生崩折；（d）钛支架聚合瓷 43、44 牙位戴牙后 3 年，发生大面积脱落。

聚合瓷损坏的维修并非简单重新树脂充填修复，树脂在口内唾液中长期浸泡，会发生物理和化学性能改变，因此重新在上面直接添加树脂很难维持长久。另外，在聚合瓷加工过程中需要大功率的光固化炉进行固化，而在口腔内使用光固化灯的功率是远远不够的，无法使聚合树脂达到完全固化的状态，这势必会影响修复材料的强度和使用周期。所以，当聚合瓷发生崩脱时，就要取下桥架，返回加工中心去除桥架上的大部分饰面材料，重新制作整个修复体。

聚合树脂老化和着色问题无法避免，目前没有妥善的解决方案，只能定期拆卸修复桥架进行充分抛光。患者自身维护方面需要进食软质食物，避免聚合树脂损耗过快。当然，也可以在修复设计中对金属桥架进行改良设计，用钛金属圈保护后牙避免磨损过快（图 15-8）。

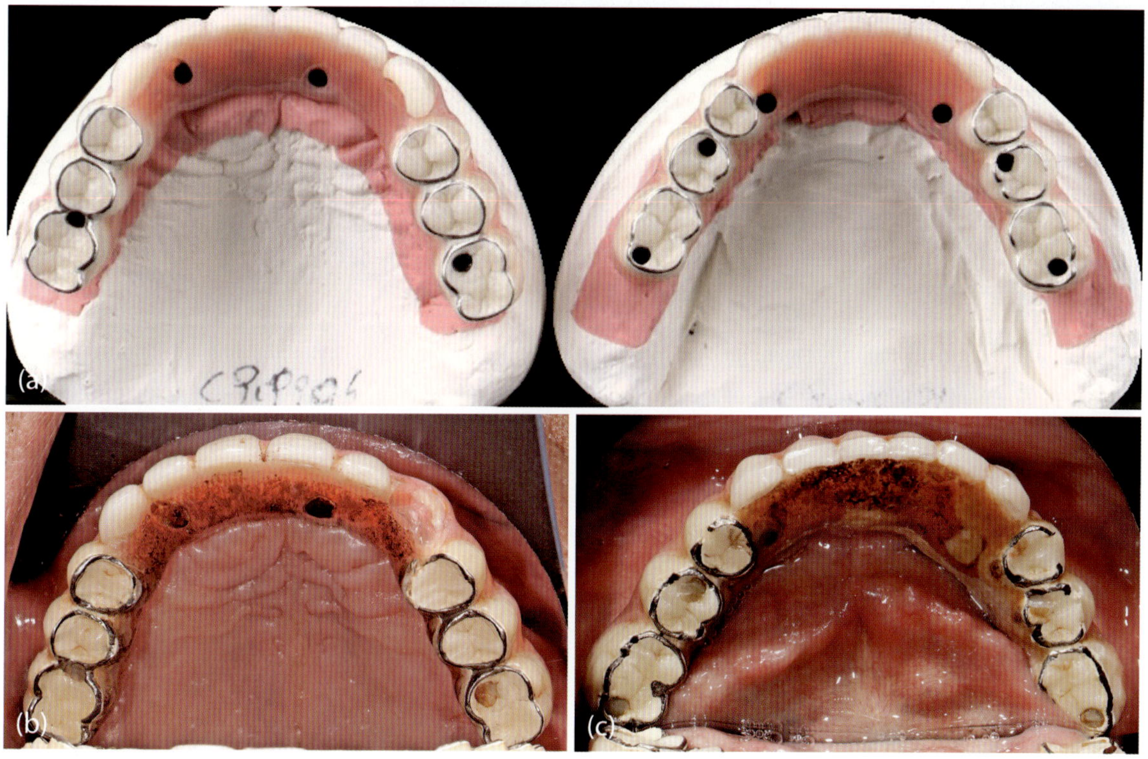

图 15-8　金属包圈的修复体设计

（a）用钛金属圈对金属桥架进行改良设计；（b）5 年后上颌金属保护圈磨耗较少；（c）5 年后下颌金属包圈磨耗较多。

四、氧化锆修复体崩瓷

这是目前临床常用并推荐的修复方式，关于这种修复方式有多种制作工艺，如钛支架氧化锆冠修复（图 15-9）、氧化锆一体桥修复（图 15-10）、钛支架氧化锆桥修复（图 15-11）、整体式氧化锆桥修复（图 15-12）及氧化锆支架氧化锆冠修复（图 15-13）等。除此之外，氧化锆支架氧化锆冠修复可以在前牙区选择全瓷单冠修复，这样更美观，后牙与支架一体化打印，增加后牙咬合强度（图 15-14）。

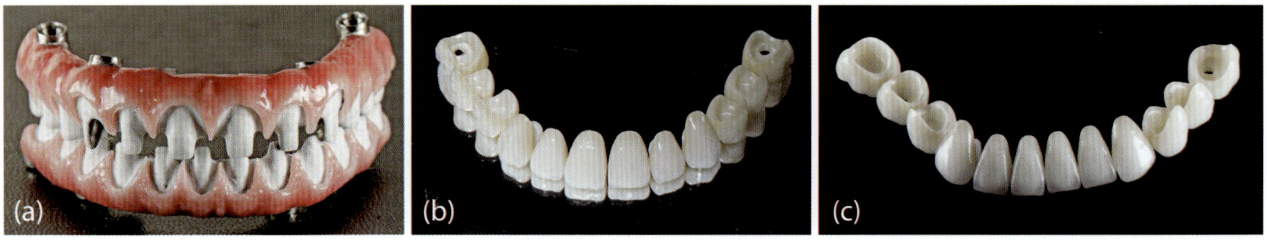

图 15-9　钛支架氧化锆冠修复

（a）纯钛桥架；（b）上颌氧化锆冠；（c）下颌氧化锆冠。

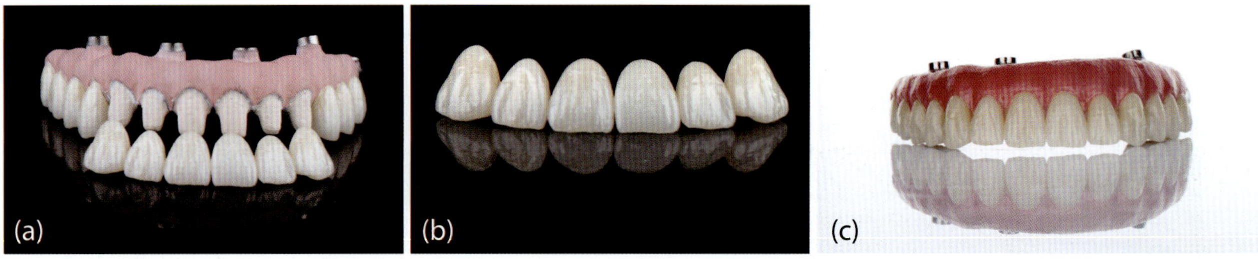

图 15-10　氧化锆一体桥修复

（a）钛桥架单套冠；（b）单颗氧化锆冠；（c）口外粘接氧化锆冠。

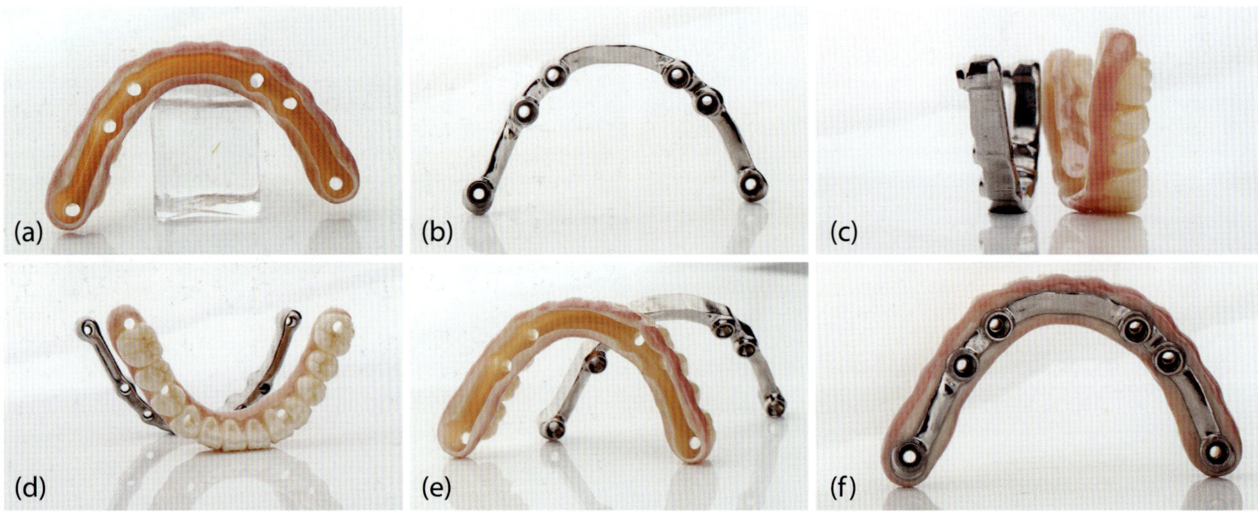

图 15-11　钛支架氧化锆桥修复

（a）氧化锆外壳；（b）钛桥架；（c）氧化锆外壳和钛桥架的口外形态侧面观；（d）氧化锆外壳和钛桥架的口外形态正面观；（e）氧化锆外壳和钛桥架的口外形态组织面观；（f）完成口外粘接。

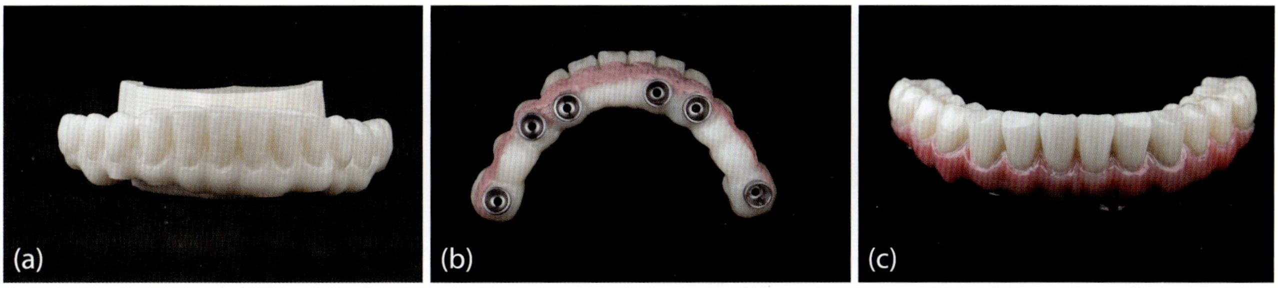

图 15-12 整体式氧化锆桥修复

（a）氧化锆整体切削；（b）口外粘接钛基底；（c）完成整体式氧化锆桥的制作。

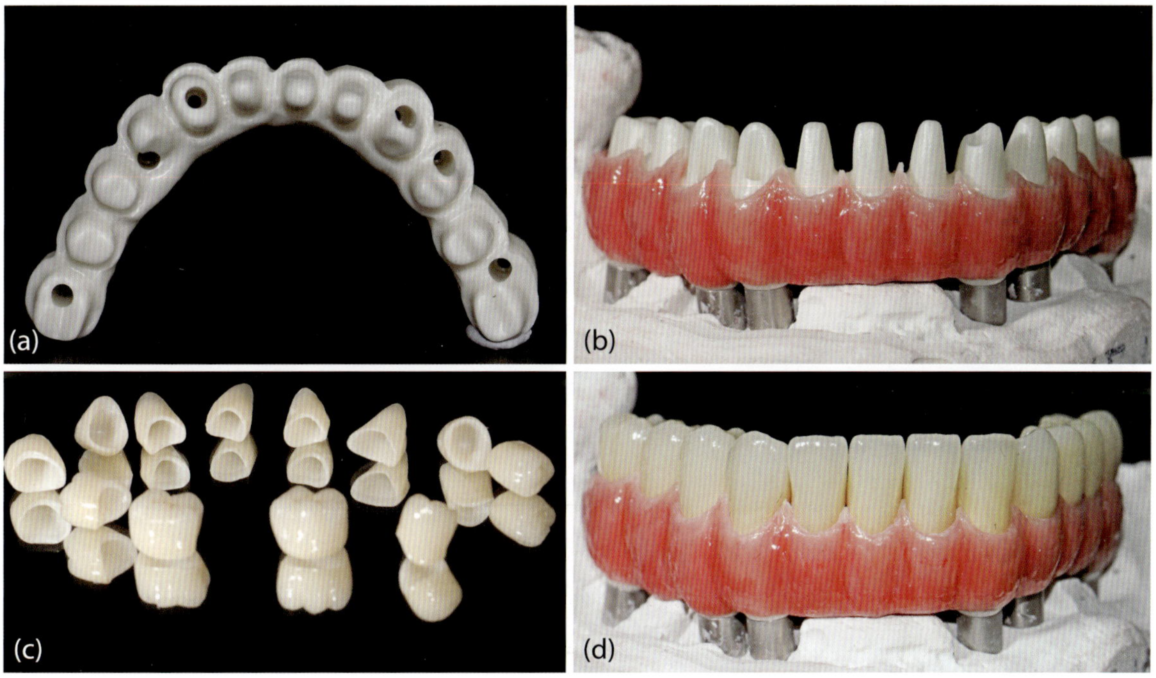

图 15-13 氧化锆支架氧化锆冠修复

（a）切削完成的氧化锆桥架；（b）氧化锆桥架完成牙龈瓷制作；（c）制作单颗氧化锆牙冠；（d）完成口外粘接的氧化锆桥架修复体。

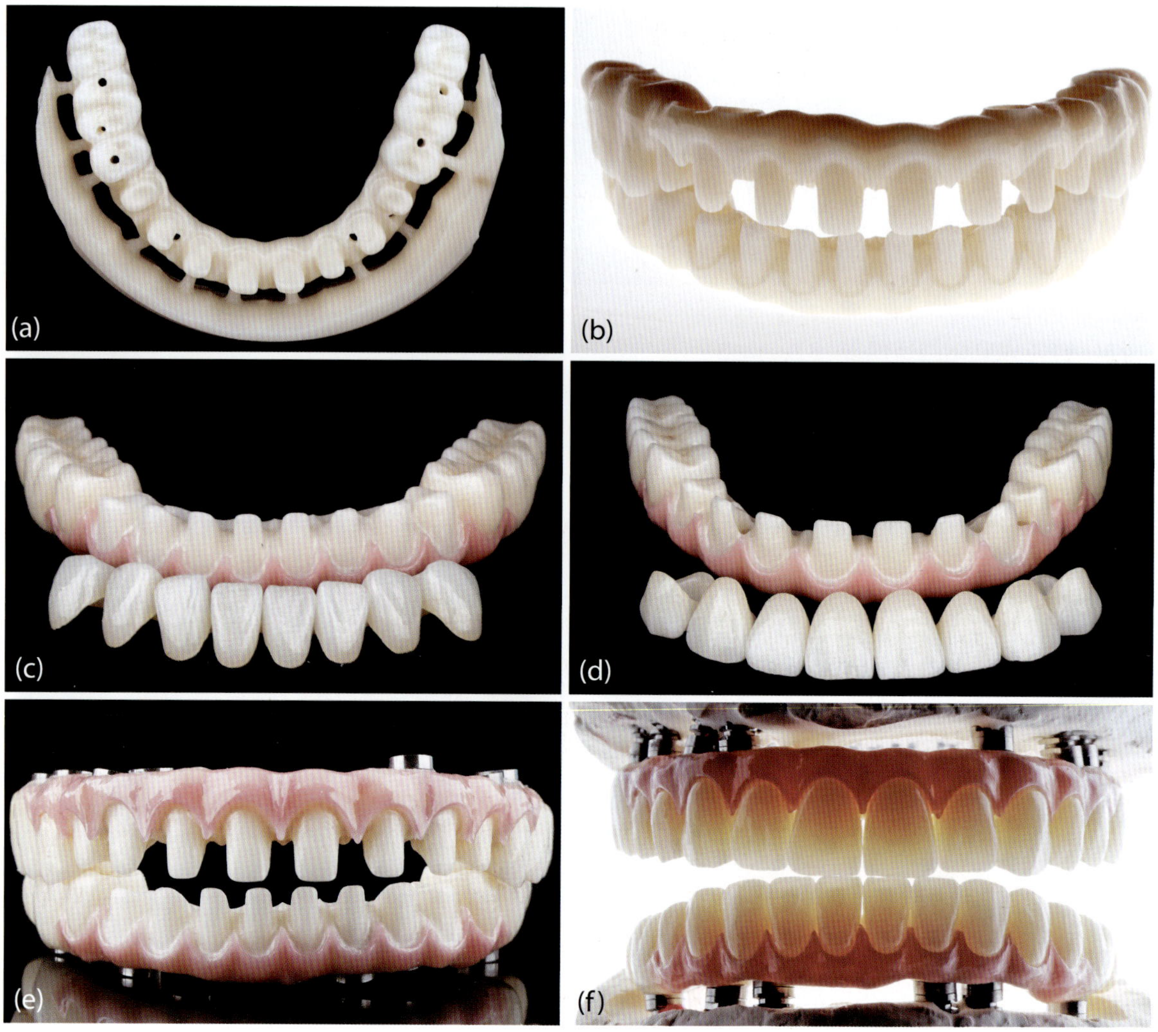

图 15-14 后牙全形氧化锆桥修复

（a）后牙全形氧化锆桥；（b）前牙基牙外形；（c）下颌前牙单颗氧化锆冠；（d）上颌前牙单颗氧化锆冠；（e）上下颌氧化锆桥；（f）完成前牙区粘接的氧化锆桥。

钛支架氧化锆冠是临床主要推荐的无牙颌最终修复方式，并发症发生率低。一项临床研究显示，在 5 年的随访中，没有观察到氧化锆冠出现裂开或崩瓷的迹象，15 例（93.75%）咬合稳定，只有 1 例（6.25%）需要多次调𬌗。在第一年的随访中，所有冠都是完整的（100%），没有修复体脱粘现象。5 年后所有牙冠均稳定（100%），未出现修复体并发症。临床随访的结果也表明（图 15-15），CAD/CAM 钛支架氧化锆单冠修复方案是可接受的最终修复方式，为患者提供了良好的中长期预后。但部分患者也会出现冠着色（图 15-16）或氧化锆单冠崩瓷（图 15-17）的并发症。

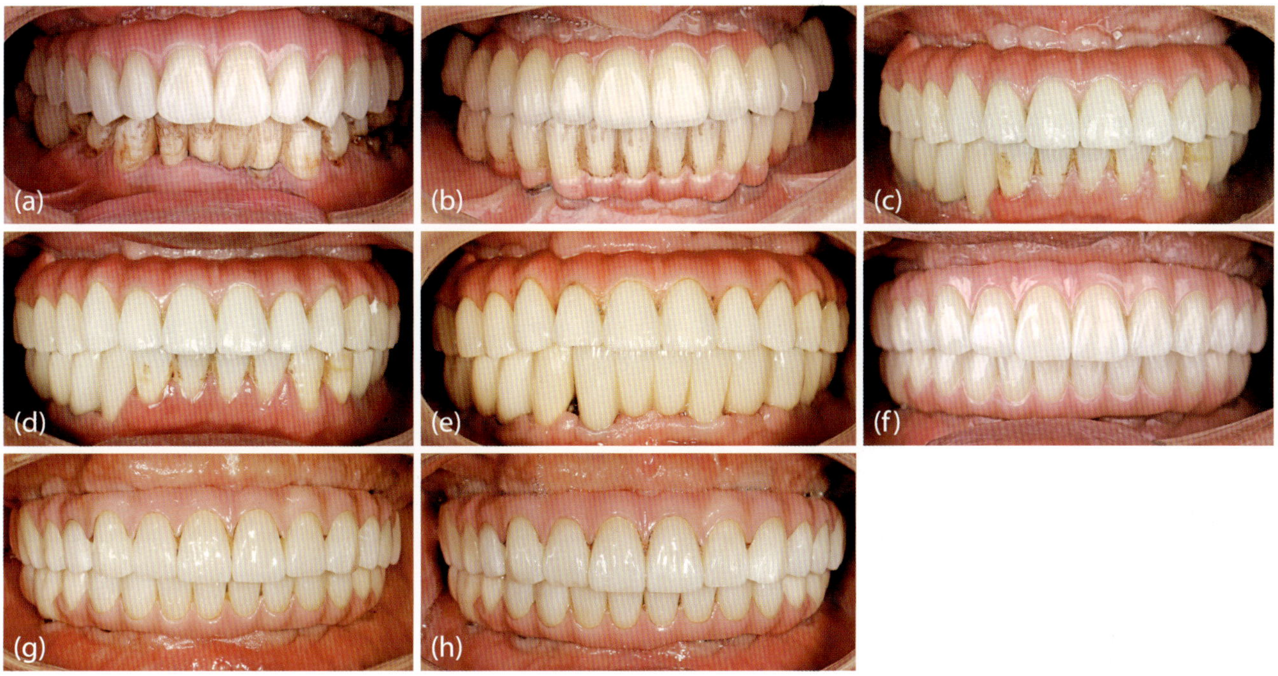

图 15-15 钛支架氧化锆冠修复随访

（a 和 b）2 例完成钛桥架氧化锆修复体戴牙；（c）2017 年完成 1 例钛桥架氧化锆修复体戴牙；（d）2018 年复查；（e）2024 年复查；（f）2018 年完成钛桥架氧化锆修复体；（g）2020 年复查；（h）2021 年复查。

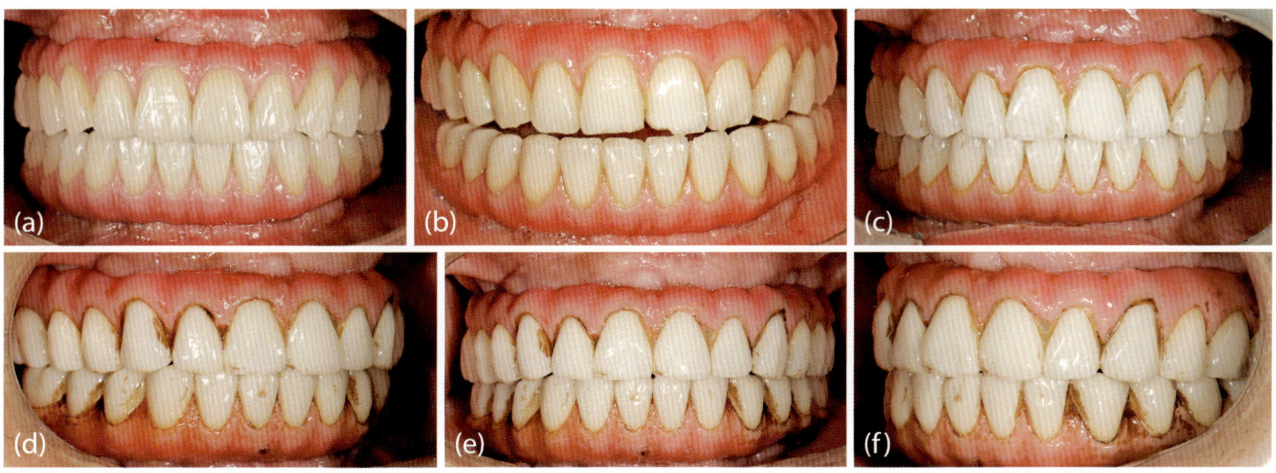

图 15-16 钛支架氧化锆单冠磨损与着色

（a）氧化锆全瓷冠完成修复戴牙；（b）前牙区切端崩瓷；（c）调磨崩瓷部分，抛光表面；（d ～ f）5 年后复查修复体，未见崩瓷，修复体表面着色严重：（d）修复体右侧侧面观；（e）修复体正面观；（f）修复体左侧侧面观。

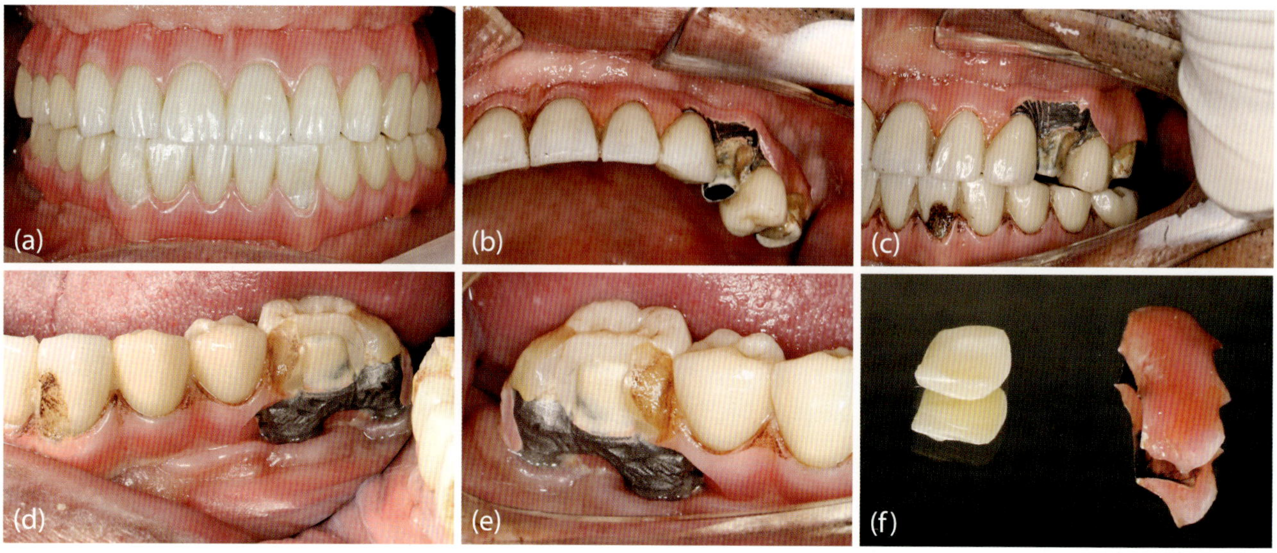

图 15-17 **氧化锆全瓷冠崩瓷**

（a）氧化锆全瓷冠戴牙完成；（b）半年后 24 位点氧化锆冠裂开，部分牙龈烤塑脱落；（c）半年后 26 位点氧化锆冠裂开；（d）半年后 36 位点氧化锆冠裂开，部分牙龈烤塑脱落；（e）半年后 46 位点氧化锆冠裂开，部分牙龈树脂脱落；（f）裂开的氧化锆牙冠和脱落的牙龈烤塑。

一项研究纳入了 40 例患者，这些患者均采用氧化锆桥架方案，并接受了种植体支持的全牙弓氧化锆修复体治疗。该研究采用切削方式整体切削氧化锆桥，在前牙区 6 牙位切削出美观形态，在后牙区则切削出全形态氧化锆，饰面瓷应用于美观区和非功能区。患者可能存在 3 种咬合形式：①上下颌均为氧化锆；②上颌为氧化锆，下颌为自然牙列；③上颌为氧化锆，下颌为常规混合修复。术后 3 个月、6 个月和 12 个月时记录并发症情况。平均观察期为 33 个月。结果显示，40 例氧化锆全牙弓修复体共发生了 8 例修复体并发症（18.18%），其中轻度崩瓷 6 例，钛基底与氧化锆支架脱粘 2 例。由此可见，种植体支撑的氧化锆全牙弓修复体可替代传统的钛支架丙烯酸树脂修复体，氧化锆桥架具有较低的修复体并发症发生率和较少的维修需求。氧化锆发生机械并发症的概率较小，其发生原因可能与修复空间、螺钉开口直径和悬臂段长度等因素有关。另一项回顾性研究显示，应用 CAD/CAM 氧化锆桥架修复全口无牙颌患者 10 例，数据结果显示，上颌悬臂平均为 7.72 mm，下颌悬臂平均为 13.72 mm；上颌修复体的修复空间平均为 13.27 mm，下颌修复体的修复空间平均为 11.89 mm。上颌修复体颊侧冠中部、龈缘中部、远端螺钉开口周围氧化锆厚度分别为 4.29 mm、3.79 mm、3.87 mm。舌侧厚度分别为 3.13 mm、2.85 mm、3.15 mm。下颌修复体颊侧厚度分别为 3.56 mm、3.08 mm、3.15 mm，舌侧厚度分别为 2.07 mm、2.00 mm、2.99 mm。随访 2 ~ 7 年，未见种植体失败、咬合面磨损、牙尖或切缘发生崩瓷、修复体远端悬臂折断。植入物和修复体的存留率为 100%。其中 1 名患者，上颌修复体安装 36 个月后，发现粉红色龈瓷发生脱落。悬臂长度增加导致的大多数并发症是金属支架支撑的全瓷材料的崩瓷或折裂（14%）。适当控制悬臂长度和 AP 距值可减少机械并发症的发生。对于氧化锆桥架的设计是防止发生并发症的关键。就临床应用而言，氧化锆桥架机械并发症发生率较低，一般并发症为崩瓷和牙冠裂开。氧化锆表面崩瓷发生率较高，5 年并发症发生率约为 22.8%。

另一项回顾性研究表明，对 2 039 副全牙弓固定种植体支撑的整体氧化锆修复体进行了为期 5 年的观察。所有修复体均使用同一氧化锆系统制造，并采用了标准化的流程。氧化锆修复体是整体的，饰面瓷仅位于牙龈区域。在 2 039 个被评估的氧化锆修复体中，至少有 319 个修复体使用了至少 3 年，69 个修复体使用了至少 4 年。共报告 6 例损坏，第 1 年存留率为 99.8%，5 年累积存留率为 99.3%。在 5 年期间，有 6 例氧化锆修复体因钛柱脱粘相关技术并发症返回加工中心，3 例因钛柱折断返回加工中心。钛柱脱粘的并发症发生率为 0.29%，钛柱折断的并发症发生率为 0.14%。龈瓷断裂的并发症发生率为 0。这项大样本、短期回顾性研究基于实践的证据表明，一体式全弓固定种植体氧化锆修复桥（龈瓷）的 5 年累积存留率为 99.3%。与这种类型修复体相关的技术并发症发生率非常小。因此，种植固定整体式修复设计出现严重并发症的情况并不多见。此外，近年来随着 CAD/CAM 技术的广泛应用，当出现崩瓷等并发症时，无需拆卸整体支架，只需修理单冠即可，操作方便。通过口扫或加工中心留存的加工数据，可按照损坏牙位直接切削全形氧化锆单冠，完成修复（图 15-18）。

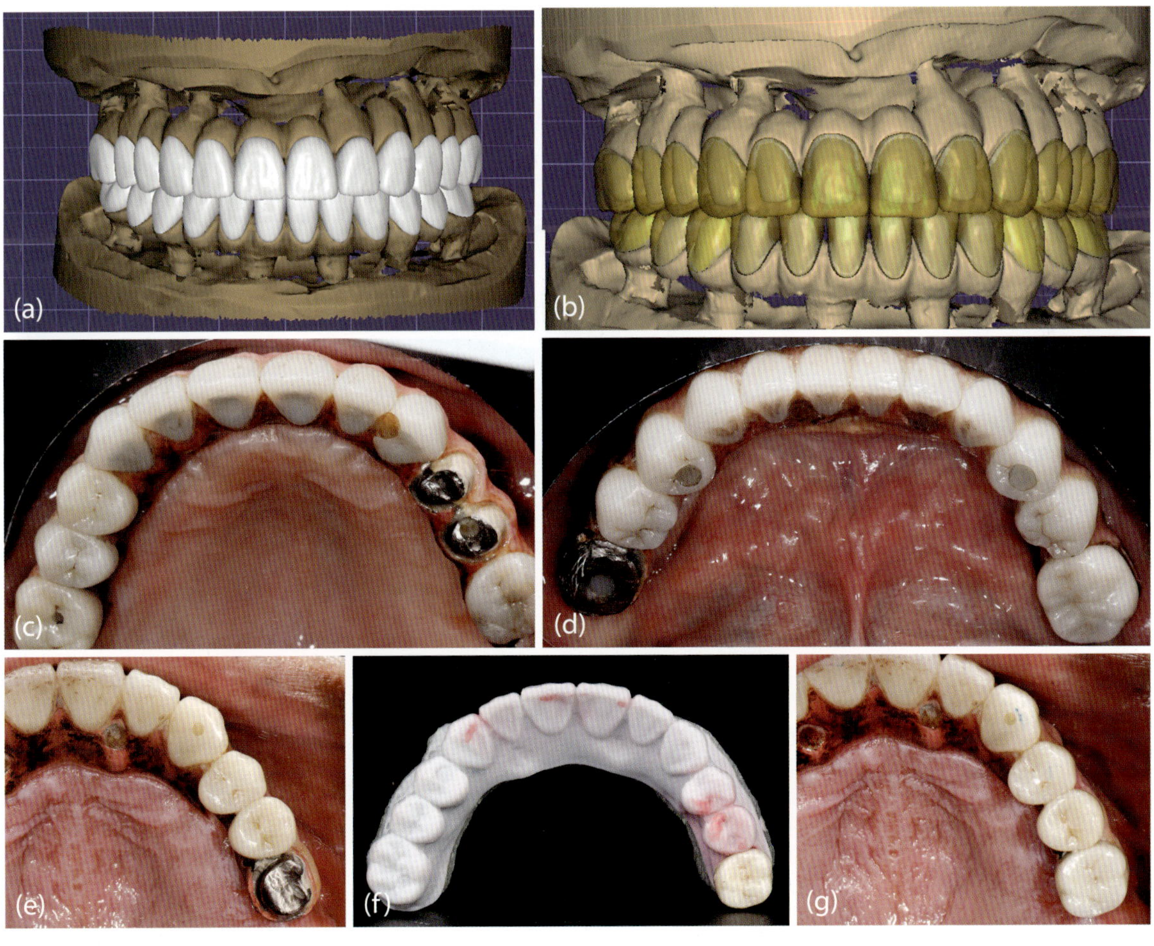

图 15-18 CAD/CAM 修理崩瓷单冠

（a）钛桥架氧化锆单冠设计；（b）氧化锆全形牙冠设计，设计软件里保留修复体数据，后期可以单冠切削完成，1 例患者发生崩瓷可考虑使用之前留存的数字化数据进行修理：（c）24、25 位点氧化锆修复体损坏；（d）36 位点氧化锆修复体损坏。另一位崩瓷患者通过口内扫描修复崩瓷修复体：（e）26 位点氧化锆修复体损坏；（f）加工中心打印模型制作损坏氧化锆 26 单冠修复体；（g）临床进行氧化锆修复体粘接。

氧化锆的使用周期较长，通常不会出现磨耗现象，尤其是全形氧化锆冠。通过多步骤抛光处理，可以进一步降低氧化锆研磨后的表面粗糙度。对于无牙颌患者，采用单冠、全弓固定种植体支持的氧化锆修复体，种植体和修复体的存留率较高。修复体损坏的因素还与对颌牙的情况有关。当对颌牙为健康天然牙或固定修复体时，双颌种植固定修复的机械并发症发生率显著高于单颌修复，主要临床表现为修复体折裂、基台螺钉松动及修复螺钉松脱。这会增加修复体损坏的风险。此外，副功能和夜磨牙也是导致修复体损坏的因素。

第三节

螺丝松动

无牙颌一体桥式修复的固位方式目前主要以螺丝固定。在长期负荷的情况下可能会出现螺丝松动的现象。也有可能与连接系统相关，在外连接系统上，反向扭矩值随着负荷位置远端位移（悬臂）和负荷大小的增加而减小，随着抗旋转装置的磨损和变形增加。在内连接系统，即使增加负荷位置（悬臂）和负荷，反向扭矩也没有明显下降，但随着抗旋转装置的磨损和变形导致种植体和基台连接处折断的发生。基台螺丝松动是由于循环扭转负荷引起的。循环扭转负荷导致的基台螺丝松动程度根据种植体系统的不同而异。

一体桥在螺丝加力达到预负荷的情况下，金属螺丝呈啮合状态。但随着时间的增加和负荷的加大会导致螺丝松动概率可能增加。通常情况下很少出现螺丝松动的问题，当被动就位不良时，出现螺丝松动的并发症就会明显增加。关于被动就位的精度，综合以往文献可知，种植支持式固定义齿的临床可接受就位水平的阈值约为 150 μm，但其研究多针对螺丝固位式修复体。种植体支持修复体中垂直向非被动就位与修复体螺钉反向扭矩之间呈负相关。所以，修复桥架就位后，检查其是否实现被动就位非常重要，临床上有很多检查被动就位的方式（表 15-2）。

表 15-2　3D 技术评估种植体 - 桥架误差的优缺点

3D 采集	方法	输出	优点	缺点	精度
坐标测量机（CMM）	1. 分别测量种植体基台和桥架； 2. 探头探查适配面以记录坐标； 3. 数据点对齐形成规则几何形状； 4. 规则几何形状的中心点代表基台或桥架	坐标值（X、Y、Z）	精度高，可重复，易于标准化的计算机数控（CNC）	1. 使用中心点代表组件； 2. 探头不能进入细微的结构和凹槽； 3. 耗时，费用高	+++
光学扫描仪	1. 分别测量种植体基台和桥架； 2. 通过激光、结构光或触觉探头对表面进行数字化处理； 3. 重建 3D 模型	点云	1. 简单快速； 2. 可呈现完整 3D 重建的细节	1. 为进一步进行 3D 比较，由中心云转换的 STL 格式的精度可能会受到影响； 2. 很难准确获得深凹槽、太粗糙以及太亮的表面，扫描结果可能受光反射和散射的影响	+

续　表

3D 采集	方法	输出	优点	缺点	精度
计算机断层扫描仪（CT）	1. 种植体的桥架固定于种植体基台； 2.X 线扫描种植体整体组件； 3. 重建 3D 模型	医学数字成像和通信（DICOM）	1. 以物理连接组件的方式代替 3D 重建； 2. 以避免破坏桥架的方式检查内部连接和结构； 3. 准确，可重复，能够观察细微的结构	1. 辐射； 2. 人工制造，精度依赖于牙科材料和测量尺寸； 3. 耗时，费用高	++

以上这些检查手段需要更多的精密设备，在临床上无法得到广泛应用，我们需要的是简单易操作的手段，国内一篇临床文献总结了可接受的方法来检查螺钉固位修复体被动就位的检查方法（表 15-3）。

表 15-3　临床可接受的就位水平

临床检查方法	评价指标	注意事项	准确度
交替指压法	修复体动度、唾液流动	主观性强，主要适用于龈上边缘修复体	+
直视法结合探诊法	修复体与基台间的间隙，探针探查触感	借助放大设备多角度观察，注意探针磨损情况	++
单螺钉试验法	旋紧一端固位螺钉时，修复体另一端的翘动程度	主要适用于长跨度修复体，两侧末端基台均需进行相应检测	++
影像学方法	修复体与基台间的间隙	注意投照角度、掌握各种植系统结构特点	++
指示材料法	指示材料厚度	需要专用材料	+++
螺钉阻力试验	扭矩 - 角度变化	注意牙龈阻力、螺钉拧紧顺序对诊断的影响	+++

注：“+”数目越多，表示准确度越高。

第四节

无牙颌种植修复桥架折断

无牙颌种植修复桥架折断在临床上较为少见。这是因为种植修复桥架通常由高强度的材料制成，如钛合金等，这些材料具有良好的生物相容性和机械性能，能够承受咀嚼压力和口腔环境的影响。然而，尽管桥架折断的发生率较低，但在某些情况下，如咬合力过大、外伤、桥架设计不合理或材料疲劳等因素，桥架仍然可能发生折断（图 15-19）。究其原因有如下几点：① 加工工艺缺陷，焊接点，切削桥架横截面宽度；② 被动就位不足引起应力集中；③ 咬合调整不均匀引起应力集中；④ 过大咬合力和副功能。近年来使用 CAD/CAM 切削钛支架很少出现断裂现象，氧化锆桥架则有较高的折裂风险（图 15-20）。Caramês 在 2016 年发表的一篇 5 年回顾性队列研究，从 2008—2013 年共修复 75 例患者，其中全牙弓陶瓷贴面氧化锆支架修复 92 例。随访时间从 6 个月到 5 年不等。对 92 例全种植体支撑螺钉固位全牙弓修复分析表明，在 5 年时间内，氧化锆支架折断并发症发生的概率为 17.6%。Avinash Bidra 等在 2017 年发表的一篇系统性综述中报道，223 例患者共使用 285 颗一体式氧化锆固定全口义齿，其中 4 副义齿断裂，短期结果显示平均失败率为 1.4%。这可能跟种植体之间跨度和桥架的横截面面积有关，过长的种植体跨度和过小的桥体直径会导致折断风险增加。

桥架折断可能会导致修复体的不稳定，影响咀嚼功能和美观，需要及时进行修复或更换减少无牙颌种植修复桥架折断的发生风险。医生在治疗过程中会采取一系列措施，包括合理设计桥架、选择合适的材料、确保种植体的稳定性和均匀分布咀嚼负荷等。患者在术后也需要注意口腔卫生，避免咬过硬的食物，定期复诊，以便及时发现和处理可能出现的问题。

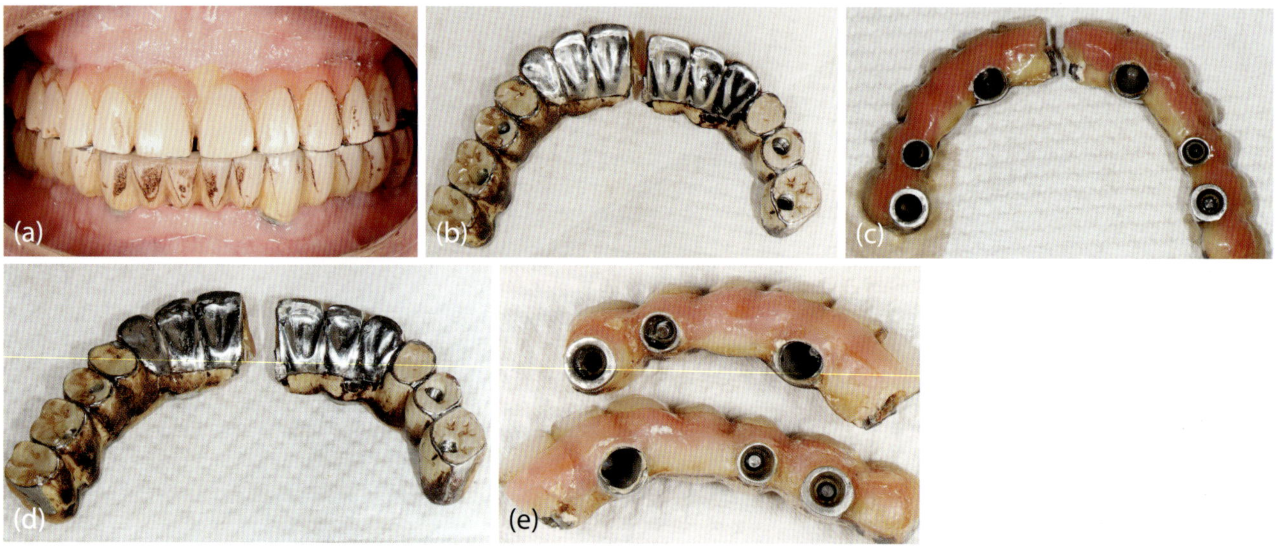

图 15-19 金属桥架折断

（a）焊接钴铬合金桥架，使用 3 年后折断；（b）修复体从中线处折断，𬌗面观；（c）修复体从中线处折断，组织面观；（d）断面可见焊接点；（e）折断的纯钛桥架。

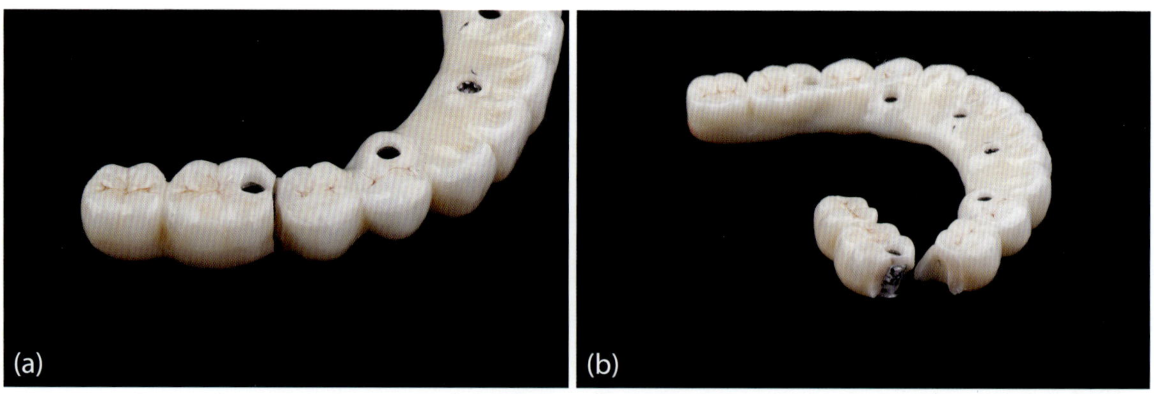

图 15-20 氧化锆桥架折断

（a）氧化锆桥架使用半年后折断；（b）折断处在钛基底粘接处。

早期的钴铬合金铸造桥架因加工工艺缺陷，为实现被动就位，需要多次分割后进行再焊接（图 15–21）。其强度容易出现缺陷导致在后期使用中断裂。CAD/CAM 钛支架目前在临床上使用结果值得信赖，远超于铸造的钴铬合金桥架。铸造桥架的精度和被动就位可能存在偏差，在评价铸造桥架和切削桥架的精度模型试验中，铸造工艺的边缘密合度和贴合性明显低于切削工艺，精度问题可能会带来更多的机械并发症。Andersson 等人在 2012 年发表的一项关于桥架 10 年临床使用的比较研究结果显示，钛支架修复体和铸造修复体的桥体 10 年累计存留率分别为 95.0% 和 94.7%，所以支持的种植体的 10 年累计存留率为 98.5%。在无牙颌修复中切削钛支架可以更好地替代金属铸造支架。在有限元分析中，切削桥架证实了更好的应力分布，减少了桥架折断的风险。

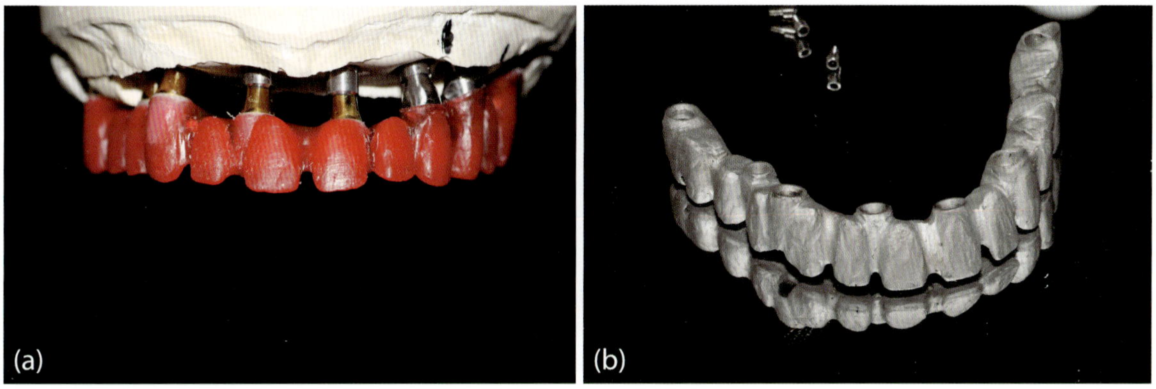

图 15–21 钴铬合金桥架

（a）铸造桥架的蜡型；（b）铸造完成的钴铬合金桥架。

第五节

基台和螺丝折断

基台折断是一种严重的机械并发症，多表现为分段修复的基台与种植体连接部分折断（图 15–22）。金属基台折裂发生率较低，文献报道 5 年发生率约为 0.2%。覆盖种植修复的桥架也可能发生折断（图 15–23），桥架修复复合基台螺丝折断较为少见（图 15–24）。可能引起基台和螺丝折断的原因：① 种植体三维位点不理想，修复角度过大引起剪切力增加；② 修复时未实现被动就位；③ 未使用高精度基台；④ 修复体松动未及时就诊；⑤ 患者咬硬物。若折断部分可取出，种植体结构未受损，则应取印模、更换适合的基台重新修复。若无法取出基台，则需将种植体全部取出后再重新治疗。

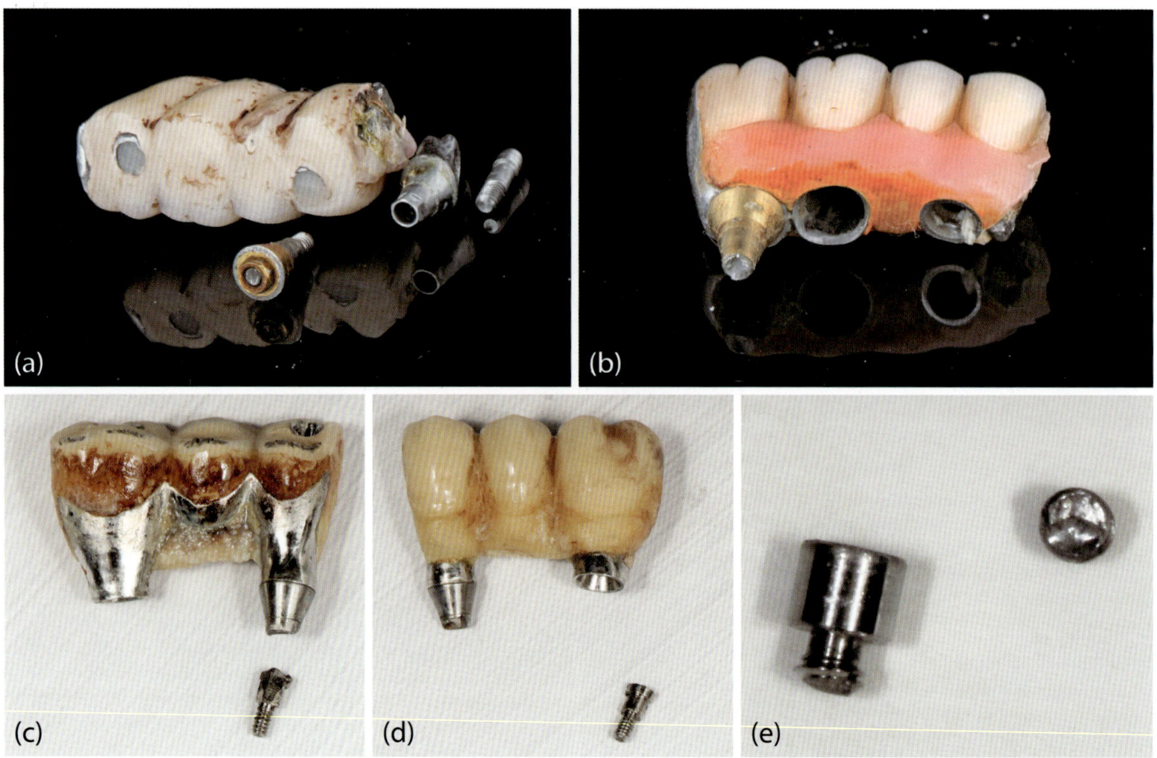

图 15-22 分段修复螺丝与基台损坏

（a）分段修复松动未及时就诊导致桥基台二级螺丝折断；（b）另一个桥基台折断；（c）分段螺丝固位修复体，因咬合力过大导致复合基台颈部折断；（d）另一个复合基台连接在种植体上；（e）基台二级螺丝出现折断。

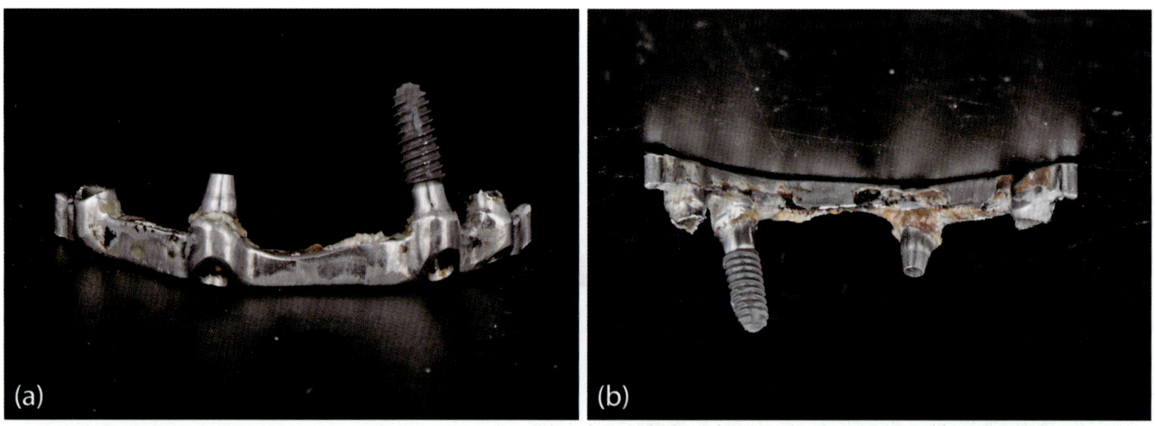

图 15-23 覆盖种植修复的基台损坏

（a）杆卡修复，切削杆卡出现松动，患者未及时处理导致机械和生物并发症；（b）基台颈部出现折断。

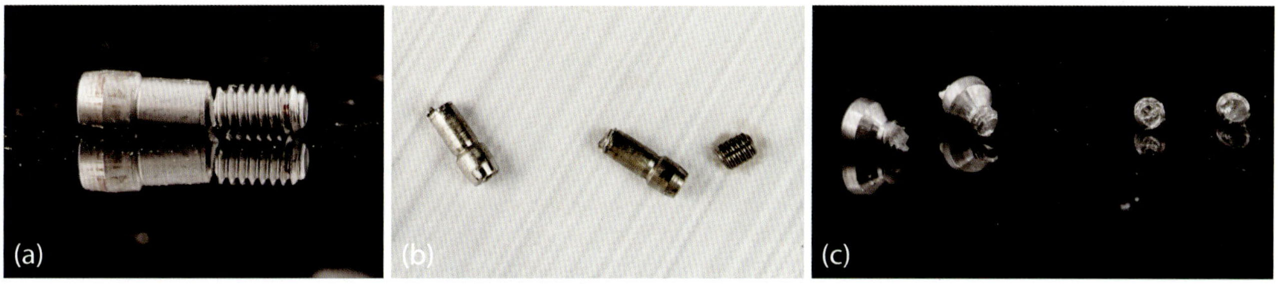

图 15-24 复合基台螺丝折断

（a 和 b）复合基台中央螺丝折断；（c）复合基台二级螺丝折断。

第六节

种植体折断

种植体折断在无牙颌病例中并不常见。1977 年，Brånemark 及其同事首次报道了种植体折断，共报道了 1 618 个骨结合种植体中的 13 颗种植体折断。根据 2 篇综述论文，在几项研究中，种植体折断的发生率为 1.0% ～ 1.5%。所以，无牙颌病例中种植体折断并不是一个常见现象（图 15-25）。

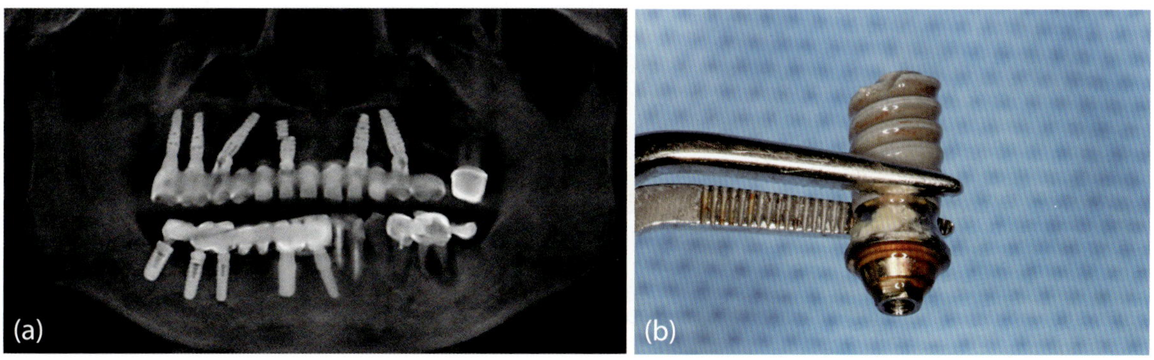

图 15-25 种植体折断

（a）种植修复完成半年后，X 线检查显示种植体折断；（b）取出折断种植体，种植体从根尖 1/3 处折断。

影响种植体折断发生率的因素有 5 个：钛的等级、种植体直径和长度、悬臂梁的长度以及磨牙症。文献报道，1 级钛种植体比 3 ～ 4 级钛种植体的折断率低 72.9%。磨牙症患者比非磨牙症患者出现种植体折断的可能性高 19.5%。与远离悬臂至少 3 个牙位或没有悬臂的种植体相比，悬臂的存在使与其相邻的种植体的折断可能性显著增加。此外，种植体直径的增加与折断的概率呈显著负相关。副功能性咬合习惯会导致潜在的修复体超负荷。此类咬合活动会增加负荷幅度、持续时间、频率和方向。另外，桥架没有实现理想的被动就位与种植体的螺钉连接所引起的应力会导致植入物上的持续拉力负荷，使其易于断裂。也有文献报道称，基台螺丝松动导致植体颈部受力不均，发生折断；以及种植体周围炎导致颈部骨吸收，植体颈部骨保护作用下降，引发种植体折断。骨结合后的种植体折断是一类晚期并发症，尽管发生率低，一旦发生处理会非常棘手。种植体折断的治疗通常包括去除折断碎片，拔除种植体，重新进行种植和更换修复体（图 15-26）。

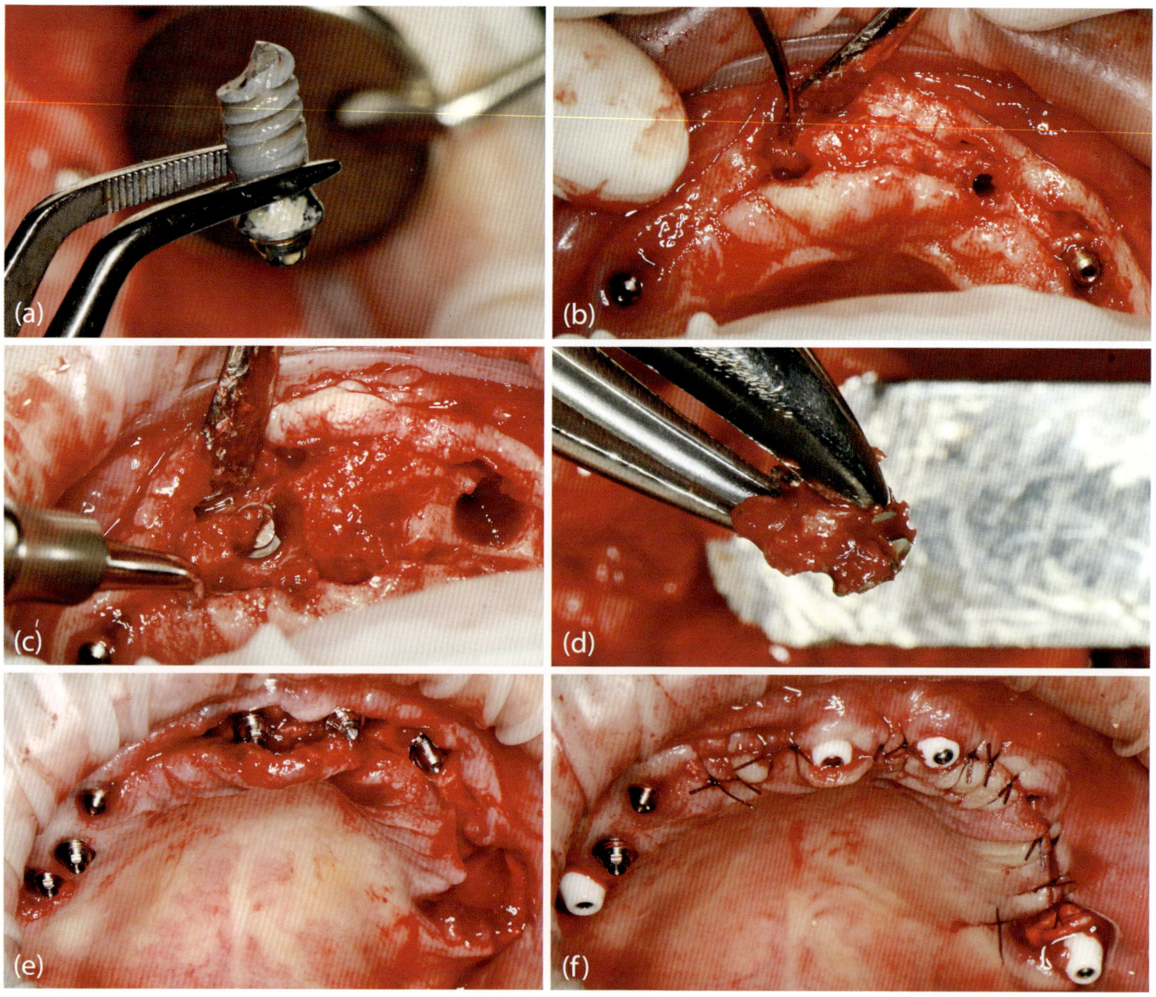

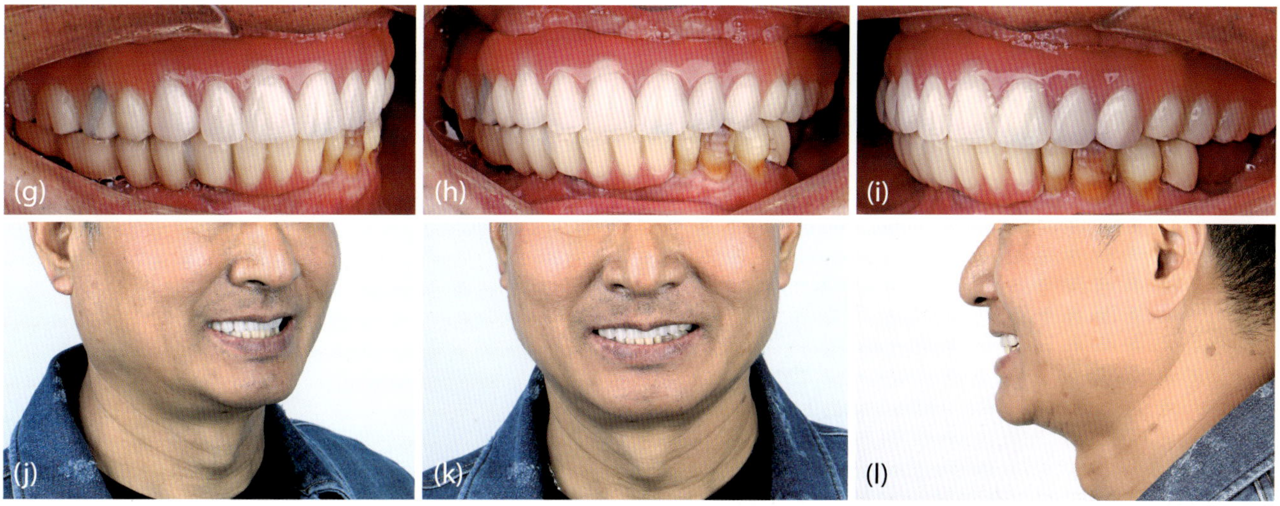

图 15-26　种植体折断后取出

（a）折断上部无骨结合；（b）翻瓣探查折断种植体根尖部分；（c）种植体根尖部分骨结合良好；（d）取出折断种植体的根尖部分；（e）更换位置重新植入种植体；（f）完成手术，关闭创口缝合；（g）完成最终修复右侧咬合照；（h）完成最终修复正面咬合照；（i）完成最终修复左侧咬合照；（j）完成最终修复右侧面像照；（k）完成最终修复正面照；（l）完成最终修复 90° 左侧面照。

种植体折断的其他因素还包括：① 修复体未完全被动就位，造成种植体疲劳破坏；② 种植体承受过大负荷，在无牙颌种植中要合理设计种植体数量、位置，种植体直径和长度；③ 种植体设计和加工因素，钛的等级以及种植体的厚度需要经过大量数据验证和疲劳测试。

种植体一旦折裂，无任何保留必要，都需要通过外科手段取出，即刻更换新的种植体或者延期选择新的位点植入。折裂种植体的取出会增加手术难度，不同于常规种植体的取出，可以通过反旋工具施加 200 N · cm，取出种植体；而折断种植体通常需要通过环形钻切割至种植体根尖 1/3 处，然后用拔牙挺挺松，拔牙钳反向旋出。环形骨钻似乎是最高效地去除植入物的方法（图 15-27）。

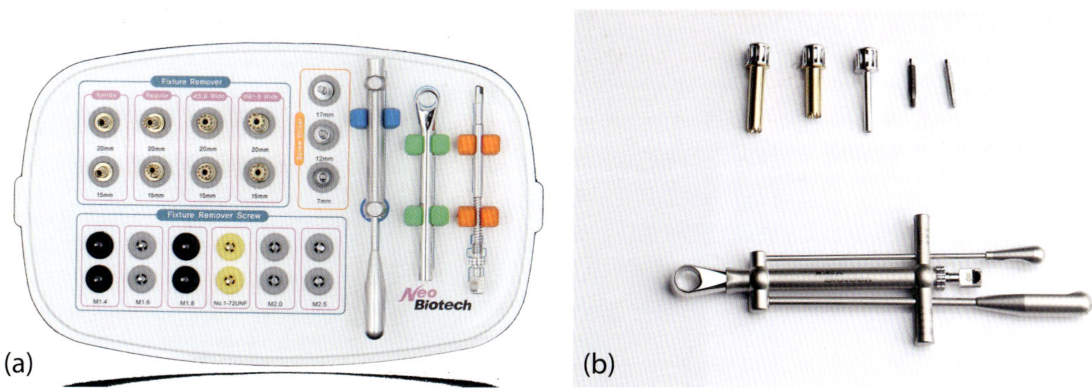

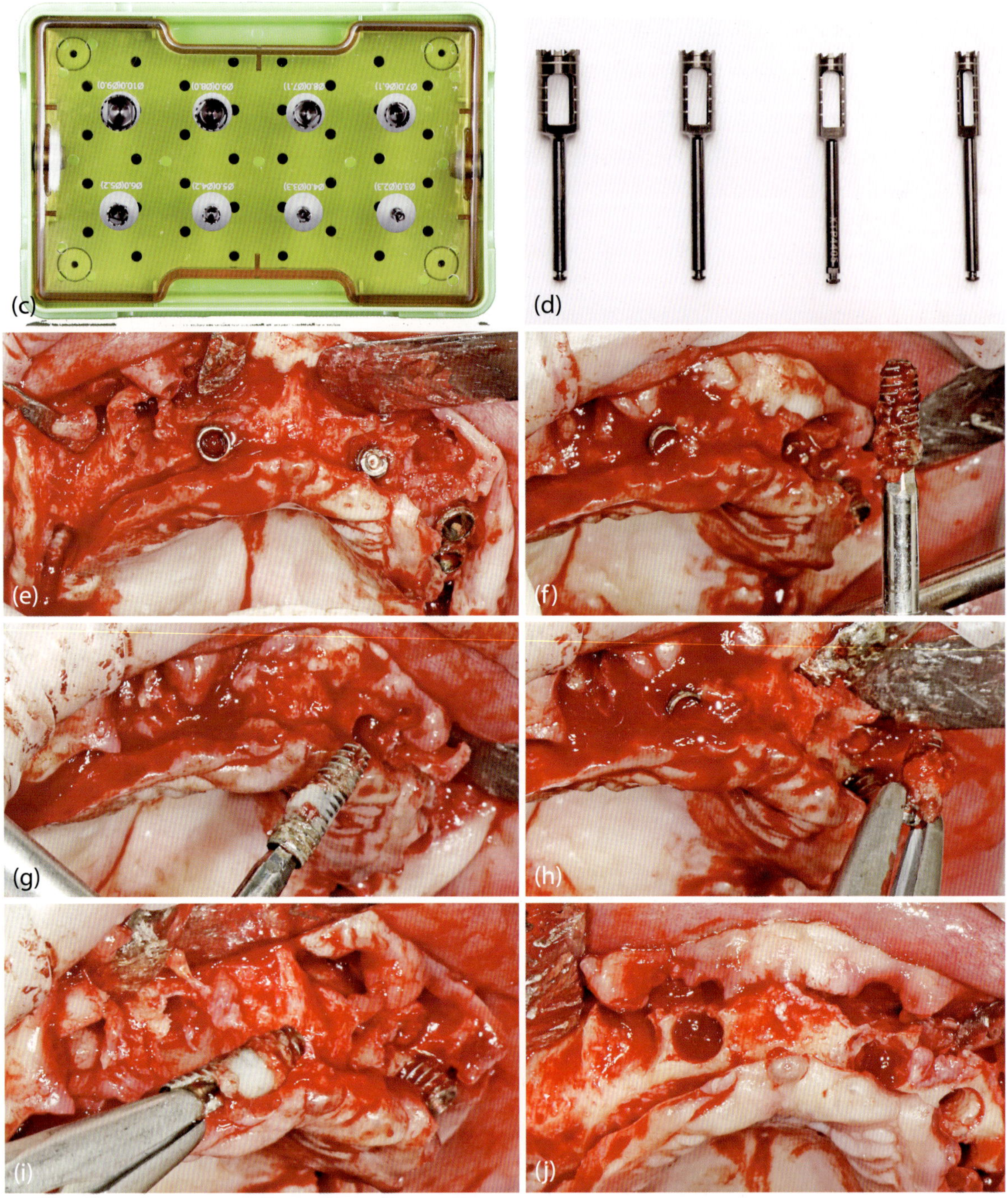

图 15-27　种植体折裂取出

（a）种植体取出工具盒，可使用大扭力反旋取出种植体；（b）取出种植体工具；（c）环形骨钻工具盒；（d）不同直径的环形骨钻，可用来取出骨结合良好的种植体；（e）种植体折裂和种植体周围炎；（f）22 牙位周围炎使用反向工具大扭矩旋出；（g）12 牙位种植体用环钻去骨后反向旋出；（h）24 牙位用牙挺挺松，拔牙钳取出；（i）14 牙位使用环钻去骨，用拔牙挺挺松后，拔牙钳取出；（j）取出植体后的窝洞情况。

种植体折断的因素很多，在临床操作过程中一定要严格按照种植修复流程。在外科操作中注意种植体的三维位点、种植体的角度、种植体的直径和长度，避免过大扭力导致种植体颈部钛金属疲劳等，在修复程序中准确的印模和保证加工过程中桥架的被动就位。修复设计中避免过长的悬臂，以及咬合负荷的准确调𬌗，预防性使用夜磨牙垫避免副功能导致𬌗力过大引起植体的机械并发症。

总之，种植固定修复后发生机械并发症的共性原因包括：① 负荷过大，如夜磨牙症或紧咬牙等口腔副功能、咬硬物习惯、悬臂梁设计、患者𬌗力过大等情况下易产生过度负荷；②初始结构强度不足，或由于长期使用产生疲劳而不能耐受正常口腔功能下的负荷。临床上可以通过一些措施预防机械并发症的发生：① 控制咬合力，主要包括𬌗面减径、减小牙尖斜度、防止早接触和𬌗干扰，增大正中自由度，尽量避免悬臂梁设计，特别是磨牙区。必须设计悬臂梁结构时，应尽量减小悬臂梁长度，以减小对远中端种植体的剪切力。种植体支持的桥架悬臂梁不能超过 15 mm，并应注意调整咬合，牙尖交错𬌗时悬臂区应与对颌牙保留 100 μm 间隙。② 副功能患者应制作𬌗垫或者咬合板。③ 术后医嘱与宣教，确保患者正确使用和进行良好的自我保护，并定期复查维护。

参考文献

[1] PAPASPYRIDAKOS P, BORDIN TB, KIM YJ, et al. Technical Complications and Prosthesis Survival Rates with Implant-Supported Fixed Complete Dental Prostheses: A Retrospective Study with 1- to 12-Year Follow-Up[J]. J Prosthodont, 2020, 29(1):3-11.

[2] DHIMA M, PAULUSOVA V, LOHSE C, et al. Practice-based evidence from 29-year outcome analysis of management of the edentulous jaw using osseointegrated dental implants[J]. J Prosthodont, 2014, 23(3):173-181.

[3] MILLEN C, BRÄGGER U, WITTNEBEN JG. Influence of prosthesis type and retention mechanism on complications with fixed implant-supported prostheses: a systematic review applying multivariate analyses[J]. Int J Oral Maxillofac Implants, 2015, 30(1):110-124.

[4] COLTRO MPL, OZKOMUR A, VILLARINHO EA, et al. Risk factor model of mechanical complications in implant-supported fixed complete dentures: A prospective cohort study[J]. Clin Oral Implants Res, 2018, 29(9):915-921.

[5] GONZALEZ J, TRIPLETT RG. Complications and Clinical Considerations of the Implant-Retained Zirconia Complete-Arch Prosthesis with Various Opposing Dentitions[J]. Int J Oral Maxillofac Implants, 2017, 32(4):864-869.

[6] ROJAS V F. Retrospective 2- to 7-Year Follow-Up Study of 20 Double Full-Arch Implant-Supported Monolithic Zirconia Fixed Prostheses: Measurements and Recommendations for Optimal Design[J]. J Prosthodont, 2018, 27(6):501-508.

[7] WORNI A, KOLGECI L, RENTSCH K A, et al. Zirconia-Based Screw-Retained Prostheses Supported by Implants: A retrospective Study on Technical Complications and Failures[J]. Clin Implant Dent Relat Res, 2015, 17(6):1073-1081.

[8] BIDRA AS, TISCHLER M, PATCH C. Survival of 2039 complete arch fixed implant-supported zirconia prostheses: A retrospective study[J]. J Prosthet Dent, 2018, 119(2):220-224.

[9] PREIS V, SCHMALZBAUER M, BOUGEARD D, et al. Surface properties of monolithic zirconia after dental adjustment treatments and in vitro wear simulation[J]. J Dent, 2015,43(1):133-135.

[10] ROSENTRITT M, SCHUMANN F, KRIFKA S, et al. Influence of zirconia and lithium disilicate tooth- or implant-supported crowns on wear of antagonistic and adjacent teeth[J]. J Adv Prosthodont, 2020, 12(1):1-8.

[11] ANTONIO S. Zirconia crowns cemented on titanium bars using CAD/CAM: a five-year follow-up prospective clinical study of 9 patients[J]. BMC Oral Health, 2019, 19:286.

[12] POZZI A, ARCURI L, FABBRI G, et al. Long-term survival and success of zirconia screw-retained implant-supported prostheses for up to 12 years: A retrospective multicenter study[J]. J Prosthet Dent, 2023, 129(1):96-108.

[13] 宋应亮 . 无牙颌种植修复固位的并发症与处理 [J]. 国际口腔医学杂志 , 2013, 40(1):4.
[14] FLINN BD, RAIGRODSKI AJ, MANCL LA, et al. Influence of aging on flexural strength of translucent zirconia for monolithic restorations[J]. J Prosthet Dent, 2017,117(2):303-309.
[15] MALÓ P, ARAÚJO MD, LOPES A, RODRIGUES R. Double Full-Arch Versus Single Full-Arch, Four Implant-Supported Rehabilitations: A retrospective, 5-Year Cohort Study[J]. J Prosthodont, 2015, 24(4):263-270.
[16] SCHWARZ F, SCHÄR A, NELSON K. Recommendations for Implant-Supported Full-Arch Rehabilitations in Edentulous Patients: The Oral Reconstruction Foundation Consensus Report[J]. Int J Prosthodont, 2021, Suppl 34:s8-s20.
[17] PIERALLI S, KOHAL RJ, RABEL K. Clinical outcomes of partial and full-arch all-ceramic implant-supported fixed dental prostheses. A systematic review and meta-analysis[J]. Clin Oral Implants Res, 2018, 29 Suppl 18:224-236.
[18] WOO HW, CHO SA, LEE CH, LEE KB, CHO JH, LEE DH. Precision of the milled full-arch framework fabricated using pre-sintered soft alloy: A pilot study[J]. J Adv Prosthodont, 2018, 10(2):128-131.
[19] WONG CKK, NARVEKAR U, PETRIDIS H. Prosthodontic Complications of Metal-Ceramic and All-Ceramic, Complete-Arch Fixed Implant Prostheses with Minimum 5 Years Mean Follow-Up Period. A systematic Review and Meta-Analysis[J]. J Prosthodont, 2019, 28(2):e722-e735.
[20] CHOCHLIDAKIS K, EINARSDOTTIR E, TSIGARIDA. Survival rates and prosthetic complications of implant fixed complete dental prostheses: An up to 5-year retrospective study[J]. J Prosthet Dent, 2020, 124(5):539-546.
[21] CHRCANOVIC BR, KISCH J, ALBREKTSSON T, W. Factors influencing the fracture of dental implants[J]. Clin Implant Dent Relat Res, 2018, 20(1):58-67.
[22] SOLDERER A, AL-JAZRAWI A, SAHRMANN P. Removal of failed dental implants revisited: Questions and answers[J]. Clin Exp Dent Res, 2019, 5(6):712-724.

吕昊昕 撰写
董 衡 修订
吕昊昕 牟永斌 终审

第十六章

无牙颌种植修复生物并发症的随访与维护

第一节

无牙颌种植修复常见生物并发症

种植修复体安装完成后，并不意味着种植治疗的结束，在漫长的使用过程中，诊间维护和日常维护都至关重要。Panos 等在 2019 年的报道中，将 19 名无牙患者纳入 38 例无牙颌种植患者的研究中，共植入 249 颗种植体，其中 2 颗种植体在平均 5.1 年（范围 1 ～ 12 年）的观察期内失败，种植体总体存留率为 99.2%，修复体存留率为 92.1%。在 38 名无牙颌种植患者中，有 3 个桥架失败，其中 1 个是由于种植体失败，2 个是由于修复并发症。最常见的次要并发症是软组织退缩，5 年发生率为 45.5%；而最常见的主要生物并发症是种植体周围炎，5 年种植体发生率为 9.5%。最常见的轻微修复并发症是修复体材料磨损，5 年发病率约为 49.0%；而最常见的主要修复并发症是修复体材料折断，5 年按牙位的发生率为 8.0%。

菌斑堆积是造成牙龈红肿和全口种植修复维护不良的主要原因之一。当患者不注重口腔卫生，未能及时清除口腔中的菌斑和食物残渣时，它们会在牙齿表面和种植体周围形成牙菌斑生物膜。菌斑的存在对种植体边缘骨丧失有显著影响。如图 16–1 所示，患者完成全牙列种植修复后，虽进行了口腔卫生宣教，但由于患者口腔卫生维护能力差，在 3 个月的随访中，可见牙面有食物残渣附着，义齿过渡区卫生状况不佳（图 16–2）。菌斑中的细菌会产生毒素和酸性物质，这些物质会刺激牙龈组织，引发牙龈红肿、出血和疼痛等症状。若不及时治疗，牙龈炎症可能会进一步发展，形成种植体周围炎，从而导致牙槽骨吸收和种植体松动。

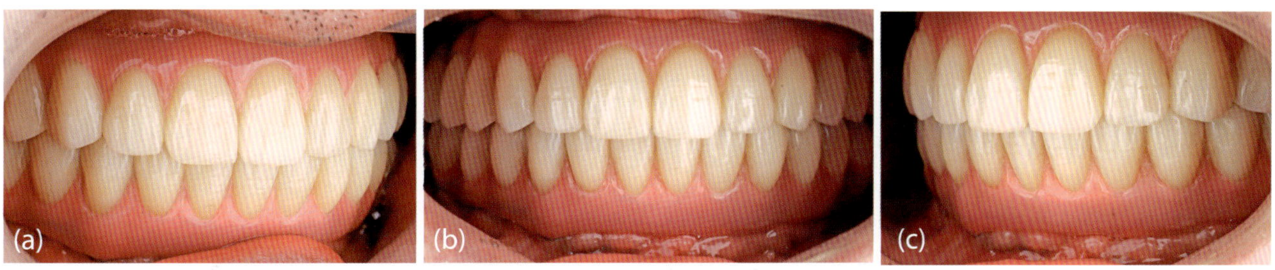

图 16–1　患者完成上下颌全牙列种植修复

氧化锆修复体完成戴牙后。（a）右侧咬合照；（b）正面咬合照；（c）左侧咬合照。

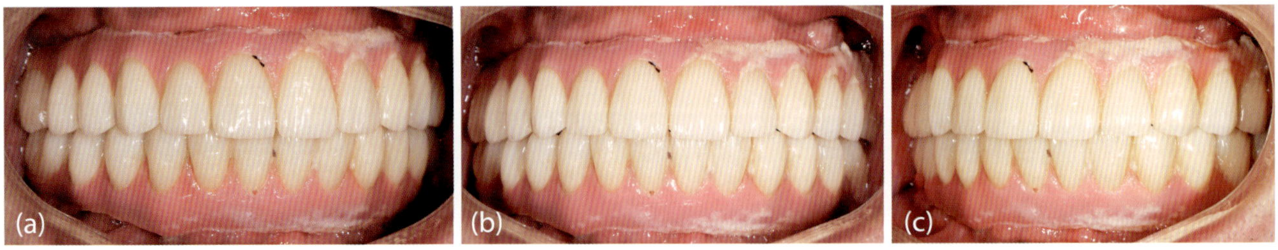

图 16-2 患者完成上下颌全牙列种植修复 3 个月

戴牙后 3 个月。（a）右侧咬合照；（b）正面咬合照；（c）左侧咬合照。

全口种植修复后的维护至关重要。患者需定期复诊，接受专业的口腔清洁和护理，以保障种植体周围的牙龈组织健康。若患者未按时复诊或未能正确维护口腔卫生，种植体周围的菌斑和食物残渣可能会积聚，从而引发种植体周围炎，影响种植修复的效果和使用寿命。例如，上下颌种植完成钛支架氧化锆冠修复后（图 16-3）。患者口腔卫生维护欠佳，两年后随访复查，可见义齿过渡区有明显食物软垢堆积，黏膜轻度水肿（图 16-4）。鉴于钛支架一体化修复具有可拆卸的优势，遂将修复体拆卸后进行口外清洁抛光，并反复卫生宣教和刷牙指导。4 年后复查，患者口腔卫生状况明显改善，牙面虽有着色但无明显食物软垢，牙龈健康（图 16-5）。为避免菌斑堆积导致牙龈红肿和全口种植修复维护不良，应指导患者养成良好的口腔卫生习惯，包括定期刷牙、使用牙线和漱口水等。

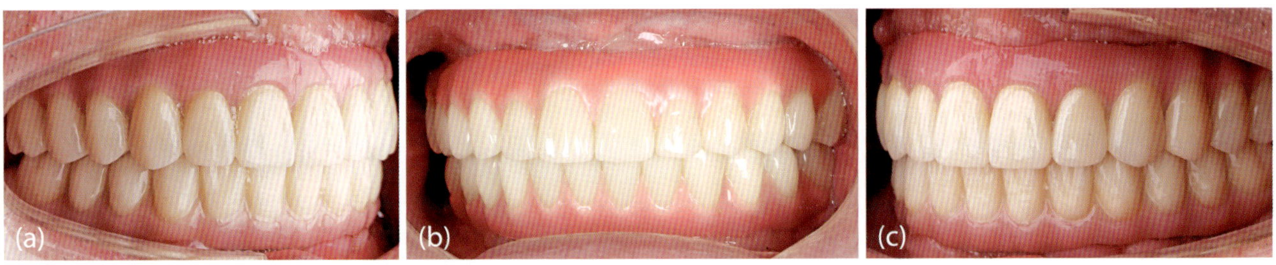

图 16-3 患者完成上下颌全牙列一体化支架种植修复戴牙当天

上下颌氧化锆修复体完成。戴牙后当天：（a）右侧咬合照；（b）正面咬合照；（c）左侧咬合照。

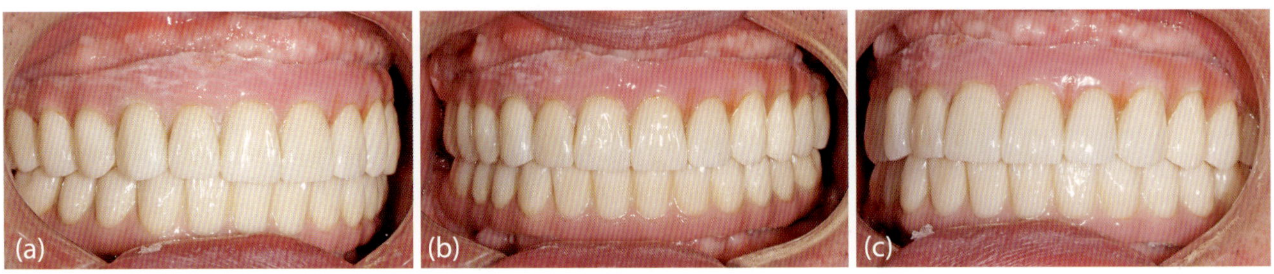

图 16-4 患者完成上下颌全牙列一体化支架种植修复 2 年后复查

戴牙 2 年后。（a）右侧咬合照；（b）正面咬合照；（c）左侧咬合照。

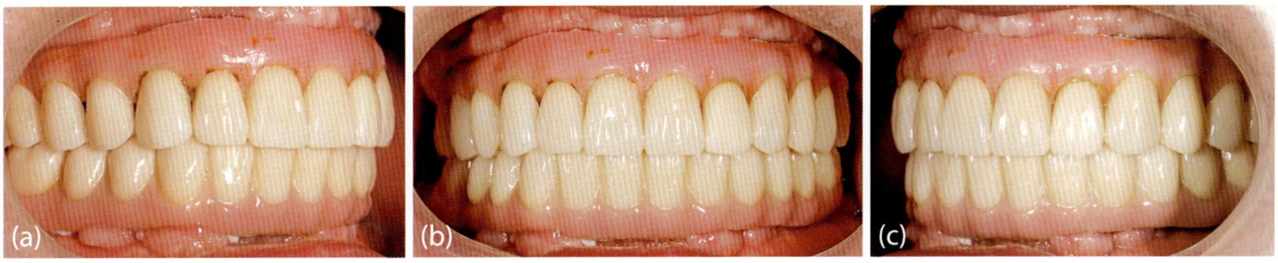

图 16-5　患者完成上下颌全牙列一体化支架种植修复 4 年后复查

戴牙 4 年后。(a) 右侧咬合照;(b) 正面咬合照;(c) 左侧咬合照。

无牙颌生物并发症通常与口腔卫生不良相关，随着使用时间的推移，若患者无法做到良好的口腔卫生维持，会导致大量食物残渣堆积到种植体颈部和修复体基底区，致使菌斑更容易发生黏附，从而引发种植体周围炎和黏膜炎。确诊种植体周围炎的患者中近 50% 是没有进行有效口腔卫生维护者。一项研究发现，较高的总菌斑指数与种植体周围疾病相关，并且呈菌斑指数依赖性，因此，口腔卫生差的患者更容易发生种植体周围炎。例如，患者上颌完成 All-on-4 种植修复后，一直未定期复诊，口腔日常维护较差，导致种植体周黏膜炎，拆除修复体后修复体组织面食物残渣堆积，种植体周围黏膜红肿，探诊出血明显 (图 16-6)。

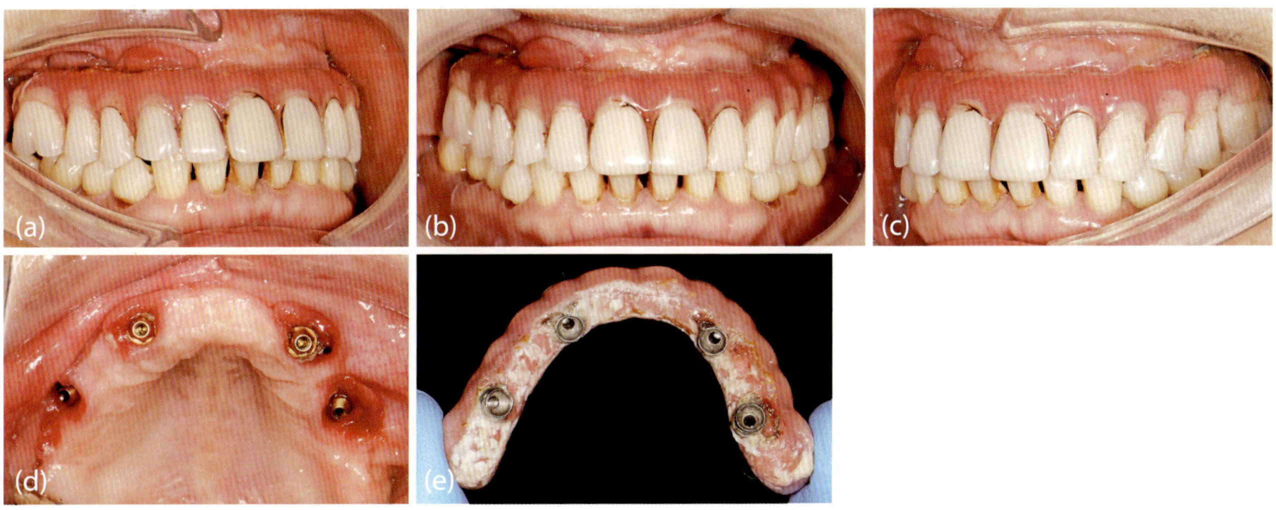

图 16-6　口腔卫生不良相关的生物并发症

(a) 上颌 All-on-4 种植临时修复 5 年，患者一直未复诊检查，出现牙龈肿胀疼痛;(b) 右上种植区域出现黏膜红肿，探诊出血明显;(c) 左侧种植区域黏膜轻度水肿，义齿过渡区食物软垢堆积;(d) 拆除修复体后，13、15 位点种植位点牙龈红肿，探诊出血;(e) 修复体组织面软垢堆积，基台接口处有明显牙结石。

除此之外，患者的角化龈宽度和种植体周围骨量也会影响种植体周围的长期健康，种植体颊舌向骨量较少，后期负荷后更容易发生骨吸收导致植体螺纹暴露，诱发更严重的植体周围炎（图 16–7）。而种植体周角化龈量少，会导致种植体周围软组织封闭性差，即使有较好的口腔卫生维持，也很难避免种植体周围炎的发生（图 16–8）。

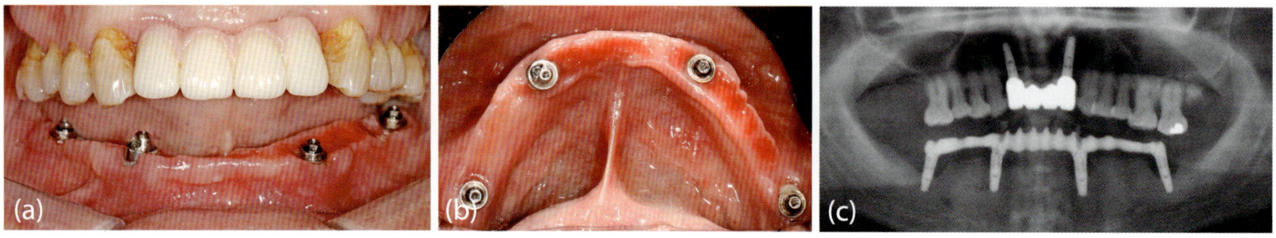

图 16–7　种植体颊舌向骨量较少导致种植体周围炎

（a）下颌种植 4 颗种植体，分布不合理，植体颊舌向骨量较少。4 年后植体周围骨吸收明显，种植体颈部螺纹暴露；（b）患者口腔卫生虽然良好，但植体周围探诊深度 8 mm，探诊出血明显；（c）X 线显示种植体周围骨吸收致植体根尖 1/2。

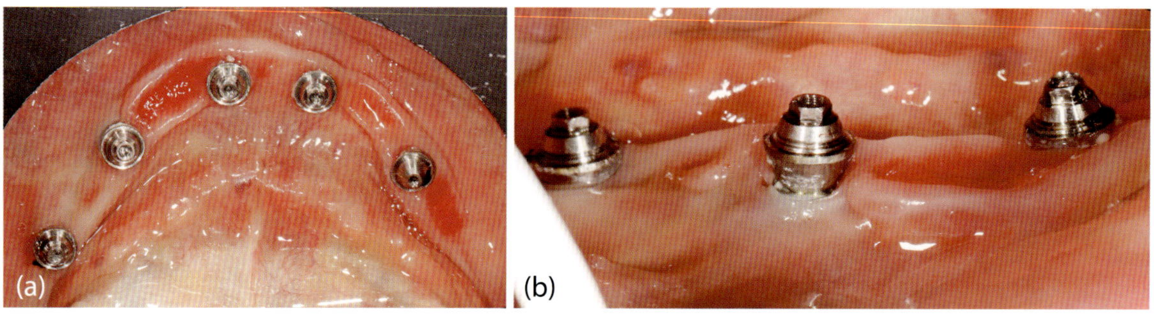

图 16–8　种植体周角化龈量少

（a）患者下颌钛桥架修复 3 年，口腔卫生良好，每半年定期拆卸修复体，进行清洗抛光；（b）3 年后开始出现 44 位点种植体周围炎，临床检查见 44 位点颊侧无角化牙龈，探诊深度 8 mm。

骨质疏松症是一种系统性骨病，其特征是骨量下降和骨的微细结构破坏，表现为骨的脆性增加，即使是轻微的创伤或无外伤的情况下也容易发生骨折。种植体周围炎是发生在种植体周围软硬组织的炎症性疾病，主要是由于口腔卫生不良，导致种植体周围堆积了大量的细菌和菌斑，刺激种植体周围的牙龈组织，引发炎症。目前，关于骨质疏松是否为种植体周围炎发生的危险因素，尚存在争议。一些研究表明，骨质疏松症患者的种植体周围炎发生率较高，可能与骨质疏松症导致的骨量减少、骨密度降低、骨小梁变薄等因素有关。但也有研究表明，骨质疏松症与种植体周围炎的发生并无明显相关性。例如图 16–9 中的患者口腔卫生维持良好，因骨质较为疏松，以及唇颊侧骨板较薄，术后 4 年出现植体螺纹暴露，发生种植体周炎。需要注意的是，骨质疏松症患者在进行种植手术前，应进行全面的口腔检查和评估，并采取相应的治疗措施，以减少种植体周围炎的发生风险。同时，骨质疏松症患者在种植手术后，也应加强口腔卫生维护，定期复诊，及时发现和处理种植体周围炎等并发症。

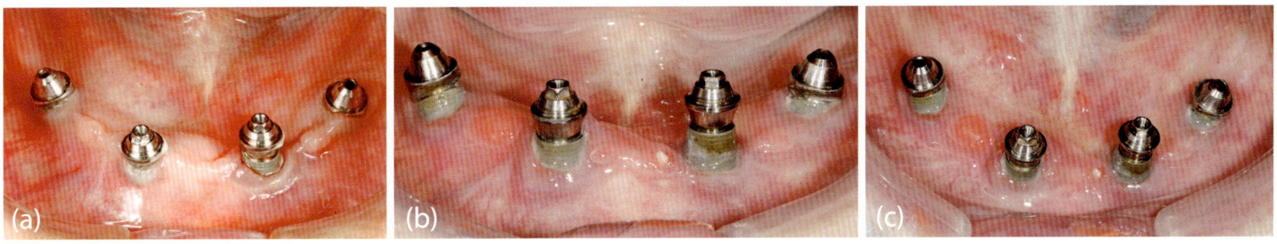

图 16-9 骨质疏松患者种植术后螺纹暴露

（a）术后 2 年口内照片；（b 和 c）术后 4 年口内照片。

对于口腔干燥症患者，唾液分泌减少、菌斑堆积，种植体周围黏膜疾病风险因素也会增加。图 16-10 中的患者上颌覆盖义齿，下颌种植固定义齿，但其患口腔干燥综合征，上颌种植体周黏膜炎明显，牙龈水肿充血（图 16-10, a），下颌种植体周围骨吸收，种植体螺纹暴露（图 16-10, b）。

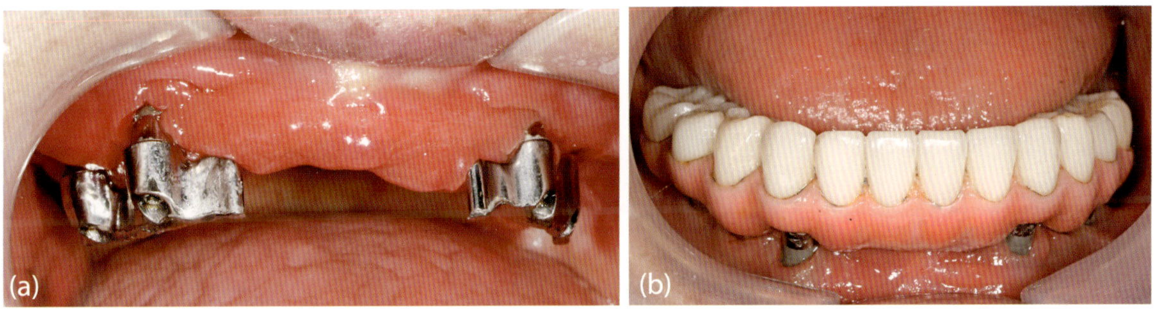

图 16-10 口腔干燥症患者种植 10 年后照片

（a）上颌覆盖义齿种植体黏膜炎；（b）下颌骨吸收，种植体螺纹暴露。

第二节

无牙颌种植修复生物并发症的预防与处理

种植体周最常见的生物并发症是种植体周围黏膜炎和种植体周围炎。种植体周黏膜炎是种植体周围软组织的炎症性疾病，主要是由于口腔卫生不良，导致种植体周围堆积了大量的细菌和菌斑，刺激种植体周围的牙龈组织，引发炎症。种植体周黏膜炎的主要症状是牙龈红肿、出血、疼痛等，如果不及时治疗，可能会发展为种植体周围炎。种植体周围炎是种植体周围软硬组织的炎症性疾病，主要是由于种植体周围黏膜炎未得到及时治疗，导致炎症进一步扩散，累及种植体周围的牙槽骨和牙周膜，引起牙槽骨吸收和牙周膜破坏。种植体周围炎的主要症状是种植体松动、疼痛、牙龈溢脓等，如果不及时治疗，可能会导致种植体脱落。表 16-1 总结了种植体周围黏膜炎与种植体周围炎的区别。

表 16-1 种植体周围黏膜炎与种植体周围炎对比

	种植体周围黏膜炎	种植体周围炎
可逆性	+	–
菌斑	+	+
探诊出血	+	+
疼痛	+	+
牙周袋	–	+
溢脓	–	+
红肿	–/+	+
骨吸收	–	+
种植体松动	–	–/+

一、种植体周围黏膜炎

种植体周围黏膜炎主要是种植体周围牙龈的可逆性炎症。种植体周围黏膜炎的病因包括：① 修复体设计不当，盖嵴式设计无法维持口腔卫生；② 患者有系统性疾病，或依从性差；③ 清洁通道未设计；④ 清洁方法不当；⑤ 未定期维护。在全口种植义齿盖嵴式设计中，由于种植体和义齿之间存在一定的间隙，菌斑更容易在这些部位堆积（图 16-11）。此外，由于义齿的覆盖，口腔的自洁作用也会受到影响，进一步增加了菌斑堆积的风险。医生在进行全口种植义齿盖嵴式设计时，也应该注意减少种植体和义齿之间的间隙，提高义齿的贴合度和稳定性，来减少菌斑堆积的风险。同时，医生还应该对患者进行口腔卫生宣教，指导患者正确的口腔清洁方法和注意事项。

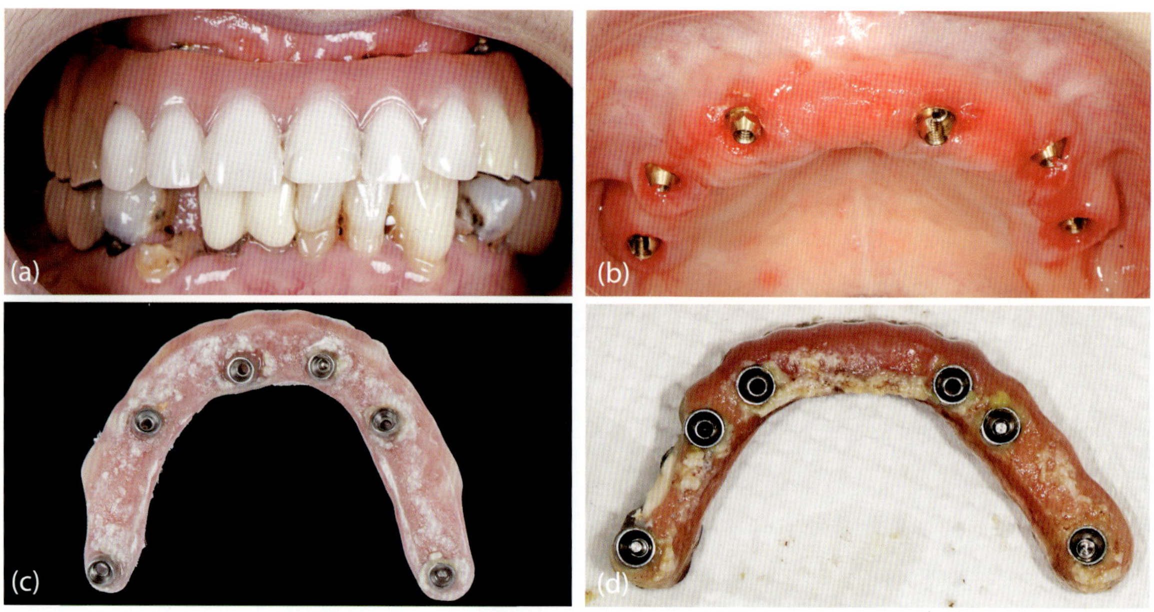

图 16-11 种植体周围黏膜炎

（a）盖嵴式设计修复体，可见义齿过渡区黏膜充血；（b）去除盖嵴式修复体后，可见嵴顶软组织充血明显，基台周围黏膜出血；（c）盖嵴式修复体，修复完成 3 个月后定期检查，拆除修复体后，可见食物残留明显；（d）盖嵴式修复体，修复完成 1 年后定期检查，拆除修复体后，修复体组织面可见大量结石。

种植体周围黏膜炎的临床表现包括：① 探诊出血或化脓；② 可能有牙龈颜色和质感的变化；③ 经过有效治疗，以上症状可以逆转；④ 病理变化仅限于黏膜组织；⑤ X 线片出现边缘骨丧失指征。

种植体周围黏膜炎的处理措施包括：① 使用抗炎药物进行局部冲洗；② 机械方法进行菌斑控制；③ 口腔卫生指导；④ 建议使用 0.12% 氯己定含漱；⑤ 可能的话，去除上部修复体进行彻底清洁；⑥ 手术治疗。一般情况下，机械去除菌斑生物膜和口腔卫生指导，12 周后可降低种植体周围黏膜炎的发生或严重程度。一般而言，非手术治疗更倾向于使用辅助的抗生素（局部和全身）。

二、种植体周围炎

种植体周围炎是一种发生在牙种植体周围组织的与菌斑相关的病理状态。其特征是种植体周围黏膜炎症和支持骨的吸收。也有人认为种植体周围炎继发于种植体周围黏膜炎。有研究表明在平均 2 年的随访期内，种植体周围炎的患病率在患者水平和种植体水平分别为 34% 和 21%。相应的发病率分别为每年 0.16 名患者和每年 0.10 颗种植体。吸烟者种植体周围炎的发生率较高，约为 36.3%。引起种植体周围炎的因素多样，很难完全避免。在无牙颌桥架修复中，发生种植体周围炎的概率相对较少。Sailer 报道螺丝固位种植体周围炎 5 年的发病率为 0%。3 年随访，螺丝固位边缘骨吸收 0.45 ± 0.29 mm。

种植体周围炎的相关风险因素如图 16–12 所示。足够的证据表明，菌斑生物膜、口腔卫生差、牙周病史、吸烟这四个因素容易导致种植体周围炎的发生。一项研究发现，较高的总菌斑指数与种植体周围炎相关，并且呈菌斑指数依赖性。口腔卫生差的患者更容易发生种植体周围炎。确诊为种植体周围炎的患者中近 50% 是没有进行有效口腔卫生维护的患者。而有牙周炎病史在文献中曾明确报道，有慢性牙周炎病史的患者与无牙周疾病病史的患者相比，种植体周围炎的患病率显著升高（25% *vs.* 10.9%）。尤其是重度牙周病的患者，患种植体周围炎的风险增加了 2.5 倍。

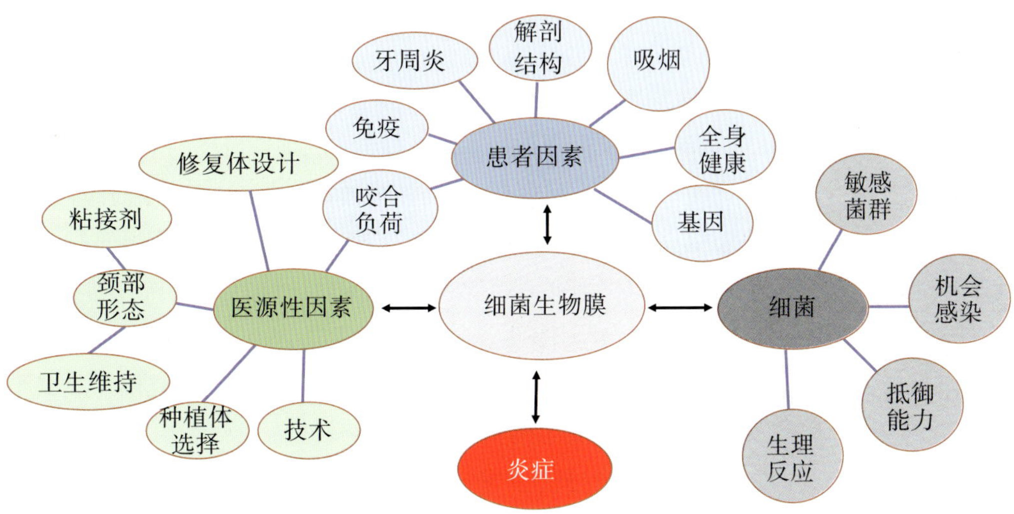

图 16–12　种植体周围炎相关因素

在终末期牙列的患者当中，有牙周病病史的占比很高，在进行种植手术之前需要进行系统的牙周基础治疗，控制菌斑，然后择期进行种植手术。牙周炎患者应该先拔除口内余留牙，待软组织愈合后进行早期种植或者延期种植，更有利于预防后期种植体周围炎的发生。另外，吸烟会加重口腔种植体的探诊深度和种植体周围骨吸收量，且与种植位点无关。研究发现，与不吸烟者相比，吸烟者的健康微生物菌群表现出更低的丰度。

种植体周围炎的明确诊断可以通过探诊和 X 线检查，其中种植体颈部边缘骨的病理性吸收是诊断的核心标准。这一标准能够使种植体周围炎与黏膜炎得以明确区分（图 16–13）。

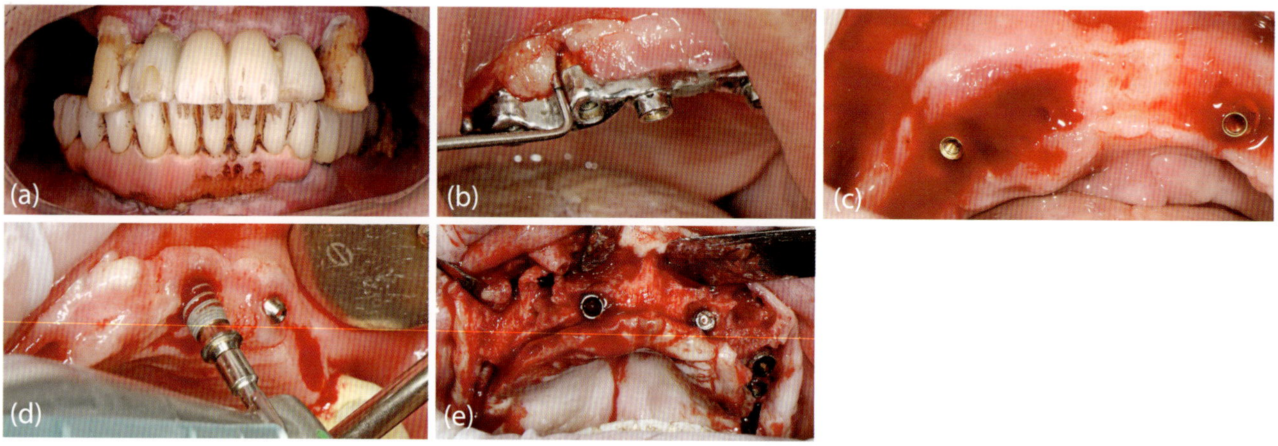

图 16–13 种植体周围炎患者

（a）菌斑堆积；（b）探诊出血；（c）牙周脓肿；（d）种植体松动；（e）颈部骨吸收。

一旦确诊为种植体周围炎，就要进行及时干预，主要通过非手术治疗的措施，如使用高分子材料（PEEK）工作尖进行超声洁治，碳纤维器械种植体周围刮治，甘氨酸喷砂，局部上药以及激光治疗。也有文献报道，局部可以使用氯胺凝胶。激光是目前备受推崇的一种有效治疗种植体周围炎的措施，尤其是低温激光。Chambrone 等在 2018 年的一篇 Meta 分析提示光动力（aPDT）在改善临床附着水平（CAL）和探诊深度（PD）方面具有潜在的效果。PDT 联合机械清创能显著改善种植体周围炎患者的 PD、种植体周围菌斑指数（PLI）和出血指数（SBI）。更重要的是，PDT 比机械清创和清洁取得了更好的临床附着丧失指数（CAL）。因此，种植体周围炎症部位，替代 / 辅助措施（甘氨酸粉末空气抛光、Er:YAG 激光）和辅助局部抗生素使用比传统的非手术治疗更有效。

非手术治疗种植体周围炎在减少出血倾向和减少探诊深度方面具有临床疗效，早期诊断、发现和干预是治疗种植体周围炎的关键。因此，临床首选还是以非手术治疗为主：① 首先，去除上部修复体，检查并清洁；② 保持良好的口腔卫生习惯，定期复诊，戒烟（或减少吸烟）；③ 使用传统的金属超声工作尖（或非金属）清洁种植体的粗糙面；④ 种植体表面喷砂；⑤ 激光清洁植体表面；⑥ 使用 0.2% 氯己定冲洗消毒；⑦ 每周使用 0.2% 氯己定冲洗消毒，持续 4 ～ 6 周；⑧ 口服抗菌药物，2 ～ 3 个月复诊。非手术治疗临床决策树如图 16–14 所示。

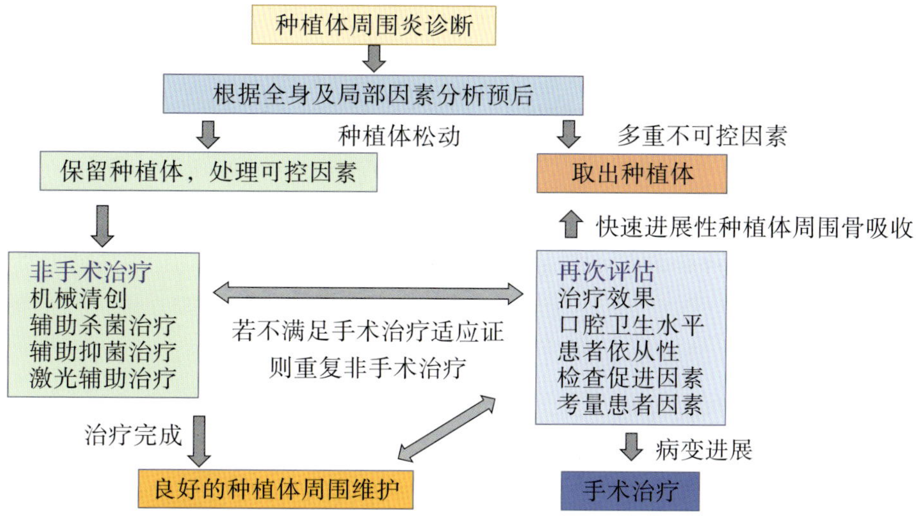

图 16-14 非手术治疗临床决策树

种植体周围炎的治愈率相对较低，和牙周炎一样，可以控制，但不能治愈。即使是通过再生性手术和切除性手术进行治疗，在临床上可能只有短期的理想疗效，一般需要至少随访 12 个月。一项为期 3 年的前瞻性队列研究对种植体周围炎使用含有 10% 胶原蛋白、牙釉质基质衍生物和多西环素的脱蛋白牛骨矿物行再生性治疗，36 个月后，只有 56.6% 的种植体被认为获得了成功的治疗。再生性治疗对种植体骨周围骨缺损类型有明显选择性，Monje 等把种植体周围骨缺损分为 3 类（图 16–15）。I 类：骨下缺损（类比牙周炎骨吸收分类中的垂直型骨吸收）：Ⅰa 类：颊面骨裂；Ⅰb 类：2 ～ 3 面骨壁缺损；Ⅰc 类：环状骨缺损。Ⅱ类：水平型骨缺损。Ⅲ类：复合型骨缺损；Ⅲ a 类：颊面骨裂 + 水平型骨丧失；Ⅲ b 类：2 ～ 3 面骨壁缺损 + 水平型骨丧失；Ⅲ c 类：环状骨缺损 + 水平型骨丧失。最常见的骨缺损类型是Ⅰb 类，其次是Ⅰa 类和。Ⅲ b 类，出现频率最低的缺损是Ⅱ类。对于缺失颊壁的 3 壁缺损（Ⅰb 类），应采用重建策略重建缺失的骨壁。Ⅰc 类治疗效果相对有较好的预期。

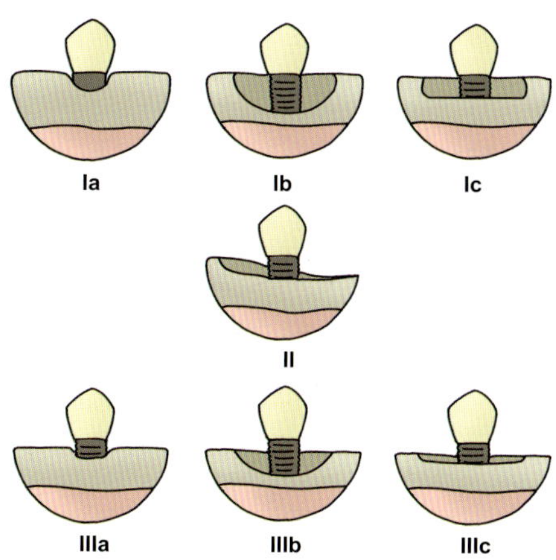

图 16-15 Monje 种植体周围骨缺损分类

手术治疗的流程如图 16–16 所示。具体流程包括：① 术前口腔卫生治疗，包括黏膜上和黏膜下的机械清创和抛光，同时辅助卫生宣教；② 术前，患者用 0.2% 氯己定二葡糖酸盐溶液漱口 2 分钟；③ 翻起颊颚侧全厚瓣。使用钛刮匙清除缺损处的肉芽组织，使用超声仪器和旋转钛刷清理骨上袋和骨下袋的种植体表面，使用甘氨酸和碳酸氢盐粉末抛光，然后用无菌生理盐水冲洗 1 分钟；④ 对种植体表面进行化学去污，用 3% 过氧化氢处理 1 分钟，用含 0.2% 洗必泰溶液处理 1 分钟，并用盐酸四环素溶液处理 3 分钟，最后用无菌盐水溶液冲洗 1 分钟；⑤ 利用矿化脱水同种异体骨替代材料充填骨缺损区，无菌盐水润湿 5 分钟，并用可吸收膜覆盖；⑥ 使用可吸收的间断缝线将黏膜骨膜瓣无张力冠向复位，并在 2 周后拆线。除此之外，还有一些种植体清洁工具便于种植体周围炎的手术治疗（图 16–17）。

动物试验表明，种植体周围炎进行再生治疗并不能完全恢复骨缺损，还可能会出现骨移植的暴露，这跟手术翻瓣的程度有关，并且再生治疗的效果也与骨缺损类型密切相关。种植体周围炎的手术治疗对于种植体的长期存留有负面影响，这一点不容忽视。此外，患者在经历种植治疗后，又需要经历留存种植体的种植体周围炎手术治疗，这会提高其期望值，从而可能导致患者的不满，对种植体周围炎预后期望值过高的患者建议拔除治疗。

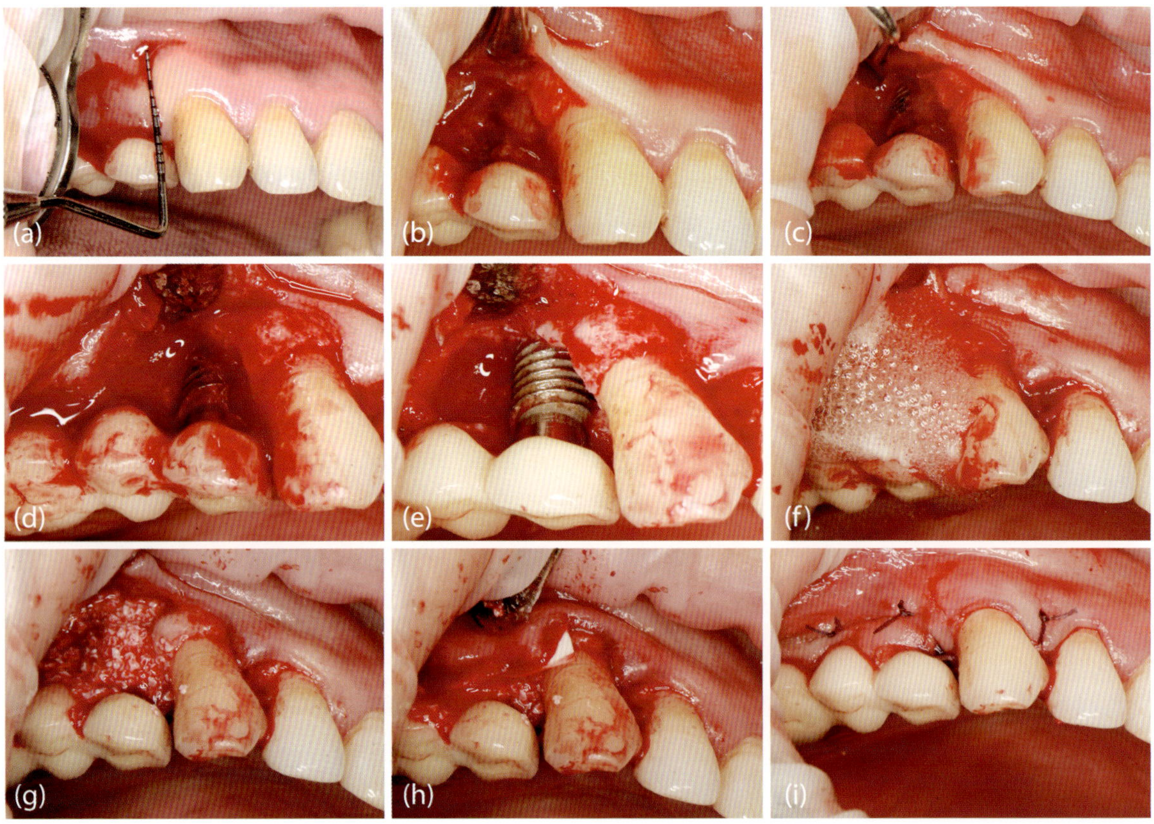

图 16–16　种植体周围炎翻瓣植骨手术治疗

（a）术前探诊骨缺失情况，了解骨缺损类型，术前充分评估；（b）手术翻瓣，暴露种植体周围骨缺损区域；（c）清理种植体周围感染软组织；（d）清创完成，软组织清理彻底，并对缺损骨壁适当修整，用小球钻清理并成型；（e）种植体表面使用种植体专用清洁工具进行清洁；（f）种植体表面使用 3% 过氧化氢消毒；（g）种植体周围植入小牛骨，用小牛骨填满骨缺损区域；（h）覆盖胶原膜，并对软组织瓣进行减张；（i）关闭创口，使用可吸收缝合线对齐龈瓣，并完成缝合。

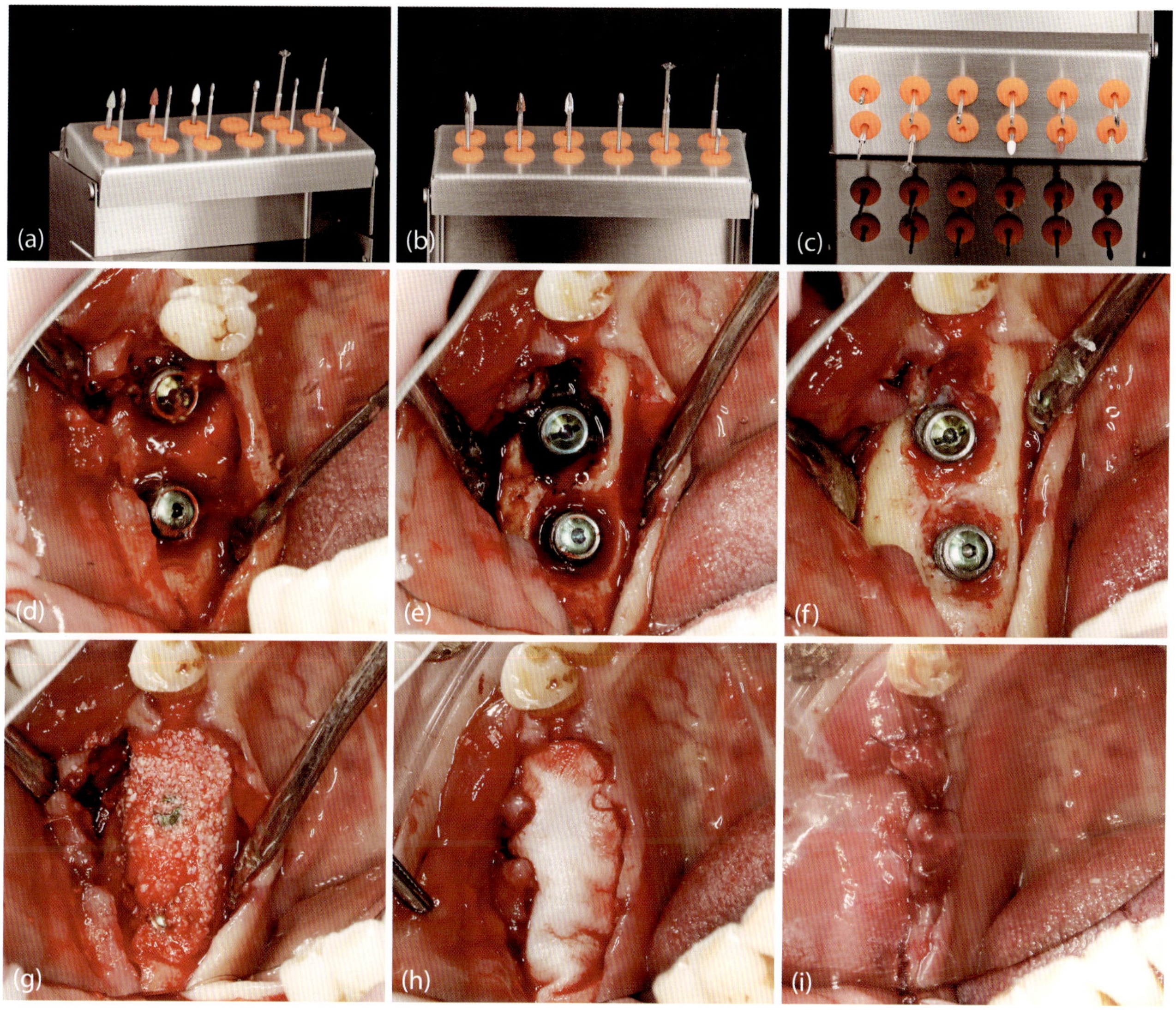

图 16-17　使用种植体清洁工具对种植体周围炎翻瓣植骨手术治疗

（a～c）种植体清洁工具;（d）种植体周围炎导致种植体周围骨吸收，种植体螺纹暴露;（e）使用钛制器械清理种植体周围肉芽组织;（f）使用种植体清洁工具清理暴露部分的螺纹，并使用 3% 的过氧化氢消毒;（g）骨缺损区域充填自体骨混合小牛骨（1:1）的骨移植材料，恢复骨缺损区域;（h）覆盖 25 mm×25 mm 可吸收胶原膜;（i）对齐创口，切断骨膜进行减张，使用可吸收性缝合线，用水平褥式和单线间断方式完成缝合。

种植体成形术针对无牙颌的种植体周围炎治疗可能更有优势，除了美观方面的考虑，这种治疗方法还有助于后期的口腔卫生维持（图 16-18）。在下颌全牙弓种植修复体中更有优势，因为不涉及美观区域。虽然有报道描述种植体成形术会导致种植体强度降低，会增加种植体的折裂风险，但发生率很低。因无牙颌种植修复以夹板式相连，种植体之间相互分散咬合力，即使在种植体进行成形术后，也很少发生折裂，这也可能与种植体的直径有关。有文献报道，窄直径种植体的平均抗弯强度在种植体成形术后显著降低，种植体成形术对常规种植体的抗弯强度没有影响。

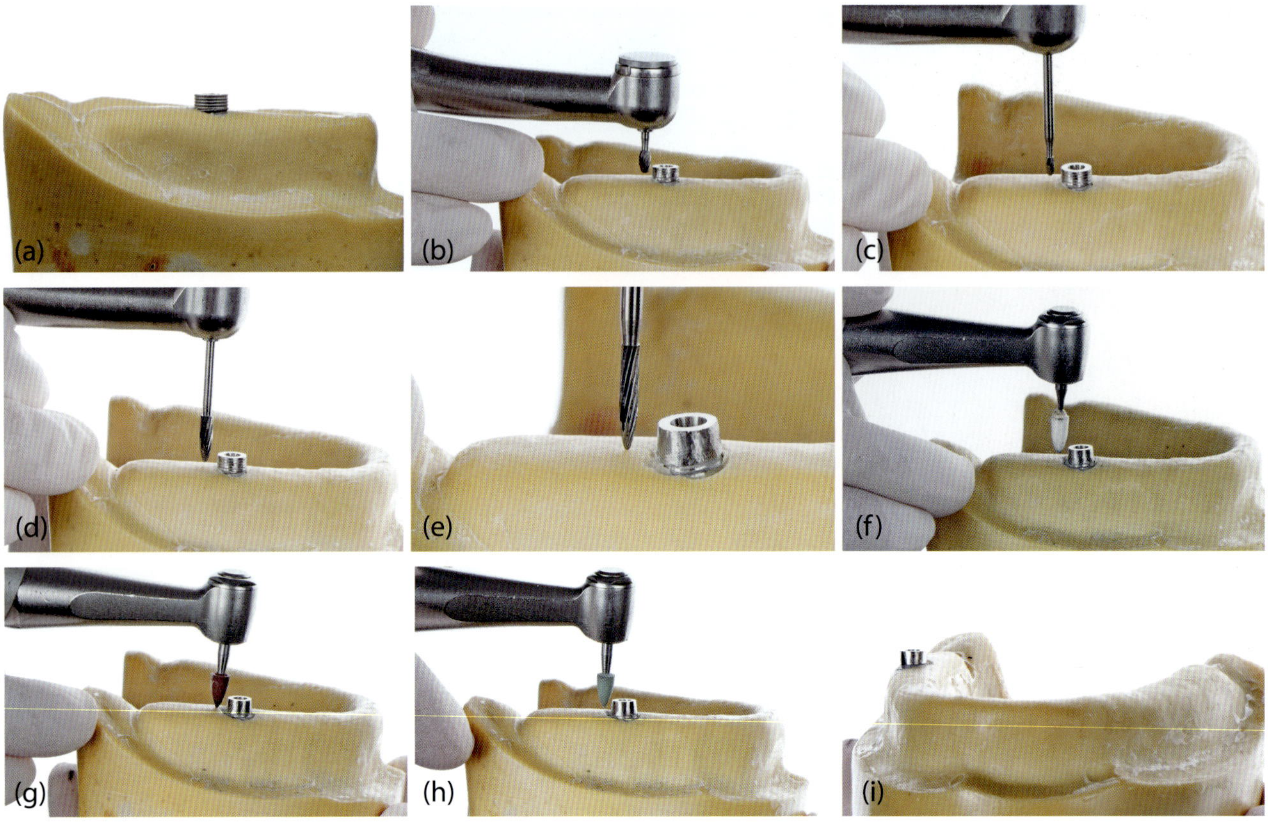

图 16-18 种植体成形术

（a）模型显示种植体螺纹暴露；（b）翻瓣暴露种植体螺纹部分，用钨钢车针修整螺纹部分；（c）改用小头车针对种植体做精细修整；（d）去除种植体螺纹；（e）对去除螺纹部分成形；（f）用慢速弯机白榴石车针抛光成形表面；（g）粗硅胶头抛光；（h）细硅胶头抛光；（i）完成颈部成型和抛光的种植体。

种植体周围炎是导致种植体后期失败的主要原因。若无法保留种植体，则需要将其取出。如种植固定修复完成 5 年后发生种植体周围炎，患者右侧修复体脱落，种植体松动，种植体周黏膜轻度水肿，取出感染种植体后愈合良好（图 16-19）。虽然环形骨钻是最常用的去除种植体的工具，反扭—棘轮技术由于侵袭性低，也是临床医生的选择。例如患者上颌牙列缺失后进行种植治疗，并完成分段粘接固定修复，种植修复完成 5 年后，出现严重的种植体周围炎，部分种植体松动。反扭 - 棘轮技术拔出松动和感染的种植体（图 16-20）。重新更换位点种植，并改变最终修复方案，最后使用种植覆盖义齿完成修复。

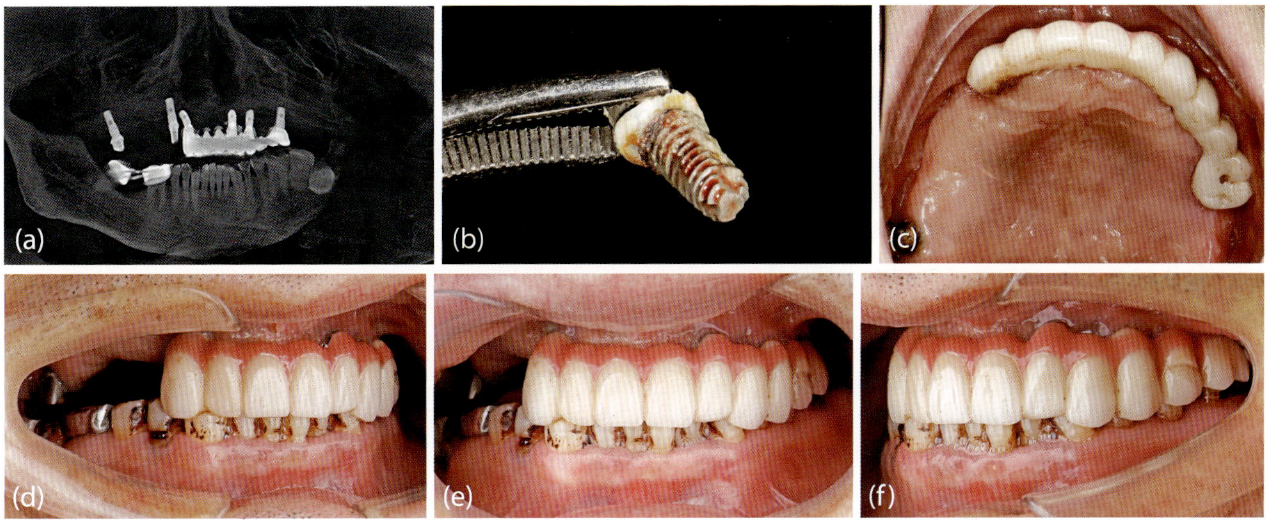

图 16-19　感染的种植体被取出

（a）X 线片显示 13 位点种植体周围骨吸收明显；（b）旋出种植体；（c～f）种植体取出，创口愈合后口内照片：（c）殆面；（d）右侧观；（e）正面观；（f）左侧观。

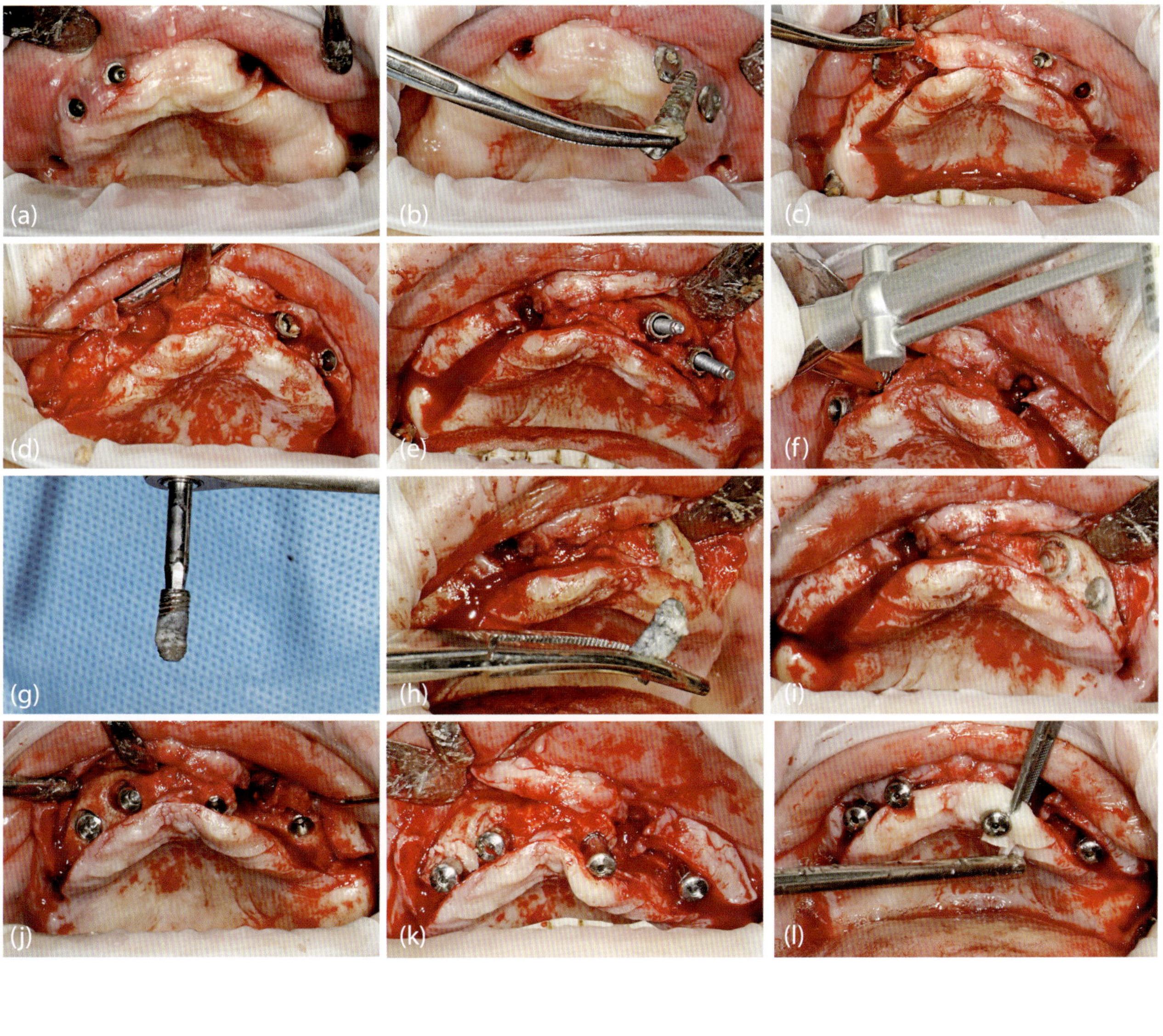

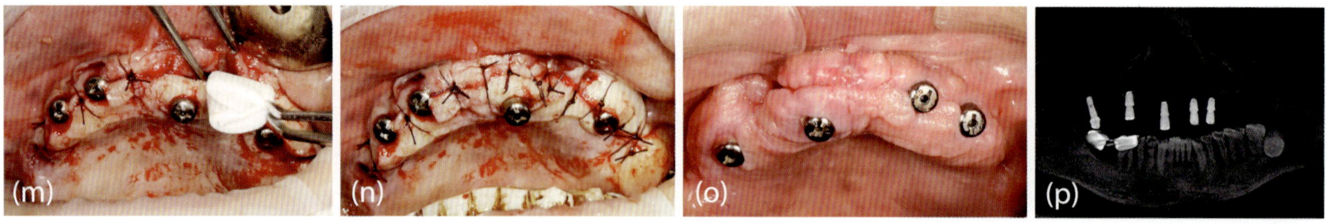

图 16-20 反扭—棘轮技术拔出感染种植体

（a）拆除上颌修复体;（b）12 牙位种植体松动明显，使用止血钳取出;（c）偏腭侧切口，因之前种植体过于偏唇侧，唇侧骨板吸收严重，从而引发种植体周围炎症;（d）翻瓣暴露感染种植体;（e）23、24 位点两颗种植体根尖 1/2 骨结合良好，使用反向取出工具固定种植体;（f）使用反向扳手取出种植体;（g）取出的种植体;（h）环形骨钻取出另一颗种植体;（i）第 4 颗种植体取出后，术区清创;（j）更换种植位点，重新植入 4 颗种植体;（k）在缺损区域植入自体骨颗粒;（l）对种植体周围软组织进行处理，把腭侧角化组织固定到种植体周围，确保种植体周围有充足的角化牙龈;（m）在软组织缺损区域填入胶原蛋白;（n）关闭创口，严密缝合;（o）2 周后，软组织愈合良好;（p）术后 X 线片检查。

关于种植体周围炎治疗的共识性观点：① 个性化的支持维持治疗下，包括专业的和自我的菌斑去除，能够获得中长期（3 ~ 7 年）的成功。② 在现有的种植体周围炎治疗手段下，包括维持支持治疗，约 3/4 的种植体周围炎治疗后种植体仍可以存留 5 年。临床结果受患者、种植外科手术及植入位置、修复体的设计、角化龈的量和治疗相关因素的影响。种植体周围炎非手术治疗的结果是不可预测的。③ 有证据表明种植体表面特性可影响种植体周围炎治疗后的中长期稳定性。表面光滑的种植体相比表面粗糙处理的种植体更容易获得种植体周围炎治疗的成功。④ 利用骨替代材料对种植体周围炎进行重建性手术治疗，大颗粒喷砂酸蚀（SLA）表面处理比肽浆喷涂（TPS）表面处理的种植体获得了更高的成功率，但没有证据表明所谓的再生手术对治疗结果有很好的帮助。⑤ 尽管接受了常规的支持维护，仍有一些患者会出现疾病进展或复发，因此可能需要再治疗或者最终拔除种植体。

文献报道，二次种植的成功率会有所下降，第二次种植体植入的存留率为 88.84%，平均成功率为 74.19%。主要风险指标通常分为患者相关因素（健康状况、吸烟习惯和口腔卫生维护）、种植体特征（尺寸、涂层和负荷）和位置特征（骨质量和密度、垂直和水平骨量、种植体周围的软组织）。种植失败位点再植种植体的留存率会随着再植次数的增加而降低。特定种植位点的不良条件及抗抑郁药物和抗血栓药物的服用可能与该现象的出现相关。因此，在二次种植时需要考量多个因素。如图 16–21 所示，1 名牙周炎病史患者，上颌缺失，分段种植修复，完成种植修复后 5 年，上颌多颗种植体发生种植体周围炎，导致部分种植体自行脱落，其余种植体周围骨吸收明显，余留 13、14、23 牙松动Ⅲ度。拔除上颌其余余留种植体和松动牙，重新更换位点种植 6 颗种植体，最终修复改用螺丝固位一体桥，以便于定期拆卸修复体进行清洁。随访 3 年，上颌种植体周围健康，修复体未见并发症（图 16–22）。患者 34、36、37 牙位种植体周围炎因无法控制，进一步加剧。

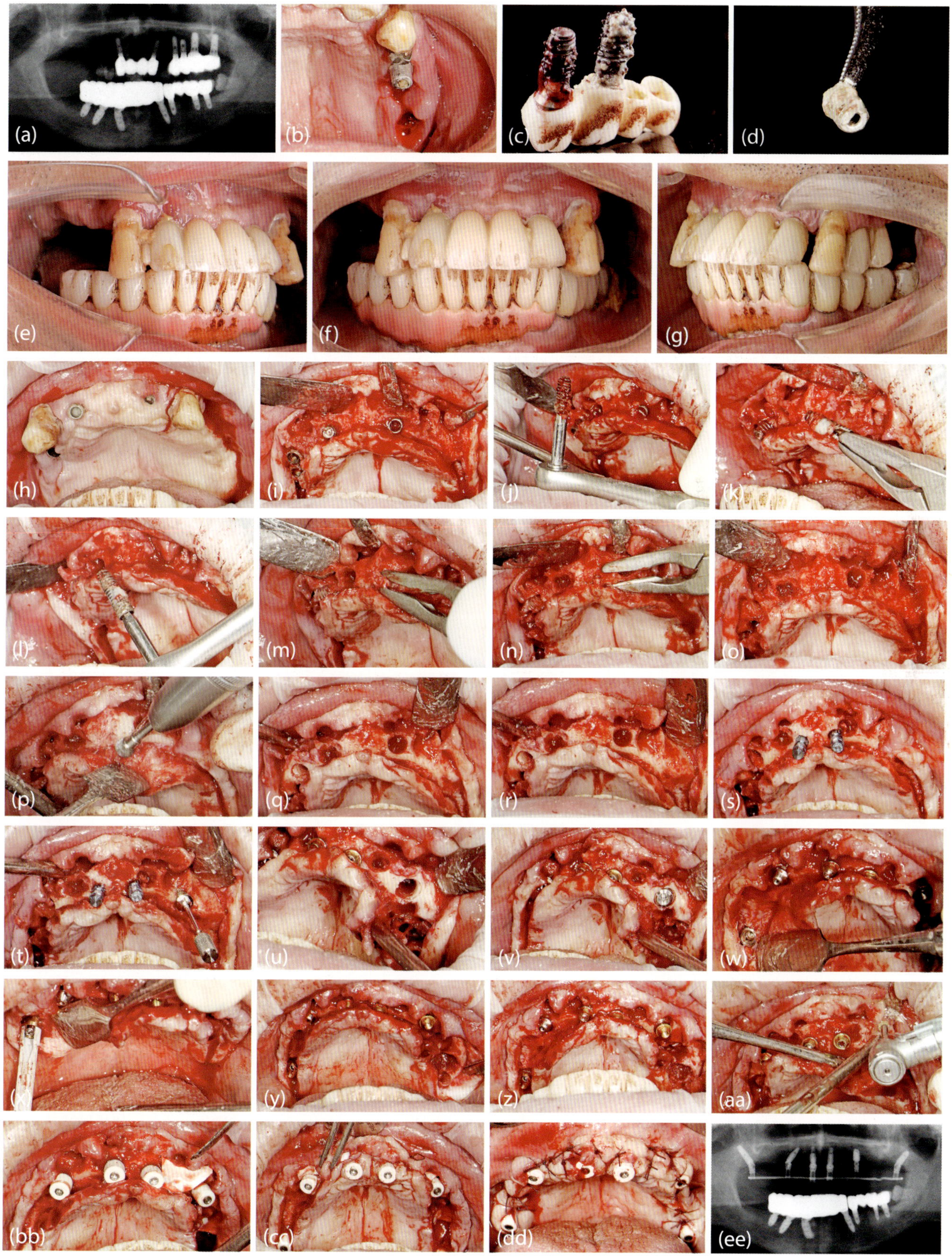
(a)
(b)
(c)
(d)
(e)
(f)
(g)
(h)
(i)
(j)
(k)
(l)
(m)
(n)
(o)
(p)
(q)
(r)
(s)
(t)
(u)
(v)
(w)
(x)
(y)
(z)
(aa)
(bb)
(cc)
(dd)
(ee)

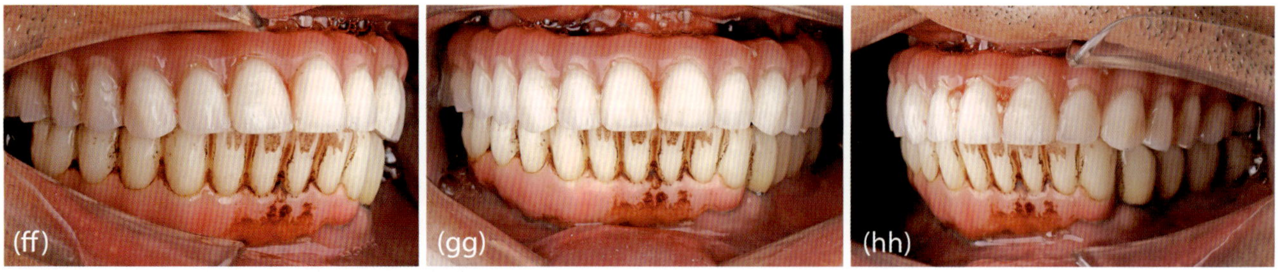

图 16-21 种植体周围炎种植体取出后再植

（a）X线片检查，26、27 种植体周围骨吸收明显；（b）1 年后，26、27 种植体和修复体自行脱落；（c）脱落的种植体和修复体。种植体感染严重，可见种植体表面堆积食物残渣；（d）24 植体 1/2 发生折断；（e ~ g）取出不能保留的植体后，26、27 区愈合后口内照片；（h）拆除 12、22 修复体，可见 12、22 植体螺纹暴露，植体颈部折裂；（i）上颌翻瓣暴露种植体，可见种植体周围骨吸收明显，植体螺纹暴露 3 ~ 4 mm；（j）14 植体使用反向扳手取出，植体根方部分骨结合；（k）22 折裂植体使用环形钻去骨，用拔牙钳取出；（l）12 植体使用环钻去骨，用反向扳手旋出植体；（m）使用咬骨钳，修整牙槽嵴，去除骨尖；（n）咬骨钳平整骨面；（o）初步完成骨修整；（p）使用直机球钻修整骨面；（q）修整完成牙槽嵴；（r）检查牙槽嵴缺损情况；（s）重新更换位点种植；（t）因右侧上颌窦区域骨量不足，在前壁进行倾斜种植；（u）左侧区域骨量较少，在原种植窝洞内植入大直径植体；（v）24 位点植入直径 5.0 mm 植体，初期稳定性良好；（w）17 位点避开上颌窦，利用翼板区骨量植入种植体；（x）检查翼板区植体植入角度，并安装复合基台；（y）27 种植体位点预备，利用拔牙窝定位位点，避开上颌窦倾斜植入；（z）27 位点植体完整植入，并安装复合基台；（aa）清理拔牙窝，修整骨壁；（bb）在 23 骨缺损区处进行骨增量程序；（cc）利用腭侧软组织进行转瓣；（dd）关闭创口，严密缝合；（ee）完成种植后 X 线片检查；（ff）术后即刻安装临时修复体右侧观；（gg）术后即刻安装临时修复体正面观；（hh）术后即刻安装临时修复体左侧观。

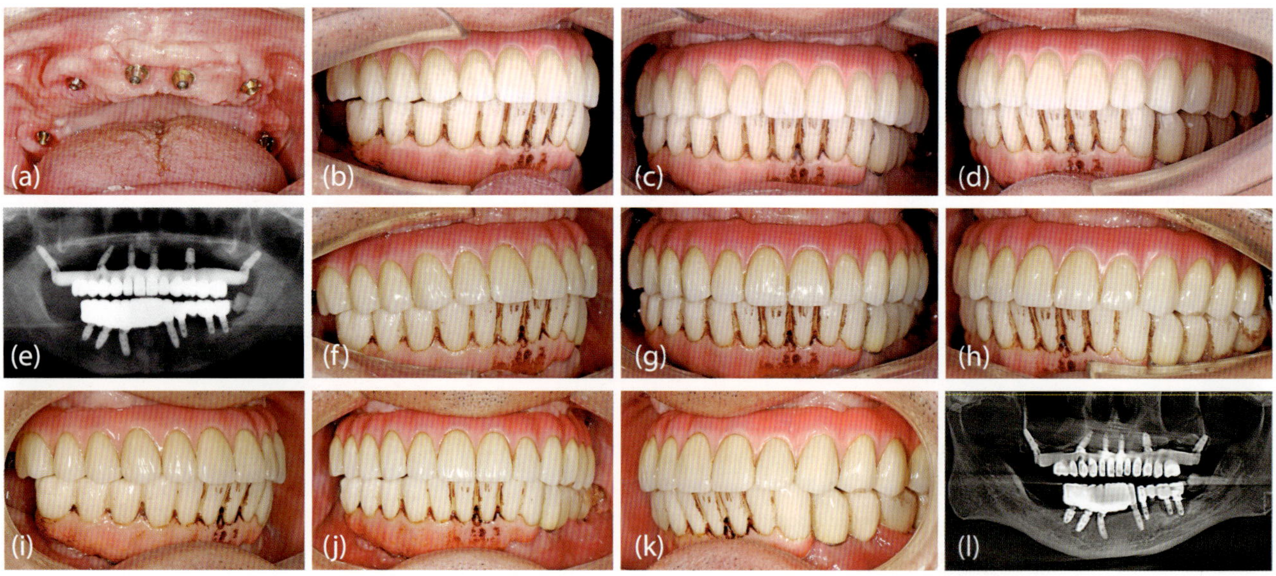

图 16-22 再植后上颌种植桥修复

（a）术后 4 个月复查，种植体骨结合良好，软组织健康，种植体周围角化牙龈宽度大于 2 mm；完成上颌正式修复体戴牙：（b）右侧面观；（c）正面观；（d）左侧面观；（e）完成戴牙后 X 线片检查，基台和钛支架就位良好；术后 1 年复查：（f）右侧咬合照；（g）正面咬合照；（h）左侧咬合照；术后 3 年复查：（i）右侧咬合照；（j）正面咬合照；（k）左侧咬合照；（l）术后 3 年复查，上颌种植体边缘骨稳定，种植体骨结合良好，但下颌 34、36、37 种植体周围炎未控制，种植体周围骨严重吸收。

第三节

无牙颌种植修复的日常维护与诊间维护流程

无牙颌修复桥的日常卫生维护对种植修复体的使用寿命有着直接影响，通常情况下，患者的日常维护工具包括冲牙器、间隙刷、种植专用牙刷、膨胀牙线（图 16–23）。植入后维护（SPT）能够显著改善种植体周围炎状况，包括增加种植体留存率、降低黏膜炎和周围炎发生率。日常维护的频率最好是 3 次 / 日，进食后进行。当然，冲牙器和膨胀牙线可以在夜间进行。种植专用牙刷清洁义齿过渡区更高效，利用其独有的形态设计，在操作上更加便利（图 16–24）。冲牙器利用水压，对桥架基底区牙刷无法进入的区域进行食物残渣清洗，减少食物残渣的滞留问题。间隙刷可以通过机械摩擦方式，有效清除基台颈部的菌斑及食物残渣，确保种植体周围的软组织健康。涂布氯己定凝胶，可以起到更好的抑菌作用（图 16–25）。

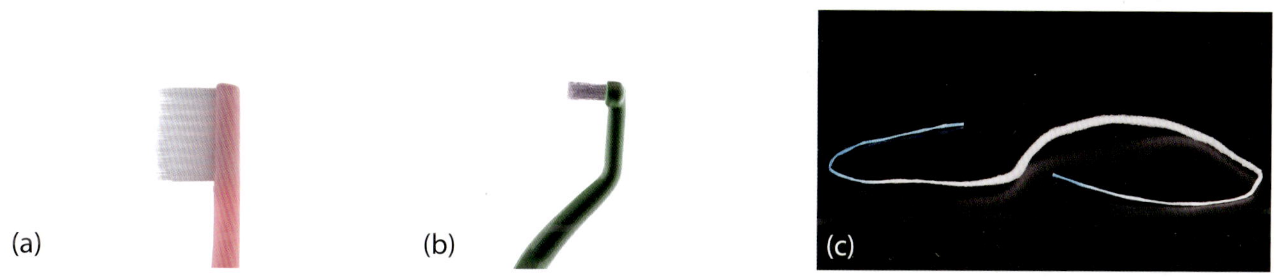

图 16–23　日常维护工具

（a）种植专用单排牙刷；（b）种植桥用舌侧刷；（c）膨胀牙线。

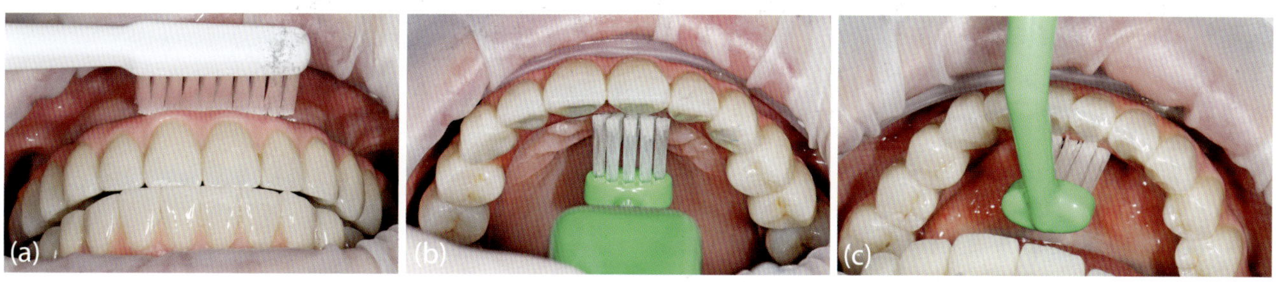

图 16–24　种植专用牙刷清洁义齿过渡区

（a）单排牙刷，清洁唇颊侧义齿过渡区；（b）舌侧专用牙刷清洁上颌腭侧义齿过渡区；（c）舌侧专用牙刷清洁下颌舌侧义齿过渡区。

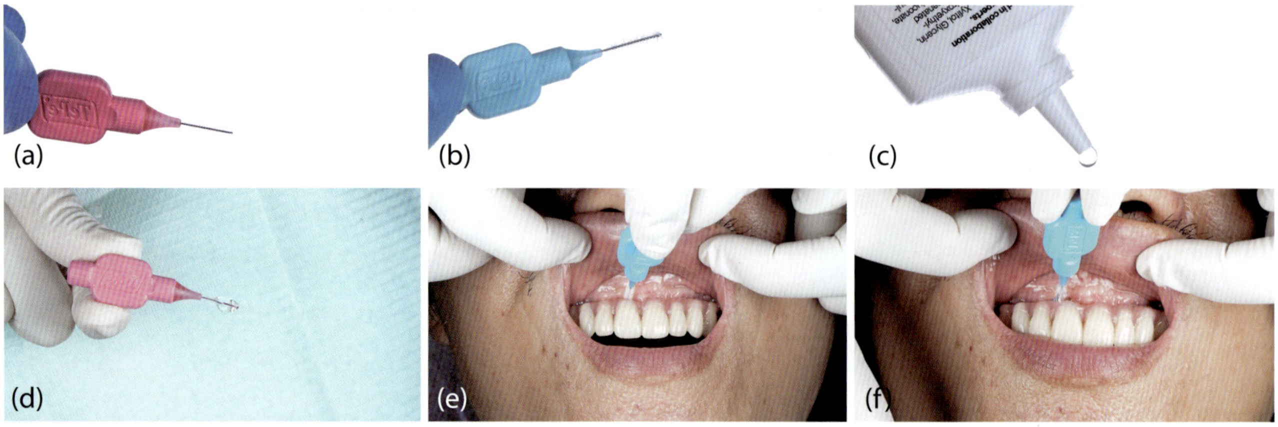

图 16-25 间隙刷清洁基台颈部

（a）小号间隙刷；（b）大号间隙刷；（c）氯己定凝胶；（d）用间隙刷涂布少量氯己定凝胶；（e）用间隙刷清洁修复体桥体区域；（f）用间隙刷清洁种植体修复基台区域。

膨胀牙线是一种新型的牙线，它的特点是遇到水后会膨胀，从而能更好地清洁牙齿之间的缝隙和牙龈沟。膨胀牙线可以有效地去除牙齿表面和牙缝中的食物残渣和牙菌斑，预防龋齿和牙周疾病的发生。膨胀牙线在膨胀的过程中，可以对牙龈进行按摩，促进牙龈的血液循环，增强牙龈的健康。膨胀牙线可以根据牙缝的大小进行膨胀，从而更好地适应不同大小的牙缝，提高清洁效果。

根据种植体的类型和牙缝的大小，选择合适的膨胀牙线。将膨胀牙线放入口中，用唾液湿润牙线，使其膨胀。将膨胀牙线轻轻放入种植体周围的牙缝中，来回拉动牙线，清洁牙齿表面和牙缝中的食物残渣和牙菌斑。注意不要用力过猛，以免损伤牙龈组织（图 16-26）。使用膨胀牙线清洁其他牙齿时，方法与清洁种植体相同。清洁完毕后，用清水漱口，将口腔中的食物残渣和牙菌斑冲洗干净。

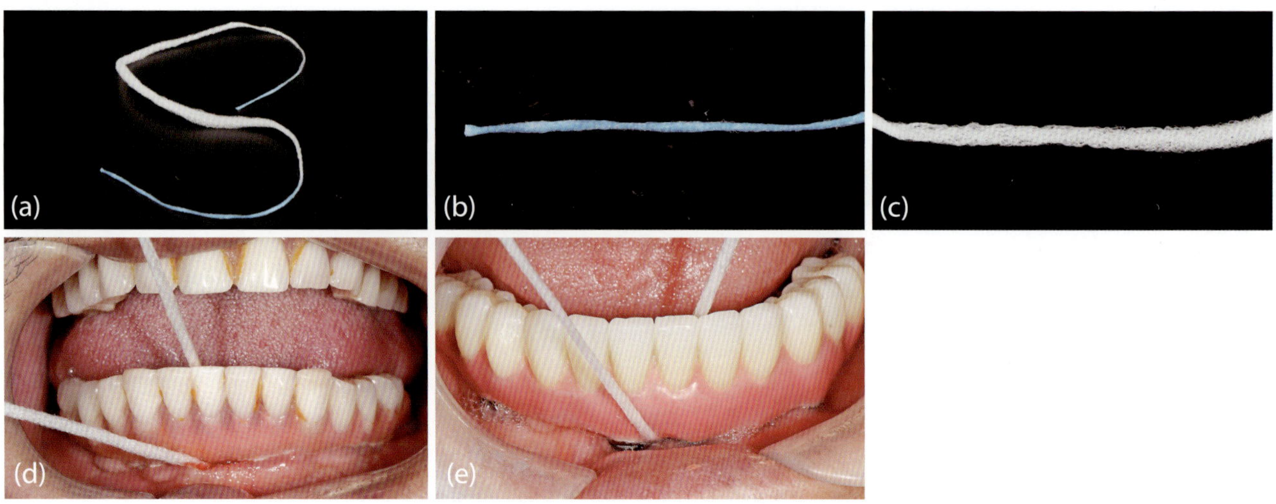

图 16-26 膨胀牙线清洁桥底区和种植体周围

（a）膨胀牙线；（b）膨胀牙线的头部，较硬，便于穿过过渡区；（c）膨胀牙线的体部，膨胀松软，便于用来清洁；（d）膨胀牙线可以穿过桥底区，进行桥体区清洁；（e）定期使用膨胀牙线可以清除桥底区和植体周围的软垢和菌斑。

在使用膨胀牙线之前，最好先咨询医生或牙医，得到使用建议以确保使用方法正确。使用膨胀牙线时，要注意力度适中，不要用力过猛，以免损伤牙龈组织。膨胀牙线不能代替牙刷和牙膏，只能作为辅助清洁的工具。患者可以在医生的指导下，正确使用膨胀牙线，保持口腔清洁，预防种植体周围炎的发生。

无牙颌种植修复患者，固定桥修复完成后，日常清洁很难做到彻底清洁桥架基底部，定期约诊患者到诊间，进行诊间清洁。一般情况下，会拆卸修复体进行口内清洁和修复体抛光，基台周围清洁干净后，涂布氯己定凝胶（图 16–27）。诊间维护周期一般每半年一次，按照定检计划进行处理（表 16–2）。

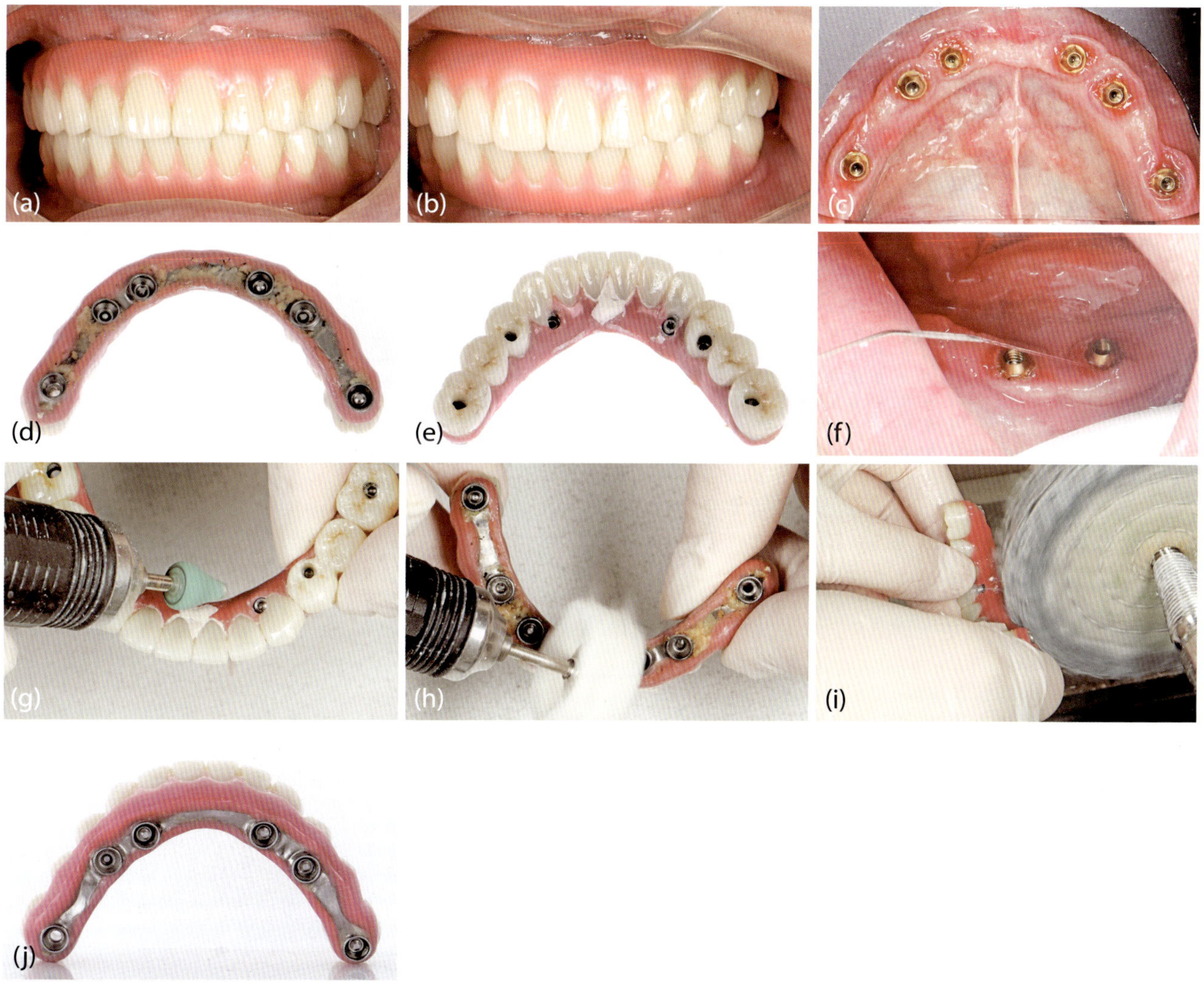

图 16–27　诊间维护流程

（a）上下颌种植固定修复半年常规复诊检查，口腔卫生良好，义齿过渡区未见明显食物软垢；（b）左后牙区探诊出血，36 位点种植体周牙龈水肿；（c）拆除修复体，36 位点颊侧牙龈轻度水肿；（d）拆除修复体，组织面可见堆积食物残渣；（e）中切牙舌侧区域可见明显牙结石；（f）使用双氧水和氯己定交替冲洗种植区域；（g）修复体使用硅胶磨头清除结石和软垢；（h）使用布轮清理修复体组织面；（i）最后使用抛光轮抛光组织面；（j）完成清洁和抛光的修复体，使用氯己定清洗后，在种植体周围涂布氯己定凝胶，重新安装修复体。

表 16-2　定检检查与处理策略

临床检查	临床表现	是否干预
软组织位置	退缩	不处理
软组织颜色质地	水肿	局部处理
植体周围探诊	出血	局部处理
植体周围扪诊	溢脓	拆卸修复体处理
桥体区卫生	结石	拆卸修复体清理
X 线检查	骨吸收大于 2 mm	必要时手术干预

参考文献

[1] PAPASPYRIDAKOS P, BARIZAN BORDIN T, KIM Y-J, et al. Implant survival rates and biologic complications with implant-supported fixed complete dental prostheses: A retrospective study with up to 12-year follow-up[J]. Clin Oral Impl Res. 2018,29:881-893.

[2] PANOS PAPASPYRIDAKOS. Double Full-Arch Fixed Implant-Supported Prostheses: Outcomes and Complications after a Mean Follow-Up of 5 Years[J]. Journal of Prosthodontics. 2019,28:387-397.

[3] LIN C-Y, CHEN Z, PAN W-L, WANG H-L. The effect of supportive care in preventing peri-implant diseases and implant loss: A systematic review and meta-analysis[J]. Clin Oral Impl Res. 2019,30:714-724.

[4] SIRIKARN P. Arunyanak Navawan Sophon Teerawut Tangsathian Kakanang Supanimitkul Tharntip Suwanwichit Kajorn Kungsadalpipob. The effect of factors related to periodontal status toward peri-implantitis[J]. Clin. Oral Impl. Res. 2019,30:791-799.

[5] CHO-YING LIN, ZHAOZHAO CHEN, WHEI-LIN PAN, HOM-LAY WANG. The effect of supportive care in preventing peri-implant diseases and implant loss: A systematic review and meta-analysis[J]. Clin. Oral Impl. Res. 2019,30:714-724.

[6] TORD BERGLUNDH SREN JEPSEN BERND STADLINGER HENDRIK TERHEYDEN. Peri - implantitis and its prevention[J]. Clin. Oral Impl. Res. 2019,30:150-155

[7] RAMANAUSKAITE A, BECKER K, SCHWARZ F. Clinical characteristics of peri-implant mucositis and peri-implantitis[J]. Clin Oral Impl Res. 2018, 29(6): 551-556

[8] CHAMBRONE L, WANG H- L, ROMANOS GE. Antimicrobial photodynamic therapy for the treatment of periodontitis and peri-implantitis: An American Academy of Periodontology best evidence review[J]. J Periodontol. 2018,89:783-803

[9] SCHWARZ F, DERKS J, MONJE A, WANG H-L. Peri-implantitis[J]. J Clin Periodontol. 2018,45(Suppl 20):S246-S266

[10] AL-AALI KH. Impact of jaw location on clinical and radiological status of dental implants placed in cigarette-smokers and never-smokers: 5-year follow-up results[J]. Clin Implant Dent Relat Res. 2018,20:983-987

[11] ROOS-JANSÅKER A-M, ALMHÖJD US, JANSSON H. Treatment of peri-implantitis: clinical outcome of chloramine as an adjunctive to non-surgical therapy, a randomized clinical trial[J]. Clin. Oral Impl. Res. 2017,28:43-48

[12] CHRCANOVIC BR, KISCH J, ALBREKTSSON T, WENNERBERG A. Survival of dental implants placed in sites of previously failed implants[J]. Clin. Oral Impl. Res. 2017,28:1348-1353

[13] JEPSEN S, BERGLUNDH T, GENCO R, et.al. Primary prevention of peri-implantitis: Managing peri-implant mucositis[J]. Journal of Clinical Periodontology, 2015,16:152-157

[14] FRANK SCHWARZ, ANDREA SCHMUCKER AND JÜRGEN BECKER. Efficacy of alternative or adjunctive measures to conventional treatment of peri-implant mucositis and peri-implantitis: a systematic review and meta-analysis[J]. International Journal of Implant Dentistry. 2015,1(1):22.

[15] LINDHE J, MEYLE J. Peri-implant diseases: Consensus Report of the Sixth European Workshop on Periodontology[J]. J Clin Periodontol. 2008,35 (Suppl. 8):282-285.

[16] MACHTEI EE, MAHLER D, OETTINGER-BARAK O, ZUABI O, HORWITZ J. Dental implants placed in previously failed sites: survival rate and factors affecting the outcome[J]. Clin. Oral Impl. Res. 2008,19:259-264.

[17] BUNK D, MICHAEL E, SEBASTIAN H, JÖRG E, MEIKE S, JASMIN G. The effect of adjuvant oral irrigation

on self-administered oral care in the management of peri-implant mucositis: A randomized controlled clinical trial[J]. Clin Oral Impl Res. 2020,31:946-958

[18] ROCCUZZO M, FIERRAVANTI L, PITTONI D. Implant survival after surgical treatment of peri-implantitis lesions by means of deproteinized bovine bone mineral with 10% collagen: 10-year results from a prospective study[J]. Clin Oral Impl Res, 2020, 31:768-776.

[19] TORSTEN J D. Implant failures before and after peri-implantitis surgery: A retrospective study on 207 consecutively treated patients[J]. Clin Implant Dent Relat Res, 2020, 22:567-573.

[20] MONJE A, PONS R, INSUA A. Morphology and severity of periimplantitis bone defects[J]. Clin Implant Dent Relat Res, 2019, 1-9.

[21] SOLDERER A,JAZRAWI A, SAHRMANN P. Removal of failed dental implants revisited: Questions and answers[J]. Clin Exp Dent Res, 2019, 5:712-724.

[22] GERARDO L. Clinical and radiographic outcomes of a surgical reconstructive approach in the treatment of peri - implantitis lesions: A 5-year prospective case series[J]. Clin. Oral Impl. Res, 2018, 29:1025-1037.

[23] WENJIE Z. Feasibility of Dental Implant Replacement in Failed Sites: A Systematic Review[J]. Int J Oral Maxillofac Implants, 2016, 31(3):535-545.

[24] ABRAHAMSSON KH, WENNSTRÖM JL, BERGLUNDH T. Altered expectations on dental implant therapy; views of patients referred for treatment of peri-implantitis. Clin Oral Implants Res, 2017, 28(4):437-442.

[25] KHOURY F. Surgical treatment of peri-implantitis – Consensus report of working group 4[J]. International Dental Journal, 2019, 69: 18-22.

[26] HSUN L C. Impact of Implantoplasty on Strength of the Implant-Abutment Complex[J]. Int J Oral Maxillofac Implants, 2013, 28:1530-1535.

[27] CHIN W W. Nonsurgical Treatment of Periimplantitis[J]. Implant Dent, 2019, 28:155-160.

[28] SCHWARZ F, SAHM N, MIHATOVIC I. Surgical therapy of advanced ligature-induced peri-implantitis defects: cone-beam computed tomographic and histologic analysis[J]. J Clin Periodontol, 2011, 38: 939-949.

[29] ISLER SC. Regenerative surgical treatment of peri-implantitis using either a collagen membrane or concentrated growth factor: A 12-month randomized clinical trial[J]. Clin Implant Dent Relat Res, 2018, 20:703-712.

[30] STAVROPOULOS A, BERTL K, EREN S. Mechanical and biological complications after implantoplasty-A systematic review. Clin Oral Implants Res, 2019, 30(9):833-848.

吕昊昕 撰写

董 衡 修订

吕昊昕 牟永斌 终审

第十七章

无牙颌种植代表性案例

第一节

倾斜种植在无牙颌伴重度牙槽骨萎缩病例中的应用1例

患者基本信息

姓名：丁**；性别：男；年龄：57岁；职业：退休职工。

（一）病史检查

1. 主诉 上下颌牙多颗牙齿缺失数年要求修复。

2. 现病史 患者数年前上颌全部牙齿缺失，下颌多颗牙齿松动脱落，曾于外院行上颌吸附性可摘义齿修复，自觉咀嚼效果不佳。现于我院就诊，要求种植修复。

3. 既往史 患者既往身体健康，否认系统性疾病及药物过敏史。

4. 口腔检查

（1）口外检查：患者颌面部皮肤正常，营养状况尚可；面部中下1/3凹陷，双侧口角塌陷，面部基本对称，咬合无关节弹响及不适（图17-1, a ～ c）。

（2）口内检查：上颌牙列缺失，临时义齿存，缺牙区软组织松软。下颌42、41、33、35、36牙位牙缺失，下颌31、32、34、37牙位牙松动Ⅲ度。44、45、46牙位牙颊侧见楔状缺损。上颌牙槽嵴宽度不足，下颌牙槽嵴宽度正常。下颌余留牙牙龈红肿、见大量菌斑软垢附着，31牙石（++），牙龈退缩明显（图17-1, d ～ h）。

（3）美学评估：面下1/3垂直距离变低，下颌习惯性反㱃，口角向右偏斜。

5. 影像检查 CBCT示上颌牙列缺失，前牙区上颌骨垂直及水平向吸收明显，后牙区垂直骨量不足，下颌余留牙牙槽骨吸收至根尖区1/3。双侧髁突骨皮质连续，未见器质性病变（图17-1, i ～ l）。

6. 诊断 上颌牙列缺失；下颌牙列缺损；下颌重度牙周炎；44、45、46牙位牙楔状缺损。

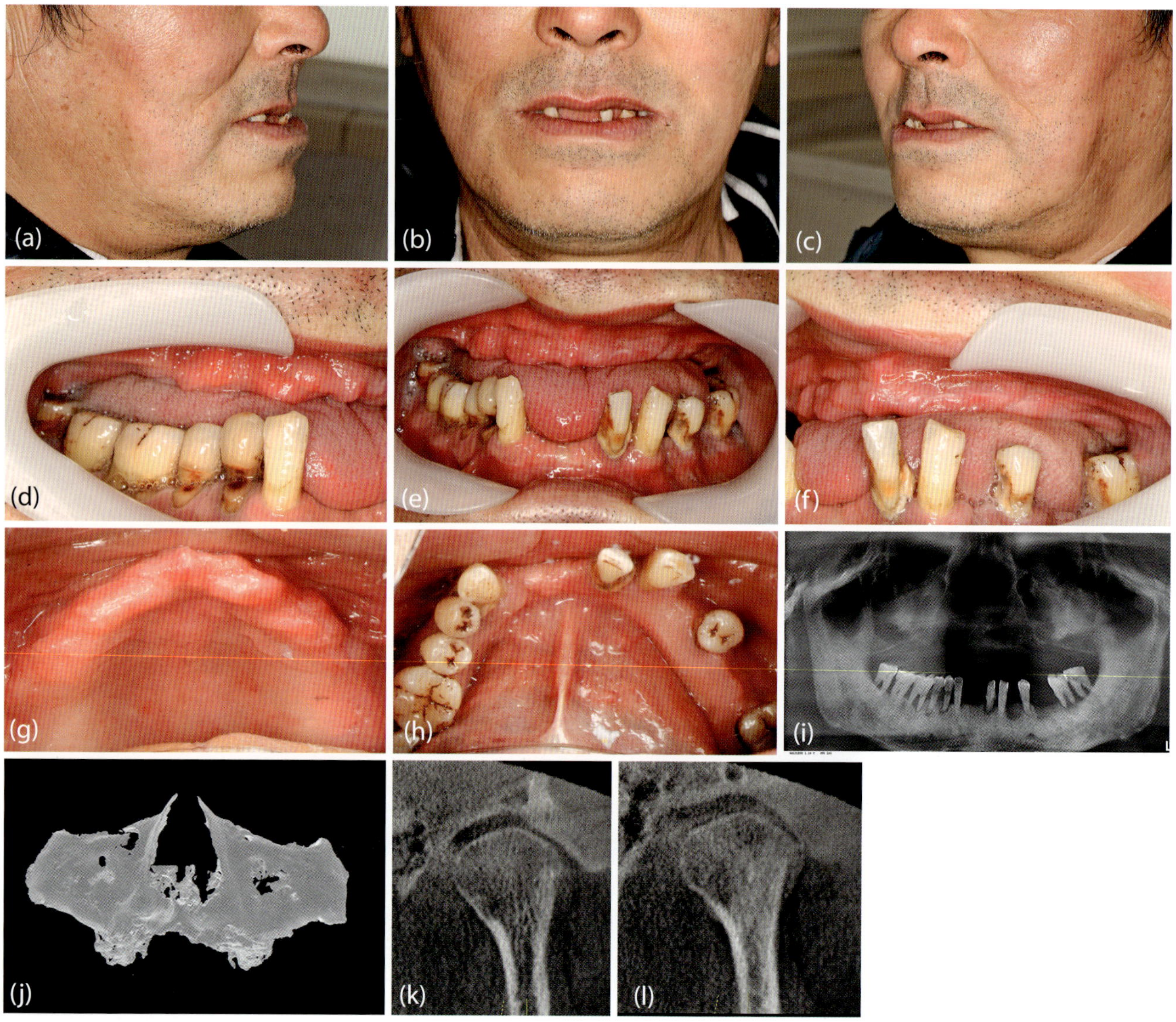

图 17-1　种植术前资料

术前面部照片：（a）右侧、（b）正中、（c）左侧，上唇塌陷，面下 1/3 高度不足；术前口内照：（d）右侧、（e）正中、（f）左侧，上颌牙列缺失，下颌牙列缺损，余留牙牙周情况不佳；（g）上颌牙槽嵴高度及宽度不足；（h）下颌口内照，42、41、33、35、36 缺失；（i）术前 X 线片示，上颌后牙区牙槽骨高度不足，下颌余留牙牙周状况不佳；（j）CBCT 可见上颌骨垂直及水平向吸收明显；术前关节面截图，（k）左侧和（l）右侧髁突骨皮质连续，无骨吸收影像。

（二）设计思考

本病例存在如下问题：① 牙列和咬合方面。从修复角度考虑，患者上颌全口牙齿缺失，下颌部分牙齿缺失，故恢复整个牙列对咬合功能重建有较高要求。② 美学方面。从患者美观状况考虑，该患者面下 1/3 垂直距离变低，口角向右偏斜，故在种植修复的美学设计方面具有一定挑战。③ 手术设计方面。该患者上颌全口及下颌多颗牙齿缺失数年，上颌牙槽骨高度及宽度不足，骨组织吸收明显，为降低骨增量程序的复杂程度，考虑利用翼板区骨量并采用倾斜种植方式植入种植体。再者，为进一步保障复杂病例中种植体植入的正确三维方向，考虑采用数字化种植导板辅助方式完成植入程序。患者保留下颌患牙的意愿强烈，考虑牙周治疗结束后即刻拔除 31、32、34、37 牙位松动严重的牙，行即刻种植，后期采用种植冠桥修复。

（三）治疗计划

患者上颌骨前牙区宽度不足，后牙区骨高度不足，为减少植骨量，同时实现即刻负荷，考虑上颌前牙区 all-on-4 术式设计，后牙因骨高度不足，设计避开上颌窦，向远中倾斜，利用上颌结节和翼板区骨量种植。术前评估与方案设计具体如下：① 行下颌牙周基础治疗；② 制作数字化种植导板及临时修复体；③ 上颌全口即刻种植修复、下颌即刻种植；④ 术后 5 个月进行二期及数字化印模；⑤ 完成最终修复；⑥ 咬合调整，回访、维护。

（四）治疗步骤

1. 术前数字化设计 使用旧义齿制作放射导板，行口内扫描及拍摄 CBCT。单独选取上颌牙槽骨进行颌骨三维重建，对三维重建上颌数据进行数据处理，并进行上颌骨 3D 打印。借助数字化软件进行种植位点设计，根据种植体设计位点，确定截骨范围，通过共享固位钉的方式设计制作定位导板、截骨导板、种植导板以及临时修复义齿（图 17–2）。

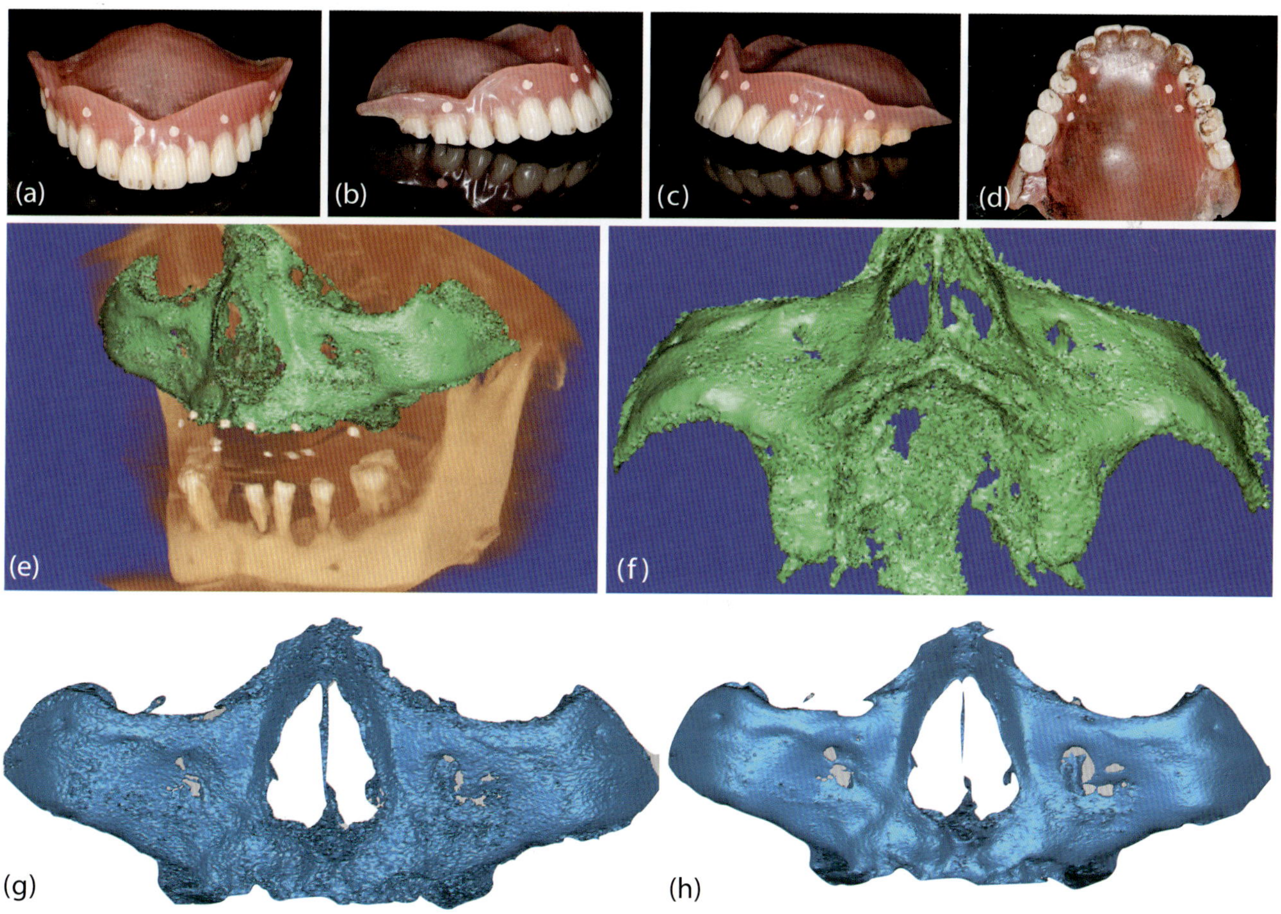

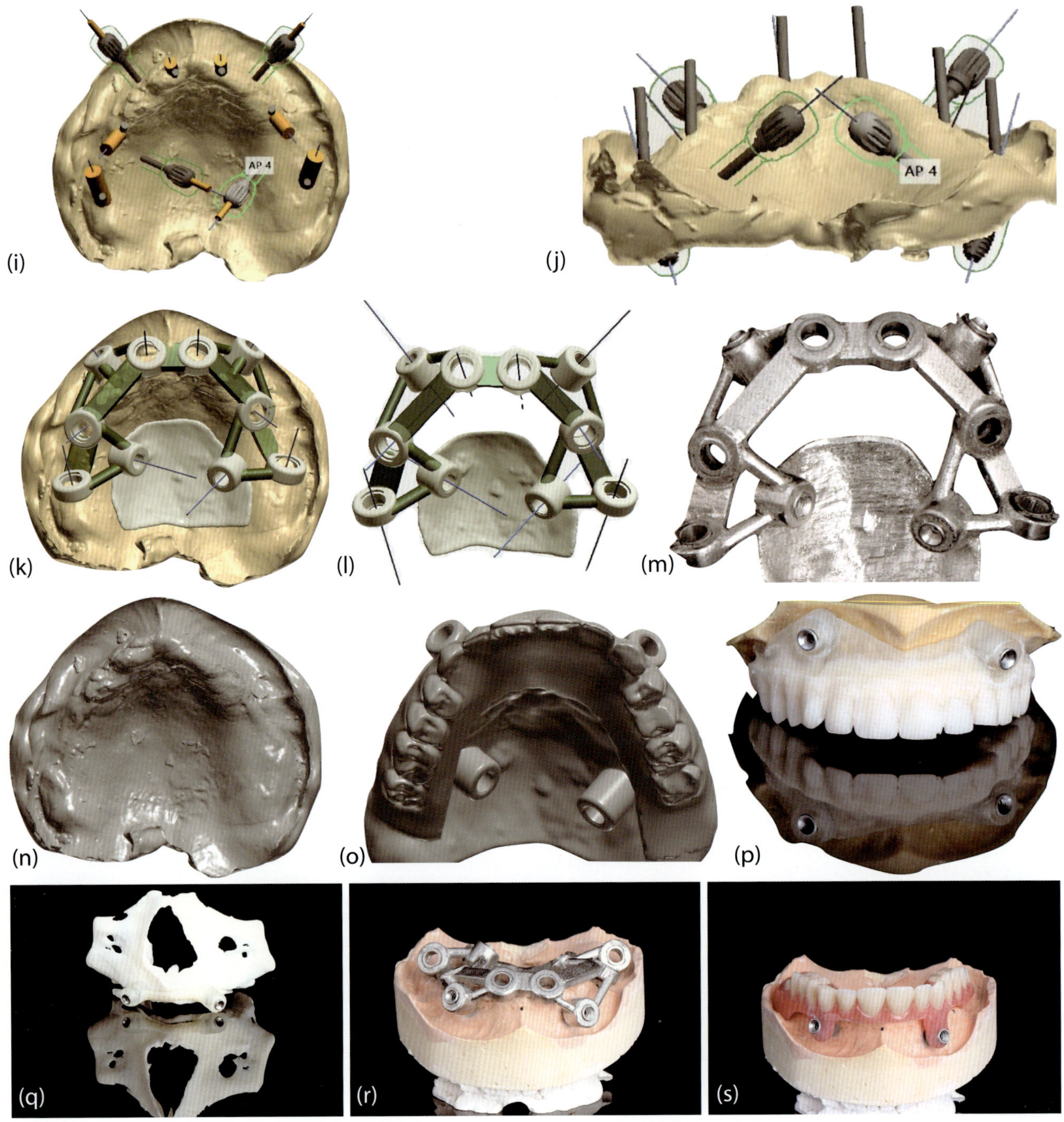

图 17-2 数字化设计流程

（a～d）借助旧义齿制作放射导板，标记放射点；（e～f）数字化软件进行三维颌骨重建；（g～h）三维颌骨后处理，行3D打印；（i和j）数字化设计软件确认固定钉位置；（k～m）数字化设计软件确认种植位点；（n～o）设计数字化种植导板；（p）设计制作上颌牙支持式定位导板，通过共享固位钉方式；设计制作（q）截骨导板、（r）种植导板及（s）临时修复体。

2. 手术过程　常规消毒，铺巾，4% 阿替卡因局部麻醉。待颌定位导板就位后，精准植入固位钉，随后取下定位导板，于上颌牙弓做牙槽嵴顶切口，在中线处附加垂直切口，翻起全厚瓣，充分暴露手术视野，可见牙槽嵴水平及垂直向骨量不足，彻底清除骨面肉芽组织，生理盐水冲洗术区。正确就位截骨导板后，按计划去骨，拆下上部截骨导板后，安装种植导板，正确就位固位钉。在导板辅助下于计划种植位点牙槽嵴顶处定位、逐级备洞，于 11（3.6 mm × 10 mm）、14（4.0 mm × 12 mm）、17（穿翼，4.5 mm × 14 mm）、21（3.6 mm × 10 mm）、24（4.0 mm × 12 mm）、27（穿翼，4.5 mm × 14 mm）位点植入计划种植体，种植体初期稳定性良好，放置复合基台及保护帽。对组织瓣进行充分减张处理后，严密缝合创口（图 17-3）。

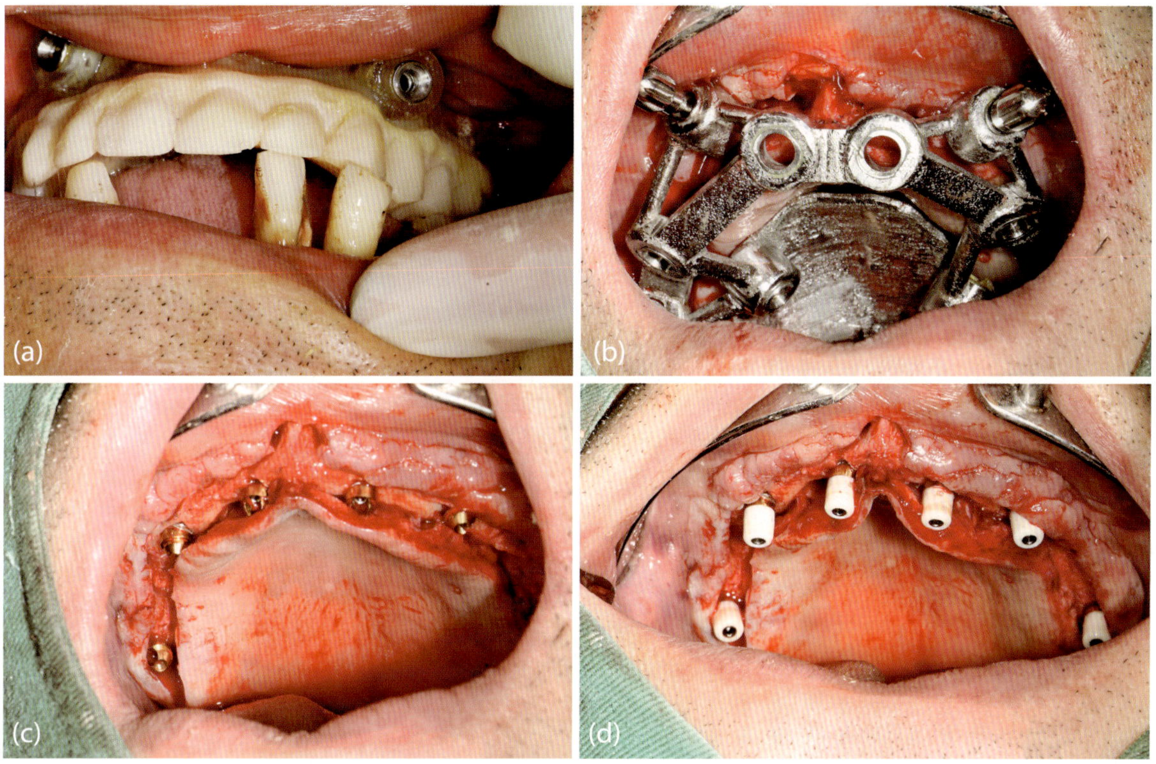

图 17-3　种植手术过程

（a）安装固位钉导板；（b）安装种植导板，固位钉就位良好；（c）按程序逐级备洞，植入种植体；（d）安装基台保护帽。

3. 临时修复阶段　术后，戴入预制共享固位钉式临时修复体，口内就位后确认咬合稳定，使用树脂口内重衬固定，于口外修整临时修复体，完成制作。经评估，该临时修复体的美观及功能效果良好，术后调𬌗，达到均匀稳定的尖窝接触关系，术后拍摄 CBCT 显示种植体的三维位置良好。嘱患者术后注意事项及卫生宣教（图 17-4）。

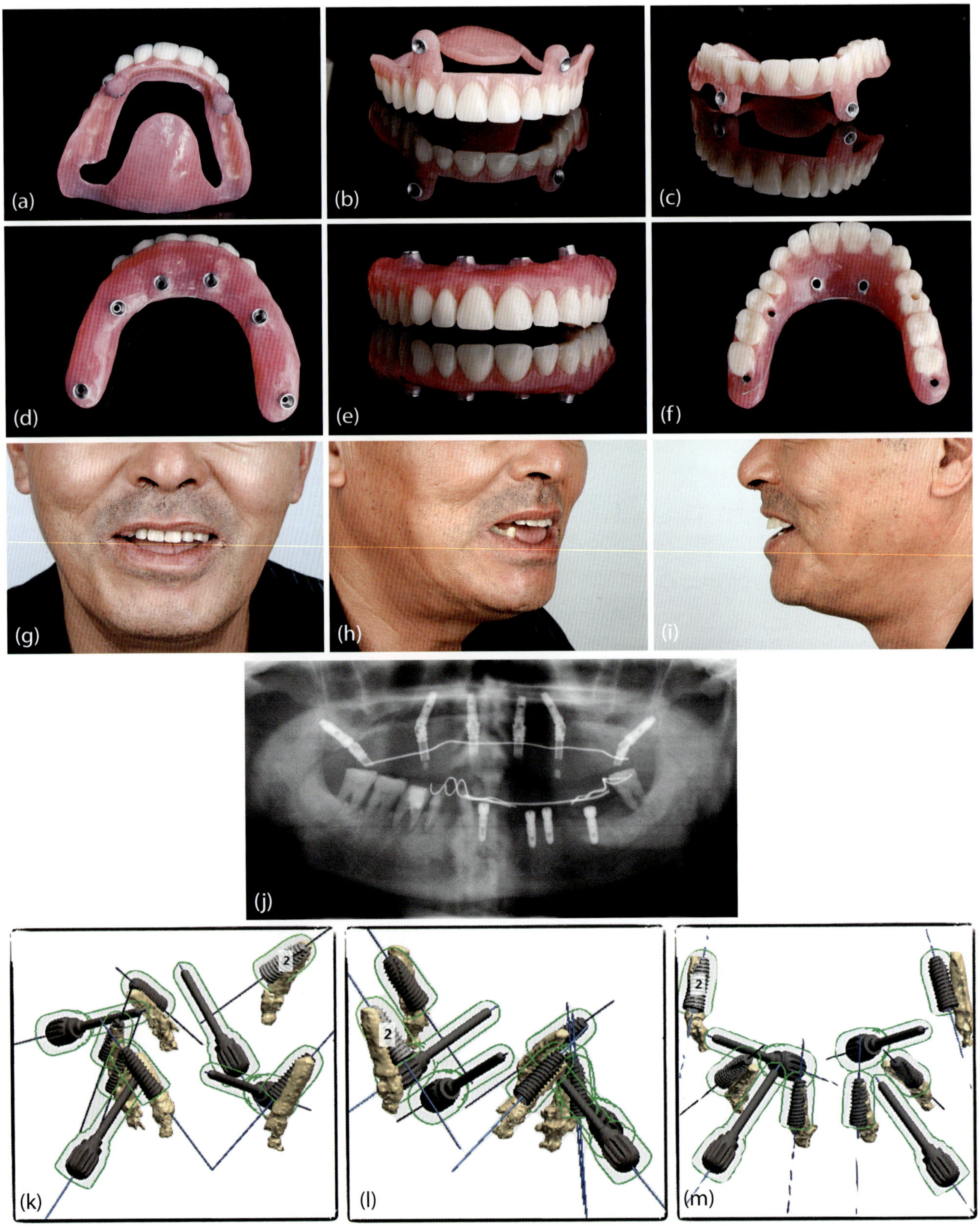

图 17-4　临床修复过程

（a～f）通过共享固位钉，完成临时修复体制作；（g～i）术后即刻修复面相照；（j）术后即刻 CBCT 示种植三维位置良好，复合基台就位良好；（k～m）种植术后与术前模拟的种植体三维位置对比。

4. 最终修复阶段 种植一期术后 5 个月复查，口内可见软组织愈合良好，CBCT 示种植体周围骨组织较为稳定。借助数字化手段，使用个性化扫描杆口扫获取口内软组织信息及种植体三维位置信息。技工加工中心利用数字化软件进行最终修复体及修复体桥架的设计，先行纯钛桥架切割，并完成上部全瓷修复体及下颌最终修复体制作。于患者口内试戴桥架，其被动就位性良好，根据桥架完成最终修复体制作（图 17–5）。完成最终修复体，戴牙，恢复美观及功能（图 17–6）。

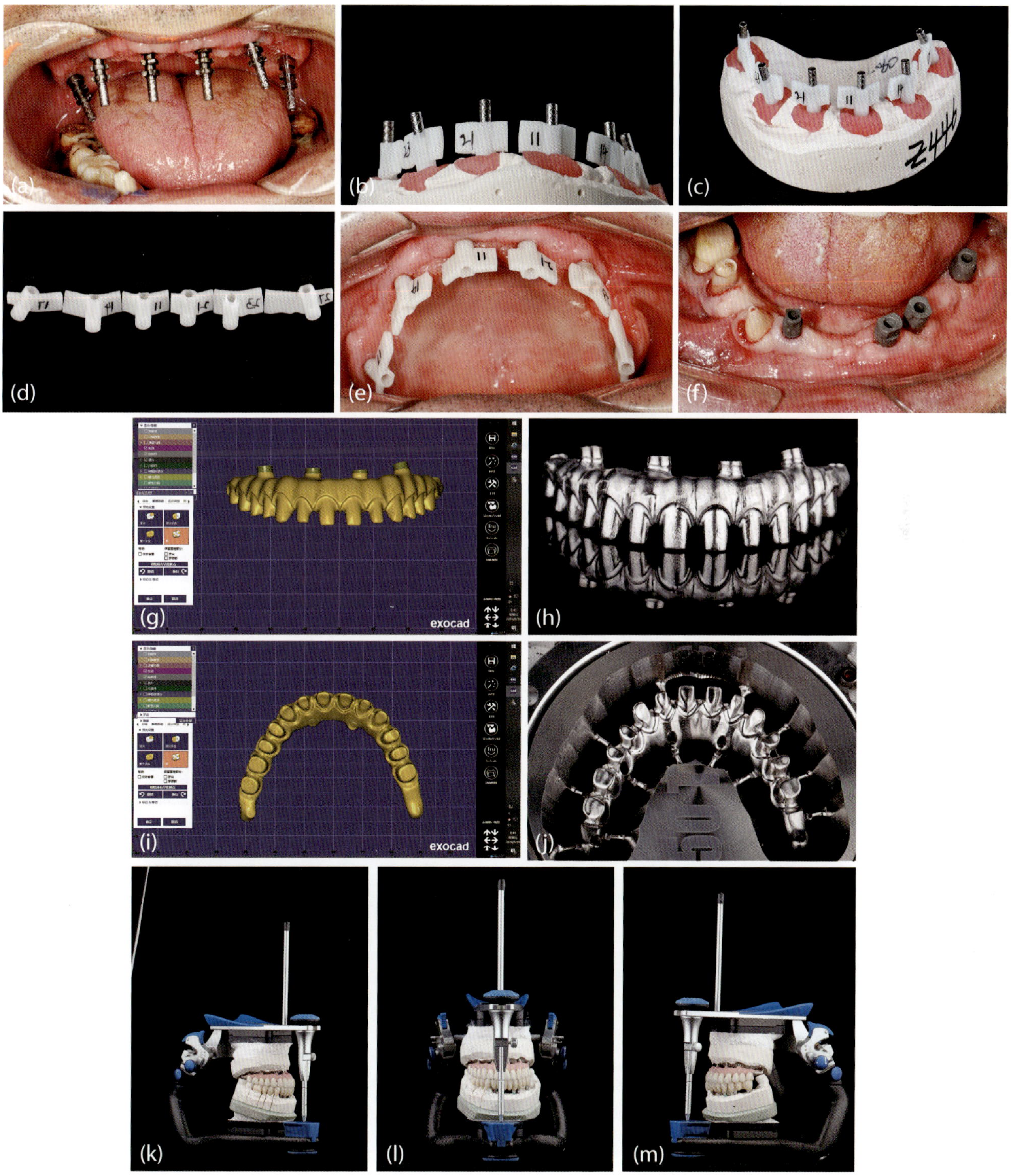

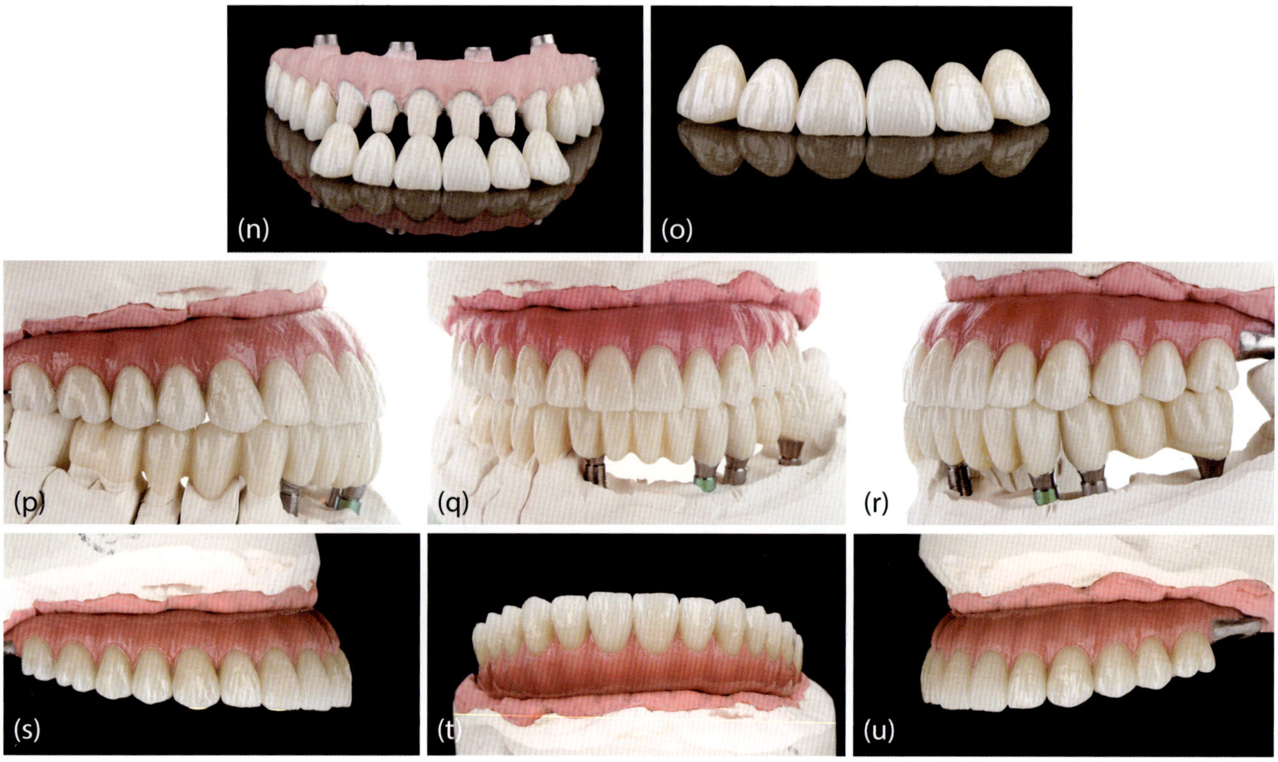

图 17-5　最终修复步骤

（a）常规制取初印模口内照；（b～d）翻制石膏模型，制作个性化扫描杆；（e）安装个性化扫描杆，进行上颌口内扫描；（f）扫描杆于下颌种植位点就位，口内扫描获取下颌扫描数据；（g～j）数字化软件设计最终修复体，并切割上颌纯钛支架；（k～m）纯钛马泷桥桥架模型就位，上𬌗架；（n～r）完成纯钛桥架及上部修复体制作；（s～u）完成最终修复体，形态及颜色良好。

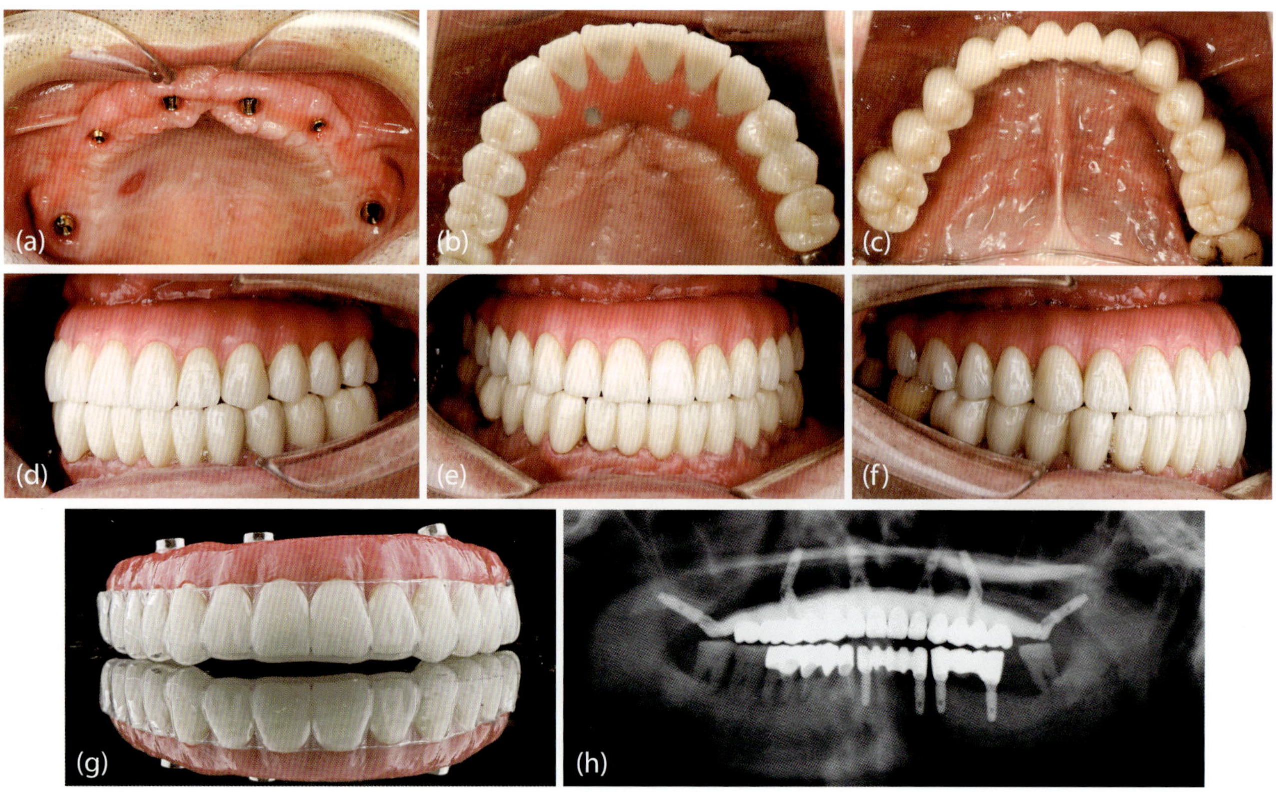

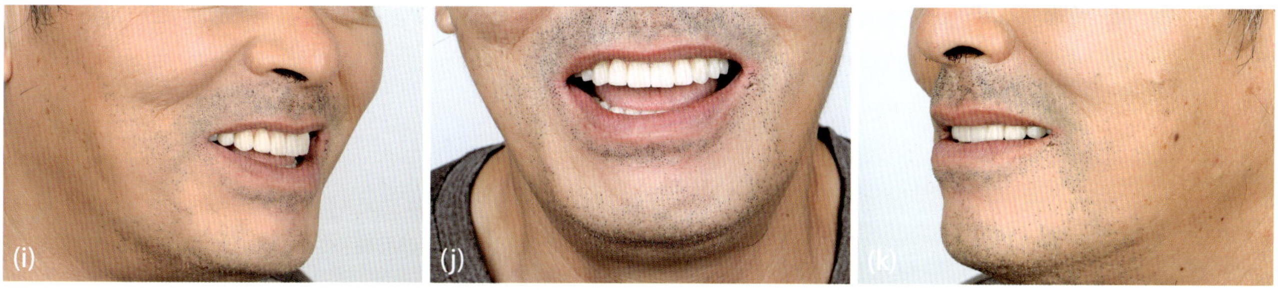

图 17-6 完成最终修复戴牙

（a）拆下临时修复体，软组织愈合良好；（b）最终修复后上颌口内照；（c）最终修复后下颌口内照；（d 和 f）戴牙后口内照，修复后咬合稳定；（g）制作软𬌗垫，最终修复后佩戴 1 周；（h）最终修复后 X 线片检查；（i ～ k）最终修复后面相照，美观及功能效果良好。

5. 修复前后效果对比 最终修复后可见侧貌恢复尚可，上唇丰满度增加，面下 1/3 高度恢复，整体美学效果佳（图 17-7）。

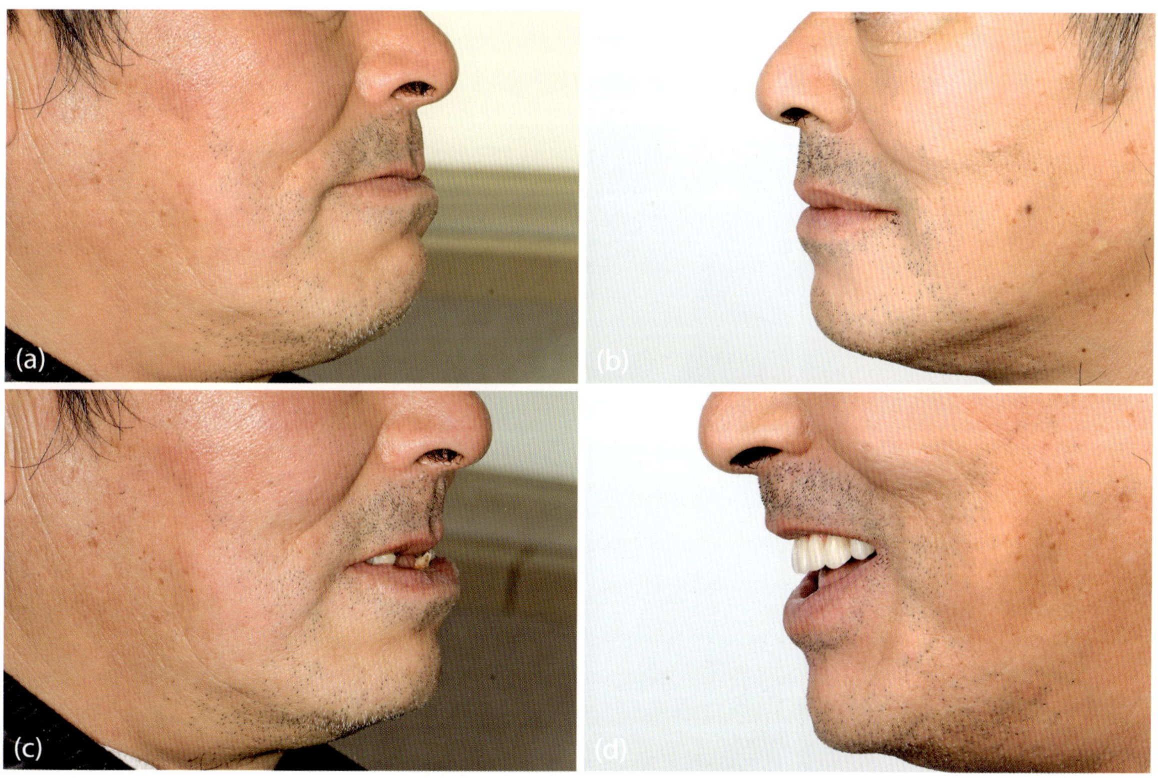

图 17-7 修复前后效果对比

（a）术前面下 1/3 侧貌照，上唇及口角塌陷；（b）术后面下 1/3 侧貌照，上唇丰满度增加；（c）术前面下 1/3 侧面微笑照，上唇及口角塌陷；（d）术后面下 1/3 侧面微笑照，美学效果良好。

6. 回访、维护 持续随访可见患者软硬组织较为稳定，美学及功能效果维持尚可（图 17-8）。最终修复 2 年后复查，患者软硬组织稳定（图 17-9）。

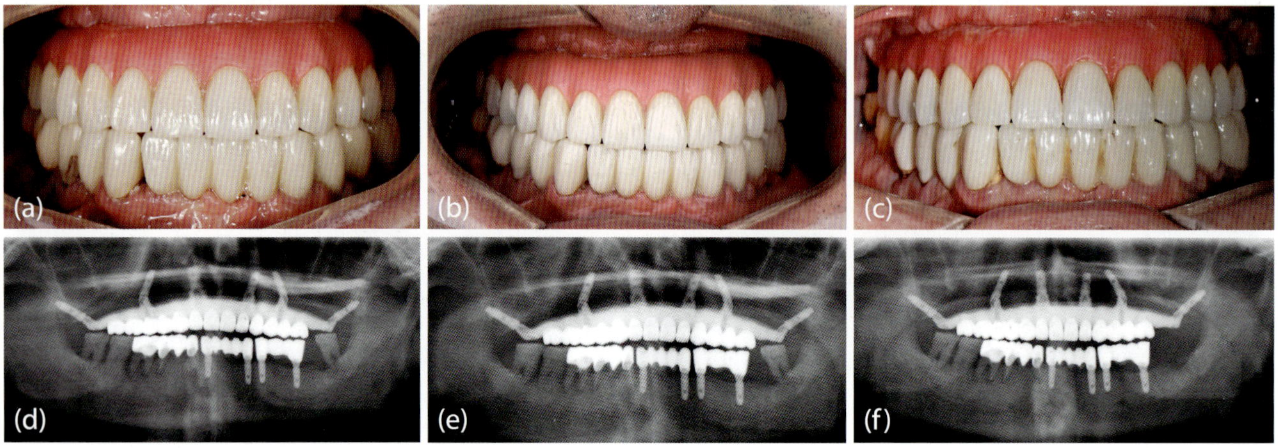

图 17-8 最终修复后半年到一年半复查

（a）最终修复后半年复查；（b）最终修复后 1 年复查；（c）最终修复后 1.5 年复查；（d）最终修复后半年复查口内影像；（e）最终修复后 1 年复查口内影像；（f）最终修复后 1.5 年复查口内影像。

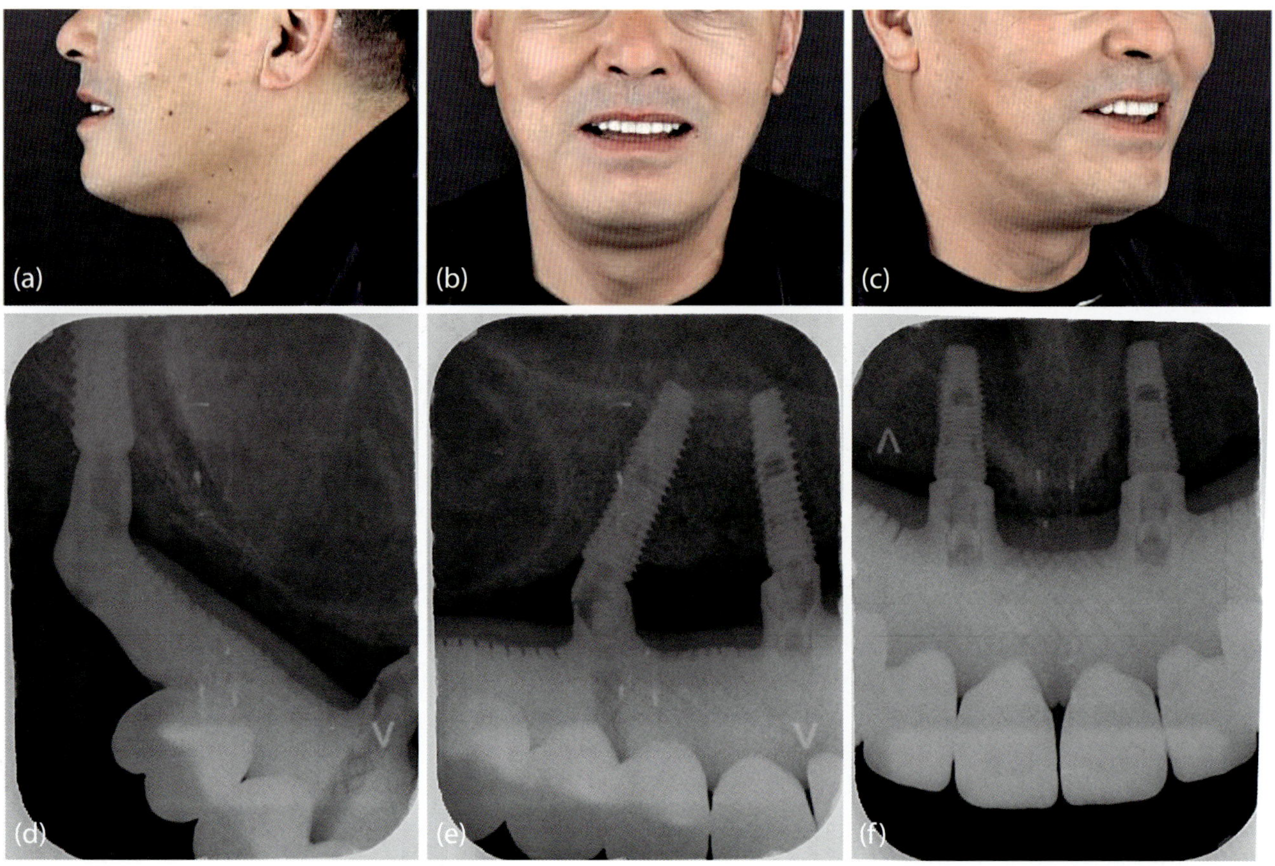

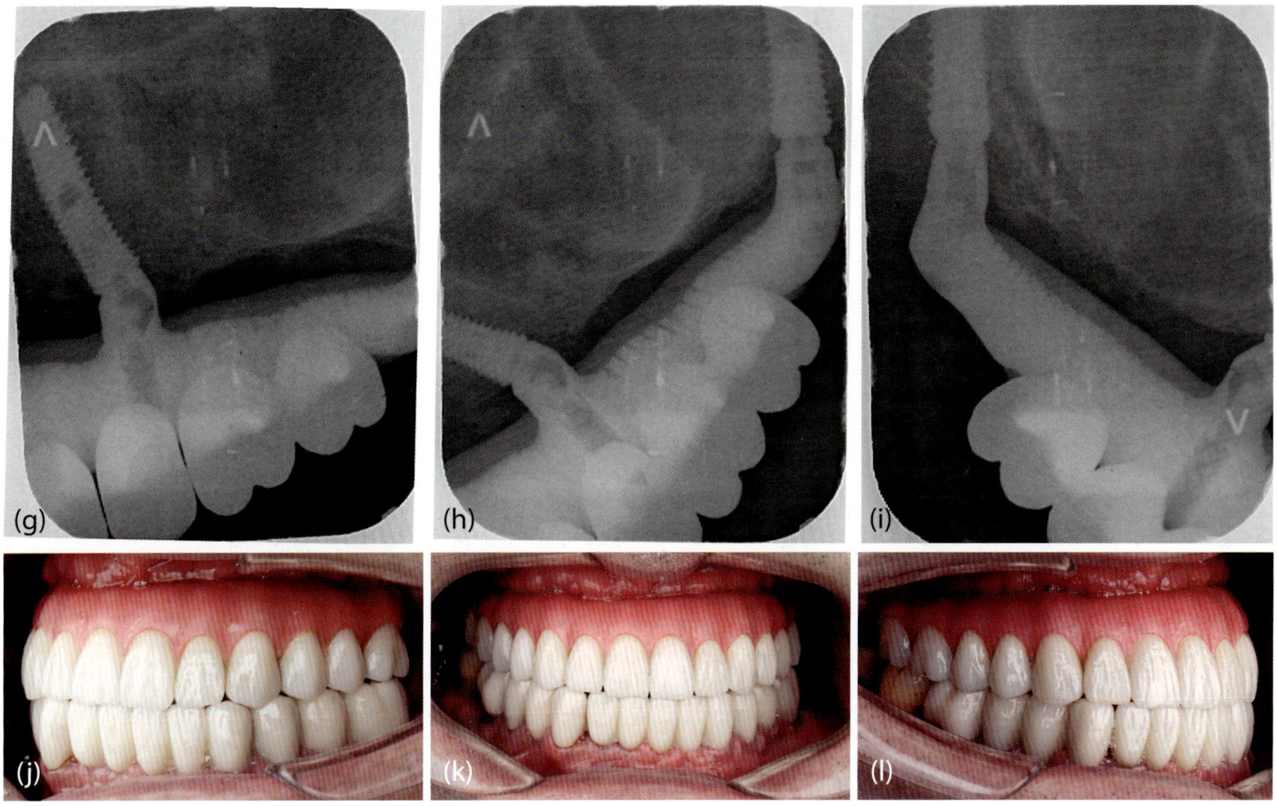

图 17-9 最终修复 2 年后复查

（a～c）最终修复后 2 年复诊面相照，美观效果较好；（d～i）最终修复后 2 年复查影像片，种植体周围骨组织较为稳定；（j～l）最终修复后 2 年复查口内照，软组织状态较为稳定。

（五）总结

在术前，研究团队基于患者的面部及口内信息进行了详细的分析，并兼顾咬合和美观需求，制订了精确的种植设计方案。该病例的治疗流程取得了以下积极结果：首先，采用了上颌全口 All-on-4 加倾斜种植的设计方案，并对下颌缺牙区同时进行种植修复，以优化患者的咬合功能。其次，针对患者骨量不足的问题，设计了上颌翼板区的倾斜植入方式，此方案在无需大规模骨增量的前提下，为骨质状况不佳的患者提供了新的种植可能性。此外，在复杂无牙颌病例的植入过程中，对技术要求高，数字化导板的应用确保了以修复为导向的精确植入。通过使用共享固位钉简化导板的更换流程，进一步确保了种植的精准性。最后，定期随访和良好的口腔卫生习惯是实现稳定长期治疗效果的关键。

吕昊昕　撰写

第二节

上颌骨严重骨萎缩的美学功能重建 1 例

患者基本信息

姓名：梁 **；性别：女；年龄：67 岁；职业：退休职工。

（一）病史检查

1. 主诉 上颌牙缺失数年要求种植修复。

2. 现病史 患者数年前上颌牙齿逐渐松动脱落，其间曾行活动义齿修复，功能及美学效果不佳，现于我院就诊，要求种植修复。

3. 既往史 患者既往体健，数年前曾行下颌 All-on-4 种植修复，否认系统性疾病及药物过敏史。

4. 口腔检查

（1）口外检查：患者面部皮肤正常，营养状况尚可；面部中下 1/3 凹陷，面线 1/3 高度不足，双侧口角塌陷；颌面部左右对称；双侧髁突对称，颞下颌关节区触诊无疼痛、弹响，双侧髁突动度一致，开口型“↓”，开口度约 4 cm（图 17-10，a ～ j）。

（2）口内检查：上颌全牙列缺失，牙槽嵴吸收明显，高度及宽度不足；口腔卫生状况一般，下颌种植体支持式固定义齿边缘附着软垢，牙龈色粉，质地坚韧，上颌角化龈不足，黏膜光滑完整。上下颌颌位关系呈Ⅲ类关系（图 17-10，k ～ n）。

（3）美学评估：面部中下 1/3 凹陷，侧貌丰满度欠佳，双侧口角塌陷。

5. 影像检查 上颌后牙区牙槽嵴高度及骨量不足，骨密度Ⅲ～Ⅳ类，前牙区宽度不足。下颌种植体周围无明显骨吸收（图 17-10，o 和 p）。

6. 诊断 上颌牙列缺失。

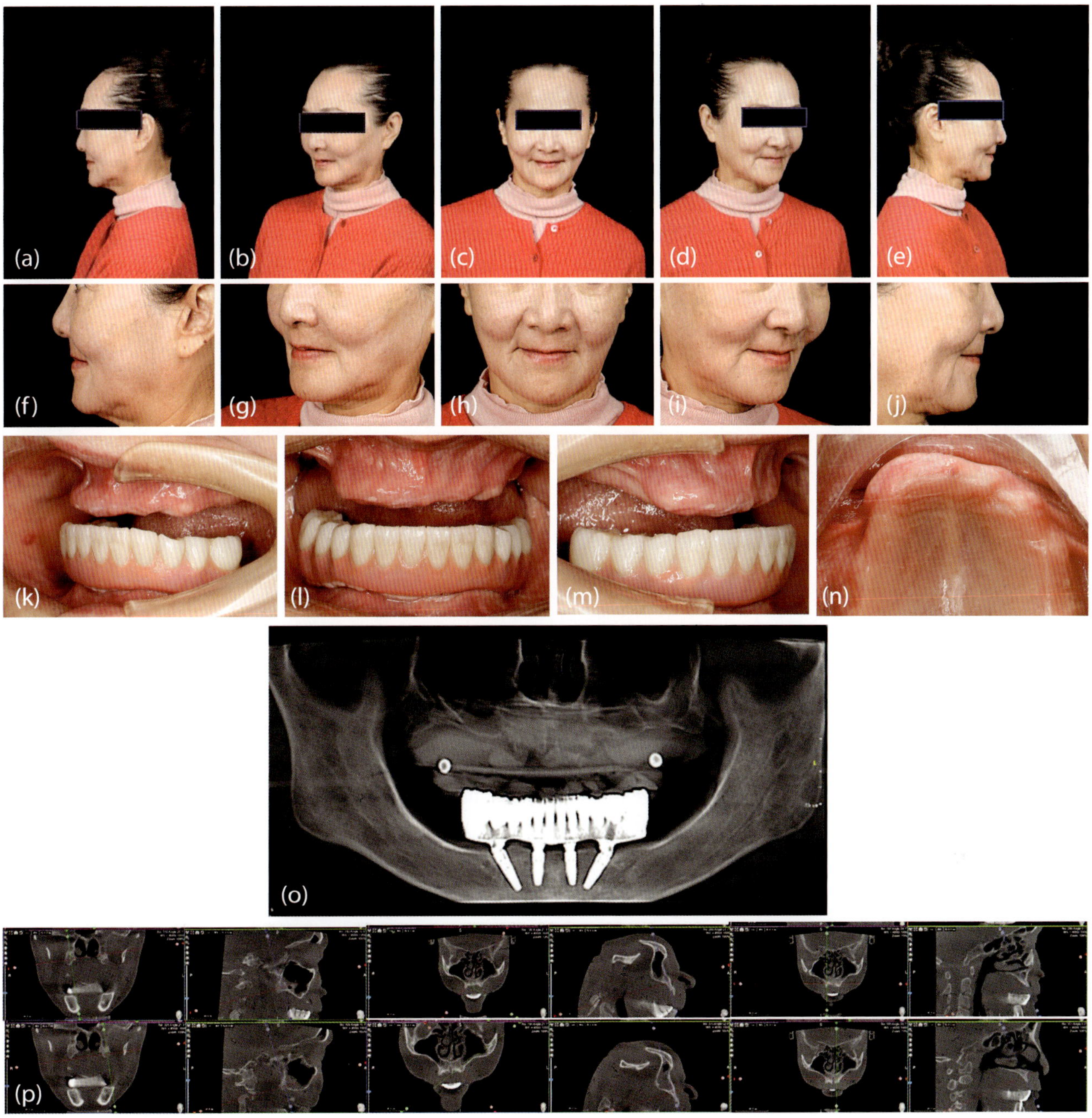

图 17-10 种植术前资料

（a ~ e）面部中下 1/3 凹陷，双侧口角塌陷；（f ~ j）上唇部丰满度差，侧貌丰满度欠佳，面容苍老；（k ~ n）初诊口内照；（o）牙槽嵴吸收明显，上颌后牙区高度明显不足，上颌窦气化明显；（p）上颌牙槽嵴高度及宽度明显不足，前牙区、前磨牙区和磨牙区骨量评估，显示骨量较少。

（二）设计思考

本病例存在如下问题：① 牙列和咬合方面。该患者上颌牙列缺失数年，其上颌由于长期缺牙导致骨组织吸收明显，上颌牙弓整体牙槽嵴宽度及高度不足，骨弓轮廓不佳，使用穿颧穿翼的种植体植入方式可一定程度上简化骨增量程序，但对种植体正确三维植入位置要求较高。从修复角度考虑，患者上颌全口牙齿缺失，下颌为种植体支持式固定义齿修复，且前牙区修复空间稍显不足，故对于咬合功能重建要求较高。② 美学方面。从美观角度考虑，该患者为中位笑线，面部中下 1/3 凹陷，侧貌丰满度欠佳，双侧口角凹陷，且患者美观需求较高，故美学风险较大。

（三）治疗计划

以美学为起点，在“以修复为导向”的理念指导下进行术前分析与设计，利用数字化设计手段先虚拟排牙，明确该病例需通过穿颧穿翼的种植体植入方式完成种植设计，避免大范围的软硬组织增量手术，减少手术次数，并借助最终修复体恢复正常咬合关系。其次，通过骨增量程序恢复前牙区牙槽嵴骨弓轮廓，恢复患者的唇侧丰满度。再者，利用修复体龈瓷部分设计弥补软组织不足的问题，进一步满足患者的美观需求。该病例的难点在于上颌牙槽嵴条件差，首先借助穿颧穿翼种植方案保证在获得种植体正确的三维位置的同时，尽可能简化植骨程序及缩小植骨范围。此外，需满足女性患者对美观的高度需求，故在治疗过程中需考虑术后即刻修复，从而缩短患者缺牙期，且满足日常美观需求。具体术前评估与方案设计如下：① 上颌植入 6 颗种植体（双侧各 1 枚穿颧及穿翼）行 All-on-6 全口种植，同期行骨增量术，术后当天行即刻修复。② 数字化制取印模及修复体设计；③ 4 ～ 6 个月待骨结合后行螺丝固位带龈瓷的全牙弓一体式整体桥的最终修复。

（四）治疗步骤

1. 术前数字化设计 通过术前详细的美学分析和数字化术前设计，根据患者最终修复体位置联合微笑时唇部状态等因素确定未来种植体植入的三维位置，并明确行骨增量程序的范围（图 17-11）。

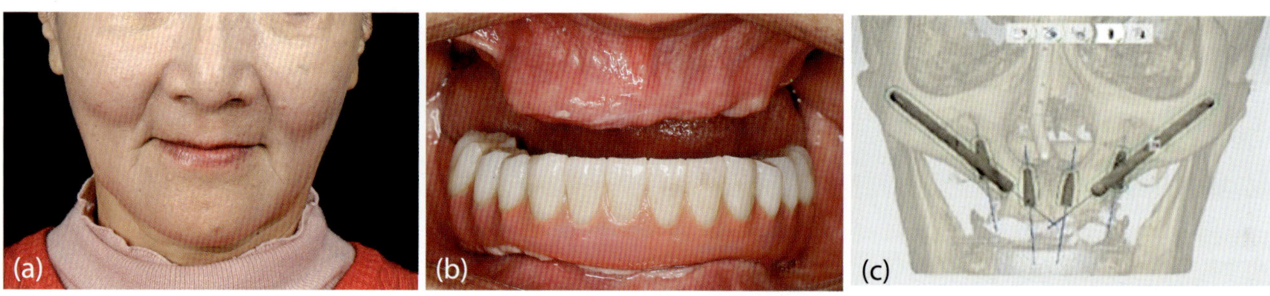

图 17-11 数字化设计流程

（a）术前口外分析;（b）术前口内分析;（c）分析设计种植体植入三维空间规划。

2. 种植一期手术过程 常规消毒，铺巾，4% 阿替卡因局部麻醉下于上颌牙弓做牙槽嵴顶切口，于中线处附加垂直切口，翻全厚瓣，充分暴露手术视野。可见牙槽嵴水平及垂直向骨量不足，唇侧骨板菲薄。彻底清除骨面肉芽组织，生理盐水冲洗术区。于计划种植位点牙槽嵴顶处定位、逐级备洞，于 11（3.5 mm × 11.5 mm）、14（穿颧，4.5 mm × 45 mm）、17（穿翼，

3.5 mm × 10 mm）、21（4.3 mm × 13 mm）、24（穿颧，4.5 mm × 45 mm）、27（穿翼，4.3 mm × 13 mm）位点植入种植体。在 14 及 24 位点骨开窗处及唇颊侧骨板处植入 0.5 g 骨粉与自体骨混合物，随后使用 2 张胶原膜充分覆盖骨粉，经检测，初期稳定性良好，放置复合基台及保护帽。充分减张后，严密缝合创口，术后即刻拍摄 CBCT 示种植体的三维位置良好（图 17-12）。

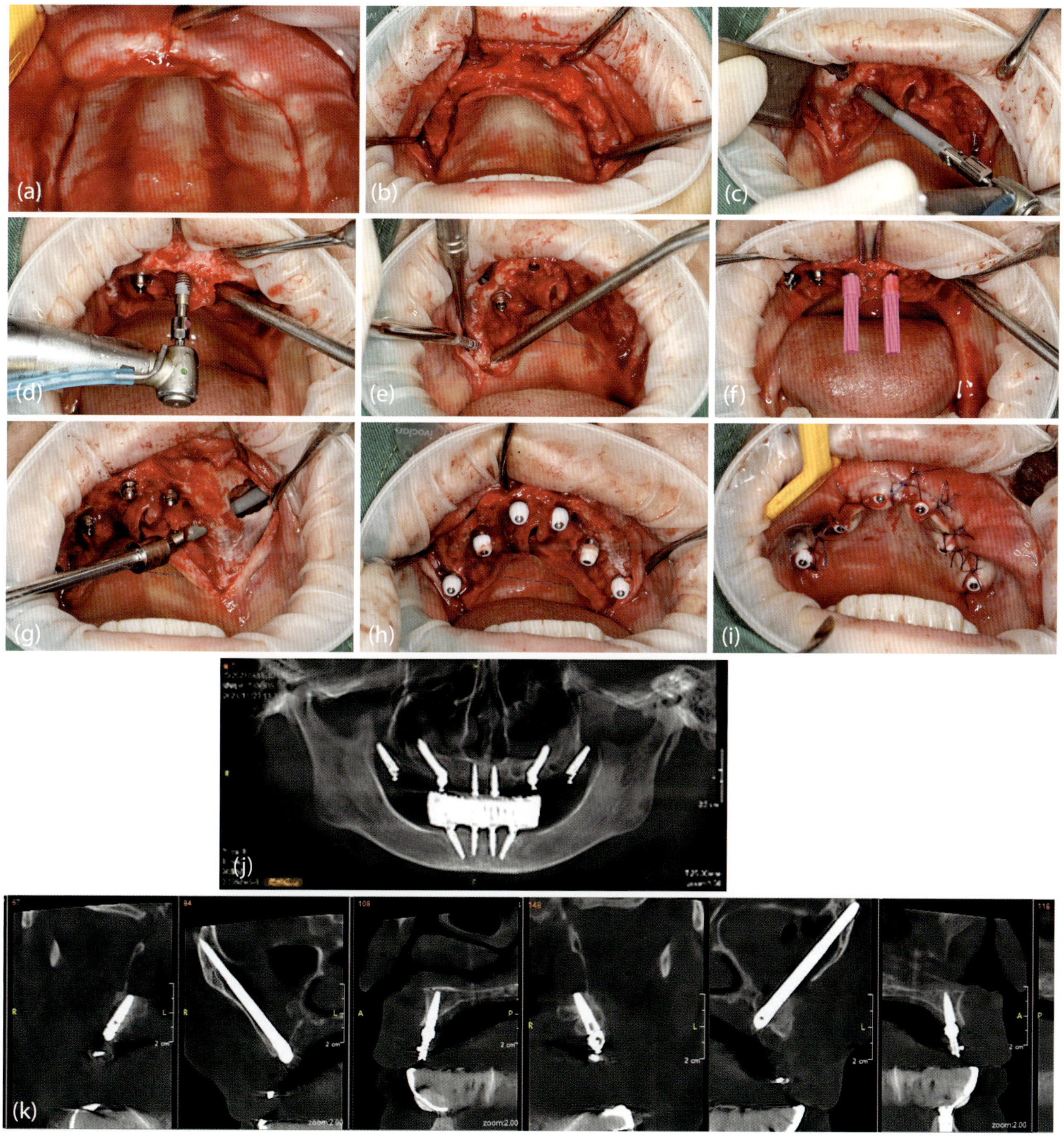

图 17-12 种植手术过程

（a）种植术中切口设计；（b）种植术中翻瓣；（c）右侧穿颧种植体植入；（d）前牙区轴向种植体植入；（e）右侧翼板区使用锥形骨凿进行骨挤压；（f）完成种植体植入后放置复合基台；（g）左侧颧植体植入；（h）完成种植体植入，并安装基台保护帽；（i）严密缝合创口；（j ~ k）影像学检查示种植体三维位置良好。

3. 临时修复阶段 术后常规制取硅橡胶印模，翻制石膏模型，制作个性化蜡型排牙，在口内试戴合适后制作临时修复体。口内试戴临时修复体，经评估，其美观及功能效果良好，通过术后调𬌗，达到均匀稳定的尖窝接触关系，最后嘱患者术后注意事项和卫生宣教（图 17-13）。

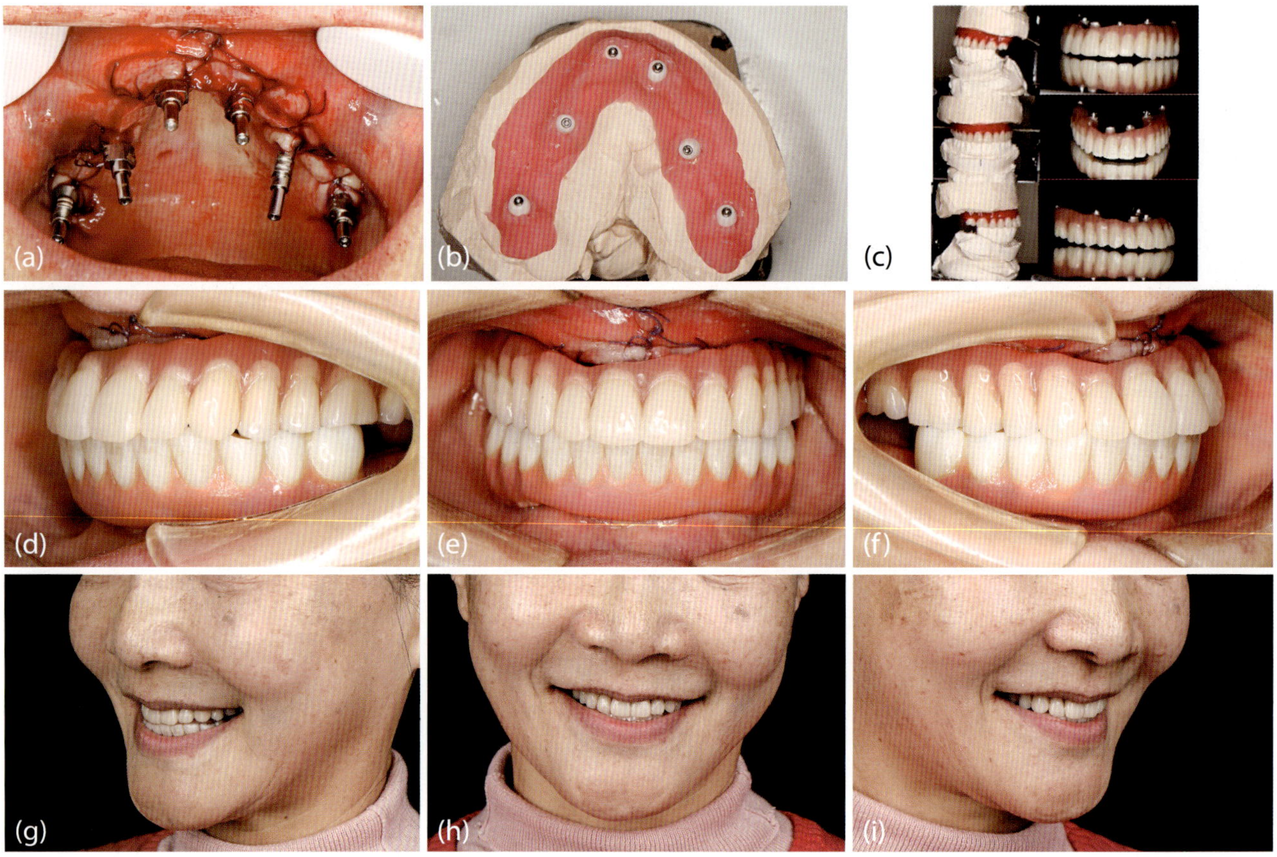

图 17-13 临时修复流程

（a）术后即刻制取常规开口式印模，获取颌位关系和垂直距离；（b）注射人工牙龈，灌注石膏模型；（c）上平均值𬌗架，确定垂直距离和切缘平面，排树脂牙，热凝树脂注胶，完成临时修复体制作；（d ~ f）口内试戴临时修复体，并进行调𬌗；（g ~ i）完成临时修复体安装。

4. 制取数字化终印模 种植一期术后 5 个月复查，可见软组织愈合良好。5 个月复查 CBCT 可见种植体周围骨组织稳定。借助数字化手段，使用面部扫描仪获取面部信息，ICAM4D 获取种植体三维位置信息，口扫获取口内软组织信息，下颌运动轨迹描记设备获取咬合信息（图 17-14）。

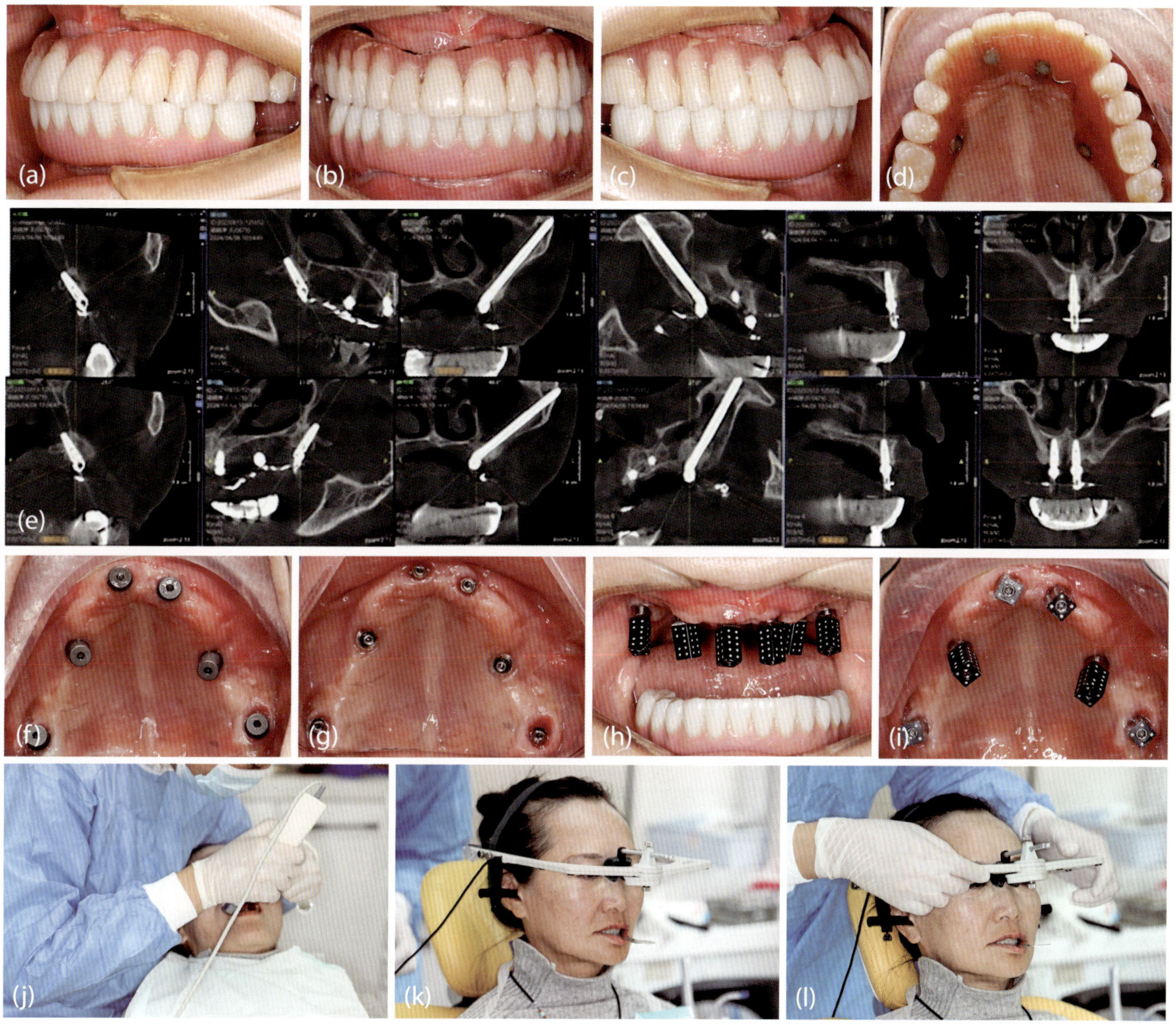

图 17-14 数字化终印模流程

（a～d）种植术后 5 个月复查口内照；（e）种植术后 5 个月 CBCT；（f～i）数字化制取印模；（j～l）口内扫描旧修复体咬合状态，并描记动态咬合信息，去除临时修复体后，安装口外扫描设备专用扫描杆，进行种植体三维位置扫描。

5. 数字化技术制作最终修复体 加工中心利用数字化软件进行最终修复体及修复体桥架的设计，先行修复体桥架切割，并 3D 打印树脂冠，于患者口内试戴桥架，其被动就位性良好，面部中下 1/3 形态恢复尚可，根据桥架制作最终一体式修复体（图 17-15）。

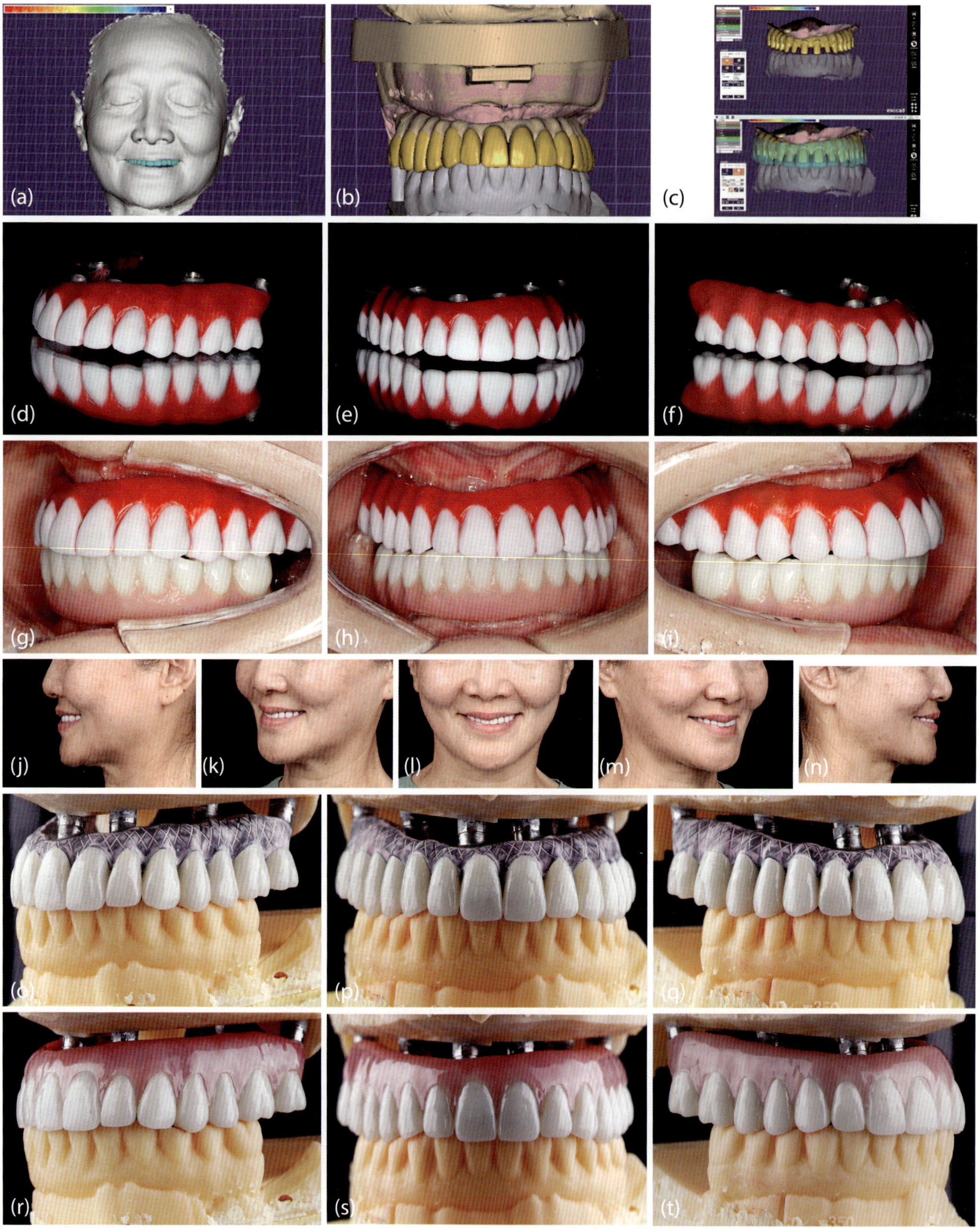

图 17-15　最终修复体制作流程

（a ~ c）数字化程序设计最终修复体；（d ~ f）制作修复体桥架；（g ~ i）口内试戴桥架，被动就位性良好；（j ~ n）口内试戴桥架，面部比例及侧貌恢复较好；（o ~ q）制作最终桥架；（r ~ t）完成最终修复体制作。

6. 最终戴牙 完成最终修复体戴牙，恢复美观及功能（图 17–16）。

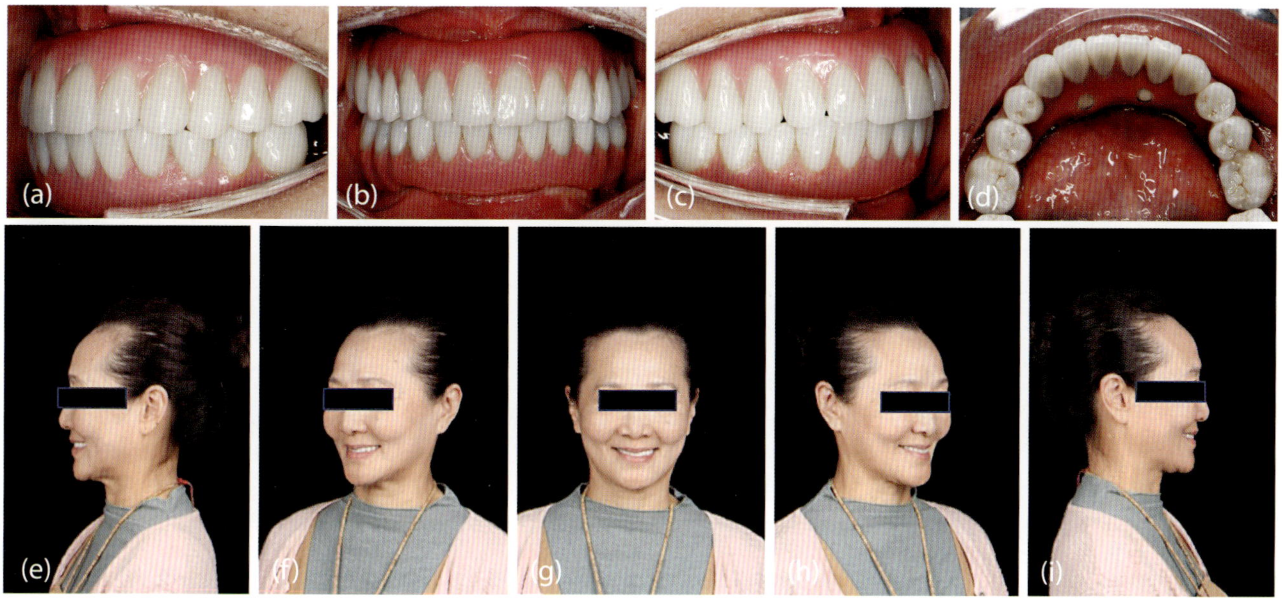

图 17–16 最终修复戴牙

（a ~ d）口内试戴最终修复体；（e ~ i）完成最终修复，恢复美观及功能。

（五）总结

该病例基于患者侧貌及口内软硬组织情况进行美学分析，综合考虑患者美学及功能需求及效果，借助数字化设计手段明确种植体的三维植入方向及骨增量程序的设计方案。该病例的系列化种植流程治疗方案带来的正向结果为：① 首先，精确的术前美学分析为患者后期实现良好的美学效果奠定坚实的基础，以修复为导向的种植设计有助于恢复患者面部形态及上唇丰满度；其次，龈瓷的修复体设计能够一定程度上弥补了修复空间的问题，有助于实现更好的美学效果。② 通过穿颧穿翼的手术设计方案为简化患者的植骨程序提供新的思路，此种方案为牙槽骨状况不佳患者的种植修复提供新的可能性。由于此植入设计无法实现导板引导下种植，需采用自由手植入方式，具有一定程度的技术敏感性，增加操作医生临床难度。③ 数字化术前设计能够更好地实现以修复为导向的种植方案，结合数字化取模及修复体设计，能够更好地恢复患者正常的咬合关系。④ 骨增量程序能够在一定程度上弥补骨牙槽骨吸收，有助于实现良好的骨弓轮廓。⑤ 良好的医患沟通也是实现成功治疗效果的保证，术前充分了解患者的美观需求能够更为人性化地为患者解决美观问题，术后良好的口腔卫生宣教一定程度上为种植体周围软硬组织的长期稳定提供保障。

吕昊昕 撰写

第三节

上下颌骨严重萎缩种植修复重建 1 例

患者基本信息

姓名：张 **；性别：女；年龄：67 岁；职业：退休职工。

（一）病史检查

1. 主诉 上颌牙缺失数年要求种植修复。

2. 现病史 患者诉全口多颗牙齿松动脱落数年，影响进食及美观，现于我院就诊，要求种植修复。

3. 既往史 患者既往体健，无特殊，否认药物过敏史，否认其他系统疾病史。

4. 口腔检查

（1）口外检查：患者面部皮肤正常，营养状况尚可；面部下 1/3 区域轻度凹陷，双侧口角塌陷；颌面部左右对称；双侧髁突对称，颞下颌关节区触诊无疼痛、弹响，双侧髁突动度一致，开口型“↓”（图 17–17，a ～ j）。

（2）口内检查：口腔卫生状况一般，16、26、27、33、34、43 牙龈退缩至根中 1/3，牙松动度Ⅱ～Ⅲ度，25 残根，全口角化龈不足，黏膜光滑完整。牙槽嵴吸收明显（图 17–17，k ～ m）。

（3）美学评估：面部中下 1/3 凹陷，侧貌丰满度欠佳，双侧口角塌陷。

5. 影像检查 上下颌牙槽嵴吸收明显，16、26、27、33、34、43 牙槽骨吸收至根中 1/3 ～ 2/3。上颌牙槽嵴宽度及骨高度明显不足，下颌牙槽嵴高度及骨量欠佳（图 17–17，n ～ p）。

6. 诊断 上颌牙列缺损；下颌牙列缺损。

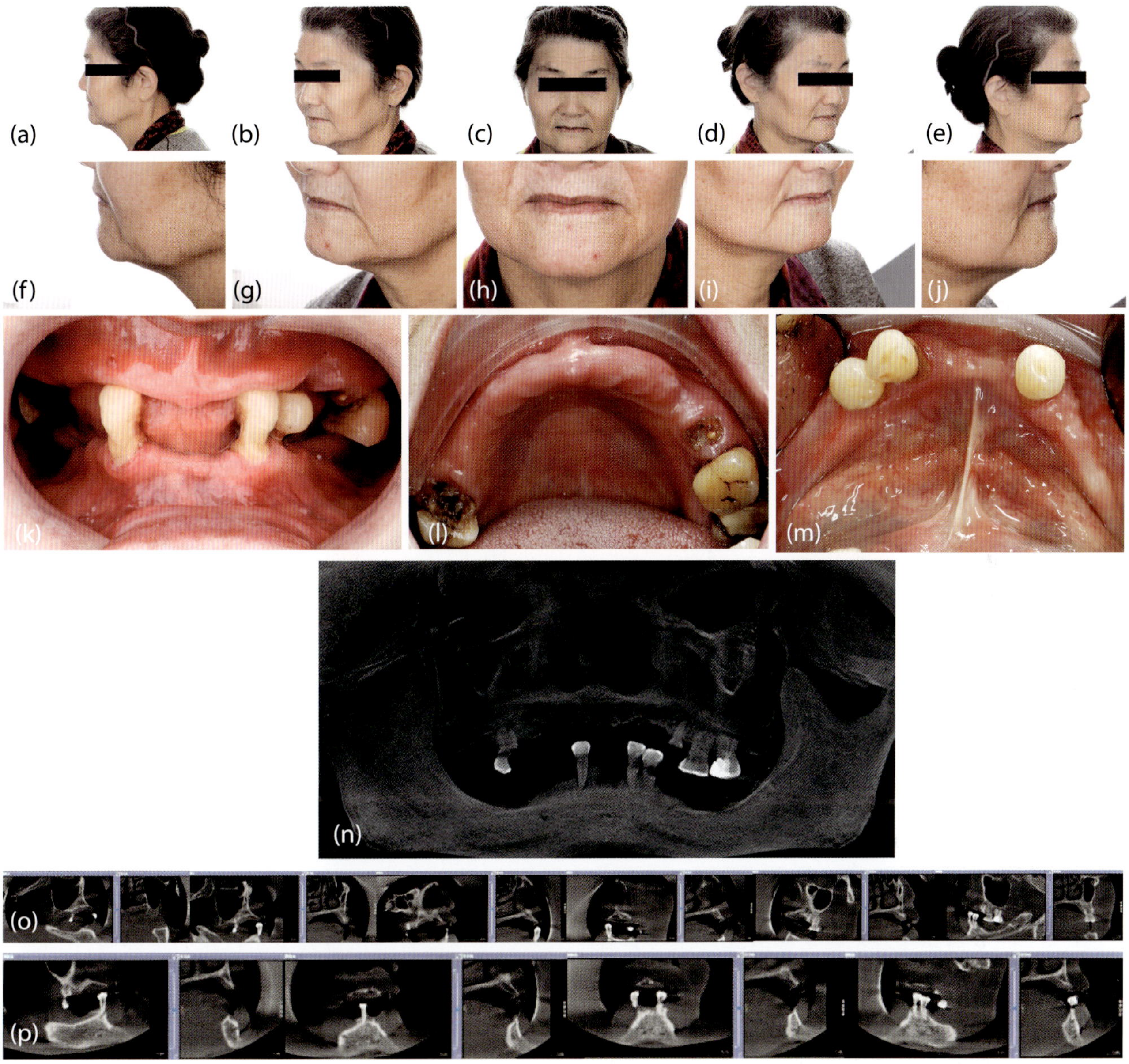

图 17-17 种植术前资料

（a～e）面中下 1/3 区域凹陷，双侧口角塌陷；（f～j）上唇部丰满度差，侧貌丰满度欠佳，面容苍老；（k～m）术前口内照，颌间距离不足，上下颌牙槽嵴宽度不足；（n）牙槽嵴吸收明显；（o）上颌高度及宽度明显不足；（p）下颌牙槽嵴吸收明显。

（二）设计思考

本病例存在如下问题：① 牙列和咬合方面：该患者上下颌牙列缺损，全口牙槽骨由于多颗牙齿缺失导致牙槽骨吸收明显，上下颌牙弓整体牙槽嵴宽度及高度不足，骨弓轮廓不佳；再者，患者上下颌牙列无正常咬合关系，且修复空间欠佳，故需考虑咬合行全口咬合重建。② 美学方面：从患者美观状况考虑，该患者为中位笑线，患者面下 1/3 区域凹陷，侧貌丰满度欠佳，双侧口角塌陷，唇侧骨弓轮廓不佳，需结合患者的美学要求综合考虑。③ 引导骨再生方面：上颌牙槽嵴宽度明显不足，对于严重水平向骨缺损类型，为恢复正常牙槽嵴，获得良好的效果，需要采用空间维持能力较强的钛网或者钛加强聚四氟乙烯膜是一个不错的选择，上颌牙槽嵴左右侧采用两种不同骨增量方式进行对照，来恢复充足的牙槽骨形态，二期种植可获得充足的骨量在理想的位点进行种植。

（三）治疗计划

为实现患者美学与功能的双重效果，在“以修复为导向”的理念指导下行术前综合分析牙列、咬合及美学问题，为尽可能减少手术创伤，患者下颌行 All-on-4 种植；由于上颌骨量严重不足，需要进行复杂的骨增量程序，利用钛网及不可吸收生物膜同期先行上颌骨增量程序；半年后，通过骨增量程序亦可恢复牙槽嵴骨弓轮廓，进一步恢复患者唇侧丰满度；最终修复时，利用修复体龈瓷部分的设计弥补软组织不足的问题，进一步实现患者的美学需求，并借助最终修复体恢复正常咬合关系。该病例的难点在于全口牙槽嵴条件差，需根据患者实际临床情况先行制订系统化的种植修复治疗计划。首先，借助下颌行 All-on-4 种植方案保证在获得种植体正确的三维位置的同时，尽可能简化下颌植骨程序及缩小植骨范围，同时为保障上颌良好的远期种植效果，上颌需先行充分的骨增量程序。此外，需满足女性患者对美观的高度需求，故在治疗过程中需考虑术后即刻修复，从而缩短患者缺牙周期，且满足患者日常美观及社交需求。具体术前评估与方案设计如下：① 下颌行 All-on-4 种植，术后当天行即刻修复，同期行上颌骨增量术；② 6 个月待骨结合后上颌行 All-on-6 种植，术后当天行即刻修复；③ 制取数字化印模；④ 上下颌行螺丝固位带龈瓷的全牙弓一体式整体桥的最终修复。

（四）治疗步骤

1. 术前美学分析与方案设计 结合术前口内及影像学检查结果进行术前分析及方案制订，根据患者最终修复体位置联合微笑时唇部状态等因素确定未来种植体植入的三维位置，并明确上颌骨增量程序的方式及范围。

2. 下颌种植一期手术 + 上颌骨增量术 常规消毒，铺巾，局部麻醉下拔除下颌余留牙，彻底搔刮牙槽窝，于下颌牙弓做牙槽嵴顶切口，翻全厚瓣，充分暴露手术视野。可见牙槽嵴水平及垂直向骨量不足，唇侧骨板菲薄。彻底清除骨面肉芽组织，修整下颌牙槽嵴，并获取部分自体骨，生理盐水冲洗术区。于计划种植位点牙槽嵴顶处定位、逐级备洞至预定深度，于 32（4.0 mm × 10 mm）、34（4.5 mm × 12 mm）、42（4.0 mm × 10 mm）、44（4.5 mm × 12 mm）位点植入计划种植体。软组织瓣复位，严密缝合创口。上颌使用 4% 阿替卡因进行局部浸润麻醉，在上颌牙弓做牙槽嵴顶切口，翻起全厚瓣，充分暴露手术视野。可见牙槽嵴水平及垂直向骨量不足，唇侧骨板菲薄。暴露唇腭侧骨板后，对骨面进行清创后预备滋养孔，随后于右侧上颌牙槽嵴顶处放置钛网，充分填塞骨粉，于左侧上颌牙槽嵴顶放置钛加强不可吸收生物膜，重新充分填塞骨粉，生物膜双层盖膜，膜钉固位后充分减张，严密缝合上颌创口（图 17-18）。

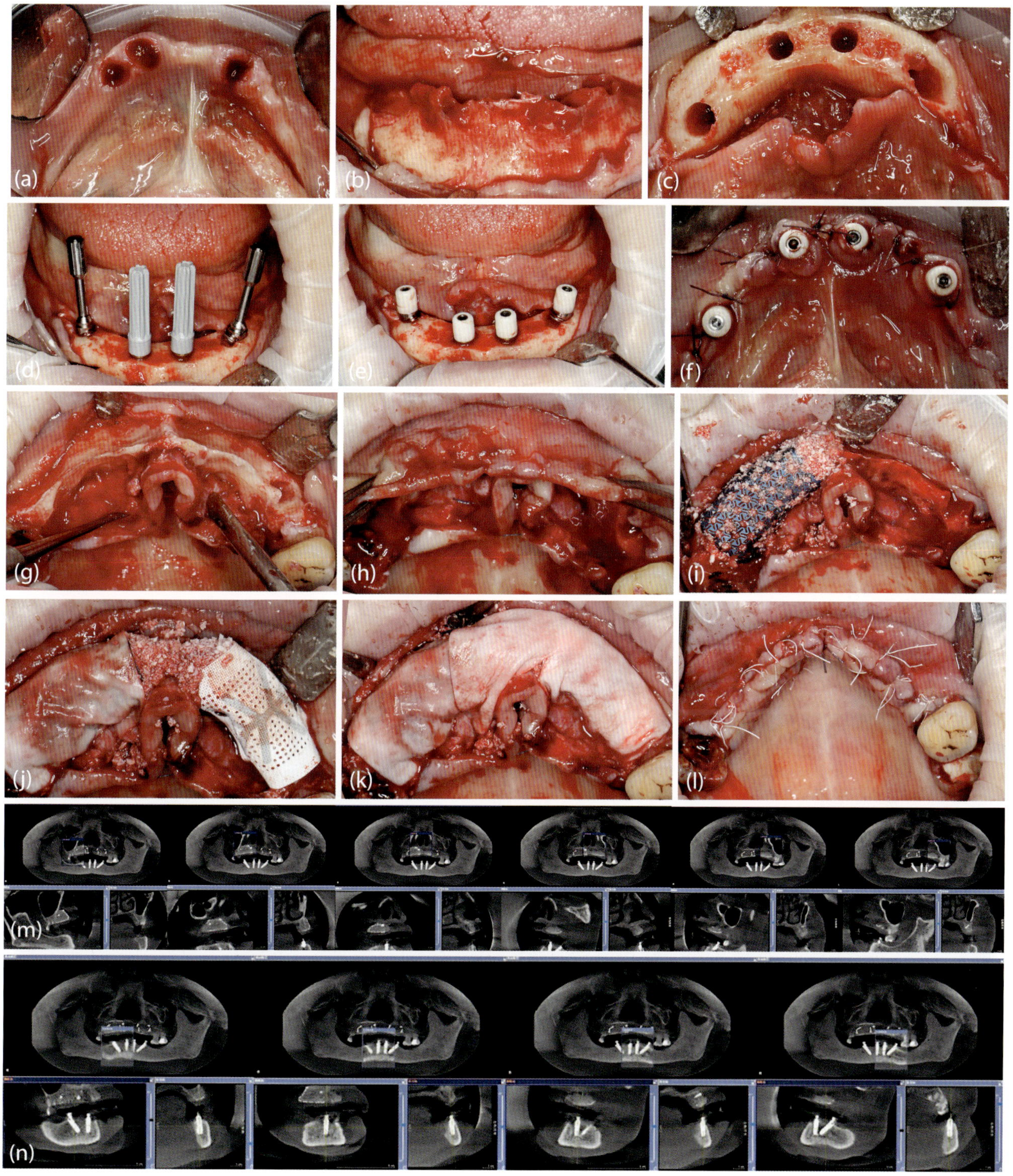

图 17-18 种植手术过程

（a）拔除下颌余留牙；（b）翻下颌全厚瓣；（c）种植窝洞预备；（d）植入 4 颗种植体，安装复合基台，加力至 30 N · cm；（e）放置基台保护帽；（f）严密缝合下颌创口；（g）翻上颌全厚瓣，对唇腭侧骨面进行清创，去除骨面软组织，并在唇侧骨面预备滋养孔；（h）充分减张，使唇侧瓣充分松弛；（i）右侧区域放置骨移植材料，使用钛网维持空间，用固位钉固定钛网；（j）左侧区域放置骨粉，用钛加强不可吸收性膜维持空间，使用固位钉固定膜；（k）在钛网和不可吸收性膜表面覆盖双层可吸收性胶原膜；（l）严密缝合上颌创口；（m）CBCT 示上颌骨增量术后即刻；（n）CBCT 示下颌一期种植手术术后即刻。

3. 下颌术后即刻修复 下颌术后即刻常规制取印模，翻制石膏模型，制作个性化蜡型排牙并制作下颌临时修复体。口内试戴临时修复体，被动就位性良好（图 17–19）。

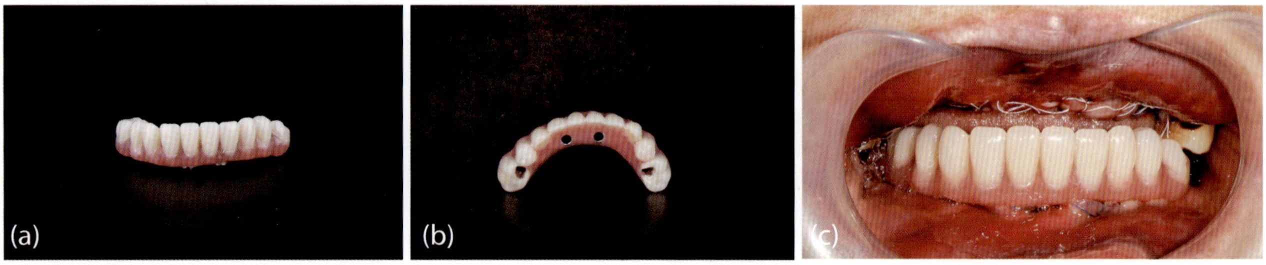

图 17–19 制作下颌临时修复体戴入

（a 和 b）下颌临时修复体照片；（c）试戴临时修复体。

4. 术后两周复查 可见软组织愈合较好，临时修复体良好（图 17–20）。

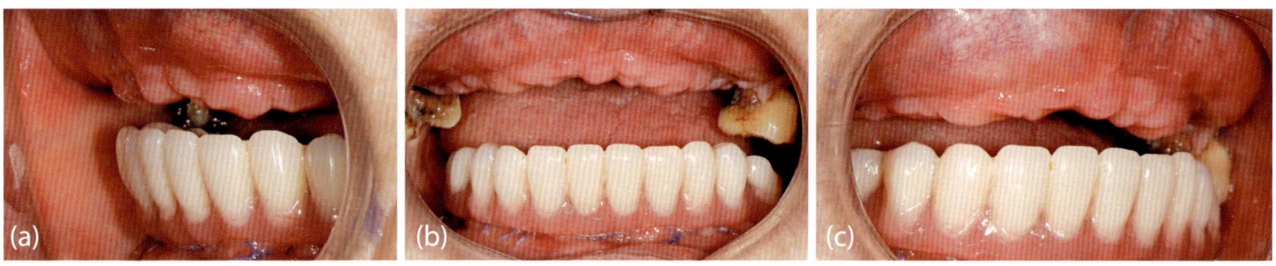

图 17–20 种植术后两周复查口内照

5. 上颌种植一期手术 6 个月后复查，上颌骨移植材料愈合良好，拟进行第二次种植手术（图 17–21）。常规消毒，铺巾，4% 阿替卡因局部麻醉下拔除上颌余留牙，彻底搔刮牙槽窝，清除骨面肉芽组织，于上颌牙弓做牙槽嵴顶切口，翻全厚瓣，充分暴露手术视野。可见牙槽嵴水平及垂直向骨弓轮廓较好，生理盐水冲洗术区。拆除钛网及不可吸收生物膜，于计划种植位点牙槽嵴顶处定位、逐级备洞至预定深度，于 12（4.0 mm × 12 mm）、15（4.5 mm × 14 mm）、17（4.5 mm × 14 mm）、22（4.0 mm × 8 mm）、24（4.5 mm × 12 mm）、26（4.5 mm × 10 mm）位点植入计划种植体。17 及 26 位点行骨挤压，于 12、14、22、24 位点放置骨粉，表面覆盖生物膜，充分减张后，严密缝合创口（图 17–22）。术后即刻拍摄 CBCT 示种植体的三维位置良好，面部丰满度恢复（图 17–23）。

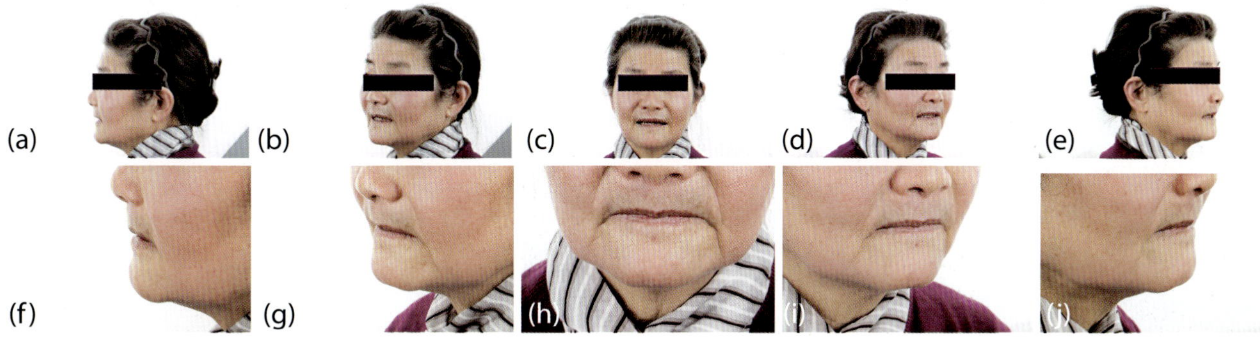

图 17-21　上颌骨增量术后半年

（a～e）上颌骨增量术后半年复查面部照；（f～j）上颌骨增量术后半年复查面部照。

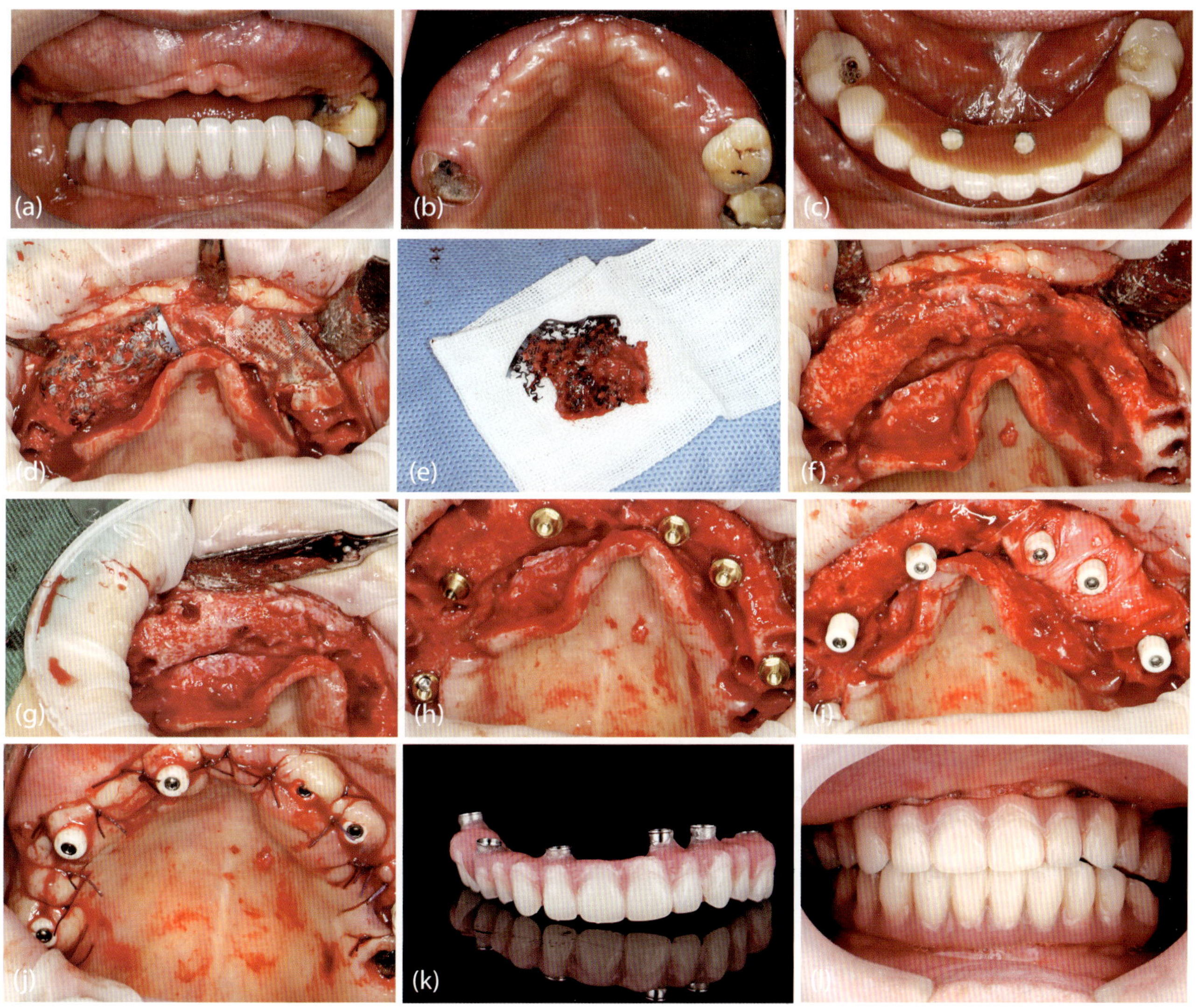

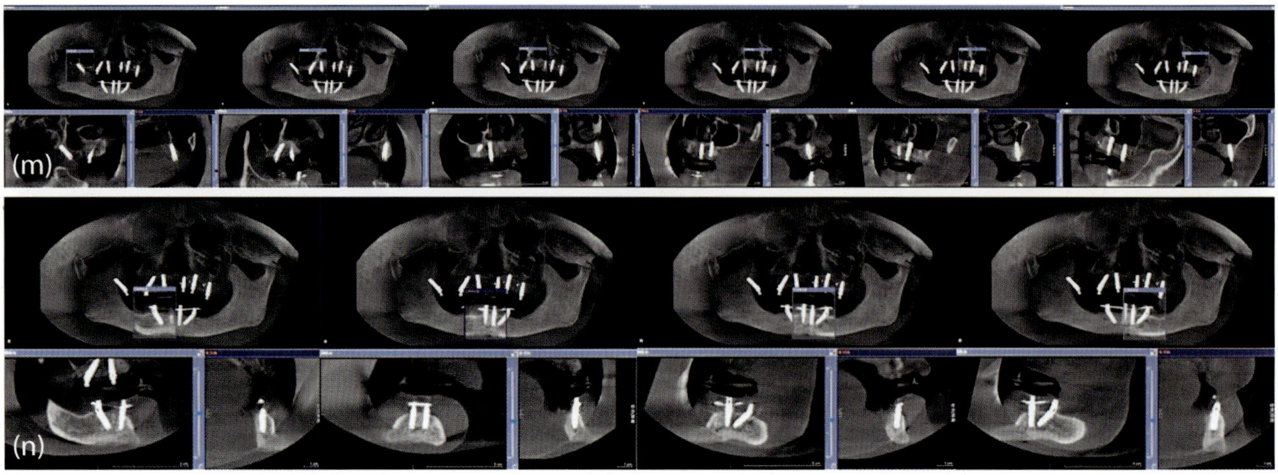

图 17-22　上颌种植手术流程

（a～c）骨增量术后半年复查口内照，上颌牙槽嵴丰满度良好，下颌植体稳定；（d）充分翻瓣暴露钛网和不可吸收性胶原膜；（e 和 f）拆除钛网及不可吸收性膜；（g）种植窝洞预备，预备过程中，新生骨区域骨密度良好；（h）植入 6 颗种植体，种植体初期稳定性均达到 30 N · cm，安装复合基台；（i）上颌左侧区域少量骨缺损区域再次 GBR，使用膜钉固定胶原膜，放置基台保护帽；（j）严密缝合创口；（k）制作临时修复体；（l）试戴临时修复体；（m～n）上颌一期手术术后即刻 CBCT 显示（m）上颌及（n）下颌。

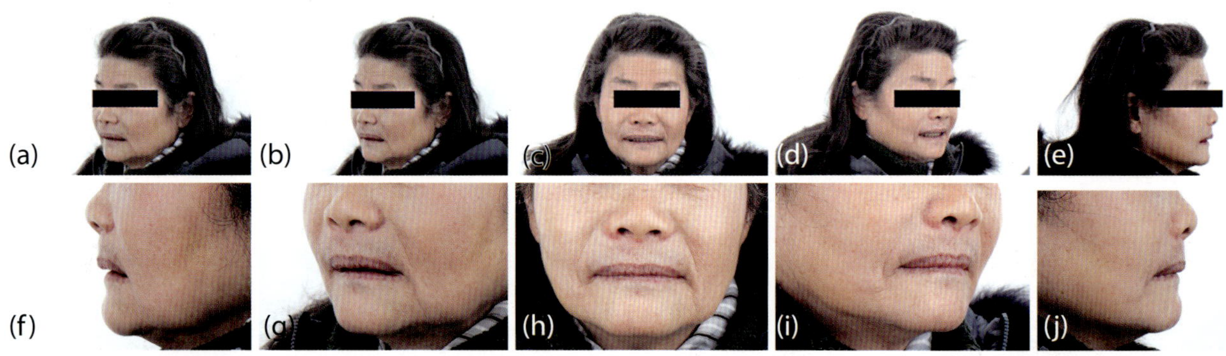

图 17-23　完成临时修复面型

（a～e）完成临时修复脸部照片；（f～j）完成临时修复美学评估照片。

6. 数字化技术制作最终修复体　上颌种植术后 5 个月复查，可见软组织愈合良好，CBCT 可见种植体周围骨组织较为稳定。因原临时修复体咬合曲线不佳，重新制作新的临时修复体（图 17-24）。患者咬合稳定后，制取印模并精确转移颌位关系，制作最终修复体（图 17-25）。

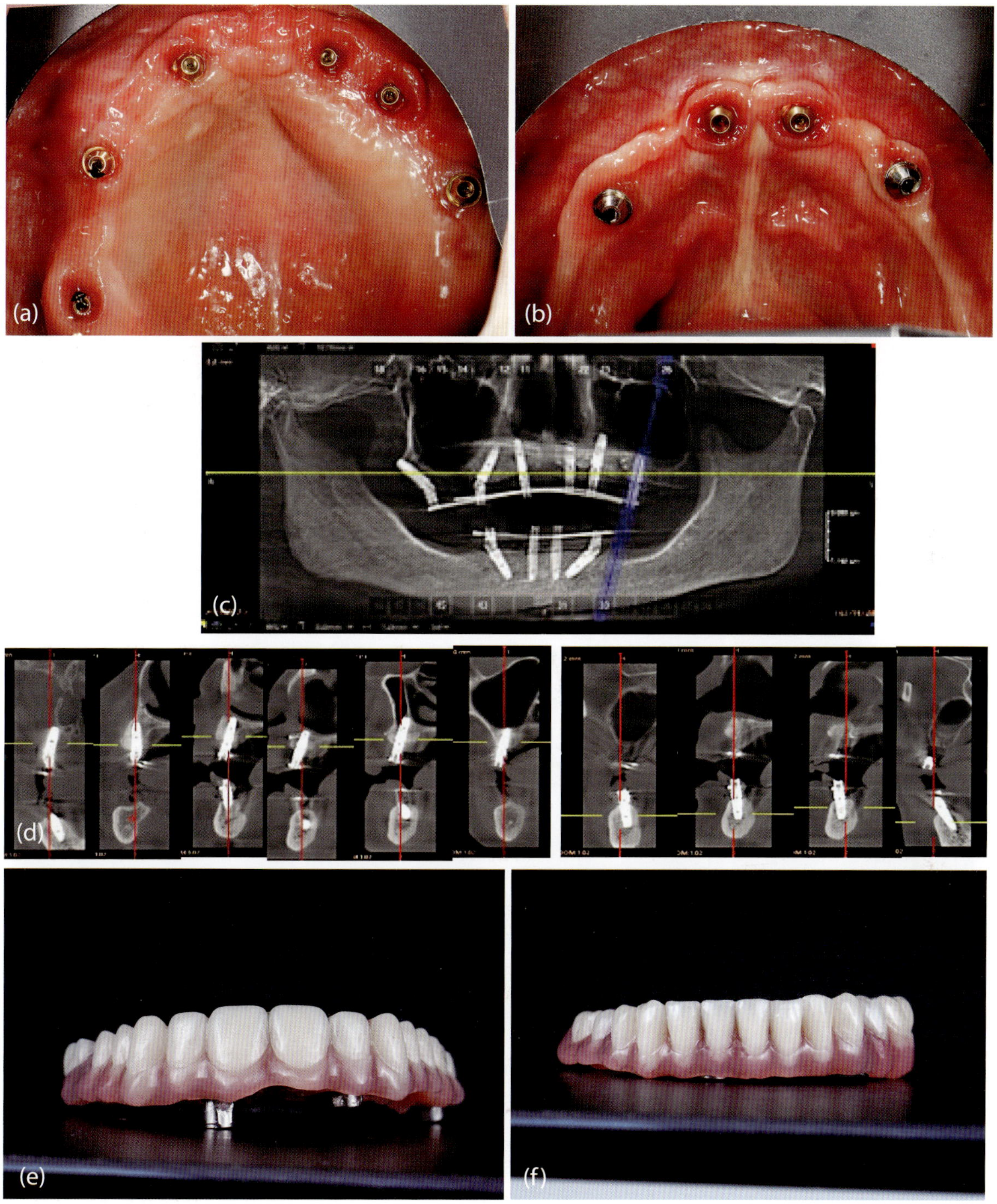

图 17-24 新的临时修复体试戴

（a）上颌种植术后 5 个月复查；（b）下颌种植术后 11 个月后复查；（c 和 d）上颌种植术后 5 个月复查 CBCT；（e 和 f）试戴新的临时修复体。

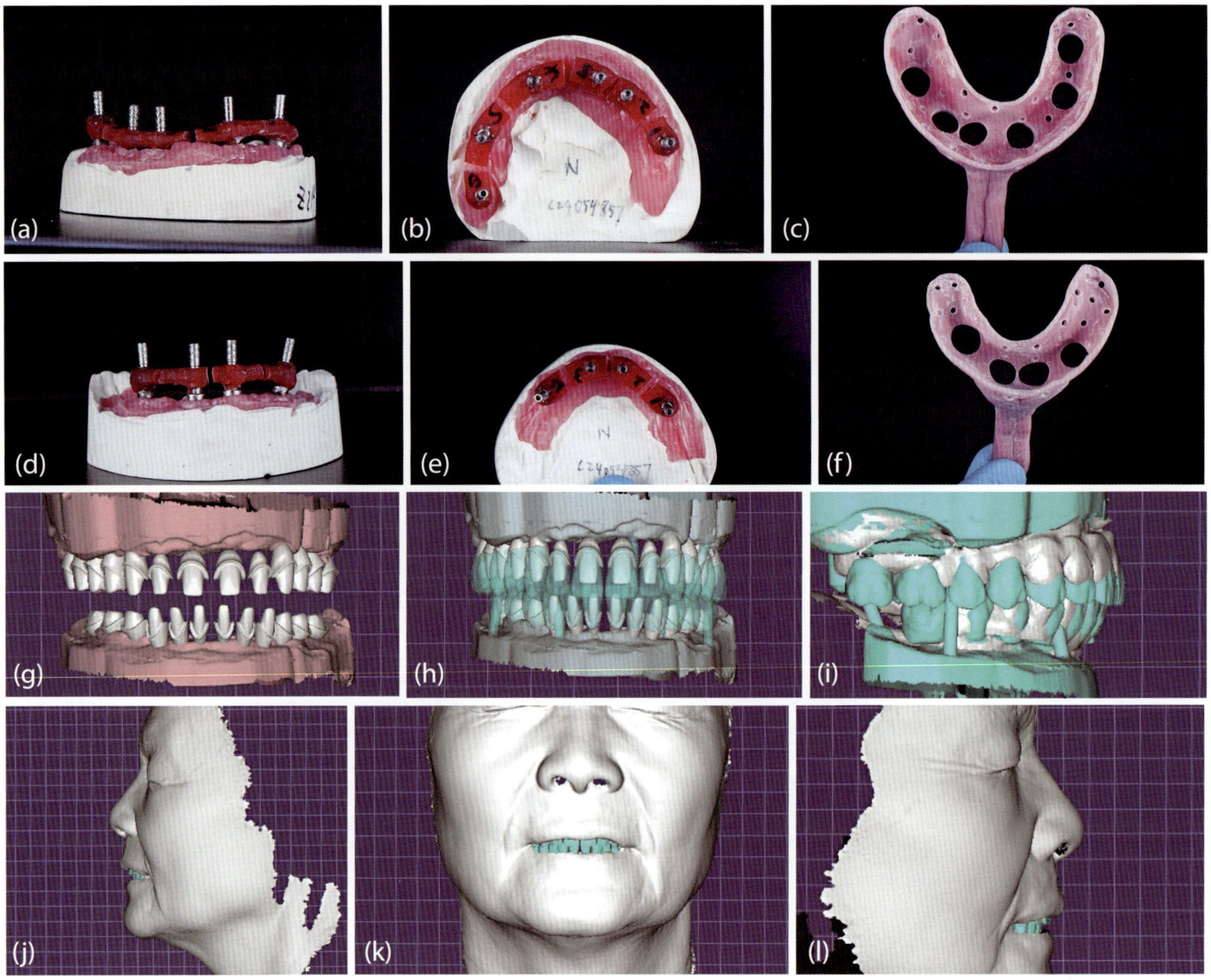

图 17-25　数字化设计最终修复体

（a ~ c）制取上颌印模；（d ~ f）制取下颌印模；（g ~ i）数字化软件设计排牙；（j ~ l）结合面扫数据辅助数字化设计。

7. 完成最终修复　完成最终修复体制作及戴牙，恢复美观及功能（图 17-26）。

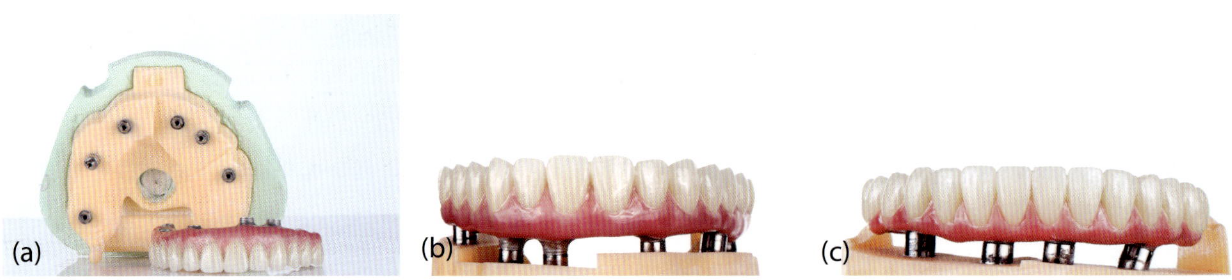

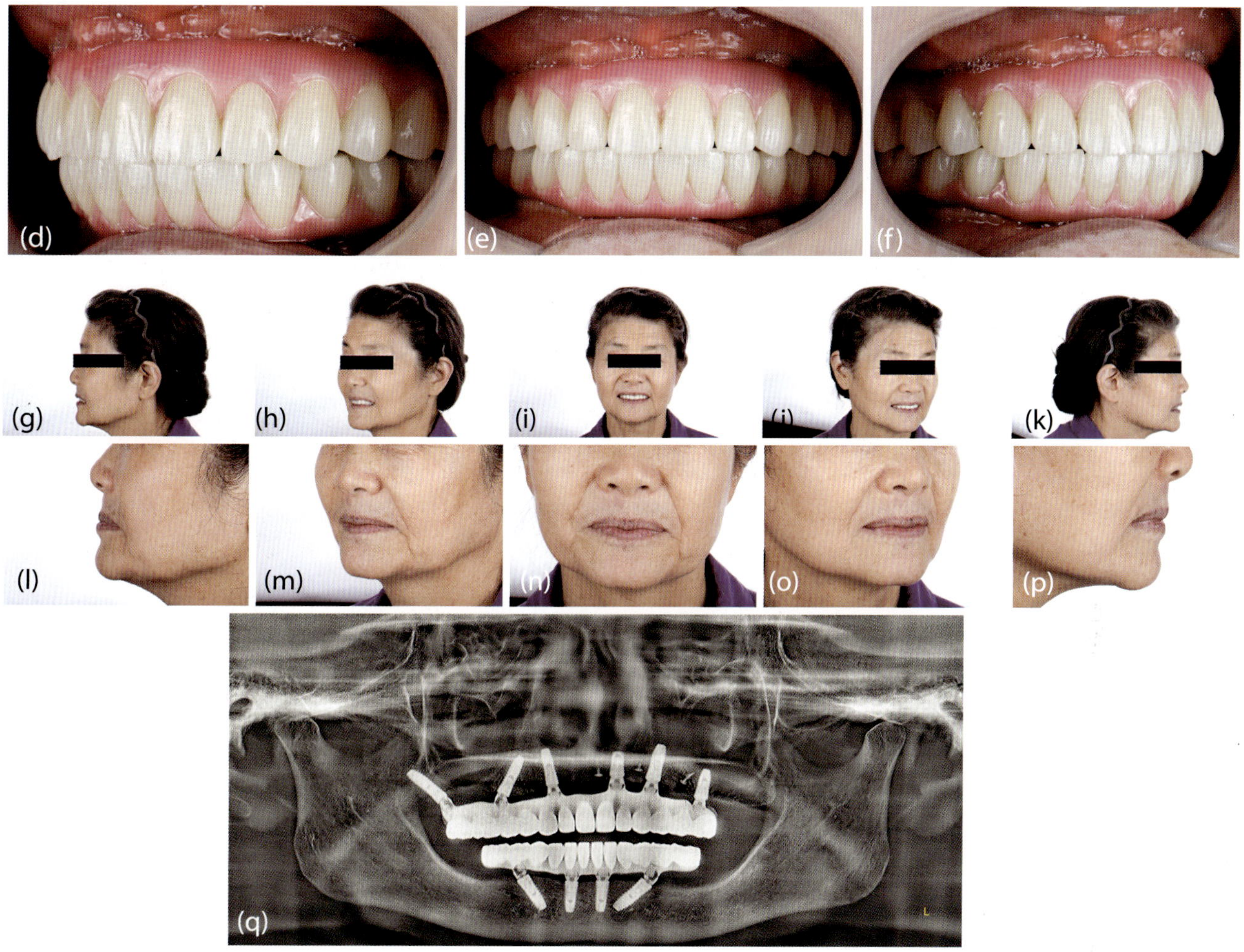

图 17-26　**最终修复流程**

（a ~ c）制作最终修复体;（d ~ f）口内试戴最终修复体;（g ~ k）最终修复面部照;（l ~ p）完成最终修复，恢复美观及功能;（q）完成戴牙后全景片检查。

（五）总结

该病例基于患者面貌分析、口内软硬组织情况以及影像学检查结果进行术前设计及方案制订，综合考虑患者美学及功能恢复，术前明确种植修复设计的系统化种植流程及骨增量程序的设计方案。该病例的系列化种植流程治疗方案带来的正向结果为：① 精确的术前分析和方案设计为患者后期实现良好的美学及功能效果奠定坚实的基础，以修复为导向的种植设计有助于恢复患者面部形态及上唇丰满度；其次，带龈瓷的一体式全瓷修复体设计能够一定程度上弥补牙槽嵴高度不足及角化龈不足的问题，有助于实现更好的美学效果；② 通过下颌 All-on-4 种植为简化患者的植骨程序提供新的思路，此种方案为牙槽骨条件不佳患者的种植修复提供新的可能性；③ 下颌种植一期手术同期行上颌骨增量程序能够缩短治疗周期，并在一定程度上弥补上颌骨牙槽骨吸收，有助于实现良好的骨弓轮廓及获得良好的种植三维位置；④ 上下颌全口种植固定修复的咬合重建方式能够更好地恢复患者正常的咬合关系。

吕昊昕　撰写

第四节

上下颌重度牙周炎即拔即种 1 例

患者基本情况

姓名：朱 **；性别：女；年龄：49 岁；职业：企业职工。

（一）病史检查

1. 主诉 上下颌多数牙齿松动缺失数年。

2. 现病史 患者数年前口内多颗牙齿因牙周病逐渐缺失，余留牙齿松动伴随疼痛，影响进食，现于我院就诊，要求种植修复。

3. 既往史 既往体健，否认系统性疾病史。1 个月前于口腔科行牙周基础洁治后，提前拔除炎症较重的 16、26、27、45、46 残根（图 17–27）。

4. 口腔检查

（1）口外检查：面部左右丰满度对称、口角线正常、齿中线正中、咀嚼肌松弛，未见明显结节。鼻唇沟较深，面下 1/3 距离相对正常。上下唇距 E 线较近。鼻唇角稍小（图 17–28）。

（2）口内检查：牙龈无明显红肿。16、26、27、31、41、45、46 缺失。咬合不稳定，13、23、34、35、47 松动Ⅰ度。18、28、36、33、43、44、47 松动Ⅱ度，其余天然牙均为Ⅲ度松动。多数牙釉牙本质界显露，牙龈退缩。12 根方膜龈联合处可见红肿充血。12 邻面龋坏，探（–）冷（–）牙冠变色，叩（±）。36 远中、37 近中邻面探及龋坏。口内唇、颊、舌、黏膜及咽部软组织正常，13–15，23–25 金属烤瓷冠桥无破损（图 17–29）。

5. 影像检查 CBCT 显示多数牙牙槽骨吸收不小于根长 1/2。17、15、13、12、23、27 根尖暗影。15 牙颈部折断，12、17 根尖低密度透射影。牙周膜阴影增宽。上下颌牙槽骨量充足，骨密度Ⅱ～Ⅲ类（图 17–30）。

6. 诊断 ① 慢性牙周病（重度）；② 牙列缺损：16、26、27、31、41、45、46 缺失；③ 12、17 慢性根尖炎；④ 15 残根；⑤ 36、37 龋坏。

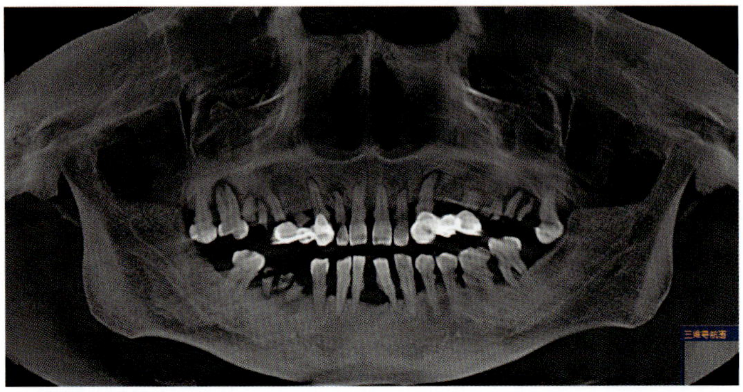

图 17–27 初诊 1 个月前 CBCT 检查

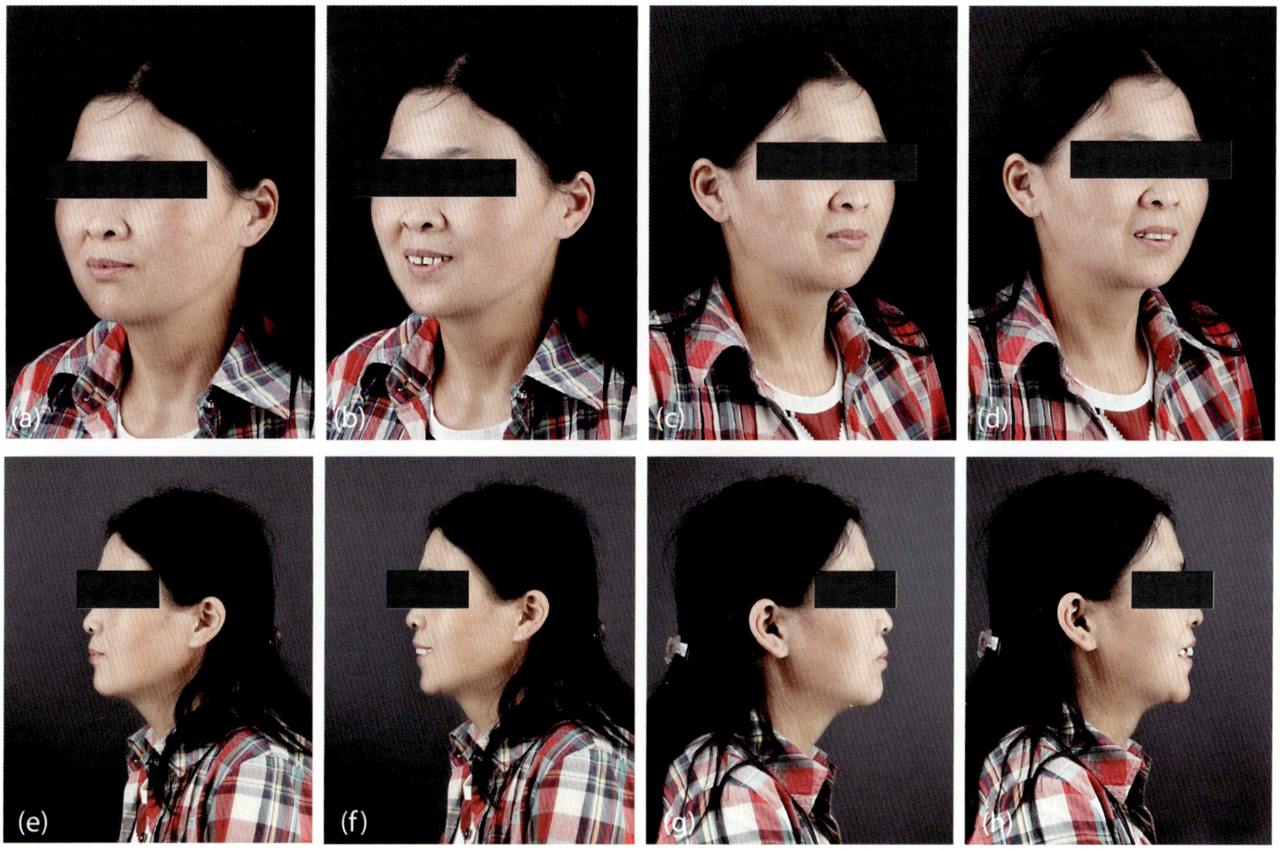

图 17-28 术前面部照片

（a）术前左 45° 面相照；（b）术前左 45° 微笑照；（c）术前右 45° 面相照；（d）术前右 45° 微笑照；（e）术前左 90° 面相照；（f）术前左 90° 微笑照；（g）术前右 90° 面相照；（h）术前右 90° 微笑照。

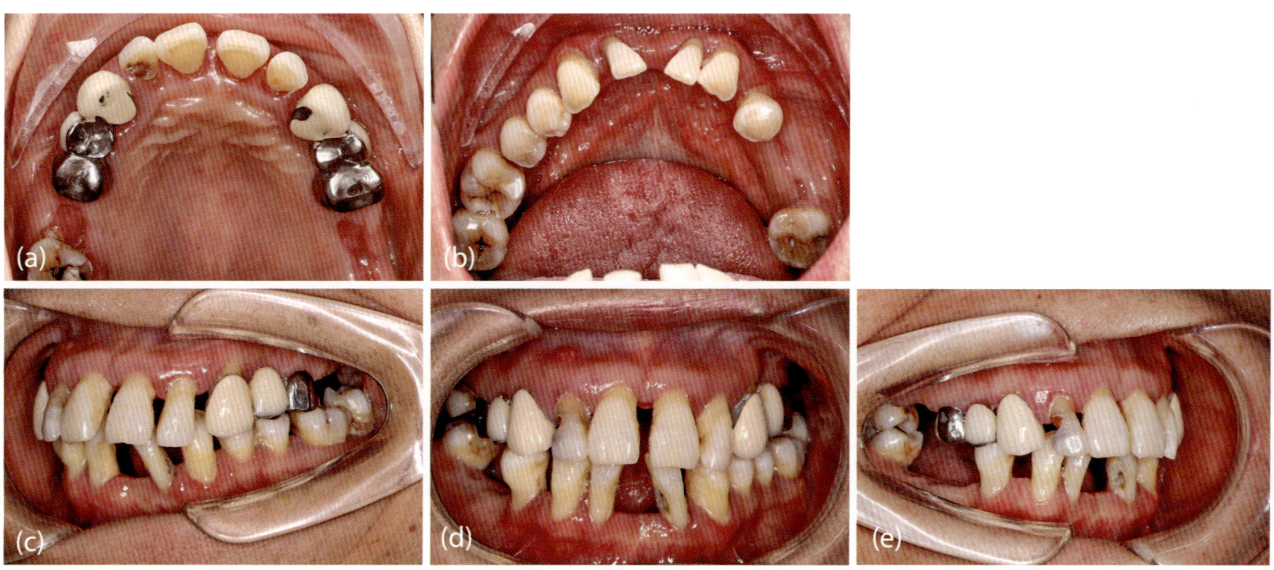

图 17-29 口内检查

（a）术前上颌口内照；（b）术前下颌口内照；（c）术前右侧口内咬合照；（d）术前正面口内咬合照；（e）术前左侧口内咬合照。

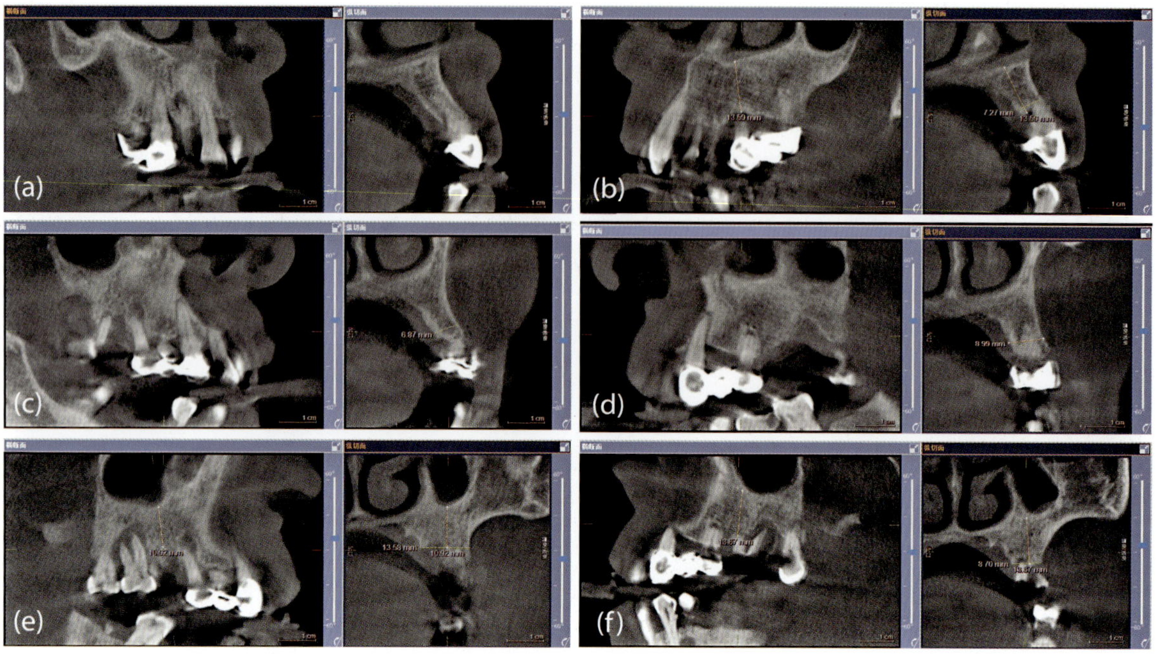

图 17-30 CBCT 检查

（a）13 牙位骨量情况；（b）23 牙位骨量情况；（c）14 牙位骨量情况；（d）24 牙位骨量情况；（e）16 牙位骨量情况；（f）26 牙位骨量情况。

（二）设计思考

本病例存在如下问题：① 治疗方案制订。该患者上下颌多颗牙齿缺失，且余留牙牙周状况不佳，出于对患者治疗全局考虑，制订上下颌分期即刻种植即刻修复的治疗方案。治疗全程融合数字化种植修复理念，借助数字化导板实现精准种植，后期使用数字化软件行最终修复体设计，最终完成整体的数字化治疗流程。② 颌位关系重建。该患者作为重度慢性牙周炎的准无牙颌患者，除需考虑牙列恢复的问题，也需考虑何为关系重建及颞下颌关节的状态，才有望实现长期的美学及功能重建效果。③ 功能和美学的重建。从患者美观角度考虑，面部左右丰满度对称、口角线正常、齿中线正中、咀嚼肌松弛，未见明显结节。鼻唇沟较深面下1/3 距离相对正常，种植修复治疗亦需恢复患者面部及口内粉白美学效果。

（三）治疗计划

具体术前评估与方案设计如下：① 术前 1 周患者牙周清洁控制菌斑、1 周后到诊采集数据、记录颌位；② 术前上颌运用放射点匹配、采集 CT 数据和口扫数据、确认植体位点制作种植外科导板；③ 术中全程导板下手术、试戴预成修复体、完成即刻种植、即刻修复；④ 上颌术后 1 周采用半程导板下即刻种植、即刻修复，调整咬合；⑤ 上下颌术后 6 个月采集数据并进行设计，完成最终修复体制作，戴最终修复体，确认功能运动；⑥ 最终修复 1 周后调咬合、叮嘱患者定期维护、防范口腔副功能。

（四）治疗步骤

1. 数据采集及方案设计 术前进行种植方案设计，附加放射点后口扫（图 17-31）。数字化软件中设计虚拟排牙，指导植体规划，完善方案设计（图 17-32）：16 植入 BEGO RSX-Line 4.5 mm × 11.5 mm 种植体；14 植入 BEGO RSX-Line 4.1 mm × 11.5 mm 种植体；13 植入 BEGO RSX-Line 4.1 mm × 11.5 mm 种植体；23 植入 BEGO RSX-Line 4.1 mm × 11.5 mm 种植体；24 植入 BEGO RSX-Line 4.1 mm × 11.5 mm 种植体；26 植入 BEGO RSX-Line 4.5 mm × 11.5 mm 种植体。

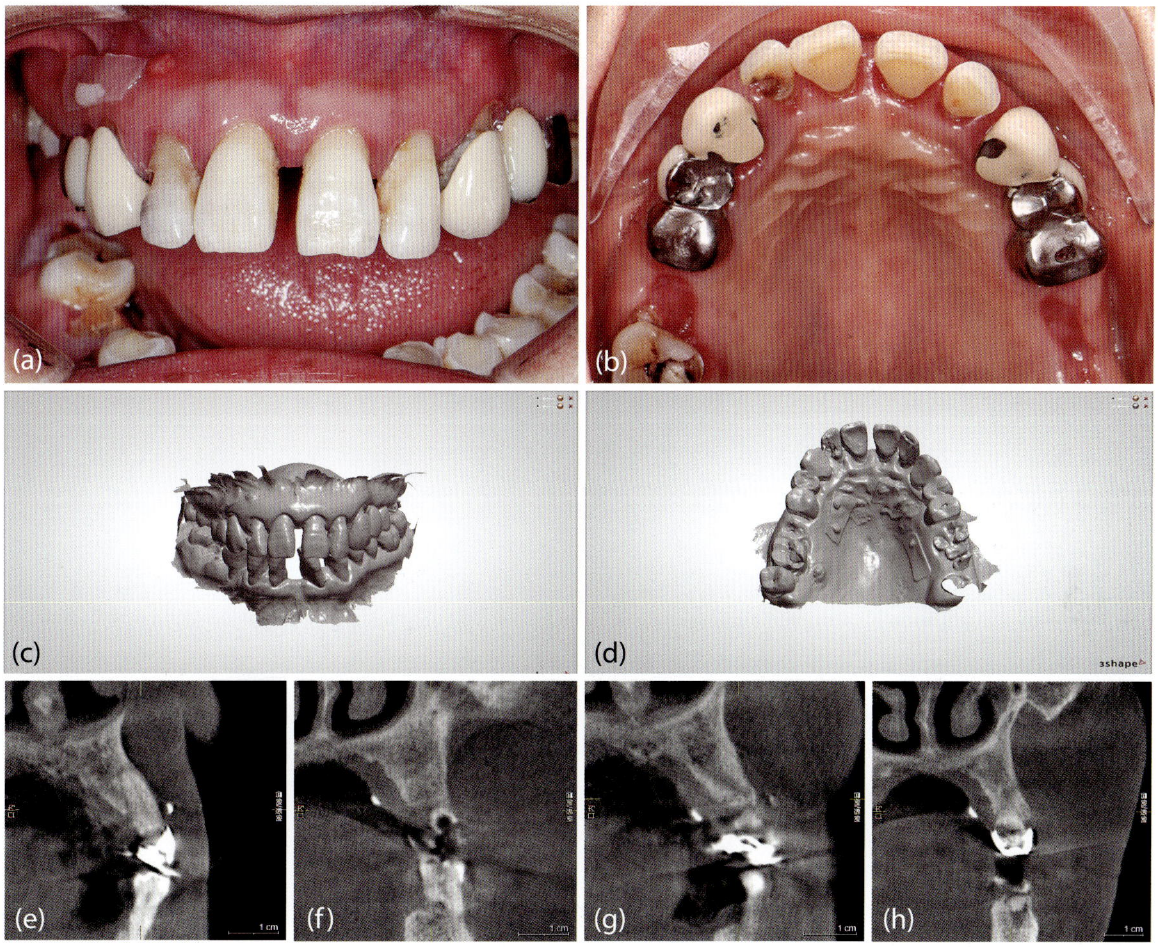

图 17-31 术前资料分析

（a 和 b）术前口内照，牙周状况不佳，术前进行完善牙周治疗，复查时唇侧角化牙龈固定辅助放射标志点；（c 和 d）术前口扫数据，结合 CBCT 术前制作种植导板；（e ～ h）术前上颌各种植位点骨量评估。

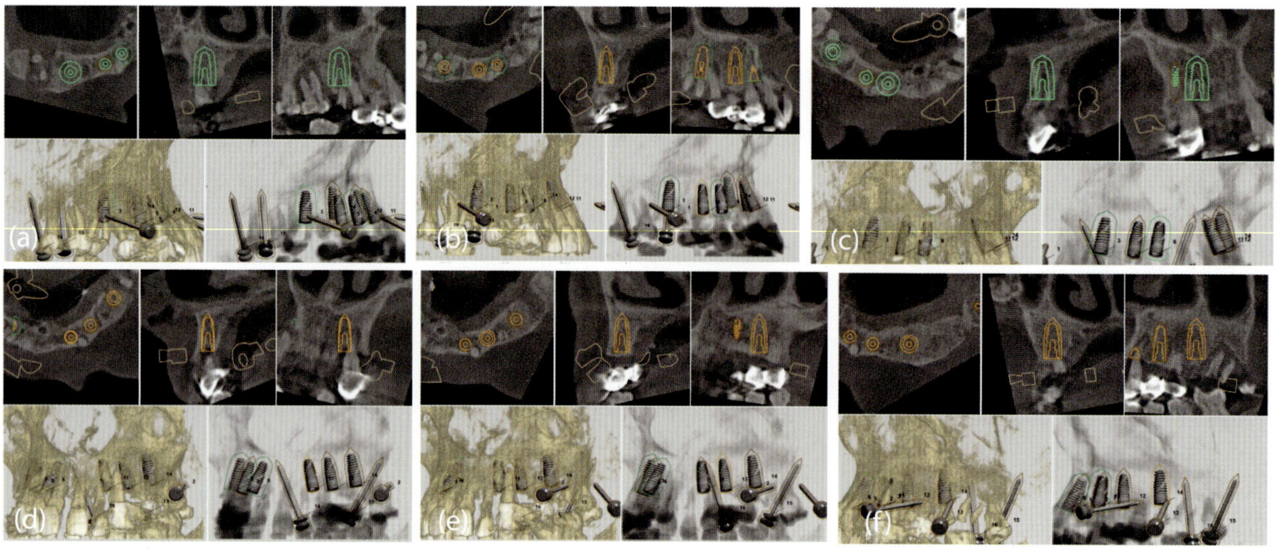

图 17-32　借助数字化软件进行种植位点设计

（a 和 b）术前口内照，牙周状况不佳，术前进行完善牙周治疗，复查时唇侧角化牙龈固定辅助放射标志点；（c 和 d）术前口扫数据，结合 CBCT 术前制作种植导板；（e 和 f）术前上颌各种植位点骨量评估。

根据患者最终修复体位置联合微笑时唇部状态等因素进行详细的美学分析和数字化术前设计。整合口扫数据及 CBCT 数据，于数字化软件中设计并制作以共享固位钉方式基底导板，定位导板，种植导板，临时修复体（图 17-33）。

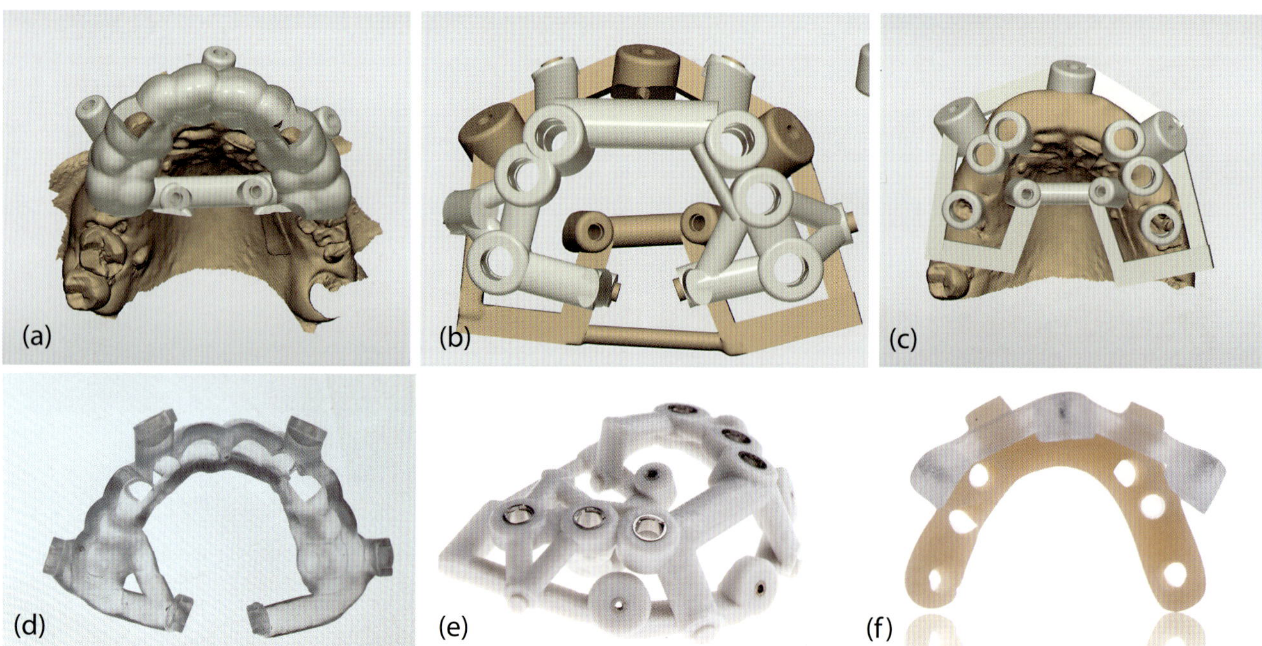

图 17-33　数字化导板制作

（a ~ c）数字化软件中设计基底导板以及种植导板；（d 和 e）数字化导板打印制作获得；（f）预制临时修复牙。

2. 上颌手术过程及临时修复体试戴　常规消毒，铺巾，4% 阿替卡因局部麻醉。上颌牙支持式定位导板就位后，安装基底导板，精准植入固位钉后取下定位导板。拔除上颌余留牙，于上颌牙弓做牙槽嵴顶切口翻全厚瓣，充分暴露手术视野。彻底清除骨面肉芽组织，生理盐水冲洗术区。正确就位种植导板后按计划植入种植体，导板辅助下于计划种植位点牙槽嵴顶处定位、逐级备洞，于 13（4.1 mm × 11.5 mm）、14（4.1 mm × 11.5 mm）、16（4.5 mm × 11.5 mm）、23（4.1 mm × 11.5 mm）、24（4.1 mm × 11.5 mm）、26（4.5 mm × 11.5 mm）位点植入计划种植体，初期稳定性良好，放置复合基台。通过共享固位钉，就位临时修复体，与临时修复基台粘接。拆下临时修复体后，安装复合基台保护帽。充分减张后，严密缝合创口，术后即刻拍摄 CBCT 示种植体的三维位置良好（图 17-34）。

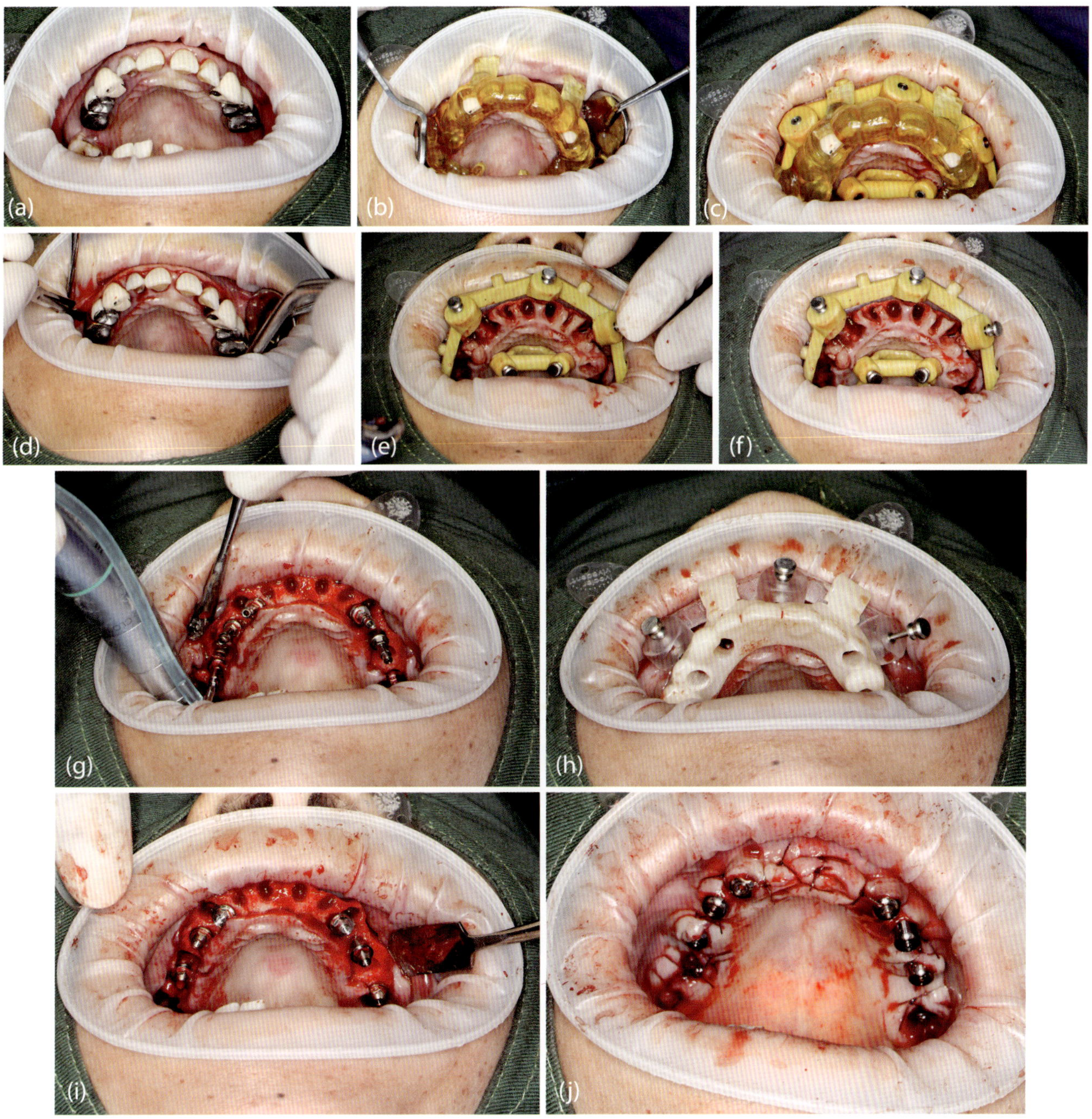

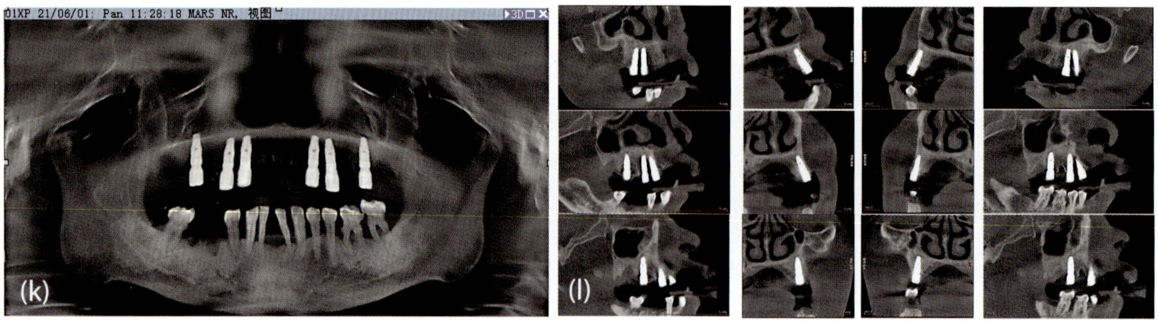

图 17-34 上颌种植手术流程

（a）术前上颌口内照；（b）安装牙支持式固位钉导板；（c）利用口内余留牙确定导板位置并植入固位钉；（d～f）拔除上颌余留牙，在种植导板的引导下植入 6 颗种植体；（g）安装复合基台，加力；（h）通过共享固位钉，就位临时修复体，与临时修复基台粘接；（i）拆下临时修复体，完成制作；（j）严密缝合创口，止血；（k 和 l）上颌术后即刻影像显示，种植体三维位置良好。

取下临时修复体后，进一步完善临时修复体的制作。完成临时修复体戴牙，被动就位性良好（图 17-35）。

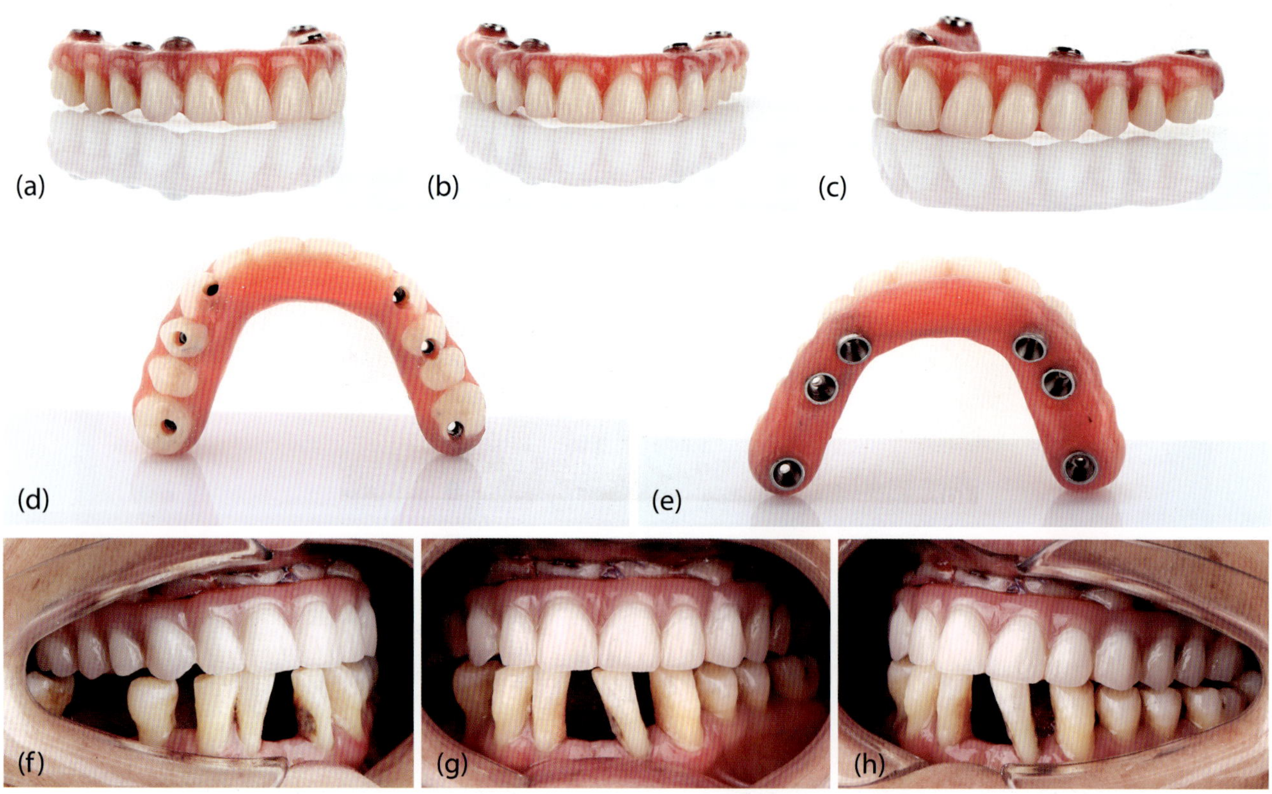

图 17-35 上颌临时修复体戴入

（a～e）完成临时修复体制作，形态良好；（f～h）试戴临时修复体。

3. 下颌手术过程及临时修复体试戴 上颌术后两周行下颌一期种植手术。常规消毒，铺巾，4% 阿替卡因局部麻醉。下颌牙支持式定位导板就位后，安装基底导板，精准植入固位钉后取下定位导板。拔除下颌余留牙，于下颌牙弓做牙槽嵴顶切口翻全厚瓣，充分暴露手术视野。彻底清除骨面肉芽组织，生理盐水冲洗术区。正确就位种植导板后按计划植入种植体，导板辅助下于计划种植位点牙槽嵴顶处定位、逐级备洞，于 33（3.8 mm × 12 mm）、34（3.8 mm × 10.5 mm）、36（3.8 mm × 10.5 mm）、43（3.8 mm × 12 mm）44（3.8 mm × 10.5 mm）、46（3.8 mm × 10.5 mm）位点植入计划种植体，初期稳定性良好，放置复合基台及保护帽。充分减张后，严密缝合创口，术后即刻拍摄 CBCT 示种植体的三维位置良好（图 17-36）。

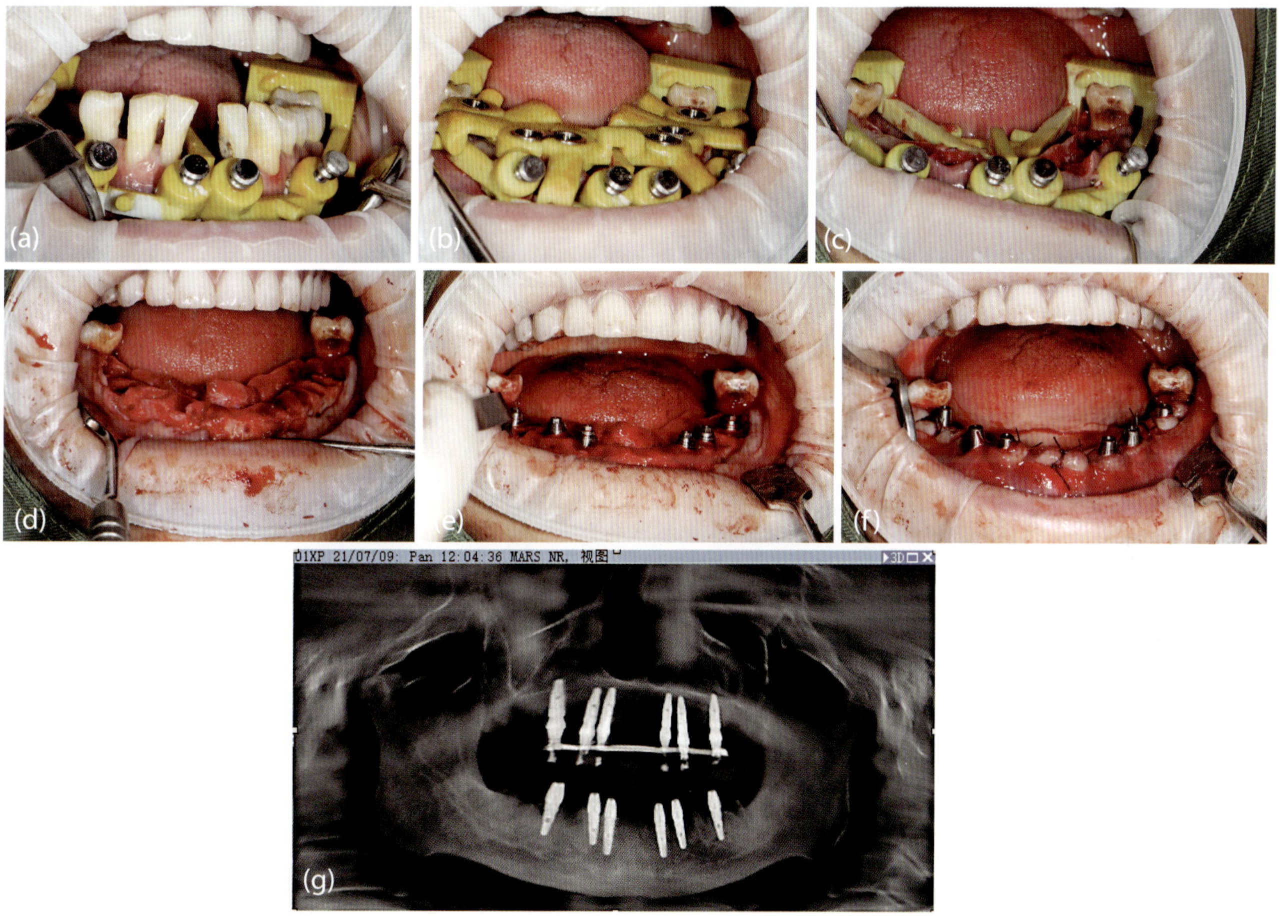

图 17-36 下颌种植流程

（a）通过牙支持式固位导板确认固位钉位置;（b）拔除下颌牙齿，安装固定种植导板;（c）导板引导下正确植入种植体;（d）拆除下颌导板及固位钉;（e）安装复合基台，加力;（f）严密缝合创口，止血;（g）下颌术后影像，种植体三维位置良好。

口内试戴临时修复体，美观及功能效果良好，术后调𬌗，达到均匀稳定的尖窝接触关系，患者面型丰满度恢复。嘱患者术后注意事项和卫生宣教（图 17-37）。

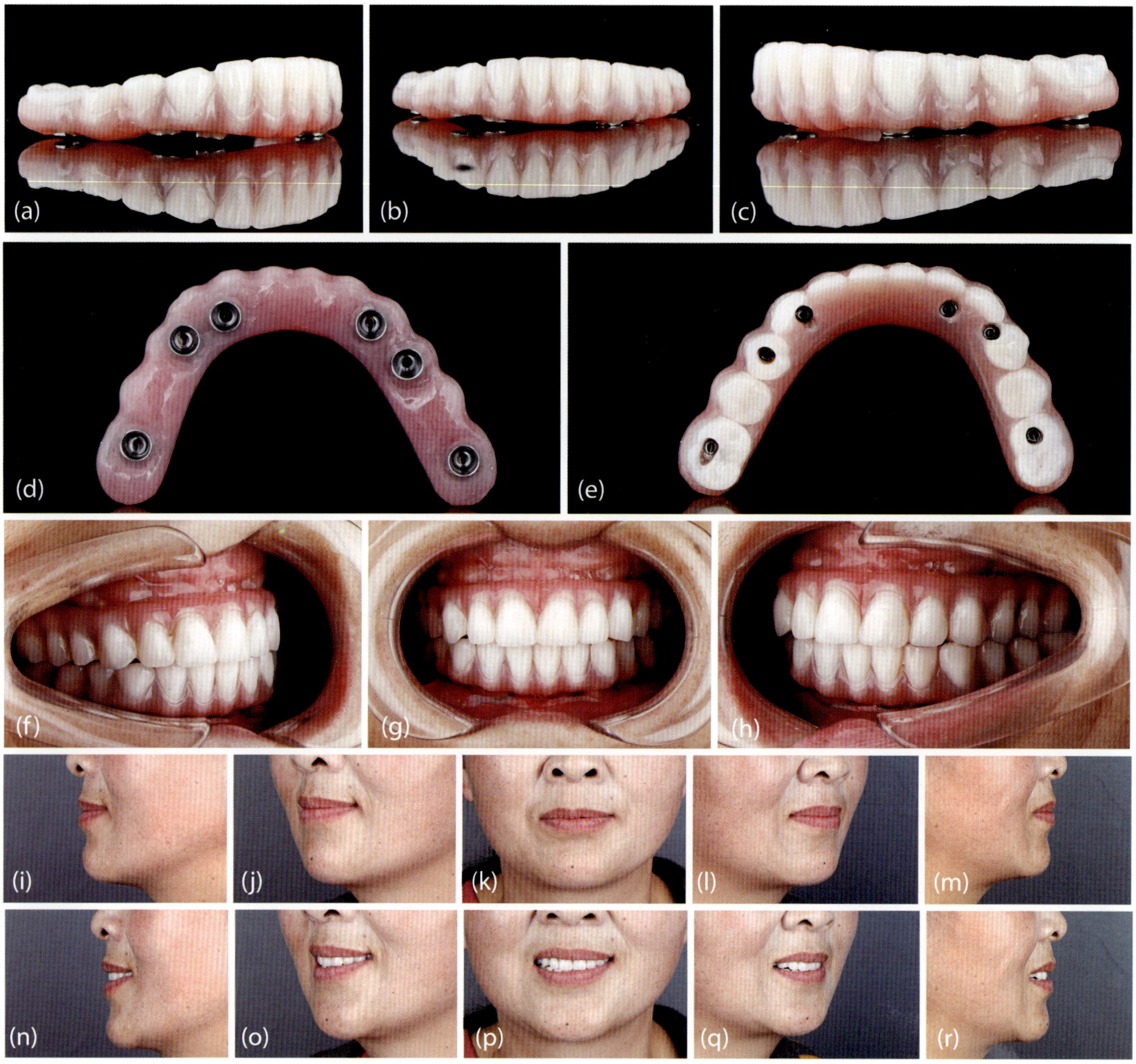

图 17-37 戴入临时修复体

（a～e）完成下颌临时修复体制作;（f～h）下颌即刻修复口内照，咬合及美观效果良好;（i～m）临时修复面下 1/3 照，侧貌恢复良好;（n～r）临时修复面下 1/3 微笑照，上下唇丰满度尚可。

4. 最终修复阶段

（1）最终修复取模：种植一期术后 6 个月复查，软硬组织愈合良好。借助数字化手段，口扫获取口内软组织信息及种植体三维位置信息。加工中心利用数字化软件进行最终修复体及修复体桥架的设计，先行纯钛桥架切割，并完成上部全瓷修复体制作及下颌最终修复体。于患者口内试戴桥架，其被动就位性良好，根据桥架完成最终修复体制作。完成最终修复体戴牙，美观及功能效果良好（图 17-38）。

（2）最终修复戴牙：术后 7 个月后完成上下颌最终戴牙，口内咬合关系良好。术前术后拍摄关节片可见术后关节状况良好（图 17–39）。X 线片显示最终修复后各种植位点种植体三维位置良好，修复体正确就位（图 17–40）。

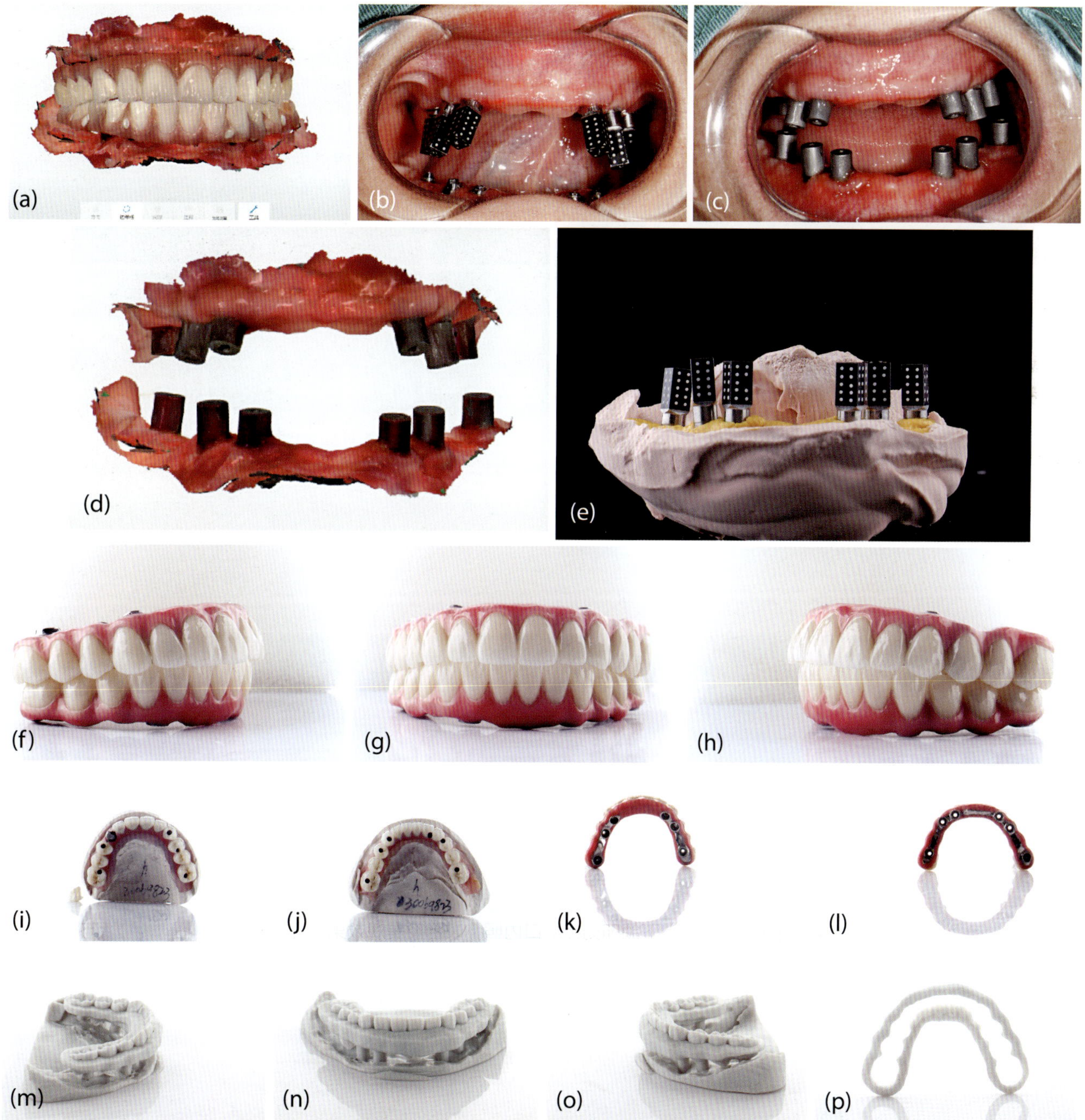

图 17–38 最终修复取模流程

（a ~ e）行上下颌口内扫描，获取口内数据；（f ~ l）完成最终修复体制作，颜色、形态及被动就位性良好；（m ~ p）打印下颌模型，制作咬合观测板。

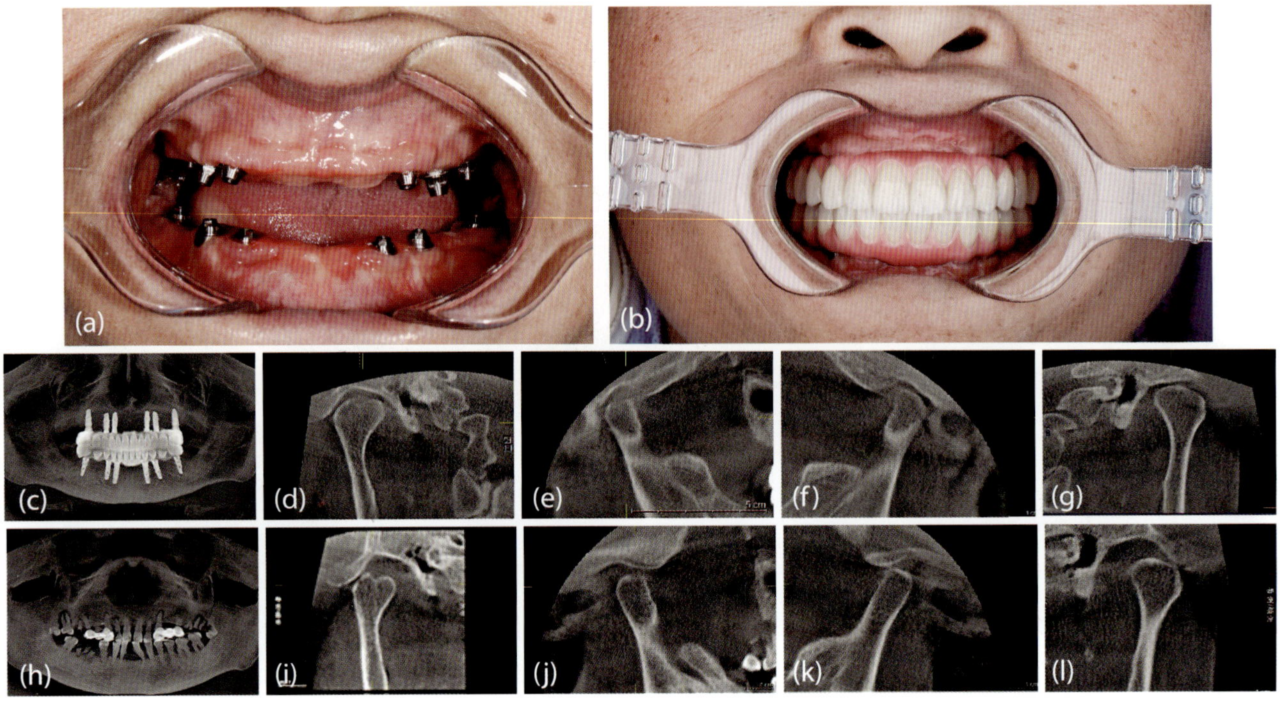

图 17-39 **最终修复体戴入**

（a）上颌术后 7 个月，软组织愈合良好；（b）试戴最终修复体，美观及功能尚可；（c ~ l）术前术后关节影像片对比，关节状况良好。

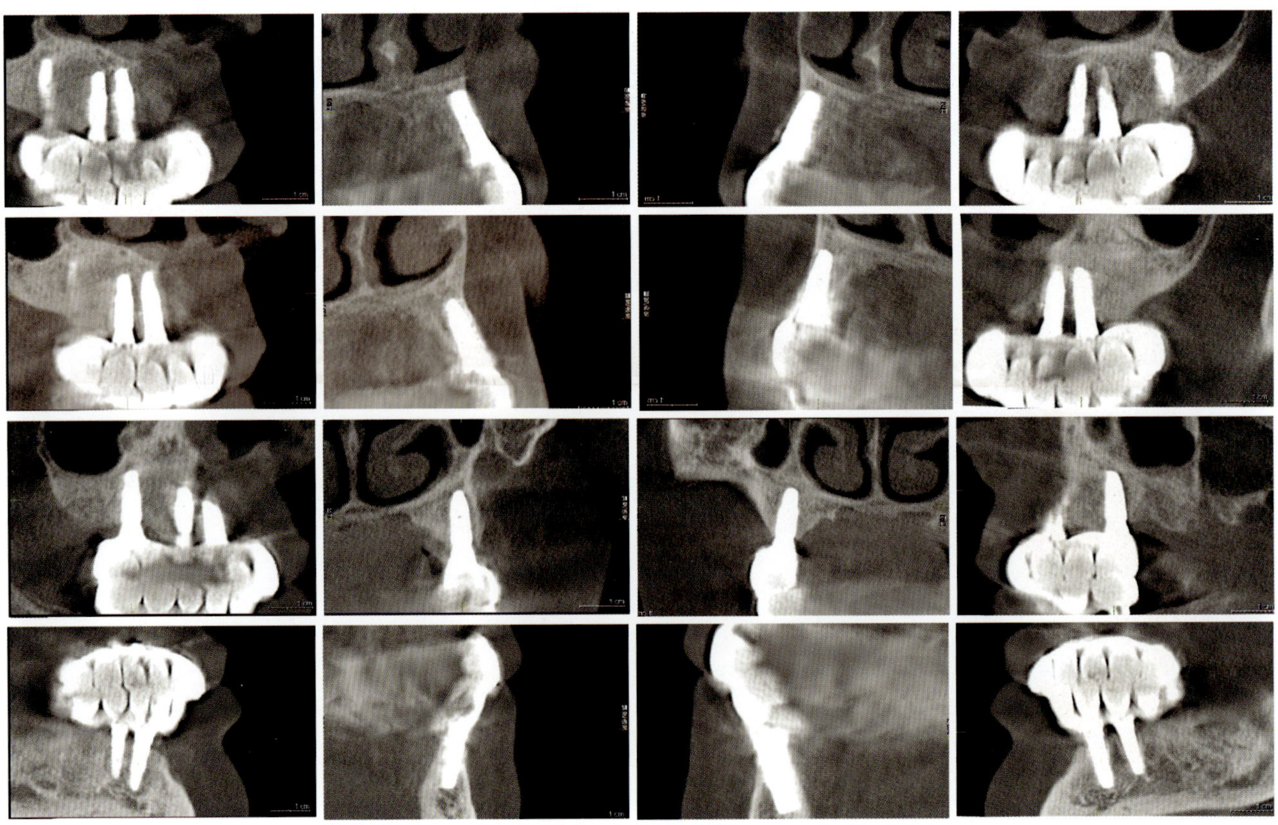

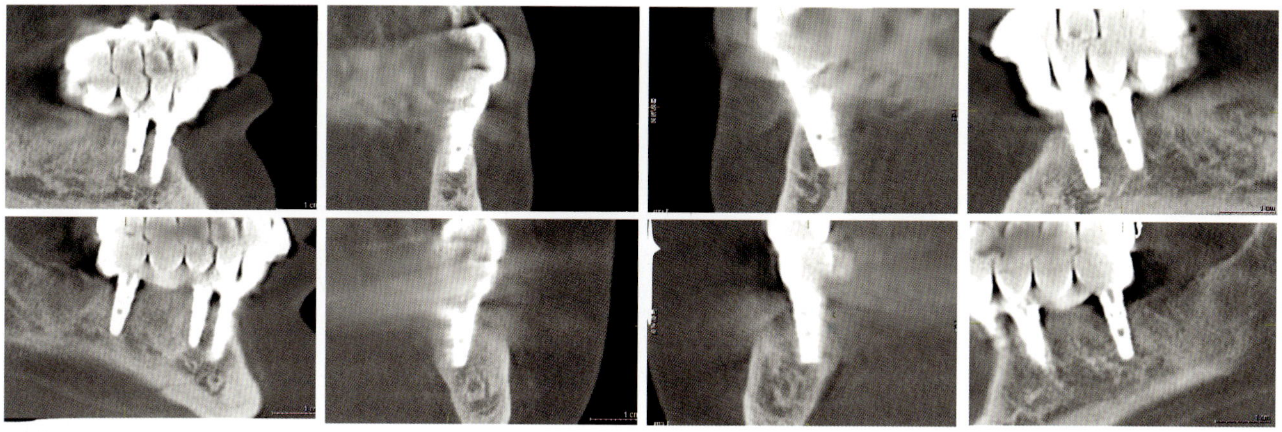

图 17-40 CBCT 显示种植体骨愈合良好

（3）修复后功能评估：最终修复后拍摄侧位片，侧貌恢复良好。动态咬合检查可见患者咬合功能较好（图 17-41）。

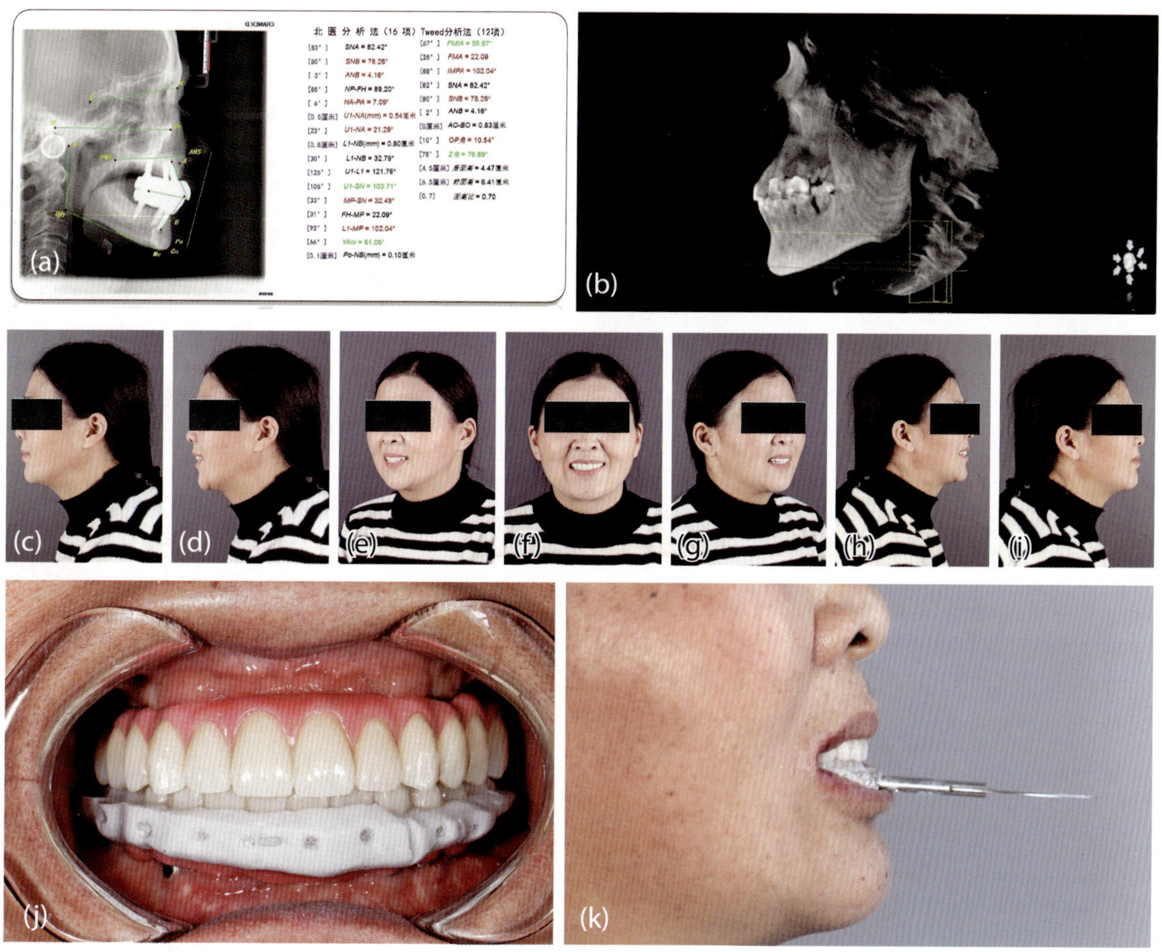

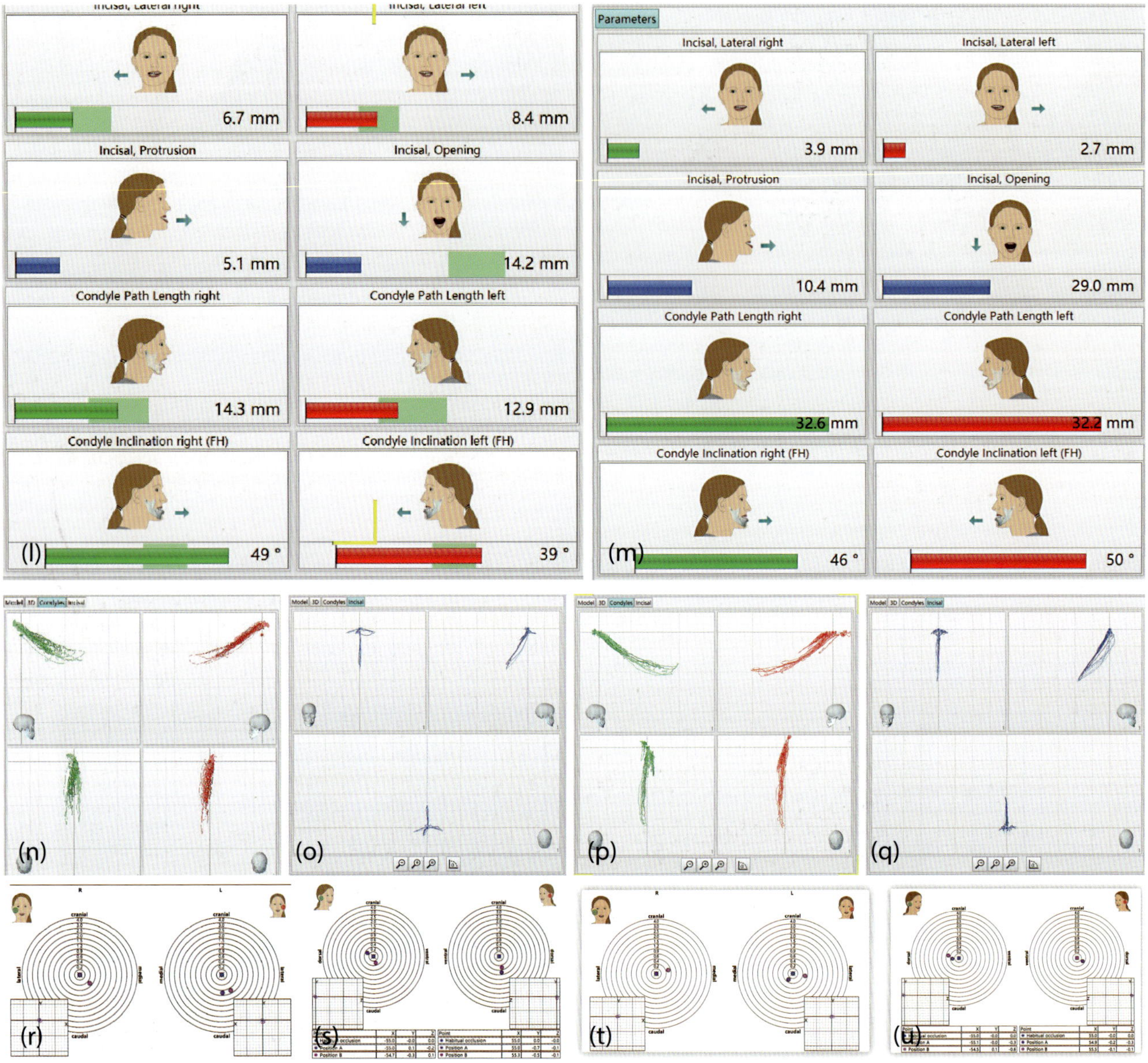

图 17-41 修复后功能评估

（a 和 b）影像片示侧貌恢复较好；（c ~ i）最终修复后面相照，美学效果较好；（j 和 k）戴牙当日咬合检查；（l ~ u）戴牙当日功能运动电子面弓数据显示，咬合功能恢复良好。

5. 复查随访 嘱患者最终修复后 1 周佩戴软殆垫，日常口腔卫生指导（图 17-42）。1 年后复查可见患者软硬组织较为稳定，美学及功能维持良好（图 17-43）。

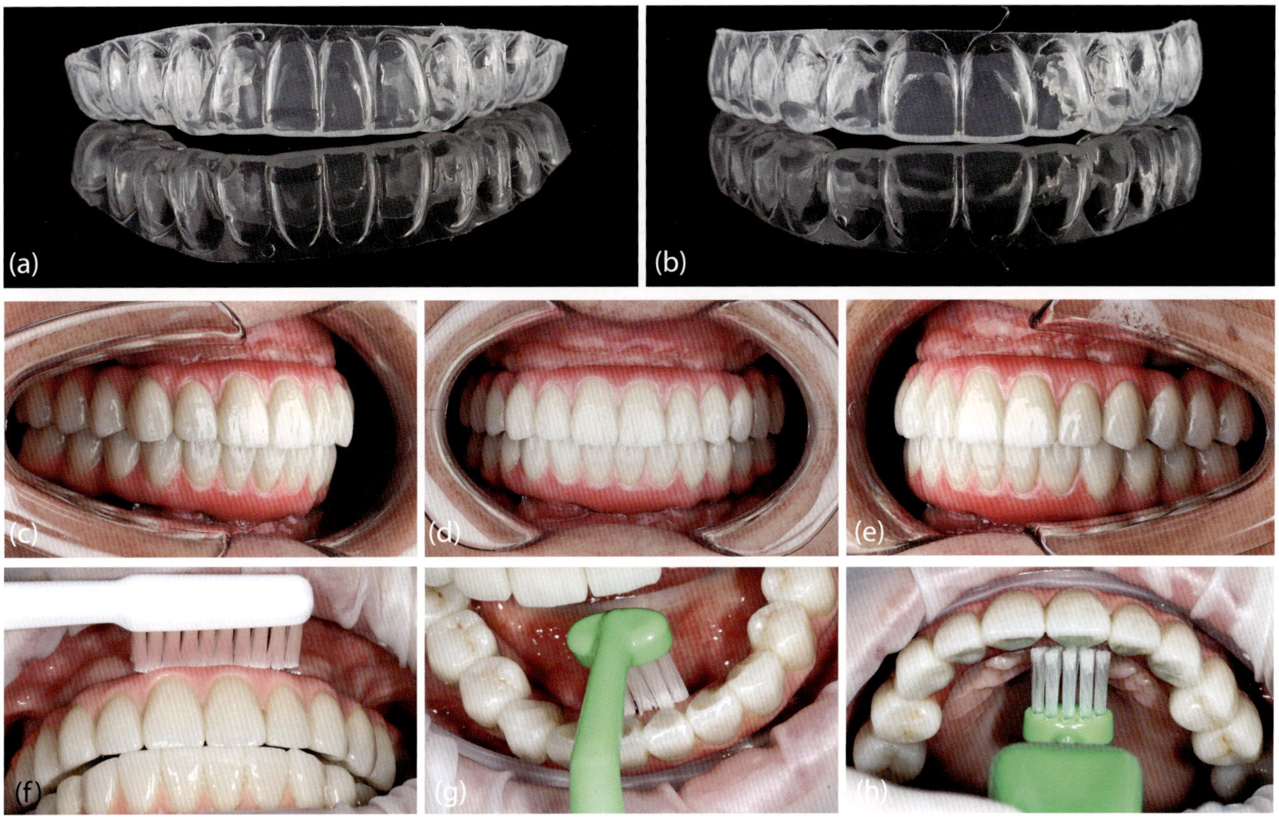

图 17-42 最终戴牙后维护

（a 和 b）最终修复后佩戴软𬌗垫，咬合过渡；（c ~ e）戴牙后 2 周，咬合及美观效果良好；（f ~ h）日常口腔维护，口腔卫生指导。

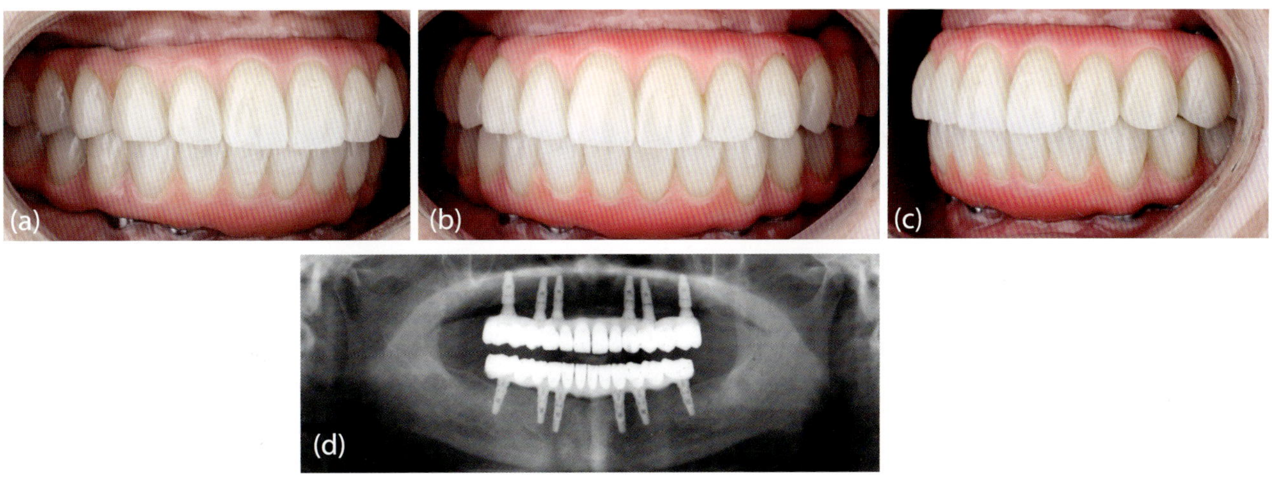

图 17-43 戴牙后 1 年复查

（a ~ c）咬合关系及口腔卫生维护良好；（d）最终修复 1 年后影像片示种植体周围边缘骨稳定。

（五）总结

本病例为重度牙周炎患者，在治疗重度牙周病的准无牙颌患者时，除了种植修复的风险也同样有可能面临与咬合重建相关的治疗问题。因此需在病例中思考如何确定上前牙垂直、近远中向以及更重要的矢状面位置。保证在重排牙列的情况下还能验证修复的𬌗平面协调准确，使得重建的功能运动是良好的。在此病例中，用数字化治疗手段参与术前规划、外科环节、最终修复等流程，在各个步骤利用数字化治疗的元素加以衔接后以获得尽量接近术前设计的修复效果，实现“以始为终”的治疗目标。

吕昊昕　撰写

第五节

数字化流程治疗上颌牙列缺损 1 例

患者基本信息

姓名：吴 **；性别：男；年龄：64 岁；职业：不详。

（一）病史检查

1. 主诉 上颌多颗牙齿缺失数年。

2. 现病史 数年前多颗上颌牙齿逐渐松动脱落，影响进食及美观，现于我院就诊，要求种植修复。

3. 既往史 数年前曾行上颌活动义齿修复，既往体健，无特殊，否认药物过敏史，否认其他系统疾病史。

4. 口腔检查

（1）口外检查：患者面部皮肤正常，营养状况尚可；面部中下 1/3 区凹陷，双侧口角处塌陷，侧貌丰满度不佳；颌面部左右对称；双侧髁突对称，颞下颌关节区触诊无疼痛、弹响，双侧髁突动度一致，开口型“↓”，开口度约 4.5 cm（图 17–44，a ～ j）。

（2）口内检查：上颌多数牙缺失，11、17、21、22 在位；34 ～ 36、43 ～ 47 联冠修复体在位。口腔卫生状况一般，余留牙牙龈边缘附着软垢，牙龈色粉，质地坚韧，上颌角化龈不足，黏膜光滑完整（图 17–44，k ～ n）。

（3）美学评估：牙槽嵴吸收明显，高度及宽度不足；面部中下 1/3 凹陷，侧貌丰满度欠佳，双侧口角塌陷。

5. 影像检查 上颌牙槽嵴高度及骨量不足，11、17、21、22 牙槽骨均吸收至根尖 1/3 ～ 1/2（图 17–44，o）。

6. 诊断 上颌牙列缺损。

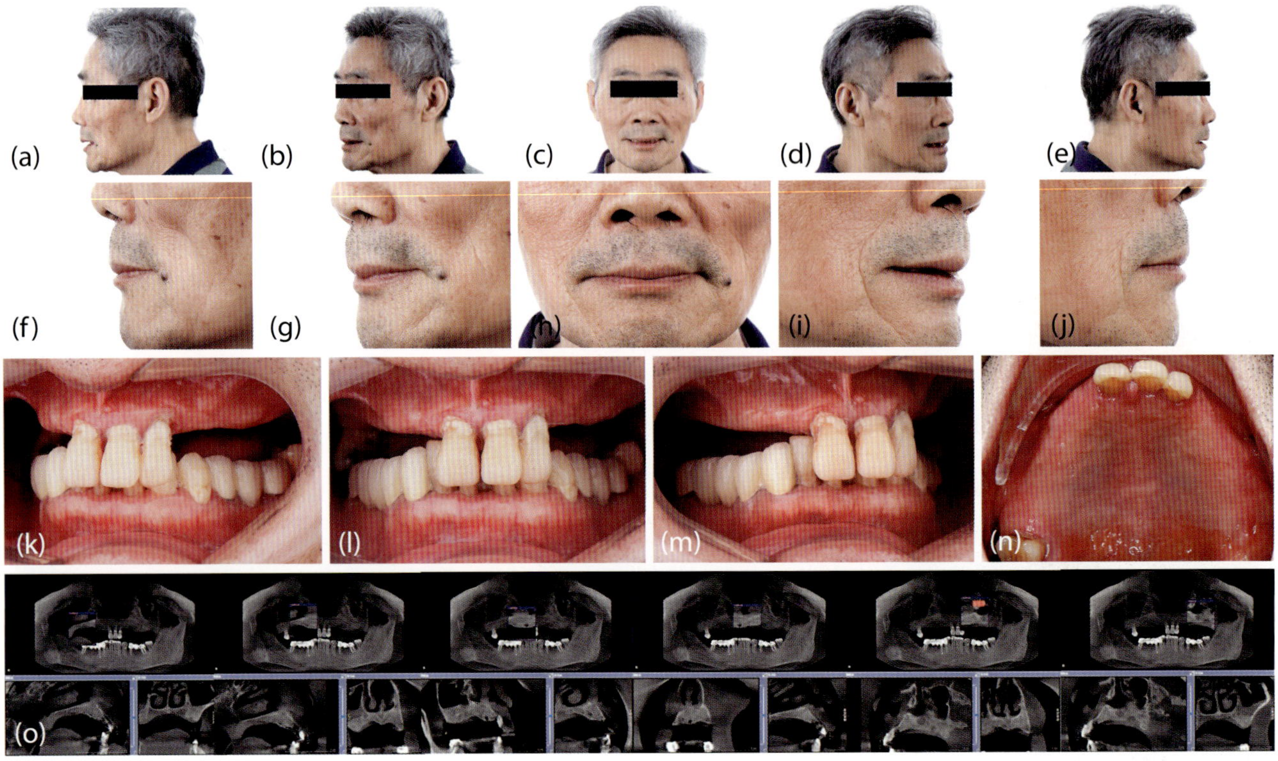

图 17-44 种植术前资料

（a ~ e）双侧口角塌陷，侧貌丰满度不佳；（f ~ j）上唇部丰满度差，面容苍老；（k ~ n）初诊口内照；（o）初诊 CBCT 示上颌牙槽嵴高度及宽度不足。

（二）设计思考

本病例存在如下问题：① 牙列和咬合方面：该患者上颌由于长期缺牙导致牙槽嵴高度及宽度不足，上颌牙列多颗牙齿缺失数年，无正常咬合关系且修复空间不足，故恢复患者牙列同时须考虑关注重建咬合关系及关节问题。② 美学方面：出于患者对美观及社交需求考虑，术前设计并制作良好的临时修复体，术后即刻恢复患者上颌牙列，避免缺牙期。即刻修复在一定程度上可满足患者的美观需求，并且也可初步恢复患者咬合功能，便于患者日常生活及饮食。本病例采取如下的设计思路和解决路径：在“以修复为导向”的理念指导下进行术前分析与设计，综合考虑患者咬合空间不足及咬合关系，采用一体式全瓷桥的方式完成修复以弥补咬合空间不足的问题。其次，借助数字化设计手段明确三维种植位点完成种植设计，并采用不翻瓣方式以减少手术创伤。再者，术后行即刻修复，可进一步满足患者美观需求。

（三）治疗计划

具体术前评估与方案设计如下：① 术前设计数字化种植导板及临时修复体；② 行种植一期手术，导板引导下于上颌植入 6 颗种植体行 All-on-6 全口种植，术后当天行即刻修复；③ 数字化制取印模及修复体设计；④ 行一体式全瓷桥的最终修复。

（四）治疗步骤

1. 术前综合分析及数字化设计 术前结合详细的口内面部分析、口内扫描数据及影像学检查结果进行数字化分析及设计，根据患者最终修复体位置联合微笑时唇部状态等因素确定未来种植体植入的三维位置，并制作种植导板及临时修复体（图 17–45）。

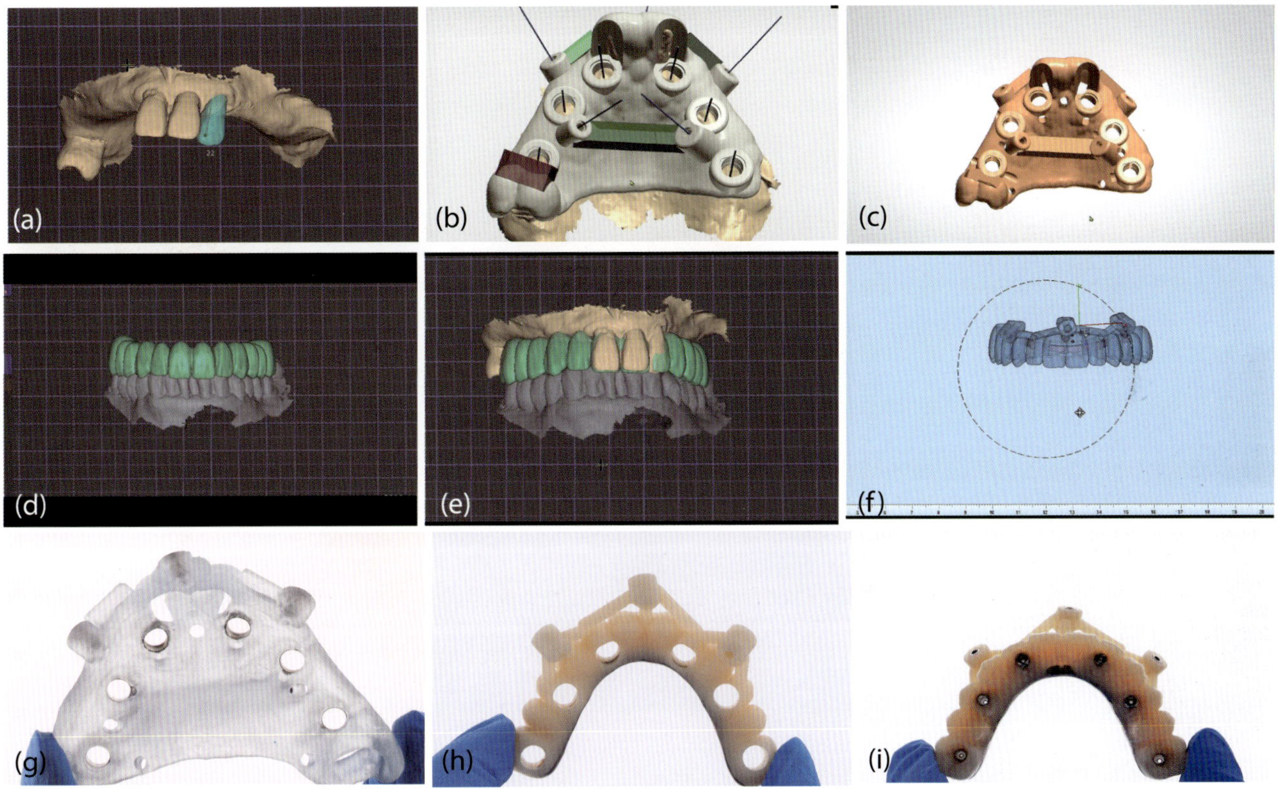

图 17–45 数字化术前分析

（a ~ c）术前数字化种植导板设计；（d ~ f）数字化软件进行临时修复体设计；（g）制作种植导板；（h）术前临时修复体；（i）术中制作临时修复体。

2. 种植一期手术 常规消毒，铺巾，4% 阿替卡因局部麻醉下拔除 22，于上颌牙弓放置数字化种植导板，确认其被动就位性良好。种植导板引导下于计划种植位点牙槽嵴顶处定位、逐级备洞。拔除 11 及 21，并于拔牙创口放置明胶海绵。于 12（3.6 mm × 12 mm）、14（4.0 mm × 12 mm）、16（4.5 mm × 12 mm）、22（3.6 mm × 12 mm）、24（4.0 mm × 12 mm）、26（4.5 mm × 10 mm）位点植入计划种植体，并放置复合基台，于 22 位点颊侧放置骨粉。术后即刻于口内试戴临时修复体，完成临时修复体粘接固位，美观及功能效果良好。术后即刻拍摄 CBCT 示种植体的三维位置良好（图 17–46）。

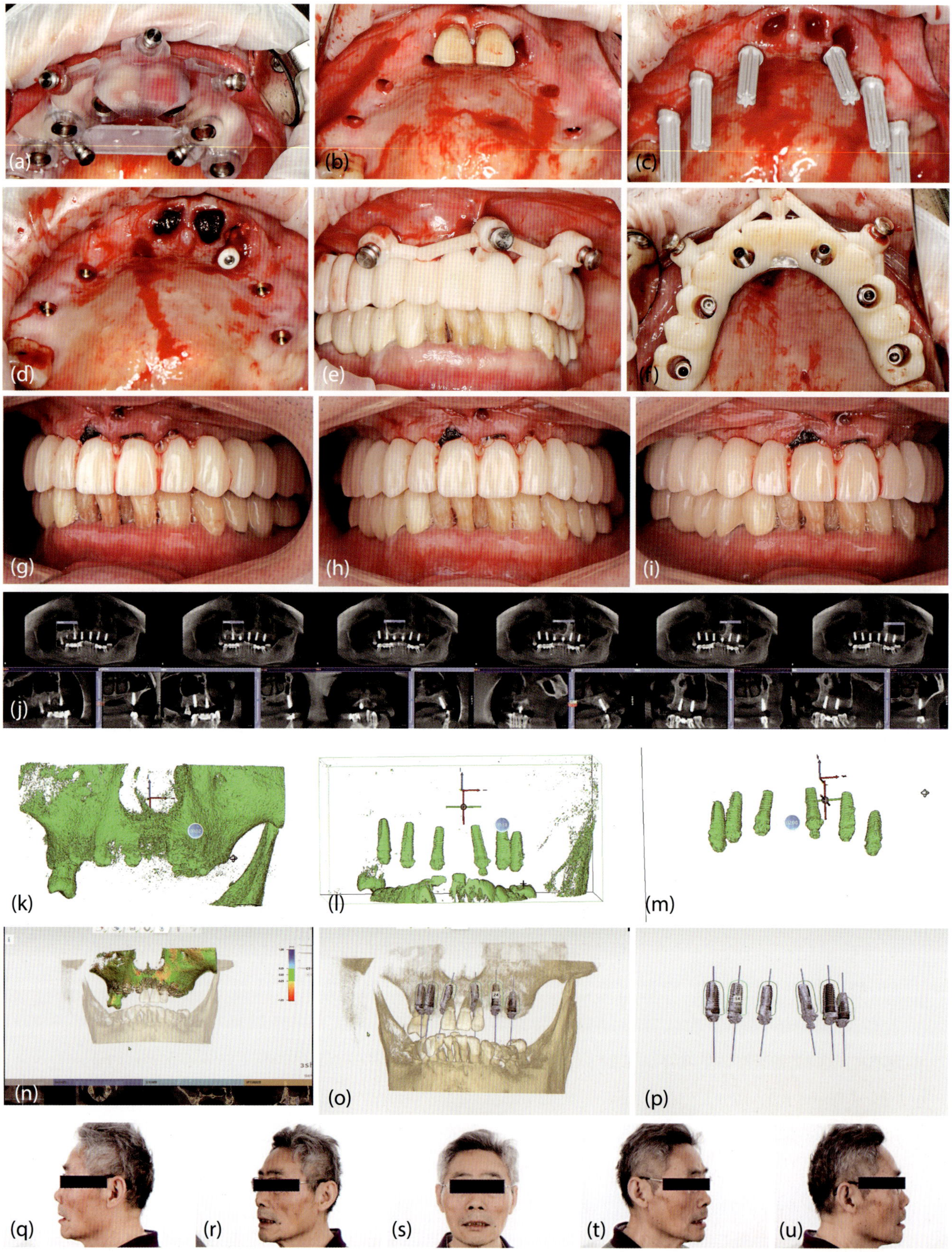

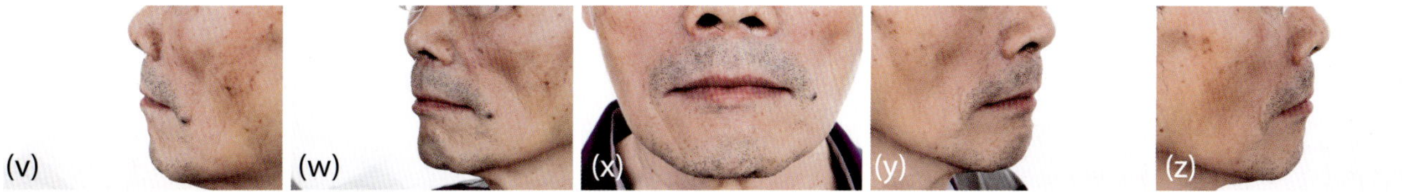

图 17-46 种植手术及即刻修复流程

（a）放置种植导板;（b）导板辅助下逐级备洞;（c）安装复合基台，加力至 30 N · cm;（d ~ f）安装临时修复体，确认就位性并完成粘接;（g ~ i）戴入临时修复体，咬合关系良好;（j）上颌种植术后即刻 CBCT，种植三维位置良好;（k ~ m）术后颌骨数字化模型;（n ~ p）术后植入精度对比，植入位置较为理想;（q ~ u）即刻修复后面相照，面下 1/3 高度尚可;（v ~ z）即刻修复后面下 1/3 照。

3. 术后复查 软组织恢复良好（图 17-47）。

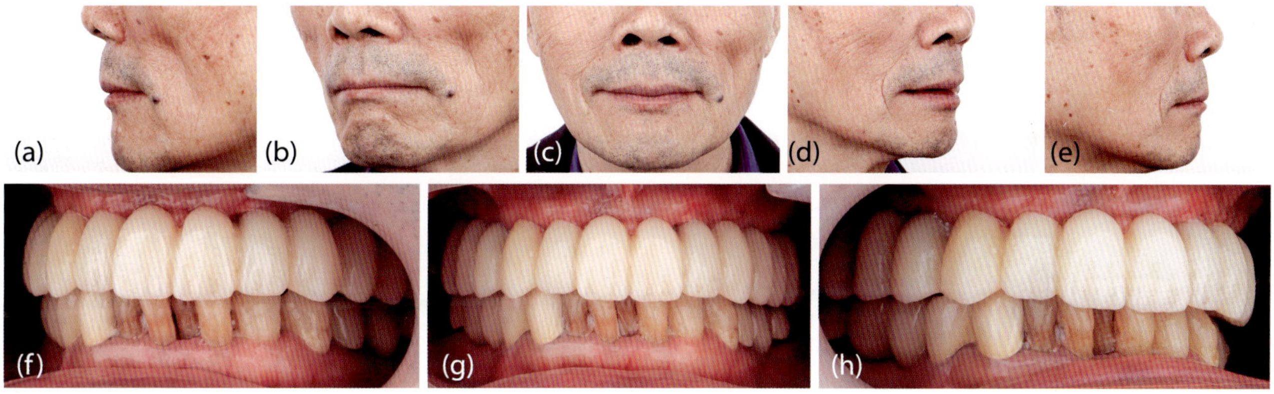

图 17-47 术后两个月复查

（a ~ e）一期术后 2 个月面下 1/3 照;（f ~ h）一期术后 2 个月口内照，软组织恢复良好。

4. 制取数字化印模 种植一期术后 4 个月复查，拆下临时修复体可见软组织愈合良好。安装数字化扫描杆，利用数字化手段制取印模及面扫，并借助电子面弓精确转移颌位关系（图 17-48）。

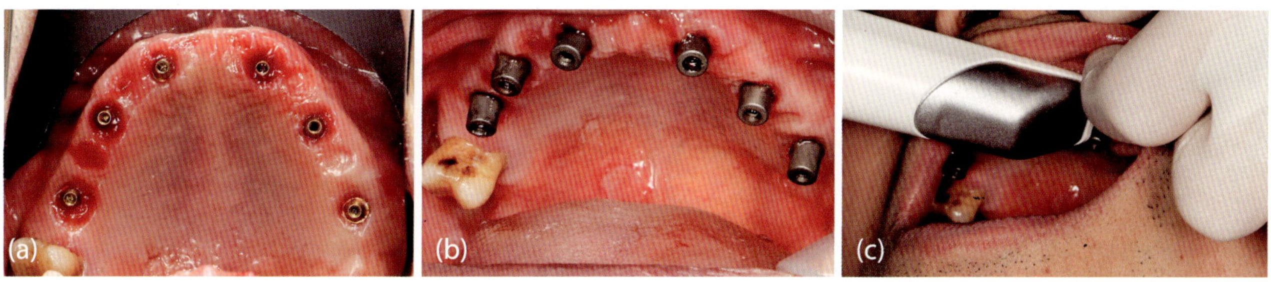

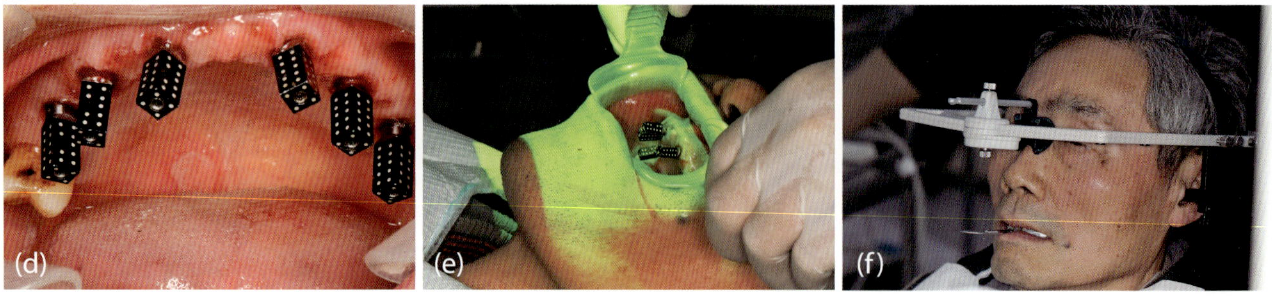

图 17-48 数字化印模流程

（a）拆下临时牙，牙龈愈合良好；（b）安装定位柱；（c）行口内扫描；（d）安装数字化扫描杆；（e）行面部扫描；（f）电子面弓转移颌位关系。

5. 数字化技术制作最终修复体 利用数字化软件进行最终一体式全瓷修复体设计，切割完成上部一体式全瓷修复体，与调磨完成的钛基底进行最终粘接，于打印模型上试戴最终修复体，其被动就位性良好（图 17-49）。

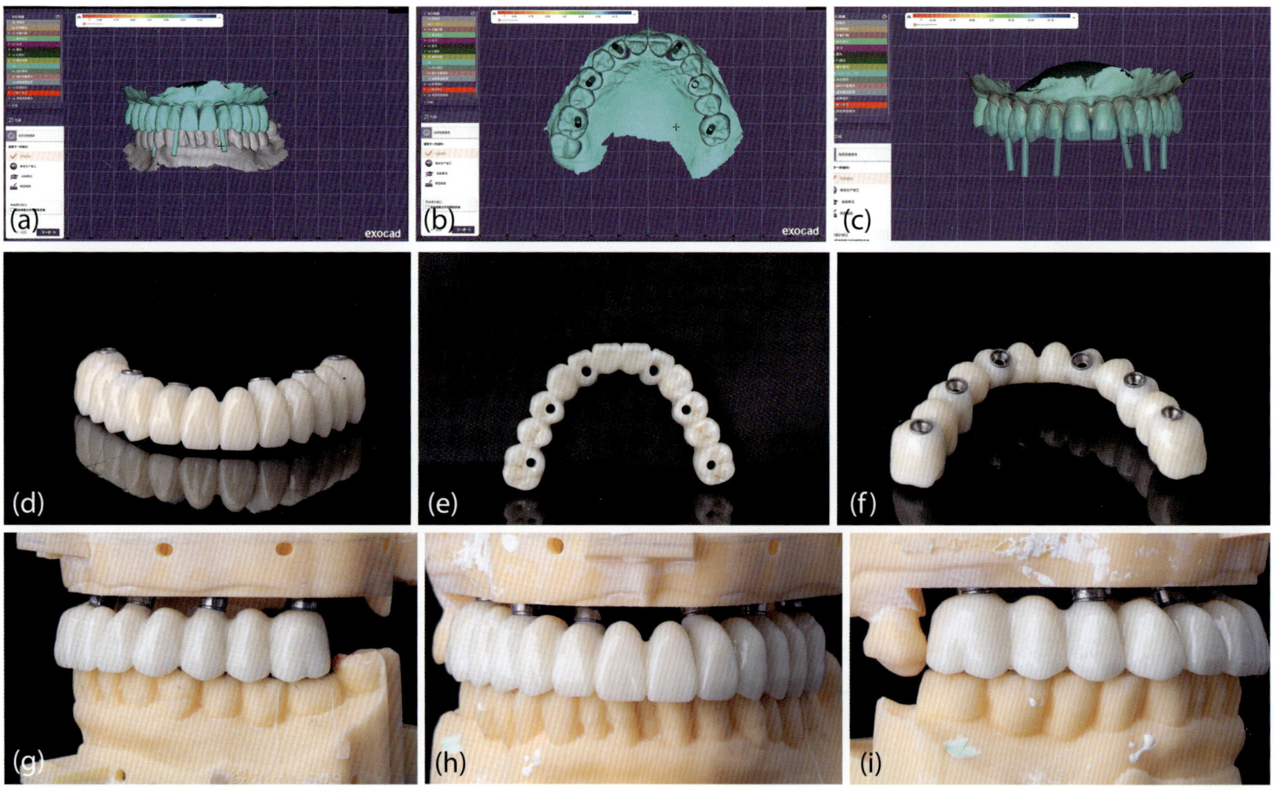

图 17-49 最终修复体设计及制作

（a～c）数字化软件设计最终修复体；（d～f）制作最终修复体，形态及颜色可；（g～i）完成最终修复体制作，被动就位性及咬合关系良好。

6. 最终戴牙 完成最终修复体戴牙，恢复美观及功能（图 17-50）。

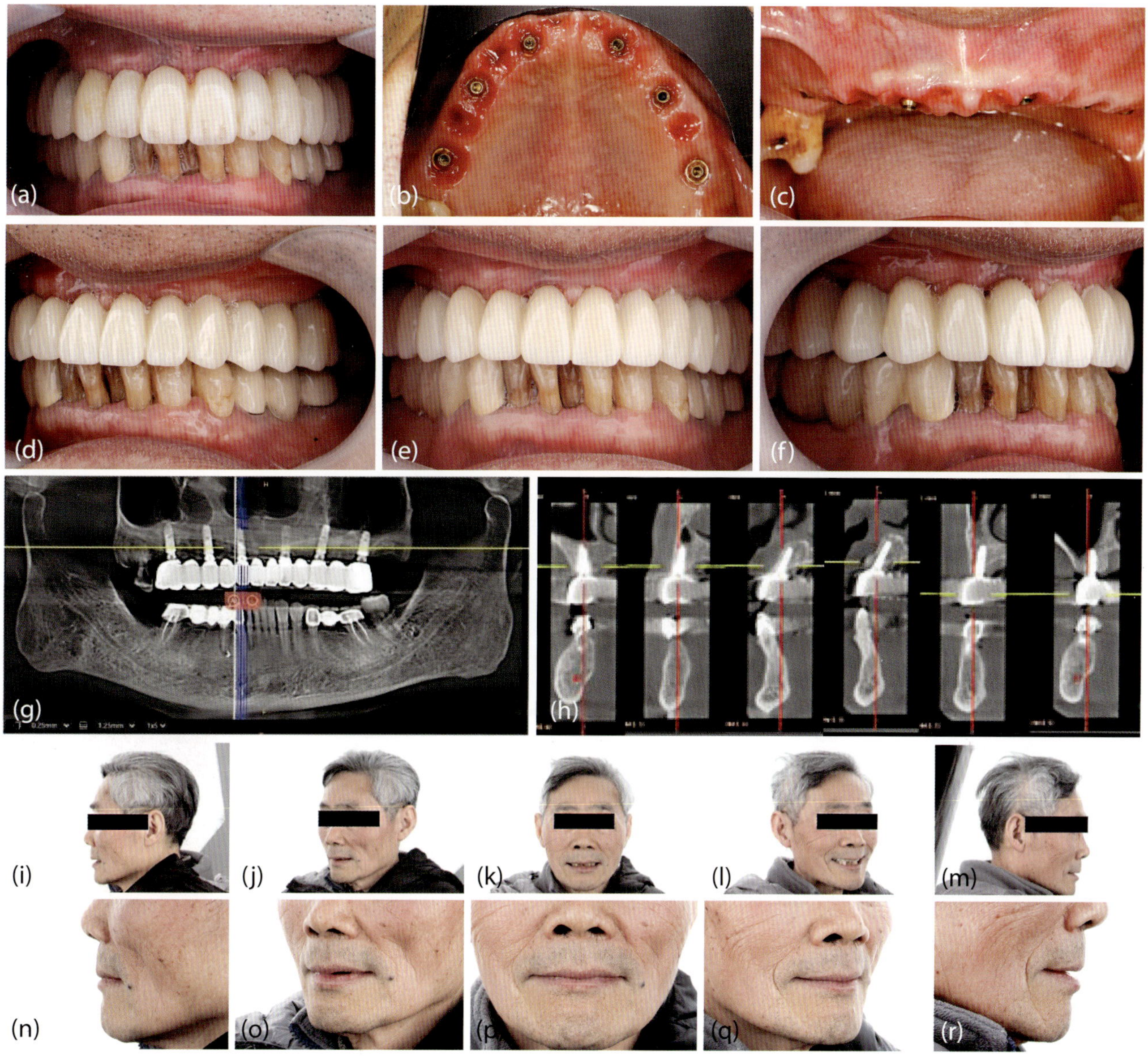

图 17-50 最终戴牙流程

（a ~ c）试戴前口内照，软硬组织愈合良好；（d ~ f）戴入最终修复体，咬合及被动就位性良好；（g 和 h）戴牙后 CBCT 示修复体就位良好；（i ~ m）最终修复后面部照，面部美观效果尚可；（n ~ r）最终修复后面下 1/3 照，侧貌丰满度增加。

（五）总结

该病例基于患者面部信息及口内临床检查情况进行美学分析，综合考虑患者的美学及功能需求及效果，借助数字化治疗方式完成该上颌牙列缺损病例。该病例的数字化种植系列流程带来的正向结果为：① 由于上颌多颗牙齿缺失且咬合空间不足，考虑采用一体式全瓷桥修复体，以减少对龈瓷的修复空间需求。② 为确保精确的种植三维植入位置，术前借助数字化软件完成种植导板的设计及制作；其次，为减少手术创伤及术后反应，采用不翻瓣方式植入种植体，也可同时实现三维位置及减少手术创伤的目标。③ 数字化技术为复杂病例的种植及修复过程提供极大便利，能够借助种植导板实现更好的以修复为导向的种植手术，结合数字化取模及修复体设计，能够更好地恢复患者正常咬合关系。④ 再者，术后即刻修复可在一定程度上恢复患者美观需求及咬合，避免缺牙期对患者日常带来的不便。⑤ 此外，完成整体种植治疗流程后的口腔维护及日常宣教有助于实现更稳定的远期临床效果。

吕昊昕　撰写

第六节

数字化引导下全口种植修复咬合重建 1 例

患者基本信息

姓名：王 *；性别：女；年龄：66 岁；职业：退休。

（一）病史检查

1. 主诉 上下颌牙齿逐渐松动脱落数年。

2. 现病史 数年前上下颌牙齿逐渐松动脱落，现影响进食及美观，故于我院就诊，要求种植修复。

3. 既往史 无特殊。有高血压、糖尿病史，服药控制，否认其他系统疾病史。

4. 口腔检查

（1）口外检查：患者面部皮肤正常，营养状况尚可；面部中下 1/3 轻度凹陷且高度不足，双侧口角塌陷；微笑时鼻翼线口角线偏斜，颌面部左右对称；双侧髁突对称，颞下颌关节区触诊无疼痛、弹响，双侧髁突动度一致，开口型“↓”，开口度约 4 cm（图 17-51，a ～ j）。

（2）口内检查：上颌多数牙缺失，口腔卫生状况一般，口内可见 22、23、35、37、44 存余留牙周围软垢附着及牙结石，牙龈色粉，质地坚韧，上下颌角化龈不足，黏膜光滑完整（图 17-51，k ～ o）。

（3）美学评估：牙槽嵴吸收明显，高度及宽度不足；面部中下 1/3 凹陷，侧貌丰满度欠佳，双侧口角塌陷。

5. 影像检查 牙槽嵴高度及宽度不足，上颌后牙区骨高度欠佳，22、23、35、37、44 牙槽骨均吸收至根尖 1/3 ～ 1/2（图 17-51，p 和 q）。

6. 诊断 上下颌牙列缺损。

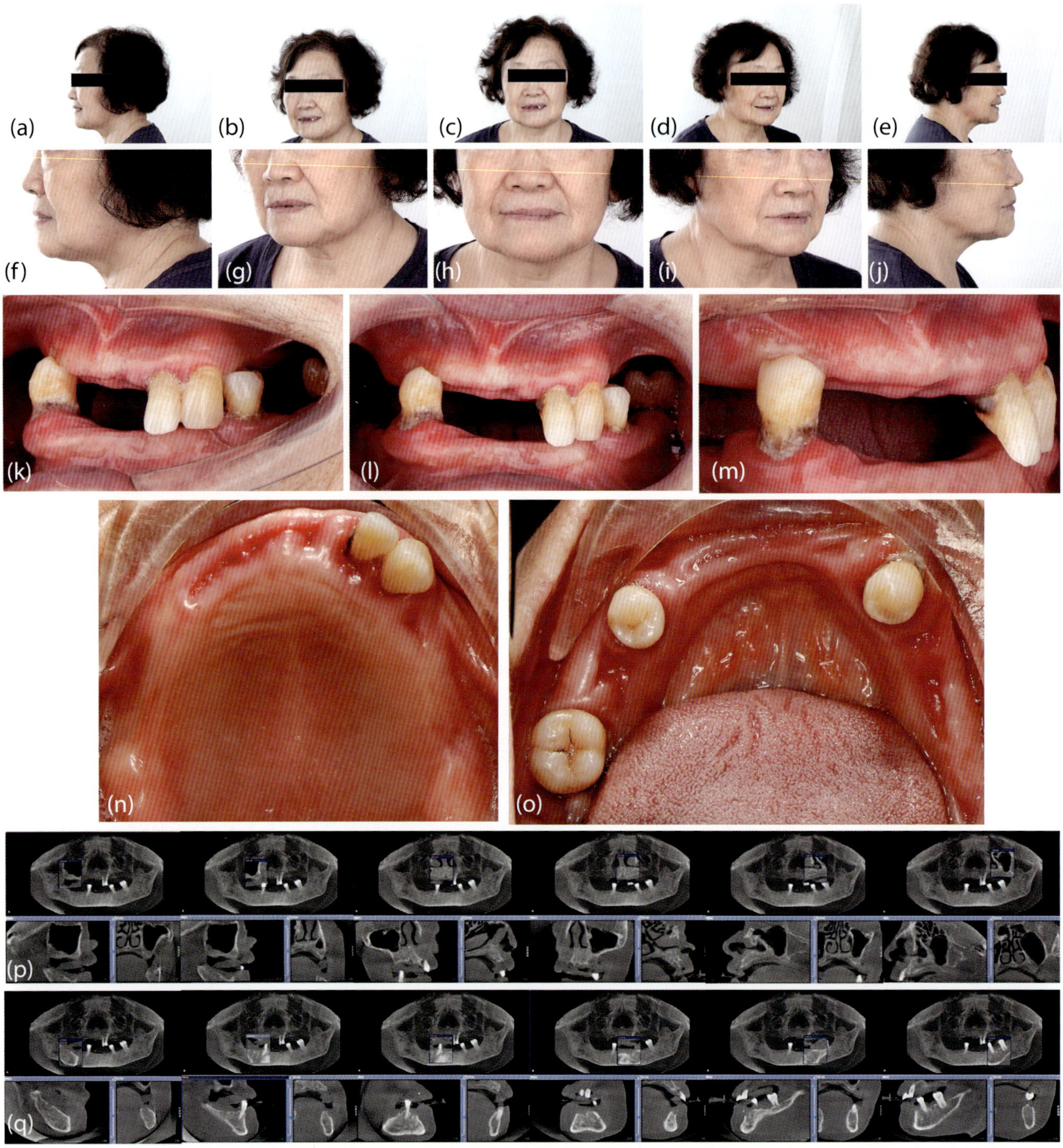

图 17-51 种植术前资料

（a～e）术前面部照；（f～j）面下 1/3 部凹陷，双侧口角塌陷；（k～m）术前口内照，22、23、35、37、44 尚存，牙结石Ⅲ度，牙龈退缩；（n）22、23 存，前牙区软组织愈合不全；（o）35、44、37 存，缺失区角化牙龈不足；（p）上颌后牙区高度明显不足；（q）下颌牙槽嵴吸收明显，骨高度不足。

（二）设计思考

通过术前侧貌及临床检查结果分析，本病例的方案设计需考虑以下方面：① 牙列和咬合方面：该患者上下颌多颗牙齿缺失数年，致软硬组织吸收明显，上下颌 All-on-6 的种植修复设计可一定程度上简化骨增量程序，降低大面积实施骨增量的可能性。然而，此方案对种植体的正确三维植入位置要求较高，故考虑借助术前数字化导板的设计实施种植手术。再者，从修复角度考虑，患者上下颌多颗牙齿缺失，且修复空间稍显不足，故对于咬合功能重建要求较高。因此，修复阶段需借助口扫及面扫等数字化修复设计方式恢复更为理想的咬合关系。② 美学方面：从患者美观状况考虑，该患者为中位笑线，患者面中下 1/3 凹陷，侧貌丰满度欠佳，双侧口角塌陷，且微笑时鼻翼线口角线偏斜。

（三）治疗计划

以恢复美学及功能为目标，在“以修复为导向”的理念指导下进行术前分析与设计，利用完善的数字化设计手段分析该病例可通过上下颌的 All-on-6 种植修复设计实现咬合重建，避免大范围的软硬组织增量手术，减少手术创伤，并借助最终修复体恢复正常咬合关系。其次，上颌后牙区骨高度不足，修复体存在过长的悬臂，远中上颌结节区骨量不足，通过上颌窦外提升术有助于实现后牙区种植体的正确三维植入位置。再者，利用修复体龈瓷部分设计弥补软组织不足的问题，进一步满足患者美观需求。该病例的难点在于全口牙槽嵴条件不佳，首先借助上颌 All-on-6 及下颌 All-on-6 的种植修复方案保证在获得种植体正确的三维位置的同时尽可能简化植骨程序。此外，需考虑患者微笑笑线及面貌特征，力求借助数字化手段辅助实现美学及功能的双重效果。具体术前评估与方案设计如下：① 上颌导板辅助下植入 6 颗种植体行 All-on-6 种植，16 位点及 26 位点同期行上颌窦外提升术及骨增量术，下颌在导板辅助下植入 6 颗种植体行 All-on-6 种植，术后当天行即刻修复；② 6 个月后，在数字化软件辅助下制取印模及修复体设计；③ 行螺丝固位带龈瓷的全牙弓一体式整体桥的最终修复。

（四）治疗步骤

1. 术前分析及数字化设计 术前获取口扫及 CBCT 数据，分析并设计能够实现患者咬合重建及美观的修复方案，并结合患者微笑情况及面部特征等因素确定未来修复体设计及种植的三维位点，设计并制作上下颌数字化种植导板（图 17-52）。

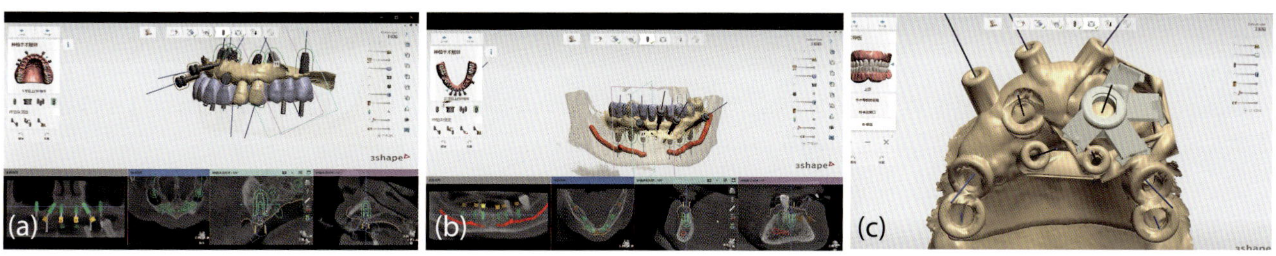

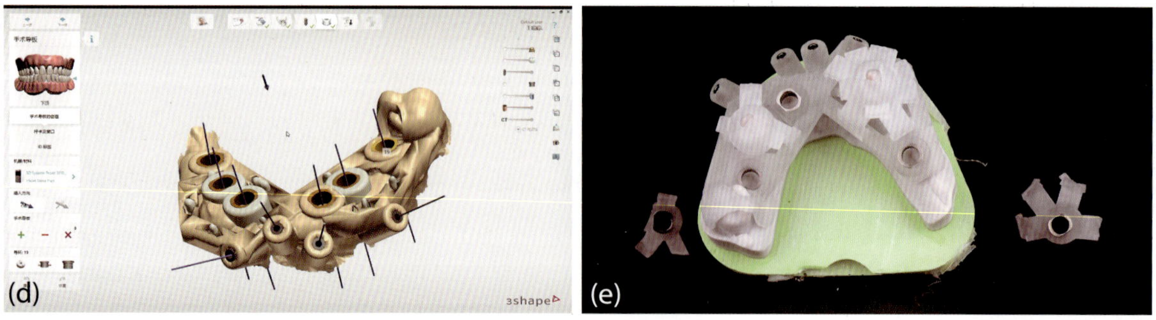

图 17-52　术前分析及数字化设计流程

（a-c）术前数字化分析，设计数字化导板，利用 22，23 支持导板就位；（d）完成数字化设计，3D 打印数字化种植导板。

2. 种植一期手术　常规消毒，铺巾，4% 阿替卡因局部麻醉，利用 22、23 牙引导导板就位，上颌种植导板就位后拔除上颌余留牙 22、23，导板引导下依次于计划种植位点牙槽嵴顶处定位、逐级备洞。导板引导下完成种植窝洞预备，取出导板固位钉，去除上颌导板，于上颌牙弓做牙槽嵴顶切口，第一磨牙远中处附加垂直切口，翻全厚瓣，充分暴露手术视野。可见牙槽嵴水平及垂直向骨量不足，彻底清除骨面肉芽组织，并对薄而尖锐的牙槽嵴进行修整，生理盐水冲洗术区。于 16 及 26 位点行侧壁开窗及上颌窦外提升术，放置骨粉，表面覆盖生物膜。于 12（4.0 mm × 10 mm）、14（4.5 mm × 12 mm）、16（4.5 mm × 10 mm）、22（4.0 mm × 10 mm）、24（4.5 mm × 12 mm）、26（4.5 mm × 10 mm）位点植入计划种植体，放置复合基台及保护帽，软组织复位，严密缝合上颌创口；下颌种植导板就位后拔除余留牙，导板引导下依次于计划种植位点牙槽嵴顶处定位、逐级备洞。于下颌牙弓做牙槽嵴顶切口，翻全厚瓣，充分暴露手术视野，修整牙槽嵴，生理盐水冲洗种植窝洞，于 33（4.0 mm × 10 mm）、34（4.0 mm × 10 mm）、36（4.5 mm × 10 mm）、43（4.0 mm × 10 mm）、44（4.5 mm × 10 mm）、46（4.5 mm × 10 mm）位点植入计划种植体，放置复合基台及保护帽。软组织瓣复位，严密缝合下颌创口，术后即刻拍摄 CBCT 示种植体的三维位置良好（图 17-53）。

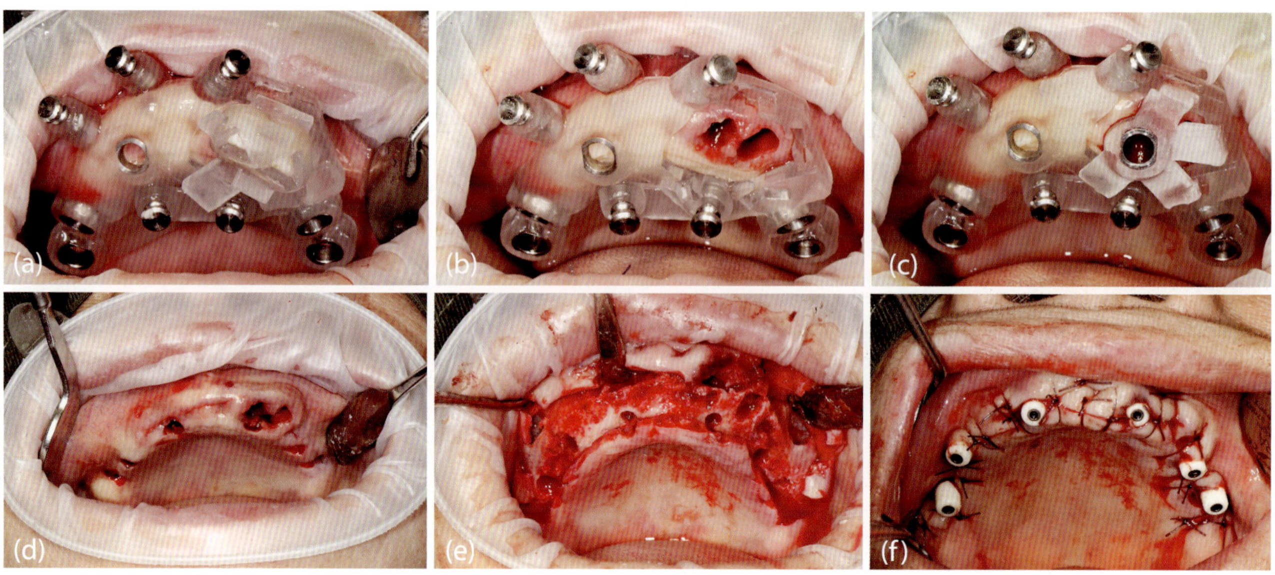

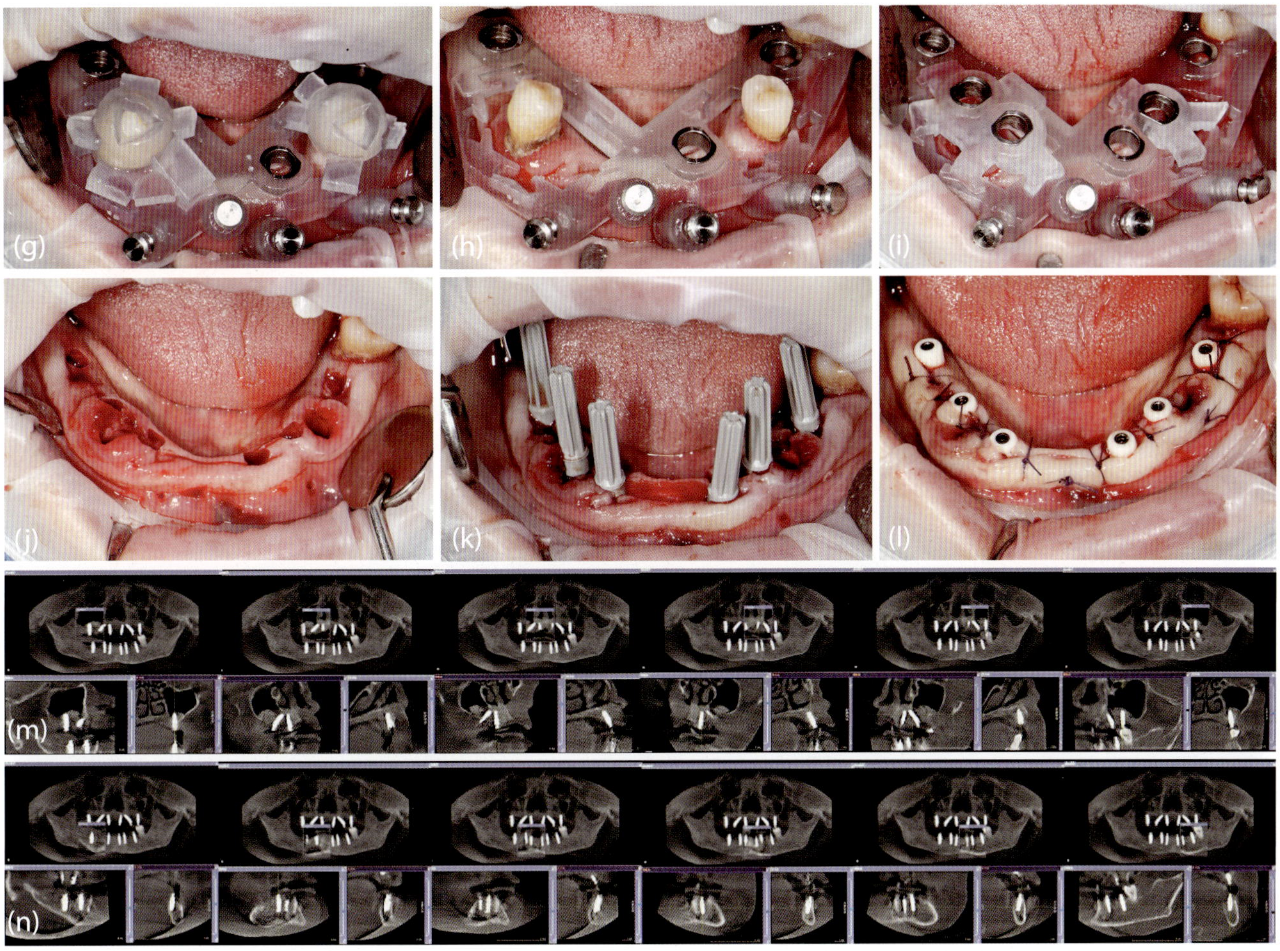

图 17-53 种植手术流程

（a）上颌种植导板就位；（b）取出导板部件，拔除上颌余留牙；（c）安装拔牙区域导板组合部分，确定种植导板完全就位。按操作指南逐渐完成种植窝洞预备；（d）去除导板，检查种植预备位点；（e）翻全厚瓣，暴露牙槽嵴，平整牙槽嵴，双侧上颌窦外提升，并植入骨移植材料，完成上颌 6 颗种植体植入；（f）安装复合基台，并加力至 30 N · cm，安装基台保护帽，严密缝合上颌创口；（g 和 h）利用下颌余留牙引导下颌种植导板就位；（i）拔除下颌余留牙，并安装组合导板配件，确保完全就位，按操作指南在导板引导下逐级预备种植窝洞；（j）完成预备后，牙槽嵴顶正中切口，翻瓣暴露牙槽嵴，并修整牙槽嵴；（k）植入 6 颗种植体后，放置复合基台，并加力到 30 N · cm；（l）安装基台保护帽，关闭创口，严密缝合下颌创口；（m ~ n）术后即刻 CBCT。

3. 即刻修复 术后即刻常规制取上下颌印模，确定垂直距离并转移颌位关系，完成印模后翻制石膏模型，制作个性化蜡型排牙并制作临时修复体。于患者口内试戴临时修复体，调𬌗，美观及功能效果尚可（图 17-54）。

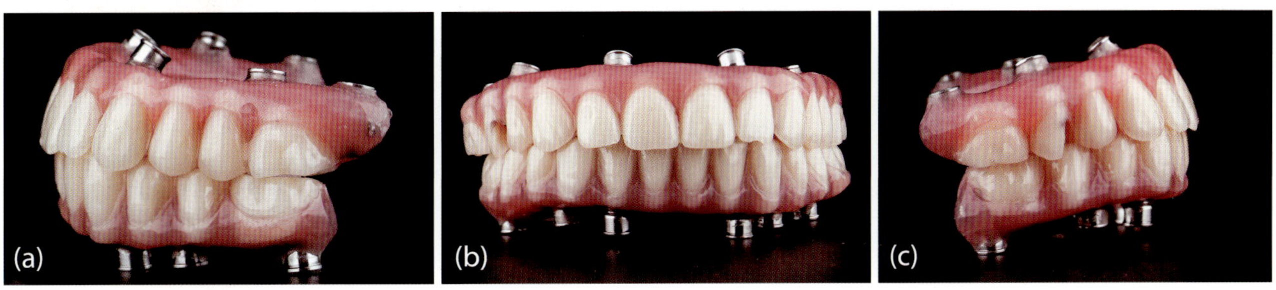

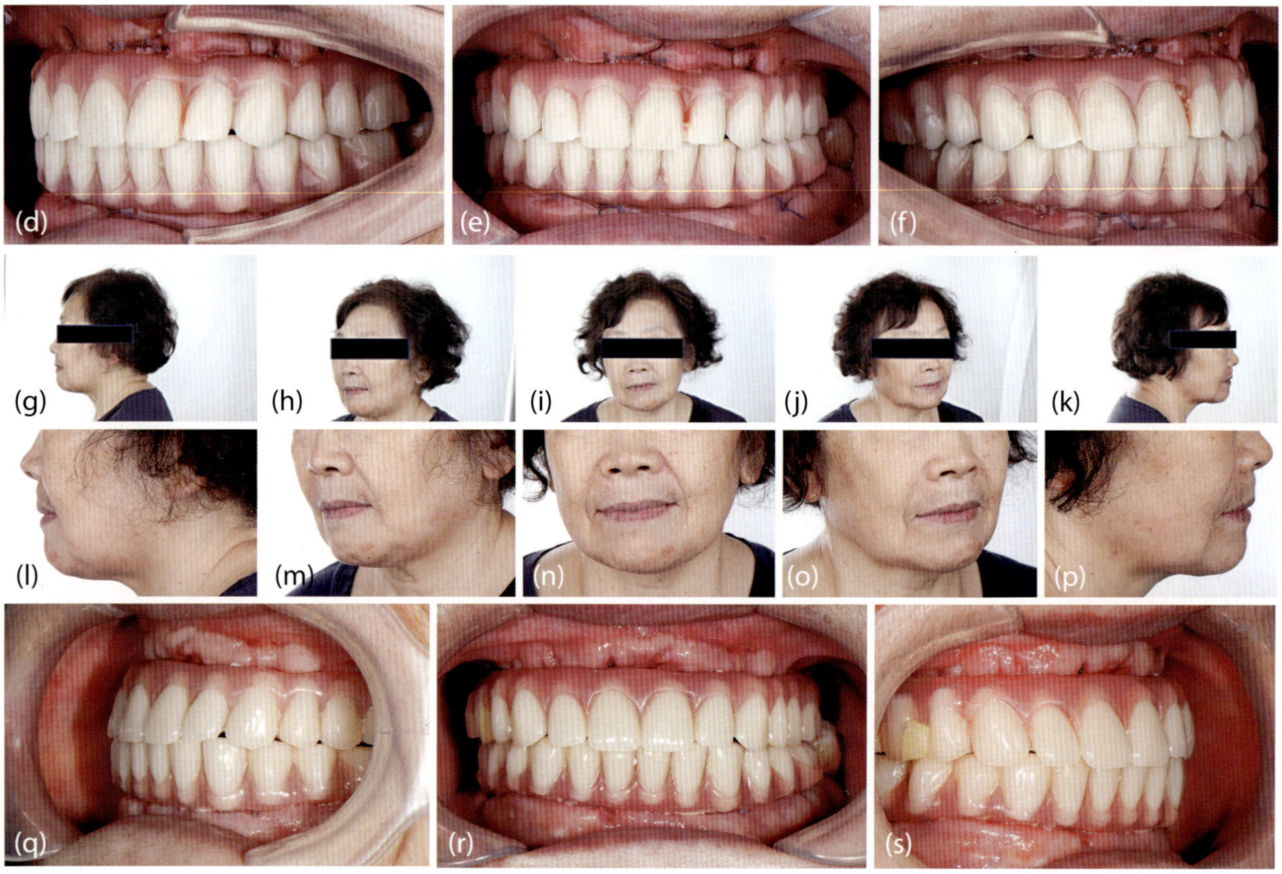

图 17-54　即刻修复流程

（a ~ c）制作临时修复体；（d ~ f）口内试戴临时修复体，并完成调殆；（g ~ k）术后即刻修复面部照；（l ~ p）术后即刻修复面下 1/3 照；（q ~ s）种植术后两周拆线，软组织愈合良好。

4. 制取数字化印模　种植一期术后 6 个月复查，可见软组织愈合良好。术后 6 个月 CBCT 示种植体周围骨结合良好。借助数字化设备行口扫及面扫，并精确转移颌位关系（图 17-55）。

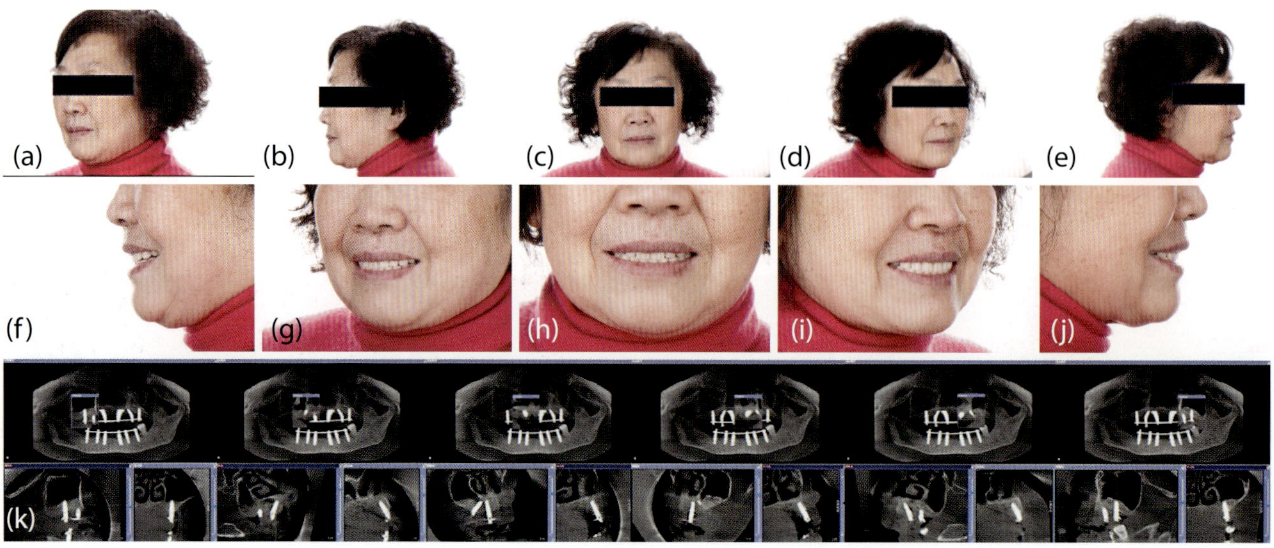

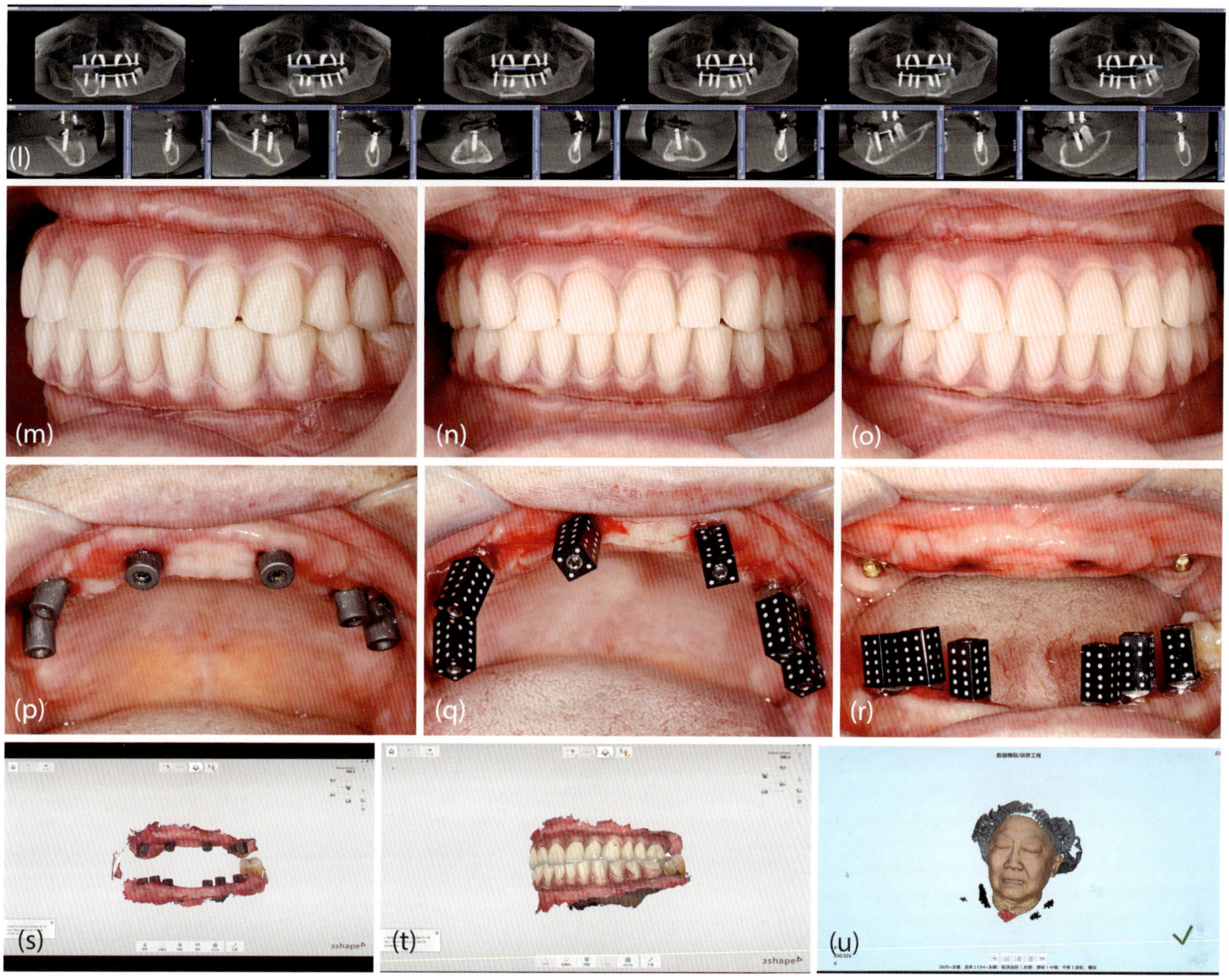

图 17-55　数字化印模流程

（a～e）术后 6 个月复查面部照；（f～j）术后 6 个月复查面下 1/3 照；（k 和 l）术后 6 个月复查 CBCT；（m～o）术后 6 个月复查口内照；（p～r）数字化扫描杆就位，进行口内软组织形态和种植三维位点的获取；（s～u）口内扫描及面部扫描数据。

5. 数字化技术制作修复体　根据患者口内及面部信息，利用数字化软件设计最终修复体及修复体桥架，先行修复体桥架及蜡型排牙，于患者口内试戴，其被动就位性良好，面部中下 1/3 形态恢复尚可（图 17-56）。根据试戴情况进行数字化扫描记录，最后制作最终一体式修复体（图 17-57）。

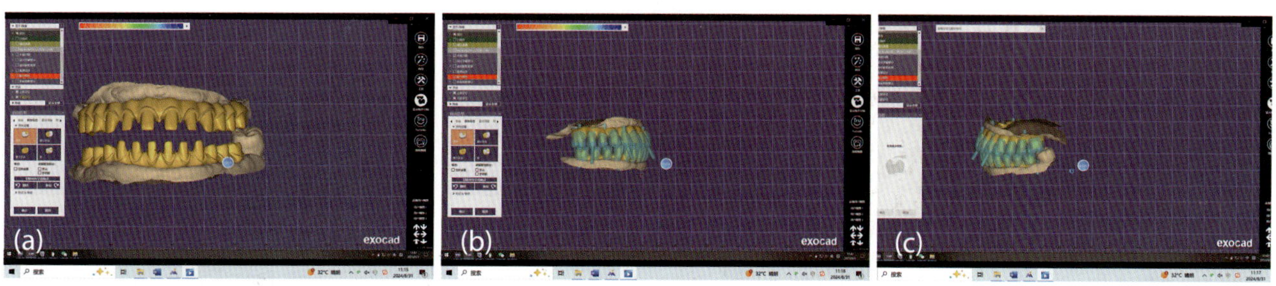

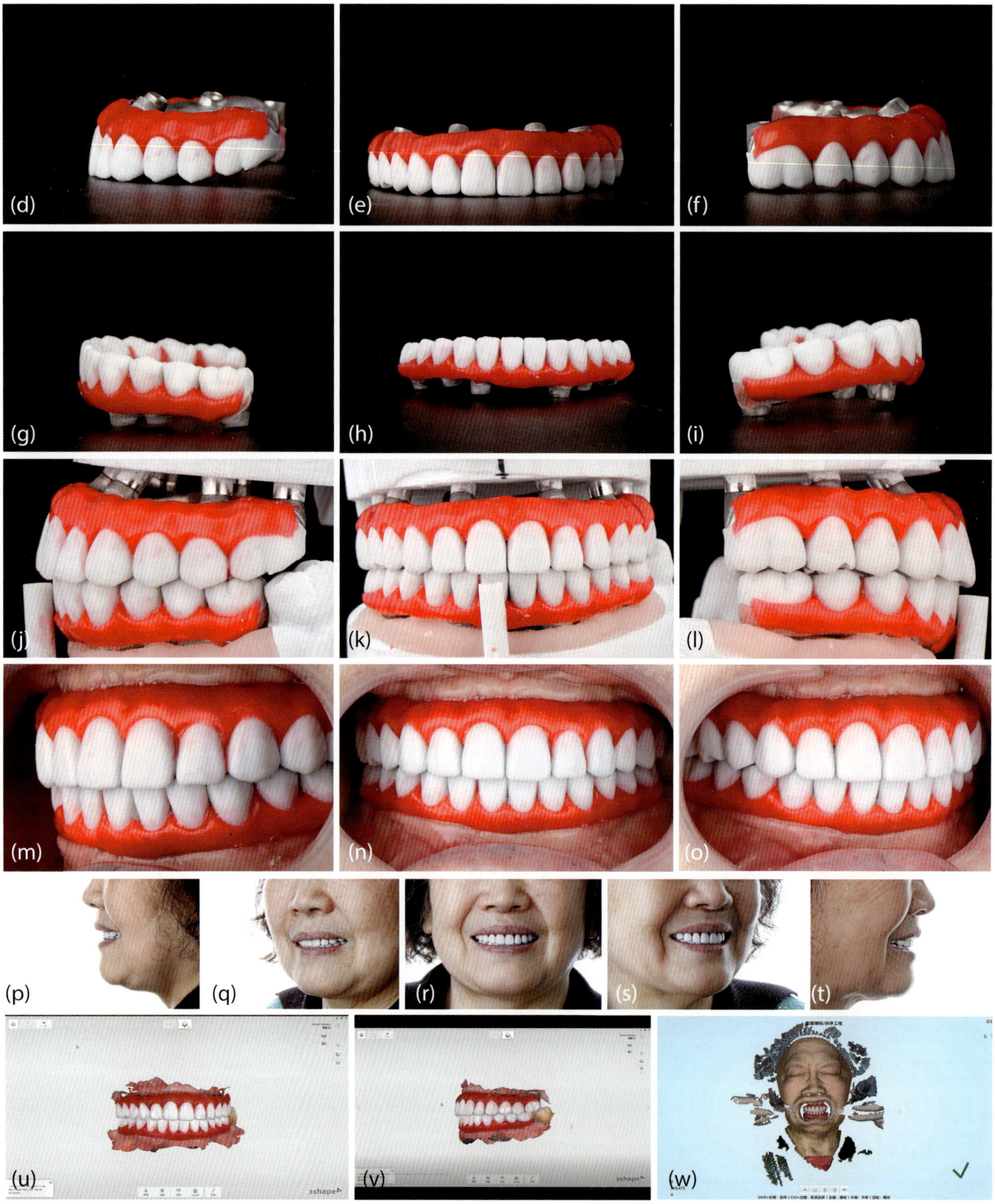

图 17-56　试戴蜡牙流程

（a ~ c）数字化排牙及桥架设计;（d ~ f）打印树脂牙制作上颌诊断性义齿;（g ~ i）打印树脂牙制作下颌诊断性义齿;（j ~ l）诊断性义齿于模型上就位;（m ~ o）口内试戴诊断性义齿;（p ~ t）诊断性义齿试戴面部照，美观状况良好，患者满意;（u ~ w）试戴诊断性义齿进行口内扫描及面部扫描。

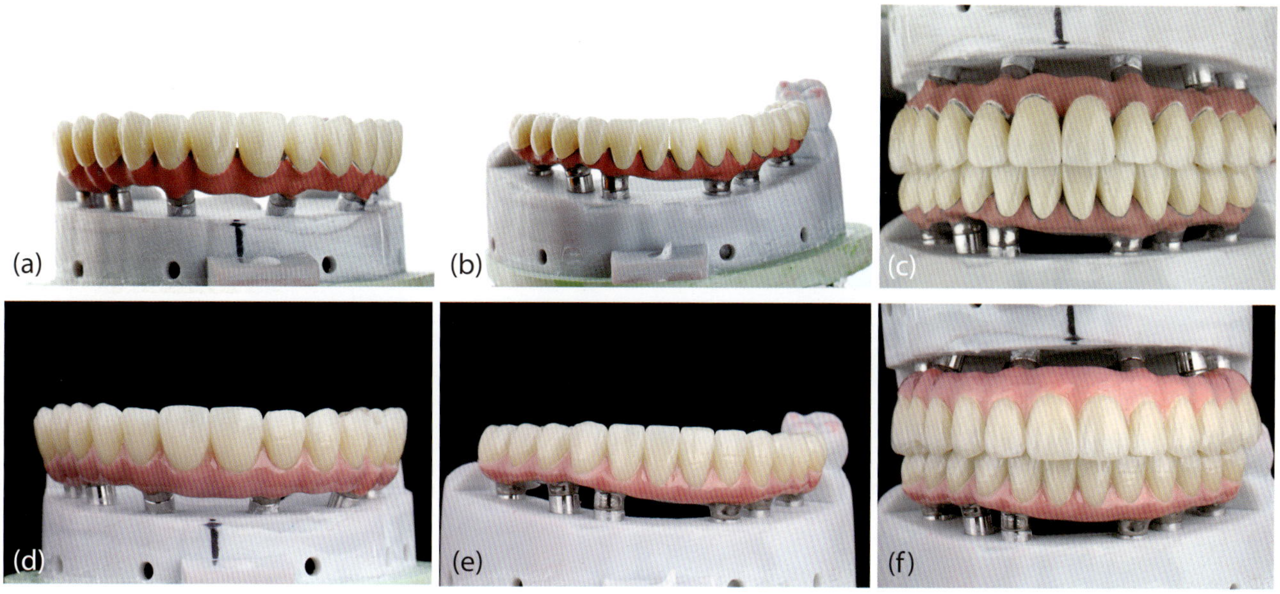

图 17-57 最终种植修复体

（a～c）根据诊断性义齿的扫描数据制作最终修复体；（d～f）完成最终修复体制作。

6. **最终戴牙** 完成最终修复体戴牙，恢复美观及功能（图 17-58）。

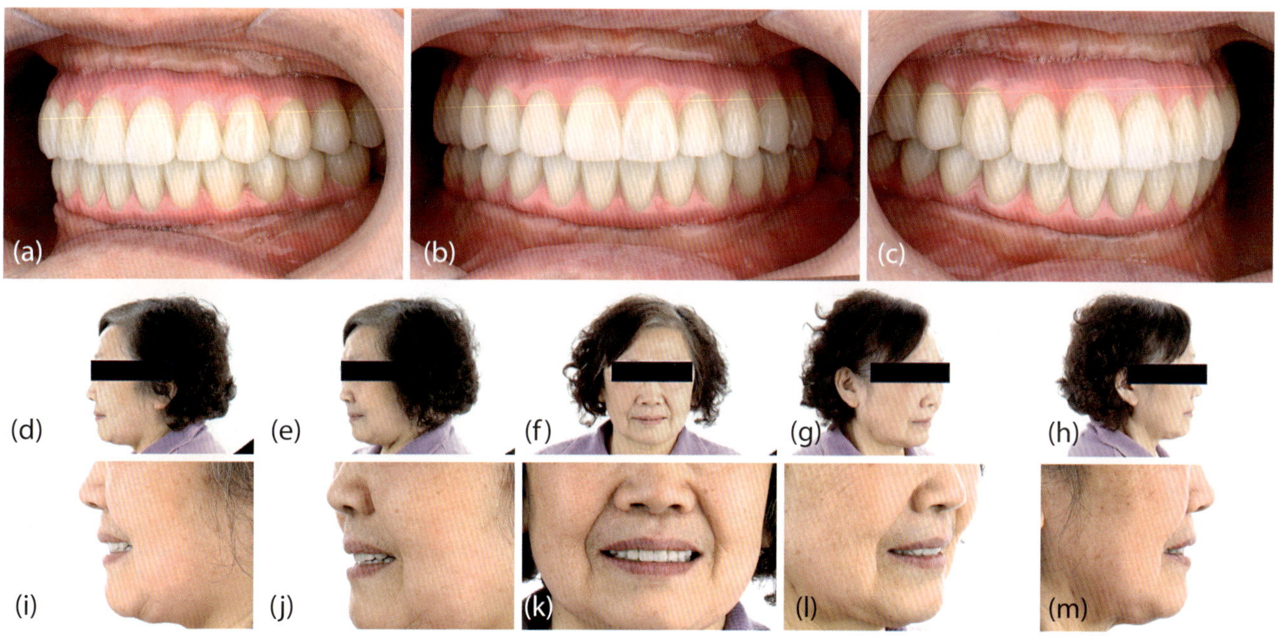

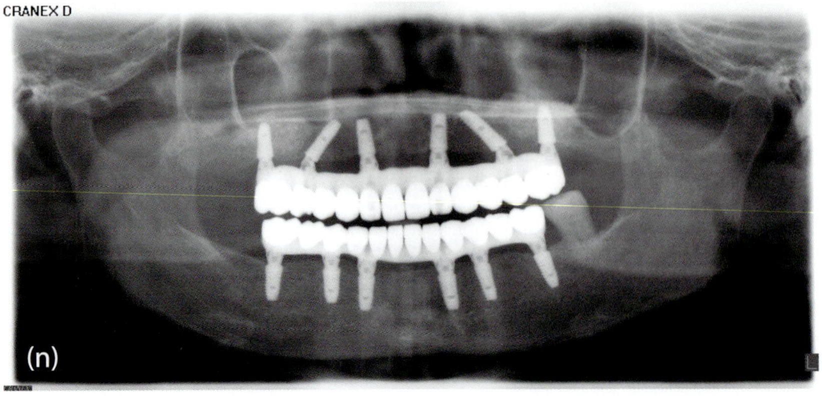

图 17-58　最终修复流程

（a ~ c）口内试戴最终修复体;（d ~ h）完成最终修复，恢复美学及功能;（i ~ m）完成最终修复。（n）最终修复体戴牙后即刻全景片。

7. 复查　最终修复 1 年后患者复查，患者种植修复体软硬组织稳定（图 17-59）。

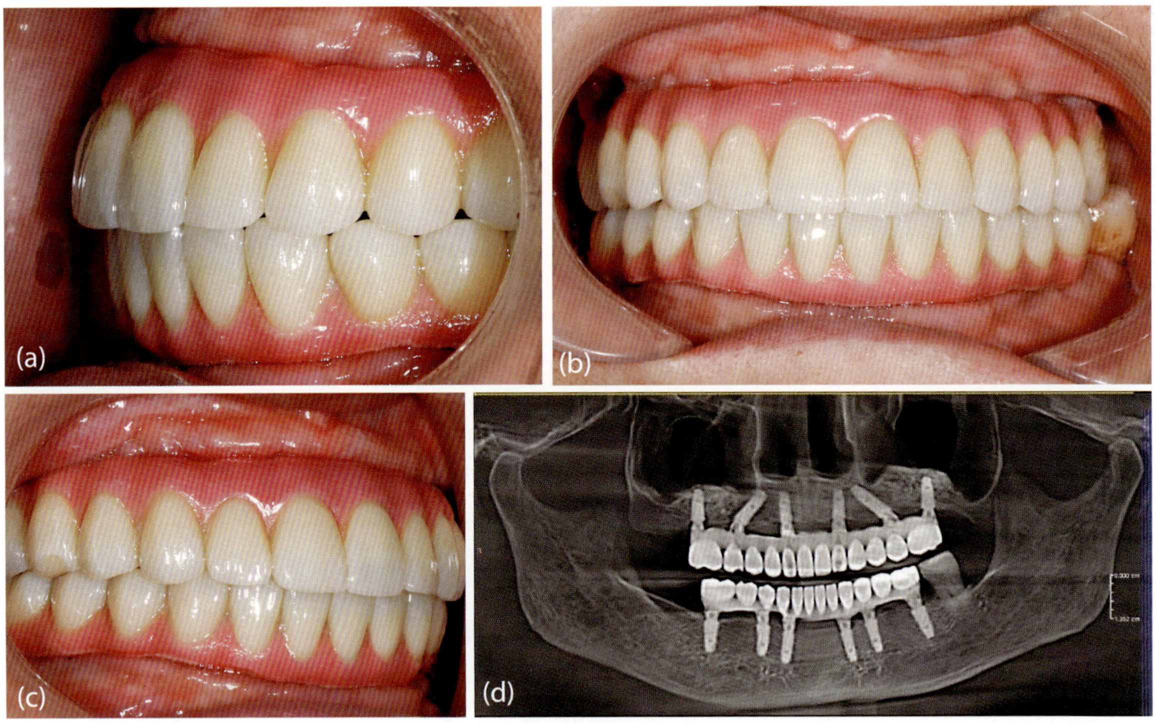

图 17-59　复查随访

（a ~ c）戴牙 1 年后复查；（d）完成戴牙后 1 年复查全景片。

（五）总结

该患者上下颌多颗牙齿缺失，且牙槽骨状况不佳，为高度复杂病例，故基于患者侧貌及口内软硬组织情况进行充分的术前分析，综合考虑患者美学及功能需求及效果，借助数字化手段确保种植体的三维植入方向及后期修复过程。该病例数字化引导下全口咬合重建的治疗方案带来的正向结果为：① 充分的术前分析及设计是实现种植长期稳定性的有效保障，术前借助数字化软件设计虚拟修复体，以修复为导向制作数字化种植导板，为实现以修复为导向的种植奠定良好的基础，且能够在一定程度上确保此类高度复杂病例中实现正确的三维植入位置。② 通过上颌 All-on-6 及下颌 All-on-6 的种植修复方案为牙槽骨状况不佳患者的种植修复提供新的可能性。③ 于上颌两侧行上颌窦外提升术，以确保上颌后牙区植入位点的三维位置和安全性。④ 数字化术前设计能够更好地实现以修复为导向的种植方案，结合数字化取模及修复体设计，能够更好地恢复患者正常咬合关系。⑤ 术后良好的口腔卫生宣教一定程度上为种植体周围软硬组织的长期稳定提供保障。

吕昊昕　撰写

第七节

上颌终末牙列全流程数字化种植修复咬合重建 1 例

患者基本信息

姓名：沈 **；性别：男性；年龄：65 岁；职业：退休。

（一）病史检查

1. 主诉 上颌牙松动半年影响咀嚼进食。

2. 现病史 近半年患者上颌牙齿逐渐松动，进食不适，前来就诊，要求固定修复。

3. 既往史 无特殊，既往体健，否认药物过敏史，否认其他系统疾病史。

4. 口腔检查

（1）口外检查：面部对称无偏斜，面下 1/3 垂直高度正常，口角无偏斜，鼻唇沟加深，中线略偏右侧（图 17–60，a ～ j）。

（2）口内检查：13 ～ 23 牙龈退缩，上颌余留牙松动 Ⅱ ～ Ⅲ 度，下颌预留牙松动 Ⅰ ～ Ⅱ 度。14 ～ 17、24 ～ 27、36、37、45、46、47 缺失，牙龈轻度水肿，探诊出血。前牙深覆盖深覆殆，后牙活动义齿咬合稳定（图 17–60，k ～ q）。

（3）美学评估：低位笑线，前牙开唇露齿。开口度正常范围。

5. 影像检查 上颌余留牙牙槽骨吸收至根尖 1/3，余留骨量尚可，骨密度 Ⅱ ～ Ⅲ 类。后牙余留骨量高度 10 ～ 12 mm，前牙骨高度 12 ～ 14 mm，宽度均大于 6 mm（图 17–60，r ～ x）。

6. 诊断 上下颌肯氏 1 类牙列缺损；重度牙周炎。

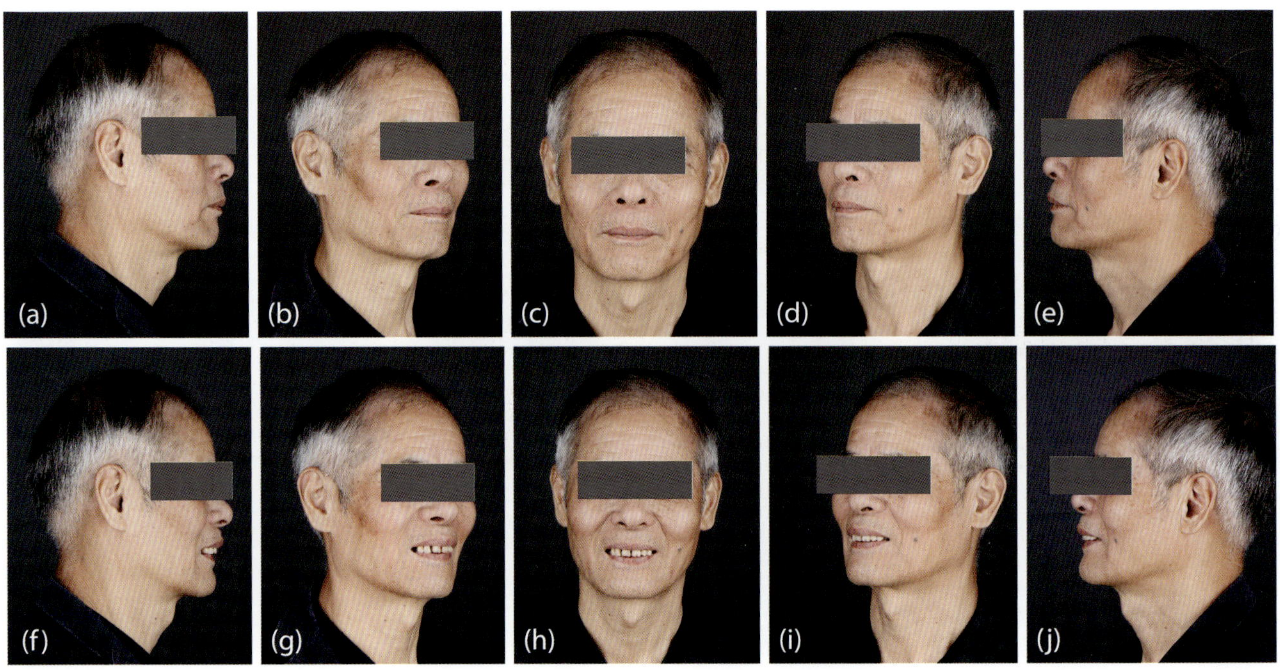

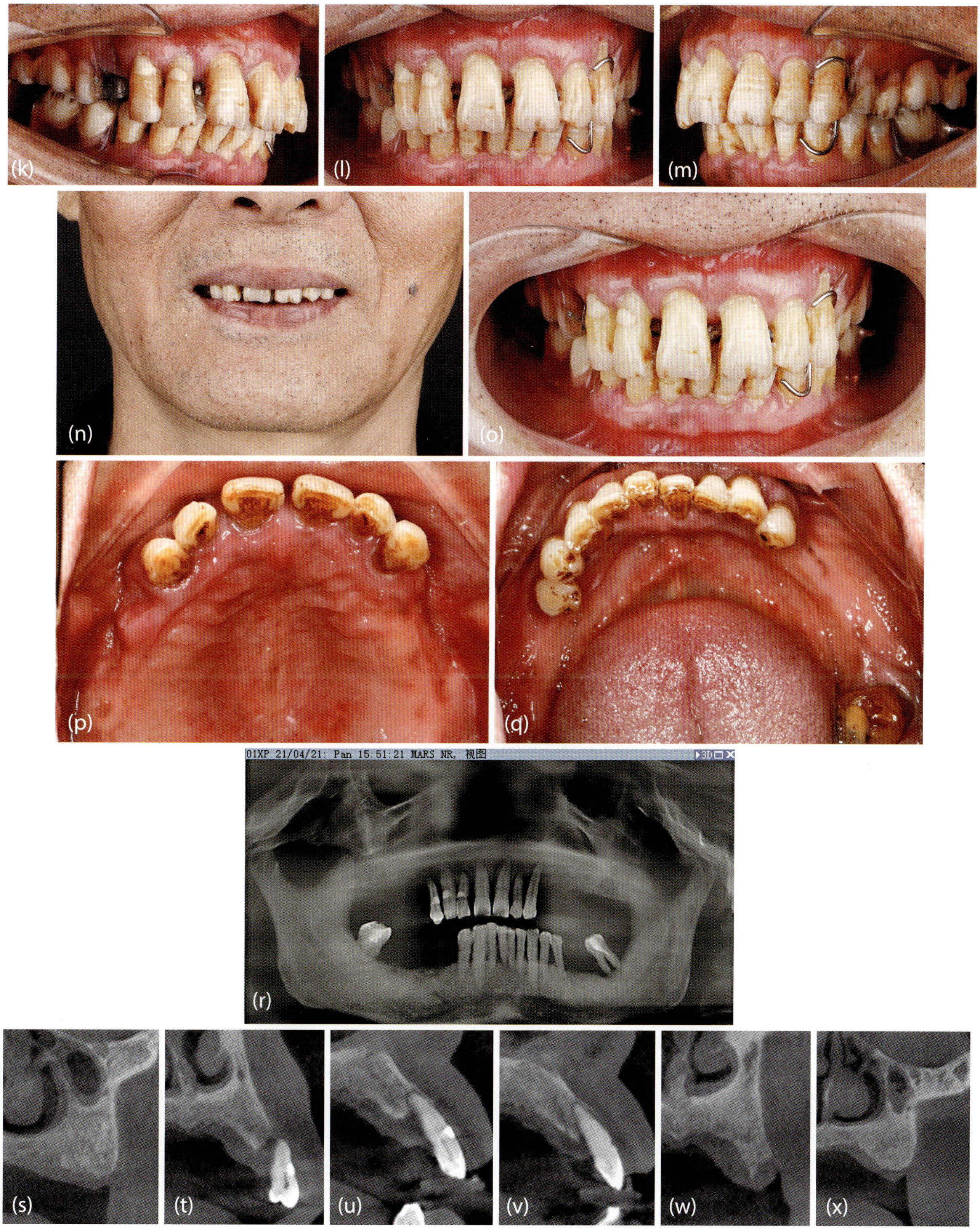

图 17-60　种植术前资料

（a～e）术前面相照，双侧口角塌陷；（f～j）术前面部微笑照，双侧口角轻微塌陷；（k～m）术前口内照，活动义齿存，口腔卫生状况不佳；（n～o）前牙深覆盖深覆𬌗；（p）术前上颌口内照；（q）术前下颌口内照；（r～x）术前 X 线片示上颌余留牙牙槽骨吸收至根尖 1/3，余留骨量尚可。

（二）设计思考

本病例存在如下问题：① 牙列和咬合方面：该患者上下颌多颗牙齿缺失，上颌余留牙牙槽骨吸收至根尖 1/3，且余留骨量尚可，故出于综合考虑，上颌行 All-on-6 即刻种植即刻修复的方式恢复患者上颌牙列。下颌缺牙区亦行种植修复，以重建患者全口咬合功能。该病例为复杂病例，为保证种植三维位置的精确性，借助完整的数字化程序实现精准种植的目标（图 17-61）。② 美学方面：从患者美观状况考虑双侧口角塌陷，由于该患者为低位笑线，在一定程度上有助于降低其美学风险。

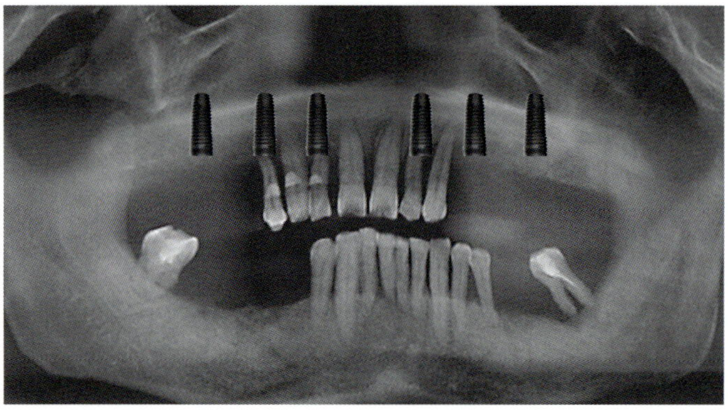

图 17-61　借助 X 线片，初步设计种植位点

（三）治疗计划

具体术前评估与方案设计如下：① 术前牙周序列治疗；② 术前牙周固定，采集数据，设计导板；③ 导板引导下手术，术后即刻修复；④ 术后 4 个月进行数字化修复程序；⑤ 完成修复后功能和美学验证；⑥ 长期随访和维护。

（四）治疗步骤

1. 术前准备　根据牙周大表检查结果，评估余留牙牙周状况，术前行完善的牙周序列化治疗（图 17-62）。

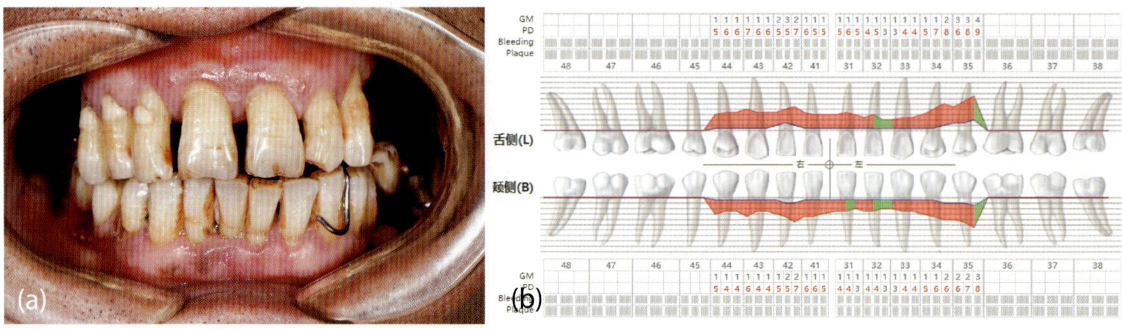

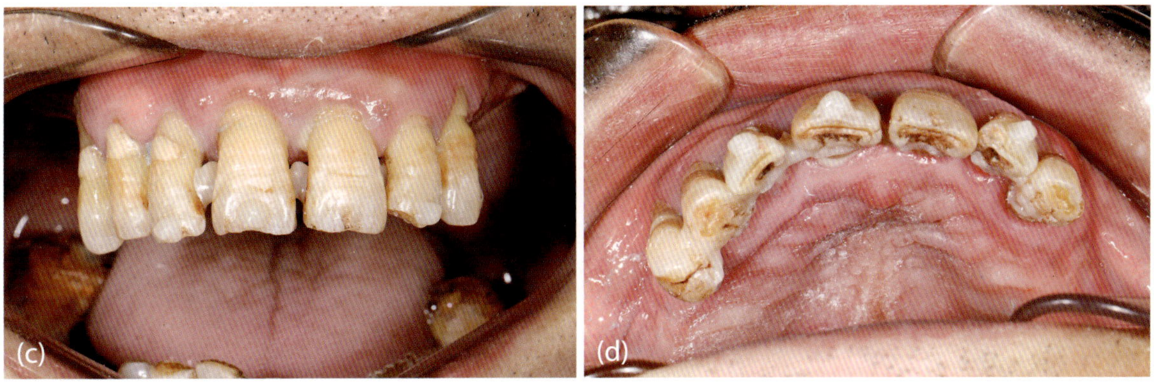

图 17-62 术前牙周评估

（a）术前口内照;（b）术前余留牙牙周分析;（c 和 d）术前行牙周治疗，上颌余留牙行牙周固定术。

2. 数据采集及方案设计 术前根据口内扫描、面部扫描及 CBCT 拍摄，进行完善的术前美学分析。借助数字化软件进行种植位点设计，根据植体设计位点，通过共享固位钉的方式设计制作定位导板、截骨导板、种植导板以及临时修复义齿（图 17-63）。

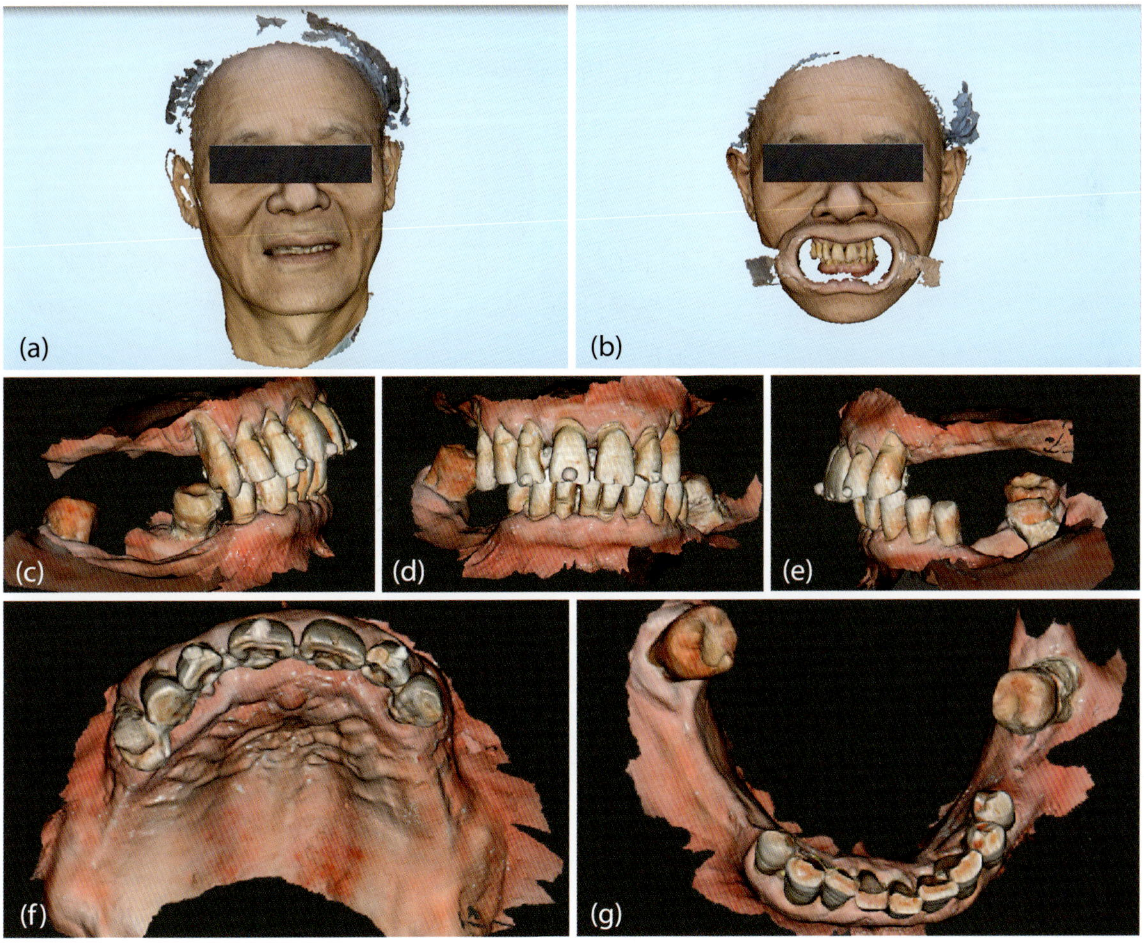

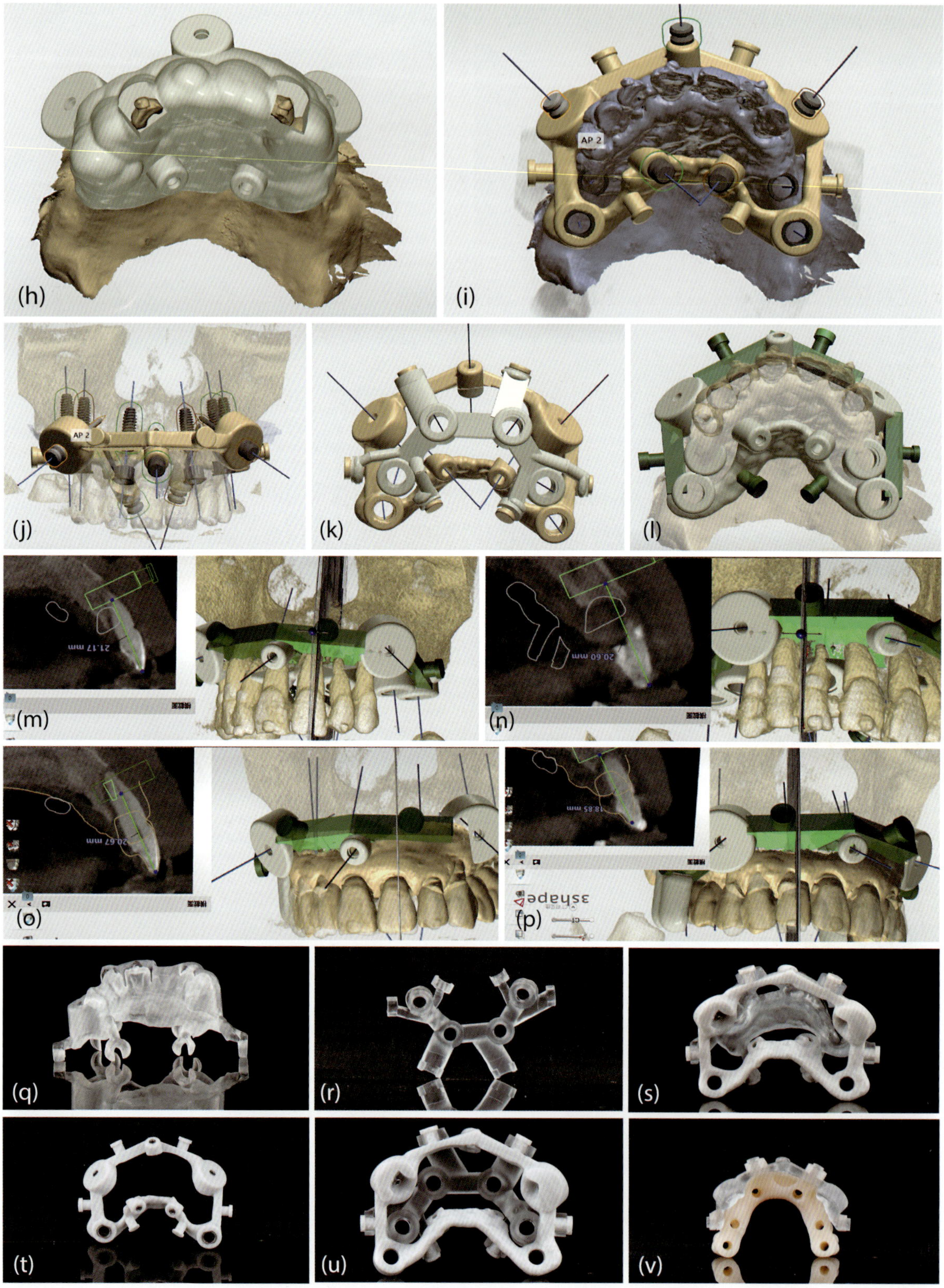

图 17-63　数字化的导板制作流程

（a和b）利用面扫数据进行术前分析；（c～g）术前口扫数据分析；（h～l）设计制作上颌多级种植导板；（m）虚拟排牙切端到截骨平面距离（中切牙）：20.67 mm；（n）虚拟排牙切端到截骨平面距离（侧切牙）：18.85 mm；（o）虚拟排牙切端到截骨平面距离（中切牙）：20.67 mm；（p）虚拟排牙切端到截骨平面距离（侧切牙）：18.85 mm；（q～v）打印上颌种植导板。

3. 上颌一期种植手术即刻修复　常规消毒，铺巾，4% 阿替卡因局部麻醉。于上颌牙弓做牙槽嵴顶切口，翻全厚瓣，充分暴露手术视野。上颌牙支持式定位导板就位后，精准植入固位钉后取下固位钉导板，拔除上颌余留牙，彻底清除骨面肉芽组织，生理盐水冲洗术区。正确就位截骨导板后按计划去骨，拆下上部截骨导板后安装种植导板，正确就位固位钉。导板辅助下于计划种植位点牙槽嵴顶处定位、逐级备洞，于 12（3.5 mm × 13 mm）、15（4.3 mm × 13 mm）、16（5.0 mm × 13 mm）、22（3.5 mm × 13 mm）、25（4.3 mm × 13 mm）、26（5.0 mm × 13 mm）位点植入计划种植体，初期稳定性良好，放置复合基台。根据共享固位钉就位预制临时修复体，口内试戴合适后粘接预制临时修复体及临时修复基台。拆下预制临时修复体后安装基台保护帽。充分减张后，严密缝合创口，术后即刻拍摄 CBCT 示种植体的三维位置良好（图 17–64）。术前术后影像学拟合显示误差较小（表 17–1）。

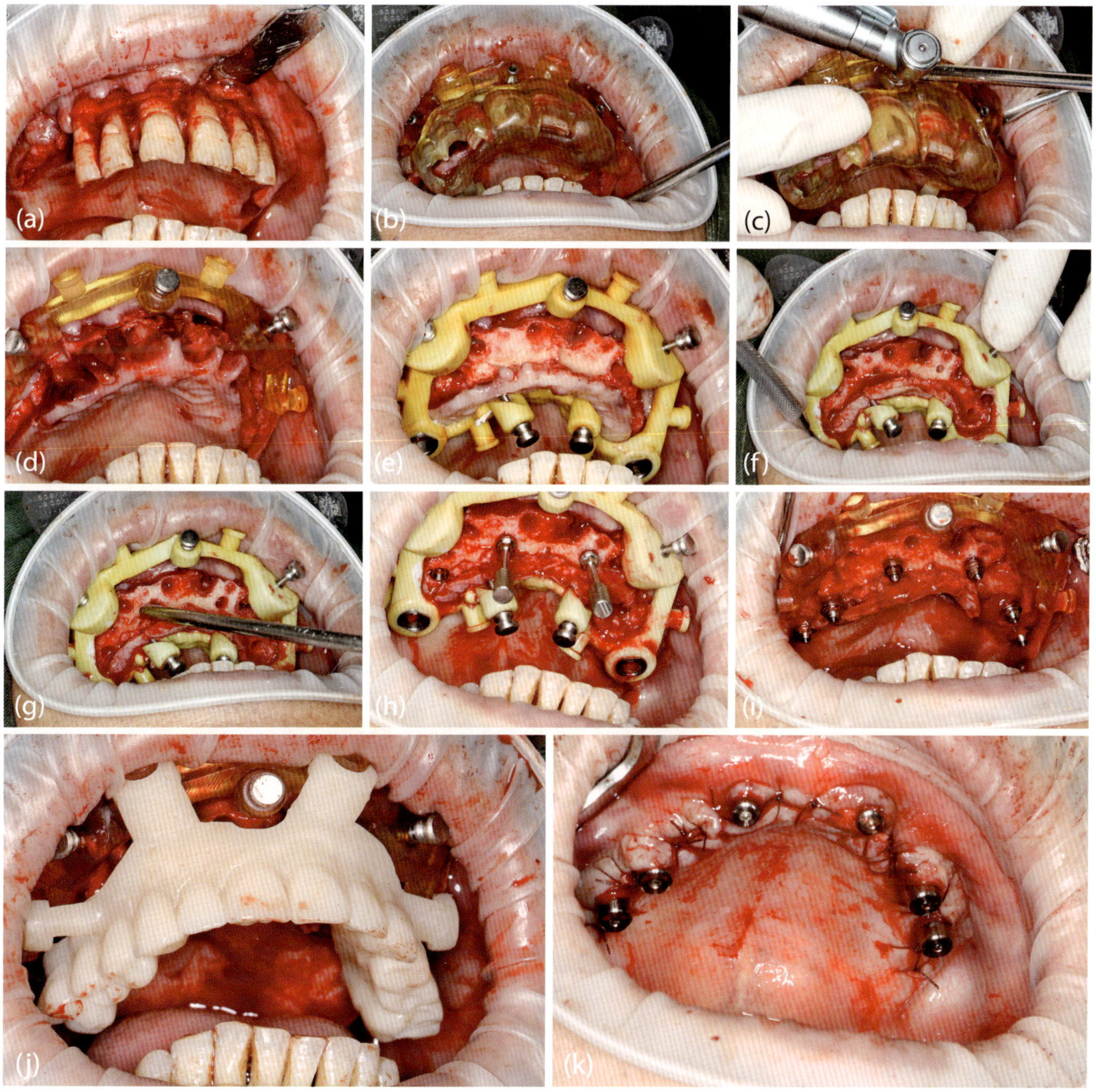

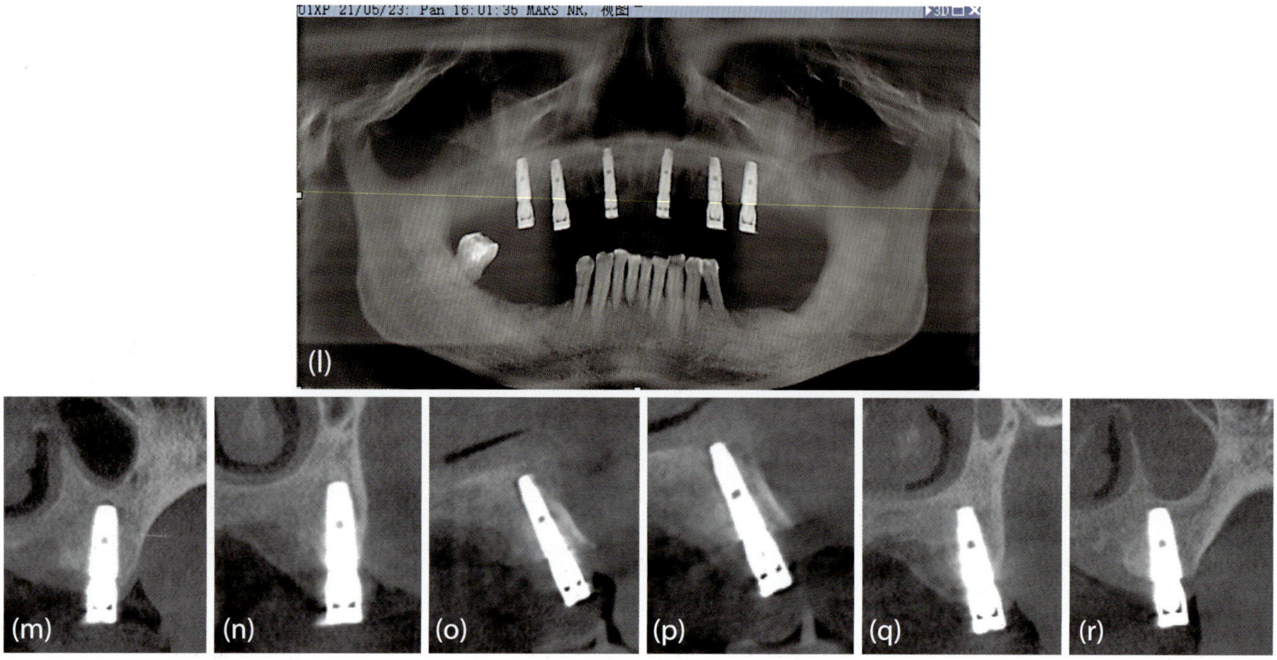

图 17-64　上颌种植手术流程

（a）翻瓣，余留牙周围骨量不佳;（b）放置固位钉导板;（c）精准安装固位钉;（d ～ i）拔除患牙，通过共享固位钉，准确定位截骨导板后，按截骨导板使用超声骨刀去骨，更换为基底导板及种植导板，在种植导板辅助下，植入种植体;（j 和 k）通过共享固位钉方式，就位临时修复体，并对临时修复体进行重衬;（l ～ r）术后即刻影像片，种植三维位置良好。

表 17-1　导板辅助下上颌种植术前术后种植精度对比分析

牙位	颈部偏差 /mm	根尖偏差 /mm	角度偏差 /°	深度偏差 /mm
16	0.3	2.15	3	0.1
14	0.5	2.8	3.5	2
12	0.2	1.55	1	0.1
22	0.5	1.5	2	0.87
24	0.5	1.96	3	0.5
26	0.5	0.59	3	0.7

完善完成临时修复体制作，于患者口内试戴临时修复体，美观及功能效果良好。术后调𬌗，达到均匀稳定的尖窝接触关系。面下 1/3 高度恢复，美观效果尚可，嘱患者术后注意事项和卫生宣教（图 17-65）。

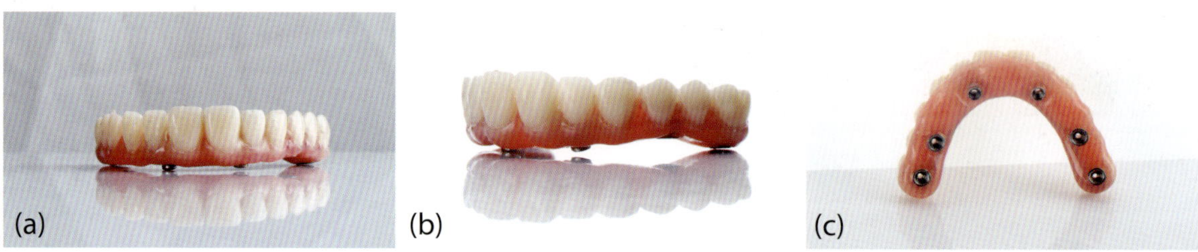

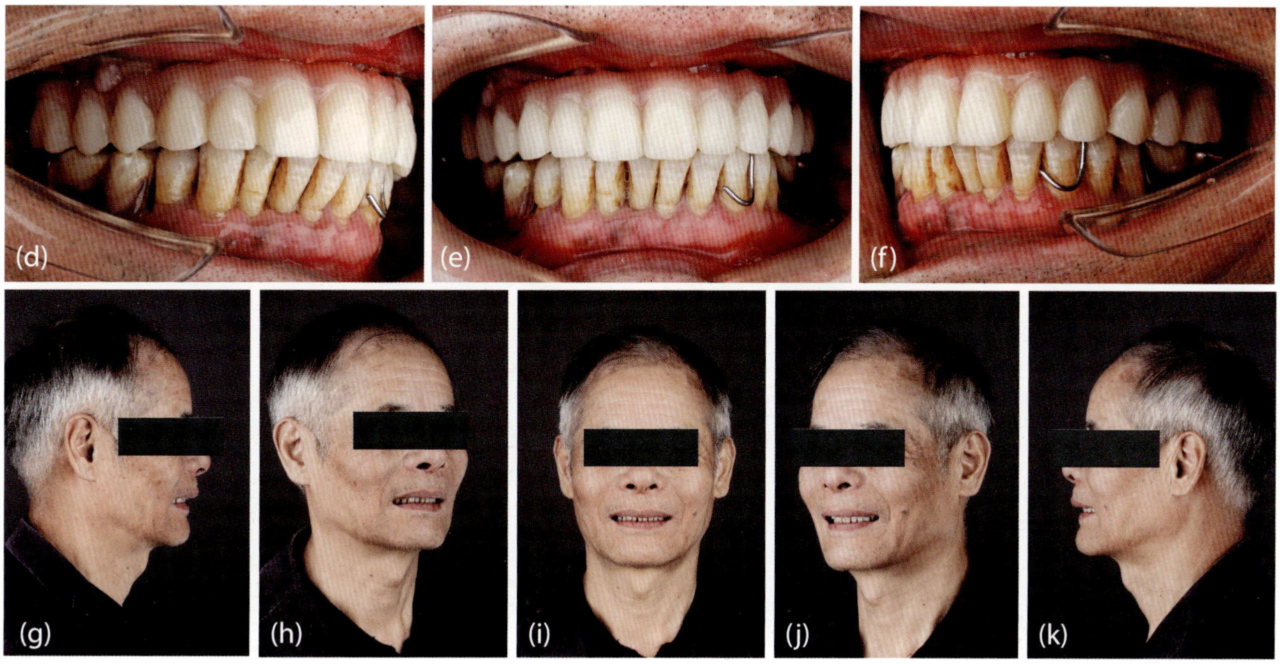

图 17-65 临时修复流程

（a ~ c）临时牙制作完成；（d ~ f）试戴临时修复体，就位性良好；（g ~ k）即刻修复后面相照，面下 1/3 高度恢复，美观效果尚可。

4. 下颌一期种植手术 术前借助数字化软件制作下颌种植导板。复查可见上颌软组织愈合良好，临时修复体咬合及美观功能尚可（图 17-66）。常规消毒，铺巾，4% 阿替卡因局部麻醉。于下颌双侧牙弓做牙槽嵴顶切口，翻全厚瓣，充分暴露手术视野。彻底清除骨面肉芽组织，生理盐水冲洗术区。下颌种植导板正确就位，导板辅助下于计划种植位点牙槽嵴顶处定位、逐级备洞，于 35（4.3 mm × 10.5 mm）、36（4.3 mm × 11.5 mm）、45（4.3 mm × 10 mm）、47（4.3 mm × 11.5 mm）位点植入计划种植体，初期稳定性良好，安装愈合基台。严密缝合创口，充分止血。术后即刻拍摄 CBCT 示种植体的三维位置良好（图 17-67）。

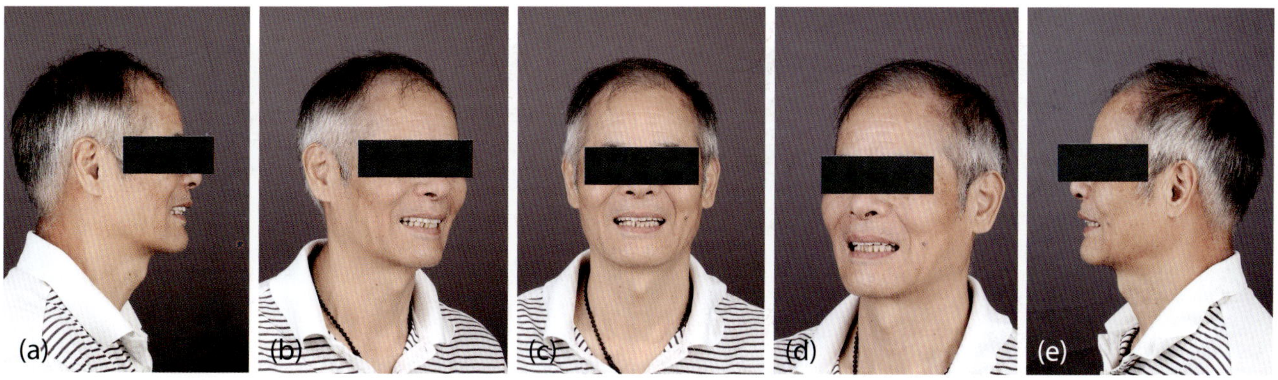

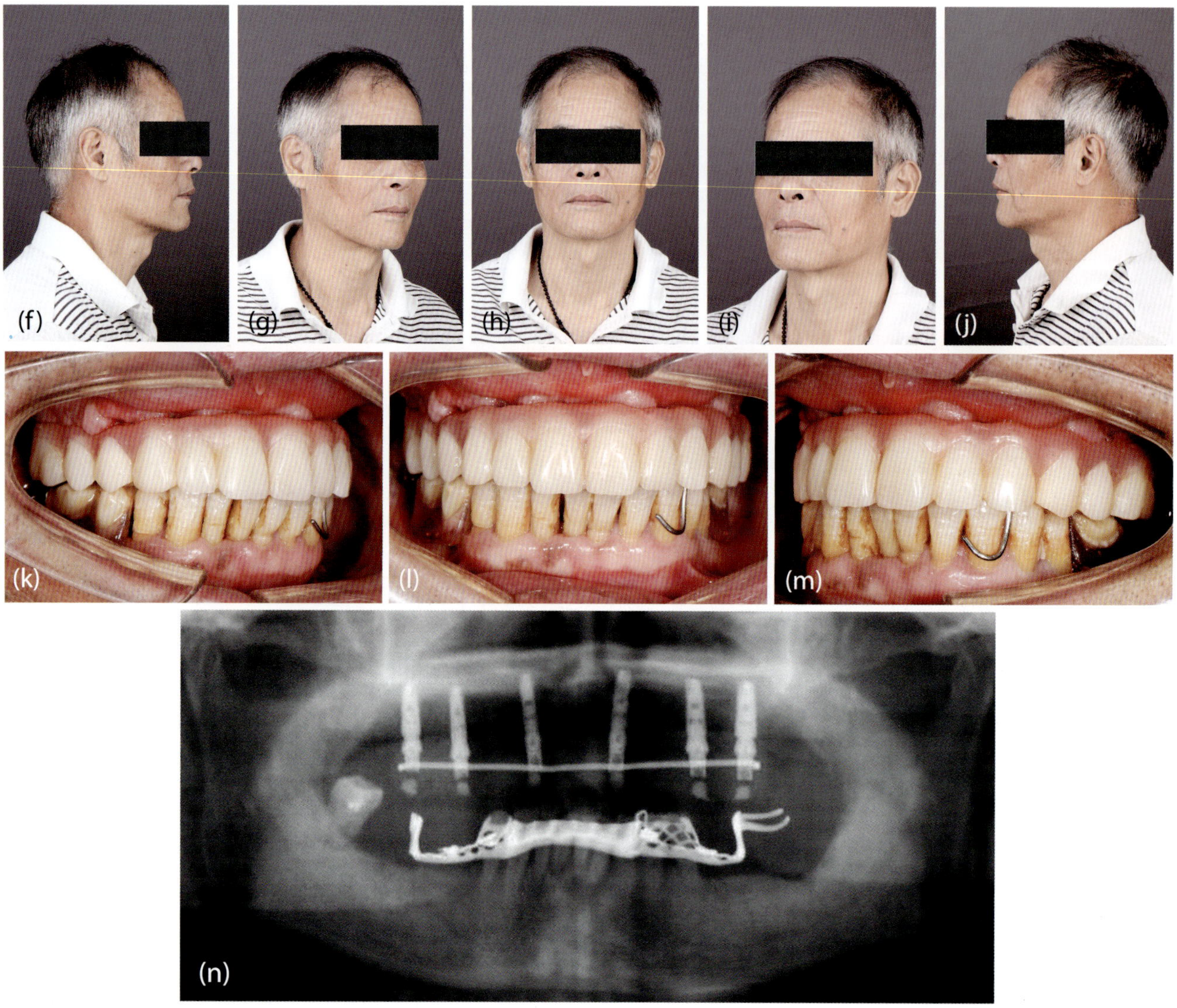

图 17-66 下颌种植术前评估

（a～e）下颌术前面部微笑照，上唇丰满度尚可；（f～j）下颌术前面相照，面下 1/3 高度恢复良好；（k～m）下颌术前口内照；（n）下颌术前影像片，牙槽骨高度尚可。

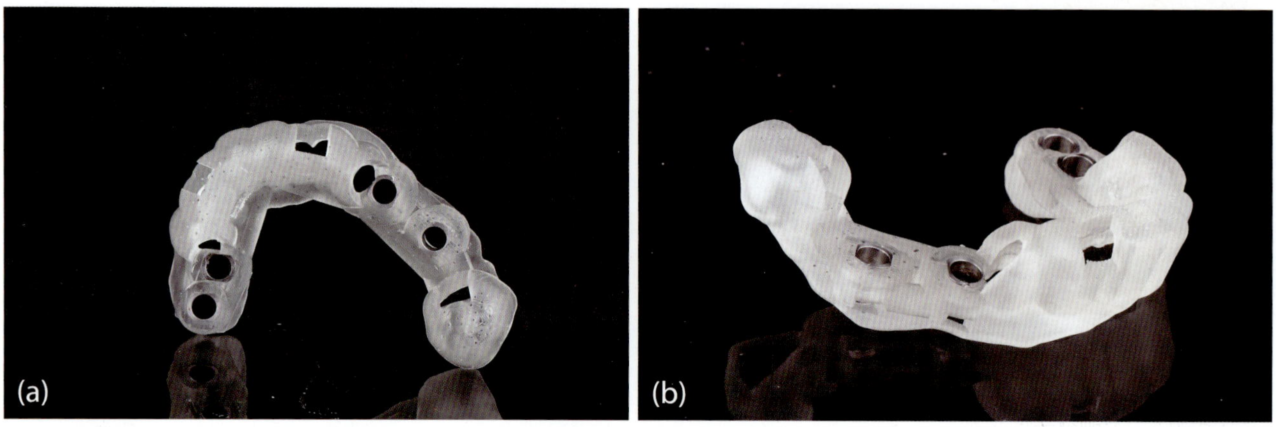

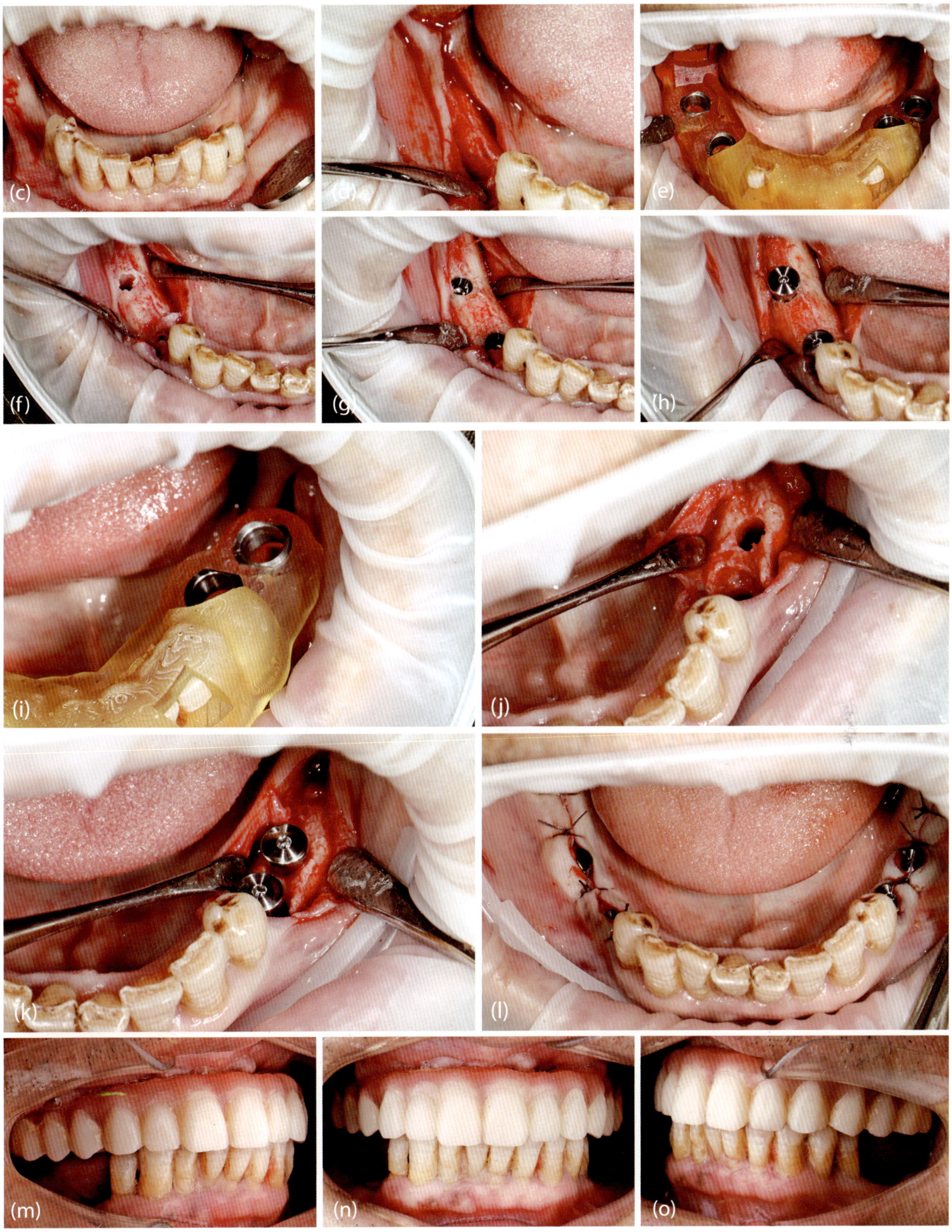

图 17-67 下颌种植手术流程

（a 和 b）下颌数字化导板；（c）切开下颌右侧术区；（d）翻瓣，暴露牙槽嵴顶；（e）正确就位种植导板；（f）导板辅助下逐级备洞；（g）完成种植体植入；（h）安装愈合基台；（i）下颌导板再次就位，检查导板就位性；（j）左侧术区导板辅助下逐级备洞；（k）安装愈合基台；（l）严密缝合创口，止血；（m ~ o）术后即刻口内照。

5. 最终修复程序 种植一期术后 4 个月复查，面部美观效果良好，面下 1/3 高度良好，种植体周围软硬组织稳定。口扫获取口内软组织信息及种植体三维位置信息，借助加工中心利用数字化软件进行最终修复体及修复体桥架的设计，先行纯钛桥架切割，并完成上部全瓷修复体制作及下颌最终修复体。终修复体石膏模型就位，咬合关系良好。于患者口内试戴桥架，其被动就位性良好，根据桥架完成最终修复体制作。完成最终修复体戴牙，恢复美观及功能（图 17-68）。全景片显示术后种植修复体就位良好（图 17-69）。

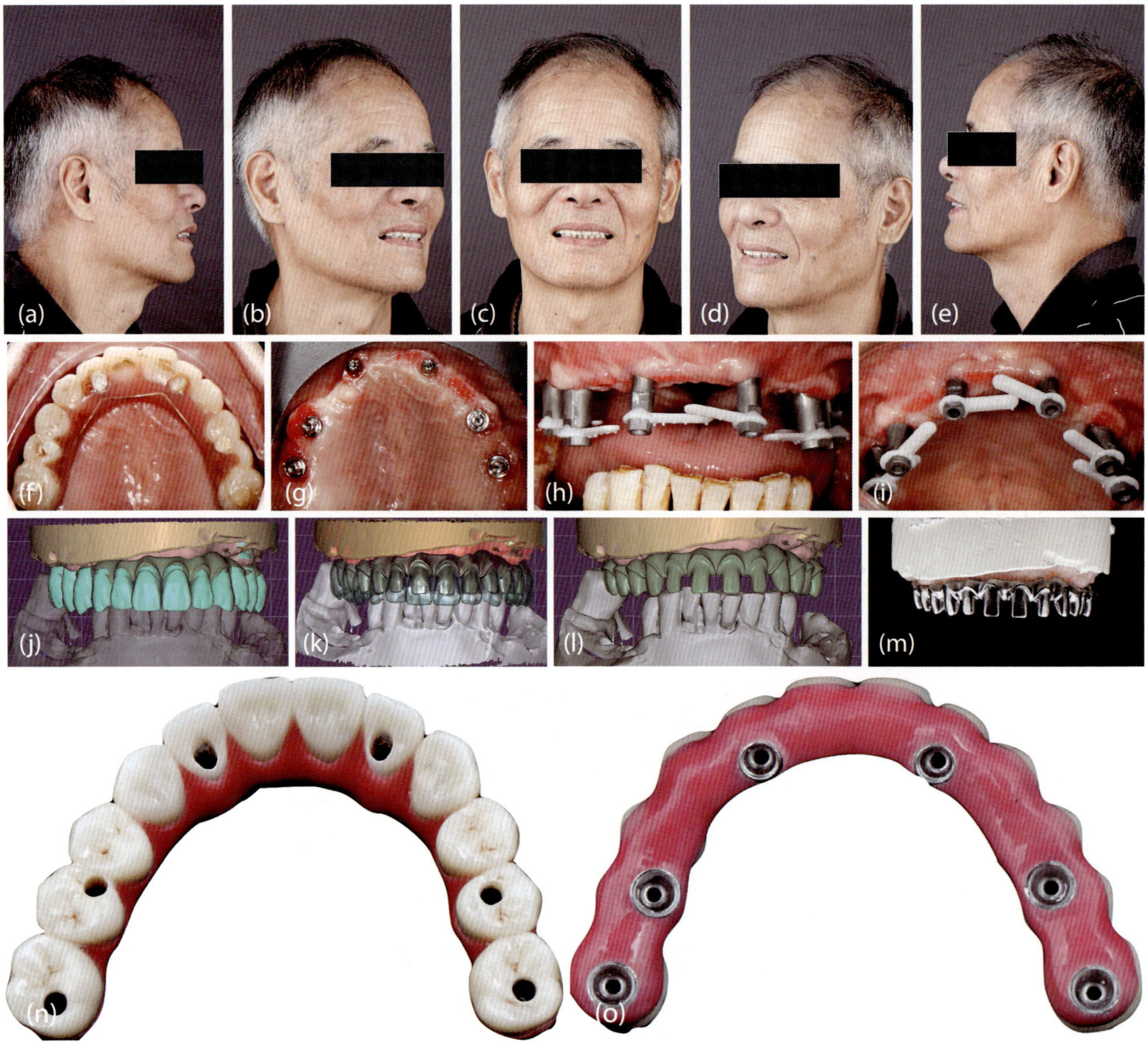

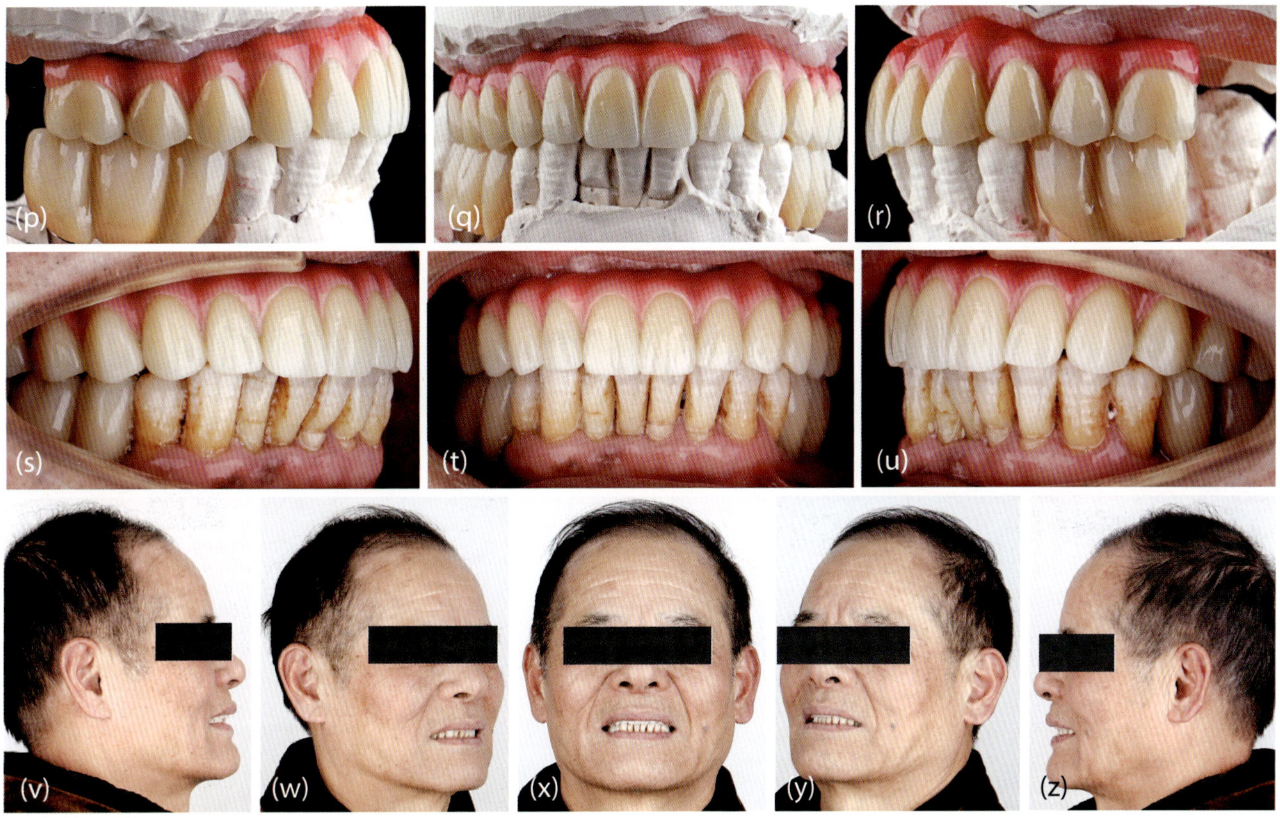

图 17-68 最终修复流程

（a～e）下颌术后即刻面相照；（f～i）口扫，制取上颌数字化印模；（j～m）数字化软件设计最终修复体，并制作修复体桥架；（n 和 o）完成最终修复体制作，颜色及形态可；（p～r）最终修复体石膏模型就位，咬合关系可；（s～u）口内试戴最终修复体，被动就位性及咬合关系良好；（v～z）最终修复后面相照，面下 1/3 高度较好。

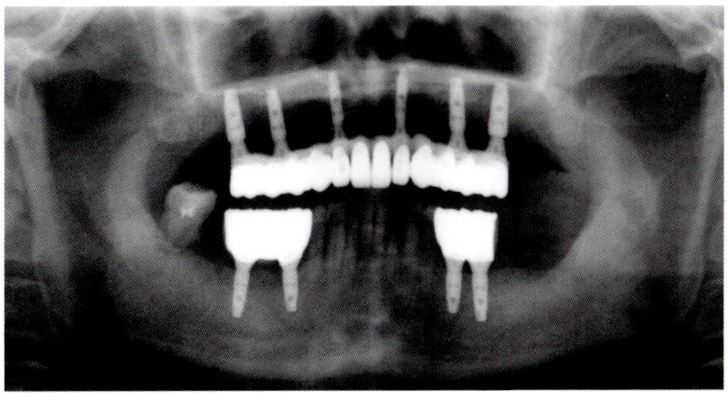

图 17-69 最后修复后影像片，修复体就位良好

6. 回访维护 嘱患者最后修复后 1 周佩戴殆垫，实现咬合及修复体适应过渡（图 17–70）。常规随访，嘱患者正确使用冲牙器及间隙刷，做好日常口腔维护。患者 1 年后复查种植修复体状态良好（图 17–71）。

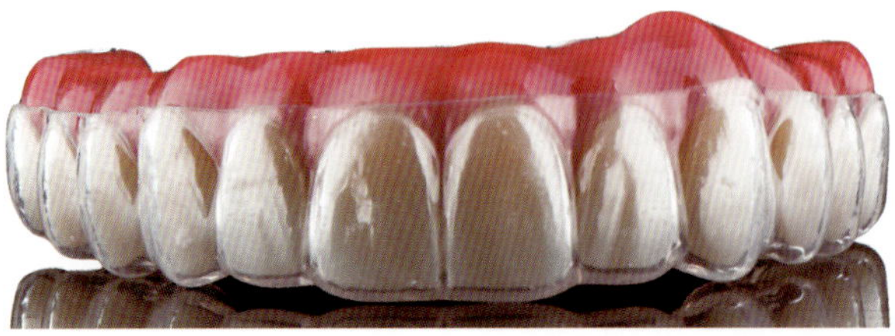

图 17–70 **最终修复后 1 周佩戴软殆垫**

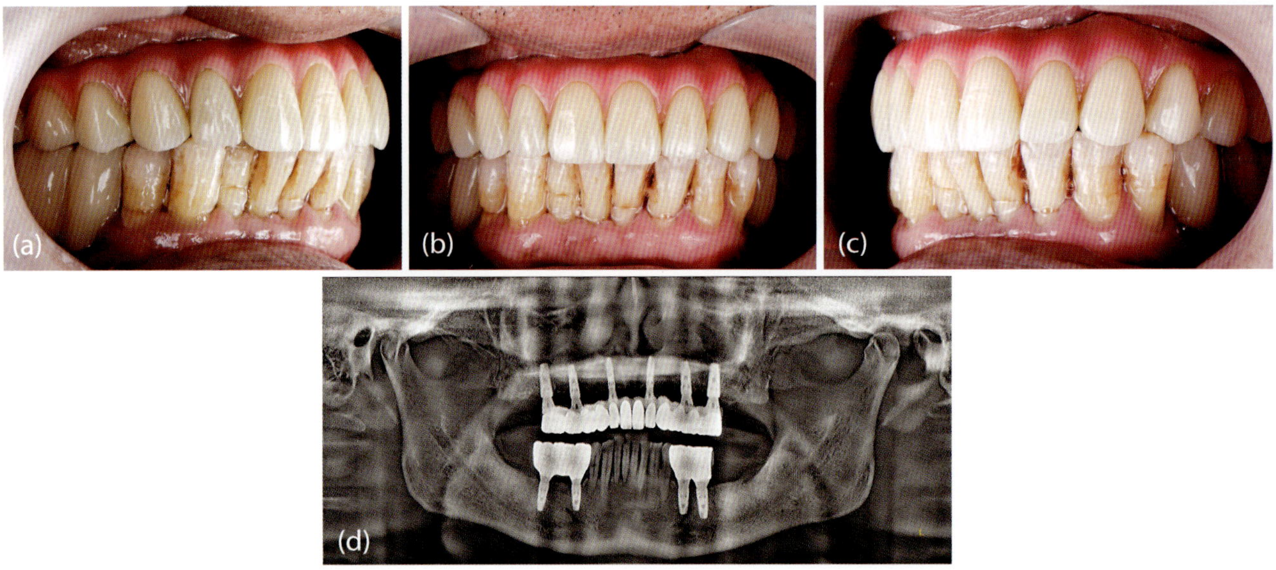

图 17–71 **最终修复 1 年后复查**

（a）完成戴牙后 3 年复查右侧照；（b）完成戴牙后 3 年复查正面照；（c）完成戴牙后 3 年复查左侧照；（d）完成戴牙后 3 年复查 X 线片。

（五）总结

该患者为上下颌肯氏 1 类缺损病例，综合考虑其余留牙及软硬组织状况，借助完善的数字化设计手段分析病情、设计方案及实现序列化的种植修复治疗流程。该病例的治疗方案带来的正向结果为：① 数字化对术前评估和美学预判带来更明确的治疗目标，精确的术前临床分析有利于患者后期实现良好稳定的长期临床效果奠定坚实的基础。② 基于以修复为导向的种植理念，成熟的数字化导板技术有助于帮助医师实现精准种植的临床目标，数字化导板辅

助有利于上颌全口高难度复杂病例及下颌牙列缺损区域的即刻精准植入。③ 数字化术前设计能够更好地实现以修复为导向的种植方案，结合数字化口扫取模及最终修复体的精确设计，能够更好地重建患者正常的咬合关系。④ 术后良好的口腔卫生宣教，详细的口腔卫生维护指导及间隙刷、冲牙器等日常维护工具的使用可在一定程度上为种植体周围软硬组织的长期稳定提供保障。

吕昊昕　撰写

第八节

无牙颌穿颧种植修复 1 例

患者基本信息

姓名：李 *；性别：男；年龄：36 岁；职业：不详。

（一）病史检查

1. 主诉 上下颌牙缺失数年要求修复。

2. 现病史 患者数年前上下颌牙列缺失，曾于外院拔除龋坏患牙，现自觉咀嚼效果不佳。现于我院就诊，要求种植修复。

3. 既往史 患者家属告知患者为早产儿、智力受损，曾确诊外胚层发育不全，否认其他系统性疾病及药物过敏史。

4. 口腔检查

（1）口外检查：患者颌面部皮肤正常；面部中下 1/3 凹陷，双侧口角塌陷，左下口角偏斜，咬合无关节弹响及不适（图 17-72，a ～ c）。

（2）口内检查：上下颌牙列缺失，缺牙区软组织松软。上颌牙槽嵴宽度不足、严重萎缩，下颌牙槽嵴前牙区宽度正常。牙龈菲薄（图 17-72，d ～ e）。

（3）美学评估：面下 1/3 垂直距离变低，口角向左偏斜。

5. 影像检查 CBCT 示上下颌牙列缺失，上颌骨垂直及水平向吸收明显，下颌后牙区垂直骨量不足（图 17-72，f）。

6. 诊断 上下颌牙列缺失。

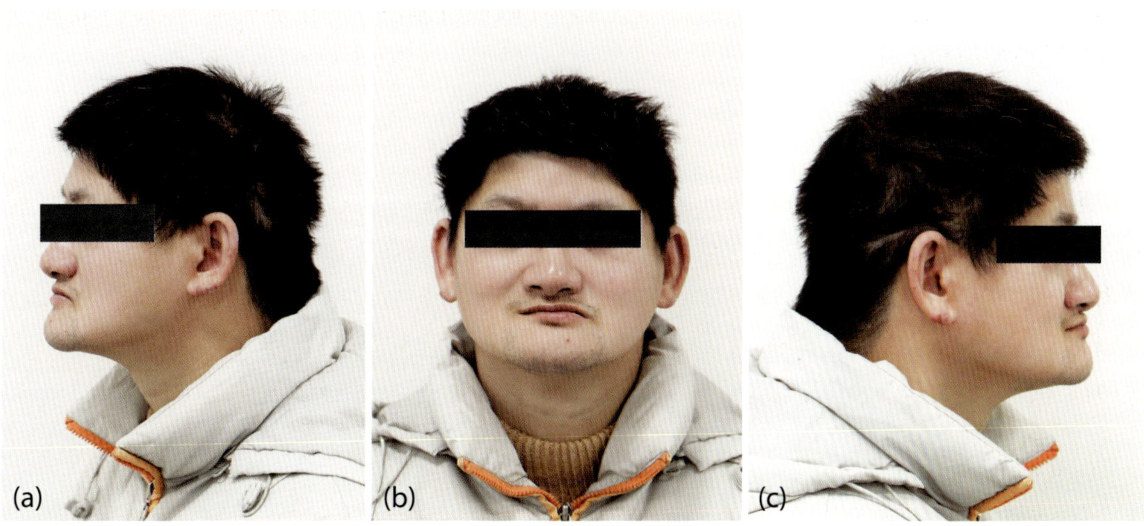

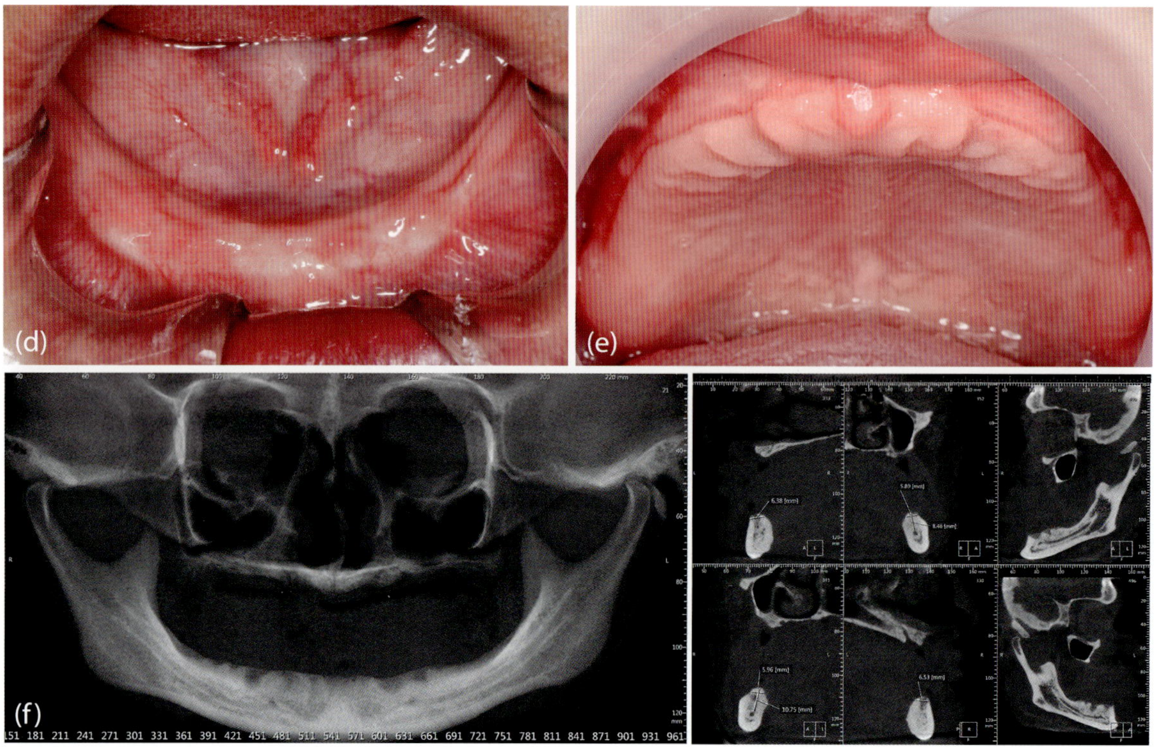

图 17-72 种植术前资料

术前面部照片：(a) 左侧、(b) 正中、(c) 右侧，上唇塌陷，面下 1/3 高度不足；(d) 下颌口内照片、(e) 上颌口内照片；(f) 术前 CBCT。

（二）设计思考

本病例存在如下问题：① 牙列和咬合方面：从修复角度考虑，患者上下颌全口牙齿缺失，上颌的牙槽骨量由于外胚层发育不足极度不足。② 手术设计方面：该患者上下颌全口牙缺失数年，上颌牙槽骨高度及宽度不足，骨组织吸收明显，为减少骨增量程序的复杂程度，考虑利用穿颧方式植入种植体。再者，为进一步保障穿颧种植体植入的正确三维方向，考虑术前数字化模拟种植植入程序。

（三）治疗计划

患者下颌骨后牙区骨高度不足，为减少植骨量，同时实现即刻负重，考虑下颌前牙区 All-on-4 术式设计，后牙因骨高度不足，设计避开下颌神经管。上颌前牙区骨量低平，考虑采用粗短种植体穿鼻底种植，后牙区向远中倾斜利用颧骨骨量种植。具体术前评估与方案设计如下：① 行下颌 All-on-4 种植；② 数字化模拟后上颌前牙区 All-on-4 种植结合后牙区穿颧种植；③ 术后 5 个月进行终印模；④ 完成最终修复，咬合调整；⑤ 回访维护。

（四）治疗步骤

1. 下颌种植一期手术过程 全麻下常规消毒，铺巾，下颌牙弓做牙槽嵴顶切口，翻全厚瓣，充分暴露手术视野。彻底清除骨面肉芽组织，生理盐水冲洗术区。于计划种植位点牙槽嵴顶处定位、逐级备洞，于 33（4.0 mm × 12 mm）、43（4.0 mm × 12 mm）、36（4.5 mm × 10 mm）、

46（4.3 mm × 13 mm）位点植入种植体。初期稳定性良好，放置复合基台及保护帽。充分减张后，严密缝合创口，术后即刻拍摄 CBCT 示种植体的三维位置良好（图 17-73）。

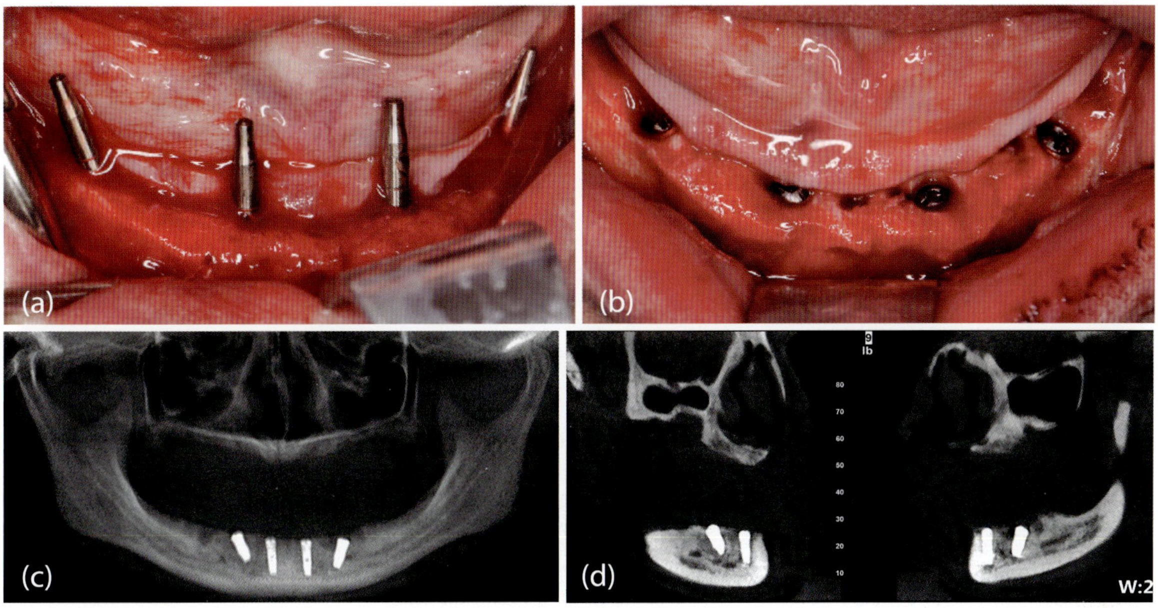

图 17-73　种植手术过程

（a）种植术中定位杆位置；（b）4 颗种植体植入；（c～d）影像学检查结果显示下颌种植体三维位置良好。

2. 术前数字化模拟　通过数字化术前设计，根据患者剩余牙槽骨量及颧骨位置确定未来种植体植入的三维位置（图 17-74）。

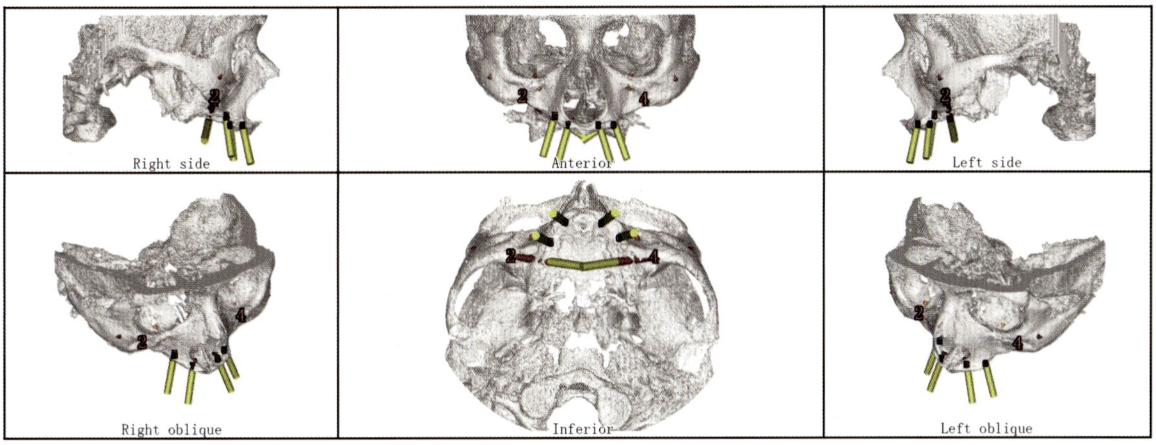

图 17-74　术前数字化模拟

3. 上颌种植一期手术过程　常规消毒，铺巾，4% 阿替卡因局部麻醉，上颌牙弓做牙槽嵴顶切口，翻全厚瓣，充分暴露手术视野。彻底清除骨面肉芽组织，生理盐水冲洗术区。于计划种植位点牙槽嵴顶处定位、逐级备洞，于 11（4.0 mm × 7 mm）、22（4.0 mm × 7 mm）、13（4.0 mm × 7 mm）、23（4.0 mm × 7 mm）、16（4.0 mm × 42.5 mm 穿颧）、26（4.0 mm × 42.5 mm

穿颧）位点植入种植体。初期稳定性良好，放置复合基台及保护帽。充分减张后，严密缝合创口，术后即刻拍摄 CBCT 示种植体的三维位置良好（图 17–75）。

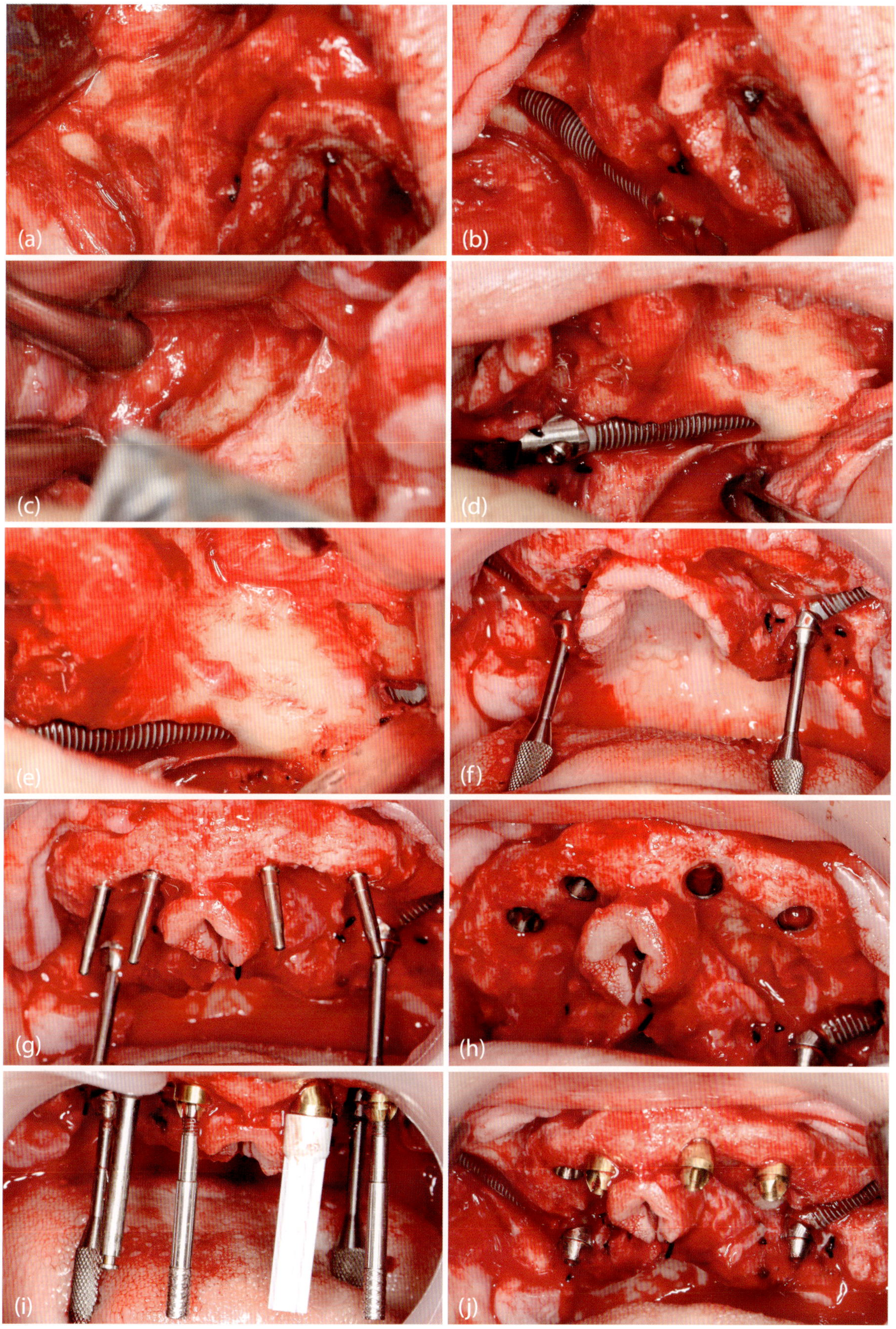

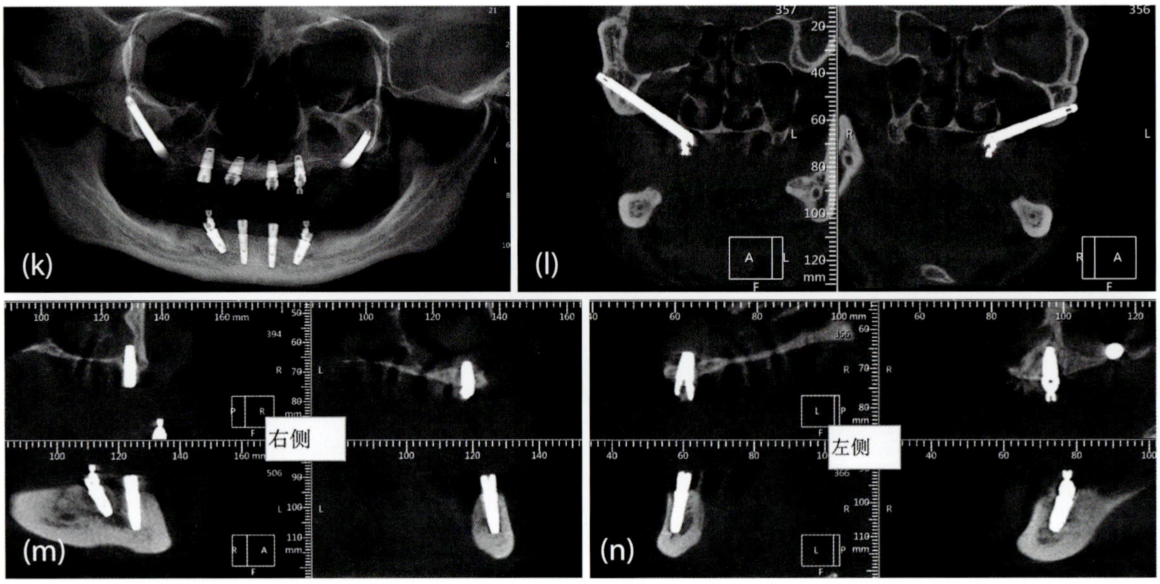

图 17-75　上颌种植手术过程

（a）种植术中切口设计及翻瓣；（b）患者右侧颧种植体植入；（c）患者左侧颧骨暴露；（d）患者左侧颧种植体植入；（e）左侧颧种植体穿出；（f）两侧颧种植体放置复合基台；（g）前牙区 4 颗种植体备洞；（h）完成前牙区种植体植入；（i～j）安装复合基台；（k-n）影像学检查结果显示种植体三维位置良好。

4. 制取终印模　种植一期术后 6 个月复查，可见软组织愈合良好。个性化托盘聚醚取模（图 17-76）。

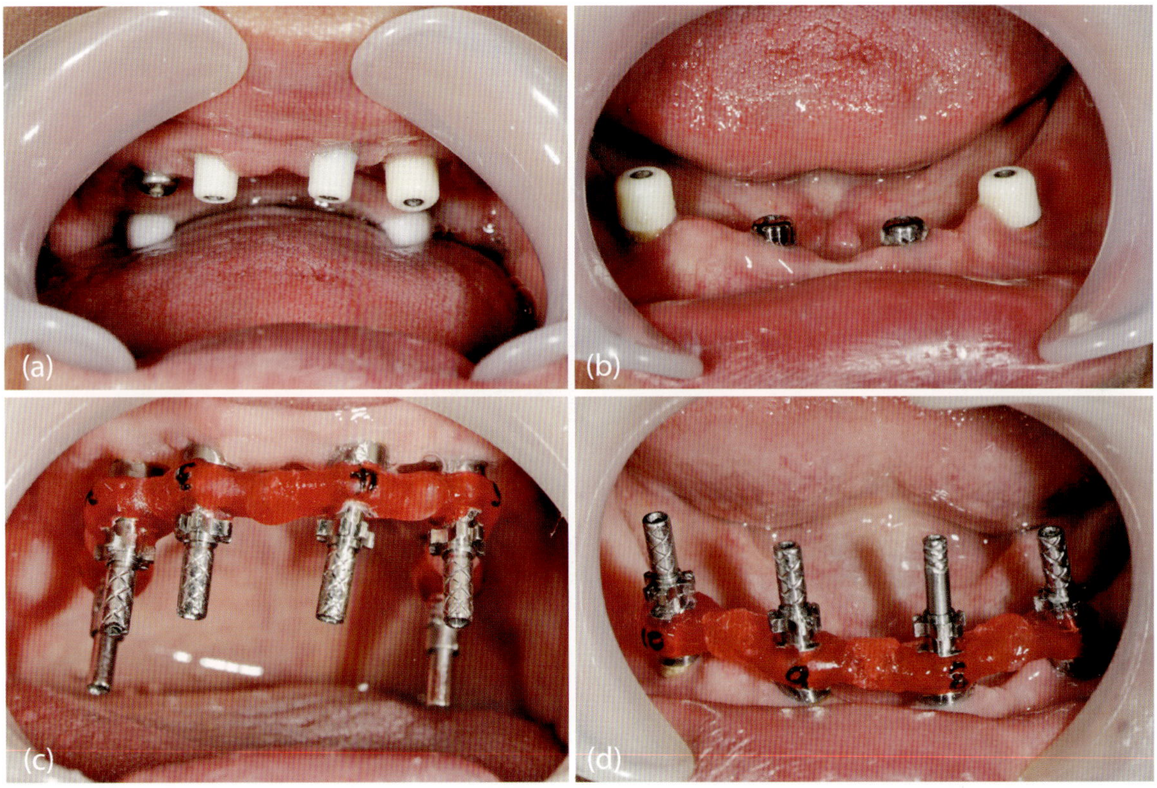

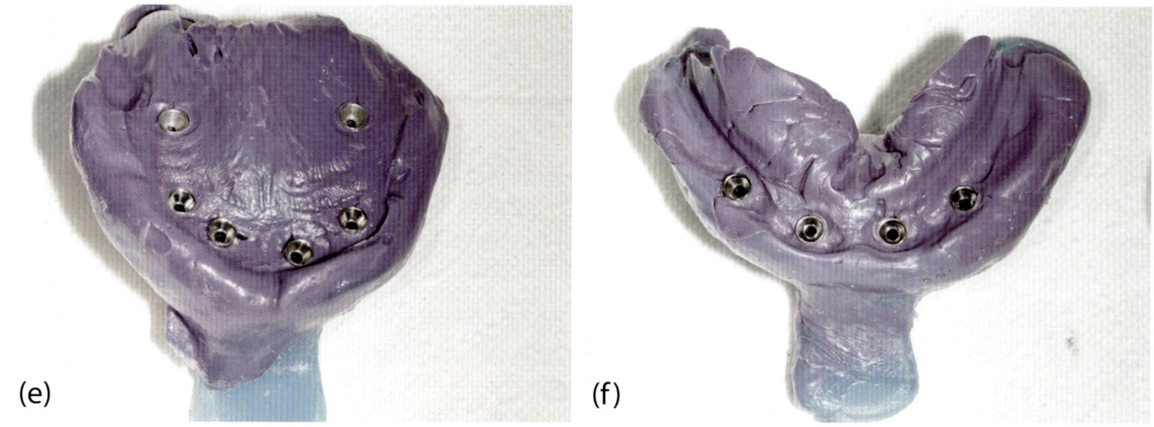

图 17-76 术后半年复查及取模

（a 和 b）种植术后 6 个月复查口内照；（c 和 d）取模 splint；（e 和 f）获得终印模。

5. 试戴及最终义齿置入 加工中心利用数字化软件进行最终修复体及修复体桥架的设计，先行蜡牙试戴，面弓转移殆平面及咬合关系，二次复诊于患者口内试戴桥架，其被动就位性良好，面部中下 1/3 形态恢复尚可，根据桥架制作最终一体式修复体（图 17-77）。完成最终修复体戴牙，恢复美观及功能（图 17-78）。

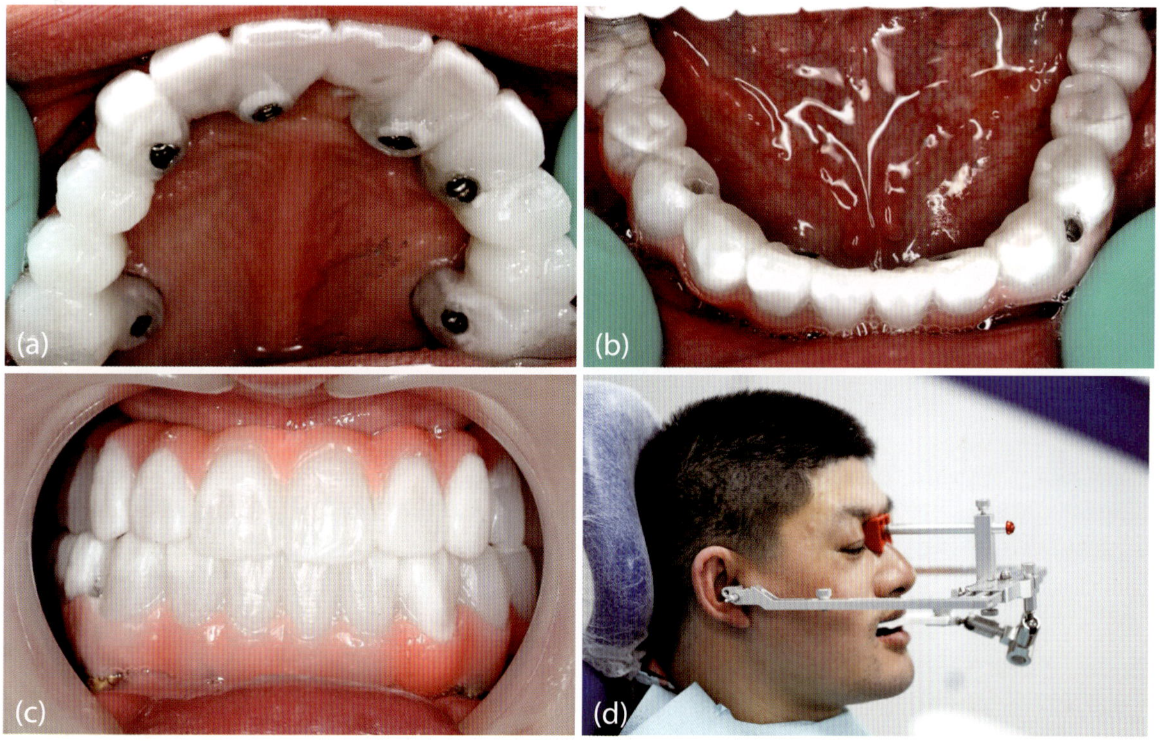

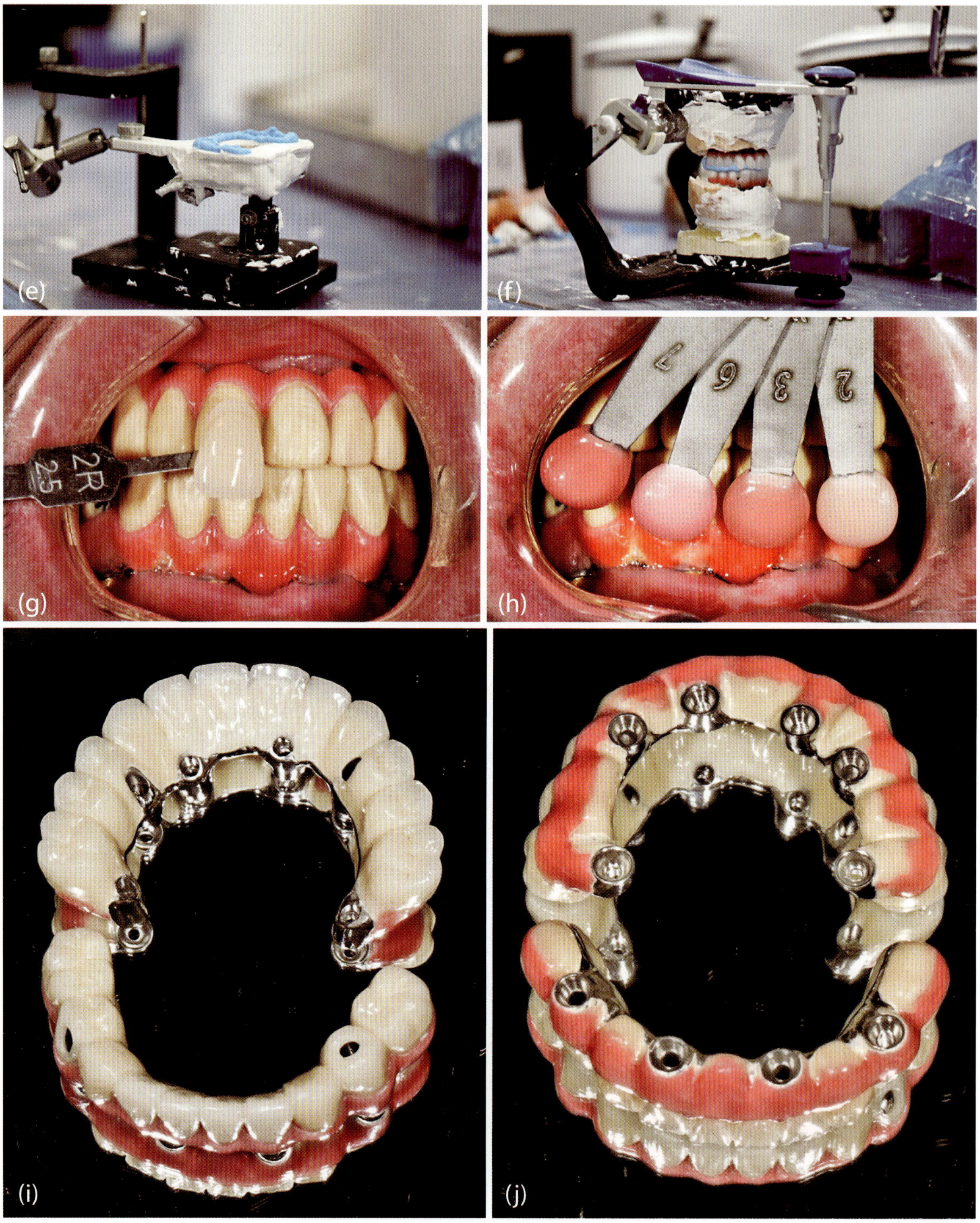

图 17-77　蜡牙、支架试戴及最终修复体完成

（a）上颌蜡牙置入；（b）下颌蜡牙置入；（c）蜡牙咬合调整；（d～f）面弓转移；（g）支架蜡牙试戴牙比色；（h）支架蜡牙试戴牙龈比色；（i）最终修复体牙面；（j）最终修复体组织面。

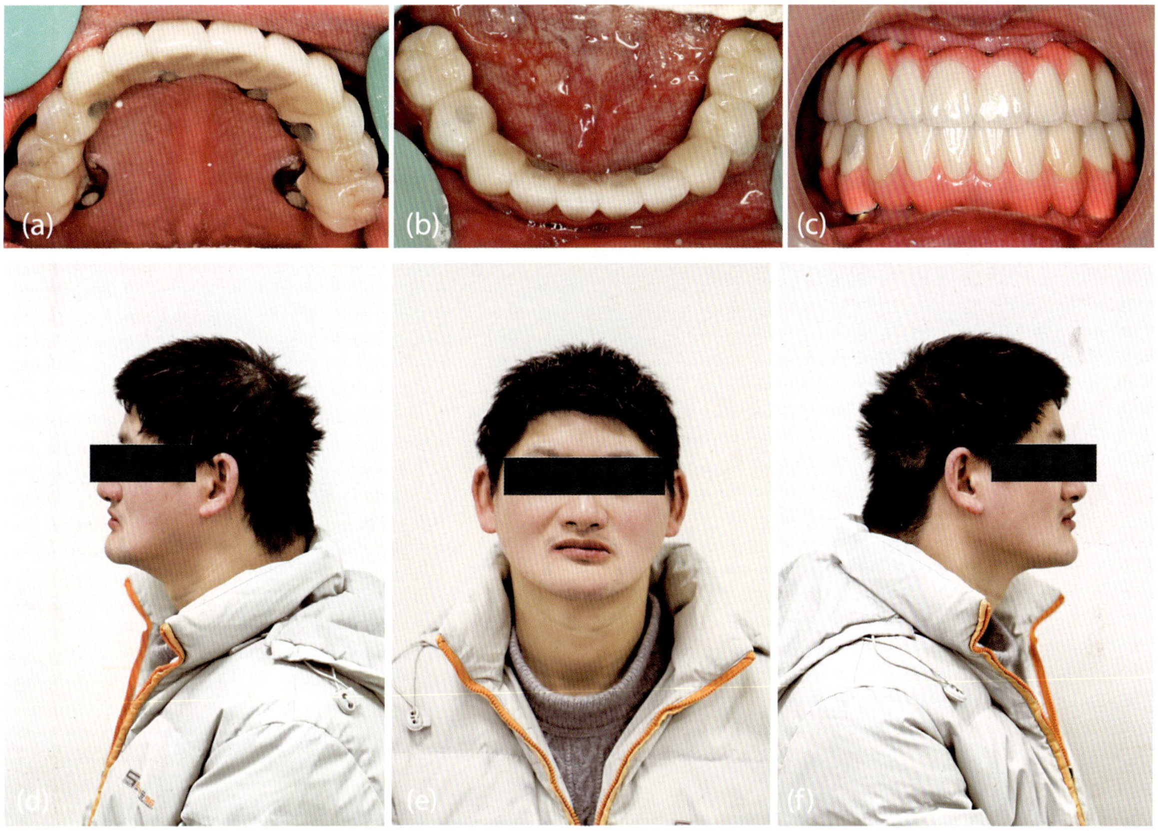

图 17-78　蜡牙、支架试戴及最终修复体完成

（a～c）口内戴入最终修复体（d～f）完成最终修复，恢复美观及功能。

6. 3 年后复查　复查牙龈未见明显炎症，咬合关系正常（图 17-79）。

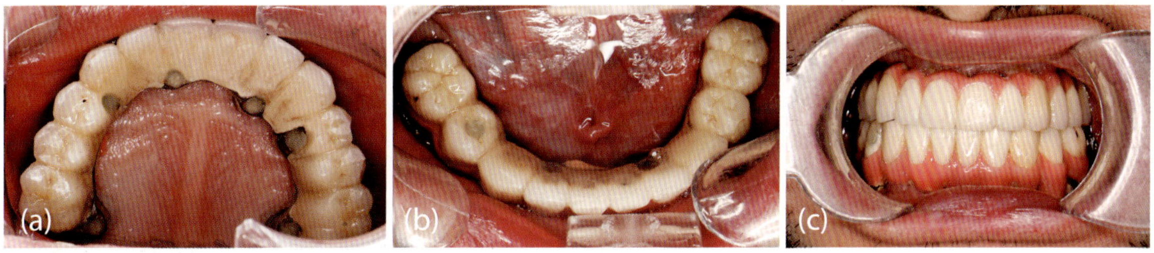

图 17-79　3 年后复查口内照片

（五）总结

该病例基于患者外胚层发育不全骨量不足的考量，综合考虑功能需求及效果，通过穿颧手术设计方案在不植骨条件下进行苛刻骨条件的种植修复，此种方案为牙槽骨状况极差患者的种植修复提供了新的可能性。由于此植入设计无法实现导板引导下种植，需采用自由手植入方式，具有一定程度的技术敏感性，通过充分暴露视野避免颧种植体偏斜。最终通过种植桥恢复患者的正常咬合关系。

牟永斌　撰写